功能殆学

从颞下颌关节
到微笑设计

Functional Occlusion
from TMJ to Smile Design

（美）Peter E. Dawson　原著

张　豪　陈　俊　主译

北方联合出版传媒（集团）股份有限公司

辽宁科学技术出版社

沈　阳

Functional Occlusion: From TMJ to Smile Design, 1/e

Peter Dawson

ISBN-13:9780323033718

ISBN-10:0323033717

图书在版编目（CIP）数据

功能殆学从颞下颌关节到微笑设计/（美）道森（Dawson,P.E.）著；张豪，陈俊主译. —沈阳：辽宁科学技术出版社，2015.10

ISBN 978-7-5381-9314-5

Ⅰ.①功… Ⅱ.①道… ②张… ③陈… Ⅲ.①颞下颌关节综合征—功能性疾病—治疗 Ⅳ.①R782.605

中国版本图书馆CIP数据核字（2015）第150931号

出版发行：辽宁科学技术出版社
　　　　　（地址：沈阳市和平区十一纬路29号　邮编：110003）
印　刷　者：利丰雅高印刷（深圳）有限公司
经　销　者：各地新华书店
幅面尺寸：210mm×285mm
印　　张：39
插　　页：4
字　　数：800千字
出版时间：2015年10月第1版
印刷时间：2015年10月第1次印刷
责任编辑：陈　刚
封面设计：袁　舒
版式设计：袁　舒
责任校对：赵　治

书　　号：ISBN 978-7-5381-9314-5
定　　价：598.00元

投稿热线：024-23280336
邮购热线：024-23284503
E-mail:cyclonechen@126.com
http://www.lnkj.com.cn

译者名单
Translators

主　译　张　豪　陈　俊

副主译　梁凌智

译　者　（按姓名首字笔画为序）

王　超　王胜艳　方　刚　占贤东

乐　静　吕佩红　孙伯成　吴晶晶

吴碧蓉　张　豪　张晓聪　陈　俊

陈惠珍　郑妍华　胡玲华　祝林佳

黄婷姗　常　迪　梁凌智　童薇伊

曾宪慧　魏嘉慧

序一（中文版）
Foreword

很荣幸，张豪、陈俊两位医师邀请我为他们新翻译的书"功能殆学：从颞下颌关节到微笑设计"作序，使我有机会先睹为快。这本书是著名殆学专家Peter E.Dawson写的。很多人都听说过这位殆学大家的名字，但对其学说和贡献了解的很不够。能把这本巨著翻译出版，将给我国众多的口腔医务工作者学习机会，知道从作者口中说出的：什么是殆学？殆学包括什么？殆学怎样应用？

该书从始至终强调"整体牙医学的理念"，也就是"牙医如果不系统掌握咀嚼系统的知识，包括牙齿、颞下颌关节、肌肉及支持组织相互之间的关系，以及咬合病的前因后果，就不可能做出准确可靠的预后判断"，也就不可能对患者口腔情况做出系统检查和合理的治疗设计。现代口腔医学的发展，使口腔医学出现许多分支学科，它的优点之一是，可以将每一分支研究得更深入，使治疗更熟练、细化。 当然久而久之，会产生一大批"只见树木，不见森林"的专科医生，只了解本学科的知识和操作技能，对"整体牙医学的理念"知之甚少，就可能出现操作是精美的，而结果可能是有害的情况。殊不知，咀嚼系统各器官是相互协调的整体，学习和掌握相关知识，就能起到"纲举目张"的作用，就能对患者的处置水平，从检查、病因分析、预后判断到治疗计划和实施，都有深层次的提高。这不正是我们每一个口腔医生所追求的吗？

人们常认为"殆学是神秘的"。学习时，不易理解，也不好记忆。工作中，又常将"神秘的条文"很快忘记，始终将"殆学"束之高阁。Peter E.Dawson的书用图文并茂的方式，讲解了很多病例，一步步说明如何用"殆学"的理念，系统检查、病因分析及预后判断、各学科专家如何共同制定治疗计划并最终完成，教我们如何将"殆学"请下神坛，使患者得到合理、完美的治疗。这不正是我们每一个口腔医生都需要学习的吗？

张豪、陈俊两位青年医师都曾是我的学生，看到他们如此努力，成为事业上的佼佼者，使我深感欣慰。张豪主任医师毕业于我国首批七年制口腔医学生，早在研究生时期就开始学习"殆学"，从医二十多年来坚持学习，临床工作中善于动脑，尤其擅长处理由于忽视"整体牙医学的理念"而产生的复杂病例，在北京大学口腔医院小有名气。陈俊副主任医师也曾是我校七年制口腔医学生，毕业后赴德国学习并获博士学位，回国工作不久后开始自主创业，目前已是拥有几家诊所的老板，无论在诊所规模、设置，还是治疗水平上，在杭州都是十分令人称道的。他率领他的团队，在工作之余努力学习、翻译，终于成书，实属不易。他们的努力，为我们提供这么一本好书，我们为何不该好好学习呢？

愿广大读者都和我一样，有强烈阅读这本书的欲望，并从中受益！

冯海兰
教授，修复科
北京大学口腔医学院

序二（中文版）
Foreword

Peter E. Dawson是口腔医学史上不会被忘却的一个名字，他以深邃的洞察力解读咀嚼系统中各个角色之间的复杂关系，精益求精地规范建立功能咬合关系的临床步骤，诲人不倦地在全球各地进行教学，使"大师"的能力可以复制给每个有求知欲的口腔医生。可以说他的努力有如把天上的彩虹平铺到大地，使"殆学"不再可望而不可即，从抽象的名词堆砌演绎转化为结构严谨条理分明的诊断和治疗程序。因为这些历史功绩，他注定会成为与McCollum、Ramfjord和Pankey等著名学者比肩的口腔医学名人堂成员。

功能殆学一书是Dawson教授集毕生心血所成的一部经典著作，是口腔医学生不会忽略的重要参考书，是一条完整严密的思路和一套可以复制的技术路线。无论你对于他的理论体系赞成与否，都必须敬佩他的投入精神、思维方法和工作态度，而这些正是我们这个飞速发展同时又充满浮躁的时代所弥足珍贵的。

令人欣慰的是，陈俊医生、张豪医生和一组更年轻的口腔医生在繁重的工作之余付出很大努力把这部著作翻译成中文，使更多的人能够分享Dawson的学术思想和临床技术，这是一件很有益的事情。近年来，随着中国经济的发展和人们对生活质量要求的提高，许多口腔医学新技术新材料被大量引进和广泛使用。但如果没有正确地指导和规范，"高科技"可能带来的负面作用也是惊人的，这已经在包括口腔医学在内的各个领域留下了教训。如果一个口腔医生只关注患者改善容貌的愿望，聚精会神于前牙的形状、色泽、排列、龈齿关系和唇齿关系等美学因素，而忽视了上下牙齿静态动态的咬合关系，忘记了咬合对于咀嚼系统肌肉以及颞下颌关节的密切联系和相互影响，那么他取得的"满意疗效"很可能只是暂时的，随后出现的医源病将成为缠绕不去的噩梦，给医患双方带来精神和经济的双重损失。

我们身为医生深知人体和人性的复杂，也知道真正在临床上能被命名为"金规则"的理论和技术少之又少。Dawson的理论体系虽然还算不上金规则，但在临床实践中是具有可行性的，在"摸着石头过河"的情况下至少是可以信赖的落脚点。如果在口腔治疗过程中能够谨记他树立的原则，遵循他提出的技术路线，就可能有效地减少风险提高效率，显著地提高自己的医疗水平。

我认为陈俊、张豪两位医生和其他参与本书翻译工作的年轻医生为业界做了一件及时而且很有益处的工作，希望由此推广Dawson的学术思想和严谨治学精神，将有助于我们的患者在获得灿烂微笑的同时也能体验到口腔功能的改善，并能够长期地享受口腔治疗所营造的咀嚼系统协调环境，从而提升生活质量和医患之间的和谐关系。

韩科
教授，修复科
北京大学口腔医学院

时光流逝，生命中那些珍贵的事物却日渐清晰。谨以此书向人生中激励过我的人致敬。

感谢上帝

作为咀嚼系统的设计师，您精心编码基因序列，奇妙地调控着每一个细胞。您将爱融入其中，咀嚼系统因此而成为发音、表情及微笑的载体。

致家人

致我四个无与伦比的孩子Mark、Anne、Kelly和Cary的母亲Jodie，感谢她的帮助支持，她是我的妻子，更是我最好的朋友。我无法想象，没有一个充满爱的家庭，何来内心的富足。本书同时献给我八个独一无二孙子孙女的未来。

致同行

特别献给那些真诚关怀每一位患者，坚持不断学习、更新知识、提高技术的同行们。本书正是为真正具有职业精神的你们而写。

序（英文版）
Foreword

动态咀嚼系统的形态、生理功能和病理功能构成了牙科学研究中最迷人，却又是最重要的基础部分。材料更新随之带来的技术爆炸和诊疗程序的改进，大众对口腔健康及其在全身健康中重要性的认识，预示着牙科新纪元的开启。除此之外，科学发展和牙科艺术相融合，促使牙科工作中真正实现临床–科学的模式，从而能够为患者提供"整体牙科学"的治疗。整体牙科学的目标包括理想的口腔健康、解剖和功能上的协调以及矫正后的稳定性和自然美学。为达到这些目标，现代牙医必须成为咀嚼系统的医生。多年以来，Dawson医生一直倡导这一概念。重要的是，在他以往的工作中，那些预后良好的治疗关键点均体现了这一概念，即形态（美学）的改善并非一定要以牺牲最佳功能为代价。在本书中，他带来了整体牙科学最前沿的基本原则。无论临床工作者的教育水平和专业技能如何，都可以将这些原则运用于牙科的每一个领域。

诊断是获得成功治疗结果的关键。如果不理解健康本身的系统性，就很难精确地理解病理学，也很难制订一个以理念为核心，针对具体病例的治疗计划。Dawson医生完成了一项伟大的杰作。此书从系统性检查开始，通俗易懂，逻辑清晰，行文流畅。每一章节有序组织，一步步强化读者对咀嚼系统各个相关部分在人体健康中功能的理解。辅以精美的图画和照片，读者对重要的解剖学关系将有清晰的理解，对基本矫正理念将有更深的领悟。本书清楚地阐述了每一个部位的病理/功能紊乱对整个系统可能的影响。

咬合不适而产生的相关继发症状是多因素的。咬合不适的代偿可能表现为一种或多种的上下颌作用关系，包括：牙与牙、牙与支持组织、神经肌肉和/或颞下颌关节（TMJ）之间的相互作用。众所周知，系统矫正的主要原理就在于改善机体对于机械压力或超负荷的代偿性。一旦打破了咀嚼系统的平衡，患者就会出现一种或多种颞下颌关节紊乱病的病理性改变。为制订个体化的治疗方案，临床医生必须针对个体进行诊断，甄别出各种关节源性和肌源性的颞下颌关节紊乱病。而这些关节紊乱的症状往往让牙医们在复杂的诊断中进退维谷，即便病因明了，要顺利执行并完成恰当的治疗也有一定难度。除此之外，牙医们还需考虑如下重要事项：

1. 咬合分类系统；
2. 颞下颌关节病理分类系统；
3. 肌源性颞下颌关节紊乱病的详细探讨；
4. 基于口颌系统各方详细评估的特异性诊断治疗；
5. 甄别其他潜在病因、并发症的状况，以及与颞下颌关节紊乱病相关或无关的维持因素；
6. 对健康和病理状态下颞下颌关节的影像学综合回顾。

本书介绍的个性化诊断的方法，可以让读者在阅读过程中获取重要的解剖学、生理学和神经肌肉等方面的信息，这必将提高读者解决问题的能力。

本书的精彩之处在于对各种代表性常见修复病例的详细探讨，对每一个病例都列出了详细的问题清单、合理诊断和治疗计划。重要的是，书中也探讨了这些病例在治疗过程中可能出现的潜在问题，以及基于每个病例具体情况而不同的治疗后维护。Dawson医生也提出了一些客观的检测方法，来作为成功治疗的具体标准。

Dawson医生曾说过："如果要引用我的观点，就和我一道前行吧。"显然，这句话是真正牙科先驱的金玉之言，清晰地表达了Dawson医生终身不断学习的信念。很少有人能够同时擅长教学与写作，也很少有人能在教学和写作的推动下将临床技能提高到如此精湛的水平。在本书中，Dawson医生分享了他的智慧、知识和他杰出职业生涯中积累的技术。他对各章节的逻辑性安排，对每一个概念的详细探讨，都遵照着契合当前认知和通俗易懂的风格，这些都是值得强烈推荐之处。本书对于那些期望更好认识矫正的不稳定性，并制订和实施矫正稳定重建计划的医生来说，是十分重要的参考书籍。本书还能帮助他们的患者得到并维持口颌系统的最大舒适度，良好的功能、健康和美学效果。

Henry A. Gremillion
教授，正畸科
Parker E. Maha 面部疼痛研究中心主任
佛罗里达大学牙科学院
佛罗里达州盖恩斯维尔

前言（英文版）
Preface

从颞下颌关节到微笑设计，整个拾学都有着一个最主要的原则，即牙齿不但是咀嚼系统的一部分，而且当牙齿与整个系统其他部分无法保持平衡时，就可能会发生结构破坏。这意味着一名真正优秀的"牙齿医生"必须是一个"咀嚼系统医生"。如果不明白牙齿是如何与咀嚼系统其他部分（包括颞下颌关节）相互关联，任何一位牙科专家都不可能高效高质地完成临床工作。

读者可以通过本书了解到以下内容：

· 清晰形象展示整个咀嚼系统是如何行使功能来保持协调稳定的。

· 当系统中的某一部分无法舒适并长期稳定行使功能时，如何才能分辨出问题所在。

· 采用特定程序制订从最简单到最复杂的每一类型咬合紊乱的整体治疗计划。

· 每位牙医都应该掌握对口颌面部疼痛的诊断和治疗，包括掌握颞下颌关节紊乱病的处理。

· 无论最初状况如何，不再需要靠猜测来进行绝大部分以功能良好和漂亮微笑为目标的治疗计划设计。

· 获得可靠的背景知识，来分析那些言过其实的临床概念，以及违背功能协调原则的临床操作。那些错误的概念和操作会导致拾的不稳定、不舒适、功能紊乱，或者患者的不满意。

L.D. Pankey医生指出只有2%的牙医曾经达到"大师"级别。一个大师级牙医能望闻问切、能诊断、能拟定治疗计划，并且会鼓励患者完成整个综合全面的治疗计划。最重要的是他或她的治疗通常都能有极高水准的成功预后。

本书写作的最主要目的就是为牙医们跨入大师行列提供知识框架。作为专业的修复牙医，我有机会处理过数以千计的复杂咬合问题和颞下颌关节紊乱病。作为狂热的文献研读者，我有机会评估50年以上的研究效果，观察这些文献是否与临床实践相符。很多病例都开拓了我们的认知，然而大多数文献的研究结论都是基于错误的假设。文献中最普遍的错误概念就在于拾学，以及拾与颞下颌关节和口面部疼痛的关系。我的目标是澄清这些错误概念，同时向牙医们展示颞下颌关节紊乱症的病因和治疗并不神秘。所有的咬合分析都始于颞下颌关节，所以要想成功解决咬合问题必须先形成正确的思维方式。现如今，对单一颞下颌关节紊乱病的认知和特定分类已经比较清晰，这是全科牙医都能做到的，也是想达到大师水准的牙医们必须做到的。 在这个"美学革命"和"改头换面"的年代，如果不能将"微笑设计"和其他控制拾稳定的因素联系起来考虑，将会走上不协调的道路，最终导致咀嚼系统薄弱部位的功能失调与破坏。最薄弱的部位通常是牙齿或颞下颌关节，或两处同时发生。

忽略颞下颌关节的牙医永远无法胜任微笑设计或拾问题的诊疗工作。忽略拾问题的牙医永远无法胜任颞下颌关节问题的诊疗工作。忽略拾与颞下颌关节位置和状态的牙医，只能靠猜测来诊断大量日常临床中常见的问题，比如过度的牙齿磨耗、牙齿酸痛、修复体折裂、牙齿松动、咀嚼肌疼痛和各种各样的口颌面部疼痛问题。但是如果了解了什么能够保持整个咀嚼系统的协调稳定，这将对诊疗工作起到积极的作用，最终达到甚至超越协调稳定神经肌肉系统的目标。至关重要的是，要明确一系列对美学和牙齿排列最重要的决定因素，包括前牙的精确定位和外形。

我的目标是让牙科团队在临床实践中所做的每件事都能摒弃猜测而获得成功。如果您能研读本书后面的章节，遵从那些经时间验证过的原则，就可以减少牙科临床工作中最大的挫败感和殚思竭虑的源头：缺乏可预见性。Pankey医生所述达到最高水准并可预见的成功并非空中楼阁，那是大师级牙医的最终目标，也是我热切希望能够帮助您达到的目标。

临床结果很容易被曲解，因为减轻症状可能并不意味着问题已被解决。我们长期的观察表明症状有时会减轻，而代价却是继续发展成更糟糕的问题。

我尝试着用时间来验证我的个人临床发现，同时邀请了多位不同专业的专家来审查。在从事高级牙科研究的Dawson中心，我们成立了多学科的"智库"，不仅仅评估我们自己提出的概念，同时也评估任何人提出的反面观点。过去25年来，我们不断邀请众多国际临床学家、科研学者和不同见解的专家们与我们一道评估他们和我们观点的正反两面。此外，我们所有的治疗结果都对我们全体执业教员公开以便监督，并欢迎各种批评建议。这些努力带来了很多显著进步，并对质量控制的发展带来深远影响；质量控制从检查开始，贯穿于治疗的每一阶段，从牙科技工室的控制到术后维护。这些原理和临床步骤的先进性都在本书中得以呈现。

"智库"环境造就的一个最显著成果就是对"成功的治疗"制订了特异性、可测量的标准（参见四十七章）。推荐提前阅读该章节，这样你在学习本书时脑海里就会始终有这样的概念。

致谢
Acknowledgments

我非常感激众多慷慨的专家们愿意分享他们许多奇妙的思想。我特别庆幸自己在一个正经历巨大变革的年代跨入了牙科行业。一路走来，这段旅程不断地给我以兴奋和激动。

在我早年的临床工作中，Sigurd Ramfjord医生启迪了我对殆学重要性的认识，我们一直保持着密切关系，直至他离世。通过他，我结识了来自瑞典的被很多人认定为"殆学之父"的Henry Beyron医生，并与他建立了深厚的友情。他一直强力支持着我倡议的对正中关系和前导的更改。他是伟大的激励者，也是缜密的评论家。

L.D. Pankey医生是我人生中最具有重大影响的人之一。我很幸运在临床工作的早期就遇见了他，他很快成为我的楷模兼密友之一。通过他，我被引荐给Clyde Schuyler医生、John Anderson医生、Henry Tanner医生、Harold Wirth医生，以及那时期的很多大师，他们邀请我成为活跃的牙科状态评估小组的成员。Pankey医生是领袖中的领袖。他对于修复牙科学、殆学和临床管理学的贡献融合着人生哲理，至今仍影响我的生活方式。L.D. Pankey研究所的建立，证实了很多人与我一样对其满怀感激之情。

Clyde Schuyler医生是为牙科殆学原则发声的第一人，本书的许多想法和概念都始于他播下的种子。我有幸成为他的朋友，他拜访我工作室以及我俩整夜的促膝长谈都是珍贵的回忆。

在早期职业生涯中，我花了无以计数的时间学习殆学，特别是从Charles Stuart医生那里，而且从Peter K. Thomas医生、Harvey Paine医生、Earnest Granger医生和其他人那里也都受益良多。Niles Guichet医生和我成为亲密的私交，以及Frank Celenza医生和我的友情，这些都延续至今。我要感谢他们，一直以来我们共同努力，最终将复杂的殆学锤炼成我们自己的结论。

在很多情况下，要想达到最佳治疗计划必然涉及不同程度的正畸处理。Clair McCreay医生是我早年的导师，我从他那里学到的正畸概念至今仍在使用。此外，Gerry Francatti医生给予了我所有的帮助。

对于颞下颌关节紊乱的分析和治疗，所有的牙医都应该感谢Mark Piper医生的贡献。Mark是一名杰出的外科医生，也是我所知最优秀的一名诊断学家。他创新性地修复复杂的颞下颌关节变形仅仅是他天才的一个方面。他的分类系统是颞下颌关节紊乱病的金标准，特别荣幸本书能引用此系统。他对殆的透彻理解和对殆原则（书中会具体解释）的坚持，极大地提高了他的专业技能。我享受着与他的友谊和亲密的工作关系，这些激发了"智库"内部的许多讨论。从他那毫无瑕疵的外科手术中可见其细微之处，此外我亦可见证他报道的优异结果的完整性。

特别的感谢致以Parker Mahan医生，为他对专业所付出的一切，和他对我在解剖学、病理学、神经学和药理学的临床理解上的帮助。他是我最亲密的朋友之一，同时也是珍贵的伙伴。他对口颌面部疼痛诊断和治疗的贡献是国际公认的。

特别要感谢Vernon (Buddy) Shafer, CDT（主管牙科技师），感谢他一直以来的支持和在医技交流上的贡献。他是个精力充沛的人，他将整体牙科学的理论融合到技工室中，他影响了无数的牙医和技师。

Lee Culp, CDT，也是一位对我和对学科专业都极其有价值的人。作为大师级的老师和创新者，Lee是整个牙科学中最值得尊敬的领头人之一。我要感谢他提供给我的所有最新信息，同时我要感谢他对本书的特别贡献。

我一直动员许多临床专科医师为本书提供最新的临床信息。Glenn DuPont医生，作为我之前工作中的高级合伙人，是极其珍贵的资源提供和参与者。作为Dawson中心的教员主管，他创立了特殊的操作课程，用于一些重要概念和技术的教学。他是一位细致的擅长功能性美学的修复学牙医，因此格外感谢他对本书的贡献。DeWitt Wilkerson医生也是最新信息的重要来源者，同时也对本书做出了贡献。Witt教过数以千计的牙医，传授殆学的基本原理和如何达到完美正中关系的技巧。他在Dawson中心执教的课程一直受到热烈的评价。我珍惜与他的友谊和他对学科专业的众多贡献。我也特别为John Cranham医生骄傲，他是一名拥有国际声望的临床医师，我感谢他对我们教学的始终支持和他忠诚的友谊。同时，也要特别感谢Jeff Scott医生、Michael Sesemann医生、Ken Grundset医生和Kim Daxon医生对本书中目标的深入诠释做出的杰出贡献。也十分感谢主管技师Rick Sonntag、Nancy Franceschi、Karl Wundermann和Harold Yates，他们不断提供着当前最新的专业技术信息。牙科技工大师Robert Jackson也在许多方面持续给予我们支持。不容忽视的还有对

Pete Roach医生的感谢，他作为我临床工作的搭档，在过去那么多年里我们一直分享彼此的观点。那是段充满欢乐的时光。

本书汇编了大部分我曾经讲授过的原理和操作，这些知识在从事高级牙科研究的Dawson中心教室课程部分的研讨会上，我曾教给过30000多名牙医和技师们。我感激那些特殊的员工们，是他们让课程运作有效而又充满欢乐和温馨。特别感谢Joan Forrest，她作为执行总监，拥有杰出的领导力。同样要深深感谢Sallie Bussey，Mary Lynn Coppins，Jody Booth，Greg Sitek和我的特别助理Esther McCrackin。我也享受和我女儿Anne Dawson在一起的快乐工作，她20年以来一直作为我的研讨会协调者，为我提供很多帮助。Dee Mortellaro也为书稿的准备提供了不可或缺的帮助。

最后，要特别感谢Elsevier/Mosby出版社的所有优秀的编辑部员工。Julie Nebel是优秀的工作伙伴，感谢来自出版商Penny Rudolph和高级编辑John Dolan的帮助，还有艺术家Don O'Connor的帮助。感谢你们所有人。

Peter E. Dawson

目录
Contents

第一部分

功能协调

Functional Harmony

整体牙科学的理念
The Concept of Complete Dentistry

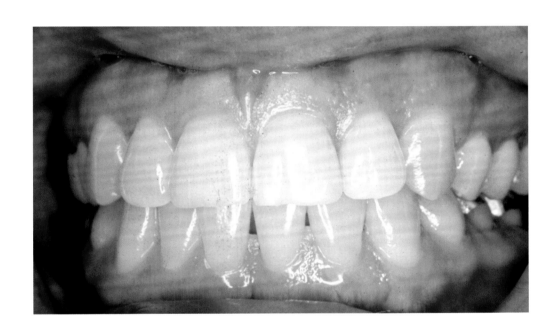

理念

牙科治疗的终极目标是维持整个咀嚼系统的健康和稳定。

整体牙科学

关爱患者的哲学性释义可以归结为3个字：整体性。

整体牙科学的基本概念是把患者的利益放在第一位。也就是说，应当为患者进行系统完善的检查，使患者能彻底了解需要进行治疗的每个牙科问题。几乎所有的牙科疾病都是进展性的，如果没有及时发现和治疗，将会导致更多的问题出现。

不言而喻，如果患者不能彻底了解现有的牙科问题，就不会产生治疗的需求。这是进行系统检查的根本目的。此外，只有患者非常清楚不及时治疗当前牙科疾病所带来的后果，他们才能真正做出接受治疗的决定。牙医如果不系统掌握咀嚼系统的知识，包括牙齿、颞下颌关节（TMJs）、肌肉及支持组织相互之间的关系以及咬合疾病的前因后果，就不能做出准确可靠的预后判断。

■ "结果导向"的临床检查

在每次的系统性口腔检查中，医患关系共同关注的焦点是："咀嚼系统的所有构成部分是否都稳定健康？"因此，需要分析并确定那些结构紊乱或有病变的组织结构如果不接受治疗会造成什么后果。对这些问题的回答才是系统性检查的基础，也是制订治疗方案的指导原则，例如：从哪些治疗开始；哪些治疗可以推迟；哪些治疗不需要考虑保留牙齿，但却要满足改善美观的需求。

了解每种牙科疾病的短期或长期影响，是建立治疗优先权以及确定"阶段性"治疗的基础。所谓的"阶段性"治疗，主要针对那些需要制订全面完整治疗计划，但不能马上开始治疗的患者。

■ 影响分类

每个牙医都需要清楚了解稳定健康的咀嚼系统不光是牙齿，而是咀嚼系统的所有构成部分。系统性的临床检查过程中，要分析咀嚼系统的每个构成部分是否有疾病、结构紊乱或功能不调的相关体征和症状。如果任何部分出现问题，牙医进行诊治的关键是考虑在一定时期内没经过治疗的结构紊乱所带来的影响。这些影响分为3种类型：

即刻影响：指引起疼痛或不适的进展性疾病、变形或紊乱等病变的活跃阶段所表现出的问题。如果此类病症不予以尽快治疗，将会导致更严重复杂的问题，疼痛加剧或需要更广泛、更复杂、更昂贵的治疗，而且延迟治疗的效果也可能不如及时治疗好。医生不能只根据患者的"需求"来制订治疗计划，而更需要寻找患者通常没有意识到的体征，因为病损引起的体征表现往往会先于症状而出现。

延期影响：是指那些即便延迟处理也不会造成更严重复杂问题的病症，而且在合理时期内的延期治疗不会使成功率下降。通过一些保守的干预治疗可以终止或减缓有即刻影响病变的进程，使其变成可延期处置的病症，可以晚些时间再进行有效治疗。

选择性治疗的影响：是指那些经过治疗会有更好结果，但不治疗也不会导致进展性损害的问题。比如仅仅是为了美容的原因而做的治疗就属于这种情况。在告知患者为了长期健康并非一定需要治疗之前，仔细观察比较稳定与不稳定之间的体征差异是决策过程中非常重要的部分。这并不意味着仅仅为了美学改善而进行的治疗是不合适的，经验表明即便如实告知患者可选治疗与必须治疗之间的差异，也不会打消患者为了改善外貌而接受美容修复的念头。

整体牙科学的目标

只有能鉴别所有会引起或加重损害口腔健康、功能的因素，才能称之为整体性牙科检查，否则就是不完整的。由于体征总是先于症状出现，因此系统性检查不应只依赖于患者的症状。医生有责任在症状出现之前及时发现这些体征。只有这样，才可能制订出以牙齿及其支持结构长期稳定为目标的治疗计划。具体来说，有7个客观目标：

1. 整体咀嚼系统健康；
2. 稳定健康的牙周；
3. 稳定的颞下颌关节；
4. 稳定的咬合；
5. 稳定健康的牙齿；
6. 舒适的功能；

7. 最佳的美学效果。

这些目标的建立是整体牙科学的基石。如果目标足够清晰，就可以被具象化，事实上也必须要可具象化。一条很好的原则是，只有预期的治疗结果是可以清晰可具象化的，才能开始治疗。当医生明确每种组织在最健康状态下的形态和功能，就能对是否需要治疗及治疗能否成功做出正确判断。清晰的目标可以指导治疗计划的制订，并尽可能做到高度客观。如果能够完成上述目标，就能达到长期稳定舒适的深层次目标，也就是协调的神经肌肉系统。

整个咀嚼系统健康、形态与功能协调、关系稳定，这样的治疗才能称得上系统性。此外，也可以达到包括功能性微笑设计在内最高的美学要求，因为自然美丽的微笑是建立在形态功能协调的基础之上的。

实际上对所有口腔疾病诊断的分析，都得先评估达到上述目标的可行性。只有理解了形态和功能之间的关系以及健康与疾病的因果关系特征，才能进行有效评估。这样的分析方法消除了对经验主义的依赖，或避免使患者"标准化"。其实很多咬合健康稳定的牙列本身就不是很标准的，并不是Angle Ⅰ类咬合关系，不符合所谓的正常标准。对这些牙列尝试进行"矫正"，最终都以失败而告终，治疗反而可能会干扰当前协调的形态与功能。如果治疗目标是基于"为什么"而不是"怎样"，就可以避免上述的错误，并能更好地预测治疗结果。

口颌系统每一部分的位置、形态以及排列都是有其合理原因的，如前牙切端的位置、唇舌侧形态及牙尖的位置等。诸如此类，还有很多现象，例如：为什么有些牙齿会松动而其他牙齿却发生磨耗？颞下颌关节为什么会酸痛？咀嚼肌为什么会疼痛？牙齿为什么会变得敏感？为什么某些类型的咬合能保持稳定，而其他的却不行？治标不治本，通常不会有满意的结果，也不应采用这样的治疗理念。

每一个诊断都要有理，每一项治疗也要有据。所有的治疗方案都要为患者提供和维持最高水平的口腔健康。然而，完全消除病因，让患者彻底恢复到原来的健康状态也并不总是可能的。有些患者的病情太重，或持续了太长时间以至于不能期望完全恢复到理想的健康状况。但是我们解除病因的程度会直接关系到口颌系统由非健康向健康转变的成功率。

病变进展的原因

牙科疾病很少是单一发病因素的，通常都是多因素联合致病的结果。由于机体抵抗力的差异，不同个体对相同致病因素的反应也是各不相同的。机体的反应也可能会随损伤程度和持续时间的变化而变化；有时病因相同，但会随着病变程度增加而产生截然不同的症状。

由于存在"同病不同源，或同源不同病"，所以仅仅对症治疗是非常短视的行为。找出症状和体征的同一病因很重要。假如可以完全消除病因（比如修复体过"高"所受到的异常𬌗力可能会导致牙齿松动疼痛），当去除牙齿上的超负荷后，机体自身就会进行适应性修复，使其重新回到舒适及动度减弱的状态。当然，修复受损组织依然是非常有必要的，但只有当长期预后成功概率更大的时候，才能进行修复治疗。

如果不能清楚区分致病因素和协同因素的话，就可能会非常容易导致因果关系的混淆。协同因素本身并不致病，但会降低机体对致病因素的抵抗力，或增加了功能或紧张的强度。协同因素从生化层面降低了机体的抵抗力，或从生物力学方面增大了强度。机体抵抗力的下降可能发生于某一特定的组织或整个系统，通常最脆弱的那部分最先崩溃。当机体存在致病因素，且所受的应力增加同时抵抗力下降，就特别容易致病。制订治疗计划的时候必须要同时考虑这两个因素，但最有效的方法是给予直接致病因素最高的治疗优先权。作为辅助治疗，应该采用的正确观点是，提高机体抵抗力及降低机体所受到的应力水平。

举个简易的例子来说明单一直接病因是如何导致多种症状和体征的，这取决于不同患者的反应差异：

一个拥有完美牙列的健康人，如果第二磨牙修复体过高且存在侧方𬌗干扰，机体对其会有各种反应。不同患者对相同的特异性致病因素会有很多不同的反应方式（图1-1）：

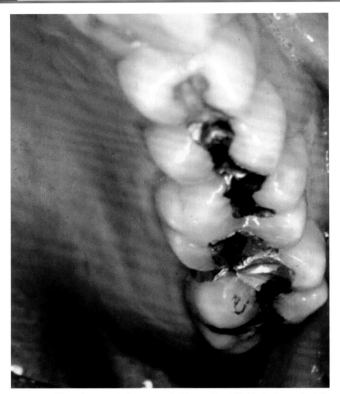

图1-1　第二磨牙牙尖斜面的引导性干扰可能是造成咀嚼系统出现许多不同症状和体征的始动因子。

1. 患者可能会有冷热敏感，甚至疼痛；
2. 患牙可能会有咬合痛；
3. 患牙有可能出现松动；
4. 患牙可能会过度磨耗；
5. 下颌可能会围绕咬合干扰点发生偏斜运动，导致其他牙齿创伤松动；
6. 因下颌前伸运动导致其他牙齿磨耗；
7. 当其他牙在牙齿滑动的终点受到创伤而疼痛不适；
8. 被迫偏斜的下颌运动会导致咀嚼肌疼痛性高敏反应，甚至发生痉挛；
9. 痉挛的肌肉组织导致牙关紧闭；
10. 可能发生肌肉紧张性头痛；
11. 牙痛、肌肉酸痛以及头痛的共同作用可能会导致患者紧张和焦虑；
12. 持续不断的精神紧张可能导致精神抑郁；
13. 肌肉功能失调与下颌偏斜的共同作用下，可能会导致髁突-关节盘结构紊乱；
14. 功能紊乱咀嚼肌的高敏反应最终会导致关节盘移位，可能会引发盘后组织压痛；

15. 关节盘移位及其引起的盘后组织穿孔可导致TMJ关节炎性退行性改变；
16. 以上所有情况都出现；
17. 以上所有情况都没发生。

上述所有的体征和症状都可能来自于相同的致病因素，例如第二磨牙的咬合干扰。改变机体反应的协同因素实际上不会导致这些病症的。若在不可逆性损害发生之前去除致病因素（发生偏移的咬合接触点），不改变机体抵抗力或精神紧张程度的情况下，所有症状就会消失。

机体抵抗力并不是唯一的变量，口颌系统功能强度不同，机体反应也不同。精神非常放松的患者就没有紧咬牙或夜磨牙的发病趋势，对相同类型的咬合干扰可能就会毫无察觉。口呼吸或张口睡觉的人，由于上下牙齿之间不发生接触，如果没有精神压力或牙齿损伤，以上症状就比较轻。而同样的个体，在有精神压力的情况下，会出现紧咬牙或夜磨牙，刺激肌肉进入咬合负担过重及规避模式，如引发牙齿、肌肉或者关节的改变。

尽管多因素致病概念的复杂性，但如果我们能理解咀嚼系统行使功能的原理，那么仍然有可能简化诊断方法和治疗计划。在下文中，将讲述整个咀嚼系统的各构成部分之间是如何相互联系从而合理行使功能的，当有结构失衡出现时就会显得很明显。了解系统运作机制后，当系统不能正常运行且造成系统内部应力集中时，就能清楚发现问题所在。尽管完全消除应力是不可能的，但要以将应力降低到不足以造成结构破坏的水平为指导原则来制订治疗计划。完整牙科学的治疗目标就是要确保整个系统保持平衡状态。

现在非常流行的一种观念是把很多紊乱症归咎于精神紧张，然而实际上真正的原因却是结构失衡造成的。如果修复体没有"过高"，无论患者精神状态如何，上述的所有症状都不会出现。这不是说精神压力不会造成疼痛或不舒服，而是说更重要、更可行的是找出引起疼痛或功能障碍的结构性致病因素，并予以纠正。如果只是通过药物进行对症治疗，那么结构性失衡将会继续造成牙齿、关节或支持组织的退行性变。经验表明，一旦疼痛或副功能消失，很多患者的精神紧张问题会好转。显然，精神紧张往往是口颌面疼痛的结果，而非原因。

　　牙齿缺失无非两个原因：牙齿自身损坏或牙支持组织出问题。除非是肿瘤或其他特别的疾病，几乎所有牙齿或牙周组织的破坏都是由以下两个原因单独或共同导致的：

　　1. 微小创伤所致的应力或物理损伤（宏观创伤）；
　　2. 细菌、病毒或真菌等微生物感染导致的牙龈疾病。

　　反复的咬合过重会产生微创伤性应力。接下来的章节将详细讨论咬合不协调问题的诊治。对咬合过重的原因能很好理解，以及咬合病引起的结构破坏特征也容易识别，但是有时会忽视了引起病变的其他同等重要致病因素。在每次的口腔检查和治疗计划中，必须要高度重视微生物因素。

微生物因素

　　毫无疑问，去除牙菌斑和彻底清洁龈沟是维护口腔健康的基础。酸性的微生物代谢产物不仅使牙齿表面脱钙而导致龋病，还会导致软组织炎性以及骨支持组织的破坏。如果不重视消除微生物这一重要致病因素，就不能称之为"整体性"牙科学。

> 任何妨碍牙面和龈沟彻底清洁的情况，都应将其视为导致牙齿丧失的致病因素。

　　只要口内有菌斑长期堆积，就不可能有健康的口腔。只要存在菌落，支持组织的进行性破坏就不可避免。唯一的变化就是疾病的进展程度不同而已，可能不同患者的表现不一样，即便是同一个患者口内不同牙的表现也不一样。机体组织对微生物毒性产物的反应取决于机体的全身抵抗力，以及受毒素侵害特定区域的抵抗力。

　　即使菌斑可以均匀地覆盖在牙列上，但其破坏作用却不一定都是一样。有些牙会出现很严重的牙周问题，有些牙则几乎没有牙槽骨丧失。尽管所有牙齿上微生物致病强度都大致相同，但对微生物毒素的抵抗，牙与牙之间还是有很大差别的，这通常与咬合创伤强度的差异直接相关。临床观察到的一个普遍现象就是牙槽骨破坏的程度通常与每颗牙所

受到超负荷力量的强度与方向直接相关。

　　尽管咬合应力和微生物破坏之间能表现出某种临床相关性，但是咬合应力并不是牙周破坏的必要条件。咬合完美的牙列中也会发生严重的牙周病。如果存在炎症，即便是最好的咬合治疗也不能阻止支持组织的破坏。没有菌斑控制的咬合治疗不是整体牙科学。另一方面，即使能很好控制菌斑，如果不能降低过重的咬合力量，软组织管理同样也不可能维持长期稳定。

　　咬合治疗或去除菌斑都可以有立竿见影的效果，但可能会将短期的改善误认为是长期的治疗效果。当同时存在牙周和咬合致病因素时，若忽略其中的任何一个因素，长期临床观察的结果几乎都表现为进展性破坏的局面。

　　系统的口腔卫生治疗维护计划都能将肿胀出血的牙龈改变为健康的牙龈。此外，咬合调整能极大地改善患牙舒适度，甚至牙齿松动消失。如果在貌似健康的牙龈下存在未经治疗的骨下深袋，上述的显著性改变就可能会产生误导。不管牙龈看上去有多么健康，只要整个龈沟不能彻底清洁干净，牙槽骨和牙周结构的破坏都将会持续进行。当病损深处的损害仍在持续进展，健康的外表只会产生安全的错觉。

　　无论菌斑控制得多彻底，甚至与完美的咬合治疗相结合，但如果牙周深部的损害持续存在，就不能称之为整体牙科学。

咬合创伤和牙周袋的形成

　　尽管咬合不协调会导致牙齿明显松动，但除非龈沟内存在炎症，否则咬合创伤能否导致牙周袋深度的增加尚未可知。如果牙龈附着完整，仍有足够的牙周支持骨高度，即使明显松动的牙齿经过调𬌗也能恢复正常的生理动度与健康。精细的卫生护理可以去除龈沟内的菌斑和防止炎症发生。Lindhe和Nyman[1]已经证实只要能消除菌斑诱导性牙周炎症，即使是牙周支持组织大量丧失，也不会导致附着的进一步丧失。但是，菌斑诱导性牙周炎与𬌗创伤协同作用下导致患牙的结缔组织丧失要超过健康牙齿[2]。

　　近来的临床观察和科研结果进一步明确了咬合

力超负荷与牙周损害的关系[3]。确定咬合创伤与牙周炎之间关系的对照实验表明，两者之间存在明确的相关性[4]。与无松动牙齿相比，同时表现出有功能动度及牙周膜间隙增宽的牙齿，其探诊深度会更深、临床附着丧失更严重、X线片上显示骨组织更少。尽管因咬合创伤造成的牙齿功能性动度与牙周病变程度之间的相关性已经在临床上达成共识，但骨吸收的实际机制还没有完全明确，近期的研究提出了一种说法。

白介素-1β是一种潜在的骨吸收刺激因子，也是牙周病的关键介导因子。现已证实，白介素-1β是由人牙周韧带细胞受机械应力刺激而产生的[5]，成熟的牙周韧带细胞受刺激会产生更多的白介素-1β，会加速牙槽骨的吸收[6]。

有些学者认为咬合创伤并不是造成牙周损伤的重要因素，而炎症才是牙周袋深度增加的必要条件。这个观点表现出对牙周病病因认识的局限性。牙周健康的整体概念和整体牙科学的目标涉及所有的牙齿支持组织，而不仅仅是牙龈附着。临床仔细观察可以看到骨吸收的方式。牙齿为什么出现功能性动度主要是因为牙根周围的骨质遭到破坏。骨质破坏是有特定模式的，那就是骨吸收与牙根对骨面加压的方向直接相关。牙根周围骨质受到压力刺激会导致牙周膜血栓、出血、胶原破坏，同时激活白细胞介素，使成纤维细胞向破骨细胞转化。破骨细胞的活性与骨面所受压力的强度及方向成正比。也就是说，牙槽骨吸收的方式与咬合应力方式密切相关[7]。仔细的临床观察已反复证实了这种关系，即使是在牙龈附着没有丧失的情况下同样如此。

假如在炎症或创伤突破牙龈附着进入骨吸收区之前，就能进行调𬌗，消除对牙齿的超负荷，可以激活成骨细胞修复破骨细胞所造成的骨质破坏，牙槽骨将会恢复到初始水平。松动的牙齿将会变牢固，并能恢复正常的健康和功能。

据我们的临床经验，如果没有及时调整咬合，经过一段时间，龈沟深度很快就会到达骨吸收区而形成更深的骨内袋。只有炎症或创伤破坏牙龈附着后才会导致牙周袋加深，因此理论上对于那些愿意严格控制口腔卫生的患者，在专业指导下就可以避免牙周袋的加深。尽管有这种可能，但能否成功维

护那些超负荷且有功能动度的牙齿依然是不可预测的。

牙根分叉处的骨吸收通常是最糟糕的，这些地方最难清洁，最可能出现与龈沟或牙周袋之间相通。一旦龈沟底与牙槽骨吸收区域之间的组织被破坏，牙周袋就会立即加深至整个骨内缺损的深度。这就需要深度的牙周治疗，但也无法恢复到原来的骨水平。调𬌗时间一旦延迟过长，就会失去骨内袋自我修复的机会。

当牙齿仍然坚固时，骨内缺损修复就有更好的可预测性。几乎所有的治疗理念都认为保持一个松动牙的牙周健康要比牢固牙难很多。咬合力应当被视为牙支持组织丧失的主要原因之一。调整牙齿所受到的方向异常或超负荷的力是维护牙列健康的关键，另一个益处就是使患者感觉更舒适。

解剖结构协调

分析或治疗咬合关系最常见的问题就是没有考虑到咬合系统的整体性。如果对咬合的理解仅仅停留在咬合接触的层面，就很容易犯错误。牙齿只是整个咬合系统的一部分，只有确定颞下颌关节是否协调，才能去评估咬合关系。颞下颌关节一旦发生移位，就不会有完美的咬合。也就是说，凡是涉及最大牙尖交错位，就必须同时考虑颞下颌关节的位置和状态。协调的咀嚼功能取决于咬合与颞下颌关节的协调关系，这两者的关系在进行临床诊治时非常关键。咀嚼系统的任何部位如果与唇、舌、颊肌有冲突就肯定会付出代价。

结构协调是功能协调的前提，有必要掌握一些关于两者间关系的知识。每颗牙齿的位置和形态都是由其功能所决定的。比如，上切牙的位置必须要适合下唇的闭合道，在每次吞咽时下唇上移与上唇之间就能闭合。上前牙切端的位置和下唇位置稳定协调才能正确发音。当下切牙沿着下颌功能运动范围重复运动时，上切牙的舌侧形态必须与下切牙的功能运动轨迹相适合。上下前牙要位于中性区，在中性区可以达到舌肌向外力量和口唇肌向内力量的平衡。在咬合治疗中，为了能达到稳定可预测的结果，还必须了解其他功能关系，但重点是嚼咀系统各部分的位置、形态及排列都应该有其合理的原

因。理解这些原因，从美学设计到口颌面部疼痛的治疗就会有据可依了。不理解这些相互关系，就只能靠猜测来完成很多诊断和治疗计划。

如果任何解剖结构与咀嚼系统其余部分不协调，整个系统或某个组成部分就必须发生适应性改变，以获得新的平衡。适应性改变应当看作是对平衡被打破的一种表现。这种适应性改变未必总是问题，其好坏取决于机体对适应性改变的具体反应。睿智的牙医必须明白什么是正常的，必须能判断出当存在不平衡时，咀嚼系统能否适应新的平衡状态。

很多所谓"生理性错殆"都是稳定的，且功能良好。即便不是Ⅰ类咬合关系，但不同动态因素的累积效应会产生稳定的结果。在为不同类型的咬合问题制订治疗计划时，深刻理解功能和解剖之间的协调机制是非常重要的。如果我们不知道错颌畸形的原因，治疗就有可能失败，因此不了解功能性的相互依赖关系，就不可能满意评估发生于牙列或颞下颌关节的因果效应。如果只是治标不治本，那么就会对患者造成不必要的"治疗过度"或"治疗不足"。

没有特殊的潜在或已存在的原因，牙齿也不容易出现移位、松动或磨损等情况。原发病因可能发生在结构不协调所引起的连锁反应初期阶段。不论这种不协调是何时及如何开始的，如果引起不协调或结构变形的所有原因得不到纠正，治疗是不可能成功的。

功能协调的目标是建立平和的神经肌肉系统。咀嚼系统能满足各种功能需求，在解剖结构的框架内，咀嚼系统必须能脱离机械干扰自如行使功能，其实下颌的动作范围不仅仅是下颌的功能运动。当有功能需要时，就必须能进行一定的极限动作；当功能要求降低时，咀嚼系统又可以处于平静状态。整体牙科学的本质是在最健康的牙齿、关节、牙周组织、肌肉组织以及与最可能的美学效果相结合的环境中达到功能协调。

参考文献

[1] Lindhe J, Nyman S: The role of periodontal disease and the biologic rationale for splinting in treatment of periodontitis. *Oral Sci Rev* 10:11-13, 1972.

[2] McGuire MR, Nunn ME: Prognosis versus actual outcome III. The effectiveness of clinical parameters in accurately predicting tooth survival. *J Periodontal* 67:666-674, 1996.

[3] Nunn ME, Harrel SK: The effect of occlusal discrepancies on periodontitis. I. Relationship of initial occlusal discrepancies to initial clinical parameters. *J Periodontal* 72:485-494, 2001.

[4] Harrell SK, Nunn ME: The effect of occlusal discrepancies on periodontitis II. Relationship of occlusal treatment to the progression of periodontal disease. *J Periodontal* 72:495-505, 2001.

[5] Hallmon WW: Occlusal trauma: effect and impact on periodontium. *Ann Periodontal* 4(1):102-108, 1999.

[6] Shemizu N, Gaseki T, Yamaguchi M, et al: In vitro cellular aging stimulates interleukin. 1 beta production in stretched human periodontal ligament derived cells. *J Dent Res* 76(7):1367-1375, 1997.

[7] Pikhstrom BL, Anderson KA, Aeppli D, et al: Association between signs of trauma from occlusion and periodontitis. *J Periodontal* 57(1):1-6, 1986.

[8] Waerhaug J. The infrabony pocket and its relationship to trauma from occlusion and subgingival plaque. *J Periodontal* 50:355-365, 1979.

牙科日常工作的殆学考量

Perspectives on Occlusion and "Everyday Dentistry"

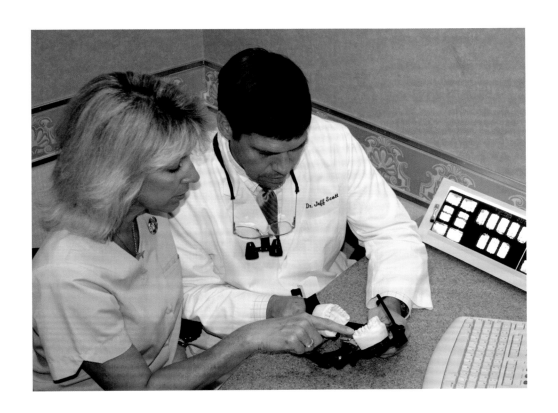

理念

无论是全科牙医还是专科牙医，如果在临床工作中对殆学原则没有充分的认识，就可能会出现漏诊、治疗结果可靠性差或浪费门诊时间等问题。

各种牙科治疗中的殆学理念

不同水平的全科医生都会在工作中遇到以下病症：牙齿疼痛、过度磨耗、牙齿松动、颞下颌关节紊乱、口腔颌面部疼痛等。患者希望得到准确的回答，明确是否需要正畸治疗，或是否需要使用殆垫，为什么会有关节弹响，前牙瓷贴面为什么会崩瓷或碎裂等问题。如果牙医不懂殆学的基本原则，治疗时就不得不靠猜测，也不得不在反复试错中浪费时间，而对于懂得咬合紊乱因果关系的牙医就可以从容地解决这些问题。这些原则不仅仅适用于全口义齿修复，微笑设计希望达到的美学及功能效果也都要建立在殆学原则的基础上。当理解了咬合协调的原则，就能以全新的思路来制订检查、治疗及解决问题的总体方案。无论医生的执业类型如何，以这样的临床思路来进行诊治，都可以大大改善治疗可靠性和提高效率。

全科牙医非常有必要学习咬合协调的基本原则，提高个人技术水平，以发现并解决咬合不协调相关的典型问题，下文将介绍学习殆学理论的益处。

▌患者的舒适感

造成不适感的很多问题与咬合不协调相关[1-3]。牙齿修复后出现的冷热敏感症状常常来自于侧方殆干扰，或是由修复体产生的垂直向超负荷。如果对殆干扰牙齿进行盲目的调殆，可能会诱发其他牙齿和/或咀嚼肌系统甚至颞下颌关节更严重的新问题。如果不了解殆学原则就无法解决这些日常问题，有时会造成比原问题更加严重的医源性问题，牙医甚至可能会因此陷入一种尴尬的境地。

▌修复体使用寿命

咬合不协调在临床上还可表现为修复体的崩瓷、折断、过度磨耗等，而同样的问题在咬合理想时极少出现。

▌咬合稳定

咬合错误引起的常见问题包括治疗后牙齿移位、接触点变松或导致牙齿排列不美观。如果能较好地理解殆学基本原则，就能大大减少正畸后需要长期使用保持器的比例。可逆性咬合不协调病例的早期体征通常表现为牙齿震颤。

▌更准确的治疗方案

如果在制订治疗计划阶段就已经将维持咬合稳定的要求考虑在内，就能避免绝大部分影响治疗结果问题的发生。序列化治疗计划（见第二十九章）的基本原则是为了满足每一项咬合稳定的要求而选择最佳治疗方法。无论医生的执业类型或临床水平如何，成功的治疗计划都将带来巨大的回报。

▌改善美观

如果能够正确理解解剖与功能相互之间的协调关系，完全无须靠猜测就可达到最自然、最美观的治疗效果。当前牙与所有咬合功能和稳定性的指导原则之间相协调时，就可以自动满足最佳的微笑设计要求。此外，这些指导原则也为按部就班的治疗提供了精准的指导。

▌提高工作效率

试想一下，如果所有的修复体都无须因为过高或咬合不适而进行调殆，或无须因错误而返工，这样牙医的效率会有多高！如果不需要对舌面过厚的前牙修复体进行改形的话，可以省下多少时间做更有意义的事情呢？如果切缘不是过于唇倾、过长或过短，可以节省多少时间呢？如果不能理解殆学的基本原则，并将其应用于治疗计划的制订和实施，以上所述的都是每天必须面对的问题。

每个修复体在戴牙的时候都无须调殆是不现实的，但如果能严格遵循咬合协调的原则，就可以将调殆量减至最小。

▌缓解精神压力

对200多名牙医的调查发现，使牙医感到精疲力竭的主要原因，想满足患者需求却又无法对结果进行预测。在进行修复治疗并尝试解决患者不适时，尤其要注意结果的可预测性。当时间被浪费在试图解决咬合问题时，就只好占用下一位患者的就诊时间，对不良修复体进行返工重做会使得原本排满的日程变得愈加拥挤。结果会增加整个治疗团队的压力。有些问题是因不完善的质控流程而引起的，包括医技之间的沟通不足，但缺乏具象化的明确治疗目标及不完善的治疗计划是导致治疗结果无法接受的主要原因。除非能理解为获得咬合稳定而要达到的要求，否则就无法清晰判断最终的治疗愿景。没有清晰明确的目标，就不可能制订出合理的治疗顺序。因此，只有全面理解为了获得稳定、舒适、长期健康的咀嚼系统所需要达到的要求才能解决这个问题。

殆学与日常工作的关系

尽管理解殆学理念对于每一个级别的牙医都有临床价值，但仍然普遍存在一种错误观点，即殆学的理念与日常诊疗无关。我们有必要了解这种观点是如何产生的，以及为何这一观点会影响到如此之多的牙医及牙科教育工作者，令他们对咬合协调的原则持怀疑态度。

很大程度上，关于咬合重要性的负面观点就是很多牙医认为只有颞下颌关节和肌肉紊乱才是殆学关注的要点[4]。在殆学的教学中存在对咬合与颞下颌关节之间关系的片面认识，导致众多研究都忽视了咬合治疗在全科治疗中的重要意义[5-8]。有观点认为，殆学不重要或在牙科学校的教学难度太大，而这观点已经影响了一大批骨干牙医，使他们在日常工作中不具备正确判断并治疗大量殆学问题的能力[9]。如果不能掌握正确的殆学原则，还将导致大量非常规治疗模式和非必需过度治疗的出现，甚至牙医会对因咬合治疗失误造成的各种医源性问题予以矢口否认。

由于日常诊疗工作重要组成部分的殆学受到普遍的轻视，以至于美国国家卫生研究所（NIH）和美国国立牙科和颅面研究所（NIDCR）联合推出一本小册子[10]，建议公众，咬合调整或其他任何对颞下颌关节紊乱病（TMDs）的不可逆性咬合治疗"作用不大，甚至会引发更严重的问题"。小册子中更进一步提出"近期的研究对错殆畸形是否会引发颞下颌关节疾病的问题持有怀疑态度"，这一论调加剧了对所有殆学治疗方式的疑虑。大量有严重缺陷的

研究支持了这个观点，并认为所有改变咬合的治疗方法都是不可取的。

认为殆学原则仅局限于对颞下颌关节紊乱病的影响是片面的，扭曲了咬合协调的真正临床意义。咬合治疗除了对某些类型的颞下颌关节紊乱病有着毋庸置疑的治疗价值[11]以外，其实是很多不同临床问题的实际治疗目标，这其中就包括颞下颌关节紊乱病中最为常见的咀嚼肌疼痛。

如果指的是代表最低治疗标准的不恰当咬合改变，那么美国国家卫生研究所（NIH）所告诫的"咬合治疗几乎没有价值甚至可能加重颞下颌关节紊乱病"的论调或许是正确的。但是，这种对殆学治疗的负面观点并不能代表学识渊博的牙医对特定的紊乱性疾病所做的正确治疗。

为了能获得关于殆学在日常工作中重要性的合理答案，还需要查看一些文献。随着作为科学研究及临床方法基本准则的"循证医学"的发展，使我们对不同观点的评估变得更容易了[12]。关于殆学的循证研究或许不能最终解答每一个问题，但它可以指出研究中所存在的严重缺陷及其结论的无效性。既然大量的负面文献提出了殆学与颞下颌关节紊乱病之间的非相关性，那么就需要对这些文献进行分析。

美国国家卫生研究所（NIH）提出的"错殆畸形诱发颞下颌关节紊乱病的观点尚存在争议"本身就不是一个科学性十分准确的结论。真正的科学研究必须要问"哪种类型的颞下颌关节紊乱病？"颞下颌关节紊乱病并不是表现单一病因的紊乱病，甚至不是单一的多因素紊乱病。

颞下颌关节紊乱病（TMD）是一个笼统的术语，包括了各种类型的紊乱疾病，每种类型均有可能是多因素所致的疾病。循证医学研究的基本原则需要对疾病的同质性进行研究。这意味着如果对咬合和颞下颌关节紊乱病进行正确的研究，必须对其进行分类并给予明确定义，而对文献的分析显示这样的研究相当少见[13-15]。由于传统上很多咀嚼系统的紊乱症包含在颞下颌关节紊乱病的范畴内，因此这种研究思路上的错误会产生大量错误的信息。这些不同的咀嚼系统紊乱症有很多不同的病因，需要不同的治疗策略，治疗结果也可能不同。选择合适

的治疗方法之前，必须要对紊乱症的类型进行特异性区分及了解疾病进展的阶段。任何发表的临床研究仅采用了"颞下颌关节紊乱病"这个笼统的术语而没进行明确的分型，那就很难认定其研究结果的有效性。这种错误在研究咬合与颞下颌关节紊乱病之间关系的正反文献中均屡见不鲜。

科学分析还需要对"不良咬合"进行更精确的定义以及更详尽的描述"错𬌗畸形"的特征[16-17]。用安氏错𬌗分类法[18]阐述了上下牙弓之间的关系或对"错𬌗畸形"进行定义，这是那些对咬合与颞下颌关节紊乱病之间关系不够重视的文献所普遍存在的严重缺陷。造成混淆的原因是不言而喻的，因为安氏分类没有将最大咬合接触与颞下颌关节位置或情况进行关联。一种忽略了咬合与颞下颌关节关系的分类系统是很难作为对这种关系的研究模型的。对文献的检索证实，大量否认以咬合协调作为治疗目标的研究报道中均存在这种严重缺陷。

当适应证适宜的患者接受经验丰富的牙医治疗时，其治疗效果几乎完全可以预测，鉴于保守咬合治疗的大量临床经验，否定颞下颌关节紊乱病患者咬合改变的所有理论依据是不合理的。大量的临床证据支持侧方𬌗干扰和咀嚼肌病症相关。建立协调的𬌗关系与颞下颌关节的关系也已有科学依据。治疗的基本原则是实用易掌握的，全科医生和专科医生都能应用。如果牙医不懂如何精确地调整上下颌之间的关系，那么进行咬合重建，或纠正咬合问题，甚至只是过高修复体的调𬌗，都将是徒劳无功的。

全科诊疗中口颌面疼痛的诊断

当代的牙医一定要成为整个咀嚼系统的医生。我们经常遇到的头、颈以及口腔颌面部的疼痛都包括在咀嚼系统的结构范围内。对这些疼痛进行分析，必须先了解咀嚼系统的结构和功能，包括功能紊乱对口内和其他相关部位的影响。牙源性的口腔颌面疼痛复杂多变，但是颞下颌关节、牙齿和咀嚼系统之间的关系要求对咀嚼系统结构紊乱导致的不同体征和症状进行鉴别诊断。

牙医是唯一经过培训（或应该经过培训）的健康专家，最起码要以诊断牙齿疾病或了解咀嚼系统

功能为基础，并据此将口腔颌面症状与各种类型的功能紊乱相关联。这就意味着全科医生扮演着类似"守护者"的角色，他有责任来判定头、颈或口腔颌面的疼痛是否是因牙齿或咀嚼系统紊乱引起的。而没有受过此类训练的内科医生或其他健康专家无法做出这个判断，他们只能依靠牙医专家。牙医必须承担起这个责任，并努力成为名副其实的"𬌗学专家"。

牙源性疼痛有时合并有咀嚼肌系统以外的疼痛而导致症状的混淆，因此有时需要不同领域的专家来鉴别交叉性疼痛或牵涉性疼痛的特异来源。为了成功进行多学科联合诊疗，每位专家必须鉴别出各自领域内特定机体结构产生疼痛的可能性。牙医在其中承担的重要责任，就是判定疼痛是否全部、部分或者并非来源于咀嚼肌系统。这就是为什么有些能力对牙医是很重要，比如排除咀嚼系统作为疼痛来源的能力，也要有足够的经验来选择合适领域的医学专家对非牙科领域的体征和症状进行评估。

一旦牙医低估了对牙齿与咀嚼系统内其他结构之间关系理解的重要性，那就犯了严重的错误。如果不理解牙齿与颞下颌关节及咀嚼肌之间的关系，以及下颌功能运动的方式，就不可能理解𬌗学。同样，如果没有对整个咀嚼系统的全局观，就不可能真正理解口腔颌面疼痛或颞下颌关节紊乱病。正因为不能理解这些观念，所以对很多颞下颌关节紊乱病疼痛患者的治疗往往仅限于用药物控制症状，而忽视了一些进展性结构破坏的体征。牙科学其实可以做得更好。

接受对牙科医生充当"咀嚼系统医生"角色的观念可以使牙医更能高瞻远瞩。在问题还处于可逆性阶段时查找结构变形的体征，这将有助于牙医对常见诊断不明病症的诊断。许多临床医生所认为的"咬合病"就是，那些比其他致病因素造成伤害更大，牙齿缺失更多、更多不适和需要更复杂义齿修复的因素[19]。每位牙医都应该能诊断并治疗这类疾病，若发现的时间够早，就能够防止对牙列的损害。即便是那些认为自己不能达到满意治疗结果的牙科医生，至少也应该可以鉴别不同类型的咬合疾病。医生应当告知患者问题所在，必要时需要转诊治疗。

临床上咬合疾病会以不同形式存在，下一章我们将阐释这类疾病的症状和体征。

参考文献

[1] Barber DK: Occlusal interferences and temporomandibular dysfunction. *General Dentistry* Jan Feb; 56, 2004.

[2] Ramfjord SP: Dysfunctional temporomandibular joint and muscle pain. *J Prosthet Dent* 11:353-374, 2004.

[3] Kirveskari P, LeBell Y, Salonen M, et al: Effect of elimination of occlusal interferences on signs and symptoms of craniomandibular disorder in young adults. *J Oral Rehabil* 16:21-26, 1989.

[4] Ash MM, Ramfjord SP: *Occlusion,* ed 4, Philadelphia, 1995, WB Saunders.

[5] Trolka P, Morris RW, Preiskel HW: Occlusal adjustment therapy for craniomandibular disorders; a clinical assessment by a double blind method. *J Prosthet Dent* 68:957-964, 1992.

[6] McNamara JA, Seligman DA, Okeson JP: Occlusion, orthodontic treatment, and temporomandibular disorders; A review. *J Orofacial Pain* 9:73-90, 1995.

[7] National Institutes of Health Technology Assessment Conference Statement: Management of temporomandibular disorders. *J Am Dent Assoc* 127:1595-1603, 1996.

[8] Mohl ND, Ohrbach R: The dilemma of scientific knowledge versus clinical management of temporomandibular disorders. *J Prosthet Dent* 67:113-120, 1992.

[9] Ash MM, Ramfjord SP: *Occlusion,* ed 4, Philadelphia, 1995, WB Saunders.

[10] NIH #94-3497: *TMD Temporomandibular Disorders,* 1996.

[11] Dawson PE: Position paper regarding diagnosis, management and treatment of temporomandibular disorders. *J Prosthet Dent* 81:174-178, 1999.

[12] Sackett DL, Straus SE, Richarson WS, et al: *Evidence-based medicine: How to practice and teach EGM,* ed 2, New York, 2000, Churchill Livingstone.

[13] Greene CS: Orthodontics and temporomandibular disorders. *Dent Clin North Am* 32:529-538, 1988.

[14] Dworkin SF, Huggins KH, LaResche L, et al: Epidemiology of signs and symptoms in temporomandibular disorders: clinical signs in cases and controls. *J Am Dent Assoc* 120:273-281, 1999.

[15] Goodman P, Greene CD, Laskin DM: Response of patients with pain-dysfunction syndrome to mock equilibration. *J Am Dent Assoc* 92:755-758, 1976.

[16] Dawson PE: New definition for relating occlusion to varying conditions of the temporomandibular joint. *J Prosthet Dent* 74:619-627, 1995.

[17] Dawson PE: A classification system for occlusions that relates maximal intercuspation to the position and condition of the temporomandibular joints. *J Prosthet Dent* 75:60-66, 1996.

[18] Angle EH: *Classification of malocclusion of the teeth,* ed 7, Philadelphia, 1907, SS White Dental Mfg Co, pp 35-59.

[19] Lytle JD: The clinician's index of occlusal disease; definition, recognition, and management. *Int J Periodont Rest Dent* 10:102-123, 1990.

咬合病
Occlusal Disease

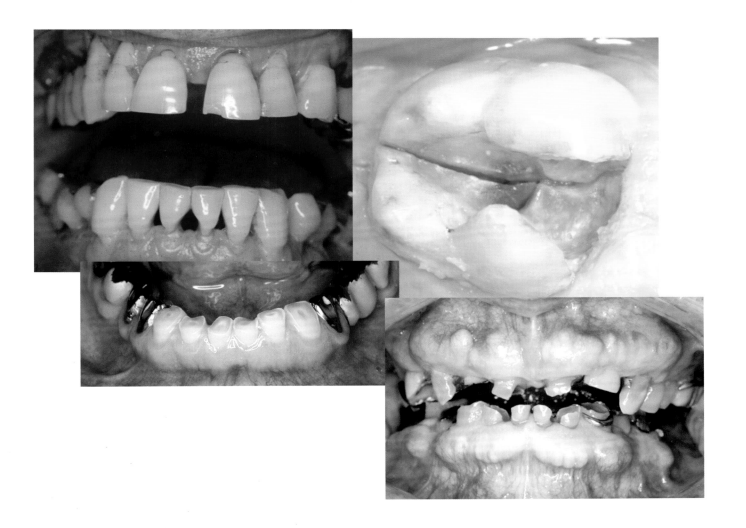

理念

咬合病的体征几乎都先于症状出现。如果不对咬合病进行治疗，结构性破坏会日益严重。

> **疾病**，就是指机体的适应机制不足以抵消其受到的刺激或压力，而导致机体某一部分、器官或全身系统的功能或结构紊乱。
>
> —Gould 医学词典

体征和症状

无论是在临床工作还是在牙科教学中，很不可思议的是我们经常会对牙齿破坏最常见的临床体征视而不见。更何况是在尚未出现结构破坏的发病最初期阶段就能发现咬合病的体征。咬合病的症状也许不会很明显，但是临床敏感性强的医生是很容易发现症状和体征的，并且能很好预测治疗的典型反应。如果不是等到出现严重的组织破坏才接受治疗的话，治疗的难度和费用将会大大降低。

如果能更加普遍地重视和分析以下观点，对咬合的关注度应该会有所提高。

咬合病就是：

· 最常见的破坏性牙科疾病；

· 导致牙齿缺失的最重要因素之一；

· 产生复杂牙科修复需求的首要原因；

· 引起咀嚼系统各部分结构不适感的首要相关因素，包括肌肉组织、牙齿和颞下颌关节区等；

· 正畸疗效不稳定的首要因素；

· 引起牙齿酸痛和敏感的首要原因；

· 导致非必要牙髓病治疗的最常见原因；

· 最难诊断的牙科疾病，经常是组织严重破坏非常明显后才不得不接受治疗。

迄今为止，尽管以上观点还未被循证医学所证实，但都是经过多年来对数千名患者的观察所获得的经验。在日常诊疗工作中，对牙周病和龋病控制的关注已经达成共识，但是对咬合病的系统评估还是很不完全的。

Lytle[1] 是最早提出"咬合病"这一术语的医生。当时他对咬合病的定义为"导致牙齿咬合面形成明显缺损或者破坏的发病过程"。他认为夜磨牙症或功能紊乱是咬合病的主要但非必需致病因素。

Abrahamsen[2] 通过对引起牙齿结构破坏不同病因的确认，可以大大加深对咬合病的理解，并对每一种病因的特异性病理特征进行了阐述。在肯定夜磨牙症和功能紊乱致病性的基础上，进一步提出咬合过载伴随化学作用的共同致病机制会加重牙齿表面结构的破坏。

牙齿表面结构破坏的基本机制

Grippo等的研究表明，有3种基础的物理和化学机制会造成牙齿表面结构的破坏，这些机制既可单独也可共同发挥作用[3]：

1. 应力会引起牙齿结构的压缩、弯曲和拉伸，在临床上可表现为微裂缝和内部碎裂（应力性崩解）。

2. 因摩擦造成的牙齿表面损耗，包括异体材料造成的外源性磨损和因紧咬牙及功能紊乱等引起的内源性磨耗。

3. 化学或者电化学降解产生的腐蚀作用。

这3种基本机制常常相互叠加，共同作用，从而加速牙齿结构的破坏。因此，牙齿结构的破坏在多数情况下是多因素的。然而，咬合负担过重通常是主要致病因素，在制订牙齿严重破坏病例的治疗计划中必须重点考虑。

术语澄清

Grippo、Simring和Schreiners等的经典著作[3]是一部值得仔细阅读的专业书籍，里面包含了各种造成牙齿表面破坏病因的学术研究分析，以及对各种相关专业术语的解释。然而，现在有些有争议的观点仍需要在每个细节上进行推敲。Abrahamsen[2]基于大量临床病例研究，澄清了关于牙齿表面破坏的一些模糊概念，对有关病因和致病效果的一系列术语进行了规定。毫无疑问，我所叙述的仅代表个人观点，因为这些学术上的分歧还将持续很长一段时间，且需要学者们进行严格的分析研究及相互交流。尽管术语学或病因学上存在分歧，但不会影响对牙齿表面破坏的认识及治疗。

磨耗

磨耗是指牙与牙之间的摩擦所造成的损耗，例如夜磨牙或紧咬牙等功能紊乱症等。牙釉质是人体最硬的组织，而牙本质的质地更软，若磨耗造成釉质穿孔达到牙本质层，其磨耗速度会加快7倍。

磨损

磨损是由于牙齿和外源性物质之间的摩擦所造成的损耗，例如咀嚼食物或烟草等。有时也来自于刷牙用力过重，以及不正确地使用牙线、牙签、咬笔或其他异物等不良习惯。

腐蚀

腐蚀是指由于化学或者电化学降解作用导致的牙齿表面缺损。腐蚀既可以是内源性的，也可以是外源性的，但需要澄清的是，腐蚀与细菌作用无关。

Grippo和Simring对使用"腐蚀"这一术语持否定态度。他们认为腐蚀是指流体冲刷物体表面导致的组织缺损，就像水对堤岸的侵蚀一样，而口腔内不存在这种机制[4]。因此，这是一个不恰当的术语，"腐蚀"这个术语应当从牙科文献中摒弃。Abrahamsen[2]等人则极力反对Grippo的这一观点，他们认为Webster正确地定义了"腐蚀"这个名词：像酸侵蚀金属一样的行为。Gould医学词典对"腐蚀"的定义是"由于炎症或外伤所致的物体表层浅表性破坏"。Gould还将牙科"腐蚀"定义为"因化学作用而导致的牙齿表面结构丧失"。因此，牙科腐蚀是有别于细菌作用的一种独立病因。

内源性腐蚀。内源性腐蚀可能来自于暴食症，其特征是因被动性的呕吐反射而造成上前牙腭侧牙釉质的丧失。

胃食管反流病（GERD）。这种病的胃液中含有盐酸和降解蛋白质的蛋白酶。有胃酸潴留的地方就会发生牙齿腐蚀，磨牙舌侧发生腐蚀具有诊断特异性。如果发现有GERD的体征存在，应将患者转诊至消化专科医生处接受治疗。

龈沟液。酸性的龈沟液对牙颈部的非龋性病变有协同致病的作用[5]。

外源性腐蚀。任何pH值低于5.5的食物或者饮料均可造成牙齿脱矿。大量充斥市场的软饮料对那些每天让自己牙齿浸泡在柠檬酸溶液里的患者造成很大的损害。Abrahamsen[2]所描述的"可乐嗜好者"就是暴露于酸性产品而导致外源性腐蚀的典型案例。另外一些案例是咀嚼型维生素C片、阿司匹林片及其他酸性药物。

内部碎裂（应力性崩解）

咬合过载对于牙颈部非龋性缺损的作用并非毫无争议。Grippo引用的术语"内部碎裂"最早是由Lee和Eakle[7]提出，后者将其描述为牙齿在咬合过载的情况下发生弯曲变形，由此产生的张力可能会导致"内部碎裂"。McCoy[8]则提出不同观点，认为"McCoy楔状缺损"是其定义的"牙齿压缩综合征"的结果。当Grippo将其关于应力集中导致牙颈部非龋性缺损的理论定义为"内部碎裂"时，作为咬合病一种常见形式已广为接受。大量学者已经证实咬合力确实可导致牙齿发生弯曲形变，从而产生微裂缝和牙颈部的结构丧失。进一步的研究[9-12]表明，如果酸性物质渗透到微裂纹中并逐渐损坏了牙齿表面，使其对机械磨损作用更加敏感。

我必须承认我曾经也认同"内部碎裂"作为咬合过载结果的这一概念，但根据一些支持相反观点的强有力数据，我必须重新考虑之前概念的正确性。Abrahamsen[13]曾提出几个与咬合过载理论矛盾的案例。因我将Abrahamsen视为是咬合磨损研究方面的权威，且他是对咬合有很深造诣的修复学专家，所以他的研究还是值得我借鉴的。这也与Dzakovich[14]最近的研究相一致，该学者坚信所谓的"内部碎裂"并非来自于咬合过载，而是由于使用牙膏刷牙造成的结果。

迄今为止，根据Dzakovich的研究，认为有锐利线角的楔状缺损实际上是牙膏造成磨损的典型特征。他的研究小组使用标准刷牙机器对离体牙进行刷牙实验，结果显示不用牙膏刷牙就不会产生任何磨损问题，而使用牙膏则会产生有锐利线角的深度缺损。牙膏类型对缺损形式几乎没有影响。这项研究表明，几乎所有的牙膏都具有磨耗性，不同的刷牙方式及强度可产生不同的缺损。

有趣的是，早在1907年，Miller[15]就在他的专著三部曲中系列描述了牙膏和牙粉具有相同的磨耗作用。Miller对造成牙齿损耗各种原因的研究，直到今天依然是经典。Dzakovich重复了Miller的刷牙研究，并验证了Miller当初结论的正确性。我们曾经称之为"内部碎裂"的缺损确实是来自于牙膏的滥用。

要证实咬合过载是造成"内部碎裂"的病因之一，还需要通过严谨科学的数据来予以证实。咬合力确实可造成牙齿的弯曲和倾斜。但如果要证实咬合过载是造成非龋性牙颈部缺损的辅助因素的话，在这篇文献中还需要更多的证据。在其还没被证实之前，我们有理由相信有锐利线角较深的牙颈部缺损是由牙膏磨损造成的。

诚然，要摒弃一个似乎很合理且被众多牙科文献所接受的概念是很困难的，这些文献甚至包括《口腔修复学术语专用词典》。有很多原因可质疑"内部碎裂"是由于咬合过载造成的。尽管当前的研究似乎对这个概念尚有争议，但最好的建议是在研究所有数据时应该保持开放的心态。在Dzakovich的这篇文章中[14]，可以发现一个强有力的证据，即如果有较深的颈部非龋性缺损牙齿受到超负荷力时，更容易出现相关症状和体征。

将咬合病的概念仅局限于牙齿咬合面的破坏不足以描述咬合过载的真实程度。我的工作搭档，R.R.（Pete）Roach医生曾多次阐述了一个通过临床显微镜观察到的现象，即龋损往往形成于牙齿邻面正中部位的垂直裂隙中。这些裂隙总是出现在那些牙尖内斜面上有磨耗面的后牙上，这些磨耗面是因下颌侧方运动时的咬合干扰而形成的，或是对正中关系有粭干扰的引导斜面。这些高度一致的临床发现，以及在同一口腔内无应力集中的牙齿较少发生邻面龋坏的现象，均表明咬合过载可能是后牙邻面龋产生的协同因素。

咬合过载的刺激和应力集中以及方向异常的力量不仅限于牙齿。正如"疾病"的定义中所提到的，结构和功能的不协调会进一步影响到咀嚼系统中的其他结构。

为了全面了解咬合病，就必须理解咀嚼系统的各个组成部分之间是如何相互依存的。牙齿、肌肉、颞下颌关节之间的任何不协调都会对某个组成部分或者整个咀嚼系统造成应力集中、形变或功能紊乱。基于以上理解，我们有必要重新定义咬合病：

> 咬合病是咀嚼系统中发生的任何结构变形或功能紊乱，使得颞下颌关节、咀嚼肌和牙齿咬合面三者之间本来协调的关系变成不平衡状态。

■ 咬合病的实例

磨耗

下前牙区的这类磨耗是最常见的未经治疗的问题之一，也是两种常见病因所造成的典型体征。第一种病因是后牙的引导斜面与正中关系之间存在咬合干扰，常常导致下颌在闭口运动回到最大牙尖交错位过程中向前滑动。这就使得下前牙向前与上前牙发生碰撞。进而肌肉发生代偿反应，试图通过磨牙症或非正常的摩擦运动来消除牙齿表面的碰撞（A）。如果及早治疗，可以避免下前牙切缘被破坏至如此严重的程度，否则只会令治疗变得更加复杂。

这类磨耗的第二种常见病因是在正中关系前牙完全闭合时所产生的直接𬌗干扰（B）。实际上这常常是由于前牙不良修复体的存在或是前牙位置不当造成的。下颌功能运动范围内的𬌗干扰也是磨耗产生的一个潜在扳机点。对于此类或者其他类型的磨耗进行正确诊断和选择合理的治疗方案需要对𬌗学原理有全面的理解。

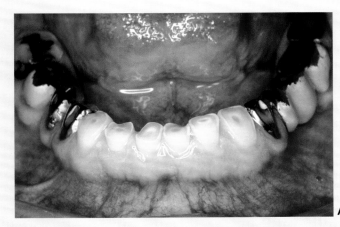

A

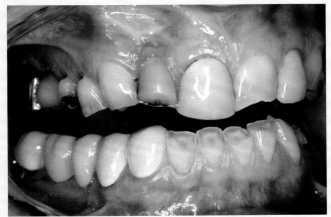

B

釉质腐蚀

水果产酸、前牙切对切运动碾磨水果造成的磨损以及磨牙症三者之间共同的磨耗作用，可造成前牙切端牙釉质发生内陷。该过程中发生腐蚀的证据是非常充分的，因为暴露的牙本质层与对颌牙之间并无咬合接触。

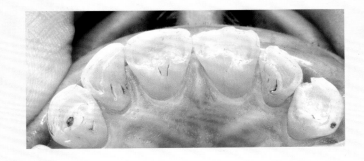

牙齿移位

下颌偏移会引起牙齿磨耗，但相同类型的偏移还可引起部分患者上前牙向前移位。牙齿扇形移位是咬合病常见的症状，应该早期诊断，并通过消除导致下颌向前的侧方𬌗干扰进行早期治疗。

相同问题的另一种表现是造成疾病早期阶段的前牙震颤和疼痛。上颌前牙修复体舌侧外形过厚或下颌前牙修复体外形过大均是造成上前牙扇形移位的常见原因。

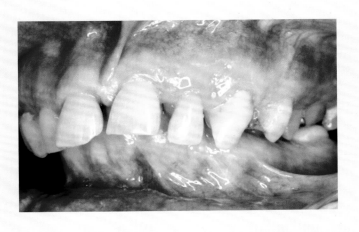

牙列受损

这是在咬合病早期未进行及时治疗的结果。若不对睡眠四期（深睡眠期）的夜磨牙症进行早期治疗，往往就会出现重度磨耗、上颌（A）和下颌（B）牙齿的折裂以及牙槽突伸长。即使在疾病早期，这也是亟须治疗的咬合问题之一。如果对此类患者放而任之直至出现严重问题，所有的治疗就会变得更加复杂，治疗结果也会大打折扣。

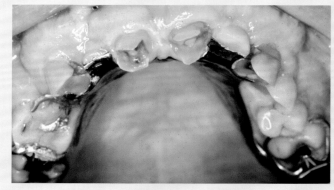

A

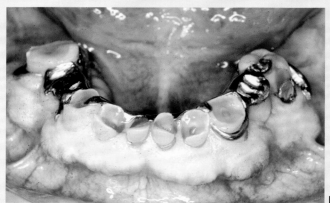

B

晚期咬合病

晚期咬合病是由于磨耗和牙齿松动共同造成的。该阶段的形成主要源于咬合病漏诊或未经治疗，直到病程进展到晚期出现严重的组织破坏。在我的职业生涯中接诊了数以百计的重度晚期咬合病患者，他们中极少有人曾被告知不尽早接受治疗的后果。

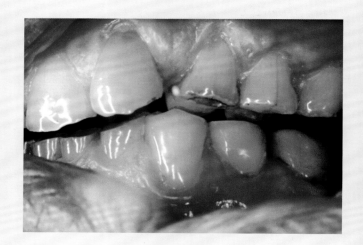

前导磨损

当前牙在正中关系位闭口运动及下颌功能运动均存在咬合干扰时，就会在上前牙舌侧牙釉质处出现磨耗的早期症状（A）。这种情况的咬合病常常被漏诊，直到前牙的切缘变得很薄发生崩掉甚至折断时才被发现（B）。在发生严重的破坏前，患者很少能意识到问题所在。

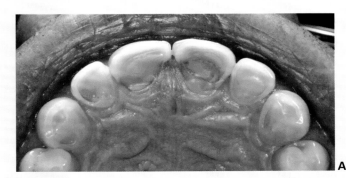

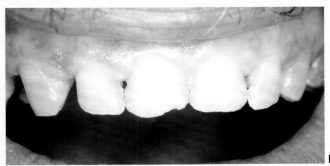

牙齿敏感

另外一种对咬合病的常见漏诊是没有意识到牙齿敏感常常来自于咬合过载。即便牙齿的牙髓活力正常，但反复受到撞击或者碾磨就会变得异常敏感。牙齿敏感可以由牙髓充血引起，也可能是牙颈部非龋性缺损的结果。Coleman等[16]发现，当对咬合过载进行治疗后，达到咬合平衡时，牙颈部的非龋性缺损对吹气实验产生的敏感性可完全消除。这与我们的临床经验是一致的。

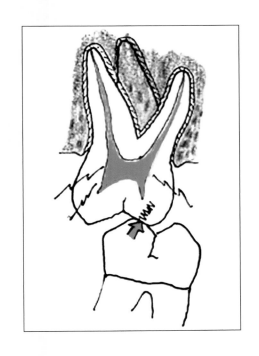

牙齿酸胀痛

牙周韧带受压常常伴随着牙髓充血，这会导致牙齿的剧痛或者咬合疼痛。如果紧咬牙会造成某颗牙齿的不适，则表明该患牙本身存在殆干扰。虽然不排除造成疼痛的其他可能性存在，但是这一表现可以作为存在咬合干扰的明确指征。

注释：使用这种简单易行的紧咬牙试验来判断咬合是否是造成牙齿敏感或疼痛的原因，可以避免发生大量X线片没有病理表现但由于误诊而接受牙髓治疗的情况。

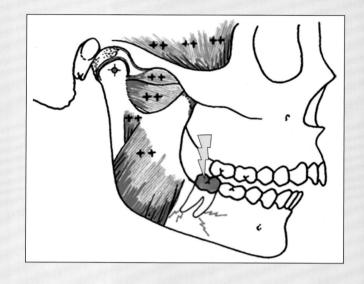

牙齿动度过大

咬合病的早期症状之一就是牙齿动度过大。它会导致牙周间隙增宽，增加牙周易感性。在患牙出现牙周病晚期的牙槽骨丧失之前，很少有患者能意识到牙齿松动。因此，每次复诊都应该认真检查每颗牙齿的松动度。对所有松动的牙齿都应评估是否存在侧方接触或咬合过载。

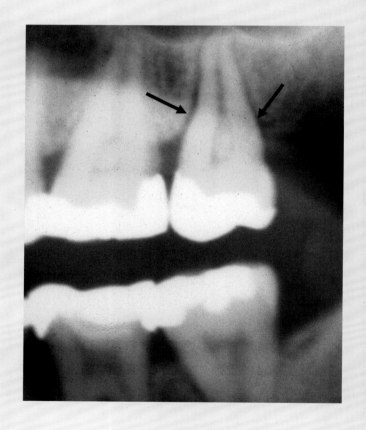

牙裂或者牙尖折断

图A显示了牙齿的折裂线（如箭头所指），这通常是由于牙尖斜面存在强咬合干扰所造成的。这种咬合病的典型表现常常会进一步发展为牙尖折断或者牙齿折裂（B）。

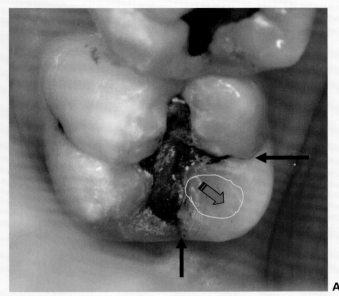

A

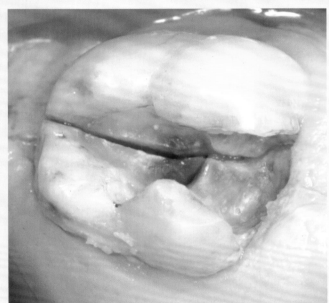

B

肌肉疼痛

咬合和颞下颌关节不协调所致咬合病的常见症状之一还有肌肉疼痛。侧方𬌗干扰时需要颞下颌关节发生移位以达到最大牙尖交错位，这可能会导致咀嚼系统肌肉出现疼痛，我们将其称之为"咬合-肌肉功能紊乱"。有𬌗干扰的后牙也存在咬合过载，会造成牙齿过度磨耗、功能性动度、牙尖折裂或牙齿敏感。如能早期发现并解决这种情况，常常可以阻止咬合病进展为更严重的问题。

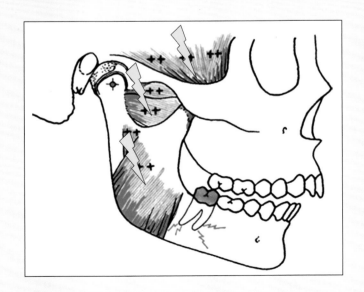

其他类型的咬合病将在下文中继续具体讨论。重要的是要理解，对各类咬合问题的诊断和治疗，要基于临床医生对整个咀嚼系统的构造和功能的认知情况。

临床上常见的错误还有将心理压力认为是磨牙症和功能紊乱的主要病因。即便精神因素真的是主要病因，也必须是在下颌运动过程中存在咬合干扰才会导致牙齿出现磨耗或折断。无论患者的精神状态如何，或是磨牙症有多严重，都必须把建立协调的咬合作为治疗目标。接下来的章节将会具体阐述如何实现这一目标。

参考文献

[1] Lytle JD: Clinician's index of occlusal disease: definition, recognition, and management. *Int J Periodontics Restorative Dent* 10(2):102-123, 1990.

[2] Abrahamsen TC: Occlusal attrition—pathognomonic patterns of abrasion and erosion. Presented at the American Academy of Restorative Dentistry, Chicago, February 1992.

[3] Grippo JO, Simring M, Schreiner S: Attrition, abrasion, corrosion and abfraction revisited: a new perspective on tooth surface lesions. *J Am Dent Assoc* 135(8):1109-1118, 2004.

[4] Grippo JO, Simring M: Dental "erosion" revisited. *J Am Dent Assoc* 126(5):619-630, 1995.

[5] Bodecker CF: Local acidity: a cause of dental erosion-abrasion. *Ann Dent* 4(1):50-55, 1945.

[6] Grippo JO: Abfractions: a new classification of hard tissue lesions of teeth. *J Esthet Dent* 3(1):14-19, 1991.

[7] Lee WC, Eakle WS: Possible role of tensile stress in the etiology of cervical erosive lesions of teeth. *J Prosthet Dent* 52(3):374-380, 1984.

[8] McCoy G: On the longevity of teeth. *J Oral Implantology* 11(2):248-267, 1983.

[9] Grippo JO, Masi JV: The role of biodental engineering factors (BEF) in the etiology of root caries. *J Esthet Dent* 39(2):71-76, 1991.

[10] Khan F, Young WG, Shahabi S, et al: Dental cervical lesions associated with occlusal erosion and attrition. *Aust Dent J* 44(3):176-186, 1999.

[11] Whitehead SA, Wilson NF, Watts DC: Development of noncarious cervical notch lesions in vitro. *J Esthet Dent* 11(6):332-337, 1999.

[12] Palamara D, Palamara J, Tyas MJ, et al: Effect of stress on acid dissolution of enamel. *Dent Mater* 17(2):109-115, 2001.

[13] Abrahamsen TC: The worn dentition—pathognomonic patterns of abrasion and erosion. *Int Dent J* (4):268-276, 2005.

[14] Dzakovich JJ: In vitro reproduction of the non-carious cervical lesion. *Am Acad Rest Dent* February 2006 (in press).

[15] Miller WD: Experiments and observations on the wasting of tooth tissue variously designated as erosion, abrasion, chemical abrasion, denudation, etc. *Dental Cosmos* Jan, Feb, March (3 parts), XLIX:1-23, 1907.

[16] Coleman TA, Grippo JO, Kinderknecht KE: Cervical dentin hypersensitivity. Part III: resolution following occlusal equilibration. *Quintessence Int* 34(6):427-434, 2003.

咬合的决定因素
The Determinants of Occlusion

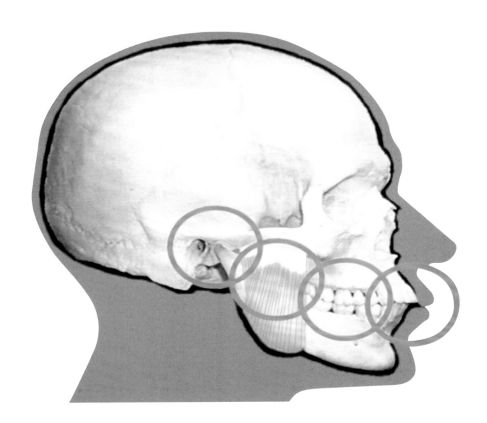

理念
神经肌肉协调取决于咬合与颞下颌关节之间结构的协调。

有10项因素可决定咬合能否正常行使功能并保持稳定。所有咬合治疗的目标是实现神经肌肉系统的协调，其关键在于牙齿与上述这些所有因素之间的协调关系。建立牙齿和神经肌肉系统之间的平衡是非常关键的，因为一旦两者之间出现失衡，肌肉会尝试进行平衡重建。当肌肉和牙齿之间发生冲突时，最终会造成牙齿缺失。肌肉与牙齿之间不协调的具体表现有牙齿过度磨耗、折裂、存在功能动度或发生与受肌肉控制的下颌运动轨迹相适应的牙齿移动。

理解牙齿与其他咀嚼系统结构之间关系的最好方法从了解咀嚼系统设计的基础知识开始。

咀嚼系统的设计

咀嚼系统的每一部分都有其特定作用。总体上类似某种"组装"的概念：先将系统进行分解，然后再逐步组合，就能了解系统的设计。只有当我们掌握了系统是如何运行的，才能知道当系统不正常运行时会发生什么错误。

了解咀嚼系统的结构还有助于提升诊断的敏感性及能力，将咀嚼系统视为一个功能单位并了解所有组成部分之间的关系（图4-1）。然后，就能更真实地分析咀嚼系统与其他功能单位（如颈部复合体）之间的关系。

根据上述提到的"组装"概念，将咀嚼系统的目标设定为咀嚼和吞咽食物，需要考虑咀嚼系统设计的思路以及从何开始？

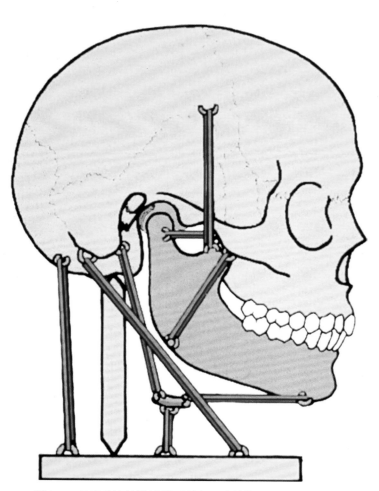

图4-1　咀嚼系统的设计需要所有组成结构之间相互协调。

应该要从颅底的关节窝开始，关节窝的设计是非常关键的，稍后将进行讨论。

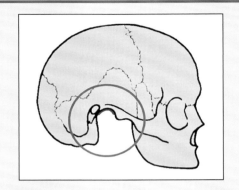

然后，应该增加一个带支点的杠杆臂，这样下颌骨就可以进行开闭口铰链运动。

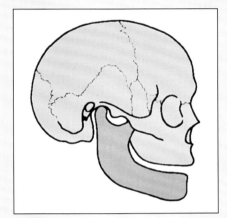

因为脊柱必须前移人类才能够直立行走，那我们现在就会面临一个需要克服的问题。如果当进行开口运动时始终围绕一根固定轴，就会压迫气道和消化道。

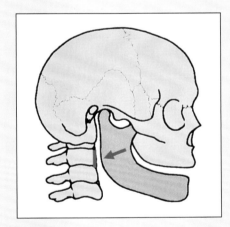

因此，你还需要设计一个可以移动的支点，进行铰链轴运动时关节还能向前滑动。这就需要一个结构复杂的关节盘来代偿关节窝的不可移动性。

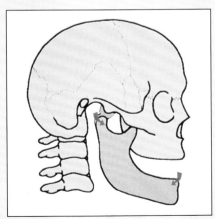

下一步，你还必须利用韧带限制下颌运动，韧带还要附着于关节盘以保证它不会发生移位。

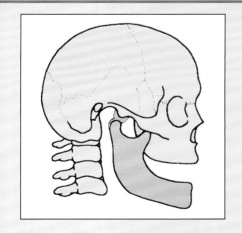

现在你已完成了包裹颞下颌关节的关节囊内所有结构。

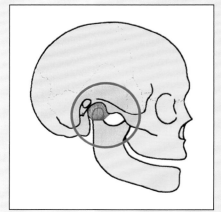

现在已经把机械部件组装到位，还需要添加肌肉组织才能使下颌具备功能。

别忘了还有一个非常重要的事情：最后要在咀嚼系统的设计中加入牙齿！

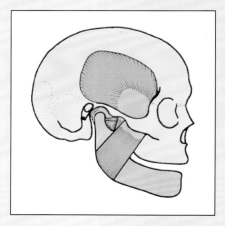

现在，排列牙齿。

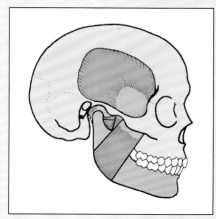

关于牙齿与咀嚼系统其余部分的关系，不要忘记这非常重要的关键知识。记住只有在上下颌骨关系建立后才考虑加入牙齿。牙齿必须要与已建立的上下颌关系相适应。

> **理念**
>
> 在确定牙齿正确合理排列及咬合关系之前，必须先确定正确的生理性上下颌关系。

牙齿必须适应协调的上下颌关系，反之不行。这就是为什么我们要在尝试分析、诊断或描述任何一种咬合关系之前具体分析如何建立正确的颌位关系。

那也是为什么我们要以正中关系将模型上𬌗架（图4-2）。

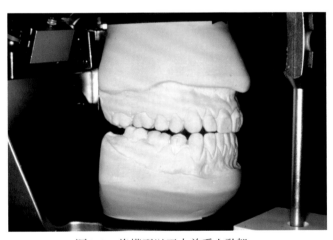

图4-2 将模型以正中关系上𬌗架。

只有这样，我们才可以在𬌗架上得到正确的上下颌关系而不受牙齿排列的影响。

𬌗架上的模型可以进行三维分析，为了达到对牙齿进行改形、位置重排或修复使其与正确的上下颌关系相协调的目的，牙医可以选择最佳治疗方式。切记正确的上下颌关系首先取决于正确的颞下颌关节关系，因此需要将注意力集中于必须了解颞下颌关节，以及在分析咬合问题之前首先应该掌握颞下颌关节的位置和状况。为了便于理解这些问题，我们会将颞下颌关节与实现成功咬合治疗的3个基本要求相关联，所有其他因素都建立在这3个要求的基础之上。

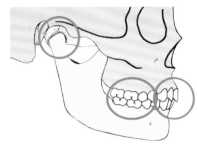

图4-3 成功咬合治疗的每项要求（图中画圈部分）之间彼此依赖。

成功咬合治疗的基本要求（图4-3）

1. 舒适稳定的颞下颌关节：所有咬合分析均要从颞下颌关节开始。下颌关节在行使功能及承受负荷时必须无任何不适。凡是涉及牙齿咬合面的牙科治疗，首先都应该进行颞下颌关节的分析。

2. 前牙要与下颌功能运动范围相协调，并与唇、舌、及𬌗平面保持正常的关系。

3. 后牙无咬合干扰：后牙的咬合接触既不能影响舒适的颞下颌关节，也不能干扰前导。

如果能够理解以上的每个要求及其相互关系，则可以简化咬合的复杂程度。下文中我们将分别讨论这3个要求。上述非常重要的咬合相关因素之间相互有关联，如果能够理解每个因素，就不会对𬌗学感到困惑。𬌗学的目标是建立协调的神经肌肉关系，因为任何导致肌肉功能紊乱的问题都会产生破坏作用，所以要先关注平衡的动态变化。

平衡的动态变化

之所以如此强调颞下颌关节、前导以及后牙咬合（图4-4A中画圈部分）之间的相互协调关系，是因为即使是最轻度的失调也可能会导致严重的咀嚼肌功能亢进或紊乱。因此，图4-4B中所显示的第四个圈（肌肉）作为第四个因素会受到其他3个圈内所示结构共同作用的正面或负面的影响。

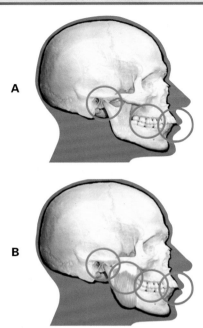

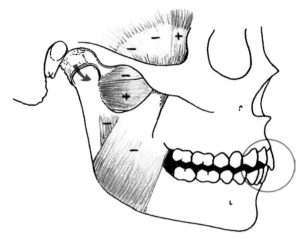

图4-6　后牙咬合分离可以减轻颞下颌关节（箭头所指）与前牙（圆圈所指）受到的咬合力。

图4-4　A. 成功咬合治疗的3项基本要求；B. 咀嚼肌的功能受其他一些结构的影响。

首先，当盘突复合体在相应的关节窝内完全就位时，所有牙齿能同时均匀咬合接触，后牙的接触点位于牙尖顶。前牙的线状接触点代表下颌在前伸和侧方移动时从正中关系到对刃关系过程中的连续咬合接触。

如果将咬合纸置于咬合理想的上下颌弓之间，让牙齿紧咬后进行磨动，通常就会得到"后牙点状接触，前牙线状接触"所描述的印迹。

上述模式代表了正中关系时的咬合接触，以及当下颌脱离正中关系时，所有后牙发生的咬合分离。前牙（前导）与髁道一起，承担了下颌非正中运动过程中使后牙分离的作用。后牙咬合分离的原因是，在后牙分离的一瞬间，几乎所有升颌肌群停止收缩，因此大幅度减小了颞下颌关节及前牙的载荷（图4-6）。

神经肌肉系统协调的效果还表现在，下颌非正中运动甚至夜磨牙时后牙也不可能负荷过度或发生磨损。只要前导保持稳定以及颞下颌关节维持健康，就可以达到神经肌肉系统协调，这也正是理想咬合的目标。

这也解释了对以下两点知识理解的重要性，即颞下颌关节与前导功能以及如何保持这两项重要因素长期健康。

有了以上的初步概念，就可以进一步学习颞下颌关节了。

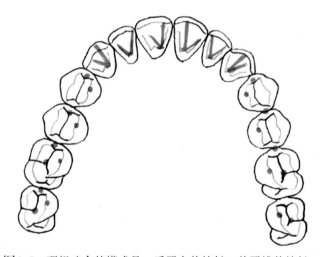

图4-5　理想咬合的模式是：后牙点状接触，前牙线状接触。

理想咬合的模式

为了能呈现理想咬合的视觉冲击，我们将先跳过对咬合与咀嚼肌系统之间相关联的必要解释。一旦对图4-5有印象后，就更能理解下文所述。

颞下颌关节
The Temporomandibular Joint

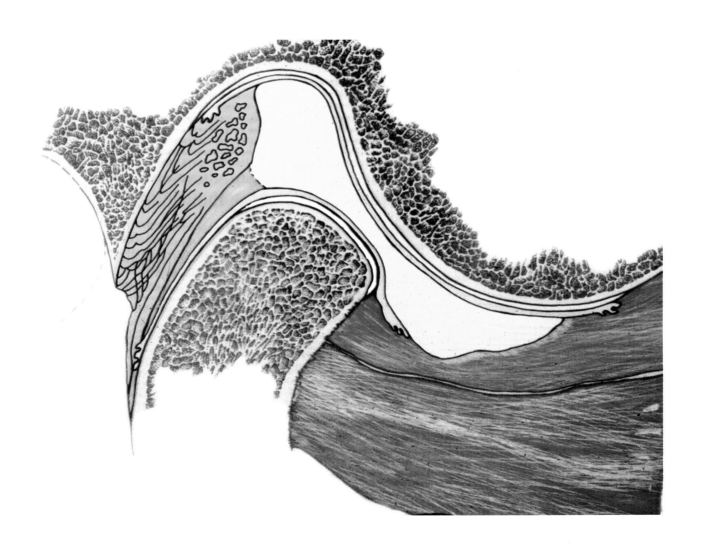

理念
所有的咬合分析都从颞下颌关节（TMJs）开始。

第一项要求

　　如果对颞下颌关节的解剖、生理和生物力学没有深刻的认识，就不可能充分理解咬合的要点。获得成功咬合治疗第一项要求是稳定舒适的颞下颌关节。颞下颌关节必须能承受升颌肌群产生的最大负荷而没有不适症状。

　　在牙科临床操作中，最重要的一条原则是：如果颞下颌关节在完全舒适状态下不能承受重度负荷，那么在进行任何不可逆的咬合治疗之前必须要找到原因。

　　只有理解正常健康的颞下颌关节如何行使功能后，我们才能弄明白当它不舒适时有哪些是错误的。对颞下颌关节的理解也几乎是牙医做任何牙科诊断和治疗的基础（图5-1）。

　　经常容易忽视关于颞下颌关节最明显甚至非常重要的方面。事实上，很多非常流行的颞下颌关节紊乱综合征的治疗技术是建立在对关节如何行使功能的错误理解之上的，而且很多被倡导的修复或正畸治疗手段对于关节长期稳定性是没有必要或有害的。为了建立形态与功能之间的相互关系，可以将关节分解成容易理解的部分，从关节的被动结构开始着手，然后逐渐进展到理解那些主动元素是如何赋予颞下颌关节功能的。

关节面

　　如果我们检查干的头颅骨，你会发现髁突关节面及关节窝几乎是不能允许出现下颌运动的。通常认为髁突是一个万向关节，但实际上这种看法并不准确，因为每一侧髁突的运动都会受另一侧的限制。没有对侧髁突联动，单侧髁突并不能随意移动。在开闭口运动中，双侧髁突会形成一条共同的

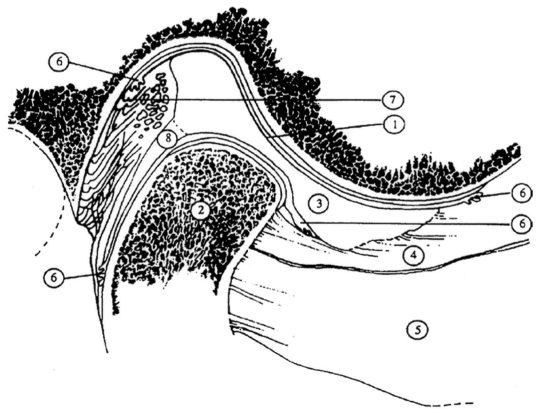

图5-1　颞下颌关节的矢状剖面观。1. 关节结节后斜面（典型的凸面形态）；2. 髁突；3. 关节盘（注意关节盘与髁突和关节窝相匹配的双曲形态）；4. 翼外肌上头；5. 翼外肌下头；6. 滑膜组织；7. 包括颞后附着的盘后组织；8. 与髁突相连的关节盘后韧带。注意：每一位牙医都应该能根据记忆画出此图，对颞下颌关节解剖清晰的具象理解是分析关节问题的必备能力。这也是正确阅读X线片及其他影像资料的基础。

轴，因此颞下颌关节实际上就是一个铰链关节。尽管双侧髁突很少对称，但是当双侧髁突完全就位时会形成一条固定的轴，并围绕该轴进行铰链运动。由于双侧髁突与水平轴是有一定角度的，因此下颌似乎不太可能围绕固定的水平轴进行旋转运动。每侧髁突都与下颌升支平面成90°角，这使双侧髁突排列成钝角。若想理解为什么排列方向不一致的双侧髁突能沿着固定公共铰链轴旋转，必须要观察髁突内极的形状及与关节窝的关系。由于髁突的不对称性和不同角度，内极是唯一合理的允许髁突沿固定

轴旋转的支点（图5-2，图5-3）。

为了能使髁突内极作为旋转点，关节窝的形状必须与之相匹配。三角形的关节窝（图5-4）能非常好地行使此项机械功能，且关节窝内部由厚骨质给予增强，所以能更好地作为升颌肌群向上拉以及翼内肌向内拉的止点（图5-5）。

不同于关节窝内部的强大止动部位，顶部是很薄的。如果将颅骨对着光线，就能发现关节窝顶部骨质是非常透明的，顶部与内部骨密度差异性说明了形态与功能之间的关联。颞下颌关节作为负重关

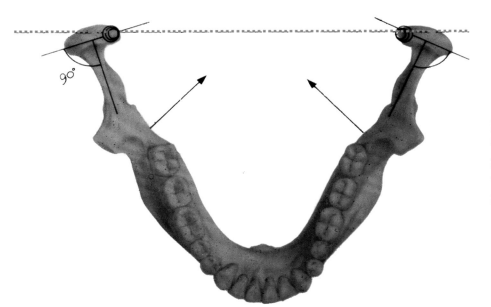

图5-2　由于髁突与水平轴并不平行，所以髁突内极是允许髁突沿固定轴旋转的唯一支点。这意味着髁突内极当处于正中关系并沿固定轴旋转时，髁突外极必须发生平移。

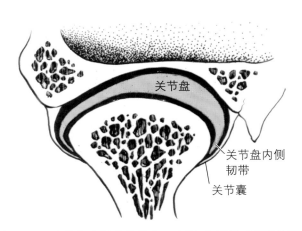

图5-3　通过将盘突复合体的内1/3压迫在每侧三角形关节窝的内侧角上，使得盘突复合体止动于关节窝的中间最上部。为了拮抗翼内肌向内向上的拉力，此负载力方向上的关节窝骨壁会增厚。每侧髁突前斜面同时压在关节结节的后斜面上。

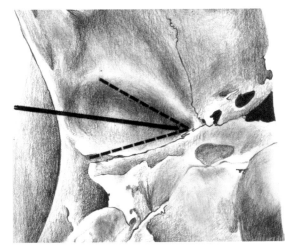

图5-4　水平轴通过双侧髁突内极的进一步证据还存在于三角形的关节窝内，其内角与髁突内极相互间有关联。如果水平轴不是通过内极而是通过髁突的任何其他部分，就会导致髁突内极沿固定旋转轴平移，这与关节窝的V形结构是不相符的。

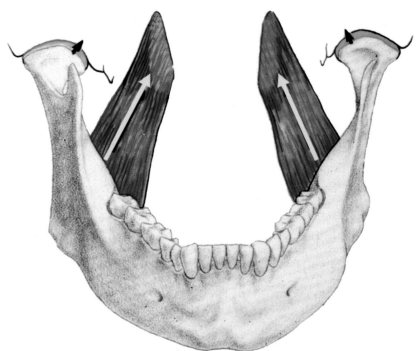

图5-5　髁突内极止动方向与翼内肌收缩方向一致，从而建立正中关系时盘突复合体能位于最中间位置。此止动位同时也处于最上位。髁突内极止点也防止下颌后牙向中线水平向移动，这一特殊的解剖结构使正常猞曲线成为可能。这也解释了髁突在完全就位（正中关系）时不可能发生迅即侧移。

节[1]必须可以承受高达几百千克的负荷。双侧髁突作为下颌骨的双支点，当升颌肌群收缩时，髁突总是会受到压力。得到增强的关节窝特殊部位与其承受肌肉系统向上、向前、向内力量的承载区是一致的。

关节结节构成关节窝的前部。由于升颌肌群向前的轻微拉力，髁突通常会被牢固地悬吊在关节结节上（中间隔着关节盘）。非常重要的是关节结节呈凸形。由于髁突前斜面也是隆起的，位于双凸起之间的关节盘的双凹形状恰好可以很好地与之匹配。关节盘位于髁突和颞骨之间，把整个关节腔分为关节上腔和关节下腔。髁突在关节下腔内可以旋转，同时关节盘可以在关节上腔内沿着关节结节滑动。因此，当单侧或双侧髁突向前滑动时，下颌骨可以进行自由的铰链轴运动。

每侧髁突作为支点，主要承受来自升颌肌群向上的力量，它有一个明确的止点抵抗这些力量。盘突复合体沿着关节结节滑动，直到髁突内极被增强的关节窝内侧挡住。这种情况出现在关系正常的盘突复合体可以移动的最高点，同时与关节结节发生接触。最高点的位置通常是指髁突内极止动于关节窝内壁时的位置（关节盘位于两者之间）。这种关系将处于正中关系的下颌稳定在关节窝最中央的位置，防止当盘突复合体位于最上位时下颌发生任何

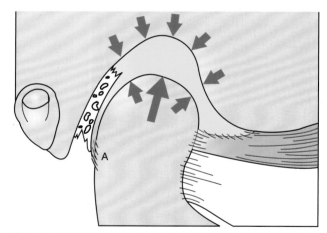

图5-6　完整无损的盘突复合体对于关节盘有自动中心定位的作用。有一种常见的错误观点认为，如果颞下颌关节没有牙齿支持，那么髁突就会滑出关节窝后缘，但实际上，如果关节盘韧带完整和关节盘的双曲形态没有被破坏，关节盘是不可能发生移位的。除了关节盘的自动中心定位形状外，盘后韧带起于关节盘，附着于髁突后缘（A点），就像一个无弹性的链条，防止关节盘前向移位。

侧方移动（图5-6）。Sicher[2]指出只有当关节窝内壁发生折裂或破坏才可允许髁突的内侧移位。关节窝内壁可以防止髁突的外侧向移位，因为只有在另一侧髁突发生内侧移位的同时才可能发生该侧髁突的外移。

关于颞下颌关节是压力承受关节进一步的证据是，所有髁突、关节窝和关节结节表面都覆盖不含血管的致密纤维结缔组织。血管缺如能确切证明这些特殊区域主要是用于承受较大力量的。这些无血管区域也包括关节盘的承压区，都没有神经支配；所以若髁突和关节盘位于关节窝内的恰当位置，那么，他们就可以承受压力而没有任何不适感，因为在这些承压区没有任何神经感受器。

关节盘本身是一个符合其功能而设计良好的经典例子。它由多层不同方向排列的胶原纤维层组成，可以抵抗可能出现在滑动关节中的剪切效应。承压区是无血管的，由关节液对其进行滋养，关节液也在关节移动过程中发挥润滑作用。颞下颌关节内用胶原纤维替代透明软骨的主要原因是，尽管在其他关节中更坚硬的软骨会起到更好的作用，但在颞下颌关节滑动时，透明软骨若不够柔软，就不足以改变形态以适应关节结节的凸面形态。

关节盘被牢牢固定在髁突的内外极上，这种附着使髁突与关节盘能同步运动。连接关节盘和髁突内外极的关节盘韧带，使得关节盘可以从髁突前面转动到髁突顶部，反之亦然。行使正常功能时，关节盘的位置总是跟随髁突的位置移动，以便压力都能传导到至中央承压区。关节盘的位置取决于附着于关节盘后部的弹性纤维，弹性纤维可以拮抗附着于关节盘前部的翼外肌上头的运动。因此，当髁突运动时关节盘韧带也会牵拉关节盘一起移动，关节盘在髁突上方的旋转则取决于翼外肌上头的收缩和舒张程度[3-4]。

关节盘像是一顶覆盖在髁突上的小圆帽，这导致了很多人对关节盘的误解。实际上，关节盘通过内外侧的附着包裹着髁突，而且关节盘的后缘也很厚。关节结节后斜面越陡峭，关节盘远中边缘就越厚，这一特征说明关节盘在决定髁突最上位时的重要作用。关节盘的功能性位置是下颌运动中的一个关键因素，关节盘的失调会导致一些颞下颌关节功能紊乱病。

理解髁突和关节盘的排列

关节盘内外侧韧带

关节盘被设计成像一个木桶提手可以在髁突上方旋转，靠侧副韧带附着在髁突的内外极上。使关节盘能从髁突顶部旋转至前部和后部，从而当髁突在沿关节结节上下运动时，关节盘仍能保持与应力方向一致。

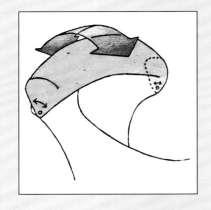

关节盘后韧带

关节盘通过无弹性胶原纤维束附着于髁突后部，可以避免关节盘向前过度旋转及关节盘前移位。如果关节盘后韧带完整无损的话，关节盘就不会前移位。只有当关节盘后韧带被拉伸或撕裂，关节盘才会发生前移位。

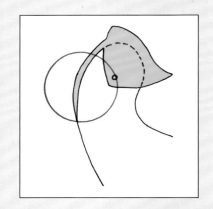

上部弹性层

弹性纤维将关节盘连接到后方的颞骨上，并且维持关节盘朝远中的持续张力。

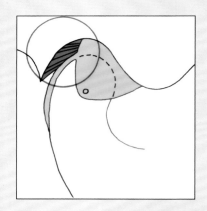

翼外肌上头

如果所有附着在关节盘上的结缔组织都会防止关节盘前移位，那么关节盘又是如何发生前移位的呢？唯一牵拉关节盘向前移动的力量是附着在关节盘前部的肌肉。它和关节盘后部的弹性纤维决定了关节盘相对于髁突的位置，髁突沿关节结节斜面往下移动时，关节盘总是能保持在力量传导的方向。

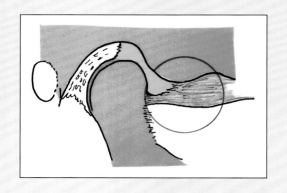

肌肉如何控制关节盘的位置

开口运动

如果盘突复合体完全处于正中关系，关节盘处于关节盘后韧带允许的最前位（髁突顶部）。在这个位置，来自于髁突的力量向上直接传递至关节盘内1/3部位，向前则通过髁突前斜面传递至关节结节最陡处。当翼外肌下头（＋）开始拉髁突向前时，翼外肌上头（－）舒张，允许弹性纤维开始牵拉关节盘使其位于髁突顶部。

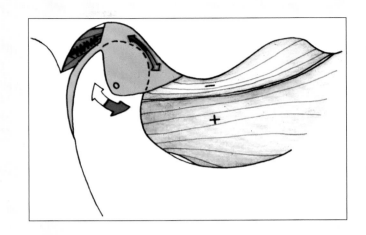

最大开口运动

当髁突移动到关节结节嵴顶时，关节盘应当位于髁突正上方，负荷往上传导至关节结节最平坦处。在这个位置，由于翼外肌上头部分放松，使得弹性纤维将关节盘往后旋转。当关节盘后移时，要注意无弹性的关节盘后韧带（PL）是如何变得更松弛的。

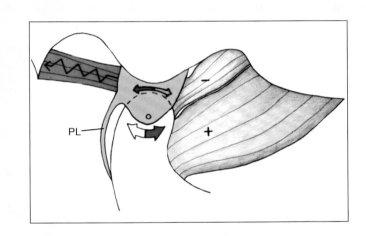

闭口运动

闭口运动时，髁突开始沿更陡直的关节结节后斜面向后上移动，所以关节盘必须要被往后牵拉达到髁突前部。为完成这一运动，翼外肌上头（＋）开始收缩，翼外肌下头（－）舒张，升颌肌群拉髁突往后。

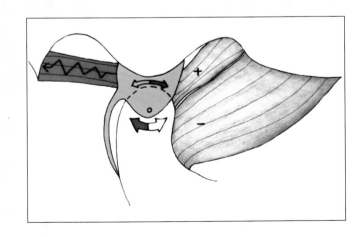

闭口后

　　当髁突达到正中关系时，关节盘被向前牵拉至关节盘后韧带允许的最大位。如果韧带是完好无损，且未被牵拉或者撕扯，关节盘会停留在与髁突力量传导方向一致的理想位置。如果在正中关系没有咬合干扰，即使患者紧咬牙，翼外肌下头仍然是保持松弛的。而翼外肌上头仍然保持收缩以便关节盘处于正确的位置。

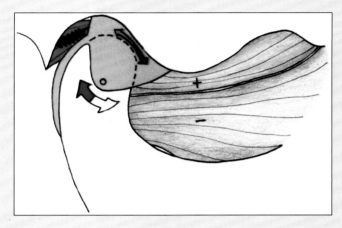

　　注意观察翼外肌上头如何附着在关节盘和髁突颈部。其肌肉纤维附着在关节盘前部，当其延长时可以使得关节盘旋转至髁突顶部，但当髁突完全就位时又可以收缩将关节盘往回拉。

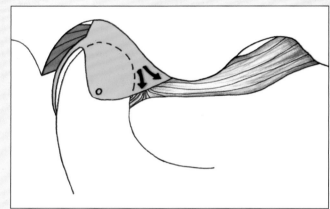

　　当髁突抵达关节结节嵴顶时，关节盘旋转至髁突顶部，无弹性的关节盘后韧带就会折叠。关节盘各部分的功能性排列是使神经肌肉系统收缩和舒张功能与下颌运动功能协调的一个重要体现。

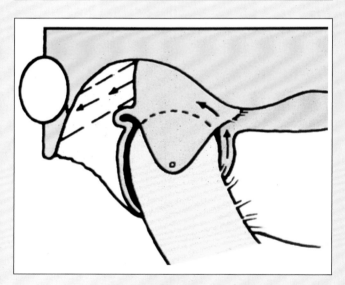

颞下颌韧带

关节的颞下颌韧带只有在开口度超过20mm或更大时才发挥功能。在这个位置上，颞下颌韧带达到了拉伸的最大限度，以防止下颌在正中关系上张口过大。附着于髁突颈部后侧的颞下颌韧带使髁突停止沿固定铰链轴的旋转，当继续张口时，其成为推髁突向前移位的支点。这种方式迫使下颌骨前移加大开口度，使口底不会干扰气道。

由于当盘突复合体完全就位（除非张口度大于20mm或更大）时颞下颌韧带没有达到最大拉伸的长度，因此在正中关系时颞下颌韧带就不是一个限制因素。超过这个点后，颞下颌韧带完全被拉伸，髁突就可以在正中关系沿固定铰链轴旋转（图5-7）。

对于颞下颌关节生理及解剖学方面的误解

有些观点认为正中关系位不是一个生理位置，因为"正中关系位是一个边缘位置，在这个位置上颞下颌关节并不能正常行使功能"。实际上，这种观点是因为对关节的生理和解剖以及对正中关系的错误理解而造成的。

所有关节，包括颞下颌关节，都在关节窝内

行使功能。正如当肌肉收缩终点时所产生的力量就得由腿部关节完全承载，与之相似的就是髁突在正中关系位时需要承受升颌肌群的力量。这种误解来自于对韧带长度终止时对"完全包裹"位置时的混淆。正中关系并不是一个韧带止动位，更像是闭口时，通过肌肉功能协调达到的生理终点位。若要从正中关系到达韧带止动终点位，要迫使髁突沿着关节结节后斜面往后下方移动数毫米。

动静脉分流

当每侧盘突复合体沿着关节结节往下移动时会加大关节窝上部空间。天然状态下不会形成真空，所以后板区组织会膨胀以充填因盘突复合体移动而

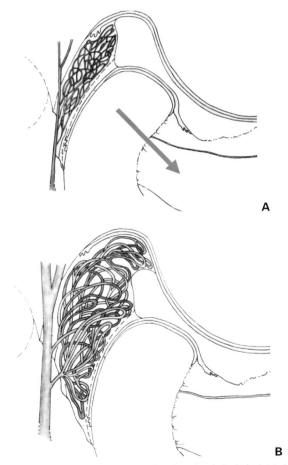

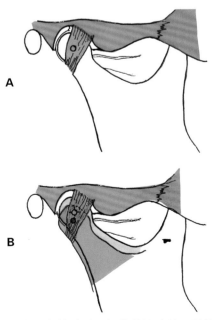

图5-7 A. 在正中关系时，韧带是松弛的，不是决定正中关系的关键因素。B. 在韧带达到它的最大长度之前，可以迫使髁突从正中关系向远中移动数毫米。

图5-8 随着髁突的前后移动，其后方的间隙大小发生迅速变化。当髁突前移时（B），具有弹性血管壁的血管丛（A）允许血液迅速流入，使血管扩张，充满整个髁突后方间隙。当髁突后移时，血液流出血管。这个分流系统就被称为"血管膝"。

产生的空间。后板区的膨胀是因为血液涌入后板区海绵状组织的血管丛而引起的（图5-8）。血管壁是有弹性的，充盈的血管就会填满这个空间。当髁突和关节盘回到正中关系时，血液从后板区组织中流出，血管丛体积也会收缩。

这种动静脉分流（也被称为"血管膝"）是囊内结构一个非常重要的组成部分。这使得后板区组织富含血管和神经。如果关节盘前移，髁突就会压迫后板区而产生疼痛。当关节受到创伤性负荷时，会导致这些组织的感染和水肿。

关节

对咬合、正中关系、颞下颌关节紊乱综合征的混淆主要源自对颞下颌关节连接的错误理解。最常见的错误观点是关于颞下颌关节的负重能力。正畸文献中有一个被广泛引用的典型错误观点：

颞下颌关节囊内结构是不能承受压力的。

这种关于颞下颌关节的错误描述代表了最容易引起混淆的原因。颞下颌关节各部分结构的设计均与其作为下颌杠杆支点时所受的承载力相适应。所有颞下颌关节承力区的结构都被设计成只要盘突复合体处于合适的位置就能够将负荷传递至负载区。根据解剖学和组织学方面的依据，Sicher[2]描述了这些组织的特征，证明了颞下颌关节就是用于承担负荷的。承力区缺少血管和神经也进一步证明了这一点。Hylander[4]的深入研究也证明了下颌功能运动时，负荷是通过髁突支点进行传递的。

另一个错误观点是认为颞下颌关节是非常容易压缩的，类似于橡皮基座，防止髁突在关节窝内形成一个稳定的、明确的止点。引用的文献解释如下：

天然髁突和关节窝之间有一个2～4mm的关节上腔。在咬肌、颞肌和翼内肌肌力的作用下，这个空间可以过负载和过压缩。

该引用是一种对于颞下颌关节的连接最常见且最严重的误解。这种观点使牙医为了更好地保护颞下颌关节，试图将负荷加载到牙齿上而阻止作用力

向上传递到颞下颌关节。该观点在以下两个方面无法通过临床精度的测试。首先，这种观点没有认识到盘突复合体向上运动的终止面是硬质的骨骼，而不是海绵状的软组织。髁突与关节窝之间的关节盘是一种无血管的压力承受区，临床所见为不可压缩的致密坚韧纤维组织。当髁突在正中关系完全就位时，翼外肌的下头完全松弛，如果关节就位过程中没有侧方船的干扰，即使在紧咬牙时翼外肌下头也是放松的。这就消除了升颌肌群向上拉伸的阻力，将盘突复合体抬高直到接触关节窝内侧的骨面。Mahan[6]将这种关系称之为当髁突在正中关系时"不屈服"于向上的运动。

Nakazazawa等[7]描述了髁突在关节窝处于最上前位，是一个即使受到较大的船力依然可以保持非常稳定的位置。很显然，由咀嚼肌系统产生的对关节的压力是无害的。因为关节盘是由非常坚硬的胶原组织构成的，中央区域没有血管和神经，它可以承受很大的压力，而相同的压力作用于普通软组织可能会引起创伤性炎症。

这就解释了正中关系是一个精确可重复的终点位置（受力点的终点）。正是因为盘突复合体存在这个精确的终点，使得在临床上能记录的正中关系可达到针尖大小的精度。[7]这就是为什么将模型正确安装到船架上是复制患者上下颌关系绝对可靠的方法。

第二个原因是为什么负荷不应该加载到牙齿上，以防止盘突复合体的完全就位。这会使牙齿与完全就位的关节之间产生干扰，在每次牙齿接触的时候髁突就需要向下向前移位。这是诱发咀嚼肌不协调肌功能亢进的强有力因素，也是引起咀嚼肌疼痛的主要原因。

在之后的章节中，我们会学习到治疗计划的一个重要的目标就是采用最佳的方式使"后牙无船干扰"，只有如此髁突才能完全就位，无须将髁突脱离正中关系前牙就能达到接触。理想咬合的目标是在髁突完全位于最上方骨性终止时，后牙达到均匀一致的咬合接触。前牙在这个颌位时也发生接触，所以能发挥前导的作用，在下颌开始功能运动的瞬间使后牙脱离接触。

如果颞下颌关节不稳定，咬合关系也会不稳定，因此在对颞下颌关节状况不了解的情况下改变咬合是有风险的。

　　无论是要进行何种咬合的调整，有一个稳定的颞下颌关节是极其重要的。因此在临床检查中颞下颌关节的分析是非常重要的部分。在做出永久性的咬合改变之前，一定要对关节囊内结构的状况进行诊断和分类。检查及分类的细节会在本书第二部分进行解释。

参考文献

[1] Zola A: Morphologic limiting factors in the temporomandibular joint, *J Prosthet Dent* 13:732-740, 1963.

[2] Sicher H: The temporomandibular joint. In Sarnat B, ed: *The temporomandibular joint,* ed 2, Springfield, Ill, 1964, Charles C Thomas, Publisher.

[3] Mahan PE, Gibbs CH, Mauderli A: Superior and inferior lateral pterygoid EMG activity, *J Dent Res* 61:272 (Abstract), 1982.

[4] Gibbs CH, Mahan PE, Wilkinson TM, et al: EMG activity of the superior belly of the lateral pterygoid muscle in relation to other jaw muscles. *J Prosthet Dent* 51:691-702, 1984.

[5] Hylander W: The human mandible: lever or link. *Am J Phys Anthropol* 43:227, 1975.

[6] Mahan PE: Anatomic, histologic, and physiologic features of TMJ. In Irby WB, ed: *Current advances in oral surgery,* vol 3, St Louis, 1990, Mosby.

[7] Nakazazawa K, Hong T, Tatashi J: The anatomic importance of centric relation. *Anatomic Atlas of the Temporomandibular Joint,* Tokyo, Quintessence, 1991.

[8] Nelson S, Ash MM: *Wheeler's dental anatomy, physiology, and occlusion,* ed 8, St Louis, 2003, WB Saunders.

咀嚼肌群
The Masticatory Musculature

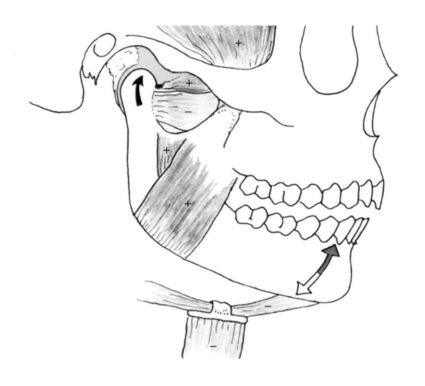

理念
所有咬合治疗的目的是创造协调的神经肌肉状态。

当骨头和肌肉发生冲突时，落败的永远是骨头。

—Harry Sicher

主要决定因素

如果肌肉与牙齿之间不协调，牙齿就不可能保持在稳定的位置。肌肉是决定牙齿水平向和垂直向位置的主要因素。闭口肌群的收缩力可达到每平方英寸975磅[1]。异常肌力对咀嚼系统的破坏会超过对牙齿的损伤。若肌肉系统长期处于不协调及亢奋的状态，颞下颌关节的关节盘相对髁突会发生移位，并造成颞下颌关节结构改变。在垂直距离、中性区、牙弓形状、咬合疾病、口颌面部疼痛甚至微笑设计中，其核心因素是肌肉。在制订修复、种植、正畸和口腔颌面外科等治疗计划时，如果不把肌肉作为主要考虑因素，治疗结果的可预见性将会降低。

对咀嚼肌系统功能和功能紊乱的研究已经证实了许多临床假说[2-5]。精密的肌电图研究拓展了我们对这一领域的认知，包括从宏观的全方位肌肉运动到个别肌肉不同截面单个运动单元的功能[6-7]。关于神经肌肉系统中神经部分的研究进一步完善了这些出色的肌肉研究[8-9]，有助于我们加深对牙周膜内机械感受器甚至于牙齿内部更敏感的成牙本质细胞感受器所受细微影响的理解[10]。

当牙齿和肌肉发生冲突，落败的永远是牙齿。

—Peter E. Dawson

相对过去而言，我们对牙齿与肌肉之间关系的敏感度有了更为深入的理解。结合大量的临床观察结果，就可以解释为什么咬合问题及颞下颌关节紊乱病的不同治疗方法之间存在如此之多的争议，然而对此已经有了统一的答案。有关咬合问题、颞下颌关节紊乱病或咀嚼肌系统疼痛症的诊断和治疗如今已很少发生混淆了。

接下来，让我们从对"何谓协调的肌肉活动"的基本理解开始，因为这是咬合治疗必需的目标。

开口过程中协调的肌功能

协调的肌功能是指当拮抗肌收缩时，一块或一组肌肉及时舒张。开口时，降颌肌群收缩而升颌肌群舒张，翼外肌下头收缩。

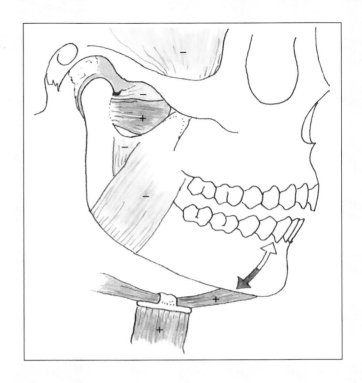

闭口过程中协调的肌功能

闭口时，升颌肌群收缩而降颌肌群舒张。闭口过程中，翼外肌下头被动地舒张。没有侧方殆干扰时，即便牙关紧闭，翼外肌始终保持被动状态[11]。

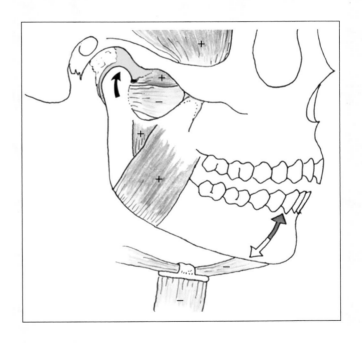

最大牙尖交错位时的协调肌功能

升颌肌群收缩时翼外肌下头舒张能达到咬合协调。从闭口至最大牙尖交错位过程中，只有当盘突复合体位于关节窝相应的位置时，才可能出现协调的肌功能。翼外肌上头的收缩可以维持关节盘与关节结节后斜面之间的对应关系。

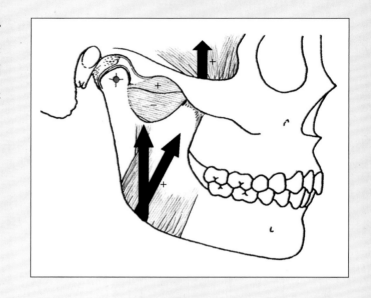

咬合和颞下颌关节之间关系失调

如果髁突必须偏离正中关系才能达到最大牙尖交错位，那么翼外肌下头必须收缩以使下颌移动至最大牙尖交错位。需注意的是，当髁突被往前牵拉移动的同时也会向下方移动。有时即便看起来是理想的 I 类髁关系，实际上是造成肌肉失调的原因，可能会带来潜在的咬合病、肌肉疼痛或者颞下颌关节内部结构紊乱。

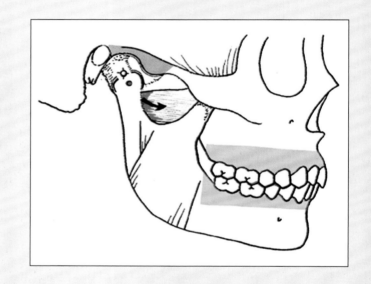

肌功能失调

如果颞下颌关节必须发生偏移才能达到最大牙尖交错位，则每次为了牙齿能达到最大牙尖交错位，翼外肌下头必须主动收缩以保持髁突沿着关节结节后斜面下降，同时所有升颌肌群反向收缩。这种通过髁突移位来使牙齿就位的现象几乎总是由肌肉进行引导。肌电图研究表明，咬合不协调会导致肌肉活动亢奋和失调[11-15]。

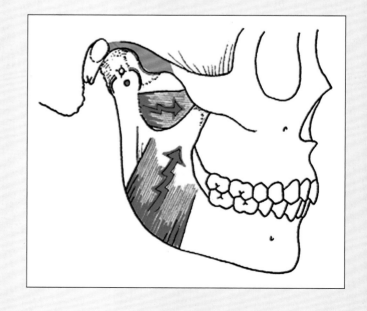

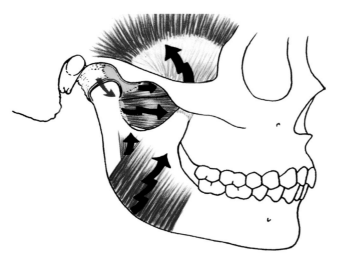

图6-1　颞下颌关节移位是引起咀嚼肌疼痛最确切的病因之一。

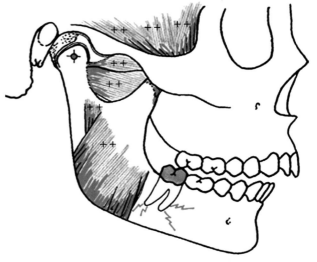

图6-2　诸如过高的牙冠或偏移的牙齿斜面引起的殆干扰会刺激肌肉过度兴奋。颞下颌关节紊乱病通常表现为咀嚼肌的疼痛。有很高误诊率的颞下颌关节紊乱病其实是可以通过调殆就能解决的咬合－肌肉功能紊乱。

不良的特征

　　造成颞下颌关节发生移位才能使牙齿达到最大牙尖交错位的咬合干扰会引起咀嚼神经肌肉系统的不协调（图6-1），我们将其称为"咬合－肌肉疼痛"[16-17]。这是最常见的咀嚼系统紊乱病之一，也是产生所谓的"颞下颌关节紊乱痛"的最常见原因，还是咀嚼系统疼痛中最确切的病因之一。调殆通常是可供选择的治疗方法，但只有经过仔细诊断和决策后，调殆才会成为5种治疗方法中的最佳选择。

殆干扰的肌肉反应

　　典型的殆干扰（如口内咬合过高的修复体）会刺激所有肌肉出现过度亢奋和收缩不协调，进而导致肌肉无法协调地进行功能性收缩及其拮抗肌的同期舒张（图6-2）。存在殆干扰的牙齿往往有敏感和疼痛的表现。由于颞肌持续的过度亢奋，该区域会出现紧张性头痛，并伴随咬肌和翼状肌复合体疼痛。

　　相比较将殆干扰牙齿脱离咬合接触所产生的反应而言，没有更令人信服的证据可以表明咬合干扰与咀嚼肌疼痛之间具有关联。在前牙上放置简单的殆垫使后牙咬合脱离，使颞下颌关节完全处于正中关系。此时，翼外肌放松并恢复协调的肌功能，除

非存在关节内部结构紊乱病，否则使用该装置几乎可以马上缓解所有症状（图6-3）。这也提示，直接纠正殆干扰也能获得相同的缓解效果。

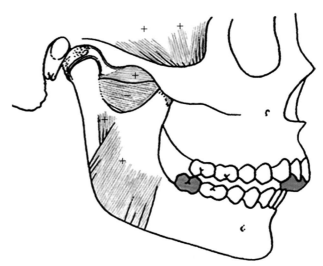

图6-3　自由的（光滑的）前牙殆垫使存在殆干扰的磨牙脱离接触，使盘突复合体处于正中关系。这样可消除引起肌肉亢奋的扳机点，并使翼外肌下头松弛，从而迅速恢复协调舒适的肌肉运动。

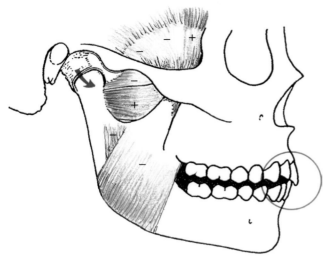

图6-4　后牙咬合分离：在所有下颌非正中运动过程中，在口颌系统前部的前导及后部的髁导共同引导下后牙脱离咬合，此时超过2/3的升颌肌群处于静止状态。

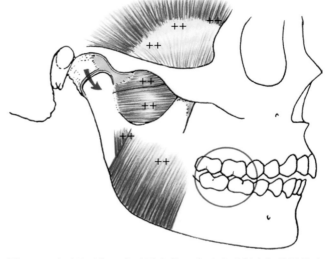

图6-5　后牙骀干扰：当后牙在非正中运动过程中与前导发生干扰时，会刺激翼外肌，并导致升颌肌群过度兴奋，进而造成不协调的肌肉亢奋。同时使得后牙在水平向负荷过重，进而出现过度磨耗、折裂及动度增大。

后牙脱离咬合的肌肉反应

　　Williamson[12]、Mahan[11]等学者都已明确证实了骀干扰的影响。当后牙在下颌前伸和侧方运动过程中脱离咬合时，咀嚼肌复合体内发生的情况可以很好地阐释肌肉活动亢奋和协调运动之间的差别（图6-4，图6-5）。在后牙脱离咬合接触的那一刻，

几乎所有升颌肌群停止收缩，这样有3点好处：

　　1. 下颌非正中运动时，前牙是唯一接触的牙齿，这样可以大大减小对前牙的水平向力。
　　2. 减轻了颞下颌关节的压力负荷。
　　3. 即使是磨牙症患者，也不会对后牙产生负荷过重和磨损。

█ 和肌肉相关的几个重要术语

　　支点：杠杆转动时起支撑作用的压力点。因为所有向上的力都作用在牙齿的后方，即支点和牙齿之间，所以当升颌肌群收缩时，支点总是处于受压状态。这会同时影响颞下颌关节和牙齿，因此明白这个工作原理很重要。

　　力：开始和停止运动的能量。可以产生压力（负荷）或张力。

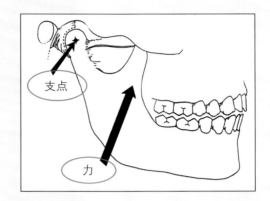

　　负荷：压迫组织使其承受的压力。

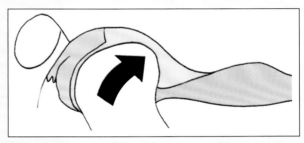

　　张力：对抗阻力的牵拉力。

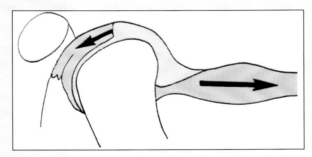

　　形变：因为压力或张力导致的扭曲或变形。

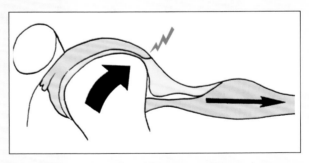

肌肉不协调是关节盘紊乱的一个致病因素

一个健康完整的颞下颌关节，关节盘不仅能自动居中，由非弹性胶原纤维束构成的盘后韧带将关节盘附着于髁突后方，从而使关节盘不能前移。关节盘同时还附着于髁突的内极和外极。当升颌肌群拉髁突往后上方运动时，功能失调的肌肉会拉关节盘前移，对关节盘后韧带产生张力。

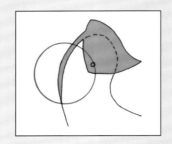

因为如果韧带完整，关节盘是不可能发生移位的，所以这种张力是引起关节盘移位的必要条件。

当发生以下3种情况之一时，关节盘将出现移位：

1. 韧带被拉伸；

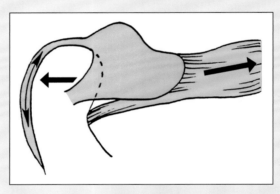

2. 韧带撕裂；

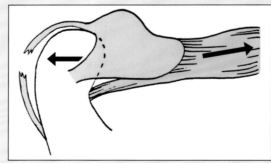

3. 韧带附着发生迁移。

当髁突因为拮抗肌作用被牵拉或保持在后方时，同时存在使关节盘前移的张力，就会发生以上这些改变。关节盘的唯一张力源自于翼外肌上头。即便髁突由于下颌创伤被迫向后方移动，除非通过髁突的向后力量受到附着于关节盘的肌肉向前力量拮抗时，否则关节韧带是不会被拉伸的。

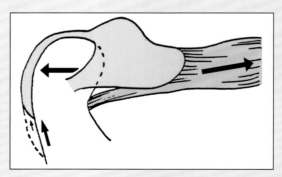

学习颞下颌关节的结构和排列时，会发现只要关节的各个部分都是健康且正确排列，关节就能自如地进行铰链运动，也能在完全舒适的状态下承受高强度的压力。这是因为所有的承压区都具有无血管无神经分布和经过强化的特点，能承受较强压力。但这种情况只发生在被动的构成部分与肌肉主动运动的力量达到平衡时。在长期的临床实践中，我发现只要存在关节的不适或功能紊乱，就必然存在肌肉的不协调。由于肌肉的不协调很容易引起结构形变的连锁反应，因此有必要去判断肌肉的不协调是结构紊乱的原因还是结果。根据我的临床经验，结构紊乱往往会激发肌肉的兴奋过度和不协调，肌功能不协调绝大部分情况都会伴有结构紊乱。此外，去除或矫正了结构紊乱，肌肉就能恢复正常功能和舒适性。

咀嚼肌

把咀嚼肌分为定位肌群和升颌肌群是有意义的。定位肌群负责下颌骨从正中关系开始的水平运动。翼外肌下头拉髁突向下向前运动，而升颌肌群拉下颌骨向后向上。下颌功能运动时，翼外肌上头负责保持关节盘与髁突关系的稳定。

升颌肌群都位于在牙列的远中，以便于其提升髁突，并在下颌铰链运动时将髁突固定在关节结节处。咬肌、翼内肌和大部分的颞肌负责升颌运动。

下颌骨处于正常息止颌位时，升颌肌群及其拮抗肌群都处于姿势性收缩的静止状态。下颌骨在两者共同作用下处于平衡状态。为了将下颌从息止颌位打开，需要降颌肌群收缩以及升颌肌群同时舒张。当下颌继续张开，颞下颌韧带在髁突颈部被拉伸到最长，阻止髁突进行单纯的铰链运动。此时，髁突必须向前移动。当翼外肌下头收缩时，会牵引髁突沿着关节结节向下移动，关节盘也会随之运动。当盘突复合体沿着陡峭的关节结节后斜面往下滑动直到结节嵴顶，关节盘后的弹性纤维保持张力，并将关节盘旋转至髁突的顶点位置，这样就能始终保持关节盘位于负荷的受力方向上。为了使弹性韧带能够将关节盘旋转至髁突的顶点，附着在关节盘前部的肌肉必须放松，此时翼外肌上头根据下颌的开颌或前伸运动而进行相应的舒张。

双板区的上层负责下颌前伸运动中关节盘的定位。下层附着于髁突，因此当关节盘向后旋转时，下层纤维的张力将减小。当髁突前移时，双板区上层的张力将增加。

当下颌开始闭颌运动时，翼外肌下头舒张不使下颌前伸的同时，颞肌的中部和后部纤维收缩拉下颌骨向后。降颌肌群舒张而升颌肌群开始收缩。升颌肌群的联合收缩拉髁突沿着关节结节后斜面滑行并止动于髁突内极。前伸肌肉收缩使髁突保持在关节结节位置。

被牢牢固定在髁突两极上的关节盘，与髁突一起停在关节结节后斜面上，但在移动过程中必须将关节盘从髁突的上方旋转到相对更靠前的位置；因此在闭颌运动时，翼外肌上头开始兴奋以抵消盘后弹性纤维的拉伸作用，当髁突沿着关节结节后斜面往上移动时，翼外肌上头通过可控的收缩使关节盘旋转至髁突的前面。

显而易见，只有颞下颌关节复杂的结构才能维持髁突和关节盘之间的协调功能。过去几年中，对盘突复合体的功能和病变有了很多新的见解。现在已经明确如果不涉及肌肉系统就不会发生盘突复合体的紊乱。我们必须明确肌肉不协调是否会导致关节盘结构紊乱？如果是，应当追溯肌肉的连锁反应直到明确肌肉不协调的最初刺激来源是什么。如果关节出现结构改变，一定要明确纠正盘突的结构关系后这些改变是否能恢复，以及患者是否能适应关节结构部分受损而继续行使功能。如果损伤太严重，修复性手术会是一种选择，手术必须达到使整个系统恢复功能和结构平衡的效果，否则手术就是失败的。

咬合协调的重要性

理想的下颌功能得益于使下颌运动的所有肌群之间的协调关系。肌肉如果得不到休息就会出现疲劳。肌肉不应长期处于活动状态而得不到休息。当牙齿被纳入口颌系统后，将在系统内部平衡中发挥独特的作用，因为如果牙尖交错关系和关节–韧带–肌肉平衡不协调，就会迫使肌肉系统出现紧张疲劳的保护性作用。当肌肉在没有侧方殆干扰时提升下颌骨，闭颌肌群拉盘突复合体向上直到受制于内极部分的骨面。如果牙尖斜面干扰了这一最上位，下颌骨将在翼外肌的作用下去适应牙齿，下颌骨位置因此而重新定位，以形成牙尖交错关系。此外，翼外肌还必须代替骨组织起到制动的作用。

前伸运动时翼外肌能起到限制髁突运动的作用，但存在殆干扰时，如果不让错位牙受到应力，翼外肌就不能发挥该功能。

迫使翼外肌长时间收缩的机制是由于异常灵敏的避免牙齿及其支持组织负荷过重的保护性反射系统在起作用。遍布于牙周韧带上的机械性感受器可以灵敏地感知到牙齿受到的微小压力。机械性感受器系统相当于牙感受器的手套，能评估牙齿应力的方向和强度，刺激翼外肌定位下颌骨，从而升颌肌群能使下颌直接闭合至最大牙尖交错位。如果牙齿干扰引起下颌骨移向左侧，那么右侧翼外肌必须收缩拉髁突向前。左侧翼外肌收缩使下颌向右运动。双侧翼外肌收缩使下颌向前运动。无限种时间和程度各异的肌肉收缩模式可以将下颌骨精确就位到牙尖交错位，但下颌运动偏离正中关系位总是会涉及翼外肌。

由于翼外肌和牙周膜机械感受器之间有着非常明确的特殊关系，以至于当肌肉疲劳时就可以将正常的运动趋势变为休息状态。只要存在咬合干扰，肌肉系统就会始终保持保护性止动收缩。

每次的咬合接触都会强化下颌偏移模式，且会在大脑记忆库中保留下来，以至于此后会自动出现肌肉收缩时下颌发生偏移。然而，一旦终止持续强化这种模式，机械感受器的记忆很快就会消失。消除咬合干扰几乎可以立即恢复正常的肌功能。当不再需要这种记忆时，这种偏斜的模式很快就会被遗忘。

过去几年里，新的研究表明对殆协调和不协调所致影响的认识较之从前更深了一步。许多研究人员对殆干扰和肌肉不协调之间的因果关系进行了归纳，其中Williamson[12]和Mahan[11]对精确的殆协调以及其与生理性髁突位置关系的重要性提出了独到见解。

Williamson描述了殆干扰对肌肉系统协调性和正常肌活动的精确影响。通过肌电图研究，他发现在非正中关系时后牙殆干扰会引起升颌肌群过度亢奋。但如果前导能使所有非正中关系状态下的后牙脱离接触，则升颌肌群也会停止主动收缩，或在后牙脱离咬合接触的瞬间明显减弱。如果在任何非正中关系出现后牙过重接触一定会引起肌肉过度亢奋，则对于存在殆干扰的牙齿会产生负荷效应，而且升颌肌的过度收缩也会加重关节负荷。

由于Williamson对正中关系理念的认可和对其一丝不苟精确记录的态度，使其研究对本文提及的咬合原则具有特殊意义[12]。由于能将肌电图结果与经过证实并有文献记录特别描述的正中关系联系在了一起，因此有必要进行该类研究。

在后牙脱离咬合接触的瞬间升颌肌群兴奋性明显减弱是多年来最重要也最有临床应用价值的发现之一。

若没有适应性结构改建，则极少出现肌肉系统失调。牙齿通常是结构改变的焦点，可能会出现磨耗、松动或移位。颞下颌关节通常被认为是咀嚼肌系统最稳定的组成部分，但适应性重建可改变关节盘和髁突的形状。Mongini[18-19]发现改建后髁突的形态和牙齿的磨损方式之间存在直接关系。他的发现为关节变形的概念提供了有力的支持：关节形态改建在某种程度上可以视为对咬合不协调的一种功能性适应。

关于形态改建引起的髁突偏移类型和髁突形态之间的关系，髁突的受力点似乎与Mongini的发现有很大一致性。他认为，髁突前斜面变得扁平和呈喇叭形是最常见的改变，在很多病例中还伴有髁突前移位。髁突后移位时通常会发生髁突后斜面的改建，使其变得扁平或呈凹面。

对近年来的相关文献进行分析，可以显著地发现咬合界面中颞下颌关节的关节面与牙齿的咬合面同等重要。必须对咬合界面所涉及的所有主动及被动元素进行细致分析和评估以确认各部分之间的协调关系。若两者之间的关系出现部分异常，则可能出现颞下颌关节紊乱疾病的症状和体征。

近期众多研究给出的新见解已经证实了包括笔者在内众多临床医生的临床所见：成功的咬合治疗要基于极其精确且复杂的口颌系统中的所有被动和

主动组成部分之间的完全协调。如果脱离了整个口颌系统的框架，将无法获得对咬合的充分理解。

接下来的章节中我们将进一步讨论决定咬合稳定、舒适和美观的因素，并进一步详细解释肌肉的作用。

参考文献

[1] Gibbs CH: University of Florida School of Dentistry. Personal communication.

[2] Lundeen HC, Gibbs CH: *The function of teeth,* Gainesville, Florida, 2005, L and G Publishers.

[3] Dubner R, Sessle BJ, Storey AT: The neural basis of oral and facial function. New York, 1978, Plenum Press.

[4] Williamson E: Anterior guidance: its effect on electromyographic activity of the temporal and masseter muscles. *J Prosthet Dent* 49:816-823, 1983.

[5] Lerman MD. A revised view of the dynamics, physiology, and treatment of occlusion: a new paradigm. *J Craniomandib Pract* 22:50-63, 2004.

[6] Murray GM, Phanachet I, Uchida S: The role of the human lateral pterygoid muscle in the control of horizontal jaw movements. *J Orofacial Pain* 15:279-291, 2001.

[7] Phanachet I, Whittle T, Wanigaratne K, et al: Functional properties of single motor units in the inferior head of the human lateral pterygoid muscle: task firing rates. *J Neurophysiol* 88:751-760, 2002.

[8] Herring SW: The role of the lateral pterygoid muscle in the control of horizontal jaw movements. *J Orofacial Pain* 15:292-295, 2001.

[9] McMillan AS: The role of the lateral pterygoid muscle in the control of horizontal jaw movements. *J Orofacial Pain* 15:295-298, 2001.

[10] Jacobs R, van Steenberghe D: Role of periodontal ligament receptors in the tactile function of teeth: a review. *J Periodont Res* 29:153-167, 1994.

[11] Mahan PE, Wilkinson TM, Gibbs CH, et al: Superior and inferior bellies of the lateral pterygoid muscle EMG activity at basic jaw positions. *J Prosthet Dent* 50:710-718, 1983.

[12] Williamson EH, Lundquist DO: Anterior guidance: its effect on electromyographic activity of the temporal and masseter muscles. *J Prosthet Dent* 49:816-823, 1983.

[13] Bakke M, Moller E: Distortion of maximum elevator activity by unilateral premature tooth contact. *Scand J Dent Res* 88(1):67-75, 1980.

[14] Schaerer P, Stallard RE, Zander HA: Occlusal interferences and mastication: an electromyographic study. *J Prosthet Dent* 17(5):438-449, 1967.

[15] Riise C, Sheikholeslam A: The influence of experimental occlusal contacts on the postural activity of the anterior temporal and masseter muscles in young adults. *J Oral Rehabil* 9(5):419-425, 1982.

[16] Ramfjord SP: Dysfunctional temporomandibular joint and muscle pain. *J Prosthet Dent* 11:353-374, 1961.

[17] Dawson PE: Occluso-muscle pain. In: *Concepts of complete dentistry: Seminar one manual.* St. Petersburg, Florida, 1990, 2003, Center for Advanced Dental Study.

[18] Mongini F: Remodeling of the mandibular condyle in the adult and relationhip to the condition of the dental arches. *Acta Anat* 82:437-453, 1972.

[19] Mongini F: Dental abrasion as a factor in remodeling the mandibular condyle. *Acta Anat* 92:292-300, 1975.

正中关系
Centric Relation

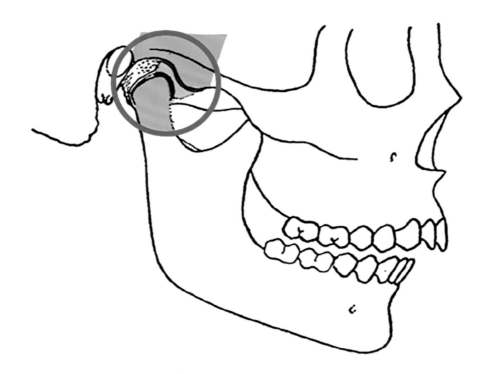

理念
正中关系是唯一没有殆干扰的髁突位置。

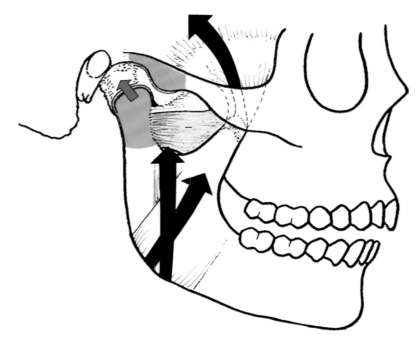

图7-1   在协调的肌肉功能运动中，3对升颌肌群将盘突复合体拉向上颌结节后斜面。如果没有咬合对髁突在正中关系位完全就位造成干扰，翼外肌下头舒张并在整个闭口运动过程中保持松弛状态。

由于在闭口过程中盘突复合体的位置决定了上下颌关系，任何髁突位置的变化都会改变下颌的闭口弧，进而影响上下颌牙齿最早接触时的位置。如果在最大牙尖交错位时，双侧髁突并没完全就位，那么髁突就一定会移位以使下颌闭合至最大牙尖交错位。大量肌电图研究已证实如果存在影响髁突完全就位（正中关系）的秴干扰，就会影响咀嚼肌功能的协调性。

1. 翼外肌下头完全松弛；
2. 髁突上方的关节盘位置排列正确。颞下颌关节正常情况下进行闭口运动时，盘突复合体在3组强壮的升颌肌群作用下沿关节结节上移（图7-1）。

对正中关系的理解

正中关系是最重要的咬合因素，在颞下颌关节紊乱病的鉴别诊断中，必须要检查正中关系。保证咬合治疗预后良好最重要的技巧就是确定正中关系，而高效成功完成修复治疗的关键是精确记录正中关系。

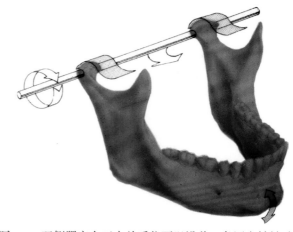

图7-2   双侧髁突在正中关系位可以沿着一条固定轴转动，或者当髁突沿着关节结节向前下方滑动的过程中可以发生转动。

正中关系同时涉及盘突复合体的位置和状况，是髁突铰链轴的特定位置。正中关系位时，下颌开口度约20mm的范围内，双侧髁突完全位于相应的关节窝内不发生滑动，只围绕铰链轴进行自由转动（图7-2）。因此，即使上下牙分开或无牙颌患者，下颌依然可以处于正中关系。

定义：正中关系

正中关系是指当结构关系正常的盘突复合体位于关节窝最上位时，下颌骨相对于上颌骨的位置关系，与垂直距离或牙齿位置无关。

当位于最上位时，盘突复合体止于关节窝正中间，因而正中关系也是最中间的位置。

处于正中关系的正常盘突复合体能抵抗升颌肌群的最大收缩力而无不适。

在开始描述正中关系各方面的道理之前，需要澄清一些常见的错误概念。

1. 正中关系是髁突的固定铰链轴位置，这并不意味着下颌只能在正中关系进行功能运动。旋转的髁突可沿着关节结节在正中关系位自由地上下来回滑动，使下颌从正中关系到最前伸位之间的任何一个位置都可以做开闭口运动（图7-2）。

2. 不要将正中关系与"正中𬌗"发生混淆。"正中𬌗"这一术语已过时，现在代之以"最大牙尖交错位"。正中关系是指完全就位的髁突位置，与牙齿是否与之匹配无关。

3. 正中关系与牙齿无关，它指的是髁突位置，进而决定了上下颌的位置关系，与有无牙齿无关（图7-3）。只要盘突复合体完全正常就位，下颌无牙颌仍然可以位于正中关系。

4. 正中关系不仅是一个便利的位置，主要是因为其可重复性而受到广泛应用。正中关系是一个生理学和生物力学方面都正确，能被普遍接受，且唯一没有𬌗干扰的下颌骨位置。以下的研究将会证实这一点。

5. 正中关系的概念已经从原先的考虑是否"最上位"及"绝对正中"的最后位发生了变化。本书中关于正中关系的定义在含义上应该是绝对清晰的，并与口腔修复学中的定义一致。而且，当前的定义符合所描述的位置，并已经沿用了30多年。有所改变的是对颞下颌关节的解剖有了更深的理解，特别是关于关节盘的排列以及和髁突内极的重要

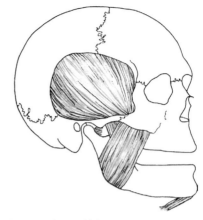

图7-3 正中关系的下颌无牙颌。

性。我们知道颞下颌关节韧带并非如最初所认为的是正中关系的一个影响因素。然而，"最上位"的概念取代"最后位"的观念却依然未变。

6. 近年来，在一些非正式刊物上发表了大量关于正中关系的错误信息。那些对颞下颌关节或咬合知识不甚了解的牙医很容易被误导。

为帮助读者理清思路，本书将正中关系的定义进行拆分，逐一解释下颌功能运动的解剖和生物力学原理。

上下颌关系

如果牙医能在分析和制订治疗计划前就意识到确定上下颌位置关系的重要性，那么上𬌗架的诊断模型就有很大价值，以及正确记录正中关系的重要性也不容忽视（图7-4）。

模型上𬌗架的目的是检查当髁突处于正中关系位时下颌牙齿相对上颌牙齿的关系。只有对上𬌗架的模型进行分析，才有可能制订最佳的治疗计划，使牙齿与正确的颌骨关系协调一致（图7-5，图7-6）。

根据在正中关系位上𬌗架的模型，可以精确地制订牙齿与正确的颌关系相匹配的最佳治疗方案。治疗的目标是在最大牙尖交错位时无关节移位。一旦确定髁突铰链轴，就可以开展所有的治疗方法，包括调𬌗、正畸、修复或外科手术等。

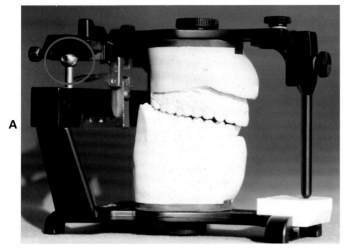

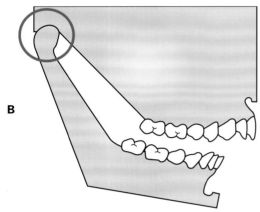

图7-4　A. 根据以正中关系上𬌗架的模型可以准确判断，要让牙齿与正确的上下颌骨关系相协调需要进行什么治疗（B）。

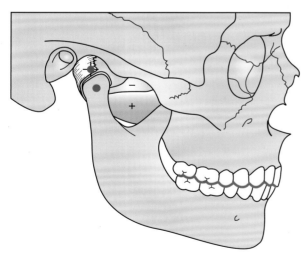

图7-5　不能只检查咬合情况而忽视颞下颌关节的位置。只是简单地将研究模型在最大牙尖交错位上对好，就看不到当髁突处于正中关系位时上下牙之间的关系，也无法显示为了达到𬌗与颞下颌关节之间的协调关系所必须进行的治疗。模型不上𬌗架会带来一系列牙体、修复、正畸等方面的治疗问题。

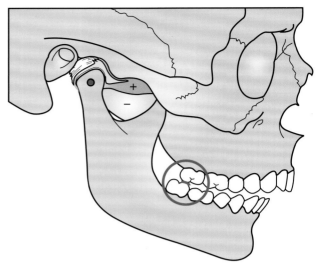

图7-6　当髁突处于正中关系位与最大牙尖交错位的上下颌位置关系是截然不同的。现在就可以清楚看到，磨牙为什么会松动或过度磨耗。由于每次牙齿闭合在一起时，翼外肌必须主动收缩拉髁突向前向下运动以拮抗升颌肌群的作用，咬合状态与肌肉的功能不协调。

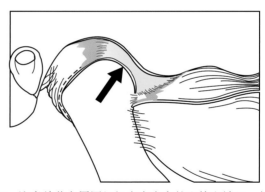

图7-7　注意关节盘周围组织含有丰富的血管和神经。如果关节盘错位，咬合力量将加载到血管神经丰富的组织而导致疼痛和不适症状。这也是为什么在确定正中关系时，颞下颌关节负荷测试是非常重要的步骤之一。如果颞下颌关节承受重度负荷时出现不适症状，则表明颞下颌关节不在正中关系。

正确排列的盘突复合体

如果关节盘位置不当，髁突就不会处于正中关系位。有充分的理由支持上述观点成为正中关系定义的一部分。如果髁突和关节盘位置关系正确（图7-7），所有负荷将直接通过无血管和神经分布的关节盘承压区进行传导。在Sicher[9]撰写的解剖经典教科书《颞下颌关节》第二版中，把这一点作为颞下颌关节是负重关节的证据。

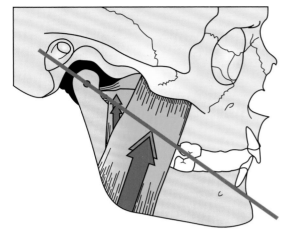

图7-8　如果升颌肌群收缩将下颌骨拉向每组肌肉的起点，髁突将会被紧紧拉向关节结节。想象一下如果关节盘被移开，髁突将会朝哪个方向移动呢？

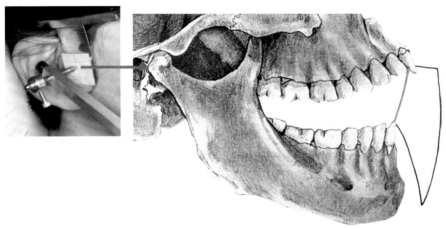

图7-9　如果髁突位于正中关系位，它们可以沿着一条固定轴转动。因此，在正确的正中关系开口弧（红线所示）上的任意点取咬合记录都是正中关系。如果将模型以正确的髁突轴上𬌗架，则垂直距离的增减不会引起任何错误。

紧贴关节结节

关于颞下颌关节最常见的误区之一是认为颞下颌关节是"悬吊"的关节而非负重关节，如果压力过大会损坏关节。这种错误概念主要是因为对基础生物力学没有正确理解所导致的。实际上，随着位于牙齿远中及牙齿与颞下颌关节之间的升颌肌群收缩，盘突复合体在功能运动过程中会承受载荷。

肌肉的工作原理是通过肌肉收缩将被附着的骨组织拉向肌肉的起点。试想一下，如果去除关节盘，在关节窝中仅保留髁突，将会发生什么情况呢（图7-8）？如果升颌肌群收缩并将下颌骨分别拉向每条升颌肌的起点，髁突会发生什么情况？很显然髁突会被紧紧地拉向关节结节。然而，实际情况是，附着于下颌骨的肌肉不会起到这种作用，而使

髁突发生偏移。这项观察结果与关节机械学原理基本符合。

因为肌肉总是交叉附着并带动关节，所以所有活动关节的关节体之间会发生稳定的接触。

——Harry Sicher

与牙齿位置或垂直距离无关

如前所述，在正中关系范围内，借助髁突运动轨迹描记仪就可以很容易证明（图7-9）髁突可以沿着固定的铰链轴做约20mm的开口运动。在此范围内，下颌以两侧髁突内极连线为轴进行转动，将髁突运动轨迹描记针固定在下颌就可以发现，下颌做铰链运动时描记针只在一个固定的点发生转动（图7-2）。

有种错误的观点认为，髁突不可能围绕固定轴

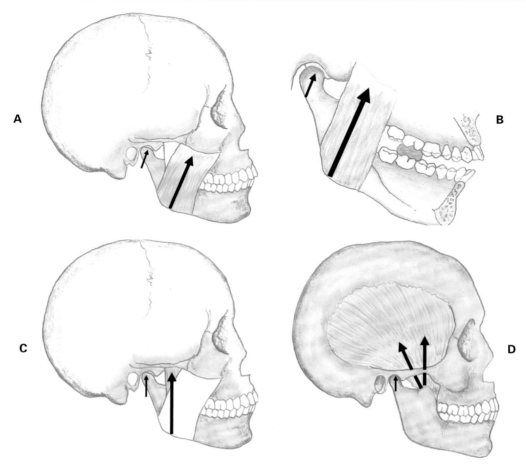

图7-10　A. 嚼肌浅层收缩拉髁突紧抵关节结节后斜面上行。B. 翼内肌收缩从下颌骨舌侧拉髁突向上。C.咀嚼肌深层收缩拉髁突向上。D. 附着于牙齿和颞下颌关节之间喙突上的颞肌拉髁突向上。

转动，使得有些医生对面弓及殆架的使用有所质疑，认为在殆架上不可能精确地改变垂直距离。

■最上位

　　理解正中关系最重要的条件是：在正中关系时，位置正常的盘突复合体正位于关节窝的最上方。对此有许多重要的支持依据，每一项依据都有较高的临床价值。

　　关于颞下颌关节最上位的大多数困惑主要来自于对关节不应该负重的广泛误解。对颞下颌关节负重特性的错误理解，已经导致很多对髁突进行"减压"或"支持"或"不负重"等错误治疗方法的出现。一些证据表明这些概念与正确的理念刚好相反。

■协调的肌肉运动可以使颞下颌关节就位与承受载荷

　　升颌肌群都位于牙齿的远中，附着于牙齿与髁突之间，肌肉收缩会将髁突拉向关节结节并沿其斜面向上滑动。关节结节的后斜面为一凸面结构，靠关节滑液得以润滑。所有的升颌肌群都参与拉髁突向上的运动（图7-10）。

　　现在可以通过提问方式应用一些生物逻辑推理：如果所有的升颌肌群都是拉髁突向上的，那么是什么终止了盘突复合体的运动呢？

　　有两种止动可能：

　　1.肌肉止动；

　　2.骨头止动。

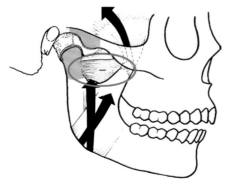

图7-11 翼外肌下头松弛使髁突上移。

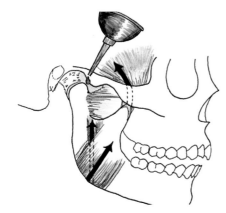

图7-12 关节滑液为盘突复合体提供润滑作用。

解剖切片和肌电图研究一致表明，在下颌闭合过程中能阻止髁突沿上颌结节上行的唯一肌肉是被动收缩的，除非有殆干扰使下颌保持前移。

通常情况下，翼外肌下头在后退位紧咬牙时几乎是完全舒张的（图7-11）[6]。

—Mahan et al.

现在让我们来进一步了解协调的肌肉功能，并能认识到每侧盘突复合体沿之上下滑动的关节结节斜面是由最润滑的物质（关节滑液）所润滑的（图7-12）。

每次闭口运动存在侧方殆干扰时，翼外肌下头必须收缩使一侧或双侧髁突沿关节结节斜面下降并保持住，此时想象一下肌肉必须抵抗的力量。

定位肌肉：翼外肌下头

从正中关系开始的下颌前伸或侧方运动，都需要牵拉单侧或双侧髁突往前和往下移位来实现，因此下颌所有运动都与翼外肌相关。因此，每当正中关系和最大牙尖交错位不一致时，翼外肌下头[10-15]是唯一牵引下颌向前实现最大牙尖交错位的肌肉。每次闭颌运动时，翼外肌就会等长收缩对抗三大升颌肌群拉下颌骨向上的力。若患者存在紧咬牙或夜磨牙的倾向，问题会变得更糟糕。

认为只有颞下颌关节发生明显移位时才会出现问题的观点是错误的。据我个人经验，即使是很小的咬合干扰也常常会造成牙齿酸痛及咀嚼肌疼痛。事实上，某些最严重的咬合肌肉疼痛可能来源于某些侧方殆干扰，这些干扰只会造成受累及牙齿的轻微移动，而不会造成从正中关系到最大牙尖交错位的滑动。我相信有些差强人意的调殆之所以会失败主要是由于仍然存在一些微小的咬合干扰。然而，理想咬合治疗的关键就是使髁突完全处于正中关系。有些看起来微不足道的始于正中关系的关节移位，就足以引起肌肉不协调和过度兴奋。有多数临床经验已证实了这一点。

近来有关翼外肌功能的研究进一步揭示了，为什么细微的咬合干扰会引起肌肉的病理性反应。Murray等[10]证实了翼外肌的主要功能是引发和精细控制下颌运动的水平向部分。将翼外肌进行肌束分离，并使用肌电图研究单个运动神经元（SMUs）显示，在产生水平向分力过程中出现肌肉内各部分呈分级激活，这种状态在异常功能活动和用力咀嚼时也会出现。

仅仅0.1mm的关节移位也会刺激翼外肌内单个运动神经元的活动。单个神经元和下颌水平移动之间的相互关系与肌肉中与有氧运动相关的慢肌纤维是一致的，这些慢肌纤维可能与抗疲劳以及小力量的肌肉运动（如说话）等有关。但是，Mao等人11发现翼外肌内还有相当比例的肌纤维属于无氧运动相关的快肌纤维，反应迅速，但易疲劳。快肌纤维很可能参与了肌功能异常时的肌肉活动，导致下颌前伸和侧方时出现紧咬牙和磨牙症。快肌纤维易疲劳的特性也符合临床上常见的情况，当存在轻微的殆干扰时，就会出现因磨牙症或紧咬牙而导致的肌肉不适。咀嚼运动末期牙尖交错时，翼外肌下头发生等长收缩会产生水平向分力，进一步证实了上述观点[12]。存在侧方咬合干扰时，确实会发生翼外肌拮抗升颌肌群收缩而导致的等长收缩。此外，翼外肌上下头都在发挥主动性拮抗作用[13]，使盘突复合体在前伸或侧方咀嚼时无法完全就位。

最大牙尖交错位与正中关系之间存在一定的关系，还需要有更多的研究来支持该关系与肌肉运动之间的关联。与此同时，我们的临床观察是清晰一致的。不考虑关节囊内结构紊乱，如果能对正中关系位的所有早接触或侧方殆干扰进行精确调殆，就能解决与咀嚼肌疼痛相关的绝大部分问题，通常就可以提高患者舒适度和牙列稳定性。成功治疗的关键似乎就在于当下颌闭合至最大牙尖交错位时翼外肌下头应处于完全放松状态，只有去除正中关系的所有侧方殆干扰才能达到这点。

颞下颌关节窝设计的重要意义

在上文中我们已经解释了为什么肌肉不是终止盘突复合体向上移动的理想结构（图7-13）。那么什么才是有效的止点：关节的骨性凹陷也即关节窝。

注意关节窝的三角形形态（图7-14），三角形的顶点朝向人体中线，与髁突内极连线的旋转轴相一致。铰链运动时，关节窝宽大的部分适合髁突外极的移动。箭头所示的是，下颌从前伸到正中关系的髁道。

"正中关系"中的"正中"一词作为形容词，是指"居中的"。髁突内极居中于关节窝内侧1/3处（图7-15）。

当髁突完全就位后，其前部与关节结节的后斜面接触（关节盘位于两者之间）。髁突向上的运动终止于髁突内极与关节窝内1/3处增厚骨皮质的接触（图7-16）。此时，即便受到强咀嚼肌力，盘突复合体也不能继续向上移动，但可以在此位置发生转动。

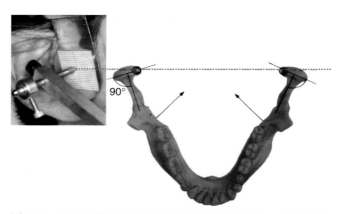

图7-15　对铰链轴的记录证实髁突是可以沿着一固定轴转动的。

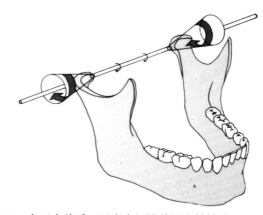

图7-16　在正中关系，只有内极沿着固定轴转动。

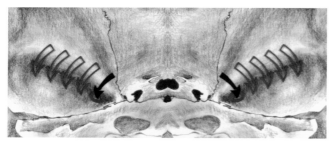

图7-13　盘突复合体的运动方向。

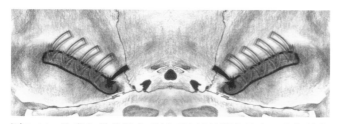

图7-14　注意与关节结节后斜面接触的髁突轮廓，它与关节窝薄弱的顶部不发生接触。

在正中关系，只有髁突内极能沿固定轴转动

髁突外极不排列在铰链轴上，因此在下颌的所有开闭口运动过程中，即便髁突仍位于正中关系的固定轴上，外极必须发生平移运动（图7-16）。这也正好解释了为什么关节窝是三角形的，其顶点与髁突内极相匹配。

髁突旋转时，外极的平移运动类似于挡风玻璃的雨刮器，将关节滑液扩散至整个髁突和关节盘负重区的表面。关节滑液可以为无血管的关节盘负重区表面提供营养和润滑作用。假如凸面的髁突与凹形的关节盘是理想的球窝关系，受压后球窝之间良好的匹配性会阻止关节滑液分布于髁突和关节盘的表面。髁突的不规则表面形态为关节滑液的流入提供了通道。

由于对髁突外极移动机制的理解错误，导致对颞下颌关节经颅侧位片检查结果的混淆。从X线片上看，下颌开闭口运动时髁突位置发生改变，有人因此认为正中关系不是固定轴。实际上，经颅侧位片上看不到髁突内极，当髁突在正中关系位时，内极始终位于固定的运动轴上。通过运动铰链轴定位仪寻找固定运动轴的方法即可予以证实。

最居中的位置

图7-17显示髁突的止动点同时也是最上位置。髁突内极止点还可以防止下颌后牙水平向的向中线方向运动，因此形成正常的𬌗曲线。这也解释了正中关系位时完全就位的髁突不可能发生迅即侧移。

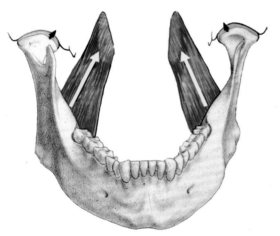

图7-17　与翼内肌收缩方向一致的内极止动点确立了正中关系的正中位置。

关节盘的排列

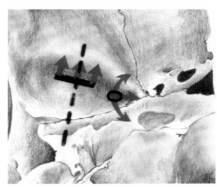

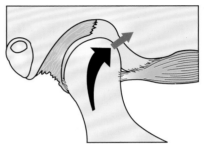

盘突复合体的矢状剖面显示关节盘位于髁突的前方。有人会因此误认为，如果没有牙齿"支撑"，髁突会滑到关节盘的后方。实际上只要关节盘及其韧带完整，就不可能发生这种情况。

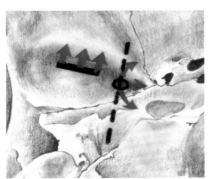

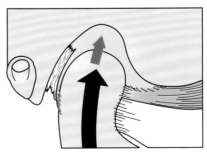

受关节盘覆盖的髁突内1/3部分。盘突复合体这部分的矢状剖面显示，升颌肌群正常向上的力量是如何从髁突传导到关节盘和关节窝的。

自动居中

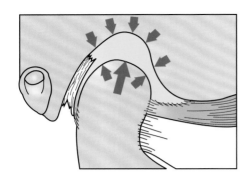

完整的盘突复合体自动居中并覆盖于髁突上方，只有关节盘及其韧带遭到破坏时关节盘才会移位。关节盘移位的主要原因是关节韧带受损及不协调肌肉活动的牵拉作用。

负荷传导终止点

负荷传导终止于关节窝内侧部分最上方的顶点处。盘突复合体在此点不能做前后向运动，只能沿关节窝骨斜面下移（图7-18）。

因为髁突的内极止动于相应关节窝的最上部分，不下移就无法向后运动。髁突前斜面紧贴关节结节后斜面，所以，当髁突从其最上位开始移动，如果不顺着关节结节凸面形态的引导先向下移动，就无法前移。

当推下颌向远中时，其他一些原因会使髁突向下移动。当髁突往后移动时，很厚的关节盘后唇会迫使髁突向下移动。有些学者认为限制性韧带的位置也是令髁突下移的原因之一。然而，如果仔细观察正常的盘突复合体，就会发现内极关系才是引导髁突从顶点位置向远中移动的关键因素。

大量研究已证实了负荷传导终止点结构的准确性和正中关系的可重复性[17-24]。通过对数百份病例的研究，结果表明最上位其实就是一个点。既然是点而非面，那么从这点开始就只能进行向下的运动，理解这个原理非常重要。

为什么最高点是符合机械学和生理学原理的

分析过关节窝顶的构造，就能理解为什么髁突只有处于正中关系位时才不会出现咬干扰。当双侧盘突复合体在正中关系完全就位时，内极应该处于关节窝的最高点，并为骨性止点所阻挡。从关节窝顶向下形成三个凹面，以至于髁突在正中关系位如果不先向下滑动就不能做向前、向后或向内的运动。在正中关系概念中，对负荷传导终止点的理解非常重要的。这意味着，在达到咬合协调的过程中，髁突不能完全就位总是会导致只能利用肌肉使盘突复合体停止移动，而非骨性止点。同时，只要髁突在行使功能时越靠近正中关系位上方，最远中牙齿受到的闭颌肌力会越大，可以将其归类到超负荷导致的潜在损伤（图7-19）。

有些观点认为正中关系不是一个功能位，与之相反，Lundeen和Gibbs[13]的广泛研究结果并不支持以上的观点，或另一些研究显示在吞咽运动中正中关系位的使用较频繁[16]。

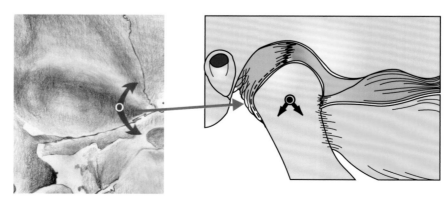

图7-18　如果髁突在正中关系位完全就位，将无法向前、向后或向内侧移动，而仅能向下移动。

如果怀疑髁突是否重复进入正中关系，仅需观察一些患者的牙齿磨耗面就可以。在以正中关系正确上牙架的模型上，会发现如果在一些对正中关系有干扰的牙尖斜面存在磨耗面，这些磨耗面通常会从殆干扰的颌位延伸到正中关系。

"正中关系"作为一个术语

将"正中关系"作为一个描述髁突位置的术语饱受争议。然而，事实上这个描述是准确的。"正中的"本身就是用来描述居中位置的形容词。如果分析盘突复合体在关节窝中的位置，会清楚地发现髁突内极位于关节窝内1/3部分（图7-20），内极也正好位于如前所述的负荷传导终止点的中央（图7-21）。因此，没必要用其他词汇来替代"正中关系"。

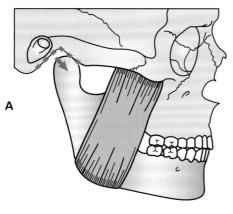

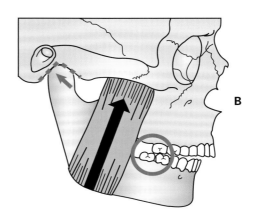

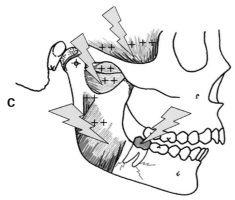

图7-19　A. 如果髁突必须沿着关节结节后斜面往前下移动才能进入最大牙尖交错位，那么在咬合与颞下颌关节之间可能存在不协调。B. 如果升颌肌群拉髁突进入正中关系（该行为具有可重复性），磨牙将会承受所有的负荷，对于紧咬牙或夜磨牙症患者该问题显得尤为严重。这也是后牙磨耗的主要原因。C. 如果是最后一颗磨牙超负荷以及咀嚼肌过度兴奋，通常会发生颞下颌关节紊乱病中最常见的口颌肌肉疼痛。

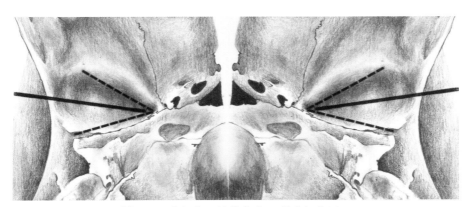

图7-20　内极位于关节窝内1/3的中间位置。

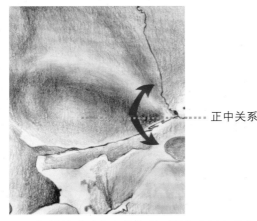

图7-21   如果最大牙尖交错位需要髁突往远中移位，髁突内极就必须离开关节窝负荷传导终止点向下移动。当内极朝着正中关系向上向前移动时，后牙就成了支点牙。

总结

如果满足以下5项要求，下颌就位于正中关系：

1. 关节盘与髁突排列关系正确。
2. 盘突复合体处在关节窝的最上位，正对着关节结节的后斜面。
3. 双侧盘突复合体的内极止动于骨组织。
4. 翼外肌下头完全被动松弛。
5. 颞下颌关节能承受重度负荷而无肌紧张或压痛等不适症状。

如果颞下颌关节承受载荷时有不适症状，那么关节就不是正中关系。

正中关系的目标是使双侧翼外肌下头完全松弛（图7-22），这是达到肌肉系统协调的基本要求，只有在无𬌗干扰的正中关系下才可能达到。

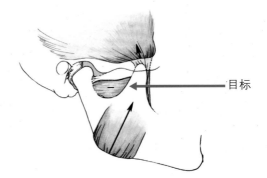

图7-22   正中关系的目标。

目标

参考文献

[1] Ramfjord SP: Dysfunctional temporomandibular joint and muscle pain. *J Prosthet Dent* 11:353-374, 1961.

[2] Bakke M, Moller E: Distortion of maximum elevator activity by unilateral tooth contact. *Scand J Res* 88(1):67-75, 1980.

[3] Riise C, Sheikholeslam A: The influence of experimental interfering occlusal contacts on postural activity of the anterior temporal and masseter muscles in young adults. *J Oral Rehabil* 9:419-425, 1982.

[4] Williamson EH, Lundquist DO: Anterior guidance: Its effect on electromyographic activity of the temporal and masseter muscles. *J Prosthet Dent* 49:816-823, 1983.

[5] Hannam AG, DeCow RE, Scott JD, et al: The relationship between dental occlusion, muscle activity, and associated jaw movement in man. *Arch Oral Biol* 22:25-32, 1977.

[6] Mahan PE, Wilkinson TM, Gibbs CH, et al: Superior and inferior bellies of the lateral pterygoid EMG activity at basic jaw positions. *J Prosthet Dent* 50:710, 1983.

[7] Schaerer P, Stallard RE, Zander HA: Occlusal interferences and mastication: An electromyographic study. *J Prosthet Dent* 17:438-449, 1967.

[8] Ramfjord SP, Ash MM: *Occlusion*, ed 4, Philadelphia, 1983, WB Saunders.

[9] Sicher H: The temporomandibular joint. In Sarnat BG, ed: *The temporomandibular joint*, ed 2, Springfield, Ill, 1964, Charles C Thomas, Publisher.

[10] Murray GM, Uchida S, Whittle T: The role of the human lateral pterygoid muscle in the control of horizontal jaw movements. *J Orofacial Pain* 15:279-291, 2001.

[11] Mao J, Stein RB, Osborn JW: The size and distribution of fiber types in jaw muscles: A review. *J Craniomandib Disord Facial Oral Pain* 6:192-201, 1992.

[12] Wood WW, Takada K, Hannam AG: The electromyographic activity of the inferior part of the human lateral pterygoid muscle during clenching and chewing. *Arch Oral Biol* 31:245-253, 1986.

[13] Lundeen H, Gibbs C: *Advances in occlusion*, Boston, 1982, John Wright.

[14] Uchida S: Electromyographic studies on the exhibition of isometric protrusive and lateral protrusive mandibular forces. *J Jpn Prosthodont Soc* 34:480-491, 1990.

[15] Herring SW. The role of the human lateral pterygoid muscle in the control of horizontal jaw movements. *J Orofac Pain* 15(4):292-295, 2001.

[16] Graf H, Zander HA: Tooth contact patterns in mastication. *J Prosthet Dent* 13:1055-1066, 1963.

[17] Williamson EH: Laminographic study of mandibular condyle position when recording centric relation. *J Prosthet Dent* 39:561-564, 1978.

[18] Gilboe D: Centric relation as the treatment position. *J Prosthet Dent* 50:685-689, 1983.

[19] Long JH Jr: Locating centric relation with a leaf gauge. *J Prosthet Dent* 29:608-610, 1973.

[20] Lucia VO: A technique for recording centric relation. *J Prosthet Dent* 14:492-505, 1964.

[21] Woelfel JB: A new device for accurately recording centric relation. *J Prosthet Dent* 56:716-727, 1986.

[22] Celenza FV, Nasedkin JN: *Occlusion: The state of the art.* Chicago, 1978, Quintessence.

[23] McKee JR: Comparing condylar position repeatability for standardized verses nonstandardized methods of achieving centric relation. *J Prosthet Dent* 77:280-284, 1997.

[24] Dawson PE: Optimum TMJ condyle position in clinical practice. *Int J Periodontics Restorative Dent* 3:11-31, 1985.

适应性正中状态
Adapted Centric Posture

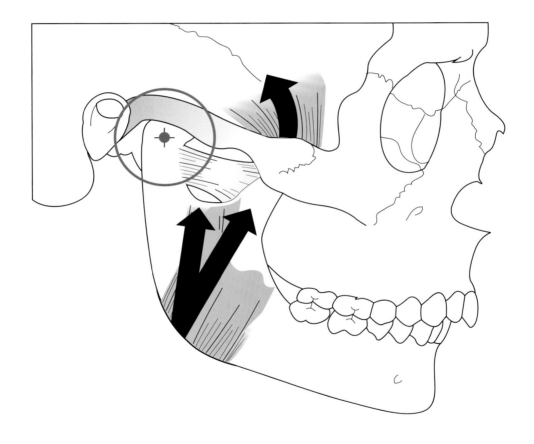

> **理念**
>
> 对于已发生结构改变的颞下颌关节，在明确殆与颞下颌关节关系之前必须
> 要确定其适应程度及类型。

正中关系是指结构完整、完全就位、正确排列的盘突复合体中髁突轴的位置。若颞下颌关节发生了关节盘位置不正确或移位等结构紊乱，因不能满足正中关系对关节盘正确排列的基本要求，故而不能称之为"正中关系"。然而，有些结构变形的颞下颌关节即便不能满足正中关系的要求，但依然能够行使功能而无不适症状。尽管关节盘不同程度变形会导致广泛的关节囊内结构紊乱，但关节还是会发生适应性改建，能承受升颌肌群产生的最大压力而无不适。在引入"适应性正中状态"这一术语之前[1]，还没有公认的专业术语能定义这类关节的状况和位置。

对适应性改建成功的检验是一个重要的诊断步骤，因为它排除了关节囊内结构紊乱作为引起颜面部疼痛的病因，并建立了开始进行咬合治疗或修复治疗的指导原则。为了对牙合与颞下颌关节之间关系进行临床研究，亦有必要提出一个对颞下颌关节位置和状况描述更明确的术语。

尽管很多颞下颌关节因为疾病、创伤或改建而导致关节变形，但仍能正常地行使功能而无不适。有些关节会有弹响或其他内部紊乱的体征，但不妨碍患者仍然能以可接受的程度正常行使功能。颞下颌关节是否处于适应性正中状态取决于它能否承受重度负荷而无不适及其稳定性是否可控。因此：

> 适应性正中状态是指，当结构改变的颞下颌关节正对关节结节并完全位于关节窝最上位，可以适应于承受重度负荷而无不适症状时，下颌骨相对上颌骨的稳定可控关系。

与正中关系一样，适应性正中状态是髁突的水平轴位置，与垂直距离或牙齿接触无关。这也是一个正中的位置，因为即使关节盘完全移位，每侧髁突内极仍然适应于关节窝内侧凹面的曲度并与其保持接触。

如果满足这5个标准，就可以认为下颌骨处于适应性正中状态：

1. 髁突正对关节结节并舒适地位于关节窝最高点。

2. 每侧髁突内极为骨性止动（关节盘或许部分

介于其间）。

3. 翼外肌下头被动性舒张。

4. 髁突与关节窝关系稳定可控。

5. 每侧颞下颌关节的负荷测试无肌紧张或压痛的表现。

根据颞下颌关节适应性改建后的体征或症状情况，可以判断其是正面或负面的结果。相同的适应性改变在导致症状减轻的同时，关节囊内结构可能会发生严重的进行性改变而出现相应的体征[2]，也会对牙齿造成间接损害[3]。过度咬合磨耗或牙齿出现功能性动度是颞下颌关节和咬合之间不协调的常见结果。如果颞下颌关节持续变形，牙齿也会不断受损。我们的临床观察结果是一致的：不稳定的颞下颌关节导致不稳定的咬合。因此，在开始不可逆性咬合调整之前确定颞下颌关节的状况是非常重要的，其中特别重要的是确定结构紊乱导致的咬合稳定性是否依然可控。

很多关节内部的结构改变都有可能形成适应性正中状态。从一个健康完整的颞下颌关节发展到结构变形，然后是适应性改建，结构变形早期阶段可能会出现疼痛和功能障碍等症状。例如，关节盘完全移位后，血管神经丰富的盘后组织会出现压迫性疼痛。盘后组织可能会适时转化为纤维性假性关节盘，此时颞下颌关节不适感消失。更常见的情况是，受到髁突挤压时盘后组织崩解并穿孔。当穿孔扩大，髁突最终会发展成骨-骨界面的关节。此时，关节的不适症状往往会减轻，但是骨-骨界面的关节不如完整的盘突复合体稳定。然而，因为理想的咬合，骨-骨关节经常被视作位于适应性正中状态，关节表面的持续变形通常会将稳定性降低至可控的临界点。

正确诊断需要对关节囊内结构进行序列评估，不仅仅看是否存在变形，而且还要确定变形的具体阶段。大多数所谓的"颞下颌关节紊乱病（TMDs）"患者，即便发生了关节囊内结构紊乱，但其不适感可能更多是肌肉来源而非关节，这需要经过特殊测验才能确定。对病史、负荷测试、多普勒听诊检查、扣诊等多项检查综合分析通常能做出诊断，但有时特殊情况还需要影像学辅助检查。

一些最常见的关节囊内部结构紊乱可能会演变

成适应性正中状态，包括：

1. 关节盘外极紊乱。
2. 关节盘完全紊乱形成假性关节盘。
3. 关节盘完全移位伴有穿孔。
4. 其他局部的关节盘紊乱及关节弹响。

关节盘外极紊乱

关于关节囊内部结构紊乱最重要的诊断之一，是紊乱的关节盘是否仅仅从外极发生移位。这点非常关键，因为如果关节盘不是从髁突内侧1/3部分发生移位，髁突也可完全就位而无不适症状（图8-1）。

通过完全消除所有适应性正中状态的猞干扰，就可以成功建立和保持咀嚼肌系统的协调性。

关节盘完全紊乱并形成假性关节盘

在关节盘完全移位的初期阶段，疼痛是这一时期的典型症状。若富含神经的盘后组织受压，即便是轻度的负荷测试也会诱发不适反应（图8-2）。在此阶段，由于颞下颌关节承受负荷时会出现不适症状，因此不是适应性正中状态。盘后组织有时会转化为含纤维性结缔组织成分的假性关节盘。

从磁共振影像上可以看到假性关节盘的形成（图8-3）。在尸体标本上以及开放式显微外科手术中也能观察到假性关节盘的形成。当形成假性关节盘时，承载区的血管和感觉神经都会减少，原始关节盘纤维化加重，最终能够达到正常承载负荷而无不适。然后，就有可能达到适应性正中状态，表现出与完整的盘突复合体相同的稳定性和舒适度。

关节盘完全移位并伴有穿孔

伴有闭口时关节锁结的关节盘完全性移位最有可能的发展过程是，经历盘后组织受压的疼痛阶段，而当髁突造成盘后组织穿孔后疼痛会减轻，此时负荷会直接加载在骨面上。当软组织穿孔扩大，会导致完全的骨-骨接触（图8-4），外力不会对富含神经组织的结构造成冲击。在此阶段，髁突受压

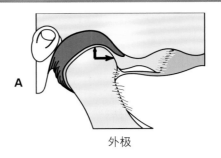

外极

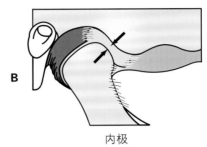

内极

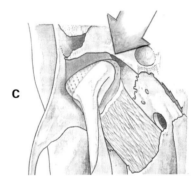

图8-1　即便关节盘外侧一半发生移位和形变已经进展到闭口性锁结（A），关节也有可能非常舒适并能维持长期稳定。据我的临床经验，如果在关节盘内侧一半发生移位之前，关节囊内部结构紊乱能停止进展（B），并且在咬合和变形但仍能完全就位的盘突复合体之间建立协调关系，就可以达到与健康完整颞下颌关节一样的舒适和稳定。C. 底视图。本图中已经将连接在髁突颈部的翼肌附着去掉了。

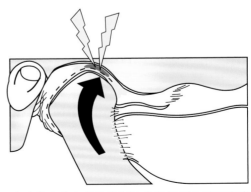

图8-2　当关节盘完全移位并压迫盘后组织会引起疼痛。

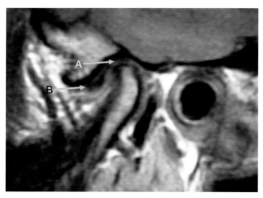

图8-3　磁共振显示假性关节盘形成的影像（A）。注意它是如何从原始关节盘（B）转变而来的。

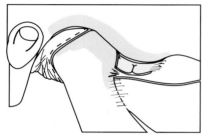

图8-4　盘后组织穿孔后发生的典型变化是髁突与关节结节都变平坦。关节盘发生形变并永久性的卡在髁突前方。

（负荷试验）也不会造成不适，可以用此方法检验是否为适应性正中状态。

盘后组织穿孔后随之发生的是髁突和关节结节逐渐变平坦。骨关节的炎性变形始发于关节软骨，可导致髁突高度的丧失。由于关节盘穿孔，关节滑液流动通道受损，扰乱了滑液的流动。关节滑液对髁突和关节结节表面营养作用的丧失或减少会导致骨表面的降解。

尽管骨关节炎性关节不完全稳定，但即便处于升颌肌群产生的最大负荷下，关节通常也无不适。髁突因为承载面的破坏将持续丧失高度，给后牙造成更多的负荷，进而引起肌肉过度兴奋及不协调而造成咬合-肌肉紊乱。因此，这类问题引起的不适通常是肌源性的疼痛，通常也会伴有超负荷牙齿的酸痛。负荷测试可以排除关节囊内部结构紊乱。

据我的经验，如果能建立适应性正中状态，缓慢进展的骨关节炎患者可以做到与颞下颌关节正常患者同样舒适。如果双侧髁突在承受负荷时无不适，且能完全消除髁突骨性止动时的所有牙合干扰，使翼外肌放松并持续舒张直到完全闭合至最大牙尖

交错位（图8-5），肌筋膜疼痛缓解的预后较好。

由于髁突高度的丧失，通常有必要定期进行咬合调整。最好能事先告知患者需定期调牙合的要求，否则容易造成患者管理方面的问题。每隔几个月可能就需要进行最少量的调牙合来维持咬合的协调，这样才不会引发咬合-咀嚼肌的干扰。

其他局部关节盘紊乱及关节弹响

开闭口往复性的关节弹响通常是因为控制关节盘位置的韧带受损。如果盘后韧带和侧副韧带没有受到损伤，关节盘就不会发生弹响。韧带和关节盘的紊乱种类繁多，然而许多有弹响和变形的颞下颌关节已发生足够的适应性改建，使其依然能够承受负荷而无不适。如果结构分析显示关节情况稳定可控，即便有关节盘紊乱和关节弹响，或许仍有可能建立适应性正中状态。关键是，关节能否完全位于关节窝内的骨终止点，使下颌闭合至最大牙尖交错位时翼外肌下头可以松弛。

正中关系和适应性正中状态在诊断流程上没有区别。两者都要通过负荷试验来确认关节是否完全就位以及翼外肌是否松弛。

两者的区别在于尽管发生形变的关节已经进行适应性改建，在承受负荷时无不适，但其稳定性不如正常的颞下颌关节。所以在进行任何咬合治疗前，通常建议患者需要定期进行咬合调整以维持新

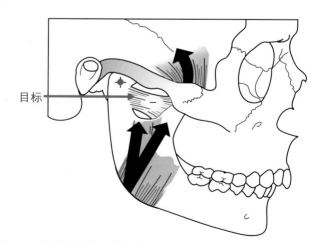

图8-5　实现适应性正中状态的目标与正中关系一样。此时，翼外肌下头完全松弛。如果关节能在此位置上负载而无不适，咬合治疗预后较好。

关节位置的咬合协调。然而，这还是处于可控的状态，如果经过精心调殆，则后期仅需进行微量的调整即可。

为了研究的准确性和沟通的有效性，有必要对正中关系和适应性正中状态进行区分。颞下颌关节的长期稳定，以及任何咬合关系的稳定取决于关节囊内部结构的状况。必须对颞下颌关节的位置和状况进行分类，并与最大牙尖交错位相关联。

许多适应性正中状态的患者也会表现出过度磨耗，因此他们通常需要进一步的修复治疗。如果对颞下颌关节的稳定有疑虑，可以用长度足够的全牙列殆垫来控制颞下颌关节的稳定性。按照前导使后牙脱离咬合的原则精细调整殆垫。如果稳定的咬合能维持3个月且没有其他问题，就可以进入修复阶段。

总结

如果满足以下5个条件，则髁突处于适应性正中状态（图8-6）：

1. 当髁突完全位于关节窝的最高点并紧靠关节结节，且无不适。

2. 髁突内极止动于骨面（关节盘可能会覆盖在髁突内极）。

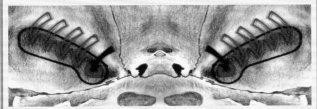

图8-6　如果关节盘完全移位且盘后组织穿孔，骨与骨的接触会扩大并变平坦。尽管不如正常关节那样稳定，但对咬合协调性的反应与正中关系相同。

3. 翼外肌下头必须被动松弛。

4. 髁突与关节窝的关系保持可控的稳定性。

5. 正如位于正中关系时一样，当以较大的殆力通过颞下颌关节进行负荷测试时，关节必须完全没有任何肌紧张或压痛。

参考文献

[1] Dawson PE: New definition for relating occlusion to varying conditions of the temporomandibular joint. *J Prosthet Dent* 75(6):619-627, 1995.

[2] Schellhas KP, Piper MA, Ornlie MR: Facial skeleton remodeling due to temporomandibular joint degeneration: An imaging study of 100 patients. *Am J Neuroradial* 11:541-551, 1990.

[3] Lytle JD: The clinician's index of occlusal disease: Definition, recognition, and management. *Int J Periodont Rest Dent* 10:102-123, 1990.

正中关系的临床确定方法
Determining Centric Relation

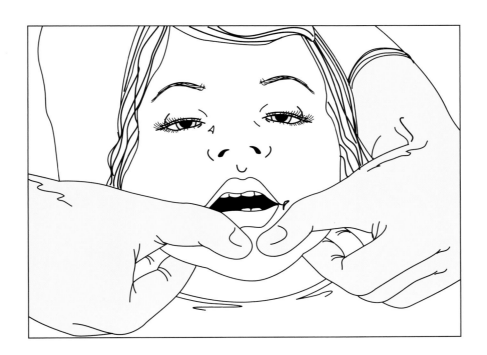

原则

只有确定颞下颌关节的精确位置及状态，才能验证上下颌位置关系及进行
正确的咬合分析。

确定正中关系或适应性正中状态

尽管正中关系是常用的生理位置，但是不通过引导下颌闭口运动来确定正确的上下颌关系是不可靠的。因为在非引导闭口过程中，髁突通常不能完全位于正中关系。且非引导闭口总是趋于回到最大牙尖交错位，因此非引导闭口也被称作"习惯性闭口"。非引导闭口也深受因粉干扰所致肌肉不协调的影响，因此需要手法操作来确定正中关系。

对下颌进行手法操作的目的并非迫使下颌进入正中关系，对下颌强迫用力会造成髁突位置不准确。最常用的颏点引导法有很强的趋势推下颌向后，迫使髁突向下向后移动。

非常有必要使用负荷试验来证实髁突承受非常重度负荷时无肌紧张或压痛的症状。需要手法操作将粉力正确的向上和向前引导。一旦掌握了双手操作法，就会发现这种方法比其他所有方法都更容易精确地重复。至少有7篇文献已证实了这一点。

与正中关系一样，通过手法操作也可以寻找和证实适应性正中状态。必须要回顾病史、使用多普勒成像技术分析并观察症状和体征，才可判断已变形的关节是否已发生适应性改建，已改建的关节进行负荷试验时不会出现不适症状。

操作步骤　　使用双手操作法来寻找并确定正中关系或适应性正中状态

第一步：让患者完全后仰。标记出颏点。患者仰卧时更容易放松，也更有利于医生坐位操作。标记出颏点能让手指更容易在下颌找到摆放位置，还可防止一些患者产生下颌前伸的趋势。

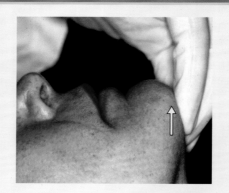

第二步：稳定头部。将患者的头部降到足够低，这样医生可以使用前臂将患者的头环绕在自己的胸前。有些医生觉得将患者的头顶放在自己的腹部中间更方便，但这种体位的缺点在于容易将下颌往后拉。此外，在该体位医生不容易检查患者口腔，也不利于助手的四手操作。无论如何，我们可以通过实践来有效掌握体位。

不管采用哪种体位，关键是必须固定患者头部，保证对下颌进行操作时头部不移动。头部移动是常见的操作失误。

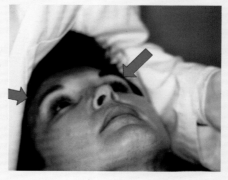

操作步骤	使用双手操作法来寻找并确定正中关系或适应性正中状态

第三步：稳定头部后，再次抬起患者的下颌，使其颈部处于轻微拉伸状态。确保自己坐姿舒适，且患者的头位足够低，操作时前臂几乎与地面平行。

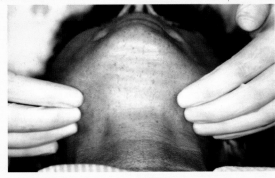

第四步：将双侧手的四指轻轻放在下颌骨下缘。将小指轻轻放于下颌角后缘。四指紧紧并拢，指腹沿下颌骨排齐，好像要将患者的头抬起。

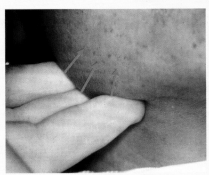

第五步：将双侧大拇指并拢，每只手形成C字形。将大拇指就位于颏结节上方的正中联合处，此时不施加压力，所有移动要轻柔。

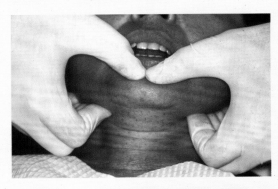

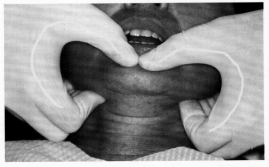

操作步骤	使用双手操作法来寻找并确定正中关系或适应性正中状态

确保手指能正确就位。确定正中关系时最常见的错误就是手指的位置太靠前。在下颌骨下缘的中点处画一条假想的垂线（虚线所示）。这条线把下颌体分为前半部分和后半部分。不要让四指移动超过这条线。四指紧紧并拢，仅限于下颌骨后半部分，即升颌肌群的附着点。

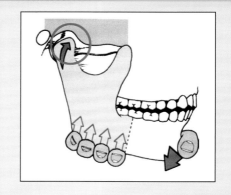

第六步：非常轻地接触下颌，用手法使下颌进行缓慢的开闭口铰链运动。如果不施加压力，则下颌在做铰链运动时常常可自动滑入正中关系。在髁突完全就位前所施加的任何压力都会受到翼外肌的对抗。收缩的肌肉受到压力会先拉伸，然后产生更强的肌肉收缩（牵张反射）。一旦刺激这些肌肉使其收缩，髁突将很难进入正中关系。因此，操作的关键是要轻柔，整个过程中应该没有压力或抖动，由于后者也会引起肌肉反应。进行缓慢的铰链运动就不会引起肌肉收缩。

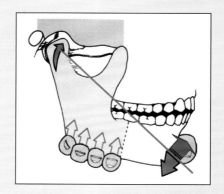

这一步的目的就是要使肌肉放松，让髁突回到其生理位置，在相应的关节窝内准确就位。下颌在这个位置进行铰链运动时不需大张口，1~2mm的开口度就可以，且运动过程中避免牙齿接触。

如果患者在下颌前伸时对最轻柔的手法操作也会产生抵抗，则应将手轻轻就位，并嘱患者自行做开闭口铰链运动。闭口运动开始时，下颌常会自然后退。如果术者只是将手放在患者的下颌，就可以感觉到下颌的后退运动，然后在此位置抓紧下颌为下一步做准备。

第七步：当感觉下颌能够进行自由铰链运动，髁突在关节窝内完全就位之后，大部分有经验的医生就可以假设下颌位于正中关系。

要点

不管髁突位置如何稳定，下颌铰链运动多么自如，都不能仅通过触诊就认为髁突位于正中关系位，必须通过负荷试验才能确定正中关系。

负荷试验是临床上所有验证正中关系方法中最可靠的，任何未经负荷试验的正中关系都是不能接受的。

必须通过负荷试验验证每侧髁突的位置和排列（图9-1），即用四指对下颌骨后半部分施加向上的力量，同时用拇指在颏结节上方的正中联合处施加向下的力量。非常重要的是，向上通过髁突的力量开始要轻微，过程中逐渐加力，同时拇指保持牙齿分离。如果关节盘发生移位，突然的重负荷会损伤盘后组织并产生剧烈疼痛。关节内发生病理性改变或因外伤所致的组织水肿也会发生类似情况。因

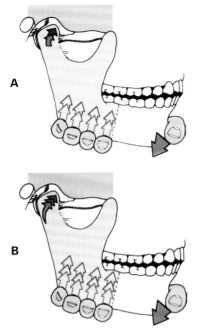

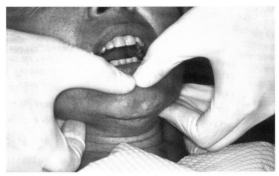

图9-2 手摆放的正确位置。

图9-1 试验位置和每侧髁突的排列。A. 总是从轻微负荷开始。B. 拇指和四指对关节施力方向为向上向前。

此，操作都应该从轻微的力量开始。如果没有不适反应，则可以渐渐加力到中等力度，然后保持稳定。只要手法正确，拇指和四指对关节会产生扭矩效应，使关节承载向前向上的力量。

只要手的位置正确，即使对髁突施加了固定向上的力量，髁突还是可以自由转动的。

要保证四指施加力量的方向与咀嚼肌向上向前的力量相同，使盘突复合体紧靠关节结节。如果四指位置太靠前，就不可能进行正确操作，这是最常见的错误。

此时要给予患者非常特殊的指导（图9-2）。可以问患者："我加压时，你会觉得关节有压痛或肌肉紧张吗？"在施加压力之前，用指腹轻轻触摸患者关节区域的皮肤，让患者明确知道关节位置。

要点

当关节受到负荷时，如果任何一侧关节出现疼痛或肌紧张的症状，必须质疑是否位于正中关系。

如果关节囊内部结构健康，正常排列于关节窝最上位的骨止点而不是肌肉止点，那么即便承受非常固定的负荷，关节也不会出现任何形式的压痛或

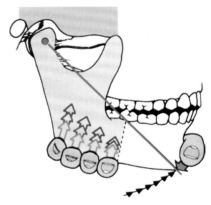

图9-3 当下颌铰链运动至第一颗牙接触时，保持髁突承受重度负荷。

肌肉紧张。

如果不能确定正中关系，则有必要通过不同的诊断工具来特别明确是否有其他病变。

如果可以确定正中关系，当下颌在闭口运动中围绕铰链轴转动到第一颗牙齿发生接触时，在负荷状态下髁突应该可以保持稳定（图9-3）。此时，可以研究颞下颌关节和咬合之间的关系。

确定好正中关系或适应性正中状态后，要取咬合记录，使模型能更精准地上𬌗架。取咬合记录时，也要用相同的手法保持髁突在最上位并能承受重度负荷。

正中关系真的具有可重复性吗？

与𬌗相关的每项因素中，必须要彻底理解的就是，正中关系可以在针尖范围内进行精确重复。不了解颞下颌关节解剖结构的医生往往也会不理解关节的功能，从而会对这种重复性感到困惑。正确理解颞下颌关节的解剖，就能明白正中关系精确度的

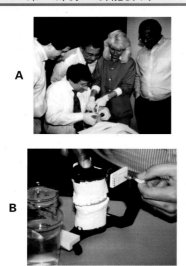

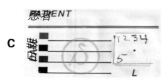

图9-4　A. 一组牙医在 Dawson中心学习如何精确地寻找、记录和确认正中关系。B. 在Centrichek上比较不同学员的正中关系记录。C. 五名牙医从同一患者身上所取的五个不同的正中关系记录均显示了相同的针尖大小的髁突位置。经过1~2天的操作训练后，几乎每位牙医都可以达到这一结果。

重要性。之所以能精确确定正中关系，是因为盘突复合体的运动是有骨性止点的。只有当髁突在正中关系位受阻于骨性止点时，翼外肌下头才会松弛。这也是成功达到肌肉功能协调和稳定的关键。

　　能清楚理解这一机制的牙科医生，都可以快速学会手法操作将下颌导入正中关系，并验证是否能达到针尖大小的精度（图9-4）。

为什么使用双手操作法?

　　双手操作法不是将下颌导入正中关系的唯一方法[1]。但在涉及3000多名尝试记录正中关系的医生的研究中，我们发现这种方法是最稳定、最准确和最具可重复性的。一些大学的相关研究也证实了这一点[2-5]。因此，采用双手操作法的首要原因就是它的准确性。

　　双手操作法可以使盘突复合体位于最符合生理特性的位置和排列。Gilboe[3]曾使用关节造影术研究髁-盘的排列关系，即当关节处于最适宜位置时髁突及关节盘的位置和排列关系。然后，对几种不同

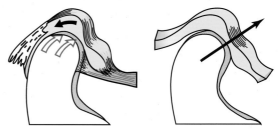

图9-5　根据Gilboe的理论[3]，当负荷通过髁突关节面施加于轻度移位的关节后带时，会有一种将关节盘楔入正确位置的趋势。

的取咬合记录方法所获得的上述关系进行比较，发现双手操作法对于关节盘轻度移位效果很好，而颏点引导法实际上会使关节盘更为前移。Gilboe解释了关节盘移位不太大的情况下，对下颌骨采用恰当的手法操作为什么可以使关节盘回到预期的位置："Dawson的双手操作法使下颌后退的同时将殆力向上向前传导至髁突"（图9-5）。

　　双手操作法的目的是令排列关系正常的盘突复合体处于最上位。Williamson通过X线分层摄影的研究支持上述观点[8]，"使髁突回到最上位的必要性是显而易见的，这与Dawson的假说不谋而合，即正中关系指的是髁突位于关节窝的最上位。"

　　双手操作法可快速证明：

　　1. 位置的正确性；

　　2. 盘突复合体的排列关系；

　　3. 关节表面的完整性。

　　毋庸置疑，这是双手操作法与其他下颌定位技术之间最重要的区别。牙齿脱离接触的同时使固定向上的力量通过髁突是验证关节完全就位可接受度的关键。同时，这也是确定是否存在关节囊内结构紊乱病的重要步骤之一。

　　双手操作法便捷易掌握，一旦学会正确的操作方法，通常可以在几秒钟内确定正中关系。当然，所有技术在完全稳定可靠应用之前都必须经历学习和熟练的过程。正确的上下颌关系对所有咬合治疗都是至关重要的，包括在调殆时重复标记正中关系的咬合干扰点，或诊疗结束后的简单调殆。因此，确定正中关系是牙医应该学习的最重要临床技能。一旦掌握，医生对下颌运动的控制将易如反掌。大多数情况下，还可以减少一些额外的步骤，如使用咬合板或再定位殆垫等，且几乎完全不需要

依赖药物来降低肌肉活力。

其他确定正中关系或适应性正中状态的方法

双手操作法不是确定正中关系的唯一方法。只要术者能理解操作的目标是使双侧髁突完全就位和翼外肌下头完全放松，亦可使用其他方法。

前牙咬合阻断装置

前牙咬合阻断装置有各种不同类型。如果能让所有后牙脱离咬合，且髁突能够在水平向和垂直向移动到关节窝最上位，那么这些装置就是有效的。所有这些装置在达到正中关系后就要用后牙咬合记录材料记录正中关系。以下介绍一些相关方法。

直接法制作的前牙去程序化装置

最早的直接法制作的前牙去程序化装置是将自凝聚丙烯酸树脂包绕上前牙切嵴固化就可以（图9-6）。在面团期，下颌骨被引导至正中关系或者尽量接近正中关系，然后做闭口运动，使下切牙咬入未固化的树脂中，直到后牙将要接触时停止闭口运动。待树脂完全凝固后，将牙齿接触的树脂表面打磨成光滑平面，允许下颌自如地进行水平向运动。如果颞下颌关节完整，且翼外肌完全被动放松，在上下后牙间注射快速凝固的材料就可以将髁突稳定在正中关系位。目前所有常用的前牙咬合阻断装置都是以这些早期装置为模板的，机制完全相同，即通过使后牙咬合分离从而使髁突完全处于正中关系位。尽管市场上有很多不同品牌的装置，但都大同小异。

Pankey夹板

Pankey 夹板（图9-7）是多年前Keith Thornton医生设计的，性价比高且易于使用。用自凝树脂或其他硬质材料将夹板固定在上中切牙上，下前牙可沿着夹板下方的平面自由滑动，使髁突自由顺畅地进入正中关系。

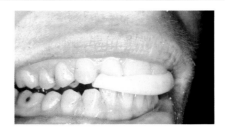

图9-6　直接法制作前牙去程序化装置。

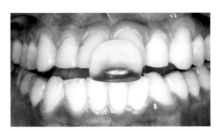

图9-7　Pankey夹板。

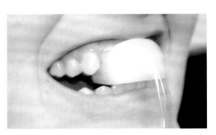

图9-8　Best-bite装置。

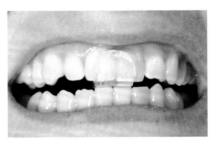

图9-9　Lucia夹板。

Best-bite装置

Best-bite装置（图9-8）的机制实际上与Panky夹板相同。器械套装里有固定装置的注射材料。Jerry Simons医生还撰写过一本用于患者宣教的书，解释了咬合干扰与颞下颌关节疼痛和头痛之间的关系。

Lucia 夹板

Lucia夹板也可起到其他前牙咬合阻断装置的相同作用（图9-9）。Lucia是最早使用前牙咬合阻断装

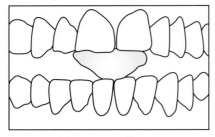

图9-10　NTI装置。

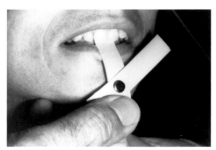

图9-11　隔距片。

置的医生之一[6]。其早期因受到正中关系即"最后退位"错误概念的误导，最初的夹板设计成将髁突向远中引导。Peter Neff医生将其改良为引导髁突往上而非往远中移动。

NTI（三叉神经信号抑制装置）

NTI装置（图9-10）常常被作为一种治疗偏头痛或其他面部疼痛的装置而大肆宣传。事实上，它就是一种不折不扣的前牙咬合阻断装置，其机制与上述装置完全相同。如果咀嚼系统疼痛或头痛的原因是咬合-肌肉功能紊乱，通常只要使后牙咬合分离、颞下颌关节完全就位和翼外肌下头松弛就可使下颌处于正中关系，从而缓解疼痛。如果疼痛主要是由关节囊内结构紊乱引起的，则上述所有装置均无法完全缓解疼痛，也不能取得正确的正中关系。事实上，如果存在关节囊内结构紊乱，使用这些装置反而会产生危害，因为它们会对疼痛的排列异常组织产生过度负荷。

隔距片Leaf Gauge

当前最流行的正中关系确定辅助装置之一是Hart Long医生多年前发明的隔距片（图9-11）[7]。它由多层弹性聚酯薄膜构成，厚度可调，其机制是将隔距片放置在前牙之间使后牙咬合分离。由于这种材料表面光滑平坦，因此当髁突就位后还可允许下颌骨水平向运动。隔距片还可作为松弛翼外肌的去程序化工具。在通过负荷试验确定正中关系后，就可以逐层减少隔距片，直到第一颗后牙出现干扰性接触。

注意： 在使用以上方法之前，必须充分理解目标是使髁突处于最上位。所有方法，当使后牙出现咬合分离后，都需要精确的材料记录后牙咬合关系。使用前牙咬合阻断装置最理想的方式就是，达到正中关系后，在双侧负荷试验时将其作为一种肌肉去程序化装置应用。确认正中关系后，放置咬合记录材料并待其硬固，让患者咬紧将髁突维持在完全就位的状态。我喜欢在咬合记录材料未固化之前，用双手维持关节位置，确保关节不移动。

关节负载

对数千患者诊疗所积累的临床经验是有价值的，在记录正中关系的过程中，颞下颌关节受到重度负荷所产生的结果的确有差异。从我们评估调𬌗的结果来看，不同患者之间的差别还是很明显的。只有通过对关节施加非常重度负荷才能观察到早接触点，对其进行标记并调整，才能达到满意的咬合平衡。只有对关节施加非常重度负荷来查找并消除所有的早接触点，才能实现从"良好结果"到"完美结果"的转变。多年来，我们观察到每一个正中关系记录都采用了相同的操作，包括那些使用前牙咬合阻断装置或隔距片的病例。发现，临床上很难区分关节位置的不同，但治疗效果还是非常显著的。

前牙咬合阻断装置的缺点

前牙咬合阻断装置主要是用于肌肉的去程序化，通过使后牙咬合分离来消除侧方𬌗干扰对肌肉组织的影响，防止髁突移位。因此，这些装置是非常好的查找并确定正中关系的辅助工具。许多牙医喜欢将前牙咬合阻断装置作为确定正中关系的一项常规步骤。这种做法是可行的，但是使用前牙咬合阻断装置的同时不能忽视学习双手操作法的重要性（图9-12）。

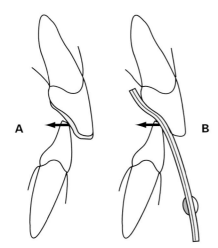

图9-12　警告：错误的前牙咬合阻断装置（A）会使髁突向远中移位。同样，如果升颌肌群强烈收缩并伴有较陡的深覆𬌗时，使用隔距片（B）也会迫使髁突往远中移动。

· 在调𬌗的过程中，如果使用前牙咬合阻断装置，医生就不能标记咬合干扰点。而在闭颌至牙齿接触的过程中，双手操作法可以保证髁突的正确位置。

· 即便使用前牙咬合阻断装置，负荷试验也仍然是能够确保正中关系准确性的唯一手段。

· 在使用前牙咬合阻断装置时，通过渐进式的负荷试验，在升颌肌群产生重度负荷之前，

从轻微负荷开始首先排除关节囊内结构紊乱。

· 结合负荷试验的双手操作法已被证实是非常准确的，可以不需要辅助装置或额外步骤。然而，如果将双手操作法与前牙咬合阻断装置结合使用对操作者有益的话，依然可以使用。

· 原则上应该尽一切努力保证正中关系记录的准确性，但是考虑效能比的话，双手操作法会是最优选择，适用于每一位患者。

参考文献

[1] Kantor ME, Silverman SI, Garfinkel L: Centric relation recording techniques: A comparative investigation. *J Prosthet Dent* 28:593, 1975.

[2] Hobo S, Iwata T: Reproducibility of mandibular centricity in three dimensions. *J Prosthet Dent* 53:649, 1985.

[3] Gilboe D: Centric relation as the treatment position. *J Prosthet Dent* 50:685-689, 1983.

[4] McKee JR: Comparing condylar position repeatability for standardized versus nonstandardized methods of achieving centric relation. *J Prosthet Dent* 77:280-284, 1997.

[5] Roblee R: A comparison of recording methods for centric relation. Thesis at Baylor University, 1989.

[6] Lucia VO: A technique for recording centric relation. *J Prosthet Dent* 14:492, 1964.

[7] Long JH Jr: Location of the terminal hinge axis by intraoral means. *J Prosthet Dent* 23:11, 1970.

[8] Williamson EH: Laminographic study of mandibular condyle position when recording centric relation. *J Prosthet Dent* 39:561-564, 1978.

检验正中关系的负荷试验
Load Testing for Verification of Centric Relation

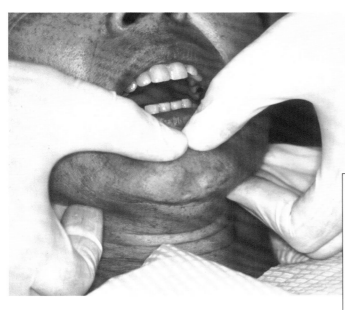

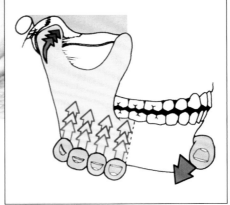

理念

如果颞下颌关节在承受重度负荷时会有不适症状，则关节不在正中关系。

在诊断过程中，负荷试验是最重要但也最容易被忽视的步骤之一。然而，一旦理解上述原则，就能明白为什么在确定正中关系或适应性正中状态中必须对颞下颌关节进行负荷试验。如果遵循一些简单的原则，这个步骤可以绝对安全地应用于任何患者。

负荷试验不仅仅是确定正中关系的必要步骤，也是对颞下颌关节内紊乱病进行鉴别诊断的关键步骤。毫无疑问，如果牙医能参与学习和理解负荷试验的原理和正确操作方法，则对颞下颌关节紊乱病诊断和治疗方法的选择上就不会无所适从。对关节囊内结构紊乱病进行分类必须要进行负荷试验。负荷试验操作简单易懂，可在牙科全科和各个专科领域广泛使用。

负荷试验最常见的临床应用是可以作为一种快捷、简单和安全的方法来判断口颌面部疼痛是否来自于关节囊内结构紊乱病。

颞下颌关节负荷试验的原理

如果颞下颌关节位于正中关系位，则所有殆力均穿过不含神经血管的组织，且此时翼外肌下头完全松弛（图10-1）。

颞下颌关节在正中关系位承担负荷时，关节和咀嚼肌均无不适症状。

如果盘突复合体完全处于关节窝最上部，则其所有向上的运动将受阻于关节窝骨面[1-7]，同时翼外肌下头完全松弛[8-9]（图10-2）。由于髁突无法

往上移动更高，即便是向上的重度负荷也不会引起肌肉的反应。这就是正中关系。

正确负荷试验的施力方式必须遵循"渐进"的原则

负荷试验刚开始加载要非常轻微，施加负荷的过程不是为了将髁突推进正中关系。当医生已经用双手操作法将下颌轻轻地引导到可自由的进行铰链运动的位置，然后再通过负荷试验来检查并验证髁突是否完全位于正中关系位。在许多情况下，尽管髁突可以自由地进行铰链运动，且存在某个固定的止点，似乎像是正中关系，但负荷试验却出现肌紧张或压痛。以上的症状绝对可以表明患侧髁突并未完全就位或存在关节囊内结构紊乱病。

根据临床经验，我们已经掌握了很多负荷试验应用的结果。如果负荷试验刚开始施加轻度负荷就会造成关节不适，则往往提示对已损伤组织造成了压迫，如移位的关节盘或病理性改变等。负荷试验无法对病因做出鉴别诊断，但可以提示存在问题。在进行不可逆的治疗之前，必须对造成不适症状的原因做出明确诊断。注意，只要关节囊内结构紊乱导致关节在承载时会产生不适症状，关节负载时肌肉也是导致不适的原因之一。肌肉总会试图保护疼痛的关节，因此翼外肌下头会发生收缩并妨碍颞下颌关节完全就位。

即便没有关节囊内结构紊乱病，也有可能会对轻度负荷产生反应。受到殆干扰的刺激，翼外肌可能会出现深度亢奋，导致疼痛性肌痉挛。健康完整

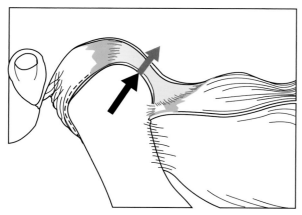

图10-1　在正中关系时，所有负荷将通过无血管神经的组织进行传导。

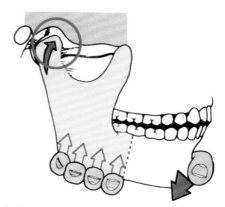

图10-2　负荷试验总是从轻度负荷开始加载。

的关节，肌肉过度收缩而无法放松的情况也可能会导致负荷试验时出现疼痛。此外，应该谨记，负荷试验仅仅只是评估颞下颌关节的测试方法之一。若负荷试验时出现任何反应，都必须根据病史、运动范围和轨迹、听诊和肌肉触诊、必要时进行影像学检查等对关节做进一步评估。如果没有关节囊内结构紊乱病的迹象，将关节紊乱病从咬合-肌肉紊乱病中鉴别出来的最好诊断方法就是使用前牙去程序化装置。为了确认颞下颌关节不是承受负荷时疼痛的来源，通常只需要将后牙咬合分离数分钟即可判断。明确疼痛不是来自颞下颌关节，就可以对关节施加中度负荷以及随后的重度负荷，以此确认正中关系并获取准确的咬合记录。准确上𬌗架的模型通常可以用于咬合关系的分析，确定采用何种治疗方法使牙齿与正确的上下颌关系之间达到协调一致。

在大多数情况下，中度负荷主要引起肌肉的反应。已经发生形变或没有完全适应性改建的颞下颌关节有时需要再次增加负荷才会出现不适反应。如果出现"紧张"或"绷紧"的反应，则问题很可能来自于肌肉止点而非关节囊内结构紊乱。

据我的经验，如果直到第三次施加重度负荷时才出现反应，则反应最有可能来自于肌肉止点。负荷试验开始阶段对颞下颌关节一定要施加轻度的负荷，如果没有不适反应，就可以持续增加至重度负荷。除非患者表现出轻微的不适症状，否则在达到更重度的负荷之前应持续加载。

常见错误

在负荷试验中最常见的两个错误包括：
1. 压力加载过大过快；
2. 在最终增加负荷阶段向上的力量不足。

压力加载过大过快

尽管普遍认为是错的，但依然会有牙医认为必须施加比拮抗肌力量更大的超负荷，强迫髁突进入正中关系。实际上，我们所需要的恰好相反。突然性的超负荷会引起翼外肌的牵张反射，产生强烈收缩，拉髁突向前，以保护关节。确定精确正中关系轴的整个过程需要操作轻柔。直到医生假设关节已

完全就位后，才能开始负荷试验。试验初期要使用轻度负荷，无不适反应时逐渐增加负荷。

向上的负荷力量不足

如果患者对轻度负荷无反应，则必须增加对颞下颌关节向上的力量，直至非常重度的负荷。每次加载负荷，必须询问患者："您是否感到关节有任何疼痛或紧张的不适症状？"许多患者下颌可自由进行铰链运动，且似乎存在一个明确的正中关系止点。直到加载非常重度的负荷，仅当医生询问时，有些患者才会表示有紧张或压痛的感觉。在牙齿间放一个棉卷去程序化后，在关节位于正中关系之前，单侧或双侧髁突可能还可以往上移动一点甚至较大的距离（图10-3，图10-4）。

手的位置对于保证负荷试验的有效性非常重要。四指只有放在下颌后半部分，向上的重度负荷力才能传导至髁突。应该将拇指放在颏结节上方的正中联合处，当髁突被动上移时，加载在下颌骨前部向下的力量才能使牙齿保持分离。

有关负荷试验的误区

多年前，在全国性学会第一次介绍有关负荷试验的概念时，一位著名的临床医生在演讲结束后跑上讲台，质疑我说："如果你一直向上推下颌，总有一天你会把髁突推进脑子里的。"他的质疑主要是因为对关节窝解剖结构的错误理解之上的，但无论如何这种错误概念曾经在很多临床医生中颇为流

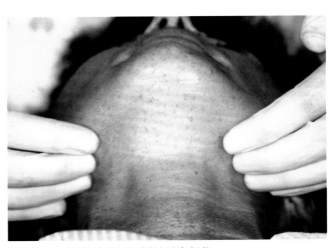

图10-3　四指并拢置于下颌骨后半部位。

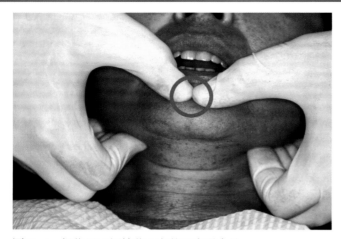

图10-4   拇指置于颏结节上方的正中联合处。

味着，只有确定正中关系或适应性正中状态后才能施行最终的治疗计划。

髁突没有完全就位（肌肉止点）时对负荷试验的反应

行，这也是导致对正中关系和咬合总体概念混淆的一个主要原因。

这种错误概念主要是因为关节窝顶菲薄如纸，而关节窝上方就是脑组织。然而，即便对髁突施加最大的向上负荷，关节窝的顶面永远不会受到盘突复合体的挤压。关节窝的内侧1/3部分骨壁大大增厚，是盘突复合体非常良好的终止点。对全球各地的文献进行Meta分析显示，髁突造成关节窝穿孔的病例极为罕见，只有在严重外伤时才可能发生。

对关节囊内解剖结构的错误认识会造成另一种误解，担心负荷试验会压迫髁突后方的盘后组织。除非盘后组织已经发生水肿，否则正常颞下颌关节的负荷试验不可能压迫到盘后组织。基于上述原因，负荷试验是极具价值的诊断步骤，且初始阶段应该使用轻度力量。如果盘后组织水肿程度已经足以妨碍髁突完全就位，就会有明显的临床表现。在这种情况下，治疗的第一步应为减轻盘后组织水肿。

对于健康完整的颞下颌关节，即使操作不当将下颌推至最大后退位，也不太可能压迫到盘后组织。迫使下颌向正中关系的远中位置移动，在后移的过程髁突内极受到关节窝后壁的引导会使髁突向下移动。

毋庸置疑，健康完整的颞下颌关节能承受来自于升颌肌群的最大负荷。如果颞下颌关节在受到非常重度负荷试验时会产生不适症状，则必须要遵循以下原则：在进行特殊治疗前必须找出病因。这意

如果盘突复合体位于正中关系前下方，在此位置会受到翼外肌收缩的牵拉。如果肌肉未能松弛（图10-5），则加载于颞下颌关节向上的负荷将会由肌肉做出对抗而非骨组织。向上的负荷如果力量足够大，会对收缩的肌肉产生牵拉作用，表现为肌肉疼痛或紧张。对于强制性的拉伸，痉挛的肌肉对疼痛的反应会更强烈。如果盘突复合体完全就位，其向上的进一步运动将会被骨组织所终止。因为髁突已经停止上移且肌肉也已经处于放松状态，就不可能会对翼外肌产生牵拉作用。

如果向上的负荷造成任何一侧颞下颌关节压痛，根据我们一贯的经验，大部分患者的压痛位于肌肉内。如果髁突的内极能够继续上移至关节结节的骨止点，就不需要肌肉收缩了，向上的负荷也不会产生任何压痛或肌紧张。当髁突到达正中关系位时，肌肉会马上发生松弛（谨记所有负荷试验必须是在牙齿脱离咬合状态下进行的）。

如果轻柔的操作无法使髁突上移，任何消除咬合偏斜的方法都有助于翼外肌的松弛。这种方法可消除诱发定位肌群收缩的感受器扳机点。让上下牙齿咬住棉卷5～20分钟后，就可以较好地缓解肌肉收缩或痉挛，更容易达到正中关系。

咬合板通过将光滑面覆盖于有偏移的牙尖斜面上使肌肉痉挛得到缓解。这一装置的机制是赋予髁

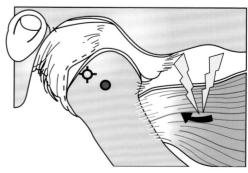

图10-5   如果髁突未完全就位于正中关系，肌肉会将其向前下方牵拉，负荷试验时可表现出肌紧张和压痛。

突回到其生理位置的自由度，而非强制肌肉将髁突
与错位的咬合相关联。

最有效的咬合板表面平整光滑，只与前牙发生
接触，在单侧或双侧髁突向上运动时后牙不发生咬
合接触。此外，咬合板的另一个作用是消除2/3升颌
肌群和翼外肌下头的收缩作用。

关节盘位置关系紊乱时对负荷试验的反应

关节盘的负重区由纤维软骨组织构成，不含血
管和神经末梢感受器，所以当髁突与关节盘相对位
置正确时，在承受较大负荷时无不适症状。

然而，关节盘负重区周围的组织含有丰富的血
管和感觉神经末梢，一旦这些组织受力，就会引起
不适或疼痛（图10-6）。因此，如果关节盘位置关
系紊乱，髁突受到向上的负荷时可引起关节盘不
适，特别是在关节盘双极均发生完全性移位的情况
下。

如果无法通过手法操作使髁突回复到能够抵抗
压力而无不适的位置时，或通过棉卷分离牙齿咬合
接触也无法放松肌肉时，就要怀疑是否存在髁突–关
节盘结构关系紊乱或关节囊内结构病理性改变。

因此在开始治疗之前，有必要确定关节囊内结
构紊乱病的分类。

存在关节内病变或创伤时对负荷试验的反应

向上的负荷导致不适症状的第三种可能性来自
于关节囊内结构的病理改变或外伤（图10-7）。

创伤可能产生各种问题，包括关节盘后组织的

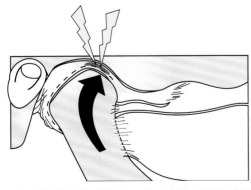

图10-6　如果关节盘发生移位，压迫富含血管的关节盘后组
织会引起疼痛。

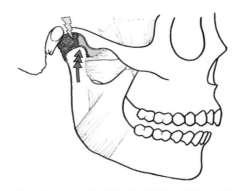

图10-7　关节外伤会导致关节盘后组织水肿和感染，肿胀的
组织受压会引起疼痛。

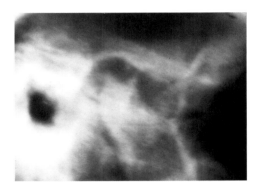

图10-8　负荷试验中对退行性的骨病变组织造成压迫时会引
起不适症状。

炎症和水肿，髁突承受负荷时会引起疼痛。如果既
往有外伤病史，通常也要考虑骨折的可能性。

各种骨疾病，包括退行性结构紊乱、肿瘤、囊
肿和生长紊乱等都会导致关节囊内结构紊乱，关节
受压时会产生不适（图10-8）。

磁共振成像技术（MRI）是评估颞下颌关节的新
方法，远比之前的那些方法全面。每位全科医生都
应该了解和掌握对颞下颌关节紊乱病进行分类的基
本诊断步骤。

> 诊断的两项基本原则：
> 1. 不能接受未经负荷试验确认的正中关系；
> 2. 如果负荷试验引起颞下颌关节不适，一定要找
>   出原因。

参考文献

[1] Zola A: Morphologic limiting factors in the temporomandibular joint. *J Prosthet Dent* 13:732-740, 1963.

[2] Kinderknecht KE, et al: The effect of a deprogrammer on the position of the terminal transverse horizontal axis of the mandible. *J Prosthet Dent* 68:123-131, 1992.

[3] Hylander W: The human mandible: Lever or link. *Am J Phys Anthropol* 43:227, 1975.

[4] Mansour RM, Reynik RJ: In vivo occlusal forces and moments: Forces measured in terminal hinge position and associated moments. *J Dent Res* 54:114-120, 1975.

[5] Radu M, Mirandice M, Hottel TL: The effect of clenching on condylar position: A vector analysis model. *J Prosthet Dent* 91:171-179, 2004.

[6] Hatcher DC, Blom RJ, Baker CG: Temporomandibular joint spatial relationships: osseous and soft tissues. *J Prosthet Dent* 56:344-353, 1986.

[7] Ide Y, Nakazawa K: *Anatomical Atlas of the Temporomandibular Joint*, Chicago, 1991, Quintessence Publishing.

[8] Uchida S, Whittle T, Wanigaratne K, et al: The role of the inferior head of the human lateral pterygoid muscle in the generation and control of horizontal mandibular force. *Arch Oral Biol* 46:1127-1140, 2001.

[9] Mahan PE, Wilkinson TM, Gibbs CH, et al: Superior and inferior bellies of the lateral pterygoid muscle EMG activity at basic jaw positions. *J Prosthet Dent* 50:710-718, 1983.

正中关系的记录方法
Recording Centric Relation

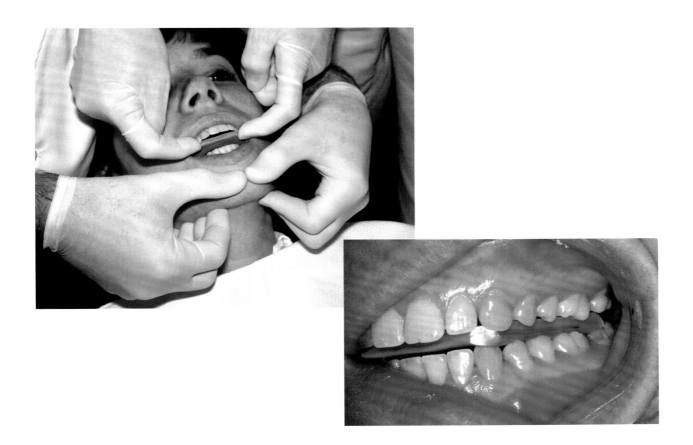

理念

咬合记录不准确会造成诊疗时间浪费、治疗结果不佳、预后无法判断等问题。

准确的正中关系记录

在研究𬌗与颞下颌关节紊乱病之间关系的文献中，最常见的缺陷之一是无法确定是否确实达到并能准确记录预期的关节位置。这个缺陷还会导致心情沮丧、时间浪费、治疗计划出错、新修复体出现难以接受的磨损等问题。遗漏正中关系记录要比及时采取预防措施的代价大得多。然而，每次参观商业化的牙科加工所时，极少能看到用于模型上𬌗架的准确咬合记录。

正如第十章、第十一章所述，临床上有方法可以验证关节位置的准确性，可在针尖大小的范围内进行精确重复。但是，如果不使用面弓转移及精确的咬合记录等技术，还是很难确保正中关系的准确性。

一些发表文献最多的作者并不认为正中关系是可重复的位置。McNamara等[1]认为"不存在用于确定咬合最上位接触的精确可重复方法"。但这一观点被证实是错误的，正中关系可以在上了𬌗架的模型上得以准确重复。而且，学习这一方法仅需耗费数小时而已。McKee[2-3]及其他10名牙医经过一上午的指导，就学会了使用Centrichek正中关系测量设备（Teledyne, Fort Collins, Colorado）。以上11名牙医在10副不同的模型上都能重复再现正中关系记录，精度可以达到针尖大小。在110个正中关系记录中，只有4个记录不是非常理想。然而，在132名牙医使用他们认为"最好的方法"对同一群患者（11名患者分别各取12次咬合记录）所取的132个正中关系咬合记录中，却不能获得一致的正中关系（图11-1）。这一研究表明，在任何分析颞下颌关节与咬合关系的研究中，确定髁突的位置为什么如此重要。该研究也解释了为什么会有如此之多的临床医生不能重复得出经过良好培训的牙医们所得到的测量结果。分析使用所谓"最好的方法"（图11-1）获得的132个咬合记录，也可以看出为什么如此众多的新修复体在完成后会出现咬合过高或侧方𬌗干扰的情况。

导致正中关系咬合记录出错的原因无外乎如下所示：

1. 不恰当的手法操作（颏点诱导或施压）；

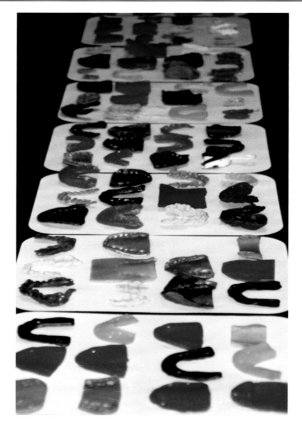

图11-1　132名毕业后未经过正中关系记录训练的执业牙医，采用各自"最好的办法"取得的正中关系咬合记录的样品。

2. 未能诱导或确认正中关系；

3. 咬合记录材料强度不够。由于模型不能稳定就位于橡胶类的咬合记录上，因此橡胶材料作为咬合记录材料是不够准确的；

4. 咬合记录咬入的深度太深。这可能会引起口内软组织受压变形，而模型上的软组织不会受压变形，使得模型无法在咬合记录上完全就位；

5. 使用软蜡取咬合记录，当模型在咬合记录上就位时很容易导致咬合记录变形；

6. 咬合记录压痕过浅，或甚至没有压痕，模型在咬合记录上难以定位；

7. 不稳定的咬合记录材料在完成记录后发生材料变形。

有意思的是，尽管咬合记录普遍都不准确，但对照组中来自美国不同地区的132名牙医，没有一位认为自己取的咬合记录是有缺陷的。由于这个没被意识到的错误代表了日常传统的牙科学水平，表明牙科教学中存在严重不足。而庆幸的是，实验组的

11名牙医只经过一个上午的指导，就学会了精确记录正中关系的技术，证明这个问题其实是很好解决的。

准确咬合记录的标准

准确咬合记录的5项标准是：

1. 咬合记录一定不能引起牙齿移动或软组织的移位；
2. 咬合记录需要在口内确认准确度；
3. 咬合记录在模型上就位要像口内一样准确；
4. 需要在模型上确认咬合记录的准确度；
5. 确保在保存或运送到技工室的过程中咬合记录没有变形。

选择以下方式之一，遵照以上5项标准，就可以获得准确的咬合记录。

蜡殆记录

用蜡作为咬合记录是目前最为流行的方式，但用好也不容易。关键是所使用的蜡，加热后必须足够软，不引起牙齿移位；冷却后必须要硬脆。冷却时弯而不断的蜡在上殆架的过程中容易变形，因此理想的咬合记录用蜡要在冷却时能一弯就断。

Delar蜡片是我们临床用了多年的咬合记录蜡。这种脆硬的蜡呈薄片状，前部较厚，有利于牙齿能从后往前更均匀地穿透。用一个小喷灯将蜡片边缘烤软（图11-2），但不要烤蜡片的中间部分，不要过热。反复多次加热蜡片的正反面直到产生光泽（图11-3），让热量能慢慢渗透并软化蜡片。

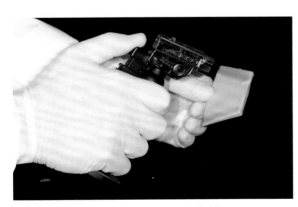

图11-2 用喷灯软化咬合蜡。

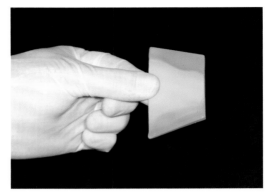

图11-3 均匀加热蜡片边缘使出现光泽。

将蜡片放置在上颌牙弓，并轻轻压入牙齿。助手将蜡片固定于上颌牙弓，医生将下颌诱导到正中关系，在患者咬入蜡片之前通过负荷试验确认正中关系。当患者闭口时，保持沿髁突向上的力量（图11-4）。否则，患者在开始咬到任何东西后，下颌都会有轻微前伸的趋势。

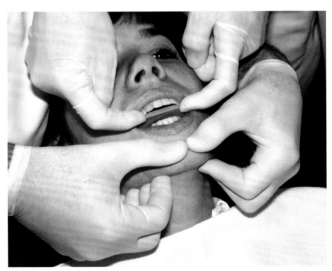

图11-4 闭口咬蜡。

确认第一前磨牙有明确的咬合印记，就能保证所有后牙都会在蜡上留下清晰的印记，使模型与咬合记录之间获得稳定的关系。当蜡殆记录还温的时候，取下并修整至颊尖的位置，这样可以在口内进行确认（图11-5）。要注意牙齿与咬合记录之间没有空隙或裂纹，形成牙-蜡-牙完美契合。

接下来是确认所取咬合记录是否理想。取出咬合记录，在冷水下冷却，使记录变脆变硬，重新放回口内。然后使髁突就位，进行负荷试验以确定正中关系。当下颌闭口铰链运动使牙齿与咬合记录发生最大接触时，保持髁突的正中关系位。确认两侧牙弓是否同时接触硬蜡，且没有早接触或偏斜。确认牙与蜡之间没有空隙，完全就位。

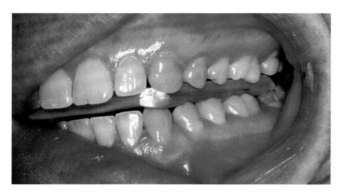

图11-5 后牙区修整咬合蜡至颊尖。

仔细检查，确保咬合记录没有压迫软组织，任何在龈缘位置接触软组织的都应该去除。如果有轻度变形就需要再次软化蜡片进行调整，最好是仅软化整个蜡片的边缘，即牙齿咬牙印的位置。然后将蜡片重新放回上颌牙弓，下颌闭合后能与咬合记录相适应。

蜡片不接触腭部组织，要直接跨过牙弓（图11-6）。咬合蜡要足够厚才能不会弯。在各个象限分别取独立的咬合记录，很难与模型相适应，容易移位，因此整片的蜡𬌗记录就比较有优势，容易操控，石膏模型也能安全就位于跨牙弓的咬合印记上。

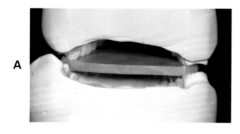

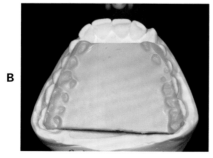

图11-6 A.蜡不能碰触到腭部软组织；B.扩展至对侧牙弓。

将蜡咬合记录保存在一个加水的塑料密闭容器内（图11-7）。咬合记录保存处理不仔细，会导致上𬌗架时发生很多错误。

一旦学会了用蜡取咬合记录，你就会发觉这是最简单快速的正中关系记录方法。这种方法在上𬌗架时表现出非常好的准确性，因为模型在咬合记录中就位非常稳固，不会发生摆动。但它并不是适用于每一个患者的理想方法，它依赖于操作者的个人技术及不同患者的特殊需求。第二种有着特别价值的方法是广泛应用的前牙止点技术。

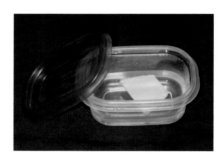

图11-7 将咬合蜡片保存在装有水的密闭塑料容器内。

前牙止点技术

所有记录正中关系的技术中，采用不同形式前方止点的技术是最容易学的，且应用范围广。经过改良的前牙止点技术可适应大部分前牙存在的病例。即使后牙极其松动、缺失或手法诱导困难的病例，也都可以取得很好的准确度。

前牙止点是指只有切牙区接触。当下颌闭合时，下颌切牙咬在上颌切牙精确合适的"止点"上。这个止点要足够薄，以便于下颌闭合时非常接近第一个牙齿接触点，但是无论如何，当前牙止于这个位置时，后牙不允许接触（图11-8）。

前牙止点的最大的优势是将翼外肌去程序化使其松弛，盘突复合体在后牙无偏斜、无限制的情况下就位。如果怀疑颞下颌关节是否完全就位，可用负荷试验检测是否达到正中关系。这在前牙于止点上接触时也可以确认。当确认好正中关系位后，将可固化的咬合糊剂注射入上下后牙之间并固化（图11-8B和C）。

任何在第九章（图11-9）提到的前牙去程序化装置均可用于前牙止点。

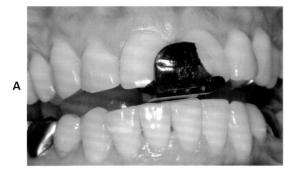

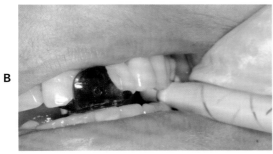

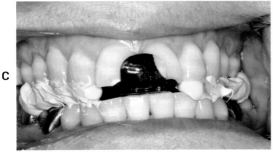

图11-8　A. 放置一块前牙"去程序化"装置，通过负荷试验确认正中关系，引导患者紧咬牙维持负载后的关节位置。取咬合记录的过程中，后牙不得发生接触。B. 当患者稳定地咬在前牙止点上时，在上下后牙间注射咬合记录材料。C. 等待咬合记录材料固化。在模型上殆架过程中不需要前牙止点。

紧咬牙法

"紧咬牙法"是个好方法但经常使用不当。它的不当使用激起了关于殆与颞下颌关节紊乱病之间关系的各种争议。它的正确使用，要求在升颌肌群发挥闭口作用之前有精确定位的正中关系。"紧咬牙法"是从取得上下前牙咬合记录开始的。所用的咬合记录材料是一种典型的软质复合体，在上下前牙咬合确认后可以使其变硬。在任何后牙发生接触之前一定要停止下颌闭口运动。然后指导患者紧咬牙齿，使髁突向上到达正中关系位。要注意一个问题，如果前牙段的咬合记录是在下颌偏离正中关系时取得的，硬化的咬合记录材料会将下颌锁定在现有的殆关系上，使髁突不能往后和往上移动（图

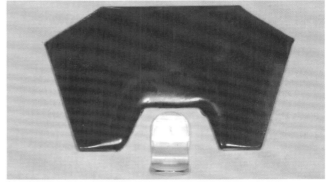

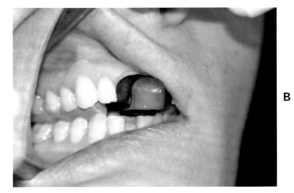

图11-9　可以将取蜡殆记录与前牙去程序化装置一起使用（A）。切除咬合记录蜡片的前面部分。就像前面没有前牙止点一样，用双手诱导法将关节就位并确认正中关系（B）。

11-10）。

只有在前牙咬合与正中关系相协调，或者当升颌肌群收缩，前牙区有一个光滑的平面可供髁突自由移动时，"紧咬牙法"才能有效发挥作用。

正中关系的前牙引导

如果双手诱导法可以达到正中关系，则不需要肌肉去程序化。在这样的病例中，可采用另一种不同的前牙止点引导下颌切牙进入正中关系。

1. 将一个红色复合体小球软化，完全覆盖上中切牙舌面，并延展到切牙的切端来保持稳定。

2. 患者处于仰卧位，通过手法将下颌诱导入正中关系，逐渐闭合直到下颌切牙咬入软的复合体。后牙即将接触时，下颌停止闭口运动。让下颌做末端铰链轴弧形运动，查看下切牙进入复合体材料的印迹时下颌是否发生偏斜。如果出现偏斜，则重新软化复合体，重复上述过程。

在后牙进行咬合记录时必须仔细检查硬固后的

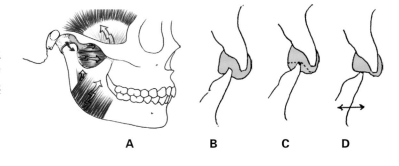

图11-10　如果当下前牙咬入前牙止点内时（B）发生下颌前伸（A），即便用力咬紧，髁突也无法达到正中关系位。这时，必须移除前牙止点那些凹陷的印迹（C），将表面磨平（D）。

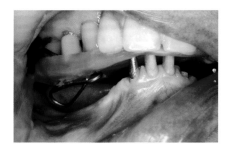

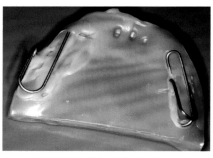

图11-11　在口内放置预先做好的蜡托（上面），预装硅橡胶重体固位装置（底部）。

前牙止点，以确保准确度。需要通过负荷试验来确认闭合时的正中关系轴。若任何一侧关节在承受负荷时出现压痛，说明闭合轴一定是错的。

若闭合轴正确，患者就应闭合在复合体相应的咬痕上。下颌切牙就应该直接咬到咬痕，不发生牙齿移动或偏离末端轴。

3. 确认前牙止点的准确性后，混合好咬合记录材料，置于下颌牙齿上。嘱患者闭口到达止点位置，上下颌用力咬紧。这紧咬的力量会使髁突向上，而前牙止点可以防止患者偏离这个位置。

4. 咬合材料硬固后，取下并修整至下颌的颊尖或上颌的中央沟（只要能够检查到牙齿与咬合材料之间是密合的，在错位牙或预备体处的咬合记录修整可以略有变动），然后再修去与软组织的接触区。

5. 将咬合记录放回到上颌牙齿上，通常咬合记录与牙齿贴合够紧密而不会发生移位。手法诱导下颌进入末端铰链位，注意牙齿与咬合材料之间是否有偏差。如果咬合记录在口内确认良好，它就可以用于上𬌗架。然后在模型上再次确认是否与口内适合度一致。

无牙颌牙槽嵴

如果存在大范围的无牙区，可以在对颌模型上先做好蜡托，预装硅橡胶重体的固位装置。将蜡托放在牙弓上（图11-11），通过手法诱导使下颌闭合于正中关系，下颌前牙与蜡接触。将患者的颞下颌关节固定在正中关系轴上，请患者轻咬蜡形成凹陷的印记。然后将蜡冷却变硬，将硅橡胶的重体添加到预成的蜡基底上。控制确认后的正中关系，使下颌闭口就位于原咬合痕迹。软质的硅橡胶重体就形成与牙槽嵴相适应的形态（图11-12）。

修整硅橡胶，只留下一个与牙槽嵴相适形的浅沟（图11-13）。这个技术可以有很多的改良方法，原则是模型咬在咬合记录上一定是稳固不动的。

为什么模型必须与髁突轴相关联

除非记录髁突处于生理性最上位时下颌相对上颌的关系，否则颌间的咬合记录就没有意义。研究不上𬌗架的模型几乎没有意义，因为分析诊断模型的最主要目的，就是在适宜垂直距离及正中关系情况下上下牙之间的关系。模型不上𬌗架，就无法做到这点。

记住正中关系的咬合记录是在上下牙分离时取的，因此从该点到任意垂直距离，𬌗架一定可以闭合到最大牙尖交错位。正确的正中关系轴可以允许

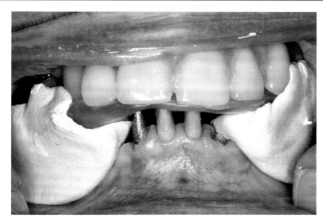

图11-12　硅橡胶重体与对侧牙槽嵴相吻合。

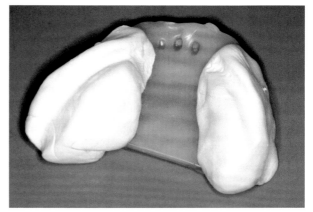

图11-13　与蜡基托相连接的硅橡胶上面，可见与对𬌗无牙颌牙槽嵴相应的浅沟。

咬合垂直距离（VDO）上下移动而不会造成正中关系的改变。

　　如果治疗目标是使正中关系（髁突位）与最大牙尖交错位（牙位）重合，若没有与正确髁突铰链轴运动相关的下颌开闭弧，我们该如何进行咬合分析呢？如果依据一个铰链轴（咬合记录）打开咬合，在𬌗架上又根据另一个铰链轴合上模型，这必然会产生很大的误差，因此必须在患者身上确定好髁突轴并利用面弓将它转移到𬌗架上。不用面弓转移的正中关系咬合记录是没有任何意义的，因为它只记录了咬合被打开时的上下颌位置关系，而没有显示当𬌗架合上时正确的上下牙关系。如果没有面弓转移，𬌗架上的闭颌弧与患者实际闭颌弧之间就会有差异。

　　将模型上到Galetti𬌗架上后，与围绕髁突轴转动的正确闭口弧相比，下颌磨牙牙尖的路径出现了严重的错误（图11-14），这实际上是与没上𬌗架的模型犯了同样的错误。

闭口弧对上下牙弓颊舌向关系的影响

　　模型正确上𬌗架（用面弓转移正确的髁突轴位置，在正中关系上𬌗架）的非常重要价值在于便于准确分析上下牙弓的颊舌向关系。为了更好地解释这点，仅从冠状面观可以看到当发生第一个点接触时处于正中关系位的上下牙弓排列情况（图11-15）。

　　再看Galetti𬌗架上闭口弧的方向（图11-14），并将其与未上𬌗架的模型相联系。

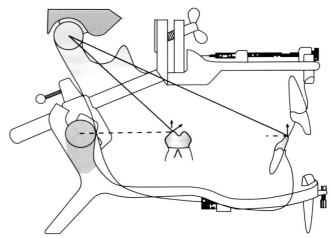

图11-14　正确闭口弧方向（实线）与Galetti𬌗架上闭口弧（虚线）方向的比较。

要点

　　当下颌在正中关系位闭合时，下牙顺着一个弧度，可以使下牙弓外侧较宽部分向前进入上牙弓内侧较窄部分。如果在正中关系位时下颌后牙尖位于上颌后牙中央沟的舌侧，则有助于改善颊舌向关系（图11-16）。

　　如果在正中关系位时，下颌牙尖在上颌后牙中央沟的颊侧，颊舌向的关系将会更糟。

将模型与正确髁突轴相关联

　　面弓可以将上颌牙弓与髁突轴相关联（图11-17），将上颌模型与髁突轴的关系转移到𬌗架上。根据正中关系的咬合记录将下颌模型安装到𬌗架上，由此也可以建立与正确髁突轴的关系。

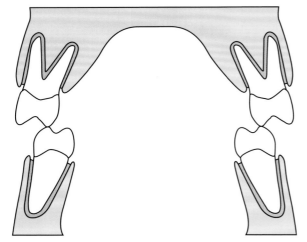

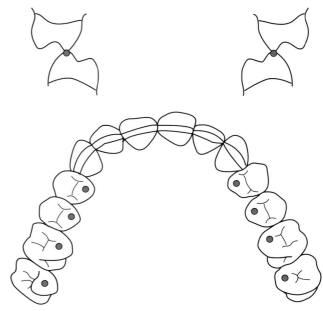

图11-15　正中关系位出现的第一个接触点，并不能确定闭口到正确垂直距离时牙弓的颊舌关系。

图11-16　上颌牙弓上的红点代表正中关系位接触时下颌牙的牙尖。如果消除侧方殆干扰，下颌可以在正中关系上毫无偏斜的闭合，就可以描记出完全闭合后下颌牙尖的位置 。

操作步骤　　　　面弓转移

我们使用简单易用的Dénar Slidematic面弓，适用于各种类型的模型安装。上殆架的过程中会自动调整外耳道与正确髁突轴位置之间的差异。

殆叉与上颌牙弓的形态相匹配，确保殆叉上的蜡能适应上颌牙列，并保持稳定。

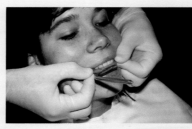

用特殊的尺子测量脸上的一点，利用这个点将模型关联到殆架的中心。这是一个方便的位置，对精度要求不高。

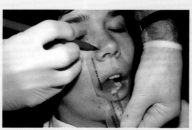

将面弓连接到殆叉的柄上，把耳塞放入外耳道，由助手辅助固定位置。指针与脸上的标记在同一水平线，而面弓则与此高度对应，锁死前部的关节就可以固定整个面弓。

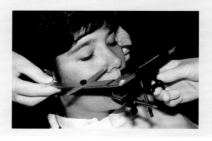

操作步骤　　　**面弓转移**

然后将𬌗叉连带夹具从面弓上取下。

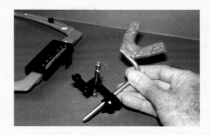

将夹具和𬌗叉固定在Combi𬌗架下颌架体的定位器上，这样就可以将上颌模型关联到髁突轴上了，并会自动补偿外耳道与髁突位置之间的差异。

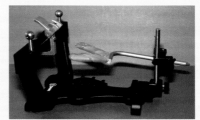

上颌模型固定在𬌗架的上颌架体，在进行这个步骤时一定要将上颌架体锁定在正中关系。

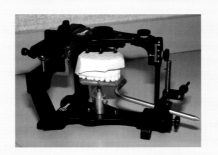

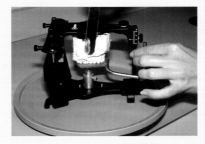

利用正中关系咬合记录将下颌模型安装到𬌗架上。

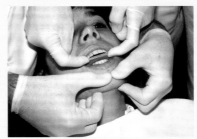

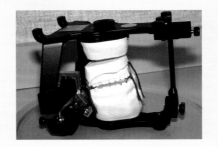

续表

操作步骤	面弓转移

模型按正中关系安装到Combi殆架上。殆架上好后就可以在不改变模型与正中关系轴之间关系的基础上进行开闭口运动。当分析调殆是否是一种可接受的治疗方法或还有其他更好的治疗时，正确面弓转移上殆架就显得非常重要了。

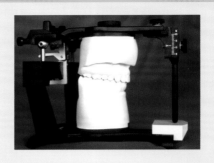

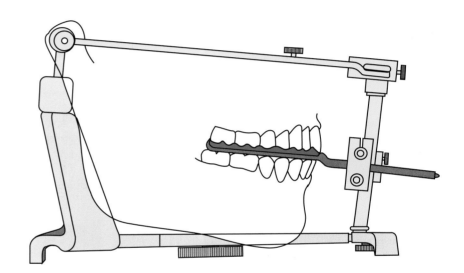

图11-17 面弓是一个适宜殆架的基础部分。

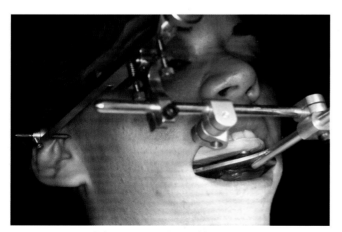

图11-18 运动铰链轴记录。

面弓的选择

有很多不同的面弓可供选择，面弓将上颌模型与髁突水平轴进行了关联，是模型准确上殆架的必要条件。在我早年的执业生涯中"颌学"派理论流行的时候，我曾使用运动铰链轴面弓记录准确的髁突轴位置（图11-18）。

我发现当大张口时触摸髁突窝，凹陷点的中心位置与真实铰链轴的位置相差很少超过1.5mm，且可以多次确认。用记号笔在中心点做个标记（图11-19），这样就可以不需要取铰链轴记录了。任何面弓均可与标记的铰链轴对齐，而绝对不会降低临床所能接受的精度（图11-20，图11-21）。

没有必要将面弓的使用复杂化。不管是最复杂的面弓，还是最简单的Hanau面弓，只要能将上颌牙

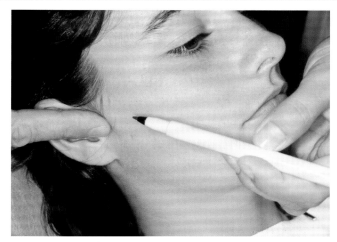

图11-19　标出凹陷的中心点。

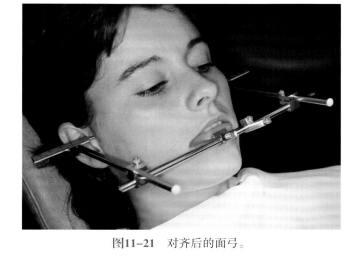

图11-21　对齐后的面弓。

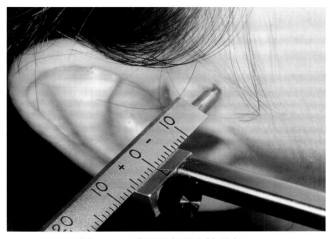

图11-20　将面弓与髁突轴对齐。

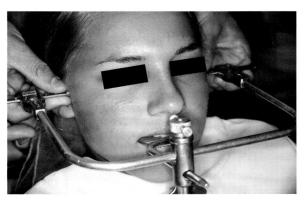

图11-22　Hanau面弓。

弓与髁突轴相关联，各种面弓都是可以用的（图11-22）。

为什么要使用耳弓

耳弓对髁突轴的定位不那么精确，不像髁突轴定位杆那样与髁突平行，耳弓是将耳塞置入外耳道内。耳弓通常需要通过一种特殊的夹子固定在𬌗架前方，这个夹子可以补偿髁突轴与外耳道之间的差异，自我纠正外耳道定位的误差。有医生会质疑这种补偿的准确性，但我是认同的。我用耳弓转移多年，也上了成千上万的𬌗架，包括非常复杂𬌗问题的诊断和治疗，没有因为使用耳弓对修复体产生不利影响。耳弓是最快也是最容易操作的，在使用时完全不用担心准确性。你会发现，现在即便是最纯的"颌学"派人士也会使用耳弓上𬌗架。理解面弓或耳弓最重要的一点是：

如果在应用中与髁突轴没有关联，即便是最完美的正中咬合记录，也是不准确的。面弓是保证准确度的必要条件。

参考文献

[1] McNamara JA Jr, Seligman DA, Okeson JP: Occlusion, orthodontic treatment, and temporomandibular disorders: a review. *J Orofac Pain* 9:73-90, 1995.

[2] McKee JR: Comparing condylar position repeatablilty for standardized versus non-standardized methods of achieving centric relation. *J Prosthet Dent* 77:280-284, 1997.

[3] McKee JR: Comparing condylar positions achieved through bimanual manipulation to condylar positions achieved through masticatory muscle contraction against an anterior deprogrammer: a pilot study. *J Prosthet Dent* 94:389-393, 2005.

牙合的分类

Classification of Occlusions

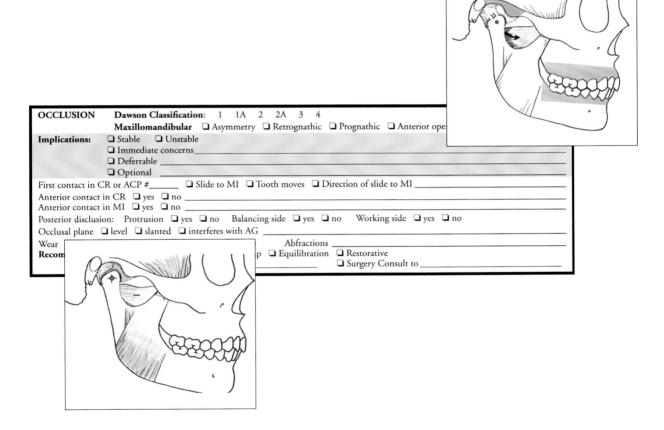

OCCLUSION	Dawson Classification: 1 1A 2 2A 3 4

Maxillomandibular ❑ Asymmetry ❑ Retrognathic ❑ Prognathic ❑ Anterior ope

Implications: ❑ Stable ❑ Unstable
❑ Immediate concerns _____
❑ Deferrable _____
❑ Optional _____

First contact in CR or ACP #_____ ❑ Slide to MI ❑ Tooth moves ❑ Direction of slide to MI _____
Anterior contact in CR ❑ yes ❑ no _____
Anterior contact in MI ❑ yes ❑ no _____
Posterior disclusion: Protrusion ❑ yes ❑ no Balancing side ❑ yes ❑ no Working side ❑ yes ❑ no
Occlusal plane ❑ level ❑ slanted ❑ interferes with AG _____
Wear _____ Abfractions _____
Recom_____ p ❑ Equilibration ❑ Restorative
❑ Surgery Consult to _____

理念

有效的牙合分类必须能够在最大牙尖交错位与颞下颌关节（TMJs）的位置和状况之间建立特定的联系。

有效的分类

如果髁突与关节窝之间的关系是错误的，那么上下颌之间的关系也不可能正确。无论上下颌之间的关系有多么完美，如果需要一侧或双侧髁突移位才能达到最大牙尖交错位，必然会造成咬合不协调，同时也造成了神经肌肉系统的不协调和不稳定（图12-1）。

多年以来，安氏分类法一直作为𬌗的标准分类法[1]。安氏分类法的不足之处在于其分析上下颌牙弓关系的同时没考虑颞下颌关系的位置和状况。大家普遍使用不上𬌗架的研究模型来归档"完成"后达到安氏Ⅰ类的病例，说明在学术交流方面存在缺陷。在声称评估𬌗与颞下颌关节紊乱病之间关系的研究却使用了安氏分类法[2]，这是非常严重且不可接受的缺陷。因为安氏分类法没有考虑到颞下颌关节的位置和状况与最大牙尖交错位之间的关系。神经肌肉系统对于细微的侧方𬌗干扰具有高度敏感性[3-4]，使我们更加充分意识到，准确诊断取决于对𬌗与颞下颌关节关系的分类。

错𬌗畸形的安氏分类[1]常规用来表示下牙弓相对上牙弓的关系。通常，安氏Ⅰ类用于描述上下有牙颌牙弓的正常关系。安氏Ⅱ类和Ⅲ类用来描述上下颌牙弓的非正常关系。其中，安氏Ⅱ类指下牙弓属于远中关系，而安氏Ⅲ类则表示下牙弓处于近中关系。

分析任何咬合情况时需要仔细检查最大牙尖交错位与颞下颌关节位置和状况之间的关系。如果不考虑关节的位置，那么当髁突完全就位于正中关系时，理想的Ⅰ类咬合实际上也可能是严重的Ⅱ类深覆盖关系（图12-2）。

如果安氏Ⅰ类𬌗与双侧颞下颌关节完全就位的位置协调一致，则这种Ⅰ类𬌗关系就可以在稳定性可控的范围内取得很好的美学和功能效果。但是，若一侧或双侧颞下颌关节必须发生移位才能达到Ⅰ类𬌗，则其结果一定是不理想的，因为如果咬合接触的时间延长，偏移的牙尖斜面可能会引起肌肉的过度兴奋与不协调。如果单侧发生早接触，则出现肌肉过度兴奋和疼痛症状的可能会最大。当双侧同时发生早接触，且关节发生向前移位时，机体对侧方𬌗早接触会更耐受。然而，临床经验显示，如果颞下颌关节在最大牙尖交错位时可以完全位于正中

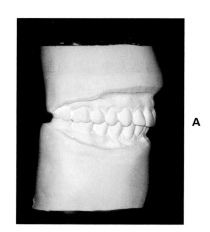

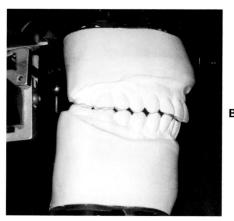

图12-2　A. 在最大牙尖交错位上𬌗架，没有考虑正确髁突轴的位置。模型上看上去是安氏Ⅰ类𬌗。B. 同样的模型在正中关系位上𬌗架。当髁突位于其对应的关节窝位置时，咬合关系的所有特征都发生了改变。

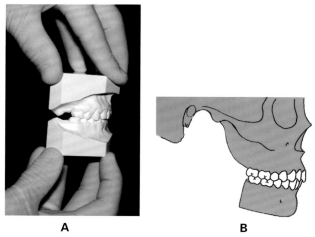

图12-1　任何忽视颞下颌关节的咬合分析都是不够全面的（A），如同没有颞下颌关节的下颌（B）。

关系，则对于缓解因紊乱所致的咀嚼肌过度兴奋的预后会大大改善。

从咀嚼肌稳定或舒适的角度来看，整个咀嚼系统（即牙齿、关节和肌肉）的平衡，比起需要通过颞下颌关节移位达到最大牙尖交错位从而形成"理想"的安氏Ⅰ类咬合更加重要。另一方面，Ⅱ类和Ⅲ类咬合关系也可以获得很好的稳定性并与肌肉和关节保持协调一致，因此对于某些患者而言，只要最大牙尖交错位与关节完全就位之间不冲突就是最好的咬合关系。

图12-3显示，通过左侧颞下颌关节移位形成完美的中线排列和安氏Ⅰ类粭。这类关节移位通常伴有患侧咀嚼肌疼痛。通过咬合治疗来适应上下颌关系是错误的。

为实现咀嚼肌协调及缓解肌肉疼痛，双侧髁突在达到最大牙尖交错位过程中必须能无干扰地就位于正中关系。如图所示，当双侧髁突完全位于正中关系位时，只有左侧有咬合接触，且接触点位于牙尖斜面上（图12-4）。在此颌位上若牙齿咬合分离，颞下颌关节即便在负荷状态下也不会有任何不适。一旦消除了后牙侧方粭干扰，能够完全闭合在最大牙尖交错位，则可预见到能获得舒适的咬合、舒适的颞下颌关节和舒适的肌肉，但中线却会发生偏移。

对于评估粭与颞下颌关节紊乱病之间关系而言，安氏分类法并不是一种适宜的系统。侧方粭干扰可发生在任何安氏分类中，包括安氏Ⅰ类。当存

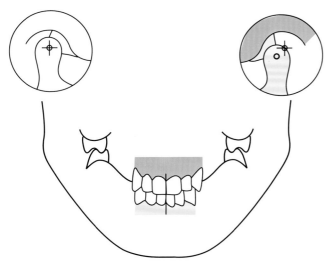

图12-3 咀嚼肌疼痛往往伴随着髁突的移位。

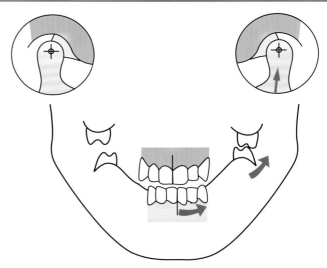

图12-4 当髁突位于正中关系时，出现咬合干扰。

在侧方粭干扰时，需要颞下颌关节移位才能达到最大牙尖交错位，这是引起咬合-肌肉疼痛的主要原因，而咬合-肌肉疼痛是最常见的颞下颌关节紊乱病。但是，安氏分类主要基于最大牙尖交错位，而并未考虑到是否需要关节移位才能实现这一状态。

如果发生明显髁突移位，在制订治疗计划时参考安氏分类法可能导致严重的误判。在分析上下颌间关系之前，若不能准确判断髁突的位置，即使是明显的关节移位也常常会被忽视（图12-5）。

如果在文献中对正中关系的误解不是如此普遍[10-13]，或许可以更容易意识到安氏分类法的内在问题。《临床正畸学杂志》[14]中所描述的"正中关系"表达了一种常见的错误观点，文中提到："正中关系这个术语已经过时……在实际中是不存在的。"作者继续谈道："正中关系不能单纯地定义为一个固定姿势位术语。"以偏概全或许是不公正的，但在很多正畸文献中确实可看到这种对正中关系的偏见，这也解释了为什么在上下颌关系上，关节位这一因素常常被忽视的原因。事实上我们很容易证明，可以将正中关系准确定义为精确的位置性术语，且可以在针尖大小范围内检验并可重复获取这一位置[15-19]（参见第九、第十和第十一章）。

Pullinger和他的同事们[13]观察到，咬合因素的确会引起颞下颌关节紊乱病，这点不容忽视。但是他们提出了一个新的"正常"概念，包括2mm以内的偏移滑行、在髁突后退位时单侧牙齿的接触，以

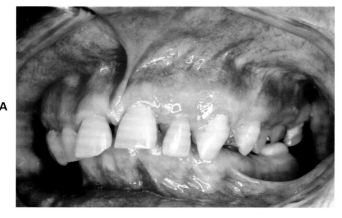

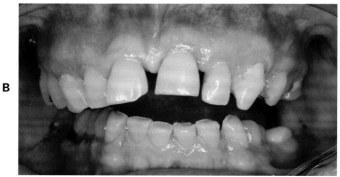

图12-5   如果忽视髁突位置，比较一下对这样牙列所做治疗计划的差异。在最大牙尖交错位（A），看上去是深覆𬌗的问题。在第一个点发生咬合接触的正中关系位（B），需要的治疗就完全不同了。如果基于最大牙尖交错位建立上下颌关系的修复和正畸治疗计划，往往会忽视这些主要的错𬌗关系。

及所有的安氏分类。对大多数患者而言，影响颞下颌关节完全就位的侧方𬌗干扰也许是一种"正常"现象，但它也可能是非常有问题的。这当然与我们预期的长期稳定舒适的治疗效果不一致。根据我的临床经验，如果正中关系未能精确确定，咬合-肌肉紊乱病的一些关键因素都将无法诊断，例如牙齿过度磨损、功能性牙齿动度、牙齿酸痛或敏感以及其他不稳定的症状，而且所有的侧方𬌗干扰都将成为潜在问题。基于上下颌牙弓关系的安氏分类没有涉及这些问题，忽略了颞下颌关节的位置和状态。

有观点认为，从正中关系偏移滑行必须超过2mm才会出现症状或体征，这与我们的临床观察结果明显不符。非常轻微的偏移也经常会引起牙齿疼痛、敏感和/或咀嚼肌疼痛，通过对𬌗干扰的调整通常就可以消除这些症状。文献清楚显示，许多"专家"并不认为𬌗干扰是颞下颌关节紊乱病的重要致病因素[11]。但这也明确提示我们，那些被"专家"所引用的研究文献应该也存在严重缺陷，应该不能用以参考。

只有对颞下颌关节紊乱病的具体类型进行定义和分类，才能精确定义颞下颌关节的位置和状况并确认其与最大牙尖交错位之间的关系，才能准确评估咬合病的症状和体征。成功临床医生的所作所为只是为了获得可预期的结果，若所谓的"专家"不明白这个道理就会继续糊涂下去。

Cordray在一项优秀的正畸研究中证实了髁突位[20]，并论证了将研究模型正确上𬌗架对最大牙尖交错位时进行安氏分类的重要性。该研究阐述了肌肉去程序化和将研究模型按照确定的正中关系上𬌗架对分析正确上下颌间关系的重要性。该研究揭示了安氏分类的𬌗状况有显著的临床偏差，包括牙早接触、覆盖增加、覆𬌗减小和中线偏移等。对正中关系模型的分析显示，由于上下牙弓关系在正中关系位与最大牙尖交错位有显著性的差异，因此安氏分类也会出现偏差。Cordray认为在治疗之前不能仅因为患者无临床症状就假定髁突的位置是正确的。他发现，596名无症状患者的下颌关系从最大牙尖交错位变为正中关系位时，40.9%的人在尖牙和第一磨牙处的安氏分类发生了变化。他的结论与我们的临床经验一致，如同在修复学中一样，准确的正畸诊断和治疗也必须要基于在正中关系上𬌗架的诊断模型分析。口内的肉眼分析或对以牙尖最大交错位手工对位模型的分析都是不够准确的，不能据此制订可靠的治疗计划。Williamson[22-24]、Roth[25]和其他一些有影响力的牙医们[26-29]倡导应该要对上下牙弓关系分析有准确度的要求。目前最迫切的需求就是找到一种更准确的分类系统，能将最大牙尖交错位与特定的髁突位置相关联，并能在学术交流与科研中有所改善。

DAWSON分类法[21]

关于颞下颌关节的任何咬合分析，在分析咬合之前必须先确定颞下颌关节的位置和状况。

I 型𬌗：最大牙尖交错位与正中关系协调一致

I 型𬌗的含义

· 正中关系要在牙齿分离的情况下进行确认；

· 即便承受重度负荷，颞下颌关节区无不适症状；

· 无须进行颞下颌关节紊乱病的治疗；

· 下颌无早接触或不发生偏移就可以闭合到最大牙尖交错位；

· 除非可能存在下颌非正中移动的𬌗干扰，否则不要调𬌗；

· 患者紧咬牙齿时无不适症状；

· 没有使用咬合板的指征；

· I 型𬌗会出现在安氏分类的任何一型。

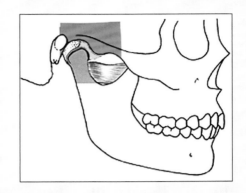

I A型𬌗：最大牙尖交错位与适应性正中状态协调
A表示适应状态。

I A型𬌗的含义：

· 关节囊内结构紊乱但已适应；

· 颞下颌关节能承受负荷而无不适；

· 不需要进行颞下颌关节紊乱病治疗；

· 因为没有颞下颌关节/𬌗失调，所以不必纠正咬合。

可能之前发生过一些不同类型的关节囊内结构紊乱，随后关节面发生了适应性改建。关节盘或许会部分或全部移位，或发生关节的改变，形成扁平的骨对骨接触。如果关节能承受重度负荷而无不适且稳定性可控，那么𬌗与颞下颌关节之间总还能建立协调关系。

如果颞下颌关节已经有结构改变，应该要明确并记录变形的类型和程度。Piper分类法（参见第二十七章）对所有类型的关节囊内结构紊乱进行了明确分类。

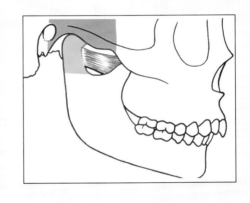

重要的是，要认识到结构改变的颞下颌关节可能不如正常完整的盘突复合体稳定，也要认识到关节囊内结构的任何改变都可能会影响颞下颌关节/殆的关系。临床经验表明，如果可以确定是适应性正中状态，咀嚼肌系统大多数都能保持舒适状态。如有需要，略做调殆就可以保持殆的协调。初始治疗结束后，应告知患者有可能还需要定期调整咬合。

Ⅱ型：从确认的正中关系到最大牙尖交错位时，髁突必须移位。

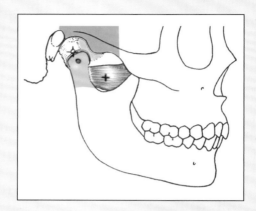

ⅡA型：从适应性正中状态到最大牙尖交错位时，髁突必须移位。

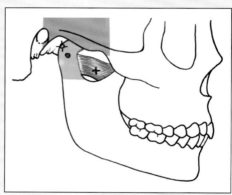

Ⅱ型或ⅡA型含义

事先确认正中关系或适应性正中位，因此可以排除关节囊内结构紊乱造成的不适。疼痛来源于肌肉或干扰牙，若能消除所有殆干扰则预后很好。Ⅱ型或ⅡA型不属于颞下颌关节外科、关节镜检查、关节腔注射或关节灌洗等的适应证，咬合治疗的目标是达到Ⅰ型或ⅠA型。

使用咬合板治疗或许可以恢复，或直接通过调殆、正畸或修复方法纠正颞下颌关节/殆的不协调。

III型：不能确定正中关系

颞下颌关节承受负荷时出现压痛或牵拉，因此只有先解决颞下颌关节问题后才能确定与最大牙尖交错位的关系。

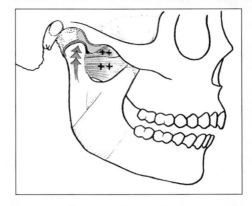

III型含义

III型需要用到颞下颌关节Piper分型，关键是在咬合治疗结束前纠正颞下颌关节紊乱病。依据颞下颌关节紊乱病的具体类型选择治疗方案。治疗方法包括，从简单的释放性咬合装置到肌肉痉挛的缓解，到对某些关节囊内结构紊乱的手术矫正。创伤性的关节盘后水肿通常会妨碍髁突的完全就位，直到炎症和水肿消退才能恢复，因此也可以归为III型。治疗的目标是成为I型或IA型。

III型分类适用于那些有可能纠正回到正常功能的情况，但在检查时，颞下颌关节在承受负荷试验时可能会有一定程度的不适。

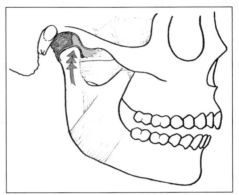

IV型：由于病理性不稳定的颞下颌关节，殆关系处于进行性紊乱的活跃期

IV型含义

IV型表明颞下颌关节处于活动性的进展期，不可能建立稳定的颞下颌关节/殆关系。IV型的典型体征如下：

- 进行性的前牙开殆
- 进行性的不对称
- 进行性的下颌后移

治疗目标是阻止TMJ变形的继续进展，直至关节稳定性达到可控的程度。

此阶段禁止任何不可逆的咬合治疗。

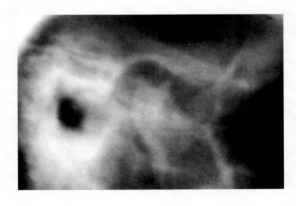

讨论

要将𬌗准确分型必须要掌握两项技能：正确负荷试验的操作技巧以及将颞下颌关节紊乱病细分为具体结构紊乱的能力。

正确负荷试验的技能。负荷试验是一种骨科医生常规用于评估身体其他关节的标准操作。在负荷试验中，颞下颌关节任何区域的压痛或牵拉反应都表示未达到正中关系或适应性正中状态。

负荷试验没有其他可替代的方法。然而，负荷试验或许可以与前牙去程序化装置联合使用，使翼外肌放松及后牙𬌗分离。

闭口运动中不进行手法诱导无法验证正中关系。受侧方𬌗干扰影响的肌肉不协调可能会严重影响不进行手法诱导的闭口运动。肌肉记忆模式会引导下颌绕过侧方𬌗干扰，单侧或双侧颞下颌关节发生移位，通过习惯性闭合道进入最大牙尖交错位。负荷试验对于确认关节是否在正中关系完全就位非常关键。

将颞下颌关节紊乱病细分为具体结构紊乱的能力。文献中很少有对颞下颌关节紊乱病的类型进行具体讨论、研究和治疗的。通常只列出颞下颌关节区域的症状，如关节杂音、运动受限、关节不适等。这些症状由病因各异的各种结构紊乱引起，因此需要根据不同的预后结果进行相应的治疗。Piper分类是颞下颌关节疾病分类诊断的金标准（参见第二十七章）。

临床应用

在Ⅰ型或ⅠA型的𬌗中，即使用最大的咬合力咬紧牙，颞下颌关节区域或咀嚼肌无任何不适，这是正确咬合治疗的首要目标。除了一些进展性的牙周病以外，在空口紧咬牙时关节或任何牙感到不适，那就提示在髁突完全就位过程中存在𬌗干扰，那么该患者就不是Ⅰ型或ⅠA型𬌗。

在Ⅱ型或ⅡA型𬌗中，已经明确正中关系或适应性正中状态，就可以排除是关节囊内结构紊乱。如果可以去除所有的𬌗干扰，通常消除咀嚼肌疼痛的预后就非常好。经过咬合调整，Ⅱ型通常可以转变为Ⅰ型，ⅡA型可以转变为ⅠA型。

对于Ⅰ型或Ⅱ型及其适应性亚型的患者，无须并禁用颞下颌关节手术、内镜检查、关节内注射或灌洗等治疗。颞下颌关节紊乱病极少需要精神药物治疗，除非咬合不稳定才需要长期应用𬌗垫治疗。对于已经排除关节囊内结构紊乱的患者，如果通过调𬌗不能缓解肌肉疼痛，需要对其广泛性的肌功能紊乱、肌纤维痛以及神经性影响因素予以额外的治疗。

Ⅱ型或ⅡA型𬌗治疗的重点在于将咬合调整到颞下颌关节保持可接受的稳定性。Ⅲ型𬌗治疗的重点是在咬合治疗完成前纠正颞下颌关节紊乱病。治疗方法取决于颞下颌关节紊乱病的具体类型，因为治疗方法包括从可以缓解肌肉亢奋的简单自由𬌗垫到对某些关节囊内结构紊乱的手术矫正治疗。当颞下颌关节达到承受负荷而无不适症状时，目标是建立一个Ⅰ型或ⅠA型𬌗，以至于可以重建舒适的生理性神经肌肉状况。

Ⅳ型𬌗的治疗最复杂，因为没有稳定的髁突位置可供参考。进行性形变导致髁突位置的不断改变，使其不可能建立和维持协调的颞下颌关节/𬌗关系。

这套分类系统包含了评估𬌗与颞下颌关节之间关系的关键信息。任何科研或前提假设如果不以包含这些信息的分类法为基础都可以认为是自动无效的。

作为研究咀嚼系统的医生，牙医是唯一经过（或应该经过）必要教育和训练的健康专家，可以正确评估𬌗因素在咀嚼肌系统紊乱病中的作用，包含但不仅限于颞下颌关节紊乱病。牙医有责任在全面专业的正确诊断之前不开始任何的治疗。

参考文献

[1] Angle EH: *Classification of malocclusion of the teeth*, ed 7, Philadelphia, 1907, S.S. White Dental Manufacturing Company, pp. 35-59.

[2] Dworkin SF, Huggins KH, LeRische L, et al: Epidemiology of signs and symptoms in temporomandibular disorders: Clinical signs in cases and controls. *J Am Dent Assoc* 120:273-281, 1990.

[3] Robertson LT, Levy JH, Petrisor D, et al: Vibration perception thresholds of human maxillary and mandibular central incisors. *Arch Oral Biol* 48(4):309-316, 2003.

[4] Jacobs R, van Steenberghe D: Role of periodontal ligament receptors in tactile function of teeth. *J Periodont Res* 29(3):153-167, 1994.

[5] Ramfjord SP, Ash MM: *Occlusion,* ed 3, Philadelphia, 1983, WB Saunders.

[6] Riise C, Sheikholeslam A: The influence of experimental interfering occlusal contacts on the postural activity of the anterior temporal and masseter muscles in young adults. *J Oral Rehabil* 9:419-425, 1982.

[7] Dawson PE: Centric relation: Its effect on occluso-muscle harmony. *Dent Clin North Am* 23(2):169-180, 1979.

[8] Kerstein R, Farrell S: Treatment of myofascial pain-dysfunction syndrome with occlusal equilibration. *J Prosthet Dent* Jun; 63(6): 695-700, 1990.

[9] Ramfjord S: Dysfunctional temporomandibular joint and muscle pain. *J Prosthet Dent* 11:353, 1961.

[10] McNamara JA Jr, Seligman D, Okeson JP: Occlusion, orthodontic treatment and temporomandibular disorders: A review. *J Orofac Pain* 9:73-86, 1995.

[11] Glaros AG, Glass EG, McLauglin L: Knowledge and beliefs of dentists regarding temporomandibular disorders and chronic pain. *J Orofac Pain* 8(2):216-222, 1994.

[12] Seligman DA, Pullinger AG: The role of functional occlusal relationships in temporomandibular disorders: A review. *J Craniomandib Disord* 5(4):265-279, 1991.

[13] Pullinger AG, Seligman DA, Gornbein JA: A multiple regression analysis of the risk and relative odds of temporomandibular disorders as a function of common occlusal features. *J Dent Res* 72:968-979, 1993.

[14] Keim RG: The editor's corner. *J Clinical Ortho* July 2003.

[15] McKee JR: Comparing condylar position repeatability for standardized versus nonstandardized methods of achieving centric relation. *J Prosthet Dent* 77(3):280-284, 1997.

[16] Wood DP, Elliott RW: Reproducibility of the centric relation bite registration technique. *Angle Orthod* 64(3):211-220, 1994.

[17] Woelfel JB: New device for accurately recording centric relation. *J Prosthet Dent* 56:716-727, 1986.

[18] Long JH: Locating centric relation with a leaf gauge. *J Prosthet Dent* 29:608-610, 1973.

[19] Globe D: Centric relation as the treatment position. *J Prosthet Dent* 50:685-689, 1983.

[20] Cordray FE: A three dimensional analysis of models articulated in the seated condylar position from a deprogrammed asymptomatic population—a prospective study. Submitted for publication 2004; Dr. Frank Cordray, 96 Northwoods Boulevard., Columbus, Ohio, 43235.

[21] Dawson PE: A classification system for occlusions that relates maximal intercuspation to the position and condition of the temporomandibular joints. *J Prosthet Dent* 75:60-66, 1996.

[22] Williamson EH: Laminographic study of mandibular condyle position when recording centric relation. *J Prosthet Dent* 39:561-564, 1978.

[23] Williamson EH, Lundquist DO: Anterior guidance: Its effect on electromyographic activity of the temporal and masseter muscles. *J Prosthet Dent* 49:816-823, 1983.

[24] Williamson EH, Evans DL, Barton WA, et al: The effect of bite plane use on terminal binge axis location. *Angle Orthod* 47:25-33, 1977.

[25] Roth RH: Functional occlusion for the orthodontist Part 1. *J Clin Orthod* 5:32-51, 1981.

[26] Kinderknecht KE, Wong GK, Billy EJ, et al: The effect of a deprogrammer on the position of the terminal transverse horizontal axis of the mandible. *J Prosthet Dent* 28:123-131, 1992.

[27] Slavicek RO: On clinical and instrumental functional analyses for diagnosis and treatment planning Part 1. *J Clin Orthod* 22:358-370, 1988.

[28] Karl PJ, Foley TF: The use of a deprogramming appliance to obtain centric relation records. *Angle Orthod* 69:117-123, 1999.

[29] Cordray FE: Centric relation treatment and articulator mountings in orthodontics. *Angle Orthod* 66:53-58, 1996.

垂直距离
Vertical Dimension

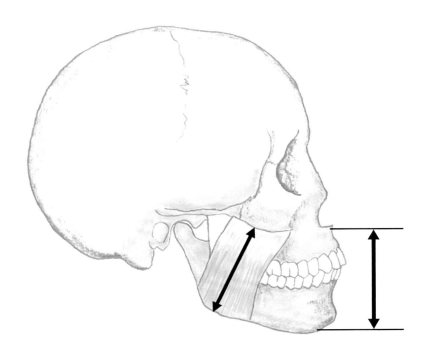

理念

升颌肌群相对稳定的重复收缩长度决定咬合垂直距离。

对垂直距离的理解

为了避免陷入关于垂直距离的4个严重误区，我们需要了解：

1. 不能基于患者是否舒适来确定垂直距离。

无论垂直距离改变与否，患者都可以非常舒适。在垂直距离增高后的牙列上放置殆垫可以使患者感到舒适。当我们取下殆垫并进行调殆后，患者的舒适度依然不会改变。即便患者丧失了所有牙齿，就颞下颌关节和肌肉而言，患者还是感觉舒适的。换句话说，用临时殆垫确定患者是否能耐受增加的垂直距离是非常不妥的。患者能忍受垂直距离的大范围改变，而无不适症状，因此不能以舒适度来判定正确的垂直距离。

2. 通过测量息止颌间隙来判定正确的咬合垂直距离（VDO）不是一个准确的方法。

患者会适应垂直距离的改变并很快建立新的息止颌间隙[1-2]。不同患者的息止颌间隙有很大差异，即便同一患者不同时期也是不同的。

3. 确定下颌的息止颌位不是确定垂直距离的关键因素。

当前推广的所谓"神经肌肉牙科学（NMD）"最大的缺陷之一，就是通过人为激发的息止颌位来引导殆关系。那样经常会因为进行不必要的咬合垂直距离增加而导致过度治疗。作为测量息止颌间隙的决定因素，息止颌位变异性太大了，以至于不管用什么方法都不可能建立一致的模式。

4. 垂直距离丧失不是造成颞颌关节紊乱病的原因。

很多牙医认为颞颌关节紊乱病是因为垂直距离丧失引起的，这个观点是错误。只有准确理解颞下颌关节的解剖学和生物力学，才可能明白为什么这个观点是错的。围绕髁突水平轴的转动可以改变咬

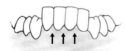

图13-1　当上下前牙没有咬合接触时，牙和牙槽突往往会整体伸长。

合垂直距离。因此，认为髁突垂直向上下移动会改变咬合垂直距离的观点是错误的，有医生会根据这个错误的观点来增加咬合垂直距离以减轻颞下颌关节负荷。

> 问题：如果改变咬合垂直距离不会引起不适，也不会引起颞下颌关节紊乱病，那我们为什么还要关注咬合垂直距离呢？
>
> 答案：因为没有理解垂直距离的生理学和生物力学，而导致不恰当的过度治疗，会对牙列造成医源性损伤，并遗漏对颞颌关节紊乱病的诊断。因为不能从本质上理解垂直距离，可能会影响每位牙医在临床工作中所做的很多决定。

让我们从对一个关键点的理解开始：人一生中牙齿与牙槽骨会有一种垂直向共同萌出的力量，直到受到与萌出力相等的阻力（图13-1，图13-2）。

牙齿通常与对颌牙发生咬合接触后就会停止萌出（图13-3，A）。然而，萌出也可能会因为其他原因而终止，如来自舌、嘴唇或置于牙齿间的物体包括拇指、吸管或殆垫等。

关键是要理解，妨碍萌出的唯一内在力量来自升颌肌群（图13-3，B）。

> 因此，以升颌肌群的相对稳定的重复收缩长度所建立的上下颌关系决定了咬合垂直距离。

图13-2　下切牙一直萌出，直到与上前牙舌侧或腭部接触为止（除非舌头位于上下前牙之间起到阻萌的作用）。

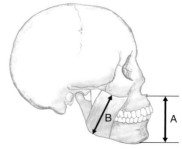

图13-3　牙齿会持续萌出，直至受到与萌出力量相等的阻力后才会停止。

咬合抬高治疗颞下颌关节紊乱病的错误

很多医生试图使用后牙𬌗垫来增加咬合垂直距离，从而达到颞下颌关节"去负荷"的目的。这些医生认为通过后牙𬌗垫应该可以使颞下颌关节发生垂直向移位。然而，由于所有的升颌肌群位于牙齿后方，因此颞下颌关节不会发生垂直向去负荷。

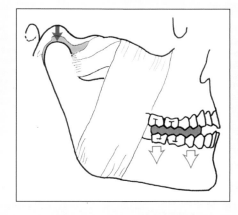

"去负荷"观点的倡导者们相信会发生这种情况。但是，在密闭的关节内环境不可能是真空的，所有空隙都会被关节滑液充满，因此关节垂直向去负荷不符合生理学原理。如果关节腔有可能发生那种收缩，那富含神经血管的蜂窝结缔组织就会被吸入这个空间。

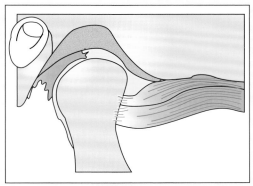

实际发生的是：所有的升颌肌群都附着于最后一颗磨牙和颞下颌关节之间，因此往上的拉力会使髁突受到负荷。承受负荷的髁突转动会增加垂直距离，在最后的磨牙上发生首次𬌗接触。髁突必须沿着关节结节后斜面向前下滑行，并以前牙为中心向上转动来获得更多的𬌗接触。

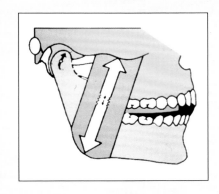

接下来发生的是：咬合垂直距离增加会干扰肌肉的重复收缩长度，[3-5]造成咬合力增强。𬌗垫覆盖的牙齿会被压低，而无覆盖的牙齿则会随着牙槽突一起萌出。最终出现的典型结果就是阶梯式咬合。

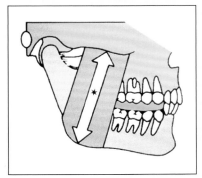

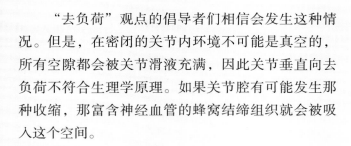

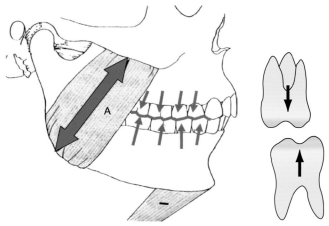

图13-4　如果不与对颌牙发生接触，牙齿会持续不断地萌出。咀嚼肌的长度决定了牙齿垂直向的接触点（A）。因而上下颌的位置关系决定了牙齿的萌出程度。

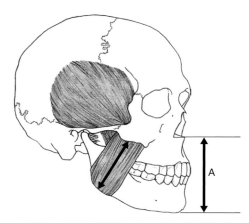

图13-5　下颌相对于上颌可重复的位置是牙齿萌出的终止点，即咬合垂直距离。咀嚼肌在行使功能周期中保持固定的收缩长度，决定了上下颌之间的垂直距离（A）。

咬合垂直距离是指下颌相对于上颌的垂直向关系，此时上下颌牙齿处于最大牙尖交错位上。

尽管当所有牙齿都发生交错接触时才会出现咬合垂直距离，但牙齿不是垂直距离的决定因素，垂直距离的决定因素主要是固定的上颌和受肌肉控制的下颌之间的垂直向空间。

对理解垂直距离最重要的是：升颌肌群收缩引导下颌重复回到一个固定的位置（图13-4）。上下颌牙齿继续萌出直到建立咬合关系（图13-5）。因此，升颌肌群功能行使周期内的固定收缩长度可以决定牙齿萌出的上下颌关系。

如果可以改变和维持肌肉收缩的长度，牙齿会

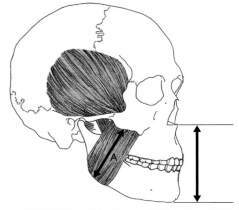

图13-6　牙列即便发生快速磨耗，肌肉收缩长度固定可以保持上下颌的垂直向关系，不会造成垂直距离的丧失（A）。牙槽突的伸长速度和牙齿磨耗速度保持一致。

自动适应新的垂直距离。然而，还没有令人信服的证据可以支持这种改变，还需要更多的研究。

理解垂直距离第二重要的是：每颗牙齿的垂直向位置会适应于所提供的空间，反之不然，牙齿压低或萌出的能力是终生存在的。除非受到方向相反大小相同的阻力，否则始终存在牙齿萌出的动力。如果阻力大于萌出力，牙齿就会被压低，直到萌出力与阻力相等才会停止。如果阻力小于萌出力，牙齿将继续萌出。

所有抵抗力都是来自于将下颌拉向上颌的肌肉。牙齿萌出的中性点是肌肉功能行使周期中肌肉完成收缩时的最佳点。如果没有对颌牙，可以有意识地让肌肉进一步收缩，但习惯性的闭颌方式极其稳定，这也是垂直距离的控制因子。事实上，上下颌之间的距离是足够稳定的，即便有严重的磨牙症、紧咬牙和研磨功能异常等问题，也不会改变上下颌骨性标志点之间的距离（图13-6）。通过持续的观察发现上述机制是因为萌出速度总是能和磨损保持同步。因为牙槽突的代偿性生长，即使牙齿严重磨损也不会引起垂直距离丧失。对此的唯一解释是升颌肌群收缩周期的完成保持了上下颌的相对位置关系的稳定。

有些患者的牙齿严重磨损似乎会导致面部高度的降低。分析这些患者的重点在于确认面部高度明显降低是否发生在前牙区，以及伴随着最大牙尖交错位髁突是否向下移位。当出现这种组合时，通过调整后牙殆干扰就可以成功增加前面高。这时髁突

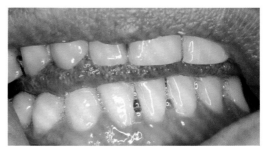

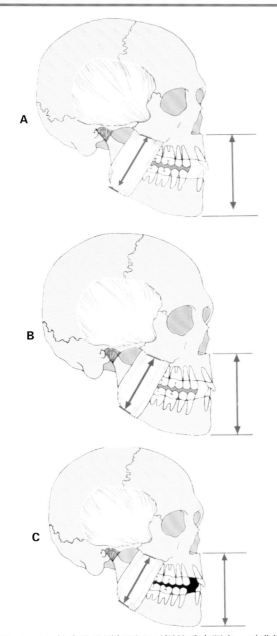

图13-7　A. 抬高殆垫增加了上下颌的垂直距离，对升颌肌群的固定收缩长度造成了干扰。上下颌垂直距离与肌肉收缩长度保持一致，因此有望通过肌肉收缩恢复初始的垂直距离。B. 殆垫覆盖下方的牙齿被压低的量等于殆垫的厚度。C. 去除后牙咬合增高殆垫后，其覆盖的牙齿会失去咬合接触。压低牙齿需要6～12个月时间。

图13-8　习惯性咬舌会阻止牙齿萌出。完全闭口时，咬合垂直距离包括了咬在上下牙之间舌头的厚度。这类牙列的稳定性有如完全闭口时上下牙紧密接触牙列的稳定性。

局部殆垫对咬合垂直距离的影响

检查图13-7和图13-8中各种咬合抬高装置对咬合垂直距离的影响。

垂直距离稳定性的循证

你会听到一些临床医生声称他们增加咬合垂直距离却没有任何复发的迹象。一本非正式刊物上的一篇近期文章报道，作者给1000多例的患者增加了垂直距离，每位患者都保持了增加的咬合垂直距离。这样报道的有效性没有经过任何形式的科学佐证，其结果没有可信度。那些关于垂直距离的真正科学研究均一致反对上述未经证实的报道。

科学研究证实：

1. 牙齿高度的降低可以通过牙槽骨高度代偿性增加得以等量补偿，甚至在习惯性磨牙症患者发生严重磨损时也是这样的[6-9]。

2. 牙齿高度的增加也可以通过牙槽骨退行性改建使其高度降低得以等量补偿，或者将伸长牙齿压入牙槽骨内以降低高度[10-12]。

一些研究表明，牙与牙槽突的共同伸长弥补了因牙齿磨损而丧失的垂直距离，因此即便牙齿严重磨损基本上也不会影响面部垂直高度（图13-9）。

息止颌位的垂直距离

肌肉张力既不减退也不亢奋的状态，就是所谓的"息止"。甚至息止状态下的肌肉也可以进行微弱的收缩。拮抗肌的轻微收缩对于维持骨骼的姿势和排列是很有必要的。肌肉收缩超过其息止状态下肌长度时会对拮抗肌产生一定程度的影响。肌肉收

向上位于正中关系并增加前面高而不拉长升颌肌的长度。髁突位置会影响垂直距离，那些不采用这种观点的研究通常会遗漏掉这个重要的临床现象。

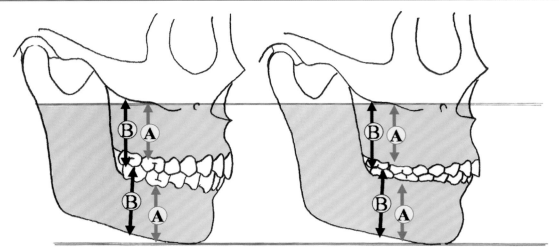

图13-9　固定的骨标志点到釉牙骨质界的距离（A）随着牙齿的磨耗会增加，而即便是重度磨耗骨标志点到咬合面的距离也可保持不变（B）。

缩时拮抗肌必须舒张，或通过等长收缩产生比拮抗肌更大的力量。不管哪种方式，任何干扰息止状态肌肉长度的影响因素都会破坏肌肉的协调性。

Niswonger[13]的早期假设认为，息止颌位是固定不变的，很多支持者创造了很多利用息止颌位确定咬合垂直距离的方法。尽管从息止颌位开始来确定咬合垂直距离的方式很普遍，但这种方法的可信度不高，因为不同患者息止颌位时上下牙之间的距离是不一致的，甚至同一患者的息止位也是不稳定的。Atwood[14]发现，相同坐姿息止颌间隙有4mm的差异，不同姿势甚至会有更大的差异。根据息止颌位的垂直距离武断得出一个结果的方法是不能令人满意的。

息止颌位非常不稳定，即便同一患者也会因对各种影响因素的反应不同而发生显著的改变。殆干扰引起的异常刺激会引起不同程度的肌肉运动不协调，进而造成对息止颌位的改变。咀嚼肌系统不协调造成的影响可以从轻微的过度收缩到严重的牙关紧闭，都会对下颌姿势位造成严重后果。

尽管在所谓的息止颌位升颌肌群的长度变化范围很大，但在肌肉行使功能周期中肌肉收缩长度看起来比较恒定[3]。这种结果的稳定性来源于数目充分稳定的肌纤维"全或无"的收缩，在反复的吞咽模式中建立一个可重复的高度。

为了简化概念，吞咽时肌肉功能运动周期中升颌肌群的收缩长度是恒定的（至少对临床意义上而言）。息止颌位的肌肉长度是不稳定的，息止颌位也不能与咬合垂直距离保持一致。一些肌肉可能收缩到息止位肌肉长度的一半，而另外的肌肉仅有非常少量的收缩。肌肉收缩的变化之大因人而异。

Gibbs和Mahan[16]指出，当肌肉完全收缩时会产生阻碍牙齿伸长的最大力量。因为牙齿会持续萌出直到出现与萌出力量相同的阻力，那么从逻辑上讲，下颌肌肉附着的位点与上颌的关系可以确定发生抵抗的点。很显然，牙齿垂直高度的增加在肌肉功能运动周期中会干扰肌肉收缩的长度。

如果所建立的垂直距离能与升颌肌群固定收缩长度相协调，那么在任何舒适的长度，肌肉将可以自由地达到息止状态。因此，操作方法主要都关注于准确记录咬合垂直距离和接受息止颌间隙就是收缩肌肉的最适长度和息止状态下肌肉长度之间的差异。

用经皮电神经刺激（TENS）尝试确定一个稳定的息止颌位。使用肌探测仪完成经皮电神经诱导肌肉系统松弛的方法较为普遍，据说可以确定正确的咬合垂直距离。然而，Williamson[15]指出经皮电神经刺激诱导的与临床上的息止颌位有显著性差异，其他研究者[17]也有类似报道，此外经常不能重复出同样的息止颌间隙大小。Williamson也指出，即便肌肉颤动1小时以确保充分的肌肉松弛，当持续使用肌探测仪时同一患者息止颌位的垂直距离也会有显著性差异。当患者在玩竞技性电子游戏时，会处于不同程度的紧张状态，通过肌探测仪的表面电极给予电刺激，发现息止颌位的垂直距离显著减小。

即使经皮电神经刺激在确定息止颌位垂直距离时能取得稳定的结果，但仍然不能用于确定咬合垂直距离。不管如何确定静息长度，肌收缩的颌位与息止状态肌群没有一致的可比性。研究发现紧张会影响下颌息止颌位，即便使用肌探测仪，也仅仅是对已存在的问题增加了另一种解决方法罢了。

确定有牙颌患者咬合垂直距离的原则

1. 为了满足美学和功能需求，要选择仅需最少量咬合垂直距离抬升的牙科治疗。禁止只为了增加所谓的垂直距离而进行过度治疗。

2. 后牙的最大牙尖交错位决定了当前的咬合垂直距离，这个距离与以升颌肌群相对稳定的重复收缩长度建立的上下颌关系是协调的。

3. 肌肉决定的咬合垂直距离测量必须从升颌肌群的起点到止点。临床上最容易测量的就是咬肌长度，其起止点分别为颧骨和下颌角。

4. 评估咬合垂直距离时必须考虑闭颌至最大牙尖交错过程中髁突的位置，因为在此过程中髁突位置的上下变化会影响肌肉长度。

5. 如果必须改变咬合垂直距离，应该要在前牙接触点来确定咬合垂直距离。如果后牙殆干扰妨碍了正中关系位的前牙接触，全口咬合平衡调整是最好的治疗方法，调整后牙直到正中关系位前牙发生接触（参见第三十八章"解决前牙开殆问题"，有一些例外情况）。

6. 如果在达到最大牙尖交错位过程中，牙齿全牙弓接触和髁突在正中关系位完全就位，患者都能很好接受咬合垂直距离的改变，在合理范围内不会损害牙齿及支持组织。

7. 真正的咬合垂直距离改变不是永久性的，改变后的咬合垂直距离将会回到咬肌的初始长度。因为不能持久维持，所以不必要的咬合垂直距离增高是治疗禁忌。

抬高咬合

曾经，抬高咬合几乎与咬合重建同义。甚至最好的牙医也不顾后果的使用咬合抬高技术。然而，抬高咬合是有潜在危害的，若干年后才会明白这不是一个明智的方法。

反对抬高咬合的原则也不是绝对的，有时候还是必须要这么做的。现在随着对牙槽突垂直向变化潜力的进一步理解，在治疗过程中就可以发挥改变垂直距离的优势，知道肌肉对颌位关系的控制将会使垂直距离适时退回到治疗前的高度。

尽管有合理的原因需要增加垂直距离，但大多数传统咬合抬高的病例却是以此为由的：

1. 缓解颞下颌关节紊乱病；
2. 颞下颌关节"去负荷"；
3. 修复因重度殆面磨耗而导致的垂直距离"丧失"；
4. 去除面部皱纹。

以上理由没有一条是合理的，以此为由增加垂直距离都是错误的，事实上是有害无益的。

上述原因基本上都是禁忌的，在进行任何治疗前，要考虑清楚每个问题。

颞下颌关节紊乱病的咬合抬高

咬合垂直距离本身不会引起颞下颌关节紊乱病。如果疼痛来源于真正的病理性变化，垂直向的改变实际上可能会增加病变组织的肌肉负荷。与殆-肌不平衡相关的疼痛和功能紊乱，从上至髁突平移点下到喙突撞击点的任何垂直距离上都可以解决这个问题。只要排列正常的盘突复合体能自如回到贴紧关节结节的关节窝最上位，就可以缓解肌肉不协调造成的疼痛。髁突进入正中关系位是无须依靠任何预先设定的垂直距离，因为髁突能围绕铰链轴自如转动。

那些用咬合抬高装置缓解咬合-肌肉疼痛的牙医会产生一个错觉，会把这归功于增加垂直距离。实际上，只要关节不受正中关系轴的干扰，同样的症状在发生降低的垂直距离上也能缓解。

在增加垂直距离的基础上纠正咬合也许真的能消除患者不适，但是增高的牙齿通常会被压低，使增加的垂直距离几乎会回到初始的距离。如果咬合治疗的目标之一是保持垂直向的稳定性，从正确的垂直距离开始工作看起来似乎更合理，而不是增加垂直距离然后又等它恢复到原来的样子。

颞下颌关节"去负荷"

增加垂直距离并不能使关节"去负荷"。这个常见的错误观念是基于另一个错误的概念，认为髁突应该是受咬合支持的。髁突不是由牙齿支持和定位的，正中关系位时髁突周围会包绕着一层"间隙"。这层"间隙"实际上是X线透射的组织，承受后牙与髁突之间的升颌肌群所带来的负荷。

通过髁突转动的咬合抬高增加了垂直距离（在开口转动过程中髁突持续负载），而不是将髁突从关节结节垂直向的拉开。如果咬合抬高𬌗垫试图将已就位的髁突拉开，升颌肌群将会简单地抬高髁突紧靠关节结节，两者相靠的点往往是由错误的咬合斜面决定的。最靠远中的后牙接触点在牙列中会成为支点，位于该接触点后方的升颌肌群会使髁突紧贴关节结节直到产生负荷。如果在正中关系上制作咬合抬高𬌗垫，髁突可以简单地转动使开口度更大，而关节不会发生移位，关节仍将受到负荷。

即使没有不适症状，增加垂直距离可能会造成不良影响，尤其是达到最大牙尖交错位过程中髁突不在正中关系时。压低牙齿会使牙周膜过度紧张，从而导致𬌗的不稳定。𬌗不稳定会导致肌肉不协调及不良后果的𬌗干扰。咬合治疗要尽可能以接近初始垂直距离完成。患者现有的垂直距离已经与肌肉收缩长度建立了稳定的相关性。任何改变都需要重新适应，最好是尽可能避免改变垂直距离。

例如关节盘结构紊乱和其他关节囊内结构紊乱等颞下颌关节紊乱病，很少会从垂直距离改变中直接受益。各种类型𬌗垫的效果是允许髁突进入正中关系或引导髁突进入治疗位。髁突从任何位置沿着边缘轨迹转动的能力，使它们能够适应任何位置而无须考虑垂直距离。

修复"丧失"的垂直距离

大量临床证据表明，即便是咬合面重度磨耗也不会降低垂直距离[6-9]。由于牙齿磨耗正常情况下不会造成垂直距离的丧失，因此对磨耗𬌗的修复实际上会造成一定程度的咬合抬高。患者的牙齿磨耗可能会到龈下，但仍然不会丧失垂直距离，因为牙槽突的代偿性增生与牙齿磨耗量基本一致，从而可以维持原始的垂直距离。

因为牙根部分牙骨质层的持续增生以及牙槽突的同步伸长，当发生磨耗时牙齿的萌出与牙槽突的伸长会持续终生。因此，即使发生磨耗，闭颌时上下颌的关系依然能维持在原有的水平。

一些牙医会对萌出是否与磨耗保持一致心存疑虑，但可以有很多不同的方式观察到这种现象。在一些深覆𬌗的病例中，当下颌前牙与上颌前牙不发生接触时会出现什么情况。如果舌头不能替代丧失的咬合接触，下颌牙齿就会腭向萌出。然而，牙齿也不会一直萌出到牙槽骨外面。因为骨头也会随着牙齿的萌出而发生垂直向增长。通常，前牙区的牙槽骨水平高于后牙的𬌗平面（图13-1）。在其他的病例中，我们可以观察到上颌结节是如何扩大并伴随没有对颌牙的上颌磨牙往下生长。

我们注意到，如果对颌是桥或局部义齿的树脂牙，天然牙所发生的变化。因为树脂牙的磨耗，天然牙就会萌出。我曾经观察到一些牙齿会磨穿塑料局部义齿，以至于过长的牙齿会接触对颌牙槽嵴。这些问题有时很难解决，因为当其他牙齿过萌时，正常对位关系的上下颌牙齿会保持位置不变，最终咬合平面呈现为阶梯状的咬合。

是否会有例外呢？烟草咀嚼者的牙齿会快速磨耗，其牙槽突的伸长无法与磨耗保持同步，类似的临床现象还有很多。当严重的磨损或磨耗使后牙变短，可以看到牙槽突会明显增宽。有研究表明牙槽突的伸长可以补偿牙齿的磨耗，除非因为骨性疾病导致髁突的高度丧失。

当患者牙体预备后的临时冠丢失时，就能直观看到牙齿的萌出速度有多快了。有时候，预备体会一直萌出，在数周内就会与对颌牙接触。如果牙体预备后不制作正确咬合的临时牙，可以确定的就是新修复体会非常"高"。

我们一定不能被磨耗牙齿所蒙蔽，认为咬合已经降低了。当修复天然牙"丧失"的垂直距离时，通常是真的把咬合抬高了。有些𬌗的确磨耗非常严重，以至于除了微量增加垂直距离以外，确实没有其他更合理的方法。当准备抬高咬合时，必须要记住磨耗严重的患者可能会很难承受肌肉的不协调。

为面部除皱而抬高咬合

对于对颌是天然牙的患者，抬高咬合可能会产生非常不良的影响。当咀嚼肌和面部肌肉处于息止状态时，牙齿不发生接触。为了扩展拉伸面部皮肤除皱而增加垂直距离会让肌肉处于一个不自然的状态，可能实际上反而会加速加深皱纹。牙齿长度的增加会持续干扰正常的肌肉收缩长度。这种持续的刺激可能引起肌肉反射性收缩，对牙齿和支持组织造成损害。临床冠加长后导致冠根比失调可能会使牙齿受到的应力被放大。此外，对肌肉的影响可能会加速其老化并产生更糟糕的皱纹。

曾经通过抬高咬合除皱的患者经常会非常坚持进一步增高咬合。当牙齿降低或皱纹回复时，这些患者就会要求增加更大的垂直距离。有些患者告诉我们，第一次抬高咬合时他们感觉更舒服，所以希望能重新获得那种舒适感。这种听起来似乎很合理的要求令人难以拒绝。如果我们能明白，他们早期的舒适是因为咬合关系的改善而不是垂直距离的增高，基本上只需通过调𬌗就可以再次获得舒适感。

患者必须要明白肌肉会避开牙齿的干扰而决定下颌位置。在肌肉行使功能的正常周期中，增加垂直距离后的牙齿"支持"会干扰肌肉收缩。

与其用潜在破坏性的"方法"来解决皱纹问题，还不如将患者转介到整形外科医生处接受美容整形手术。有能力的外科医生可以非常成功进行美容整形手术，因为这些技术不涉及咀嚼肌，所以对咬合垂直距离几乎没有影响。

一些研究发现，肌肉收缩的"力点"与可重复的语音和舒适度测量有显著的关联。Tueller[18]发现，相对于拔牙前记录或语音学方法，在义齿上用电子方法测量结果表明，建立于肌肉力点的垂直距离均差小于0.5mm。

Silverman[19]报道通过语音方法测量得到的垂直距离基本一致。当患者丧失了可以记录垂直距离的天然咬合止点后，我们发现Silverman的最小发音技术可以提供稳定可靠的结果。以这种方式建立的垂直距离甚至在数个月后依然可以极其精确的重复。

什么时候必须改变垂直距离

不增加垂直距离，有些咬合的问题就会很难解决。重度磨耗患者，要么选择增加垂直距离，要么完成多个牙髓摘除和根管治疗来获得修复空间。多数情况下，不增加冠长度就不能满足患者的美学要求，相对增加垂直距离而言，可以通过冠延长手术增加牙冠长度。如果不暂时性增加垂直距离，很难实现某些正畸的效果，或严重错𬌗畸形以及重度𬌗平面问题的修复治疗。

有一些其他类型的咬合问题，如前牙开𬌗，为了获得较好的治疗效果就需要降低垂直距离。前牙牙冠过长或微笑时露龈太多的情况下，降低垂直距离似乎是更好的选择。

所有垂直距离改变最终都会导致牙列或其支持组织的问题吗？如今我们知道更多关于牙槽突对垂直距离变化的适应能力，以及许多患者的垂直距离改变是可控的。我们坚信垂直距离的改变只是暂时的。越来越多的证据表明，成人的垂直距离不管增加或减少，在一定的时间总会恢复到治疗前的水平。如果能考虑到肌肉可以非常有效地影响骨骼形态和功能的话，对此结果就容易理解了。

Ricketts[20]报道了相同年龄的下面部高度。通过测量固定的下颌骨标记点与ANS点（前鼻棘点）之间的距离，McAndrews[21]研究表明，成人正畸患者的垂直距离矫正后增加量可达8mm，然而在一年内却恢复到治疗前的水平，还发现在垂直距离下降达7mm的患者也在一年内恢复至治疗前水平。

McAndrews的研究更重要的发现是，回到原来的垂直距离后并不影响矫治后的牙弓排列或牙尖交错关系。这表明垂直距离的改变几乎完全发生在牙槽骨的增生或吸收的改建中[22]。釉牙骨质界与牙槽嵴顶的恒定位置关系进一步表明，垂直距离的变化是牙槽骨改建的结果。

McAndrews研究的重要意义在于，关注到在正中关系位时是否保持全牙列接触。如果仅仅后牙发生接触，那么对于垂直距离增高的反应是不一样的。如果只局部抬高垂直距离，在该部位会发生牙槽骨吸收，产生将牙齿压入牙槽骨的趋势。

这项研究和我们的临床观察发现，只要所有牙齿能在正中关系达到最大牙尖交错位，当有必要改善殆关系时可以允许改变垂直距离。研究还表明，只要增加了垂直距离，术后咬合调整的次数也会增加，有时可能需要反复调殆长达一年后才有可能达到咬合稳定。

在增加垂直距离之前，都应该评估牙槽骨状态。外生骨疣密集的硬质骨改建能力与有正常骨小梁的牙槽骨不一样，要禁忌在这种难以改建的牙槽骨上增加垂直距离（参见第三十五章）。

如果仔细考察垂直距离的稳定性，很显然应该避免随意改变垂直距离。除非只有改变垂直距离才能获得满意的结果，否则就没有理由去改变任何垂直距离。如果必须改变，也应该尽可能少，因为上下颌垂直距离的增加很难保持稳定。

■ 寻找一个"舒适的"垂直距离

许多临床医生提倡使用并不断调整临时修复体直到确定舒适的咬合垂直距离。尽管调整临时牙是咬合抬高或其他改变垂直距离临床操作中最常见的方法，但绝对是乏善可陈的。因为当双侧咬合接触无偏斜，髁突处于正中关系位时，即使垂直距离发生大范围的变动，也不会明显影响舒适度。

无论垂直距离增高的患者舒适度有多高，都不能表明该垂直距离是正确的。

如果后牙咬合稳定，最大牙尖交错位时下颌相对于上颌的位置就是正确的垂直距离。如果牙尖交错位与正中关系不一致，可能会导致上下颌关系不适症状，要考虑是否存在关节内病变或持续性紧咬牙习惯。在不增加垂直距离情况下，纠正这些问题应该可以达到最佳的舒适度。增加或减少垂直距离可能会带来相同的舒适度，因此不能用"舒适度"来判断垂直距离是否正确。

■ 侵犯颌间距离

如果垂直距离被视作上下颌关系，很显然上下颌骨之间只有这么大的空间可以容纳牙齿。如果将任何物体置于牙齿之间较长时期，牙齿就会被压入颌骨内，颌间距离仍然保持不变[12]。

无论置入上下牙间的物体是殆垫、制作过高的冠或舌头等，其结果都是一样的。肌肉最终会使下颌完全回复或非常接近与上颌骨的初始垂直关系，无论相差多少，牙齿都会被相应地压低。肌肉收缩的长度始终占优势，而咀嚼系统中最容易被移动的牙齿只能适应肌肉变化。

孩子的吮指习惯可以很好地诠释这个概念。将拇指放于前牙之间可能会暂时打开咬合，但最终上下颌会恢复最初的位置关系，而在前牙区留下拇指形状的开孔区。还要注意，牙槽骨总是与牙齿位置相适应的。上下颌基骨与收缩的升颌肌群之间会保持稳定的关系，而牙齿和牙槽骨只能与之适应，和各种侵入物共享这固定距离。

为什么不增加垂直距离？

所有咬合治疗的主要目标是达到咀嚼系统的协调性。任何系统的不协调都会引起适应性反应使系统恢复平衡。尽管适应的过程可能会是好的，但往往不可预测，有时也会造成一些不良的影响。对垂直距离增加的适应性反应可能会简单地压低伸长牙齿或试图通过磨牙来恢复原始的颌骨关系。肌肉恢复其正常收缩长度的行为会加重伸长牙齿的负荷，如果超出了牙支持组织的适应程度，牙齿就会出现异常松动，牙周组织的抗力也会下降。

如果能很好地关注正中关系位完美咬合的一些细节，就可以调控适应性反应。然而，首先没必要干扰原有的平衡状态，在制订治疗计划时就无须考虑对垂直距离增高的适应性改变，且这种垂直距离的增加于患者无益，也很难维持稳定。

无论如何，大多数的垂直距离增加对患者无益或没有长远的意义，因此就没理由去做。咬合治疗的目标是将患者的适应性需求降到最低。不必要的垂直距离增加的效果正好相反，他们会提高对机体的反应性，而一旦这种反应性加快进展，后果通常就难以预测了。

禁止修复治疗的目的仅仅是为了升高垂直距离。由于垂直距离增高的稳定性差，对没有广泛性修复需求的牙列采用修复体增加垂直距离只会增加患者经济负担及带来不便而收效甚微。

明确禁止局部抬高咬合，因为它将导致整个咬合的不稳定。部分咬合抬高将导致被覆盖牙齿的压低，其他牙齿的伸长。无论采用活动或固定装置进行局部抬高咬合都会导致咬合不协调，且使用固定修复会对牙齿本身造成不可逆的损害，对这种损害的修复难度会更大且费用会更高。

如果能仔细理解垂直距离的稳定性，应该可以很好地避免随意改变垂直距离。只有患者现有的垂直距离无法保证可接受的治疗效果，否则就没理由去改变垂直距离。如果必须要改变垂直距离，也应该尽可能少地去更改，降低适应性改变的需求。无论如何，增加的垂直距离都会逐渐恢复原始状态。

为什么有些患者要求抬高咬合

有些患者认为，抬高咬合会大大提高舒适感，会要求医生增加垂直距离。他们通常会向你解释牙齿咬在一起是多么的不舒服，因而需要满足他们的要求。因为他们往往会担忧，如果不把牙齿做高点，上下颌距离会不断降低直到鼻子碰到下颏位置，而且因为咬合的崩溃影响美观效果，出现"老妇人相貌"。

因为拔牙后牙槽骨通常会萎缩，如果是单颌或双颌无牙颌，上述的顾虑或许是合理的。如果发生牙槽嵴吸收，义齿佩戴者确实会丧失一些垂直距离。

有天然牙患者的问题通常都不是垂直距离丧失所造成的，增加垂直距离往往是咬合抬高序列治疗的第一步，然而抬高的咬合最终还是会恢复到原始状态。要注意，很多要求抬高咬合的患者以前都已经做过类似治疗。我有个要求抬高咬合的患者，之前曾经增加过7次咬合垂直距离。

在开始咬合抬高治疗之前，患者需要理解这种治疗的后果，以及咬合不舒适和面高度明显降低的原因。

医患双方都必须要明白，除了咀嚼和吞咽时牙齿会发生快速碰触，其他时间上下牙齿不发生接触。

牙齿不能也不应该支持面部高度。息止颌位时，牙齿应该被分开。肌肉组织决定了下颌的位置，也决定了面下部的侧貌，侧貌最佳的下颌位置并非一定要牙齿发生接触。

当牙齿咬合的时候，有紧咬的感觉往往是升颌肌群被拉长后发生收缩的正常反应。咀嚼肌的功能是为间歇性的牙齿接触服务的，而不是过度收缩来保持牙齿接触。如果觉得保持咬合接触不舒服，就应该告知患者要将下颌调整到无牙齿接触的位置。古老的谚语"唇合齿离"是有生理学依据的，要经常让患者明白其重要性。有些患者误以为他们应该要一直保持牙齿接触，实际上这样的位置会很疲劳的。

在抬高咬合的过程中，改变牙齿殆面"支持"形态或许可以让紧咬牙患者觉得舒服一些，但会干扰升颌肌群的正常收缩长度，因此结果不稳定。此外，也没必要这么做，因为息止肌群会将下颌悬吊在牙齿不发生接触的位置，此时肌肉会更舒服。

不同患者的肌肉息止位和收缩位时的长度差异范围很大，所以对垂直距离增加的反应个体差异也很大。需要更多的研究来分析哪些差异更关键，但即便是那些息止殆间隙大的患者，还是不确定能否维持增高的垂直距离。

总是应该仔细检查患者，注意他们的肌肉类型。任何肌肉肥大或收缩强烈的现象都会提醒医生只要还能在现有咬合垂直距离的基础上制订治疗计划，就要避免增加垂直距离。

息止殆间隙最小的患者通常肌肉更短更粗，息止位和收缩位之间的距离也更短。触诊时能感觉到肌肉更加坚硬，下颌平面角更低。角前切迹的形成或许可以反映咬肌和翼内肌的强壮性。下颌骨下缘的凹陷是升颌肌群极限力量的证据。当存在下颌骨下缘凹陷时，不管息止殆间隙有多大，都不应该增高垂直距离。

息止殆间隙大的患者能不能接受垂直距离增高，取决于他们肌肉收缩的特征。我们曾经看到有些表面看肌肉组织细长的患者，却有咬肌肥大和深的下颌角前切迹，但息止殆间隙却大于10mm。当肌肉处于完全收缩状态时，即便是最微小的咬合抬高也会导致肌肉超负荷。

垂直距离增高与否不取决于息止殆间隙的大小。如果存在肌肉力量非常弱、触诊时无明显抵抗、息止间隙够大等情况，或许能更好地维持垂直距离的增高。然而，同时具备肌肉力量弱且息止殆

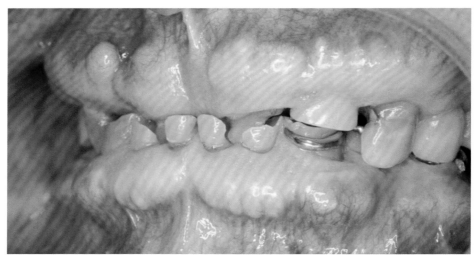

图13-10　何时增加咬合垂直距离是个问题：有些睡眠四期的磨牙症患者牙齿磨耗特别严重，需要修复治疗。这类患者增加咬合垂直距离有两点注意事项很重要。第一，这类患者的牙槽骨反应性增生，几乎都是硬质骨，当需要增加咬合垂直距离时很难像正常骨那样发生渐进性改建以及牙齿无法被压低到牙槽骨内。第二，由于这阶段磨牙症患者的典型特征是肌肉异常肥大，增加咬合垂直距离会大大加重牙齿负担，通常会导致修复体或牙齿的结构损坏。因此，处理肌肉异常肥大以及增大牙槽骨上有多发外生性骨疣的患者要特别谨慎，具体的诊断和治疗请参见第三十五章。

间隙很大的患者很少需要增加垂直距离（图13-10）。

降低垂直距离

除非对上前牙产生唇向的压应力，否则降低天然牙的垂直距离似乎不会产生任何问题。垂直距离降低不会影响肌肉长度，因此不会产生过大的应力。

即便是天然牙列的咬合同时降低，最终很有可能会在不到一年内恢复到原来的垂直距离。少量降低垂直距离通常可以减少为了达到咬合协调所需的修复治疗。当所有牙齿协调接触时，哪怕最细微的干扰也会发生垂直距离的再次调整，但至少不会出现临床问题。

垂直距离过度降低理论上会使髁突碰到颞骨，但几乎不可能需要如此大量的降低咬合，颞骨区的触诊可以给予我们提示。

前牙与垂直距离的关系

牙弓闭合道是所有垂直距离改变中需要考虑的最重要问题之一。当下颌骨上升时，下切牙沿着闭合弧向前。一旦咬合垂直距离降低，下切牙切缘就会在降低的垂直距离上自动前移。

如果上前牙的舌面妨碍了下颌牙的前移，这会使上前牙受到唇向的水平分力，而下前牙受到舌向的水平分力。但由于在正确垂直高度记录和用面弓记录正确水平轴时的失误，很多牙医还是会疏忽掉这种尽管看起来很明显的应力关系。

最简单𬌗架上的闭合轴比真正的髁突转动轴（更高位些）更接近𬌗平面。"简单"𬌗架是错误的，其闭合弧非常垂直，而不是向前的。在修复体制作过程中，没有准确上𬌗架的模型上很难发现对前牙的𬌗干扰。

如果将这些修复体戴入口内，不进行数字化检查就很难发现前牙所受的应力。如果切道斜度过陡以及分力过于水平向时，会迫使上前牙唇向移位，而下前牙舌向移位。患者会不断抱怨"前牙撞击太厉害"。对于这些垂直向咬合很紧的患者，需要调整已经完成的前牙修复体舌侧面，甚至有可能会磨穿金属内冠。如果垂直距离已经降得足够低了，不将后牙修复至正常垂直距离或通过前牙区的局部𬌗垫诱导后牙萌出，几乎不可能减轻前牙所受到的水平向分力。

　　有时候降低垂直距离可以改善前牙深覆盖的问题。原始的垂直距离，深覆盖的上下前牙不发生接触，降低垂直距离可能使下切牙沿着闭合弧向前达到上下前牙接触。

　　不管是否对牙齿进行调𬌗或修复，必须要仔细保证前牙的协调关系永远不要被随意轻率的垂直距离改变所干扰。

髁突位置对垂直距离的影响

　　决定垂直距离的量取决于升颌肌群（图13-11，B），因为升颌肌群的固定收缩长度决定了下颌骨稳定的闭合止点，进而决定了萌出牙齿的接触点以及萌出力量达到平衡的点（图13-11、图13-12和图13-13）。

　　如果髁突下移时的肌肉长度最适宜，那么当回到正中关系位时髁突的位置就会上移，那么颞骨到下颌角的距离就会变短。随着髁突上移，在正中关系时最远中的后牙成为支点而导致前牙开𬌗。因此，不增加肌肉长度情况下，前牙垂直距离可能会升高。有时髁突的移位可能会增加前牙的垂直距离而同时颞骨到下颌角距离却缩短了。这使得进一步增加前牙的垂直距离而不干扰升颌肌群收缩成为可能。这就是为什么往往可以增加面下1/3高度或使前牙显露更多，既能改善美观又能达到一个稳定的牙齿与肌肉组织协调的结果。

如何测量髁突的垂直位移

判定标尺

　　在最大牙尖交错位时，Dénar® Combi𬌗架上的判定标尺（图13-14）可以确定每侧髁突垂直向的位移。在髁导插件辅助下将模型按正中关系上𬌗架。将髁导插件移走，换上判定标尺后髁球应该会和标尺的后壁和顶部紧密接触。然后将模型定位到牙尖最大交错位，测量髁球与标尺之间的距离（图13-15，图13-16）。

　　这项测量表明，髁突必须上移多少才能从最大牙尖交错位到正中关系位。最大牙尖交错位时垂直

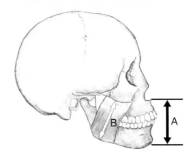

图13-11　如果不存在因髁突移位造成的侧方咬合干扰，垂直距离将保持不变（A）。如果增加了垂直距离，肌肉收缩还会使前牙的垂直距离恢复如初。

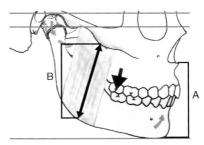

图13-12　假如前面高（A）是因为髁突的下前移位而形成的，在此颌位关系上肌肉的收缩长度决定了咬合垂直距离（B）。由于髁突下移的同时会导致下颌前部往上移动，此时咬合支点往往位于最远中的牙齿上。

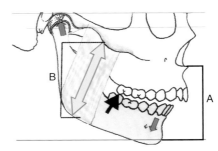

图13-13　当髁突处于正中关系时，增加了前面高。由于髁突上移，会导致肌肉长度缩短（B），在这种情况下允许肌肉不拉长而垂直距离（A）增加。由于不会干扰固定的肌肉收缩长度，因此这种前牙区的垂直距离增加是稳定的。

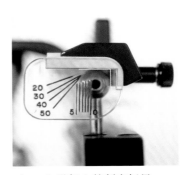

图13-14　Dénar® Combi𬌗架上的判定标尺。

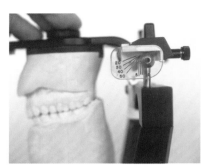

图13-15 将模型从正中关系位调整到最大牙尖交错位，通过透明塑料可以清晰地看到髁球移位。

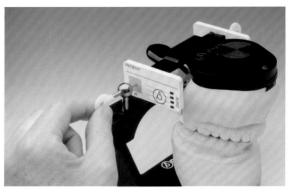

图13-17 Dénar® Combi希架(Courtesy Water Pik, Inc., Fort Collins, CO.)上用Centrichek记录来确定髁突垂直移位。

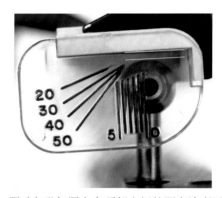

图13-16 髁球与希架髁突窝顶部之间的距离清晰可见，测量也很方便。

方向的位移往往要大于水平方向。这项测量可以简化如何确定前牙垂直距离的变化。

> 安全准则：髁突从正中关系到最大牙尖交错位每发生1mm的垂直位移，在不影响升颌肌群固定收缩长度情况下前牙的垂直距离可以增加2mm。

用Centrichek记录髁突垂直向位移（Teledyne Dénar® Combi希架）

1. 根据正中关系咬合记录上希架的模型记录一个针尖大小的标志点（图13-17）；
2. 移除咬合记录将模型就位在最大牙尖交错位（MIP）；
3. 在最大牙尖交错位上记录针尖大小的标志点；

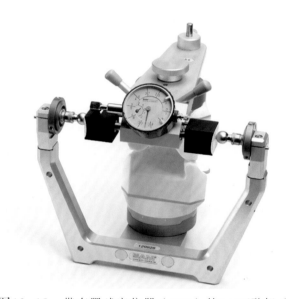

图13-18 带有髁球定位器（CPI）的SAM®希架（SAM Präzisionstechnik GmbH公司生产，Great Lakes Orthodontics, Ltd.公司独家代理，图片由Great Lakes Orthodontics, Ltd.公司提供）。

4. 测量正中关系位与最大牙尖交错位之间的垂直距离。

其他方法

髁突位置指标器同样适用于一些半可调希架（图13-18）。操作流程基本相同：在正中关系位记录髁突的位置；移除正中咬合关系记录，记录最大牙尖交错位的髁突位置；然后在指示板上测量从正中关系位到最大牙尖交错位的垂直位移。

注意：当前牙需要增加咬合垂直距离时，确定髁突垂直位移的操作流程是非常有用的。如果没有必要增加前面部高度或为了使前牙显露更多，那就没必要去测量髁突的位移。

通过最低限度的侵入性治疗也可以有效改变咬合垂直距离。只要在正中关系能有效达到最大牙尖交错位，即使是在垂直距离很低的情况下进行调𬌗，肌肉依然可以重新获得垂直距离。

当治疗的目标之一是显露更多的牙齿或增加下面部高度时，如何维持前牙治疗后长度的稳定性就非常重要。如果只是为了美学效果就不是很有必要永久性增加垂直距离，可以暂时性增加垂直距离创造修复空间。原则是增加的咬合垂直距离够用就行，因为由肌肉决定的垂直距离总会回到原始状态的。此外，如果选择了增加咬合垂直距离，就必须增加全牙弓的垂直距离。局部咬合抬高会形成阶梯状咬合面形态以及把牙齿压入牙槽骨的潜在问题。

对颌无牙时如何确定咬合垂直距离

最小发音位置

任何时候进行治疗时，对颌有天然牙的患者应该可以在最大牙尖交错位保持垂直距离。当对颌没有牙齿时，语音检查有助于确定垂直距离。语音检查在全口义齿修复中是一个理想的方法，同样也适用于：对颌牙为义齿、不良修复体对垂直距离造成的改变或在任意颌关系下对颌牙没有满意的咬合接触等情况。

为了更好理解这个概念，以对颌为天然牙的患者为例，参照Silverman和Pound[23-24]总结的提纲进行如下操作（图13-19）：

1. 患者采用直立坐位，𬌗平面与地面平行。要求患者咬紧上下牙（正中咬合），在下前牙唇面根据上前牙切缘的确切位置画一条线（见图13-19A），称之为"正中咬合线"。
2. 让患者说"yes"，拖长"s"音听起来像"yessssss"。当患者发"s"音的时候，参照上前牙切缘位置在同一下前牙唇面再画一条线。这条线被称为"最小发音线"（见图13-19B)，上述两条线之间的空间就是所谓的"最小发音间隙"。
3. 为了分析这个记录的可重复性，应要求患者

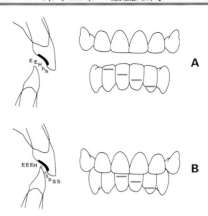

图13-19 A. 正中咬合线。在牙尖最大交错位，依据上前牙的切缘在下前牙唇面画一条线，称之为"最大闭口线"。B. 当患者发"yessssssss"这个音的时候再画一条线，两条线之间的距离大概是1mm。新画的线称为"最小发音线"，可以观察发"s"音时这条线重复性的精度特别好。

从60数到66（英文单词）。应该注意，每当发"s"音时，上切牙的切缘是如何正确地退回到最小发音线的。如果不是这样，当患者发音非常快速的时候，要对这条线进行微调以适应"s"的位置。

4. 如果在拔牙前就记录最小发音线与正中咬合线的差别，必须在最终修复的义齿上保持最小发音间隙。
5. 如果患者已丧失天然咬合垂直距离，就可以用临时修复体或基托代替缺失牙进行记录。确定唇丰满度、美学微笑线和切缘位置后，再用语音方法确定垂直距离（图13-20～图13-22）。

由于不能确定咬合垂直距离，可以先确定最小发音线，然后减少1mm作为垂直距离。用美学蜡堤替代上前牙，将蜡堤固定在上颌义齿的基托上并调整唇丰满度、美学微笑线以及外貌等。如果在发音练习时有干扰，很容易调整蜡堤。当发"s"音时，可以观察下前牙或下前牙美学蜡堤唇面做的标记与上前牙美学蜡堤或人工牙之间的关系。

说话时上下牙齿不应该发生碰撞，有碰撞音就表明垂直距离不正确或覆盖不足。当正常发音功能非常良好，就标出最小发音线的位置，取正中关系咬合记录的垂直距离比此线低1mm。

垂直距离一直被视为𬌗的变量之一，但越来越多的证据表明，肌肉会对上下颌垂直距离的长期稳

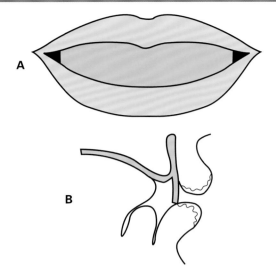

图13-20 A. 将美学蜡堤固定在基托上，根据笑线修改蜡堤外形。B. 轻发F音，确定蜡堤正好接触在下唇干湿线交界处，这样可以确定了义齿上牙齿切缘的位置。

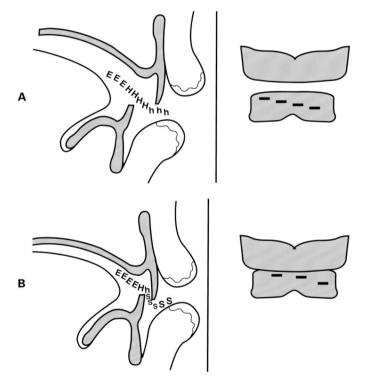

图13-21 A. 将另一条美学蜡堤固定在下颌义齿基托上来判断将来下切牙的位置排列。修改蜡堤，直到能正常自如地发出"S"音（B）。注意下蜡堤上的哪条线与上蜡堤切缘线对应，因此可以确定最小发音间隙。在比此线低1mm的位置上记录正中关系。这个高度就是咬合垂直距离。

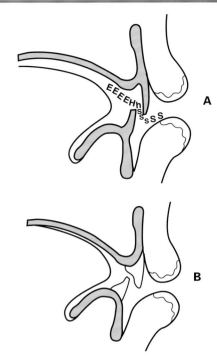

图13-22 排列人工义齿（B），使切牙的切缘以及唇面位置与美学蜡堤上（A）所画的线保持一致。

定性产生影响。

因为牙槽嵴的吸收造成义齿患者垂直距离的丧失或许会造成一些混淆。然而，天然牙齿和无牙颌患者牙槽嵴反应不一样，对此还需要更多的科学研究，但基于临床循证医学及肌肉生理学研究，对天然牙患者最安全的修复方法是尽可能接近现有咬合垂直距离。

当骨头与肌肉发生冲突时，获胜的永远是肌肉。
　　　　　　　　　　　　　　　—Harry Sicher

当牙齿和肌肉发生冲突时，获胜的永远是肌肉。
　　　　　　　　　　　　　　—Peter E. Dawson

总结

如果必须改变咬合垂直距离，也要尽可能用最保守的治疗方法来获得最佳美学及功能效果。

参考文献

[1] Hellsing G: Functional adaptation to changes in vertical dimension. *J Prosthet Dent* 52:867-870, 1984.

[2] Gross MD, Ormianer Z: A preliminary study on the effect of occlusal vertical dimension increase on mandibular postural rest position. *Int J Prosthodont* 7(3):216-226, 1994.

[3] Prombonas A, Vlessides D, Molyvdas P: The effect of altering the vertical dimension on biting force. *J Prosthet Dent* 71:139-143, 1994.

[4] Manns A, Miralles R, Palazzi C: EMG, bite force, and elongation of the masseter muscle under isometric voluntary contraction and variation of vertical dimension. *J Prosthet Dent* 42:674-682, 1979.

[5] Marimote T, Bekura H, Tokuyama H, et al: Alteration in the bite force and EMG activity with changes in the vertical dimension of edentulous subjects. *J Oral Rehabil* 23:336-341, 1996.

[6] Hylander WL: Morphological changes in human teeth and jaws in a high attrition environment. USBHS Grant DE173 & Department of Anatomy, Duke University.

[7] Varrela TM, Paurio K, Wouters FR, et al: The relation between tooth eruption and alveolar crest height in a human skeletal sample. *Arch Oral Biol* 40:175-180, 1995.

[8] Berry DC, Poole DF: Attrition: Possible mechanisms of compensation. *J Oral Rehabil* 3:201-206, 1976.

[9] Crothers A, Sandham A: Vertical height differences in subjects with severe dental wear. *Euro J Orthod* 15:519-525, 1993.

[10] Dahl BL, Krogstad O: The effect of a partial bite raising splint on the inclination of upper and lower front teeth. *Acta Odontol Scand* 41:311-314, 1983.

[11] Ramfjord SP, Blankenship JR: Increased occlusovertical dimension in adult monkeys. *J Prosthet Dent* 45:74-83, 1981.

[12] Ramfjord SP, Ash MM: *Occlusion,* ed 4, Philadelphia, 1995, WB Saunders.

[13] Niswonger ME: Rest position of the mandible and centric relation. *J Am Dent Assoc* 21:1572, 1934.

[14] Atwood DA: A critique of research of rest position of the mandible. *J Prosthet Dent* 16:848, 1966.

[15] Williamson EH: Myomonitor rest position in the presence and absence of stress. *Facial Orthop Temporomandibular Arthrol* 3(2):14-17, 1986.

[16] Gibbs CH, Mahan PE, et al: Occlusal forces during chewing: Influences of biting strength and food consistency. *J Prosthet Dent* 46(5):561-567, 1981.

[17] Reigh JD: Vertical dimension: A study of clinical rest position and jaw muscle activity. *J Prosthet Dent* 45:670, 1981.

[18] Tueller VM: The relationship between the vertical dimension of occlusion and forces generated by closing muscles of mastication. *J Prosthet Dent* 22:284, 1969.

[19] Silverman MM: Determination of vertical dimension by phonetics. *J Prosthet Dent* 6:463, 1956.

[20] Ricketts RM: *Orthodontic diagnosis and planning: Their roles in preventative and rehabilitative dentistry,* Denver, 1982, Rocky Mountain Orthodontic.

[21] McAndrews I: Presentation to Florida Prosthodontic Seminar, Miami, Florida 1984. Also personal communication, 2001.

[22] Seega S: Bone remodeling in oral region. *J Dent Res* 64:736, 1985.

[23] Silverman MM: The speaking method in measuring vertical dimension. *J Prosthet Dent* 85:427-431, 2001.

[24] Pound E: The vertical dimension of speech: The pilot of occlusion. *J Calif Dent Assoc* 6(2):42-47, 1978.

中性区
The Neutral Zone

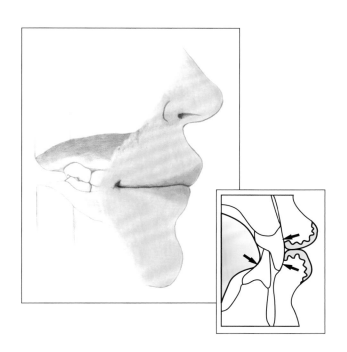

理念
牙齿位置能否保持稳定主要取决于肌肉。

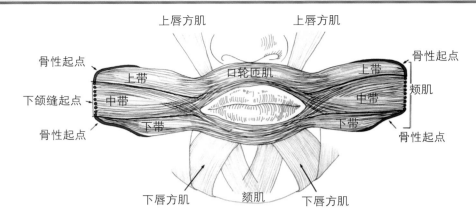

图14-1 颊肌的三组纤维（引用自 Frederick S: The buccinator-orbicularis oris complex, Manual prepared for Florida Prosthodontic Seminar, 1987.）。

对中性区的理解

牙齿水平位置的决定因素

牙齿是整个咀嚼系统中最容易移动的部分。如果舌肌向外的水平力量大于唇颊肌向内的水平力量，则牙齿会发生水平移位，直到内外向的力量均衡为止。这就是中性区。当牙齿在口内萌出后，会被引导到一个特殊的中性区域，决定了牙齿在牙弓中的水平位置。

颊肌分3束纤维进入口轮匝肌（图14-1）。我们称其为口周肌群，在精确定位前后牙水平关系上与舌肌共同起到了非常重要的作用。

舌与颊肌口轮匝肌复合体之间的空间带

中性区决定了每个牙齿的位置，并且确定了整个牙弓的三维尺寸，也包括牙槽突的形状和位置。实际上，中性区的边界形成了牙弓的范围（图14-2，图14-3）。任何试图将包括牙槽突结构在内的牙弓各部分移出中性区的行为，都会导致反方向的肌肉压力的增加。

> 如果由于肌力的对抗而使牙齿处于不平衡的状态下，没有任何殆型可以使牙齿保持稳定。

在文献中，中性区概念并没有得到足够的重视，但是作为殆的一个决定性因素，却不能被忽视。有了对中性区的理解，就很容易理解为什么许多正畸治疗结果不能保持稳定。此外，也解释了为

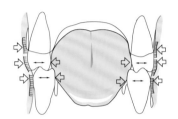

图14-2 牙齿萌出时，通过舌头向外以及口周肌群向内的压力水平向引导至正常位置。任何影响舌头或口周肌群的尺寸、强度或位置的因素都会影响中性区的位置。

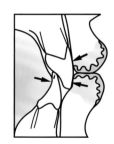

图14-3 颊肌-口轮匝肌复合体的位置及强度的联合作用，以及舌体的大小、强度和姿势决定了前牙精确的水平位置和倾斜度。

什么会出现许多修复后问题及失败的牙周治疗。正颌手术的复发也可以用中性区失衡的概念来解释。全口义齿或局部义齿的失败通常也与跟中性区因素不相容有关。

不管何种治疗方式，牙列的任何部分与中性区不协调就会导致治疗效果的不稳定、影响功能或不适症状。因此，在改变牙弓形态或牙齿排列前，一定要将中性区作为重要因素之一进行评估。

Sidney Frederick[1]对牙弓大小制约因素的研究做出了里程碑式的贡献。他发现在大部分的解剖教科书对口周肌群的描述是错误的。他还在数百位患

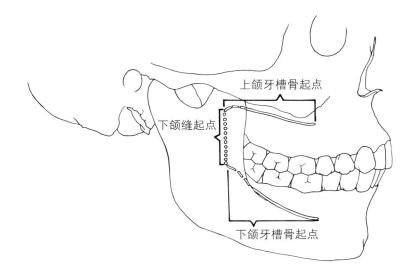

上颌牙槽骨起点

下颌缝起点

下颌牙槽骨起点

图14-4　三组颊肌纤维的起点。详见文字描述。（临摹自 Frederick S:The buccinator-orbicularis oris complex, Manual prepared for Florida Prosthodontic Seminar, 1987.）。

者身上观察到肌肉压力对牙齿-牙槽骨复合体的影响。他的发现对涉及牙弓形态及牙齿排列位置治疗的每个阶段都起到了重要的作用。如果没有Frederick在口周肌群研究方面的贡献，对中性区理解是片面的。

中性区的外边界是由口周肌群决定的。口周肌群长度、强度、位置的主要决定因素是颊肌（图14-1）。颊肌是平而薄的肌肉，由3条肌纤维束组成。

颊肌的上份纤维有一个宽的骨性起点，起自上颌第一磨牙上方的牙槽突，向远中延伸至牙槽骨上方的基骨直到上颌骨与腭骨之间的联合区。此后，肌纤维继续向下延伸至腭骨锥突的下面，通过一短韧带继续连接到翼钩的尖端（图14-4）。

颊肌的下份纤维同样也有一个宽的骨性起点，起自下颌第一磨牙位置牙槽突下方的基骨。沿下颌骨外斜线向后上延伸，在智齿后方下颌磨牙后垫处越过外斜线，突入到下颌骨内斜线。它的骨性止点即中间带的起始位置，位于下颌骨内斜线的终点。

颊肌的中间纤维起于翼突下颌缝，一条韧带从翼钩尖发出往下到下颌骨内斜线的后部。中间纤维没有上下份纤维那样的骨性起点，由于其软性的起始点，故此不能像上下份纤维那样将收缩力量作用于相应的组织结构（图14-5）。

上份和下份纤维均是从一侧连续到另一侧，中间没有交叉（图14-6，图14-7和图14-8）。中间纤维有交叉并加入到口轮匝肌。由于肌肉纤维形成起

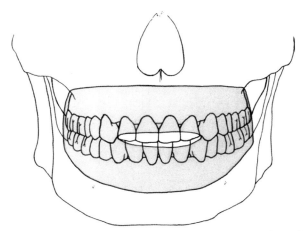

图14-5　颊肌3组纤维带的整体宽度同时覆盖了牙齿和牙槽突。对牙弓的总尺寸和形状起到了限制作用。当牙齿太大而不适应牙弓大小时会发生牙列拥挤。

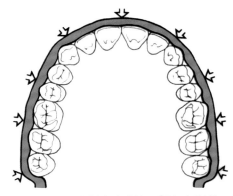

图14-6　颊肌的上份纤维沿牙弓从一侧起点到另一侧起点，尽管它变成口轮匝肌的一部分，也仍然是颊肌的有效部分。因此，它会通过固定收缩长度的限制而影响牙弓的大小。

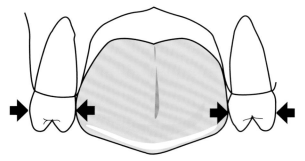

图14-7　舌头位于口腔穹隆内，直接抵抗口周肌群向内的压力。

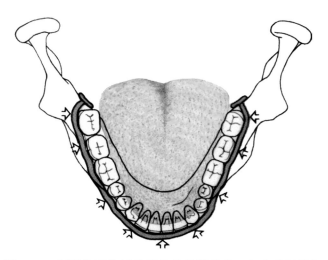

图14-8　颊肌的下份纤维通常是最强壮的，与上份纤维相似，从一侧起点向另一侧起点延伸。如果舌体的位置正常，可以抵抗口周肌群向内的压力，并与之形成一条中性走廊。注意颊肌是怎样起源于内斜线和沿着外斜线围绕第三磨牙延展。在这个磨牙相应的位置，舌体最宽、最强壮的部分与颊肌最强壮的部分相拮抗。

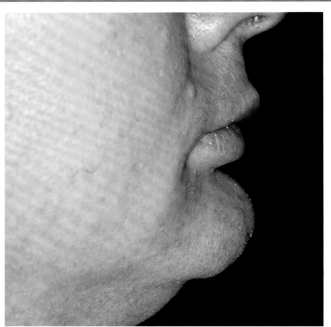

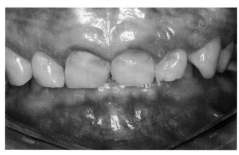

图14-9　强壮的颊肌下份纤维与下颌骨发育的结合会导致前突颏部深的裂隙。当下颌骨往前生长发育时，牙弓实际上是滞后的。来自口周肌群的制约也要求上前牙长轴更垂直甚至舌倾。

通过控制前牙的轴倾度，特别是与各种舌体尺寸和压力共同作用时，三组颊肌纤维长度和强度的差异可能会严重影响面型。

当要想改变牙弓大小时，还必须要评估其他影响因素，例如口裂的大小。一个很小口裂的制约性要远远超过能暴露到磨牙的大口裂。

以下几点或许可以提供对中性区评估的参考：

止点之间的连续肌肉带，肌肉会以固定长度重复收缩，因此肌肉长度会制约牙弓大小。中枢神经系统或许可以很好地控制颊肌—口轮匝肌复合体的强直性痉挛。然而，与不同患者及不同肌肉强直性痉挛的原因无关，肌肉收缩时产生的力量会制约牙弓大小的外边界。

当牙齿过大以至于不能适应受口周肌群制约的牙弓大小时，就会出现牙齿排列不齐的问题。

中性区对牙齿-牙槽突复合体的制约作用也会对面型起到决定性的作用。口周肌群可能会制约牙弓扩大与基骨保持正常关系。因此，下颌骨基骨的发育可能会使颏点向前延伸，而牙弓却受肌肉带的限制，使牙弓与基骨的生长不相称（图14-9）。

1. 牙齿及牙槽突是咀嚼系统中最易发生适应性变化的部分。轻微的力量就可以使它们发生水平或垂直向的移动。
2. 中性区是指位于其中的牙列所受的内外肌肉力量相当的区域。整个牙弓形态与中性区相匹配。
3. 如果异常的牙齿位置、排列或外形可以在中性区内得以矫正，就可以获得长期稳定的良好预后。

4. 如果我们期望的牙齿位置不在中性区内则会出问题。

5. 我们在制订治疗计划时一定要考虑如何使我们所期望的牙齿位置与中性区相吻合。

由于相同肌肉的不同制约形式所造成的中性区形式不同，对不规则的牙齿排列或牙弓形态的评估要涉及来自唇、颊、舌等不同方向的压力。在确定牙弓位置是否可以改变之前，要明确为什么牙弓可以位于其应处的位置，不同牙弓形状可能会与相同的肌肉长度变化相对应。

与中性区相关的错𬌗畸形

口腔穹隆高拱并缩窄的上颌牙弓可以很好地诠释异常的压力是如何与牙弓之间发生关联的（图14-10）。这也是一个因肌肉压力所带来因果效应的例子，解释了为什么会出现问题以及该如何治疗。口腔穹隆高拱上颌弓窄的患者，主要是因为颊肌向内的收缩力，而没有舌头向外的拮抗力所造成的上牙弓尺寸异常。

后牙区舌体向外力量缺失的原因可能是由于气道空间的不足导致舌头前伸造成的。由于扁桃体或腺样体的增大，使后牙区舌体无法位于正常的位置，必须前伸才能获得气道空间。

舌体前移会造成两个影响。首先，它会推前牙往前且舌体不能充满口腔穹隆，因此会削弱后牙区舌体与颊肌之间的对抗力（图14-10）。牙弓后区的缩窄也使牙弓往前延伸，但是没有增加口周肌群的长度。

由于上颌前牙受力前移，下唇会位于上前牙后方（图14-11）。实际上，由于异常的嘴唇位置建立的中性区，这样的上下唇关系虽然很不美观，但对前牙产生了稳定的效应。

牙齿萌出过程中对牙齿-牙槽突复合体的压力会决定牙弓的形态，即使生长发育过程中气道可能会增宽，允许舌体位置更靠些，但后牙区缩窄的空

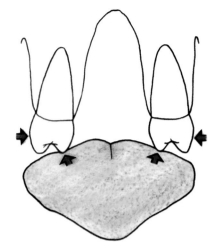

图14-10　见文字描述。

间依然不能容纳正常的舌体。因此，当中性区发生异常时，牙弓畸形会长期存在。

通过正畸方法改变中性区可以同时解决牙弓狭窄及前牙区的不协调。后牙区扩弓可以产生足够的空间使咽穹隆能刚好容纳舌体，使舌体向外的力量可以抵抗颊肌向内的力量（见图14-11B）。

后牙扩弓后，口周肌群会将前牙往后拉，因此可以矫正牙弓前牙区的点状前突（图14-11B）。矫正后的牙弓形态可以很稳定，扩大的口腔穹隆可以允许舌体正常后退，不仅可以产生使后牙向外的舌肌压力，而且可以减小舌体对前牙的压力。前牙区强有力的口周肌群与舌体向前作用力的削弱共同形成一个与矫正后牙弓形态相协调的新中性区。

以上的矫正也改变了嘴唇对上前牙的压力方向。当上前牙区段前突时，下唇会被折进去以对抗下前牙舌侧和切缘而产生向前的压力（图14-12）。对前牙覆盖的矫正改变了中性区，允许下唇越过上前牙的唇面，其产生的相反作用力使牙齿维持在矫正后的排列位置上（图14-13）。

垂直和水平的联合因素是如何影响中性区的

牙齿在相互拮抗的肌力影响下，可以在垂直向和水平向移动进入中性位置，当你理解这个原理后就能明白治疗不当时这些力量可能会被错误引导。一个常见的经典案例就是局部的后牙咬合抬高𬌗垫。

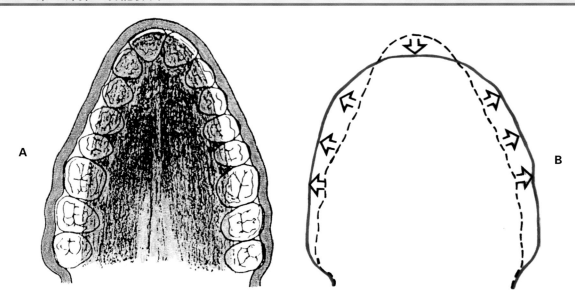

图14-11   因气道问题所致的牙弓形态要归因于舌头的前伸。口周肌群的长度是有限的，但可以改变其形状。A的牙弓形态是由错位的中性区造成的。当舌头向前推牙弓前牙段，无拮抗的牙弓后牙段会被向内拉。通过对牙弓后牙段（B）的扩张，前牙段会被往后拉。在不改变口周肌群长度的情况下对牙弓外形进行矫正。增宽的牙弓形态也可以更好地容纳口腔穹隆内的舌体以保持牙弓稳定。

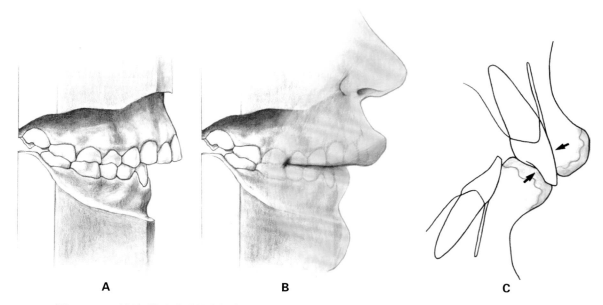

图14-12   对任何错𬌗畸形的分析应该包括中性区的分析，有助于分析错𬌗关系以判断是否可以改变中性区。A. 诊断模型仅仅是其中一部分。B. 嘴唇位置的观察对于前牙是必不可少的。C. 当下唇长度不足以位于上前牙前面时，就会位于上前牙后方进一步加重错𬌗畸形。对于这种类型的错𬌗畸形而言，诊断是至关重要的。这种错𬌗畸形有可能是下颌骨后缩所致，需要外科手术解决。如果只是气道问题，用正畸方法解决就可以。

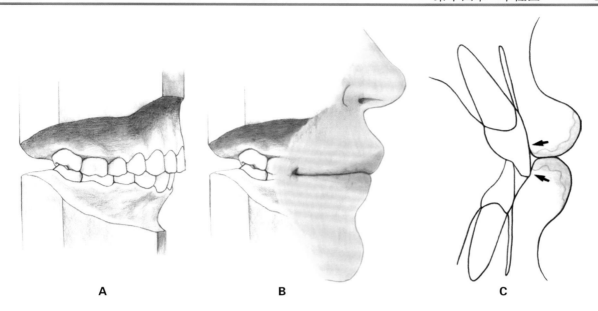

A   B   C

图14-13　A. 前牙位置往后重排使下唇又可以位于上前牙唇面，形成正确的嘴唇封闭（B）。改变后的嘴唇位置就可以抵抗舌头向前压力（C），通过扩大后牙区的牙弓宽度也可以减小舌头产生的朝前压力。这是改变中性区位置来获得一个更美观外貌的案例。然而，无论选择任何治疗方式，除非矫正了气道问题，否则咬合就会不稳定。

中性区问题和咬合垂直距离殆干扰的联合效应

后牙区的咬合抬高殆垫增加了垂直距离，并干扰了升颌肌群的固定收缩长度。肌肉开始压迫后牙。

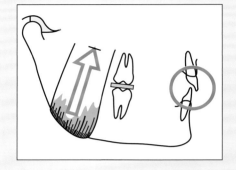

开殆也会妨碍前牙接触。因此，当舌头受下前牙阻挡后，就不能抵消嘴唇往后的压力，上牙开始向舌侧移动。

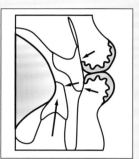

下前牙由于没有接触，因此会开始过萌。

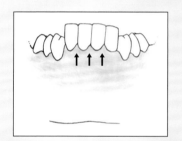

这是使用后牙咬合增高殆垫一年后的典型结果。殆垫的厚度已经干扰了升颌肌群的固定收缩长度，因此会压低后牙。前牙及其牙槽骨会过萌，从而形成阶梯式的咬合面。前导舌倾并陡直以及对下颌功能运动范围的干扰会对正中关系闭合弧造成额外的干扰。

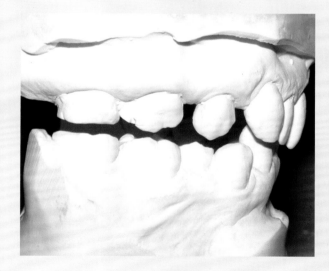

确定后牙中性区

除非最近有移动或修复后牙，后牙将会处于当前的中性区关系。牙齿永远不会自发的垂直向或水平向移出协调的中性区。如果肌力在强度和方向上发生改变，牙齿位置会随之改变。因此，只有在协调的中性区内所有牙齿才能保持稳定位置。在决定改变牙齿外形或位置之前，要仔细评估与中性区相关的肌力。

倾斜或是整齐的第二和第三磨牙受到来自舌体最宽部位以及颊肌近起始点最坚硬部分的最强压力。由于与教科书上所述的中性区不一致，因此在此区段尝试直立或是完美排列牙齿经常会失败。治疗前要对中性区的位置进行非常仔细检查，如果能在重建的中性区内重新排列牙齿，稳定性的预后将非常好。

后牙区无牙颌的牙齿修复，没有牙齿可以显示中性区位置，但可以通过吞咽时肌肉组织对印模材料的作用结果来确定中性区。图14-14对该过程进行了描述。

强烈推荐对一些中性区记录的观察，以此作为有益的训练。中性区记录显示了其宽度的一致性，这显然与天然牙的正常宽度有关系。另外很明显的是，即使在长时间后牙缺失的口腔中，向外的舌肌力量仍可与向内的颊肌力量相互抵消，将中性区定位在牙槽嵴顶上方的合理位置。这个常见的现象对"当牙齿缺失舌头会变大"这一普遍观点提出了质疑。

一些功能矫治器的效果是以阻断来自中性区一侧的压力为理论基础的。可以看到使用颊侧盾可以阻挡向内的压力，失去拮抗力的舌肌就会使牙齿朝颊部移动。无论产生不均衡压力的方法如何，牙齿将向力量较小侧移动。功能矫治器的长期效果最终

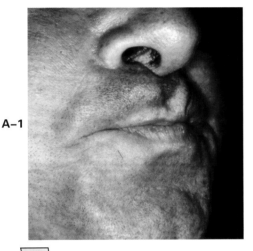

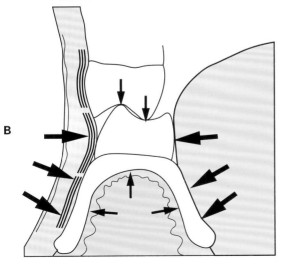

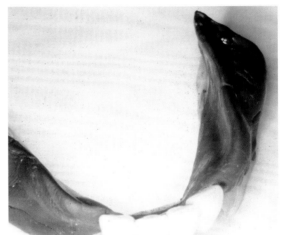

图14-14　可以在做吞咽动作时用印模材形成无牙颌的中性区。A. 注意舌肌压力怎样形成了舌侧边界。来自颊肌的压力形成颊侧边界，并确定后牙应该排列在中性区内。B. 与中性区协调一致的下颌义齿是适合于牙槽嵴的，同时也因为舌肌和颊侧肌力的相互拮抗作用而保持平衡。当同时达到垂直向和水平向的协调，就不存在脱位了。

与完成治疗时的压力平衡相关。

确定前牙中性区

因为中性区是由舌与口周肌群的功能关系决定的，通过观察特殊功能运动时这些结构的位置关系决定未知的中性区。牙齿、舌头及嘴唇之间保持相当精确的机械学关系才能正确行使各种不同的功能。对这些机械运动相互关系的理解是为了行使正确功能而确定牙齿之间相互关系提供参考点，功能协调与解剖协调通常都是并存的。

因为声音是由上下牙之间的精确关系以及与唇舌共同形成的，所以语音方法准确度很高。不同结构的近距离接触能将气流压缩成特殊的声音，语音方法能作为切端位置和整体切平面的参考。嘴唇闭合的路径可以用于决定前牙唇面形态，确定前导的方法可以指导形成上前牙舌面的形态。当所有这些功能关系是正确的，牙齿将与中性区协调一致，所有必需的前牙关系确定方法将在第十六章详细描述。

改变中性区的方法

中性区可以通过以下几种方法改变：

正畸方法

通过重新排列牙齿位置来改善舌头和口周肌群间的平衡，正畸方法通常不需要增加肌肉长度。

消除不良习惯

吮指、咬唇或吐舌等不良习惯都会增加与口周肌群拮抗的外向力，因此会相应地移动中性区。消除这些不良习惯能利用口周肌群的压力，使牙齿回到与正常舌头位置相协调的牙列位置。然而，如果涉及长期的舌体占位模式，通常很难甚至于不可能成功改变不良习惯。

肌功能训练

如果增强口周肌群的力量就会增加嘴唇的压力，中性区将会相应地移动。任何肌肉力量的变化都将影响中性区，但是成年人长期的效果往往不好。

缩小舌体

通过外科方法减小舌体可以减小向外的压力，并可允许口周肌群将牙齿向舌侧移动到新的中性区内。由于某种原因，这个过程还没被广泛接受。

外科手术延长颊肌

外科手术延长颊肌可以减小制约牙弓尺寸的力量。Frederick[1]报道了，当制约性肌肉压力得以释放时，扩弓会使牙根唇侧组织增厚，同时也会增强牙齿稳定性。通常会采用延长颊肌下份纤维的方法。

这过程包括4个步骤：

1. 外科手术垂直切口切开黏膜；
2. 垂直向切断每侧的颊肌下份纤维；
3. 仅缝合黏膜，让肌肉片段保持游离；
4. 用Frankel功能矫治器对嘴唇施加压力来增加肌肉的长度。

切口断端之间会充满瘢痕组织，有效地延长了弓形周围的口周肌肉带。

口腔前庭成形术

单独施行口腔前庭成形术或结合肌肉延长手术，可能会减小口周压力。可以从前牙弓延伸到双尖牙区。

需要更多地研究去评估外科手术方法的全部效果。然而，当牙弓扩大超过紧张中性区的正常边界时，削薄唇侧组织对临床结果有利。

中性区在正颌外科中的应用

如果外科方法移动硬组织会导致任何连接肌肉的伸长或干扰口周肌群的长度，其结果会存在复发的趋势。现代外科技术都会考虑肌肉关系，移动肌肉起始点或对骨位置的改变进行补偿。

参考文献

[1] Frederick S: The buccinator–orbicularis oris complex, Manual prepared for Florida Prosthodontic Seminar, 1987.

下颌功能运动范围
The Envelope of Function

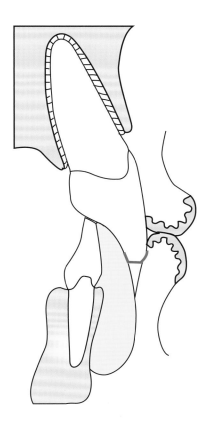

理念
下颌功能运动范围决定了切牙切缘的位置及前导。

功能

下颌功能运动是理想咬合设计的最根本依据。对于下颌功能运动范围的探讨可能不仅仅属于学术行为。咬合协调的整个理论背景建立于牙齿与下颌正常及异常运动之间精确关系的基础之上。

首先要理解"运动范围",才能正确理解"下颌功能运动范围"这一概念。

运动范围

下颌骨是唯一可以活动的颌骨,下颌的每一颗牙齿功能运动时能达到的最边缘位置就是其运动范围。牙齿的运动范围是受下颌所限的,而下颌运动范围则直接受到颞下颌关节的韧带、骨和肌肉的限制。髁突在做向后向上、旋转张口、向前以及旋转下颌向侧方的运动均会有所限制。因此,颞下颌关节也存在一个运动范围,它设定了下颌牙齿进行各种运动的边缘路径。如果牙齿对咀嚼肌的生理功能产生了干扰,则会在一定限度内影响这一运动范围。

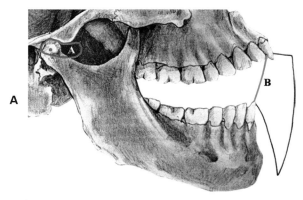

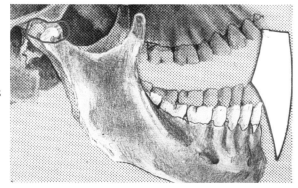

图15-1　详见文中所述。

髁突的运动范围

从图15-1A所示的正中关系(红点标示)可以看到,除非受到向后的外力,否则髁突不可能再往上或往后进一步运动。髁突可沿着关节结节的后斜面向前向下运动。在运动范围内,髁突可任意移动,并在其向前、后、或侧方运动时可以围绕水平轴或垂直轴旋转。在正中关系,髁突可进行单纯旋转运动,直至受到颞下颌关节侧方韧带的限制后必须前移才能继续张口旋转。

下切牙的运动范围

图15-1B图显示的是髁突的运动范围。红线反映的是下切牙运动范围的最后缘,同时也代表了下颌在进行前伸运动之前正中关系范围内可进行的最大张闭口运动。下切牙在这个范围内可以自由移动,但是不能超出边缘运动所限定的范围。

一些殆学和牙科修复学的先驱们曾做出如下推测:如果下颌运动范围受髁突边缘运动所控制,那么记录髁道并将其转移到全可调殆架上,就可以进行精确的咬合分析和治疗。基于这个概念,"颌学"应运而生。随着动态描记仪的日趋完善,一群快速成长的"颌学家"将髁道记录视作为合格咬合治疗的标准。必须承认,我曾经也是颌学理念的支持者,并曾经追随其中几位"颌学之父"们(Stallard、Stuart、Thomas、Paine、Luccia、Granger、Guichet)进行颌学研究,他们都是牙科学杰出的贡献者。但后来,随着颌学实际操作经验的日益丰富,发现颌学理论的缺陷也越发明显,因此摒弃了一些主要理念。第二十二章更全面地分析了颌学相关的仪器设备。本章重点阐述与"下颌功能运动范围"相关的一些概念变化。

下颌功能运动范围

首先要理解下颌的功能运动是发生在下颌运动范围内,而不是通过记录髁突的边缘运动来确定。运动轨迹描记是利用正中支撑点使牙齿脱离咬合,从而使髁突能够在无任何牙斜面干扰下自由进行各种边缘运动。通过描记可以精确记录髁突边缘运动轨迹，但这不足以判断下颌功能运动范围。

牙齿的影响

咬合的第一决定因素是髁道，决定了下颌运动的最后位置，第二个决定因素是牙齿。理论上，前导决定了下颌向前运动的极限位置。而在理想的殆关系下，后牙的所有咬合接触是由决定下颌运动轨迹前后边界的髁导和前导共同决定的。因此前牙在建立下颌功能运动轨迹方面起到决定性作用（图15-2）。

这意味着上前牙的位置、倾斜度以及舌侧的形态共同构成前导，同时也意味着上切牙切缘位置在决定前导是否与下颌功能运动范围协调起到至关重要的作用。确定精准的切缘位置是牙医在咬合治疗过程中必须考虑的第二重要因素（第一重要因素是正中关系）。每位患者的切缘位置都各不相同，即便是借助最精确的下颌功能运动范围记录也无法确定（图15-3）。

早期的殆学家没有理解前导其实不取决于下颌运动边界，而是由下颌功能运动范围决定的，不同患者的前导也各不相同，而且与髁道或下颌运动边界无关。前导也无须一定与髁导相同，两者完全独立，在临床工作中需要分别进行确定（参见第十七章）。

协调的概念

当修复上前牙时，下颌从正中关系位移动到前牙对刃关系过程中，上前牙舌面仅仅没有殆干扰是不够的，舌面形态更应该要达到与下颌功能运动范围的协调。若要获得最佳的外观、功能、发音和长期稳定性，上切牙切缘必须与下颌功能运动范围相协调。

在所有修复或正畸治疗可能犯的错误中，下颌功能运动范围受限是最严重的问题之一。将前牙置于限制下颌水平向功能运动范围的位置，会造成前牙过度磨耗、牙齿松动或被动性移位。不幸的是，临床上经常发生这种错误治疗。一旦发现下前牙唇切线角或上前牙舌面存在过度磨耗，通常应该检查是否存在下颌功能运动范围受限这一潜在病因。

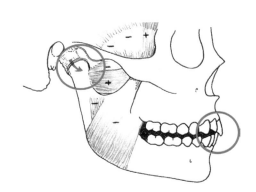

图15-2 后部的髁导和前部的前导一起决定了下颌功能运动轨迹。后牙在正中关系位应该有咬合接触，但是当下颌离开正中关系位时，后牙应该脱离咬合接触。在下颌功能运动时，后牙与髁导或前导之间一定不能有干扰。

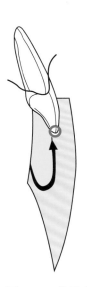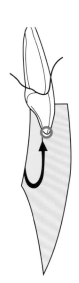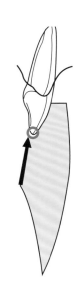

图15-3 前牙会在唇舌的相互作用下在中性区内萌出，其萌出结果的不同自然就决定了下颌功能运动范围的多样性。牙齿内部及其周围的机械刺激感受器控制了下颌功能运动时的肌肉运动程序。切缘位置要与下颌功能运动范围相协调，潜在下颌运动轨迹的边界（运动边界）不是确定切缘位置或功能运动范围的因素。

修复体必须与下颌功能运动范围协调

与下颌功能运动范围协调

稳定

可达到最佳的美观度、舒适度和患者满意度。

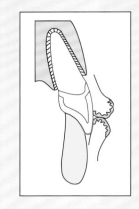

切缘过于靠后

干扰下颌功能运动范围。

不稳定

可能会引起下切牙震颤、下切牙唇切线角或上切牙舌面过度磨耗、牙齿移动或前牙贴面折断。

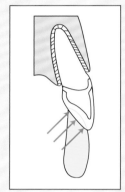

切缘过于靠前

会干扰唇闭合道和中性区。

不稳定

可能会导致发音问题或患者感觉牙齿太长或者太厚。如果牙齿显得过大或过于靠前常常会影响最终的美观度。

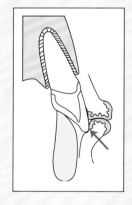

侧方功能运动范围

一旦确定颞下颌关节稳定性，且前导与下颌所有非正中功能运动相协调后，下一步的目标就是建立后牙均匀平衡稳定的咬合接触。对于那些对正中关系有后牙𬌗干扰的牙列，在最终确定前导之前必须要去除正中𬌗干扰。然后再去除所有非正中运动𬌗干扰，协调的前导才能从正中关系到各个方向的功能运动过程中始终保持接触。后牙的常规目标是在所有非正中下颌运动过程中保持咬合分离状态（图15-4）。

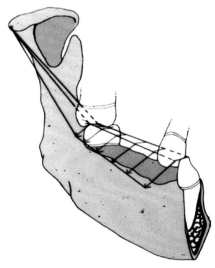

图15-4　下颌侧方运动的轨迹是受侧方前导控制的，只有侧方前导与功能运动范围协调时才能保持稳定。后牙长期的稳定性依赖于前牙没有过度磨耗或移位，因此建立与中性区或与所有下颌非正中运动过程中功能运动范围都没有咬合干扰的前导是非常重要的。

下颌功能运动范围如何被程序化

前牙位置会影响下颌功能运动的神经肌肉支配程序，而中性区是前牙萌出的最主要决定因素。因此，中性区比其他因素对下颌功能运动范围的影响更大（图15-5）。

> 下颌功能运动范围和前牙中性区的位置直接相关。

下颌功能运动范围取决于控制神经肌肉组织运动行为的复杂综合的神经活动，涉及大脑皮层、小脑、基底核和脑干。对咀嚼系统运动反射的控制是建立在牙齿、舌、颞下颌关节以及肌肉组织反射的机械刺激感受系统和本体感受器基础之上的，并与之进行整合。

肌肉组织的反射性反应主要与在行使功能过程中相当固定的刺激相关，但是包括下颌反射性运动在内的运动反应可能是受牙周膜压力感受器、黏膜内的感受器、疼痛纤维以及肌梭传入器所调节的。

可以确定的是，决定下颌功能运动范围的下颌重复运动是相当复杂的，并且深受灵敏度极高的感受器系统影响。但是临床观察显示存在一定规律性：下颌具有最适宜的运动轨迹，如果受到牙齿干扰，就会出现结构变形或功能紊乱等情况，受损最严重的通常都是最薄弱的环节。

灵敏度极高的机械刺激感受器系统

普遍认为，牙周膜内的压力和张力感受器受到刺激后会产生水平向和垂直向受压的感觉。研究结果明确显示，这些感觉神经末梢确实存在，它们在协调咀嚼肌运动或受激惹后导致不协调肌功能亢奋的过程中起到重要的作用（图15-6，图15-7）。

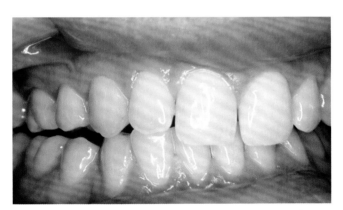

图15-5　前牙垂直斜面是中性区狭窄的天然结果。强大的口周肌肉产生的向内力量导致牙齿萌出成这种关系（表现为下颌前突）。牙齿内部及其周围的机械刺激感受器使神经肌肉系统控制下颌以垂直向模式进行运动。这名42岁的患者，颞下颌关节和牙列稳定，没有明显的磨耗或松动。如果上前牙的切缘前移，就与强大的中性区、唇闭合道以及舒适的发音产生干扰。强大的下唇压力就会产生使牙齿后退的趋势，让它回到更舒适的中性区。

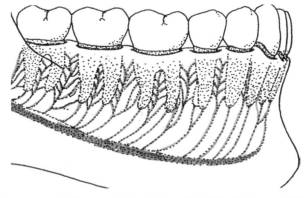

图15-6　牙周膜内广泛的神经分布表明牙齿受到压力和张力时感觉神经反应的重要性。

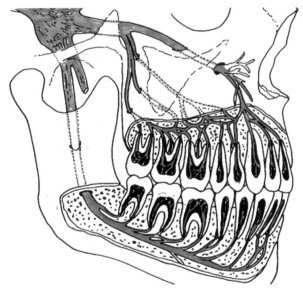

图15-7　牙齿内部组织中分布了更加丰富的感觉神经。每颗牙齿内有与成牙本质细胞感受器单元相关的数百万个神经感受器与控制咀嚼系统神经肌肉反射的运动神经元发生关联，可对最轻微的外力做出反应。

（注意：虽然"本体感受器"这个术语在牙科文献中应用广泛，但使用"机械刺激感受器"一词应该更准确。本体感受器是指身体对空间的感知。在本篇讨论里，机械刺激感受器是指对牙齿所受机械张力、压力或所受扭矩的感知。）

　　1983年，Williamson[6]具有里程碑意义的著作阐述了前牙所致的后牙咬合分离可直接降低升颌肌群的活性，只能通过来自牙列某种机械刺激信号传入来解释这一现象。反之，当后牙与前导产生咬合干扰时会造成相同肌群的亢奋，这个现象进一步证实了肌肉所受到的刺激信号是从牙齿传入的。

　　当任何牙医开始意识到牙齿机械刺激感受器在咀嚼肌活动中的作用时，就会开始注意到一些日常症状实际上是存在因果关系的，而不再会将其归因于压力或心理因素。但是关于牙齿机械刺激感受器的新证据和新的理解让我们有更充分的理由相信牙齿的灵敏度是极高的，可作为神经肌肉活动更重要的刺激源。Levy[7]认为牙齿内部应力产生的机械刺激可能会比牙周韧带对神经肌肉产生更大的影响，进一步加深了我们对牙齿机械感受的理解。

　　Levy假设牙齿的构成材料形成了一个具有复杂神经感觉网络的多层结构系统，可对成牙本质细胞小管的细微形变做出反应，产生快速反馈，使神经肌肉组织能控制受到的力量。Levy的假说建立在牙本质小管内同时存在超微结构与神经系统成分的基础上。

　　Levy还通过与有限元分析模型相关的梁分析技术显示，当牙齿受侧向力时牙本质内应力水平会显著增加，成牙本质细胞小管也会出现变形。成牙本质细胞的感受器单元极有可能通过与感觉神经主干之间丰富的联系，与咀嚼系统的神经肌肉反射模式之间形成非常重要且精确的关系。与石头样的外表不同，牙齿内部感觉系统能识别最轻微的压力或转矩，并且牙齿所发生的弯曲和扭转要远超我们所认知的程度。例如，现在很多人猜测牙齿产生隐裂的原因可能是，当牙齿受到𬌗力作用后发生弯曲，从而导致牙齿内部晶体结构在微观上发生崩解。

　　对牙齿机械刺激感受系统灵敏度理解的逐渐加深，是与临床所见肌肉对细微𬌗干扰的反射性反应是一致的，支持精确咬合调整可作为达到神经肌肉系统协调的合理方法。

　　三叉神经是最大的脑神经之一，其大部分的感觉神经分布可直接感受到因牙齿咬合接触强度和方向变化所产生的刺激。牙齿有如此多的神经分布，以及感觉信号传入与受相关运动神经支配的反射性下颌运动之间的关系，都表明了神经肌肉系统对细微咬合早接触或侧方𬌗干扰极其灵敏的反应程度。

　　咬合治疗的首要目的是达到神经肌肉系统的协调。如果不能理解咬合系统的精确性以及精确的咬合治疗技术，咬合治疗就会缺乏可预测性。

　　要理解咬合诊断和治疗的许多最重要的要点，首先要明白下颌功能运动范围的临床意义。当然，如果不能意识到前导与下颌功能运动范围的关系是具有个体差异的，就不能完全理解前导。

参考文献

[1] Robertson LT, Levy JH, Petrisor D, et al: Vibration perception thresholds of human maxillary and mandibular central incisors. *Arch Oral Biol* 1294:1-8, 2003.

[2] Jacobs R, van Steenberghe D: Role of periodontal ligament receptors in the tactile function of teeth: a review. *J Periodont Res* 29:153-167, 1994.

[3] Ash MM, Ramfjord SP: *Occlusion,* ed 4, Philadelphia, 1995, WB Saunders.

[4] Hannam AG, et al: The relationship between dental occlusion, muscle activity, and associated jaw movement in man. *Arch Oral Biol* 22:25, 1977.

[5] Taylor A: Proprioception in the strategy of jaw movement control. In Kawamura Y, Dubner R, eds: *Oral-facial sensory and motor function,* Tokyo, 1981, Quintessence.

[6] Williamson EH, Lundquist DO: Anterior guidance: Its effect on anterior temporalis and masseter muscles. *J Prosthet Dent* 39:816-823, 1983.

[7] Levy JH: University of Oregon research: personal communication.

功能性微笑设计
Functional Smile Design

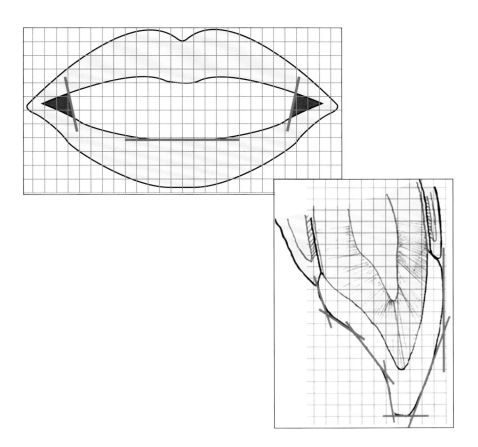

理念
功能越好，微笑设计效果越佳。

自然美学

随着越来越多的患者在其黄金年龄开始保护牙齿，追求更加美观的微笑逐渐成为他们看牙医的最主要动机之一。牙科领域的美学变革已经兴起，对美观微笑的要求已然化作一种不可阻挡的趋势。顺着这股潮流随之而来的是给那些对美学有追求，同时兼顾舒适性、功能性、长期稳定性的牙医带来了空前的机会。很多牙医可能会惊奇地发现，要实现以上所有目标其实并不需要经历一个反复试错的过程，但需要学习每颗牙齿的外形、位置、轴倾度等。每个患者的微笑设计都有其特定的程序。如果能理解并遵循这些程序，就没有理由做出那些看起来很假、不舒服或不稳定的前牙。

开诚布公地说，几乎每本杂志封面人物明星笑容露出的牙齿看上去都很假，电视明星的笑容很美但不自然。当见到那些戴着新"美容"贴面或牙冠的朋友、熟人甚或牙医时，我会觉得有点难受，因为那些修复体明显与自然美学或正常功能的指导原则毫无关系。

当前的微笑设计似乎严重背离了尊重自然美的原则，往往将牙齿设计得过大、过长，而很少关注牙齿的正常形态，如外展隙形态。一些临床医生将这些不自然的设计解释为是"患者所要求的"。但我相信只要遵循下文所提到的理念和程序，你将会亲身体验到很少有患者会不选择自然美丽的微笑，而选择人工雕琢痕迹明显的前牙。功能性微笑设计的原则和流程会指导你按部就班地完成操作。这个流程会明确每颗牙的位置及外形，并最终获得与功能协调的结果。只有外形协调才有可能达到功能协调，只要有机会，患者几乎都会选择外形协调的设计。

话虽如此，但也确实存在这样一些患者，他们确实想要看起来不太自然的微笑。我所倡导的流程将永远不会创造出最终不符合患者美观愿望的微笑，即便这些愿望背离了自然外观。据我的经验，只要遵循以下步骤，就几乎不会发生这种情况。

微笑设计中的决定事项

要创造与功能协调的微笑设计，有两个决定因素：

1. 每颗前牙的位置；
2. 每颗前牙的外形。

很多不同的原因会影响这两个重要决定因素。前牙修复的决策过程需要遵循特定的顺序，必须按部就班完成流程中的每一个步骤。如果想获得最终可靠的结果，唯一的准则是：不走捷径！

■ 模型上𬌗架的重要性

如果要细数一下微笑设计过程中医生诊疗失败的步骤，排在首位的将是忽视模型上𬌗架的重要性。因为当下颌进行开闭口运动时，水平髁突轴决定了下颌牙齿的运动轨迹，而上𬌗架的模型是了解下切牙切缘与上前牙正确关系的唯一方式。由于前导必须始于正中关系，才能使后牙在瞬间脱离咬合。只有确保后牙不会与正中关系位的髁突或前导发生干扰，才有可能完成功能性微笑设计。而最简单、快捷且有效的方法就是将模型上𬌗架。如果不按流程操作，所耗费的时间要远远超过面弓转移和取正中咬合记录的时间。

有时我们需要通过增加咬合垂直距离（VDO）以改善前牙关系，有时则需要降低咬合垂直距离以获得正中关系位前牙最佳咬合关系，有时甚至需要通过髁突垂直移位的方法以获得最大牙尖交错位，然而这种髁突移位会对前牙治疗方案的选择产生显著的影响。不考虑整个颞下颌关节或𬌗的条件而进行美学修复设计是一种短视行为，会引起一些问题。只有矫正了髁突的移位，才有可能精确分析前牙关系。

前牙修复该从何入手?

开始前牙修复前,在治疗计划制订阶段包含对颞下颌关节的分析绝对是非常关键的。必须确定颞下颌关节是否完全处于正中关系,通过负荷试验对正中关系进行验证。如果任何一侧关节有肌紧张或压痛的症状,就不应计划进行前牙修复治疗。在前牙修复治疗开始前,有充分的理由需要验证颞下颌关节的稳定性以及是否能舒适地位于正中关系。

当髁突完全就位后,在下颌做闭口运动以评估前牙关系时,髁突应保持在正中关系。评估的目标是前牙在正中关系位(或适应性正中状态)发生接触时,后牙没有殆干扰或早接触,否则就无法精确分析理想的前牙关系。

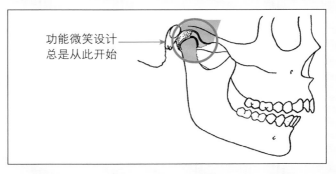

功能微笑设计总是从此开始

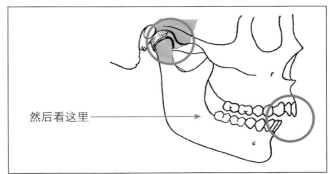

然后看这里

如果后牙存在咬合干扰,需要通过颞下颌关节移位才能达到前牙接触,可能出现的结果包括以下几种:

1. 后牙负荷过重;
2. 肌肉出现不协调的过度兴奋;
3. 下颌向前滑动导致前牙负荷过重;
4. 过度磨耗、异常动度及牙齿移位(牙列不稳定)。

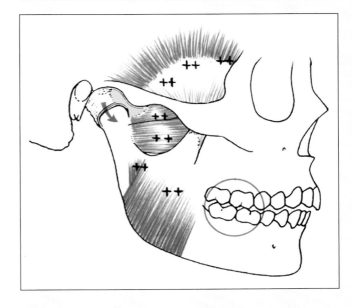

如果正中关系状态下存在后牙咬合干扰，则无法正确评估前牙关系。前导的主要功能是引导下颌从正中关系离开时，后牙发生瞬间咬合脱离。这是使咀嚼肌功能协调的唯一粭型，同时也可避免后牙过度磨耗，实际上减轻了前牙受力。

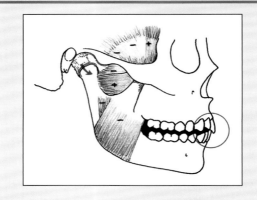

因此在设计或纠正前牙以实现后牙能够瞬间脱离咬合之前，必须以实现前牙接触和髁突完全就位时无后牙粭干扰为导向制订治疗计划。后牙发生瞬间咬合脱离取决于前牙在正中关系位的咬合接触，正确的微笑设计需要从此开始。

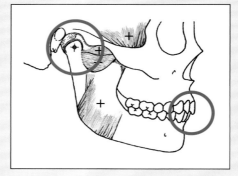

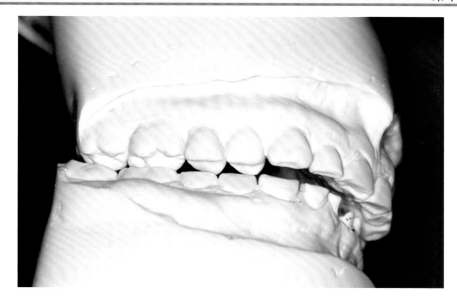

图16-1　以正中关系进行面弓转移上殆架的模型。

因此，在治疗设计中首先要考虑的是：

> 前牙在正中关系位发生咬合接触时，后牙无殆干扰。

如果没有在正中关系下进行面弓转移并将模型上殆架，就无法有效地制订最佳治疗方案。通过模型分析，我们才可以决定采用何种治疗方案，以达到正中关系位的前牙接触。只有做了上述决定之后，才可以考虑前牙的其他治疗。如图16-1所示，如果治疗方案中患者的前牙修复体是基于最大牙尖交错位而非正中关系，结果可能会出现很多问题。

获得前牙咬合接触的方法

1. 改形：为了获得前牙咬合接触，考虑调改后牙外形降低咬合垂直距离；

2. 重新排列：考虑重新排列前牙或后牙；

3. 修复：考虑修复前牙以获得咬合接触，或修复后牙以达到更紧密的咬合接触；

4. 外科手术：对局部牙槽嵴进行手术重新排列位置。

在第三十章"序列化治疗计划"中会具体讨论以上4种主要的治疗方案。序列化治疗计划是指针对所有类型的咬合问题，评估各种治疗方法的流程，应该要仔细研究。现在，我们将用几个具体的步骤来说明微笑设计中制订正确治疗计划的重要性，不以正确的上下颌关系将模型上殆架而尝试进行前牙修复是不明智的。因为上殆架要用到面弓转移，如有必要，可在不改变模型与正中关系轴位置关系的前提下适当改变咬合垂直距离。

模型改形

在准确无误完成微笑设计之前，必须要采取最佳措施使后牙不干扰前牙接触。我们可以在以正中关系位上𬌗架的模型上分析后牙的咬合情况，用咬合纸检查影响前牙正中关系咬合接触的后牙𬌗干扰点。在这一步骤中，𬌗架应该要锁定在正中关系位。

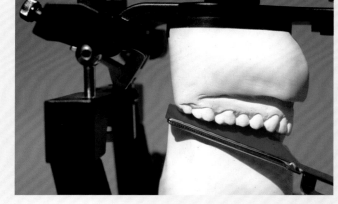

如果选择了调𬌗作为最佳治疗方式，则可平衡调磨后牙，减小垂直距离，使前牙与正中关系接触距离更近。

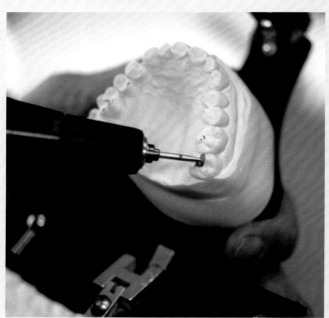

制作下颌前牙的诊断蜡型是治疗计划中的重要步骤，有助于了解通过前牙修复改形能否获得正中关系前牙咬合接触。

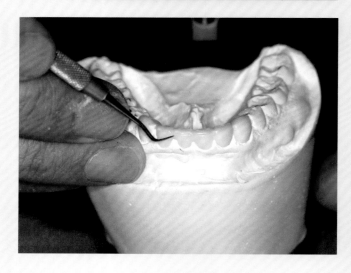

　　分析后牙调𬌗削减外形以及下切牙添加改形后的结果。通过改善下颌前牙切缘的位置，可以发现对上颌前牙进行修复改形后可建立适宜的正中关系咬合接触。

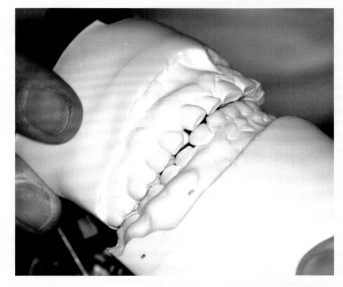

　　完成后的诊断蜡型。非常重要的是，医生一定要认识到诊断蜡型不是最终的前牙形态。诊断蜡型可以作为最佳治疗方案选择的参考，它可作为牙体预备后制作临时修复体的模型。但是最终修复体的切缘、唇面形态、前导都必须在口内调整得到。任何时候需要进行切缘位置的修复重建，都应该在临时修复体上完成。

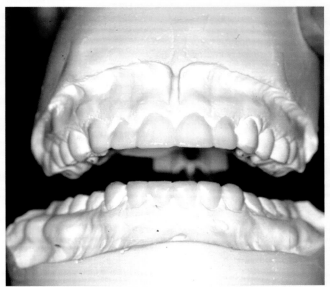

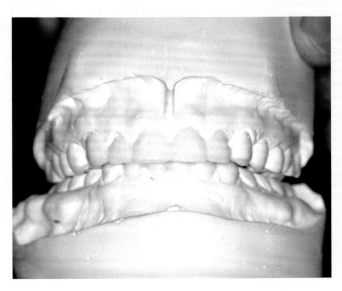

在调𬌗前后要在模型上确定上下颌的颊舌向关系。当咬合垂直距离减小时，可以看到颊舌侧关系发生的改善（见前图）。模型经面弓转移上𬌗架后，下颌正确的闭颌弧表明，如何改善下牙弓宽的部分与上颌弓窄的部分之间更好的相对关系。降低咬合垂直距离同样也能改善下颌前牙与上颌前牙之间的关系。

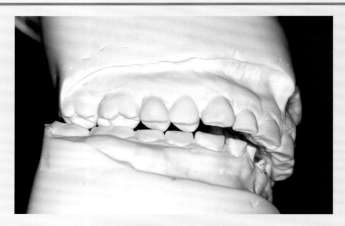

带有诊断蜡型的治疗计划有很多优势，其一就是诊断蜡型是所有前牙外形精修的理想起点，包括切缘位置和前导的精确定位。使用硅橡胶重体翻制诊断蜡型的阴模，用于牙体预备完成后制作临时修复体。

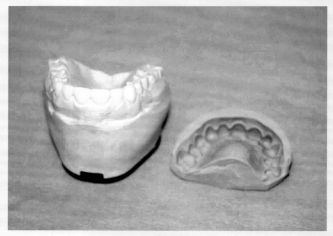

临时修复体经过精修和塑形后，最终能将微笑设计的细节要求反映到最终修复体上。如果你想拥有最符合生理要求、最自然稳定的前牙修复体，你一定要遵循以下准则：

> 不管诊断蜡型有多么漂亮，都是不可靠的。

很少有诊断蜡型无须在口内进一步调整修改的，功能性解剖模型只能在口内调改完成。

功能性解剖模型

回顾多年来完成的数千例前牙修复体，仔细观察了与前牙形态和位置相匹配的功能关系。作为一名修复专科医生，我有很多机会去改变切缘位置及前导，以及这些改变所带来的效果。可以随时对临时修复体进行调整，然后客观地分析这些改变对上下唇、语音、舒适度以及微笑的影响。

在戴完临时修复体后要对每位患者进行指导："我希望您尽可能地去感受这些牙齿，然后告诉我临时牙是否会让您觉得不舒服，有没有影响您发音或者您对外观有无任何不满等问题。因为这些临时义齿材料是树脂，您如果觉得它们有任何不像自己牙齿的地方，我们都可以进行调改，直到您完全满意为止。在您对临时义齿完全满意之前，我们不会开始最终修复体的制作。

通过观察患者对临时义齿的反应及对其进行的修整，我们可以逐步建立对前牙位置、牙轴及外形等各方面的参考数据。上颌前牙必须要确定6个特殊的外形参数，通过这些参数决定功能性解剖模型的外形。

> 理解功能性解剖模型是微笑设计的关键。

确定前牙外形的先后顺序

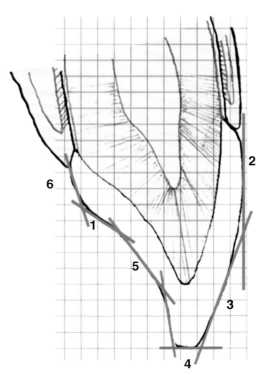

图16-2　功能性解剖模型描述了上前牙的6个确定牙齿外形边界的特殊表面。

要以正确的顺序确定每颗前牙的外形（图16-2）。

首先要确定下前牙切缘与上前牙的关系（图16-3）。当下颌处于正中关系位时，上前牙舌面形态决定了理想的前牙止点。因为下颌功能运动是从建立前导开始的，所以上前牙舌面形态也是微笑设计的起点。

这是唯一一个只要在以正中关系上𬌗架的模型上就能确定的步骤。正如前面病例中所述，通过评估比较所有的治疗方案，才能选出建立下前牙切缘与上前牙理想关系的最佳方案。

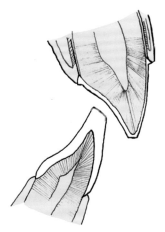

图16-3　确定下前牙切缘与上前牙之间的关系通常是微笑设计的起点。

确定正中关系前牙止点后，第二个重要的决策是确定切平面确切位置及外形，涉及每颗上前牙切缘。由于上颌牙齿的切平面位于下颌运动轨迹范围内，因此无法在殆架上进行精确定位。上前牙切缘必须与下颌功能运动范围相协调，因此这阶段的微笑设计与嘴唇的关系比髁道大，但不能误认为前牙只与美学相关。前导是建立后牙形态的决定性因素，且只有切缘位置确定后才有可能确定前导。由于无法在殆架上精确地完成前牙舌面形态，但诊断蜡型可以作为制作临时修复体的"最佳评估"起点，并根据需要在口内进行调改。

要获得最终完美的微笑设计，还要继续按照其余5项外形轮廓的要求，对临时修复体进行顺序调改，并建立正确的前导。在下一章所描述的流程中，可以进一步理解为什么必须在确定切缘位置之前建立唇面外形，以及为什么在确定前导与下颌功能运动轨迹协调之前必须先确定切缘位置。

前导及其与微笑设计的关系

Anterior Guidance and Its Relationship to Smile Design

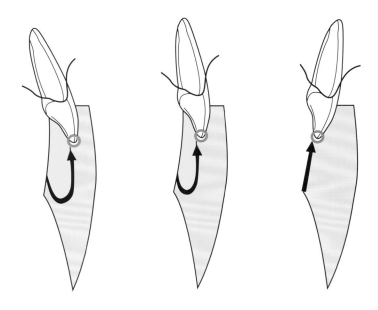

理念
前导必须与下颌功能运动范围协调一致。

前导的重要性

进行咬合修复治疗时必须要确定前导，其重要性仅次于正中关系，咬合治疗的成功与否取决于正确的前导。然而，能清楚前导确定方法，并向技师准确传递信息的牙医仅为少数。那些不会使用精确方法建立正确前导的牙医，在修复治疗技巧的基础上可以通过学习一些理念和方法，如判断、沟通和验证每颗前牙修复体的准确性等方法，提升患者的总体满意度。

前导在正畸治疗中也有着类似的重要性，未能建立正确的前导是治疗结果不稳定的主要原因。然而，前导不正确所引起的咬合问题造成损害的过程往往非常缓慢，以至于正畸医生没有意识到结果不稳定的问题或原因。此外，清晰理解正确前导的功能原理往往可以简化正畸治疗计划及缩短治疗时间。

口颌系统行使功能时，前牙关系除了是微笑时最显眼的部位外，还是后牙𬌗面形态的主要决定因素。前导与患者个性化功能模式相互契合的精确度决定了每位患者的舒适度。现在我们知道前导对实现整个咀嚼系统协调的肌功能也非常重要。在许多功能关系中，正常功能包括了唇和舌，在没有确切的测量方法之前，前牙与所有这些关系之间必须尽可能精确匹配。

上下前牙的外形和位置非常关键，以至于即便是切缘位置存在小于1mm的误差对于某些患者也会有异样的感觉。几乎所有牙医都曾经遭遇过，医生自我感觉良好的前牙修复体却被患者嫌弃的窘境。我们都听过"口是心非"的谚语，在此处或许可以引申为"适合口腔的未必能让患者心里满意"，也往往会将患者的不满意理解为心理因素而非实际问题。毫无疑问，有些患者可能会存在一些不切实际的期望值，但相信这样的患者是极少的。如果希望涉及前牙的修复体能达到预期的成功，就要非常精确地确定前牙关系。所幸的是，我们拥有确定前牙各方面关系的明确参数，因此无须去猜测其位置、外形以及上下颌之间的关系。对唇支撑、切缘位置和舌面形态的彻底改变可能不仅仅影响患者的先天

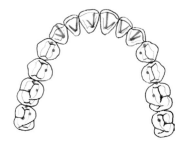

图17-1　当你在分析前导时，请记住这条原则：只有后牙有咬合点意味着仅有后牙发生正中咬合接触。前牙上的咬合线表示在所有非正中运动过程中前牙具有使后牙咬合分离的作用。前导的主要作用是保护后牙咬合。

容貌。除了舒适度差和面容不自然外，前牙的不良修复体还可能造成全牙列的破坏。

在试图修复前牙之前，每位牙医都应该明白一件事情，即前牙不仅是美学的关键，也是保护后牙的关键。上下前牙之间的关系非常重要，因此当前牙无法正常行使其非正中运动使后牙咬合脱离的保护性功能时，长期作用下后牙会受到不良的应力或磨损。回想一下完美咬合关系的模式（图17-1），同时也将建立前导的目标牢记于心。当然，也有例外情况，当前牙不发生咬合接触时，侧方运动的工作侧需要建立组牙功能𬌗。对于前牙开𬌗和反𬌗，将在第三十七章、第三十八章和第四十一章中进一步详述。

制作个性化前导

没有适用于所有患者的头影测量标准及上下切牙交角参考值，因此无法标准化制取前导。最重要的理念之一是理解不同患者之间的前导存在很大的个体差异。微小的改变可能给患者带来明显不同的舒适感，但即便舒适度不是问题，切缘位置的微小错误也可能对前牙的长期稳定带来严重影响（图17-2）。

正中关系接触

在整个𬌗型中最关键的牙齿外形也通常是最容易处理不当的。建立前牙稳定接触的牙齿外形非常重要，因为任何前导的不稳定都可能导致后牙发生𬌗干扰。前牙接触的正确外形需要同时关注上下颌前牙。

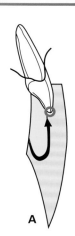 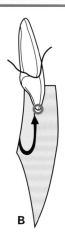 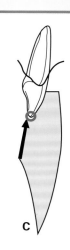

A　　　B　　　C

图17-2　3种不同的前导模式代表了不同的上前牙倾斜度。不同的切缘位置反映了不同的下颌功能运动范围。如果A或者B的切缘位置向舌侧移动，就会干扰下颌功能运动，造成牙齿过度磨耗或者松动。如果C的切缘向唇侧移动，不会干扰下颌功能运动范围，但是可能会干扰中性区，影响发音和唇的闭合道。确定个性化前导的过程就是要精确定位正确的切缘位置。

下颌切缘

每颗下前牙的切缘都应该由唇切线角形成，将该外形磨圆是常见的错误，会降低前牙接触的稳定性，清晰的线角轮廓也是最自然的外形。如果分析正中关系位的模型，将切缘位置稍微前后向移动达到稳定的止点或许会更有利，这点可以通过正畸、修复或外科手段来实现。

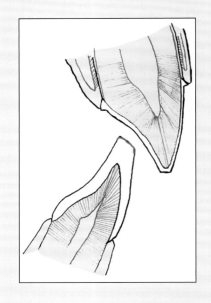

> 注意：下前牙需要几个关键要素来确定切缘的外形和位置。下前牙切平面的外形也有重要意义。为了能详尽说明下前牙的重要性，同时又不干扰关于前导的讨论，将在后续章节中进一步解释下前牙的相关细节。

上下前牙正中关系接触形态必须能在上前牙舌隆突上形成明确的止点。任何不能防止下前牙过萌的咬合接触形态都是不稳定的。大部分前牙磨耗与不稳定的问题主要因为不正确的正中关系止点。

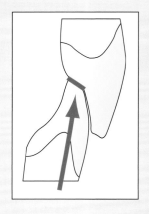

咬合接触不稳定

　　咬合接触不稳定是许多正畸治疗后常见的错误之一，不能为防止下颌牙过萌提供一个明确的止点。当下切牙萌出到一个聚拢的空间时，最终的结果是造成牙列拥挤。如果可以提供满意的前牙咬合接触，就无须使用永久性舌侧保持器来稳定下切牙。

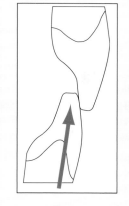

　　上前牙修复体外形不正确常常会导致一个司空见惯的问题：缺乏稳定的咬合接触，且外形对下颌功能运动范围有所干扰，则一定会引起下前牙唇切接触区域的过度磨损。

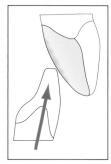

　　这种典型的磨损方式主要是因上前牙舌面形态不正确所致。唇切线角的丧失和锥形的磨损方式通常会导致下前牙的进行性磨损，严重时会暴露牙本质。

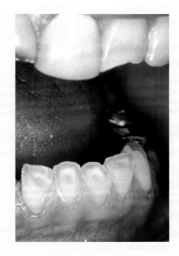

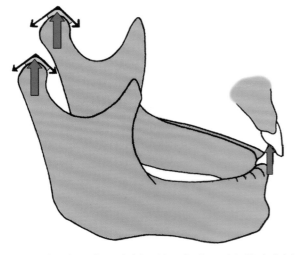

图17-3　将下颌视作一个倒置的三角形。后方的决定因素（髁突）在正中关系时具有稳定的最上止点，位于受力部位的顶点。在该位置，盘突复合体止于骨面，因此即便受到升颌肌群的重力压迫也无法继续上移。如果正中关系时的前牙咬合接触经过正确塑形后成为一个稳定的下颌闭口运动止点，前牙也会有一个稳定的止点。

倒三角概念

可以将正中关系位的下颌视为一个稳定的倒三角形（图17-3），呈现了正中关系咬合接触下的理想前牙形态。

任何后牙都不应干扰该三角的任何一条边。髁突应该能自如地向前下方向滑动至顶点位置。如果所有下前牙在正确垂直距离下，咬合能同时接触在稳定的正中止上，就达到了好前导的首要条件。只有满足这点要求后，才能进一步确定有关前导的其他决定。

确定切缘位置

切缘位置的重要性仅次于正中关系，但在确定切缘位置之前，还必须明确两个因素：上前牙轴倾度和唇面外形。尽管患者的微笑照很有帮助，但不能单纯通过照片确定切缘位置。切缘的水平位置对于前导的所有方面以及外貌来说都是至关重要的。切缘的垂直位置取决于其水平位置，在二维的照片上是无法辨识的（图17-4）。

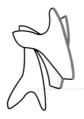

图17-4　上切牙切缘垂直向的位置受牙齿倾斜度的影响。因此，在确定上前牙长度以及前导角度之前，一定要先确定切缘的水平位置。

确定切缘的水平位置

决定上颌切缘水平位置的控制因素是牙齿唇面的外形和位置。每个牙齿的唇面包括两个平面（见下图）。

决策

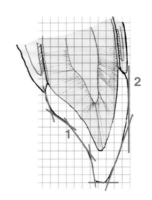

定义功能性解剖模型的第二步是确定上前牙唇面的颈1/2形态，在研究模型上就可以获得良好精度。

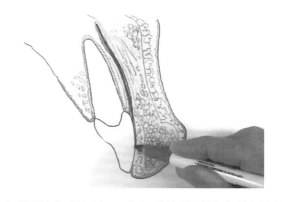

上前牙唇面的颈1/2形态延续了牙槽突的唇侧外形，因此也延续了牙槽突的方向或曲度。为了便于完成这一步骤，研究模型应该包括牙槽突的整个唇面。当牙齿缺失或调整不良修复体形态时，参考牙槽突的外形对制作诊断蜡型特别有用。

决策3

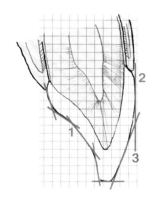

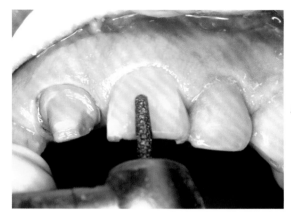

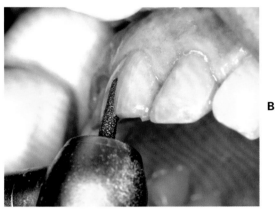

图17-5　详见文中描述

下一步对于确定切缘的水平位置非常重要。绝大多数牙医都没有意识到，不能正确地确定上前牙唇面的切1/2形态是一个很常见的错误。这部分形态的变化可以很细小，且容易被忽视，但即便是细微的改变也可能对前牙的舒适度和长期稳定性产生深远影响。这一阶段还无须确定切缘垂直位置。事实上，在制作临时修复体的蜡型时，略微加长一点是有利的。然后，关注的焦点应该要放在上前牙唇面的回切塑形，使得下唇能够自如地滑过上前牙的切端1/3部分，并与上唇发生封闭性接触，我们将其称为"唇闭合道"。

为了达到理想的唇闭合道外形，分两个平面进行牙体预备非常重要。如果上前牙的修复体切缘过于靠前，往往是因为唇面切1/2部分的牙体预备量不足造成的。

如果不改变切缘位置

首先预备牙齿唇面的切1/2部分，保证足够的修复空间。将已知直径的金刚砂车针完全陷入牙体组织中（图17-5A），与切1/2部分的釉质表面平行，这种牙体预备方法可以使技师能够正确地判断切缘的位置（图17-5B）。对于许多修复体而言，要达到复制现有牙齿唇面形态和切缘位置的目标，必须要进行正确的牙体预备及与技师的准确沟通。

如果要改变切缘位置

如果修复体需要改变当前的切缘位置，首先应该在临时修复体上完成切缘位置调整。临时修复体的形态取决于诊断蜡型，但最好的蜡型也只是一种

试探，为了获得理想的外形，通常都需要对临时修复体进行修改（图17-6）。往往从唇面形态开始进行调改，使其与唇闭合道匹配。直到已经确定了牙齿唇面的两个平面，才可以反复尝试修改并确定切平面的水平位置。在这种情况下，往往会有一种将切缘过于偏向唇侧的趋势。

决策4

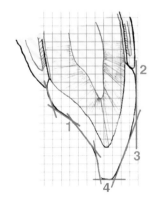

决定切缘的确切位置和形态，以及切平面的形态。

在这一步，切平面通常已经非常接近于理想位

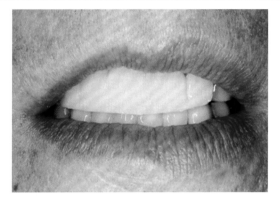

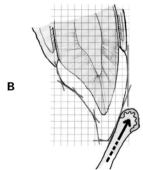

图17-6　修改临时修复体有时需要大量磨除唇面形态。A，该患者的中性区较窄，承受着下唇的强大压力，通过磨除唇外展隙的形态可获得相对松弛的唇闭合道。在𬌗架上是无法了解其形态的。如果原始的诊断蜡型是可以接受的，那么切缘的位置就太靠前了。在确认满意的唇面形态后（B），就可以确定切平面垂直向的位置，唇舌向的形态就可以根据功能性解剖模型来进一步精修。

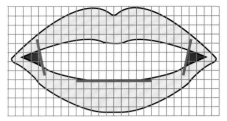

图17-7　患者微笑时，切平面应该与下唇形态一致。

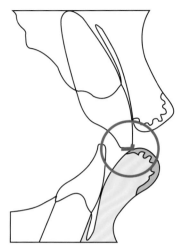

图17-8　接触点（圆圈内的）显示了切平面垂直向和水平向正确的位置。

置。但也正是在此阶段，一些细微的改变经常会造成"完美的"或"适应的"两种截然不同的结果。在制作诊断蜡型时，将前牙制作得稍微长一点将较为有利，因为磨短临时修复体比加长要容易得多。这一步所做的一切都是为了确定功能性解剖模型的边界。一旦完成了功能性解剖模型，就可以描绘出每颗牙齿的唇面外形和唇外展隙。因此在这步中，必须要建立切平面的所有形态。

■ 确定切平面的形态

如果已经定位好并正确成形唇面形态，当患者微笑时，切缘应该与下唇内侧形态相匹配（图17-7）。如果微笑时切缘压迫到下唇的外侧面，则说明切缘过于靠前。在准确确定切平面前，要削减临时修复体唇面的切1/2部分（图17-6）。

在微笑时，如果切缘与下唇唇红的内侧缘接触（图17-8），意味着切平面的水平和垂直向位置是正确的。这也表明前牙与下唇的关系是正确的，发音是舒适且自然的。

切平面要与笑线匹配是有生理学依据的。咀嚼系统同时也是发声器官。语音实际上是由牙齿、嘴唇和舌头的不同组合机械性形成的。"F"音是判定上颌切平面正确位置最有用的参考，因为要发出"F"音，需要在下唇和上颌切缘之间形成宽阔平坦的缝隙（图17-9）。

使用"F"音作为确定正确切平面位置和形态时的要点是，要求必须发音非常轻柔，以判断放松的下唇形态和位置是否与发"F"和"V"音时相匹配。

嘴唇能适应任何切缘位置发出"F"和"V"音，但如果切平面需要异常的唇部运动才能将声音挤入平坦的缝隙，面部肌肉就会出现疲劳。如果患者抱怨说话一多或一天结束时面部就会疲劳，很可能就是唇齿之间不匹配（图17-10）。

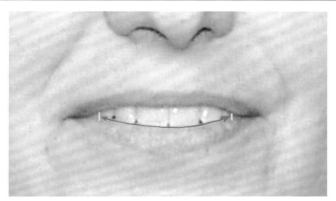

图17-9　当患者发"F"音时，下唇和上切牙切缘的形态。

操作流程

患者端坐，要求完全放松，目视前方，非常轻柔地使用英文从50数到55。仔细观察临时修复体就位时上前牙切缘与下唇唇红内侧缘之间的关系。当你学会观察并调整牙齿外形与嘴唇相匹配时，你就能观察到细微改变带来的不同。此外，随着功能关系改善，美观也将获得明显提升。

决策5

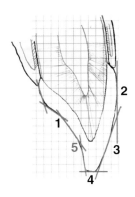

现在你可以确定前导的形态了。建立前导的目标是为了与下颌功能运动范围相协调。到此为止的步骤是为了确定功能运动范围的起点（正中关系）和终点（对刃关系）。在这两个标志点没确定之前，不可能准确确定前导。

协调前导的步骤

一旦确定正中关系咬合接触和上前牙的切缘位置，将大大简化前导形态的调改和修复（图17-11）。尽管此时步骤是简化了，但仍有必要去了解进行任何调改的原因。

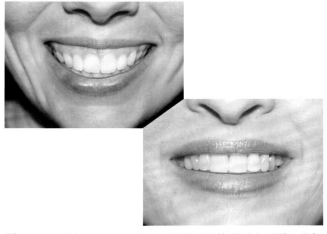

图17-10　牙齿长度的显露量和切平面的外形因人而异，𬌗架没有嘴唇，因此必须在口内完成评估。注意两名患者的切平面曲度是如何与笑线的自然曲度相协调的。以上患者在发"F"和"V"音时无须进行特殊的唇部运动。

首先应该考虑对美学和发音的影响，还应该对牙周支持组织的不同情况、应力的机械原理以及前牙对后牙的保护作用有清楚的认识。除非理解这些因素并结合临床判断，否则任何技术都不能获得可靠的结果，下文所述的流程就很好地验证了这点。无论如何，当需要调改前导时，这是个非常实用的流程，可以使用相同的步骤来判断是否需要进行调改。无论需要进行前牙修复还是仅做调改，都可以用这个流程。如果需要进行修复，则可以在任何改变被最终接受之前，对其正确性进行检验。

■ 准备步骤

1. 当符合适应证时，首先应该对下前牙进行改形或修复。

2. 如果后牙无需进行修复，则应在确定前导之前对后牙进行调𬌗。解除正中关系位前后牙的所有𬌗干扰，以建立完全闭口位时稳定的咬合接触。去除后牙上的所有非正中咬合干扰，目标是当前牙位于功能范围内时将所有的非正中接触转移至前牙。这样，使引起前牙咬合分离的所有后牙斜面干扰逐步减少，直到在所有下颌非正中运动中前牙能够保持接触。

如果后牙对前导的所有功能产生了干扰，就无法确定或制取正确的前导。

前牙的全功能接触取决于其在正中关系位时的咬合接触情况。如果因为舌头位置、嘴唇位置或错殆关系而导致前牙无咬合接触，则可能无法获得正常的前导。对不同程度的前牙开殆病例，在试图获得前牙咬合接触之前要对其进行仔细分析（参见第三十八章）。

如果后牙需要修复，则可以好好利用这个机会对前导进行精确调整。在完成前牙斜面调改之前，通过对单颌后牙的牙体预备，可以彻底消除后牙接触的影响。由于使后牙咬合脱离有助于消除其机械刺激感受器的影响，因此会更容易记录前牙正中关系止点。当只有前牙发生咬合接触，更容易在行使功能过程观察其松动模式。

后牙接触越少，越容易调殆，观察仍有咬合接触牙齿的异常动度也越简单，所以应该抓住任何减少后牙支持的机会。

▌5步法达到协调

步骤1   在所有前牙上建立协调的正中关系止点（图17-11）。

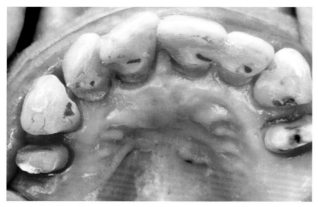

图17-11   正中关系止点标记为红色。

必须用手法将下颌诱导入终末轴闭合位，用薄的咬合纸标记咬合点，并调殆直至每颗上颌切牙上都出现清楚的印记。大多数的患者若要建立良好的正中关系止点，仅需微量的调殆；而其他的病例则不得不做大的咬合调整。这一步常见的问题如下：

从初始正中接触进入咬合更紧密的闭口位置过程中可能发生偏移。应该消除所有的咬合干扰，使得下颌能无任何偏移进入完全闭口位。这是最常见且最容易解决的问题。

偏移消除后某些牙齿没有咬合接触。这种情况发生于有固定正中止的患者，但并非分布在所有牙齿上。对这些没有咬合接触的牙齿应该做何处理？在此，有3种解决方案：

1. 通过调磨正中止，降低垂直距离，直至所有牙齿发生接触。这种方法可能听上去比较粗暴，但是少量的垂直距离降低并不会造成不良影响。牙周骨量严重缺损的病例，这种方法有助于改善冠根比。即使是稳定的牙齿，少量降低垂直距离以获得咬合接触往往比修复的方法要好。

2. 我们可以重建牙齿咬合接触。一般有必要制作临时修复体重建舌面形态以获得咬合接触。在接受临时修复体形态可以作为永久性修复体的参考之前，要在临时修复体上完成确定前导的所有步骤。

3. 也可以"什么都不做"。因为唇或舌成为接触替代物而没有咬合接触但稳定的前牙，最好不要处理。然而，在决定不处理之前，一定要确认咬合接触缺失的牙齿是稳定的。如果无接触的牙需要修复，且可以在其他牙齿上建立足够的正中止点来计划制作个性化前导，则我们就无须关心那些咬合接触缺失的牙齿。可以在殆架上调整修复体。

前牙缺失。这个问题可以通过将模型上殆架并制作前牙临时桥来解决，然后在口内对临时桥进行最终形态的调整。在完成良好舌侧形态的同时达到良好的美学效果。

因上下颌关系的问题，在正中关系位所有牙齿不能同时接触。这些问题将会分别在第三十七章和第三十八章进行讨论。然而，总体原则是，在开始下一个步骤前，我们必须要确定哪些牙齿应该在正中关系位有咬合接触。如果需要移动下前牙或对其改形，必须先对其位置和外形进行调整，才能进一步确定最终前牙切导。

如果上下颌前牙需要正畸移动或进行大幅度调改才能改善最终的结果，则需要在上殆架的模型上预先完成。在正畸治疗完成后，可以制作能反映出变化的临时塑料修复体，然后继续在口内进行调整。

妨碍前牙咬合接触的不良习惯。在将无咬合接

触的牙齿调整到接触状态之前，一定要确保其不会因为尚未破除的不良习惯而重新失去咬合接触。很多咬唇习惯实际上是因为要避免耠干扰而无意识地将嘴唇垫入牙齿之间，这些习惯在咬合调整后往往会消失。其他如咬管状物体等不良习惯，只要患者愿意，都可以破除，但必须在开始修复咬合缺失前予以明确。如果仍然存在不良习惯，则修复的牙齿还是会被推出正常牙列之外。在牙体预备前，需要进行调耠以获得尽可能的稳定。在纠正任何应该但实际没有接触的前牙之前一定要仔细评估。

调整正中止形态。下颌切牙的整个切缘不一定都要在正中关系位有咬合接触，否则有可能会造成上前牙舌侧出现过多的痕迹。如果上颌牙形态正常，只需接触下颌切缘的唇1/2就够了。上颌前牙接触点的形态应该尽可能沿牙长轴的方向引导耠力，但是在小斜度斜面上接触点所受到耠力没有看起来那么大，因为耠力的唇向分力将被嘴唇向内的力量所抵消。与前牙止点相协调的后牙支持也可以使潜在应力减至最小。

确认所有正中止点后，应该对每颗牙齿动度进行定量检查，以确保在正中关系闭合时止点不会移动。在牙齿上轻轻加压保持牙齿不动时，诱导闭合过程中发生的任何牙齿震动都应该重新做出标记。

步骤2　为了包含始于息止颌位的轻咬合，在相同垂直距离将正中止点向前延伸

当我们在确定患者需要多少"长正中"时，需要将正中止点向前延伸。这个步骤也可以使我们不必担心正中关系位前牙咬合接触时会对上前牙产生过大的唇向力。第十九章将会对"长正中"概念进行详述，关于其原理此处不再重复。

通过手法诱导下颌进入终末铰链轴闭合并确定正中止点后，使患者于姿势位端坐。移走头枕，指导患者"嘴唇放松，轻轻地咬"。将红色咬合纸置于上下牙之间，让患者反复咬。当患者恢复仰卧位时，保持张口，通过手法诱导下颌做正中关系闭口运动，并使用颜色更深的咬合纸进行咬合检查（绿色或蓝色效果较好）。如果在正中关系咬合印迹之前有红色印迹延伸至牙尖斜面，则正中止也应该沿相同的垂直方向延伸，以便于牙齿闭合时进入正中关系

或略前方，而不会直接与牙尖斜面相撞。从正中关系开始的自由度一般不超过0.5mm。不管需要多少的量，都可以按照这一步骤非常精确地予以确定。

用锋利的倒锥形金刚砂车针可以非常漂亮地完成正中止点延伸的调整。在修整过程中要小心，不要碰到正中止本身。要对结果进行牙齿动度定量，确保患者咬合时没有任何牙齿震动。

步骤3　确定前牙切缘的位置

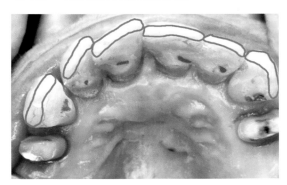

图17-12　确定前导之前必须精确地确定切缘。

确定前牙切缘位置的重要性仅次于正中关系咬合接触（图17-12）。如果前牙稳定，无须改变形态，则应该保持切缘的位置不变。如果切缘需要修复改变，首先要在临时修复体上修改确定，只有当患者对舒适度与美观都满意后，再将临时修复体形态复制到最终修复体上。

步骤4　建立前伸耠时的组牙功能

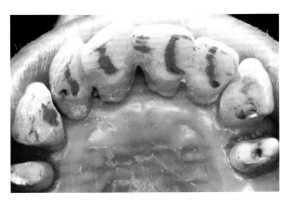

图17-13　切道从正中关系开始，到对刃接触为止。

在建立切道之前，必须确定每个切牙切缘的精确位置（图17-13）。由于很多因素共同决定了切缘的位置，在第十六章中有相关的详细阐述。为了简单起见，我们假设所有与切缘位置相关的因素都是

正确的，如唇支撑、语音和美学效果等。如果是，我们只需要从正中止点或长正中止点前伸到达切缘进行选择性调磨。多数情况下，消除个别牙𬌗干扰后，4颗切牙可形成组牙功能𬌗。要在上颌牙完成所有调磨，用咬合纸标记从正中关系到对刃关系过程中的𬌗干扰。如果只有1颗牙存在咬合印迹，要彻底调磨标记区，直到第二颗牙开始接触，依此类推，直到4颗前牙发生连续接触。

深覆𬌗患者的切道几乎总是呈凹形的。然而，随着覆𬌗的减小，切道将逐步变平直。越接近对刃关系，切道越平直。通过保持切缘位置，小心不破坏正中或"长正中"接触，可以极其简单地确定各种𬌗关系的切道。中切牙很大侧切牙很小的患者，只能用2颗中切牙形成组功能𬌗。如果中切牙的强度不足以承担负荷，则将中切牙与其他牙固定形成夹板要比为了实现4颗前牙的组牙功能𬌗而将侧切牙改成奇怪的形状要好。下前牙沿切道移动时应该检查牙齿动度。有𬌗干扰且动度异常的某颗牙齿咬合时会很容易发生轻微移位而使其他牙齿获得均匀标记。如果单颗牙在前伸运动时移位，可以简单地用手指固定住这颗牙齿，重新标记。通过选择性调磨，使它不再移动。

如果所有切牙在受到咬合力时都发生移位，即使有良好的组牙功能，仍需重新评估切缘位置，有可能过于偏舌侧。如果为了使切道变平而有必要减短上颌切牙或将切缘向唇侧移动，则应该在功能状态下检验这种变化，直至结果满意。如果牙齿是因为支持骨组织的丧失而产生异常动度，则需要考虑夹板固定。在前伸运动末期，下颌中切牙的切缘应与上颌中切牙的切缘接触。最好是侧切牙也刚好能达到对刃关系，但在不牺牲美观的前提下几乎不可能达到。

步骤5　建立侧方运动时理想的前牙咬合力量分布

侧方运动不一定都要具备前牙组牙功能（图17-14），同样也不是所有牙齿都要形成尖牙保护𬌗。有些牙列只靠尖牙执行所有侧方运动，但非常稳定且功能良好，就没有理由去改变这种𬌗型。然而，如果尖牙表现出动度异常、磨耗加速或牙周支持组织丧失等情况，将尖牙与其他前牙形成组牙功能𬌗后，尖牙所受到的应力与磨耗都会减少。将尖

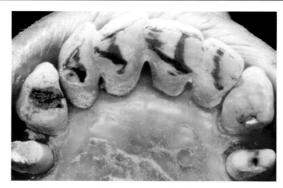

图17-14　前导组牙功能𬌗的侧方运动。

牙保护𬌗转变为前牙组牙功能𬌗通常会有很多优势，但没有足够的理由将前牙组牙功能𬌗转变为尖牙保护𬌗。

由于我们无法确定不断退化的口腔内机体的抵抗力，最安全的方法是尽可能将压力减至最小，前牙组牙功能𬌗可以达到这种目的。如果组牙功能𬌗的牙齿与下颌功能运动范围协调一致，且根据牙周支持的质量对牙尖斜面进行调整，则可以说个性化定制的侧前导会产生最小的应力。

个性化定制侧前导的过程要从下颌闭合到正中接触开始。患者在医生的帮助下进行下颌侧方移动，医生将关注每颗牙齿的所有移动。将咬合纸置于上下颌牙齿之间，并嘱患者进行重复非正中运动，选择性调磨标记的侧方接触点，直至从正中关系到上颌尖牙切缘出现连续的咬合接触印迹。有时候，也会使侧切牙和中切牙发生咬合接触。然而，这也不足以防止个别牙由于应力作用而发生移动。

为了减少个别牙或多个牙的侧方应力，从正中接触点向侧方移动时接触面一定要平坦。然而，也不是牙齿上所有的接触面都必须平坦。尖牙是侧方运动的关键牙齿，当下颌在一个相当平坦的平面进行侧方移动时，则尖牙前方的牙齿将开始承受更多负荷。这允许侧方的舌斜面斜度逐渐加大，形成一个凹形轨迹。当下颌侧方运动形成一条下前牙凹向上的轨迹，平衡侧髁突的向下非正中运动也将促使下颌进行自然开口运动。

就像前伸运动，随着深覆𬌗程度的减小，形成凹面的趋势也会随之减少。然而，相当平直的侧方斜度与凹形的前伸斜面同时存在的情况也并不少见。为了获得最佳的美学效果，前伸斜面几乎都会比侧方斜面斜度更大。

在确定侧方斜面的过程中，会发现在某个位置上，下前牙似乎能够在上前牙的舌侧斜面上自如地行使功能。患者可能会主动说牙齿感觉很好。当下颌侧方运动时，因𬌗力造成的牙齿移动已经变得最小化，因此也不会出现什么问题了。美观度良好，且左右两侧的牙斜面也相当的对称。这时一定要进行临床判断：我们是否能接受已确定的那些东西，或者还需要进一步的调整？如有疑虑，应该让患者试用数日，看看是否能发现前牙的任何问题。任何理解前牙对整个牙列修复成功重要性的牙医都希望在开始修复前能确保前导所有方面的准确无误。

决策6

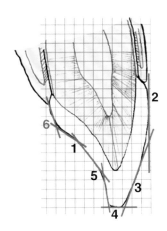

功能解剖模型的最后决策是从正中关系止点到牙龈缘的形态。这是一个简单的决策，但是如果该形态异常会干扰"T"、"D"、"S"的发音，因为发这些音时舌头会抵住这些区域，避免产生锐边。为了与正中关系止点保持协调，舌隆突外形要圆滑。保留稳定止点的前半部分与下前牙切缘接触。

美观的形态

到此为止，已完成建立功能解剖模型的轮廓线。在大多数情况下，诊断蜡型相当接近正确形态，无须大的改变。为了使唇面形态和切缘位置更完美，总是需要对临时修复体形态进行一些小改动。前导的大致角度取决于切缘位置，该位置也是与中性区是否协调的关键。因此，细微的改变可能会影响前牙修复体的长期稳定性、发音、唇闭合道及美观度等。

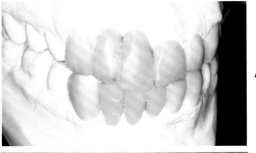

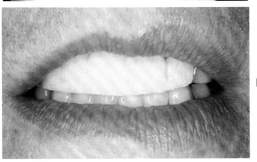

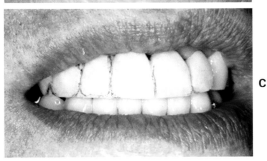

图17-15　A. 患者上下前牙破坏严重，在上了𬌗架的模型上制作诊断蜡型来确认试验性的正中关系止点和切缘位置。B. 临时修复体改变了个性化的牙齿形态，因为唇面形态和切缘位置都必须后移以适应非常窄的中性区和唇闭合道。C. 在临时义齿唇面上画出个性化的牙齿轮廓。一些个性化牙齿形态的基本参数是可以通过学习得到，并且是项重要技能。

如果在日常操作流程中没有常规去关注功能形态，可能就会经常要对临时修复体形态进行大的调整。当唇面形态需要较大改变时，则有可能会去掉根据诊断蜡型所得到的唇外展隙形态（图17-15）。在这类病例中，你将会在缺乏外形轮廓的牙齿表面进行工作。这种情况在那些错𬌗、𬌗平面异常或余留牙破坏严重的复杂修复病例中特别常见。此外，这种情况还常见于一些位置或形态不佳的旧不良修复体患者。就咬合问题制订治疗计划时，会了解到临时修复体是如何在不同情形下应用于确定美观和功能的参考指标，以及如何与技师为制作最终修复体就这些参考指标进行沟通。

与前牙美学形态相关的所有问题需要大量的讨论，但是当必须要改变形态时则可参考以下的基本原则。

上前牙形态的参考指标

　　无论切平面如何，中线都应该始终保持垂直，中线偏斜对美观的损害是最大的。

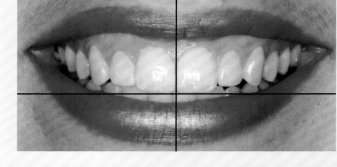

　　牙齿形态：单颗牙齿切缘的曲度可与引导切外展隙外形的圆形相互关联。从中切牙的近中开始，圆的尺寸占据了近远中径的1/3，而远中则为近远中径的2/3 。在侧切牙，近中占2/3，远中占全部近远中径。在对前牙塑形时，这是一条易于遵循的原则。

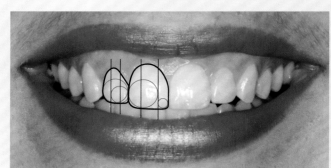

　　龈缘形态构成一个三角形，顶角略偏向远中。不同前牙龈缘高度不同，中切牙的龈缘高度略高于侧切牙。

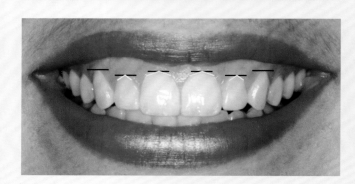

　　尖牙轴倾度从前面观应该是向内聚拢的。从侧面观，最佳外观的尖牙应该是垂直的。

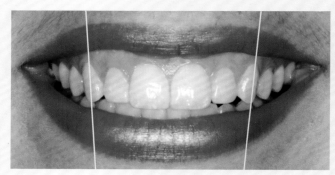

　　尖牙形态：尖牙最理想的位置应该是朝向侧方的。前面观只能看到近中面，并且在唇侧的近中轴角处有一明显的线角。要尽量避免出现圆形的唇面形态。近远中牙轴更直立。正确的位置显示出与侧切牙的高位接触。

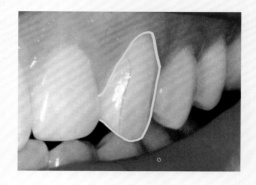

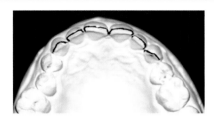

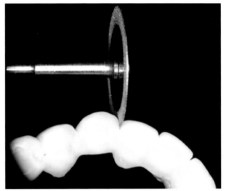

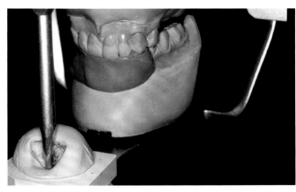

图17-17　经过调整并为患者所接受的临时牙模型是和技师进行细节沟通的最好工具。切缘位置、形态以及切平面都能被复制。前导经过确定和测试，可使用定制的切导盘得以复制。这一过程还可以使牙医再次验证技师是否遵循所有的细节。

图17-16　重塑唇外展隙的形态。

唇外展隙的形态

为了重塑已经被填掉的唇外展隙，应沿着在唇面画出的外形线，使用薄的金刚砂切盘切出一个锐角的"V"形（图17-16）。注意，唇面的外展隙由两个相邻的凸面构成。临时修复体不仅是一个暂时桥，还是确定、测试以及与技师沟通前牙每个重要参考指标的工具。技师可以进行最后的精修，但是必须遵循在临时修复体上建立起来的个性化参考指标。

测试临时修复体的所有参考指标后，包括发音、唇闭合道、笑线、美观及舒适的前导等，用暂时粘接水门汀固定临时树脂修复体。采用这个理念可以节省时间、费用以及减少失败。

> 在患者对临时修复体感到满意前，永远不要对前牙进行最终修复。

当我首次提出"功能性解剖模型"的概念并在完成最终修复前确定牙齿形态时，这一举措明显为

我省下了大量的试错时间。最值得注意的是，患者不仅很快接受了修复体形态，而且很热情地接受舒适度和美观效果。当你用这种方法进行前牙美学修复时，会发现自己很快就能熟练地按部就班完成整个操作流程。当达到一定的熟练程度后，就会发现患者很少要求修改第一副临时义齿。然而，在你和患者双方都对临时修复体感到完全满意之前，不要贸然进行最终修复。

和技师进行细节的准确沟通

当患者接受临时修复体后，就可以在口内制取临时修复体印模。灌注超硬石膏模型，使用面弓和正中关系咬合记录上𬌗架（图17-17）。临时牙模型必须可以与上了𬌗架的工作模型进行互换。如有可能，两副模型可以用同样的正中咬合记录来上𬌗架。使用硅胶导板可以向技师传递明确的切缘位置和形态，并使用个性化切导盘传递精确的舌侧外形。两个操作都可用于结果检验。

第一步：改善和验证下前牙切缘的位置、形态和切平面。如果还未确定上前牙的位置，那么就必须上下前牙一起确定。

第二步：建立正中接触止点。这通常是第一步，只有消除所有殆干扰后才能确定正确的前导。

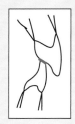

第三步：与牙槽骨形态一致的唇支撑。在模型上就可以很好地确定唇面形态的根1/2部分。上颌印模必须包括整个上牙槽突的形态。

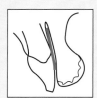

第四步：唇闭合道。这是确定唇面形态切1/2部分的关键，只能在口内确定。

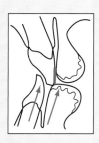

第五步：利用笑线确定切缘长度。这个关系对于发"F"和"V"音及最佳美学效果都很重要。

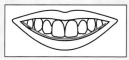

第六步：改善切缘位置（利用"F"和"V"的发音）。确定切缘位置的时候必须发音轻柔。确保在发音时切缘与唇红内侧缘接触。

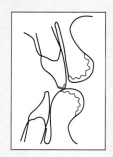

第七步：如有必要可以调整长正中。在确定正中关系和切缘后遵循前导的原则。

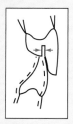

续表

操作步骤	快速回顾：确定前牙的位置和形态

第八步：建立与下颌功能运动范围协调的舌侧形态（前导）：
a.前伸运动时；
b.侧方运动时。

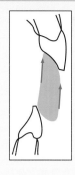

第九步：评估"S"的发音。最小发音位置应该没有口哨音或咬舌音。

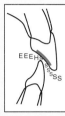

第十步：评估舌隆突形态（利用"T"和"D"的发音）。滑入正中止。

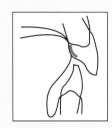

要点

为了达到最佳的稳定、舒适和功能。前牙必须：

与中性区协调；

与嘴唇协调；

与发音协调；

与正中关系协调；

与下颌功能运动范围协调。

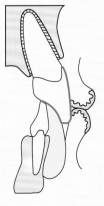

这可以使牙齿位置和形态与功能性解剖模型相协调，同时也会获得最自然的美学效果。

下前牙修复

Restoring Lower Anterior Teeth

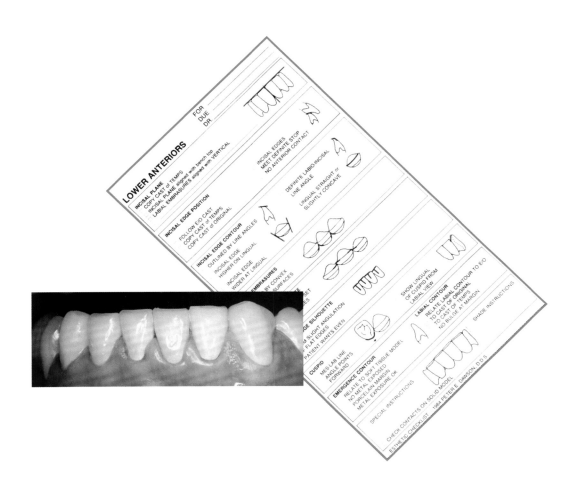

> **理念**
>
> 下前牙切缘是前导和说话时"外貌"的起点。

咬合设计的起点

▌下前牙

全口咬合的设计始于下前牙，因此不能忽视下前牙的重要性。在上前牙萌出之前，下切牙会在唇舌引导下先行萌出，因此在最终确定上前牙位置和形态之前必须先确定下前牙切缘位置。

下前牙的正确位置不仅是制订修复治疗计划必须要做的最重要决定之一，而且也是正畸诊断和制订治疗计划的首要条件。咬合关系的稳定、美学效果及下牙弓的可用空间都完全取决于下颌前牙区的位置是否正确。许多正畸和修复的失败病例通过稍微改变下前牙的切缘位置或形态都是可以避免的。

咬合治疗的5个重要目标取决于下前牙切缘正确的位置和外形，如下所示：

1. 美学：当我们说话时，牙列中见到最多的部分是下前牙的切1/2部分。并且，上前牙的正确位置也取决于下前牙切缘的位置。
2. 语音：下前牙切缘和对颌牙之间的空间关系对各种发音模式的形成至关重要，它们与舌头和嘴唇之间的关系也会影响发音。
3. 殆平面：殆平面的设计从下前牙的切平面开始，错误的下颌切平面可能需要牙列的其他部分进行补偿，包括上颌前牙在内。
4. 前导：上前牙的舌面形态取决于下前牙切缘的功能运动。如果下前牙切缘的位置或外形不正确，那么肯定会影响上前牙的位置和外形。
5. 稳定性：长期稳定性取决于牙齿与功能相关结构之间的协调性。如果牙齿对这些结构解剖或功能的协调性造成干扰，则需要代偿作用以纠正这种不平衡，因此会造成牙齿松动、过度磨耗或牙齿移位。

下前牙的分析

可以通过不同的视角来分析下颌前牙区的正确性。如果牙齿稳定，功能舒适，且患者可以接受美观效果，则基本上无须去改变它。如果牙齿不稳定，存在过度磨耗、异常动度、牙齿移位或存在功能或美学问题，就需要改变牙齿的位置或外形。同理，如果牙齿缺失或修复错误，以至于丧失了位置性的标记，采用序列分析方法就可以确定正确的关系。必须按照一定的顺序进行一些判断，例如：在切缘位置确定之前很难确定其形态；只有在恰当的切平面上确定了每颗下前牙的切缘高度后，才能确定切缘线的位置。

如何达到最佳的美学效果似乎与咬合无关，但是每颗牙齿的外形都是与其功能相对应的。因此总能发现，美观效果越好，功能越佳，反之亦然。对于患者而言，咬合治疗不破坏自然微笑的外观也非常重要。基于这点原因，且说话时能看见的大部分牙列是下前牙的切缘，所以进行功能性矫正的同时，也应该将创造正常美观的牙齿外形作为治疗目标之一。

下前牙的质量控制

下前牙修复有两个关键的决定因素：

1. 切缘位置；
2. 切缘形态。

只有先确定作为切平面组成部分之一的切缘位置之后，才能确定下前牙切缘的形态。下前牙修复的质量控制包括3个步骤，并按照以下顺序依次进行：

1. 确定：首先应确定每颗下前牙切缘外形和位置的准确参考指标。
2. 沟通：每项具体参考指标经确定后，必须与技工室进行沟通，给技工的指导意见要清楚无误。
3. 验证：任何无法验证的沟通方式都是不可取的，技师和医生都必须能正确执行经过核实的每项沟通参考指标。

▌美学和修复的检查清单

在我从业的早期，和技师沟通都是通过书面和口头的描述进行的。即使我有自己私人的技工室，可以坐在技师身边向其详细解释我的目标，经常还是会很容易遗漏某些特殊的细节。当我意识到细节对最终结果的重要性后，很显然还需要更精确、更

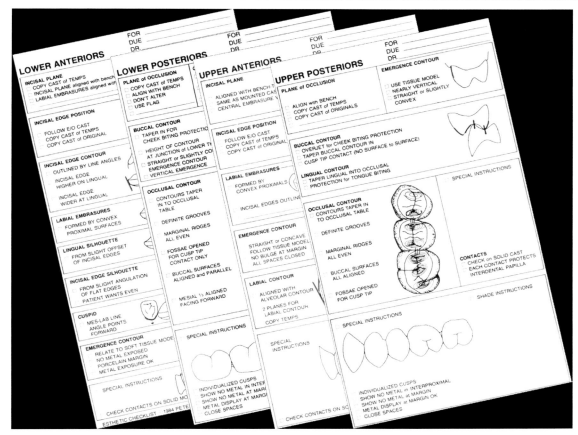

图18-1　美学和修复的检查清单是质量控制的重要方法，用于与技师之间关于修复体所有关键性参考指标的沟通，共分为4个部分。

容易验证的沟通方法来传递每一个细节。这也意味着与技师沟通任何精确细节之前，必须要明确我想要什么。我们努力建立一个可靠的沟通检验系统的结果是，结合临床操作步骤来确定每项参考指标，并利用一份质量控制的检查清单来进行准确沟通（图18-1）。这一系统使我的工作发生了变革，使我能够控制每一个修复病例，减少了很多时间浪费。我的工作室一直在应用这个系统，这奠定了对所有修复病例进行质量控制的基石。我们将通过描绘完美修复下前牙的要求来阐述如何应用这个系统。

如果能遵循所有关于下前牙美学修复清单上的参考指标（图18-2），那么就能获得外观自然且功能正常的修复结果。因此，对于技师和牙医来说，这份清单可以对正确牙齿形态起到持续的提醒作用。在患者离开诊所之前医生要确定好每一项参考指标。这也要求医生能确定每项参考指标的沟通方式，使技师能够得到清晰的指示。这一清单还可用于验证是否忠实执行了每项参考指标。

切缘位置

确定切缘位置需要考虑3点：

1. 切平面弧度；

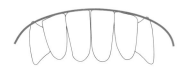

2. 切平面高度；

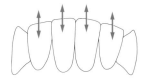

3. 切缘水平位置。

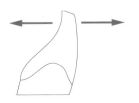

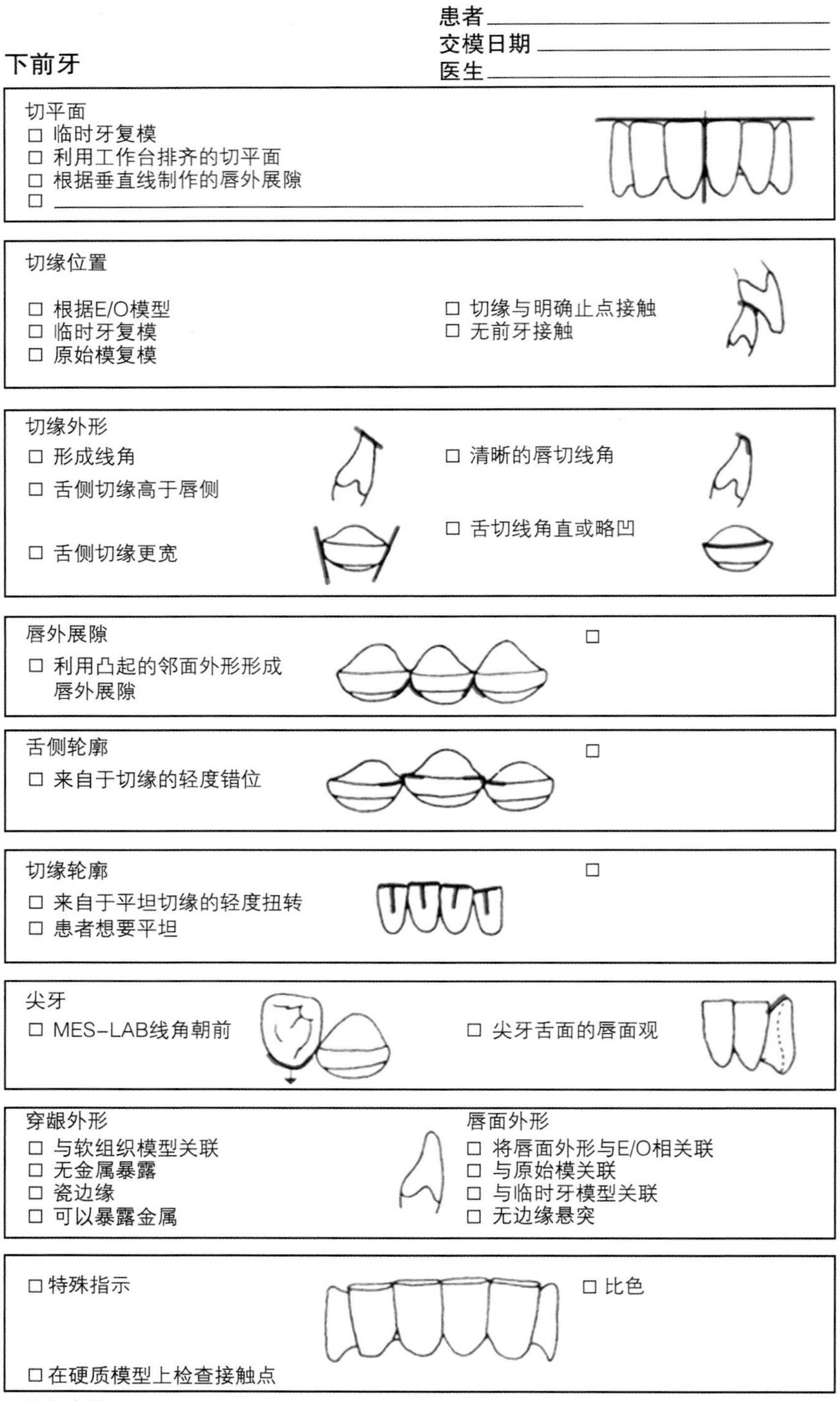

患者＿＿＿＿＿＿＿＿＿＿＿＿＿＿＿＿
交模日期＿＿＿＿＿＿＿＿＿＿＿＿＿＿
医生＿＿＿＿＿＿＿＿＿＿＿＿＿＿＿＿

下前牙

切平面
- ☐ 临时牙复模
- ☐ 利用工作台排齐的切平面
- ☐ 根据垂直线制作的唇外展隙
- ☐ ＿＿＿＿＿＿＿＿＿＿＿＿＿＿＿＿

切缘位置
- ☐ 根据E/O模型
- ☐ 临时牙复模
- ☐ 原始模复模
- ☐ 切缘与明确止点接触
- ☐ 无前牙接触

切缘外形
- ☐ 形成线角
- ☐ 舌侧切缘高于唇侧
- ☐ 舌侧切缘更宽
- ☐ 清晰的唇切线角
- ☐ 舌切线角直或略凹

唇外展隙　☐
- ☐ 利用凸起的邻面外形形成唇外展隙

舌侧轮廓　☐
- ☐ 来自于切缘的轻度错位

切缘轮廓　☐
- ☐ 来自于平坦切缘的轻度扭转
- ☐ 患者想要平坦

尖牙
- ☐ MES-LAB线角朝前
- ☐ 尖牙舌面的唇面观

穿龈外形
- ☐ 与软组织模型关联
- ☐ 无金属暴露
- ☐ 瓷边缘
- ☐ 可以暴露金属

唇面外形
- ☐ 将唇面外形与E/O相关联
- ☐ 与原始模关联
- ☐ 与临时牙模型关联
- ☐ 无边缘悬突

☐ 特殊指示　　　　　　　　　　　☐ 比色

☐ 在硬质模型上检查接触点

检查清单©1984 PETER E.DAWSON

图18-2 下前牙的检查清单。

切平面弧度

切平面弧度对于发音的重要性和美观一样，与发音的关系对功能有深远的影响，切平面形态不正确常常会影响正常发音并会产生不适症状。如果下颌必须重复移动到某个紧张的位置才能发出某个音，那么结果可能会造成肌肉疲劳。患者可能会抱怨面部疲劳，并且在说话过多后会出现发音不清的现象（图18-3，图18-4）。

如果要确保在发"S"音时上下颌关系与下颌功能运动范围的协调，需要遵循以下原则：

> 发"S"音的时候一定要放松轻柔，与舒适放松的下颌功能运动范围相协调。

一般来说，因为发尖锐的"S"音时需要形成宽平的气流，所以如果上前牙切平面曲率越大，下前牙曲率也会相应的越大。上下前牙切平面凸度相对时，在对刃关系情况下就不能很好地契合形成气道，空气会从侧面漏出（图18-5）。因此，发"S"音时就必须使上下前牙重叠，以便下前牙切缘能均匀地接近上前牙舌面的凹面形态。

如果切平面弧度较大的患者适应了以这种重叠的前牙关系来发"S"音，一旦改变下切牙的切平面就会造成严重的发音问题。如果错误的将本来凸的下前牙切平面弧度变平，就不能再与上前牙舌侧的凹面形态相适应，空气就会被汇聚进入上下前牙中间开放的区域，而不是保持能发出清晰"S"音的宽平缝隙。

如果在前伸关系中将下前牙切平面的弧度设计成凹形与上前牙的凸形切平面弧度相适应，那么患者将下颌前伸至对刃关系时就能发出清晰的"S"音。但对于说话时习惯性下颌水平运动幅度较小的患者来说这样的下颌运动是不正常的，他们常常会抱怨讲话过多时会感到疲劳或肌紧张。此外，如果丧失了下前牙切缘的自然协调性，也会严重破坏美观效果。

一个常见但是错误的观念认为，所有上下切牙在整个前伸过程中都必须保持咬合接触，所有4颗切牙都应该在前伸运动至对刃关系时发生接触。如果

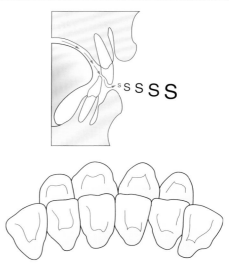

图18-3　因为"S"音是在牙齿重叠的部分发出，下前牙切平面的曲率必须和上前牙舌面的形态相适合。必须将空气挤进上下牙齿硬组织表面之间一个宽阔平坦的区域。因为空气必须在切平面的宽度内被均匀压缩通过，所以在与正常下颌功能运动范围协调的颌位，下前牙切缘必须和上颌牙近距离接触。

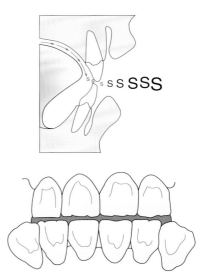

图18-4　如果要在上下前牙对刃的位置自然地发出"S"音，就需要下前牙切平面相当平坦，且与上切牙切缘相匹配。在接近对刃的咬合关系中经常会发现这种现象。发"F"音时上前牙切缘与下唇发生接触，因此弧度小的笑线意味着上前牙切平面较平，但并不一定代表对刃位时上下前牙的发音关系。上下颌关系与下颌功能运动范围之间的协调程度决定"S"的发音。发"S"音时下前牙切缘与上前牙舌面相关，这种关系可以出现在从上下前牙重叠到对刃的任何部位，取决于下颌功能运动范围。

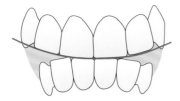

图18-5　上下前牙切平面曲率过大就无法在对刃𬌗位置发出清晰的"S"音，因为空气会从侧面漏掉。若要发出清晰的"S"音，必须要求气流带是扁宽的。

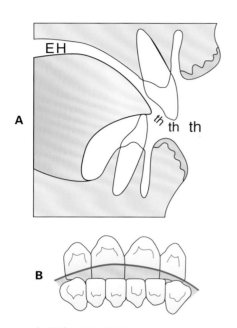

图18-6　A. 如果将凸的下颌切平面变平，与上颌凹形的舌面形态就不能再适合了。在上下前牙中央区域就会形成一个开放的空间，不能发出清晰的"S"音。B. 为了发音，患者必须用舌头代偿去填满这个空间，但是结果会变成咬舌音，发出典型的"eth"音。很多人会错误地认为在下颌前伸位时所有切缘都必须形成对刃接触。一些患者为了发出干脆的"S"音，会代偿性地将下颌伸到对刃的关系，但这与下颌功能运动范围不协调，会造成面部和咀嚼肌的疲劳。

上下前牙的位置与下颌功能运动协调，在前伸过程中无论是2颗牙或4颗牙与对颌牙接触时都不会有咬合过载的趋势。对于弧度很大的上颌切平面，最常见到的是上颌中切牙与下颌4颗切牙之间的对刃咬合接触关系，或与下颌侧切牙没有咬合接触也是很常见。

如果在发"S"音时下颌切平面与上颌牙弓的外形不匹配，就可能造成另一个常见的发音问题。咬舌音的产生是由于舌头伸入上下前牙间的空缺部位，使空气被挤入平坦的缝隙中，这样才有可能发

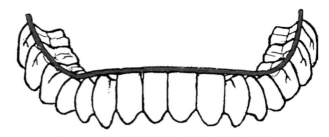

图18-7　与下前牙切缘一致的理想𬌗曲线。

出清脆的"S"音。然而，从柔软的舌头表面发出的"eth"音和从坚硬的牙齿表面发出的"S"音还是有本质区别的。

如果下颌切平面与上颌牙弓形成的是一个小的圆形开口，而不是均匀一致的扁平空间，其结果就是发出口哨音。

咀嚼器官也是发音系统的一个关键组成部分，因此咀嚼系统的设计要同时满足这两项功能。通过发音来判断功能关系，发现发音与咀嚼功能或者美观之间基本一致。

切平面高度

下前牙切缘与𬌗平面的关系

理想状态下，下前牙切缘形成一条连续平缓的曲线，是后牙𬌗平面的延伸（图18-7）。下前牙切缘和后牙牙尖高度之间不应有突然的变化。随着磨耗发生，切平面有变平的趋势，但高度仍然不应该有突然的改变。

如果下前牙切平面高出后牙𬌗平面很多，这表明前牙有伸长，这往往都是上下前牙未形成稳定咬合接触的结果。当下前牙萌出时，它们并没有突破牙槽骨。牙槽骨自身在不停伸长，使牙齿垂直向移动，直到碰到一个稳定的止点。这个止点最好是对颌牙，也可以是嘴唇或者舌头。如果没有任何止点，下前牙就会一直萌出直至到达腭部，会形成一个与后牙𬌗平面不同水平的下前牙切平面。

大多数情况下，决定下颌切缘高度的关键因素是其与上前牙的关系。要获得理想的下切牙位置和形态，常常需要对上前牙进行改形或重新定位。改善上下颌前牙关系是解决大多数复杂错𬌗问题的第一步，目标是在美学效果可接受的切缘高度上为下切牙建立稳定的咬合接触。

下前牙切缘和唇的关系

每个患者看起来都不会像教科书上那样标准，因此让每位患者的牙列都去适应一个平均的参考指标就会造成一些非常难以接受的结果。然而，了解参考指标有一个好处，即作为指导临床治疗的基本参考原则。

有3种参考指标可以表明切缘高度和唇的关系。如果我们分析了大量美观的牙列，就会发现下前牙暴露的量与嘴唇之间会保持相对恒定的关系，如下所述：

1. **唇闭合**：当上下颌牙齿闭合时，下前牙切缘位于上下唇交界处。在头颅侧位片上，通常可以发现下前牙切缘水平会略高于功能性𬌗平面。如果下前牙切缘大大低于上下唇交界，就会存在上前牙位置过低的趋势而表现为露龈笑。对切缘高度的快速分析，可将其与第一磨牙的高度甚至上下唇交界进行相关联。

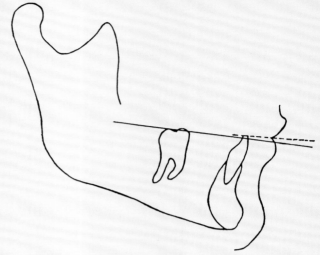

2. **说话**：说话时可以看到下前牙切缘，唇面的暴露量也会有一定的差异。然而，说话时常常是看不到上前牙的。

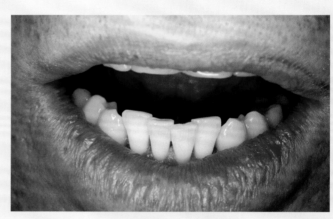

3. **微笑**：微笑和大笑时，往往只能看见上前牙，基本看不到下切牙。

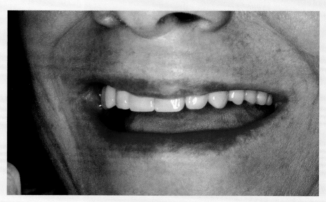

4. **嘴唇略分开**：下颌在息止颌位及半微笑状态且上下唇略分开时，上下前牙唇面暴露量基本相等。

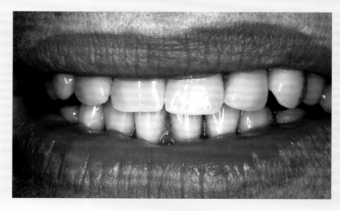

对于不同的患者，下前牙的暴露量随发音时嘴唇位置的不同而不同，必须记住每个微笑都是个性化的，无法模式化。如果某患者对自己的微笑满意，且前牙稳定，则不应该仅仅因为要让它符合平均参考指标而去改变它。

一些迷人的微笑并不符合上面描述的标准，很多情况下嘴唇长度或其他结构确实无法满足"正常"的关系，但必须要接受直觉和临床判断。

下前牙切缘的水平位置

确定下颌切缘水平位置的关键是建立与上前牙稳定的咬合接触，在确定下前牙切缘的最终位置之前必须先解决上前牙位置的问题。

对每个需要前牙修复的患者必须做的重要决策之一就是确定下前牙水平位置。如果不知道正中关系时上下颌的位置关系就无法做出这个决策，这就是为什么要使用上𬩽架的诊断模型的原因。

诊断蜡型是确定下前牙切缘位置最合理的方法（图18-8）。有时候需要调改上前牙形态来适应正常的下前牙切缘位置（图18-9）。如果通过诊断蜡型和硅胶类的印模材料来制作临时修复体，必须在口内继续精修完成最终修复体的外形（图18-10）。

将上下颌的临时修复体戴入患者口内，然后精修直到患者满意。遵循这一流程，每个临床医生都会发现形态上的一些细微改变对于患者的舒适度有多么重要。在非常狭窄的中性区，正常的上前牙切缘位置与下切牙唇面非常接近，表明该患者会有一个非常直立的下颌功能运动范围。当必须削减上切牙唇面以适应唇闭合道和发音时，在达到下颌功能运动完全无不适感之前，下切牙切缘位置也要向舌侧移动。这种精细调改只能在口内完成，且需要通过一系列的操作流程来判断其正确性。

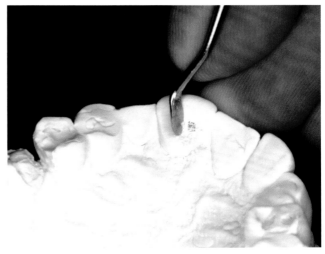

图18-9 调整上前牙以适应下切牙切缘的位置。

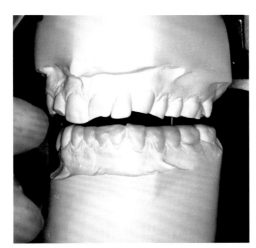

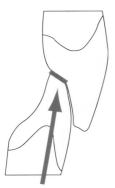

图18-8 诊断蜡型有助于确定下前牙切缘的位置。

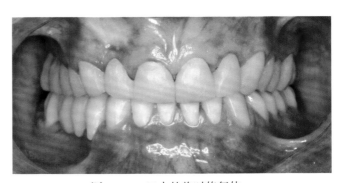

图18-10 口内的临时修复体。

确认下颌临时修复体后就可以取印模，制作与模型匹配的硅橡胶导板，参考唇面形态修整硅胶导板。

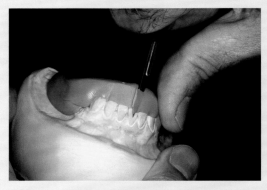

技师可以借助这个导板精确定位切缘位置和唇面形态，使得最终修复体能够复制模型上临时修复体的形态。

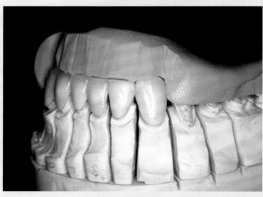

当技师确认所有的细节都已被如实复制后就可以填写检查清单。这一过程可以消除所有的猜测，精准制作最终修复体。

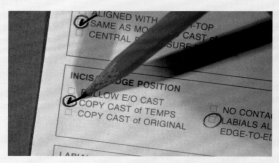

下前牙切缘形态

下前牙切缘最重要的形态是唇-切线角（图18-11）。这个"前缘"不仅对自然的外观非常重要，还有助于与上颌舌侧止点建立稳定的接触。"美学清单"的作用是提醒技师每个下前牙修复的病例都要注意唇切线角形态（图18-12）。"前缘"的缺失常常会造成进展性磨耗和前导不稳定。

切缘自然外观的另一个重要相关因素是舌-切线角，在牙体预备前就必须要加以考虑（图18-13）。

当下切牙磨耗至牙齿较厚的部分，切缘就会变得更厚更圆了（并且不美观）。如果上前牙也发生过度磨耗，下颌牙就会有向前移动的趋势，而上颌牙则会向舌侧移动（来自中性区的压力）。如果诊断蜡型表明需要将变厚的切缘向舌侧移动，为形成更好的上前牙舌面的形态创造修复空间，在进行下前牙牙体预备时，就要磨除更多的唇侧牙体组织以获得较薄的修复体切缘形态。如果切缘需要向唇侧移动，则需要磨除更多的舌侧牙体组织。舌面不能做成隆起的形态，因此严重磨耗的牙齿就需要进行更多的牙体预备以获得自然的切缘形态。

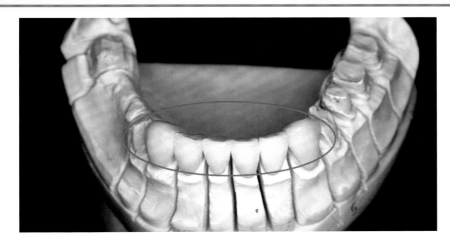

图18-11　红色圆圈显示了唇-切线角的区域。

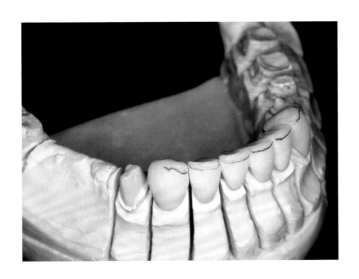

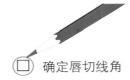 确定唇切线角

图18-12　美学清单的相应区域提醒技师检查每一个修复体的唇-切线角。

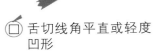 舌切线角平直或轻度凹形

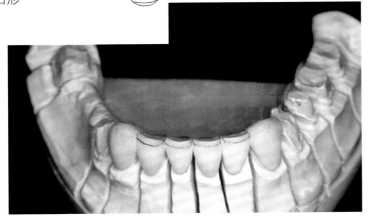

图18-13　美学清单的相应区域会提醒技师检查每个修复体的舌切线角，凸起的舌切线角一定不是理想的形态。

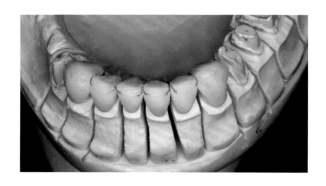

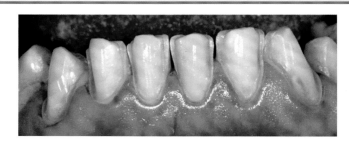

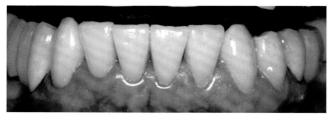

图18-16   贴面是修复切缘缺损的很好方法,在前缘处必须要有清晰的唇切线角。

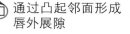

唇外展隙

通过凸起邻面形成唇外展隙

图18-14   检查正确的唇外展隙形态。

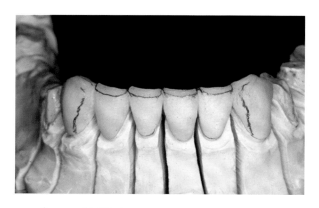

舌侧轮廓

来自于切缘的轻度错位

图18-15   检查舌侧轮廓。

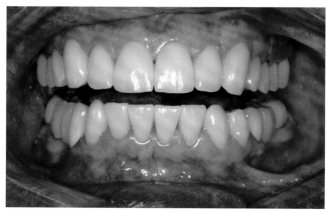

图18-17   Dr. Michael Sesemann, DDS.的病例所示,功能和最佳的美学效果都源自前牙修复体与精确前导的协调性。

正常的唇外展隙形态使切缘的轮廓线变得更完整(图18-14)。常见的错误就是形成圆钝的切缘。除了青春前期以外,切缘都会形成一个线角清晰的平面。下前牙切缘的舌侧线角略高于唇侧线角,并且舌侧面没有外展隙(图18-15)。

与切缘位置和形态相关修复原则的应用与修复体的类型无关。当唇-切线角因磨耗而产生锐角外形时,贴面是非常好的修复方法。

下前牙切缘正确位置和形态的重要性再怎么强调也不过分。如果下前牙切缘位置不正确,整个咬合稳定性会受影响,这对于前牙的分析和治疗是至关重要的(图18-16,图18-17)。

长正中
Long Centric

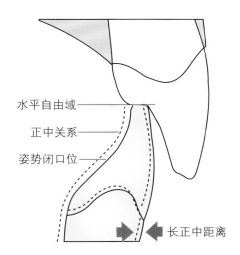

水平自由域 ——

正中关系 ——

姿势闭口位 ——

—— 长正中距离

理念

长正中其实就是"短距离的前伸运动"。

——Frank Celenza

长正中的概念

正中关系是指负荷状态下盘突复合体在最上位受骨面止点阻挡，紧贴关节结节时髁突的确切位置。在此位置，升颌肌群强力收缩，关节盘被压缩，髁突轴到达所谓的"受力顶点"。这是个可重复的位置并能以针尖大小的精度进行精确记录。因此，某种程度上会质疑为什么将这个精确的点称为"长"。

"长正中"的术语容易造成误导，因为不可能存在一个"长的精确点"。现在对正中关系的理解包括，至少在正常的功能范围内，盘突复合体内极终止于坚硬的骨面，这就更难接受长正中的概念了。因为一些错误的原因使得最初的长正中概念吸引了一些追随者，认为髁突静止在柔软的软组织块内或悬浮于关节窝内。这两种概念都认为髁突静止在松软的颞下颌关节内，但可以想象精确的殆关系与不精确的正中关系之间是无法兼容的。因此，为了适应髁突的正中"区域"，必须在牙齿上也建立正中"区域"。

由于对髁突内极止点的稳定性存在类似误解，正中关系中所谓"最正中"的概念也曾被误认为是在松软的关节内。因此，伴随"长正中"概念的还有所谓的"宽正中"侧方自由区域。

与长正中相反的观点则认为，正中关系是一个精确的点，在正中关系前方的颌位上不应该形成可以水平向自由移动的咬合接触点。这种观点认为应该在每个牙尖的三个斜面上形成三角形接触，靠这种殆关系限制牙齿的运动方式，并依靠髁突的向下运动打开正中关系的咬合接触。非常重要的是，将牙尖斜面与精确的髁突边缘运动轨迹相关联，然后将切道斜度与髁道斜度保持一致，就可以在下颌功能运动的水平移动自由域内建立非常精确的咬合关系。

由于髁突向下运动时实际上通常会使三点接触的后牙脱离咬合接触，上前牙舌斜面对咬合起到了更大的限制作用。尽管正中关系位时并无殆干扰，但经常有患者会抱怨上下前牙剧烈碰撞。患者的解释经常会被忽视："我坐起来的时候咬合就不一样

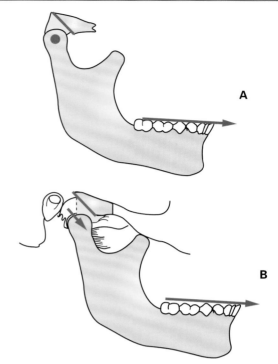

图19-1　即便前导会包含平坦的长正中，但后牙区却不需要。A. 由于正中关系位时髁突向上紧抵于关节结节，因此髁突不能水平向前移动。B. 髁突必须先从正中关系位向下移动才能使下颌前伸。磨牙也必须与髁突同步下移。

了。"

对长正中概念最常见的态度可以概述为以下两点：

1. 为了适应关节面的弹性关系，整个咬合过程中需要髁突能自由的水平移动。

2. 因为在正中关系位时颞下颌关节没有可让性，所以在殆关系中水平移动自由度不是必需的。

尽管不赞同"长正中"的语义，但依然需要理解其产生的初衷，或许这样可以消除一些误解。我对"长正中"的定义为：不改变前牙的垂直距离，下颌就能在正中关系或正中关系稍前方自如地闭合。

关于长正中的两个要点必须予以澄清，以便进一步理解：

1. 长正中主要涉及前牙。对于健康的颞下颌关节，后牙可能没有水平前伸运动轨迹。即使前导斜度为零，髁突也必须先向下运动，下颌才有可能向前运动，同时下颌后牙也随髁突向下运动（图19-1）。因此，后牙尤其在

磨牙区通常不需要平坦的前伸区域。

2. 长正中是指从正中关系开始的自由移动，而不是在正中关系上的自由移动。长正中的主要限制因素是上前牙的舌斜面。如果正中关系位时下前牙切缘与上前牙直立的舌斜面接触，上前牙舌斜面可能会对和正中关系轴不一致的下颌姿势位开始的闭合道产生干扰。如果轻度前伸的下颌姿势性闭口位不能水平向自由移动，下前牙切缘就会与上前牙舌斜面发生碰撞。如果这些斜面足够直立，在不同程度上可能会干扰正常的下颌姿势位闭口模式的最初接触，并产生楔的作用。

长正中的存在可以很容易将上前牙舌斜面前移，使下颌可以自如地做闭口，而不会受正中关系或不同头位时下颌稍微前伸位的限制。即便前导会包含平坦的长正中，但后牙区却不需要。髁突在正中关系位时往上紧贴关节结节，因此不能水平向前移。髁突必须先从正中关系位向下移动，之后才能使下颌前伸，磨牙也必须随着髁突向下移动。

改善任何咬合关系舒适度和稳定性的基本准则如下：

> 当下颌从姿势位开始闭口时牙齿会相互接近，在达到完全闭合之前下切牙不应该撞击上前牙舌面。

正中关系位的咬合接触

在记录长正中之前，必须彻底消除所有对正中关系的后牙粭干扰，这样才能验证正中关系位的前牙接触。

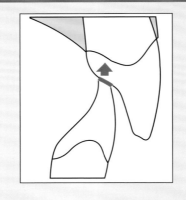

姿势闭口位

患者放松直立端坐，在下颌姿势位上下牙齿轻轻接触，在未达到完全闭合位置前，下前牙不应该撞击到上前牙的舌斜面。

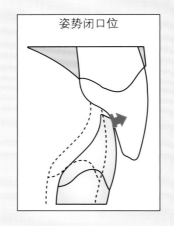

姿势闭口位

消除长正中

消除长正中的目标是让患者从姿势位开始轻轻闭口能够进入正中关系或正中关系稍前方，而不会撞击上前牙舌斜面。这意味着要对上前牙的正中止点进行少量扩展延伸。

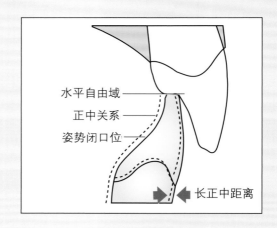

水平自由域
正中关系
姿势闭口位
长正中距离

进行自然闭口运动，用红色咬合纸标记从姿势位开始闭口的粉干扰。如图中所示，医生手持咬合纸，并嘱患者轻叩牙齿，注意在使用咬合纸前应保持牙面干燥。

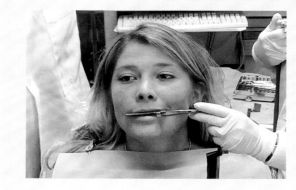

如果正中关系位的咬合点标记沿舌斜面向前延伸，则需要适当缓冲，使得在轻度的自然闭口运动中上下前牙不接触。缓冲量从来不会超过0.5mm，因此没必要破坏牙齿去适应长正中。

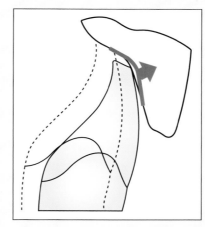

缓冲后的斜面使得在大力闭口时，或是从姿势位轻轻闭口时，下颌可以完全闭合到正中关系位，而不会对舌斜面产生楔力。约50%患者的长正中不需要自由度，因为他们能够直接闭口至正中关系，甚至从姿势位开始也可以。

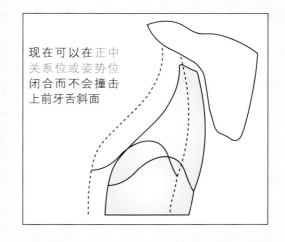

现在可以在正中关系位或姿势位闭合而不会撞击上前牙舌斜面

从解剖和生理学的角度都有可以接受长正中概念的理由。髁突与关节盘之间不像轴承与滚珠之间的关系。关节盘的前后向可让性允许髁突在关节盘前后唇限制范围内自由转动。当下颌用力闭口时，闭合肌群的强烈收缩拉髁突相对于关节盘向后移动，抵在关节盘后唇上。从姿势位开始的轻闭合则不足以将髁突完全拉入这一最后退位，因此正中关系位闭合与从姿势位闭合之间会存在少许差异。

如果下颌位置受到姿势控制肌肉和面部表情肌轻度收缩的影响时，正中关系位闭合和从姿势位开始的轻闭合之间还会出现进一步的区别。轻闭合的下颌姿势位会影响整个盘突复合体的位置以及髁突在关节盘中的位置。

不考虑这个原因，我们也能从临床研究中发现许多患者在正中关系位闭合与从姿势位开始轻闭合之间的区别，两者之间的差别恰好就是患者应该有的长正中距离。

在为患者建立长正中的过程中，绝对有必要消除对末端铰链轴闭合的干扰。如果存在正中关系位的𬌗干扰，牙齿的机械刺激性感受器将取代肌肉正常生理功能来支配下颌的闭口运动轨迹。

如果没有任何正中关系的干扰，我们的经验是正中关系位闭合与姿势位轻闭合之间的距离很少超过0.5mm。一般情况下，长正中接近于0.2mm，很多患者如果这两个位置是相同的，就根本不需要长正中。

去分辨下颌闭合轨迹到底多小的差异才有显著意义可能有些困难，但正是这些细微的差别造成了舒适度的不同。牙医只有为正中关系位有关节"绞锁"（甚至是完美正中关系）的患者提供长正中，才能了解这些患者对于新自由度的普遍反应。

如果正中关系位比长正中区最前端位发生牙齿接触时的垂直距离小，轻闭合（比正中关系位闭合略靠前）将会引导下前牙抵在上前牙舌斜面上，而不会形成稳定的咬合接触。如果患者需要长正中但又无法建立自由度，下前牙就可能会与上前牙舌斜面发生碰撞，对上牙产生唇向楔力的作用趋势。可能正是由于这种"楔的效应"造成那些没有长正中患者的咬合不稳定。

对于那些不可能造成损害的轻压力是否会造成楔状接触还存在争议。这种推理进一步指出，当施以大的肌肉压力时，髁突将被拉入正中关系，在此位置上压力会通过正确的正中止点进行传导。

为了理解为何这种微小干扰上的轻度压力会引起舒适度和稳定性的问题，有必要对机械性刺激感受器系统的灵敏度进行细致的评估。当牙齿妨碍了任何功能运动的边缘位置，下颌在肌肉的作用下有可能会出现避开或消除干扰等两种移动方式。

通过仔细观察会发现当干扰限制了下颌功能运动时，就会出现一种相同的磨牙或紧咬牙方式。如果不是因为实际的扳机点激发了一些异常功能，对牙齿磨耗或移位方式与𬌗干扰之间关系的熟视无睹，以至于反而会忽视其实这些干扰点就是磨牙症患者要消除的潜在目标。磨耗机制或许就是一种适应性的过程，在咬合系统失衡的部位通过磨牙来消除这种干扰。但是那些对下颌功能运动模式干扰作用如此之小的牙面轻微接触点是如何激发磨牙症的机制还不甚了解。

然而在临床观察中会发现，当在完全闭口之前发生上前牙舌斜面受到撞击，或在直立姿势位时功能性运动对前导的全面限制，都会加速前牙的磨耗。可以发现在下切牙的唇面、上切牙的舌面或两者同时存在不同的磨耗方式。

通常患者的潜意识会尝试再次获得肌肉协调收缩的自由度，最终发生被动性的下颌前伸运动，试图推上颌牙齿向前以将其移开。因为存在这种推上牙向前的力量，"咬合绞锁"的情况经常会发展为滑动关系。如果后牙牙尖斜度较大导致正中关系咬合接触发生绞锁，同样也会干扰长正中的前伸范围，作用于上颌牙尖远中斜面的压力可能会产生将其向前移动的趋势。这样会干扰上颌牙尖近中斜面，造成滑动的结果。

如果患者在正中关系位和始于姿势位的轻闭合位置相同，就不需要长正中，当然如果存在长正中也不会对其造成危害。事实上，是否提供伴随长正中的自由度是没有禁忌的。但是当我们没有意识到长正中是始于完美协调的正中关系，而且仅仅在相同的垂直距离上为患者提供下颌轻闭口至正中关系稍前位置的自由度时，就有可能会出现问题。患者可以自由地使用两个位置或其中的任何一个。

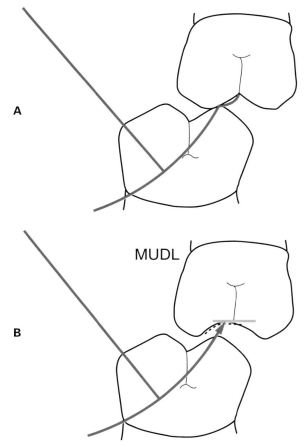

图19-2　通过调𬌗消除了影响正中关系位闭合的干扰斜面后，通常会自动出现"长正中"，造成以下两种结果：（A）无论是在正中关系位还是在最大牙尖交错位都可以建立垂直距离最接近的咬合接触；（B）患者可以使用任何一个位置或是两个都用。

通过调𬌗获得长正中

通过调𬌗消除正中关系𬌗干扰后，除非垂直距离减小，否则会自动出现长正中。

如果获得性咬合的垂直距离得到维持，调𬌗的第一步主要就是消除从这个颌位后退到正中关系位之间的所有𬌗干扰，从正中关系位到发生最初咬合接触的"获得性正中"颌位之间的区域就是长正中（图19-2）。经调𬌗达到咬合平衡后的患者闭口时就可以自如进入正中关系位或最初的习惯位，或者两者之间的任意位置。

我们的临床经验清晰一致地显示，消除正中关系𬌗干扰后，会立即遗忘获得性咬合位置。因为如果给予自由度，下颌将可以直接闭合至正中关系或略向前几分之一毫米，其前伸量取决于解剖学差异及闭口肌群所产生的压力，所以没有必要维持包括

最初获得性颌位的长正中。

"滑动"长度和长正中距离之间并无关联，滑动长度是受到牙齿干扰的结果。所需要的长正中距离取决于盘突之间的解剖关系及不同患者的不同肌肉运动模式。当消除𬌗干扰后，许多原本存在长距离滑动的患者将不再需要长正中（图19-2）。然而，即使调𬌗形成的长正中距离超出了患者的实际需要，通常也不是进行全口咬合重建的适应证。患者只会根据需要使用部分长正中，因此更长的长正中也不会造成不适症状。

对某些患者而言，正中关系的𬌗干扰过于严重，以至于不得不大量磨除在习惯接触位与正中关系位之间的咬合面。尽管这样大量磨除牙面并不会造成任何实际的不适症状，但有些患者可能会抱怨平坦的牙尖不够锋利，难以嚼碎肉类或其他纤维类食物。为了提高患者的舒适度以及咀嚼效率，有时需要修复适合的牙尖解剖形态。

如果除了咀嚼效率不高以外，没有其他修复治疗适应证，那么明智的方法是给患者一点时间，看看咀嚼效率降低是否只是因为尚未适应新的咬合关系所致。通过正确调𬌗后，咬合舒适性通常会得到极大的改善，大部分患者都会欣然接受经过大量错𬌗矫正后的咀嚼效率变化。多数情况下，与不必要的全口咬合重建相比，调𬌗造成的损伤更小些。

有一点必须澄清，正常调𬌗应该不会造成咀嚼效率降低。上文中的讨论仅针对不常见的咬合问题，即如果不通过大量磨平从获得性最大咬合接触位退回到正中关系位之间的咬合平面就不能纠正的问题；换句话说，那些患者的长正中过长。在几乎所有其他病例中，明智和正确的调𬌗是不要"磨平"咬合面。小心调改有𬌗干扰的牙尖斜面，通常就可以在不破坏𬌗面解剖形态的情况下提高咀嚼效率。

正畸应该是一种可以避免对牙齿造成损害的咬合平衡调整方法。多数情况下，通过使用简单的矫正装置少量移动牙齿就能使牙齿改形的需求最小化。

尽管建立长正中常常是平衡咬合治疗自动产生的结果，但并非全部如此，例如双侧髁突在前伸运动中发生一定程度的偏斜。当髁突仅做旋转而非前伸运动时，如果咬合干扰导致下颌明确的侧向移

动，则消除咬合干扰有可能会产生"锁𬌗"效应。

解读咬合印迹

先用红色咬合纸检查姿势位咬合，然后再用黑色咬合纸检查手法诱导后的正中关系位咬合。对两次检查的结果进行比较，两种颌位关系的咬合点是不同的。以下所列的是对各种标记点组合的解释及治疗建议。

1. 每个红色印迹均被黑色印迹覆盖。完全覆盖说明正中关系位与从姿势位闭合至轻接触的位点是完全一致的。在这种情况下，长正中的存在不是必需的。

2. 红色印迹从黑色印迹开始向前延伸，表明该患者需要长正中。为了获得所需的长正中距离，每个正中止点都要在同一垂直距离高度上向前延伸，以获得红色印迹覆盖的长度。不要磨除黑色的正中印迹。当牙尖斜面上看不到红色印迹，则表明已完成长正中的调𬌗。患者上下叩齿时，牙齿应无任何移动，在叩齿过程中最好能进行数字化检查。当患者叩齿时牙齿有异常动度，应当用手指将牙齿固定在正常位置并重新进行咬合标记，然后进行选择性调磨。最终的结果是，无论患者通过手法诱导进入正中关系位，还是从放松的姿势位开始的闭口运动，咬合的时候应该不会产生能感觉到的异常动度。

在完美的咬合关系中，红色印迹仍然会从黑色正中印迹开始向前延伸，但是前牙区的红色和黑色印迹应在同一垂直距离高度。随着前伸的髁突向下移动，后牙区的垂直距离会轻微打开，但由于所涉及的距离非常微小，所以平均长正中前后位置垂直距离的差异是非常小的。

3. 当红色印迹从黑色印迹开始向后延伸，则只意味着一种情况：牙医并未正确地手法诱导至正中关系位。若手法诱导方法正确，黑色正中印迹应该永远位于红色印迹的后边缘。红色印迹可能与黑色印迹重叠，但不能位于其后方。

4. 红色印迹上没有黑色印迹。如果当患者叩齿

时后牙上有红色印迹，但当采用手法诱导使下颌进入正中关系位闭合时，有些牙齿上并未发现黑色印迹，说明正中关系的咬合平衡调整并未完成。在确定正确的长正中前，咬合平衡调整必须做到允许下颌自如地进入正中关系位。如果有红色印迹而没有黑色印迹，可能是因为牙齿本身存在一定程度的松动度，在咬合接触时发生移动。在这种情况下，相对于手法诱导至正中关系位，将松动牙齿按住进行咬合标记可以获得更多的印迹。

为了检查这种松动，牙医应该用不同程度的力量进行手法诱导使髁突进入正中关系位，力量的变化范围可以从轻如羽毛直至大力接触。可以用不同颜色的咬合纸分别记录轻重两种咬合接触状况，当下颌进入正中关系位时，不同负荷所得到的标记点应该没有位置的差异。这一过程也可以用来选磨消除𬌗干扰。用最轻力量进行手法诱导下颌至正中关系位时若发现有𬌗干扰，通过选磨调𬌗就可以消除𬌗干扰，以利于有𬌗干扰的牙齿不会发生移位。

当完善调整正中止点后，就可以准备确定长正中了。通过这种方式正确调𬌗后的咬合关系，让患者从姿势位闭合后可以连续形成红色与蓝色的咬合印迹。

进行修复性咬合治疗时要形成的长正中

如果所有后牙都需要进行修复，假设正中关系位用力闭口和从姿势位轻闭口之间存在位置的差异，这将是一个绝佳的观察机会。

对所有上下颌后牙进行预备后，可以消除所有来自于这些牙齿机械性刺激感受器的影响。由于预备后的牙齿咬合面被磨除，闭合时上下牙没有接触，当然就不对任何闭口模式产生干扰。如果在正中关系位闭合时前牙斜面会产生干扰使下颌发生偏移，后牙牙体预备后没有任何𬌗干扰，就很容易矫正前牙。通过手法诱导保证下颌没有偏移末端铰链轴，然后标记选磨调𬌗，在尽可能多的前牙上重建正中止点。正确调𬌗后的前牙正中止点应当是足够稳定的，当牙齿在终末铰链轴位置用力咬合时不会

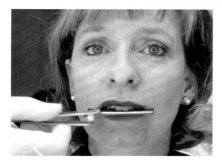

图19-3 在红色咬合纸上做自然轻咬合，显示姿势位闭口存在殆干扰。

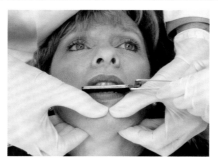

图19-4 用手法诱导下颌在正中关系位闭口，黑色正中关系位咬合接触点将覆盖在红色姿势位咬合接触点上。

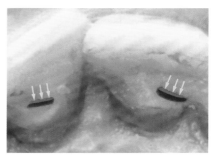

图19-5 如果牙齿斜面上的红色印迹位于正中关系接触点的前方（如箭头所示），说明需要将正中关系接触点向前延伸。

出现任何一颗牙齿的动度异常。

　　上述步骤完成后，支配下颌移动的肌肉可以以一种最适合的模式自由闭合下颌。由于在终末铰链轴闭合时没有殆干扰，受肌肉的支配下颌可以自如地在终末铰链轴位闭合。如果肌肉支配下颌在正中关系位以外的位置闭合，在前牙放置薄的咬合纸就可以很容易检查到这种情况。因此，这一阶段是判断修复患者是否需要长正中以及多少距离的最佳时机。

　　确定前牙正中止点后，患者以正常的姿势位端坐。移去头枕，嘱患者从放松的下颌姿势位开始轻轻叩击上下牙齿。将薄的红色咬合纸放在上下颌牙之间，并使患者重复这一轻叩齿动作（图19-3）。以上操作留下的红色印迹显示，患者从姿势位不受限制、无外力辅助、肌肉生理性运动轻轻闭合时，下颌牙齿与上颌前牙的舌面发生的最初接触点。

　　为了将此种闭合与在正中关系位沿终末铰链轴的闭合进行比较，在患者换作仰卧位，并使用深色咬合纸检测正中关系位的咬合印迹前，应保持开口状态，以免红色印迹丢失（图19-4）。如果在红色印迹的基础上使用黑色咬合纸来标记正中关系接触点，很容易看到两个颌位闭口时的差别。

　　如果患者需要长正中的自由度，红色印迹将会从黑色印迹开始向前延伸。如果红色印迹位于舌斜面上，正中止点应在同一垂直距离上向前延伸与红色印迹相同的长度（图19-5）。

　　当正中止点延伸至包含了姿势位闭合时的接触位置，绝对不能调磨代表正中关系位的黑色印迹。锐利的倒锥碳化硅磨石很适合用于精细调磨。

对长正中的干扰

　　图19-6显示了一个受限制的下颌功能运动范围

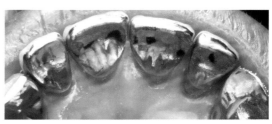

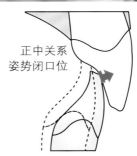

正中关系
姿势闭口位

图19-6 通过不同颜色的咬合纸进行序列检查就不容易混淆（绿色咬合纸用于检查姿势位闭口；红色咬合纸用于标记正中关系位）。注意在姿势位闭口过程中，下颌牙齿叩击在上颌舌侧陡峭斜面上会产生楔的效应（图中以绿色表示）。

的例子。如果这个患者在正中关系位闭口（红色印迹），就不会有斜面接触，牙齿叩击在一起也是舒适的，也不会产生震颤。但这个患者上前牙的舌面会干扰下颌的姿势位闭口，当然也会成为加速下切牙磨损和/或上前牙松动的影响因素。在前牙修复的病例中是非常常见的一个现象，因为忽视了对长正中的需求。

> 对每颗牙齿在轻闭合接触时的功能动度进行数字化检查是非常重要的。

　　松动牙齿在咬合接触时会发生移动，不容易留下咬合印迹。当患者叩齿时，检查每个牙齿的动度有时是发现咬合干扰的唯一办法。在患者叩齿时，通常需要用手指扶住松动牙齿以便对它们进行正确咬合纸检查。

对于那些对长正中的价值持怀疑态度的人，上述程序还是很有启发意义的。非常有说服力的是，当他们看到患者仰卧位叩齿时牙齿没有异常动度，但在坐位叩齿时就会有异常动度。同样很有启发性的现象是，有些患者尽管在正中殆干扰去除前，习惯性闭合位与正中闭合位相差甚远，但经过治疗后还是能沿终末铰链轴直接准确地闭口。

当患者告诉我们，仰卧位时会感到牙齿很舒服，但是坐起来后却会有干扰，这实际上给了我们一个很重要的信息。这种情况告诉我们，患者的正中关系没有问题，但他们需要长正中的自由度。如果所提供的难以达到要求，其潜在的舒适性和稳定性就会减弱。我们愿意提供给患者一个卧位、坐位以及轻咬、重咬都舒适的咬合关系。但如果牙齿牙尖斜面仅限制了正中关系位闭口的话，那提供长正中就不一定可行了。

如果患者抱怨只有当牙医"将其下颌向后推时"上下牙齿的匹配度会更高，但如果自己自然闭口时就只有前牙有接触。他们指的咬合受限的情况跟牙医未能提供长正中是同种类型。

如果仅仅将咬合限制于正中关系有时候是不好的，而将咬合限制在获得性习惯闭口位则会是更

槽。我们从未见过，当正中关系正常时，因为未能提供长正中而直接引发了某种颞下颌关节紊乱病。未能提供必需的长正中可能会导致紧咬牙、磨牙症以及锁殆等轻度不适，但它本身并不会造成真正的关节疼痛及功能障碍。

另一方面，不能进入正中关系位，不仅会造成不适、紧咬牙和磨牙症等严重问题，而且还会造成支配下颌骨移动的肌肉疼痛和功能障碍。

限制下颌运动的咬合斜面也是潜在的压力制造者。长正中是宽容的，它既允许下颌闭合至正中关系位，也允许闭口于稍前的位置。当下颌受肌肉的支配可以自由移动时，整个咬合系统承受的压力是最小的，其舒适度也是可以预见的。

因为长正中的宽容性，所以提供长正中并没什么坏处。由于长正中的自由度很少超过0.5mm，不会对后牙修复体良好的殆面形态产生任何影响。如果患者本身存在长正中，但下颌运动又没这个需求，那就可以选择不去使用长正中。

推荐阅读

Ash MM, Nelson SJ: *Wheeler's dental anatomy, physiology, and occlusion,* ed 8, Philadelphia, 2003, WB Saunders.

Ramfjord SP, Ash MM: *Occlusion,* ed 3, Philadelphia, 1983, WB Saunders.

Schuyler CH: Factors in occlusion related to restorative dentistry. *J Prosthet Dent* 3:772-782, 1953.

殆平面

The Plane of Occlusion

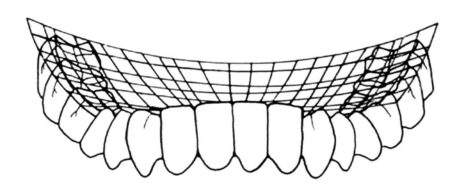

理念
适宜的殆平面能保证前导在行使功能时不受干扰。

殆平面设计

殆平面构造是天造地设的自然产物之一。咀嚼系统的其他器官与殆平面的精巧协调，以至于殆平面常常被忽略。但是，理解它们之间相互作用十分重要，否则对这种协调状态的人为破坏，即使是细微改变也会导致无法解释的咬合不稳定。困扰患者和牙医的舒适度降低和功能不适常常和不被注意的殆平面问题有关。

"殆平面"这个术语指的是一个理论上可以触及切牙切缘及后牙殆面牙尖的假想平面。由于"平面"这个术语在几何学上是指一个平坦的表面，因此将殆平面描述成一个真实的平面其实并不完全准确。殆平面并非一个平的表面，而是指咬合面的平均曲率。尽管与仅从字面上的理解有差异，但将牙与牙之间的平面联系在一起并与头部的其他结构相互关联，是一个最有实践意义的方法。殆平面的每个曲度都与其特殊功能有关。要从功能层面而非迎合设定的理想化状态分析殆平面的可接受性。

前牙的曲线是由上颌美学微笑曲线的建立、下颌切缘与前导的关系以及发音的需要共同决定的。这些因素已经在第十七章进行详细阐述。

后牙咬合平面的曲线被分成两个部分：（1）前后方向的曲线称为Spee曲线，也称纵殆曲线（图20-1）；（2）内外向的曲线，称为Wilson曲线，也称横殆曲线（图20-2）。

Spee曲线、Wilson曲线及切缘曲线共同组成咬合曲线，而咬合曲线和其与颅骨的关系相结合形成咬合平面（图20-3）。本章将会就咬合平面的各个方面分别进行讨论。

Spee曲线

Spee曲线是指咬合平面的前后向曲线，起于下颌尖牙的牙尖，经过双尖牙和磨牙的颊尖，最终到达下颌升支的前缘。如果曲线继续向远中延伸，理想情况下将穿过髁突（图20-4）。该曲线约为一个平均半径为4英寸的圆弧。

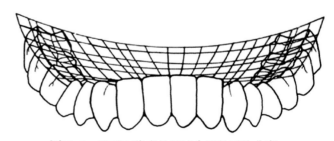

图20-3 殆平面代表的是咬合面的平均曲率。

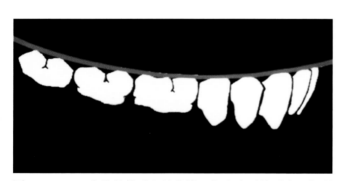

图20-1 Spee曲线是前后向的曲线，起自尖牙的牙尖，与所有后牙的牙尖发生接触。

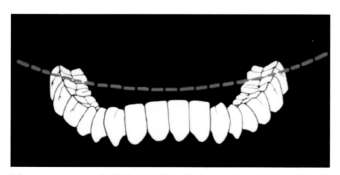

图20-2 Wilson曲线是内外向的曲线，与同一牙弓上同名牙齿的颊舌尖发生接触。

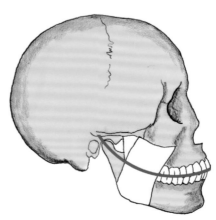

图20-4 理想的Spee曲线如果沿着其弧度向远中延伸可以通过髁突，其曲度平均半径约为4英寸。

Spee曲线的设计是有其内在含义的，就像其位置与髁突的关系一样。下颌牙齿的不同牙轴倾斜共同形成了这条曲线。为了每颗牙齿的排列能对抗功能性负荷，每一颗下颌牙齿的长轴都是几乎与以髁突为中心的闭合弧相对应的一段相平行的（图20-5）。这就要求最远中的磨牙以最大的角度前倾，而前方的牙角度最小。牙尖位置在曲线上的连续变化，与以髁突为轴在曲线上画出的连续切线直接相关。

咬合曲线相对于髁突轴的关系也与前伸髁道斜度相关。如果殆平面位于穿过髁突的一段弧线上，殆平面的后牙段总会足够低平，以配合髁突在沿陡峭的关节结节正常滑行时后牙发生咬合脱离（图20-6）。即使前伸时前导角度为零，随着髁突前移下颌后牙也将发生咬合脱离，而引导髁突向下移动的角度比殆平面后牙段要大。

如果以髁突作为参考点，这种结构设计使得半径为4英寸的Monson曲线可以非常有效地行使功能，将在下文所涉及的简易咬合平面分析仪（SOPA）中对其进行阐述。

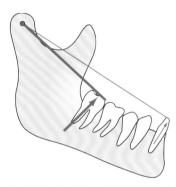

图20-5　Spee曲线部分来自于每个下颌牙齿与闭口弧的平行关系，这就要求最后一颗磨牙的倾斜角度最大。

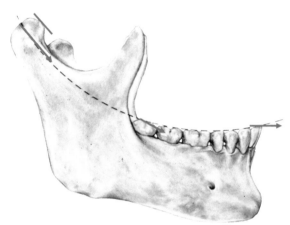

图20-6　如果Spee曲线向远中延伸通过髁突，殆平面的后牙段总会足够平坦，以使在髁突沿着相对较为陡峭的正常髁道向下移动时，后牙发生咬合分离。即使前导较为平坦情况也是如此。

确定修复病例的适宜殆平面

操作步骤　　　使用简易咬合平面分析仪（SOPA）

由于已经将观测殆平面的分析点与髁突轴进行关联，因此这种简化方法可以减少分析殆平面的时间。将铅笔尖简单地放置在想要的下颌尖牙高度，并将仪器的指针放在SOPA的中线。然后将罗盘的铅笔沿弧形折回，显示与髁突正确关联的殆平面。如果该平面如要进行上颌或下颌后牙的侵入性治疗，则可在SOPA的前后缘线上重新定位指针进行补偿。如果没有观测到适宜的殆平面，则可能是面弓转移及上殆架过程中存在问题。

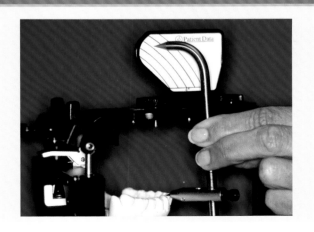

操作步骤　　　使用简易咬合平面分析仪（SOPA）

一个理想的𬌗平面起自尖牙牙尖，向后延伸通过髁突轴。如果所有确定的牙尖都与该平面相关，则后牙的咬合分离就不是问题。然而，这个平面是基于以观测点为圆心的弧线上，观测点距离尖牙牙尖4英寸*。如果所有后牙都需要修复，则将是建立理想𬌗平面的绝佳时机。但不能将建立理想𬌗平面作为是否需要修复的依据。

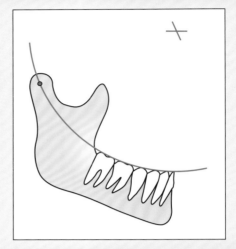

简易咬合平面分析仪预先设定距离髁突4英寸，可与Dénar®（Teledyne Waterpik™）𬌗架配套使用。借助Broadrick 旗可以在几乎所有类型的半可调𬌗架上完成相同的咬合分析。

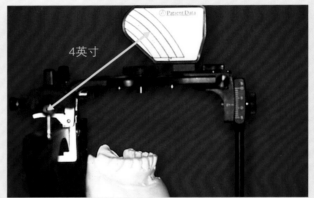

设置测径器为4英寸，将标志点对齐尖牙牙尖，这样就可以在下颌模型上在一个简单步骤中记录穿过髁突轴的𬌗平面。

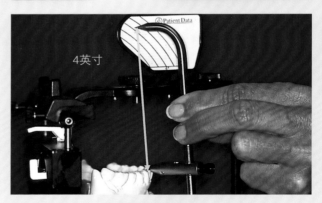

在模型上所画的线代表适宜的𬌗平面。测径器可以延长至牙体预备高度。只有当需要修复后牙时，才会考虑这个过程。但是它绝不能用于决定是否必须进行牙体预备。使用简单的指示蜡覆盖在模型表面，在蜡上描记出想要的𬌗平面，然后按照所画的线对蜡进行修整。

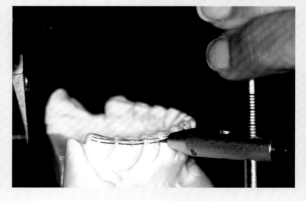

*注：1英寸（in）=2.54厘米（cm）

续表

操作步骤	使用简易咬合平面分析仪（SOPA）

可以将简易的蜡指示器放回到模型上，在蜡上划出理想的殆平面位置并按此位置进行修整。

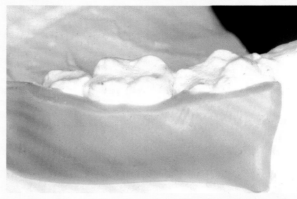

将指示蜡放入口内就位，对牙齿进行标记，可指示牙体预备的高度及殆平面。

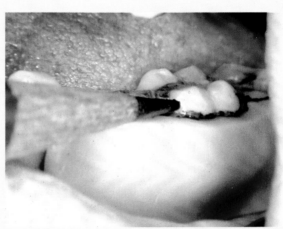

遵照预先设定的预备高度和外形进行牙体预备，可以确保在修复体制作时有足够的空间容纳修复材料。在确认咬合磨除量后，牙体预备就完成了。

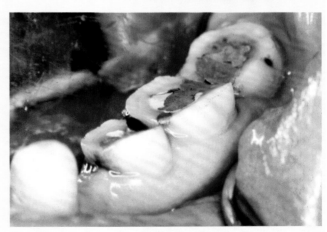

纵殆曲线被设计成允许前伸运动时，在前导和髁导的共同引导下，后牙发生咬合分离。当前牙非正中接触时，后牙发生咬合分离，上下前牙彼此滑动到重叠关系时，就可以发挥更有效的剪切功能了。

为了使前牙在前伸运动中行使更好的切割功能，所有升颌肌群的力量必须完全加载在髁突及前牙上使后牙发生咬合分离。由于所有的咬合接触都位于上前牙的舌面，因此会产生非常强的水平力。为了避免上颌前牙超负荷，一个巧妙设计的感受器系统会在后牙完全脱离咬合接触的瞬间终止所有升颌肌群的运动。减轻前牙负荷取决于正确的殆平面，因为在非正中下颌运动中，如果存在对尖牙远中的任何咬合干扰都会刺激升颌肌群过度收缩。

完善的口腔检查中必须包含对殆平面正确评估的主要原因是避免前牙和关节所受肌肉力量的增加。如果在下颌非正中运动中，前导不能分离后牙咬合接触，则可能会对牙齿、关节和牙周组织造成破坏。

Wilson曲线

Wilson曲线是一条横殆曲线，与同一牙弓左右两侧同名牙的颊尖和舌尖发生接触。由于下颌后牙内倾而上颌后牙外倾，因此在上下牙弓都会出现颊尖高于舌尖的现象。

后牙的倾斜来自两个原因：一个是为了承担负荷，另一个是为了满足咀嚼功能。

如果将后牙的颊舌向倾斜关系与作用于它们的肌肉力量方向一起分析，能够很明显地观察到后牙的牙轴方向与翼内肌的拉力几乎平行（图20-7）。侧方运动时受力最强的部分出现在下颌从外侧向内的方向上，几乎与翼内肌的方向平行，此时翼内肌收缩将双侧髁突向内侧拉动到达正中关系的中央位置。将上下颌后牙顺着肌肉收缩方向排列可以产生对咀嚼肌力的最大抗力，并使牙齿倾斜形成Wilson曲线（图20-8）。

还有另外一个理由将Wilson曲线与咀嚼功能相关联。由于舌与颊肌复合体必须反复将食团放在咬合面上以进行咀嚼，因此必定会有让食物到达殆台的便捷通道。内倾性的下颌殆台可直接接受来自舌侧的食物，而不受下颌舌尖的阻碍（图20-9）。

外倾的上颌咬合面，便于在颊肌运动下将食物直接带入殆台（图20-10）。食物从颊侧搅拌到舌侧时，上颌后牙相对较长的舌尖可提供食物阻挡；而下颌颊尖起到类似的作用。

如果Wilson曲线太过平坦，将需要更多的舌和颊肌运动来将食物送入殆台，这会影响咀嚼功能的便利性。下颌舌尖相对高度越高，咀嚼效率的问题会变得更严重。除非明白这些道理，否则很容易忽视这个问题，而患者又很难准确描述这个问题。

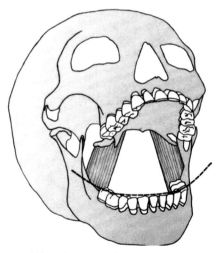

图20-8   后牙排列成平行于翼内肌的施力方向，形成Wilson曲线。

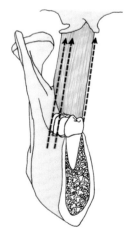

图20-7   在下颌从外侧向内侧做咀嚼运动的过程中，会对后牙产生主要的咬合力。因此当后牙排列与翼内肌平行时，就可以获得对这种功能性应力的最佳抵抗力。

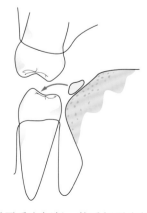

图20-9   下颌后牙舌向倾斜，使舌侧牙尖低于颊侧牙尖。这样的设计有利于形成食物进入殆台的便捷通路。当舌将食物放入咬合面时，由于相对较高的颊尖阻挡，食物不会离开咀嚼部位。

髁道对后牙的保护

后牙牙轴的倾斜度将后牙咀嚼功能与必需的舌和颊的功能相协调，共同将食物推至咀嚼位置。这种功能的协调性对颞下颌关节的协调性提出了进一步的要求。如果下颌牙可以向中线方向水平移动，上颌舌尖将会承受来自下颌颊尖巨大的水平向作用力（图20-12）。髁突内极可以防止上述情况发生。将盘突复合体固定在中央位置的关节窝也可以防止盘突复合体发生不先向下运动就向内侧移动的情况（图20-12）。简而言之，下颌后牙在向中线方向移

动前一定要先向下运动。这些重要的生理现象形成了Wilson曲线，且不会产生平衡侧的牙尖斜面干扰。

普遍认为，"迅即侧移"是指在任何旋转运动发生前允许髁突水平移动。但是，如果髁突在运动开始前就已经位于正中关系位，这种情况就不可能出现在健康的关节（图20-13）。如果发生这种情况，Wilson曲线就会引起平衡侧牙尖斜面干扰。唯一出现这种情况的可能就是当关节表面形态存在严重变形时。

如果Wilson曲线没有发生适应性变平坦，髁突和

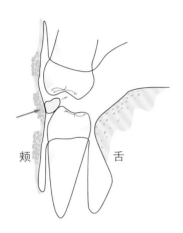

图20-10 上颌牙颊向倾斜，颊尖较舌尖高，有利于来自颊廓的食物进入。颊肌将食团挤压到牙合台上，相对较长的舌尖可以阻止食团进一步移动。

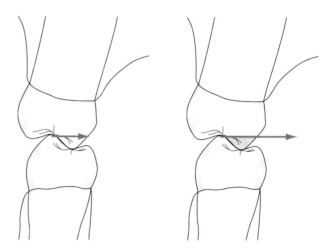

图20-11 迅即侧移的概念是一种非常流行的错误观念。Wilson曲线的目的之一是帮助食物停留在牙合台上，如果后牙可以向中线方向水平移动，这种功能将无法实现。幸运的是，髁道可以避免这样的运动出现。

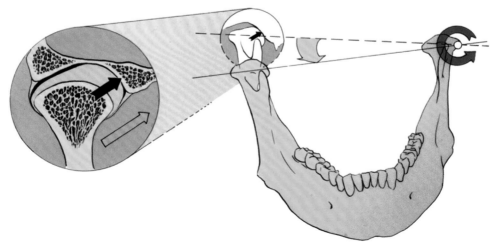

图20-12 如果下颌后牙可以向中线方向水平移动，Wilson曲线将无法发挥功能。因为下颌相对较高的颊尖会与上颌相对较高的舌尖相碰撞。只有髁突已经滑动到关节结节下方，内极的骨性止点才不会阻止任何侧移发生，这样Wilson曲线就可以在没有干扰的情况下发挥作用。关节的必要功能关系也支持了髁突在正中关系位时的稳定中央位置。它也解释了为什么迅即侧移的概念是不正确的。

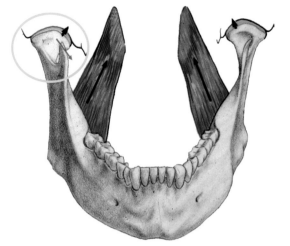

图20-13　在正中关系时，髁突被固定在关节窝内极位置，只有先向下移动才会发生侧方运动。

关节结节就不太可能发生平坦化。在上颌舌尖磨耗导致Wilson曲线变平的病例中可以观察到关节的这种变化。如果殆平面正常且颞下颌关节正常健康，就不会发生这种磨耗。上颌舌尖重度磨耗的发生提示关节面可能会出现适应性改变。

殆平面是一个形态与功能相互作用的绝好例子。在口腔检查时对殆平面的分析很重要，因为它对整个咀嚼系统的功能协调至关重要。殆平面的适应性改变是咀嚼系统中某些位置可能出现功能障碍的信号。

总结

殆平面的形态与特殊的功能需求直接相关。将牙齿与闭口弧进行平行排列，除了发挥其最佳的抗负荷能力外，还应该为食物进入咬合面提供便利通道。如果能同时满足这两项功能，且不干扰前导正常行使功能，则这种殆平面就是可接受的。

殆平面是解决许多不同咬合问题时的关键因素。但是如果能理解适宜殆平面的基本要求，就能更容易地解决咬合问题。

推荐阅读

Boucher DO: Current status of prosthodontics. *J Prosthet Dent* 10:418, 1960.

Craddock HL, Lynch CD, Fraulslin P, et al: A study of the proximity of the Broodrick ideal occlusal curve to the existing occlusal curve in dental patients. *J Oral Rehabil* 32(12):895-900, 2005.

Mann AW, Pankey LD: Use of the Pankey-Mann instrument in treatment planning and in restoring the lower posterior teeth. *J Prosthet Dent* 10:135, 1980.

Monson GS: Applied mechanics to the theory of mandibular movements. *Dent Cosmos* 74:1039, 1932.

Spee FG: *Prosthetic dentistry,* ed 4, Chicago, 1928, Medico-dental Publishing.

Wilson GH: *Dental prosthetics,* Philadelphia, 1917, Lea & Febiger.

后牙咬合
Posterior Occlusion

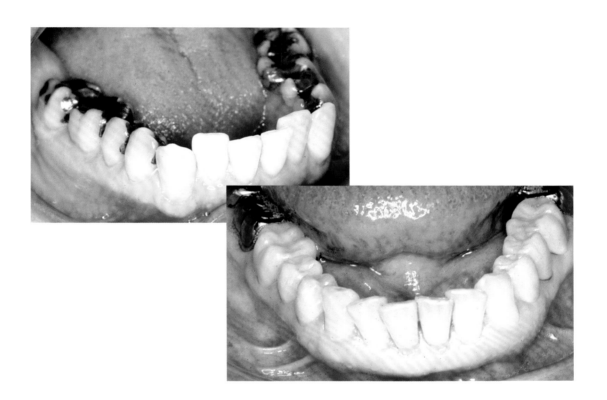

理念

后牙咬合接触要强度均匀，与后方的颞下颌关节或前方的前导均无殆干扰。

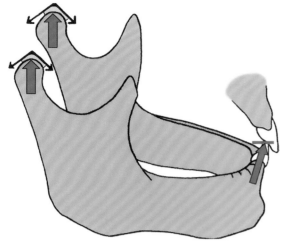

图21-1   下颌形似一个倒三角形。

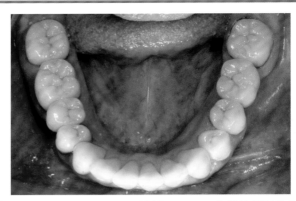

图21-2   Michael Sesemann医师和Lee Culp主管技师制作的具有漂亮殆面形态的全覆盖修复体。

无殆干扰的后牙

成功咬合治疗的第三个要求是后牙无殆干扰。这意味着后牙不能干扰颞下颌关节的完全就位（第一个要求），也不能干扰前导（第二个要求）。理想殆型是当髁突离开正中关系的瞬间，在前导作用下所有后牙完全脱离咬合。当髁突完全处于正中关系位时，目标是当前牙接触的瞬间，所有后牙同时达到强度均匀的咬合接触。

下颌为倒三角结构（图21-1），两侧的颞下颌关节位于后方，稳固地终止于最上位的骨性止点。如果前牙形成了形态适宜的正中止点，闭合时将在下颌前方形成稳定的咬合接触止点。理想的后牙是使牙齿位置排列和形态适合于上述前后止点之间的空间内，且不对这些止点造成任何干扰。

在那些正中关系位有前牙接触的咬合关系中，应该只有正中关系位能发生后牙接触。当下颌在任何方向移动时，所有后牙应脱离咬合接触。对于那些正中关系位前牙无接触的牙列（参见第三十八章关于前牙开殆的讨论），通常需要在工作侧实现组牙功能殆。当下颌做非正中运动时，非工作侧的牙齿不应发生咬合接触。

下颌后牙

随着材料和技术的进步，后牙修复在不影响强度或稳定性情况下可以达到自然的美观（图

21-2）。然而，如果咬合不正确，即便用最好的材料也无济于事。完美的后牙咬合关系要从下颌后牙开始。

3个关键指标

为获得成功的后牙咬合，要确定3个重要指标，每个指标都涉及下颌后牙。这些指标按照优先级顺序排列如下：

1. 殆平面（参见第二十章）；
2. 下颌每颗牙齿颊尖的位置；
3. 下颌牙齿殆面窝的位置和形态。

确定这3个指标非常重要，因为一旦确定这些指标，后牙咬合的其他各方面都要与其相关。

只有髁突能够舒适地处于正中关系位，才可考虑后牙修复。不应该用后牙修复来试探是否可以将不舒适的髁突位置变得更舒适。在完成修复前，髁突应该是舒适的。

只有前导正确，才有可能完成后牙修复。殆面窝形态与前导直接相关，因此只有先确定前导运动轨迹，才能确定准确的后牙殆面窝形态。

没有必要为了确保正确的殆面外形而同时修复上下颌后牙。即便要改变上牙殆面，仍然可以在上颌后牙牙体预备前确定和修复下颌后牙的殆面形态。

在上颌后牙牙体预备前先完成下颌后牙区段的修复，对患者和牙医都是有益的，整个修复治疗过程会变得更容易。医生可以在合理舒适的时间段内完成下颌后牙的牙体预备、取印模、记录咬合关系和制作临时牙；避免预约时间过长、降低医患的疲

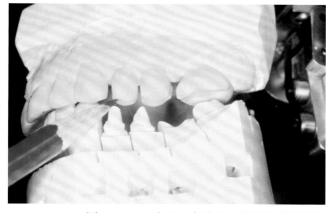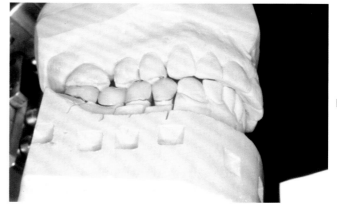

A　　　　　　　　　　　　　　　　　　　　　　　　**B**

图21-3　A. 在以正中关系上𬌗架的石膏模型上分析并确定下颌牙尖顶的排列并不复杂。没有必要将牙尖都置于模式化的位置。重要的是咬合接触点是否能同时适应上下颌牙齿的牙轴排列关系。接触点应优先置于𬌗面窝部位，但若在同一颗牙齿上可以有第二个接触点，则最好放在边缘嵴位置。B. 为了将下颌牙尖排列的信息传递给技师，仅需要在对颌牙齿上画一个简单的点就可以了。

劳程度、反复摘戴临时修复体和额外麻醉。可以将粘接的累积误差减少至单颌水门汀厚度所产生的影响。技工室制作流程更加简单，且上后牙区段牙冠完整保留的参考点可为每颗牙的颊舌向倾斜度提供参考。

𬌗面形态的各个部位都有其特定意义，且每个形态都是可测量和可记录的。例如，下颌牙齿的尖窝斜面取决于前导和髁导。如果下牙舌尖在下颌功能运动时的工作侧有功能接触，则其颊斜面必定与侧前导一致，为了同时与髁道保持一致会发生一些改建。如果下牙舌尖在下颌功能运动时的工作侧无咬合接触，则其颊斜面一定比侧前导更平坦。无论是同时还是分开完成上下颌诊断蜡型，都应该遵循这些𬌗面形态规则。牙尖斜面不会因为操作技术的改变而简单改变。如果能够准确地记录这些控制因素，就能获得相应的结果。

如果下牙舌尖非正中接触，且对功能和稳定性没有改善，就没必要使𬌗面形态制作复杂化。因此，从实用角度来看，下颌牙齿的尖窝斜度应比侧前导更平坦。这是一种简化的治疗方法，且在使用过程中大可不必担心影响最终的治疗质量。

如果能够确定以下参数，就可以正确修复下颌后牙的尖窝接触关系（图21-3）：

1. 正确的颊尖高度和位置；
2. 正确的舌尖高度和位置；
3. 正确的𬌗面窝位置；

4. 正确的𬌗面窝壁斜度。

如果能够理解每个咬合区段的目标及参数，则以上参数的确定并不复杂。遵照一定的逻辑顺序可以简化每一个参数的确定过程并提供一个参考点，并参照𬌗面形态做出下一个决策。

确定下颌𬌗面外形应该从颊尖开始。

下牙颊尖位置

下牙颊尖位置要能为颊舌向稳定性、近远中向稳定性和下颌非正中运动时无𬌗干扰提供最佳效果。

要根据颊舌向稳定性确定颊尖位置

在制订初步治疗方案时，首先要确定每个下牙颊尖的正确位置。只有形成最适宜的上下牙关系后才应该进行牙体预备。若有需要，通常可以采用简单的扩弓方法，在数周内就能完成正畸过程。如果上下牙未形成协调的颊舌向关系，则在开始修复治疗前应该先调整好两者的位置关系，而不是修复成"扭曲"的外形，使应力的传导与牙体长轴不一致。从正确上𬌗架的研究模型上可以判断是否需要进行正畸治疗。通常需要对模型进行调𬌗以获得最终适宜的颌间关系。为了得到最终结果，上𬌗架前必须使用面弓转移，并制取正确的正中关系咬合记录。

在上𬌗架的模型上，以如下的方式确定下牙颊尖的颊舌向位置：

1. **分析上颌牙中央沟**。在每颗上牙𬌗面的中央沟从近中往远中画一条线，每个下牙颊尖的理想接触点通常位于在这条线上。然而，应该对每颗牙中央沟位置的正确性加以分析。对于一些倾斜的牙齿，移动中央沟位置可以使𬌗力更好地沿牙体长轴方向进行传导。例如，如果能将一颗颊倾的上颌第二磨牙的中央沟往舌侧移动，将更有利于𬌗力的传导。当上颌牙齿还未进行牙体预备时，更容易确定牙齿的倾斜情况，可以更精确地选择咬合接触。如果移动上颌牙齿的中央沟能使应力方向更接近于牙体长轴，则应该在上颌模型上对新的中央沟位置进行画线标记。

2. **确定下颌后牙应力传导的最佳接触点**。即便不考虑上牙中央沟的位置，也需要确定下牙颊尖的位置，可以使大部分应力能够沿着下颌后牙的牙体长轴方向传导。这步可以在研究模型阶段完成，但是如果上下牙弓关系适宜，也可以在完成下颌后牙牙体预备后再进行。此时，仅需关注牙齿的颊舌向关系。

在每颗下颌牙齿上标记颊尖点的位置，此位置能获得最佳的颊舌向稳定性和应力传导方向。在这个颊尖点的选择上，我们暂不考虑上颌牙齿，仅仅确定对下颌牙齿最有利的选择。接下来，我们将评估所选的下牙颊尖与理想上颌中央沟之间的位置关系。

3. **评估最佳的下牙颊尖与最佳的上颌中央沟位置之间的关系**。如果在𬌗架上模拟闭口运动，就能非常容易地观察到下颌牙颊尖标记点连线与上颌中央沟标记线之间的排列关系。如果上下颌标志点连线不匹配，则上牙中央沟和下牙颊尖的位置也要进行相应改变。然后再评估新的牙尖位置，以确保其与通过牙体长轴的应力方向一致（图21-4）。同理，对上颌中央窝的位置进行类似评估。

如果改变后的颊尖位置不能为上下颌后牙提供适宜的应力传导方向，则这种牙弓关系就是不可接受的，应该重新制订治疗计划纠正这个问题。正畸治疗往往是纠正错𬌗畸形的最好方法，但也不是任

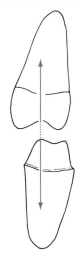

图21-4　当确定下牙颊尖的颊舌向位置时，最终的𬌗力传导应该有利于上下颌牙齿。𬌗力的主要分力应尽可能平行于上下颌牙齿长轴。

何时候都适合的。在扩弓或缩窄牙弓开始前需要考虑很多敏感因素，可以咨询正畸医生。如果治疗是可行的，扩弓或缩窄牙弓本身并不复杂，也无须耗时太长。

有些错𬌗问题可以不予处理，将在后面治疗对刃咬合关系和反𬌗问题的章节（第三十九章和第四十一章）中对此进行系统阐述。"扭曲"后牙𬌗面外形来"矫正"这些错𬌗问题往往会导致更大的损伤。

> 关于下牙颊尖的颊舌向位置应该遵循的基本原则是：下牙颊尖的位置必须使得其咬合接触能够引导应力沿着上下颌牙齿的长轴传导。

当确定下牙颊尖的颊舌向位置后，下一步应该确定在颊尖连线上每个牙尖的近远中位置。

下牙颊尖的近远中向位置

确定下牙颊尖的近远中位置时需要考虑两点：近远中向的稳定性和下颌非正中运动时无𬌗干扰。

获得近远中向的稳定

当下牙颊尖位于上牙𬌗面窝时，可获得最好的近远中向稳定性。这一相对位置关系比较稳定，可使应力准确地通过牙体长轴传导，并能消除充填式牙尖所造成的食物嵌塞，不会出现牙尖从形态正确

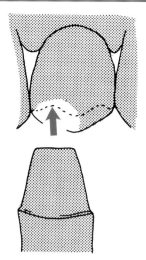

图21-5　为了近远中向的稳定性，要将牙尖置于设计良好的
殆面窝中，这要远远好于其与牙尖斜面或平面发生咬合接
触。

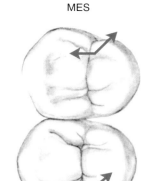

图21-6　当确定下牙颊尖顶的位置后，就要评估其从上牙殆
面窝滑出的轨迹。如果牙尖顶对应于上牙的近中窝（图中上
面的牙齿），进行朝向舌侧的非正中运动时，牙尖顶没有干
扰。如果牙尖顶对应于远中窝（图中下面的牙齿），可能会
与舌尖形成干扰。

的殆面窝中移出的趋势（图21-5）。

　　有时候会出现下牙颊尖无法与上牙殆面窝接触
的情况，这时需要将下牙颊尖置于两颗上颌牙齿邻
接的边缘嵴处。正确的咬合接触关系能避免出现充
填式牙尖所造成的食物嵌塞。上颌牙齿的边缘嵴应
从相邻的殆面窝形成溢出道，允许嚼碎的食团从接
触区排出。接触区宽度要足够，以保护牙间乳头。
若有可能，同一下颌牙齿的其他颊尖应该能发生正
中关系接触，或者将上牙舌尖作为另一个正中止点
来消除充填式运动。当然，造成充填式牙尖及食物
嵌塞的主要原因是牙尖斜面接触时产生的楔形效
应。在正中关系状态下应尽量避免牙尖斜面接触。

　　尽管做到一颗牙与两颗牙的咬合接触也是可以
接受的，但使下牙颊尖向近中或远中移动1~2mm以
进入上牙殆面窝往往也是非常简单的。只要存在这
种可能性，就应该去尝试。

确定下牙颊尖位置使下颌非正中运动时无殆干扰

　　判断下牙颊尖应与哪个殆面窝接触，取决于当
下牙颊尖离开正中关系位时的运动轨迹。当位于殆
面窝中的牙尖进行无殆干扰的非正中运动时，就可
以确定每个下牙颊尖的近远中向位置（图21-6）。
这也许听起来很复杂，但事实上学习每颗下颌牙齿
的边缘运动轨迹是件很简单的事。

　　首先要在殆架的上颌模型上选择合适的殆面

窝，这样可以快速确定下牙颊尖从每个殆面窝发出
的运动轨迹，因为这些轨迹的运动角度与旋转的髁
突相匹配。假设有一条从旋转的髁突到殆面窝中所
选接触点的连线，就能够简单地确定下牙颊尖在进
行工作侧或平衡侧功能运动时的轨迹。因为在前伸
运动中所有颊尖都向前呈直线运动，因此很容易确
定颊尖的前伸轨迹。

　　当选定每个上牙殆面窝的位置后，在殆架上模
拟闭口运动观察上牙殆面窝的位置是否与下牙颊尖
的位置匹配。所选的接触点应能使殆力沿着上下颌
牙齿的牙体长轴传导。

　　如果应力方向在上下颌牙齿都可接受，则应该
对所选殆面窝的运动轨迹进行评估。如果在前伸运
动的工作侧和平衡侧，下牙颊尖从殆面窝移出时均
未碰到其他牙尖，则其位置是可接受的。通过这种
方式评估每颗下牙颊尖的位置，在完成下颌牙后，
要进一步确保上颌后牙的正确形态。

　　将下牙牙尖直接置于上牙颊舌尖之间不仅不稳
定，而且为了进行下颌非正中运动还会破坏上牙殆
面解剖形态。将下颌前磨牙的牙尖置于上牙的远中
窝，可以为工作侧从正中关系向颊侧运动时提供自
由的轨迹，但上牙舌尖会阻碍朝向舌侧的平衡侧运
动。

通常情况下，最好尽可能将下颌前磨牙的颊尖置于上牙近中窝。这样从正中关系开始的各种下颌非正中运动中，对牙齿解剖结构的破坏最少。

下颌磨牙牙尖的分布不能与上颌牙尖发生冲突，其牙尖可以与前磨牙一样位于上牙近中窝或远中窝。由于在非功能性运动时下颌磨牙牙尖可移动至上牙近中舌尖的近中，在工作侧运动时下颌磨牙牙尖可通过上颌近远中颊尖之间，因此下颌磨牙牙尖位于上牙中央窝也是可接受的。

由于非工作侧的髁突必须沿关节结节向下移动以进行朝向对侧的侧方运动，所以非工作侧的上牙舌尖的颊斜面一般会比前导更陡。然而，我们不希望这些牙尖斜面在任何颌位出现咬合接触，因此上牙舌尖的颊斜面如果比前导更凹些会更安全。如果前导非常陡，几乎不会出现问题，因为此时下颌运动受限于近似垂直的功能运动范围。

牙尖成形

为了形成尖-窝接触关系，下牙颊尖顶应该足够小，以匹配正常的𬌗面窝形态。如果前导允许发生侧向移动，正中关系位时牙尖顶应该能接触到𬌗面窝的底部而不会碰到窝壁。如果前导比窝壁更陡，且不允许侧向移动，那么牙尖的侧面可能会接触𬌗面窝壁。

当牙尖顶形成正中接触时，应该要足够大以提供最佳的耐磨性。过锐的牙尖顶接触面往往太小，以至于会造成快速磨耗。宽平的牙尖顶可能需要上颌牙的𬌗面窝也要过度敞开，以至于无法形成良好的𬌗面外形。由于𬌗面外形随着边缘运动轨迹的改变而改变，因此很难确定适合所有𬌗面窝的牙尖顶尺寸；但是一般来说，牙尖顶应该有大约1mm宽度的平坦区。当牙尖以正中关系接触时，这种宽度足以抵抗磨损，同时又小到足够保证良好的上牙𬌗面窝形态。下颌侧方运动时，如果想获得组牙功能𬌗，就需要牙尖侧面接触上牙𬌗窝壁而不是尖端接触。如果𬌗面外形是正确的，那么正中接触时牙尖顶的磨损是很轻微的。

如果要将牙尖顶置于𬌗面窝，牙尖顶的近远中向宽度不能太宽。每个牙尖必须遵循其从正中接触点出发的边缘运动轨迹。如果牙尖过宽，为了形成

非正中运动的轨迹，势必会破坏对颌牙的解剖外形。

宽的牙尖顶需要更大的力量才能咬穿食团，因此它们对牙齿支持组织的压力会更大。窄的牙尖需要的力量相对较小，因此产生的压力也就较小（图21-7）。

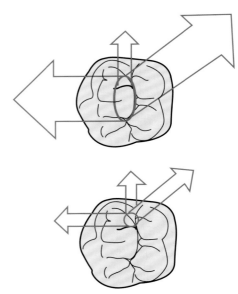

图21-7　宽牙尖顶既不能产生更好的功能也不能产生更好的稳定性。一个外形适宜的小牙尖顶与碟形𬌗面窝基底相匹配时更有利于稳定，因为这样的牙尖不会有沿着𬌗面窝斜面下移的趋势。更小的牙尖能通过敞开的沟隙，且不破坏𬌗面解剖形态。从小的下牙牙尖顶往远中方向扩展时会产生一个平滑面，在正中关系位时不发生接触，但几乎都会与上牙𬌗面窝壁的沟发生接触。

下牙舌尖的位置

在正常上下牙相对关系中，下颌牙舌尖顶不会接触上颌牙齿。即使可以通过修复治疗使下颌非正中运动时工作侧的下牙舌尖颊斜面发生接触，但这么做并没有明显优势。从实用角度考虑，我们更愿意将下牙舌尖作为非功能尖来考虑。但这并不意味着应该忽视下牙舌尖。在撕裂、碾碎和剪切上下颌牙之间食物时，由于与上颌牙舌尖之间的近距离，依然可以起到类似于钳子和研磨器的辅助作用。

下颌牙舌尖还有另外一项功能，它主要负责保护舌在后牙区不被咬伤。对舌头无刺激的牙尖顶位置和外形应该能反映出这一功能。牙尖顶的舌面要圆滑，尖端的位置形成足够的舌侧覆盖以挡开舌，

但尖端的轴倾度应该始终在牙体长轴范围内，始终位于牙根上端。

下颌牙齿颊舌尖之间的距离应该与上颌一样；所以一旦确定了下牙颊尖位置，就可以借助该距离来确定舌尖位置。颊尖和舌尖之间的距离不应显著超过牙齿最大颊舌径的一半。

由于侧前导的差异，舌尖高度也会随着颊尖高度而变化，但从应用角度来看这种变化并非很有必要。总体而言，下牙舌尖的高度应比颊尖约短1mm，第一前磨牙的颊舌尖高度差可以更大些。如果上下颌后牙均需修复，只需通过简易咬合平面分析仪（SOPA）或者Broadrick flag技术就可以确定适宜的𬌗平面、Spee曲线和Wilson曲线。任何一种可接受的𬌗型都能在这样的𬌗平面上制作完成。

下牙𬌗面窝成形

当下颌从正中关系位向左侧或右侧运动，其前部应受上颌尖牙舌斜面的引导向下滑行。当上颌尖牙舌斜面作为侧前导时，每侧上尖牙的舌斜面也就决定了与之相对的下颌牙齿斜面的𬌗面窝形态（图21-8）。

每颗上颌尖牙的侧导斜面决定了同侧下牙舌尖颊斜面和对侧下牙颊尖舌斜面的𬌗面窝形态。如果尖牙位置不能形成尖牙保护𬌗或作为组牙功能𬌗的侧前导，最前方的上前牙舌斜面将承担此作用，可为相应的下牙𬌗面窝斜面形态提供参考。当下颌后牙随着下颌侧方运动轨迹向下运动时，如果下牙斜面比相对的上牙引导斜面更陡时，任何就位于下牙𬌗面窝的上牙舌尖就会形成𬌗干扰。

由于这是𬌗面形态非常重要的一方面，因此我们将从另一角度观察下牙𬌗面窝形态。当下颌向左或向右运动，𬌗面窝斜面斜度最大的牙齿将承受所有应力。髁突在旋转的同时发生了向下的运动，因此这种情况在平衡侧较轻，但目前我们只需考虑这是一种安全因素，有助于平衡侧牙齿脱离咬合接触。因此，建议遵循以下原则：从每个上牙舌尖的接触点开始，下牙𬌗面窝的斜度应比对应的侧前导更小。任何后牙牙尖斜度过大会导致前导咬合分离，同时增加了自身的侧向力。如果下牙的尖窝角度比侧前导更大，则上牙舌尖将被锁在下牙𬌗面窝内，当下颌进行侧方运动时后牙将会受到应力的冲击。

为了使上牙舌尖形成正中止点，非正中运动时无𬌗干扰，同时达到预期的后牙咬合分离，下颌后牙的尖窝斜度必须要比侧前导的角度更小。如果前导允许进行自由的侧方运动，以形成凹形的下颌运动轨迹，则下后牙𬌗面窝必须相应敞开，否则会造成𬌗干扰。凹形的前导需要对应凹形的𬌗面窝形态。

最简单实用的方法是通过为侧方运动轨迹提供足够的自由度，使尖窝斜度比侧方运动的前导角度更平，打开下颌𬌗面窝。这样做不会破坏任何形

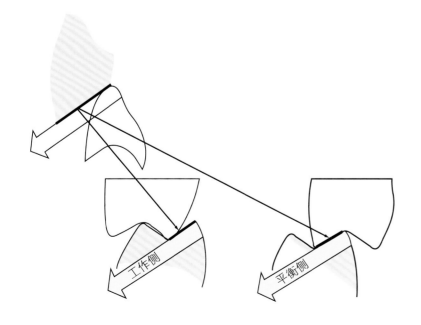

工作侧　　平衡侧

图21-8　上颌尖牙内斜面限制了下颌后牙与之相对应斜面的斜度。下颌工作侧牙尖斜面不可大于尖牙侧前导斜度。从实用角度看，既然功能运动时不必与下颌斜面发生接触，则应该做得更平些。而平衡侧的斜面更不能有任何接触，所以其斜度也必须低于尖牙侧前导。由于髁突的滑动，平衡侧的斜面通常也会有一定程度的向下移动，但为简单起见可将其视为一种保险机制。如果尖牙斜面比对应的下颌平衡侧斜面陡峭，且𬌗平面是正确的，平衡侧斜面就会脱离咬合接触。

态，同时又有利于形成非常稳定的正中止点模式。

如果只修复下颌后牙

如果上颌后牙不需要修复，下颌后牙修复体的牙尖顶位置与𬌗面窝形态要与对应的上颌牙齿相匹配。下颌𬌗面窝的形态要符合上牙舌尖的特点。𬌗面窝壁要在前导引导下无咬合接触。为了确保完全脱离咬合，可将𬌗架的髁导调整成比患者实际髁道平坦些，这样就可以保证修复体在口内就位时，后牙发生咬合分离，当然前提是模型是按照正确的正中关系位上𬌗架的。

如果上下颌后牙都需要修复

当上下颌后牙均需要修复时，经常无法确定上牙舌尖的位置。在我早期的𬌗学培训中，基本上都要求从代表所有牙尖的蜡锥开始同时制作上下颌的蜡型。这一过程在全可调𬌗架上完成，需要采用描记仪记录髁突的运动轨迹并将其复制到𬌗架上。

只有明确在下颌边缘运动时下牙牙尖不会碰到上牙牙尖，才应该开始雕刻𬌗面窝形态的蜡型。雕刻逼真的𬌗面解剖形态需要耗费大量时间和精力。然而，最重要的是这一过程毫无必要。如果想要彻底改变和大幅度简化修复过程，需要注意以下4点：

1. 后牙非正中运动过程中，需要发挥前导的作用使后牙瞬间脱离咬合，这样可以减轻整个咬合系统的受力。
2. 下颌非正中运动轨迹中前导是最主要的决定因素。
3. 前导与髁导相互独立，不由髁道决定。

4. 当髁突滑向中线时不会产生迅即侧移。

当满足以上4点要求后，对确定前导的关注度要比髁突边缘运动更高。通过建立比侧前导更平坦的𬌗面窝壁，并建立适宜的𬌗平面就可以容易实现在所有非正中运动过程中通过前导的作用使后牙脱离咬合。当完成前导后，确保侧方运动时𬌗面窝壁发生咬合分离的最简单方法是制作𬌗面窝形态导板。

确定和雕刻下牙𬌗面窝形态

接下来所提到的技术可用于简化下颌后牙𬌗面窝形态的雕刻过程。唯一的目的是确保上牙舌尖无干扰。在不考虑前导形态的前提下，该技术可以形成与侧前导相匹配的𬌗面窝形态。经过简单修改，就可以获得额外的自由度。

这一过程涉及制作𬌗面窝形态导板，能用于诊断蜡型制作或上瓷的任何阶段。在诊所中通过辅助设备在几分钟内就可完成导板。医生将该导板连同上了𬌗架的代型模型一起交给技师，技师完成最终修复体后将导板一并交还给医生，以便医生评估最终的𬌗面外形。

制作𬌗面窝形态导板

𬌗面窝导板只适用于上下颌后牙均需要修复的情况。在制作该导板或确定下颌后牙修复体𬌗面形态前，必须保证前导正确。或许可以在临时修复体上调整前导，然后在以正中关系位上𬌗架的模型上的临时修复体上判断后牙修复体𬌗面窝壁斜度的容忍度。导板通常在模型上𬌗架后进行制作，但只有当后牙蜡型完成后或上瓷时才会用到导板。

操作步骤　　　制作𬌗面窝形态导板

第一步： 移除常规的切导针，换上特殊的𬌗面窝形态蜡刀杆。蜡刀杆的刀片进入平的塑料切导盘上的蜡块内。

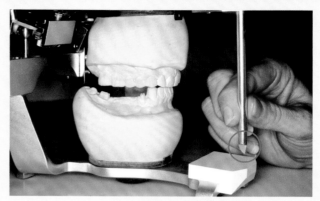

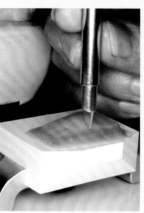

第二、三步： 上颌弓分别向左侧和右侧进行侧方运动，利用侧前导的形态来决定蜡刀杆刀片在蜡块内的轨迹。

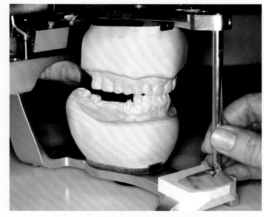

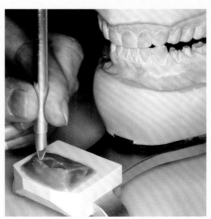

操作步骤	制作殆面窝形态导板

第四、五步：在蜡块内切割出侧导轨迹后，将特殊的蜡刀杆拔高，然后将切掉末端的一次性注射针头套管口子粗的那头套在蜡刀杆上用来充当手柄。

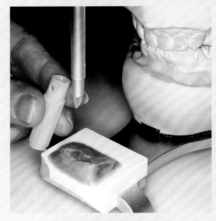

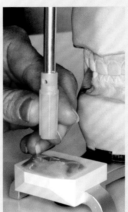

第六步：将混合好的自凝丙烯酸树脂倒入蜡块中间的凹陷内。

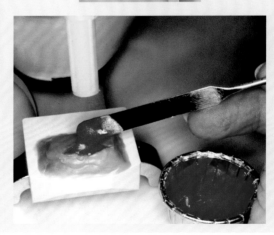

续表

操作步骤　　　制作骀面窝形态导板

第七、八步：将自凝树脂装入套管内，然后将蜡刀杆位置放低一点，这样两部分就能合到一起。等树脂硬化，取下骀面窝形态导板，将切导盘上的蜡块清理干净。

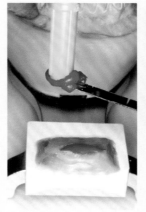
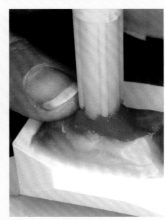

第九步：因为特殊设计的蜡刀杆，从丙烯酸树脂导板的底端边缘开始延伸的侧前导是一条清晰的线。用铅笔对边缘做好标记，磨去此线前方的多余丙烯酸树脂。

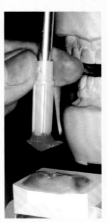

第十步：将导板边缘线上方的前面部分磨除，形成匙状的凹面，这样可以很好地将蜡从骀面窝削除。

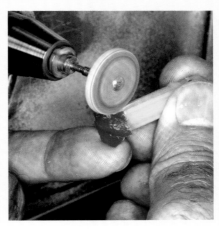

续表

操作步骤	制作殆面窝形态导板

第十一、十二步：为确保后牙咬合分离，殆面窝壁必须比侧前导低平，因此对应更敞开的殆面窝形态，导板的侧壁要略平坦，而尖端则略圆。

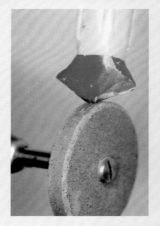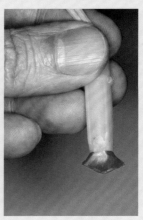

第十三、十四步：殆面窝导板可用于雕刻蜡型或用于指导殆面上瓷。导板的顶端应该能碰到殆面窝底部，而对殆面窝壁则无干扰。蜡刀杆的特殊形状将为殆面窝导板的背面形成足够的厚度，以至于不仅可以用来检查，而且可以用于雕刻殆面窝形态的蜡型或堆瓷。为了便于使用，可以在导板手柄上钻一个小孔，用橡皮筋把导板挂在殆架上。

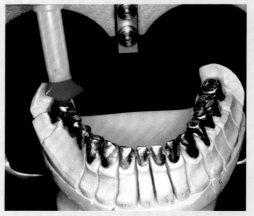

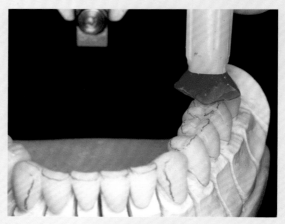

使用殆面窝形态导板的3条基本原则：

1. 总是垂直地握住手柄（图21-9）。当手柄在殆架上是垂直向关系时，牙尖殆面窝角度与手柄有关，倾斜手柄会造成殆面窝形态的错误。

2. 绝不能破坏事先决定的牙尖顶，参照这条原则殆面窝的深度会自动受限制（图21-10）。

3. 把殆面窝定在与牙尖顶适合的关系上。解剖的基本知识是所有技术的基础。恰当的殆面窝位置确保了碟状的殆面窝形态和好的殆面形态。

不管在牙弓的左侧还是右侧，导板的前面总是朝向前方。当垂直握住手柄时，恰好可以复制侧前

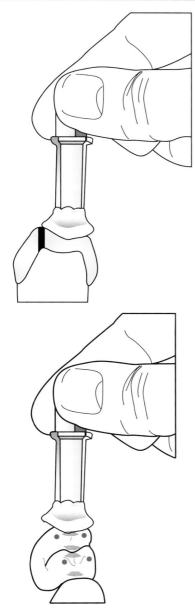

图21-9　殆面窝形态导板正确的握法。

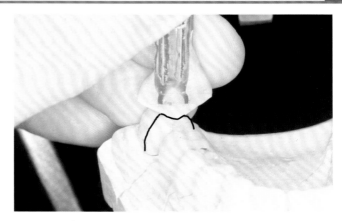

图21-10　殆面窝导板与殆面形态的关系。

导。将导板的底部压平可以为侧方运动时的咬合分离提供额外的空间。尽管侧移通常是前导的一部分（因此复制了殆面窝形态导板），为确保后牙咬合分离有必要形成一点额外的侧移自由度。

改良殆面窝形态导板

只要殆面窝的底部足够宽广并且殆面窝斜度比侧导斜度小，就可以在殆面窝壁和牙尖之间添加窝沟，不用担心对上牙舌尖造成干扰。在添加窝沟之前可以使用殆面窝形态导板，或在殆面形态雕刻完成后再精修殆面窝壁。雕刻非常深的窝沟和轻微凸起的斜面通常需要敞开的殆面窝，但由于模拟了正常

的磨耗情况，其结果使殆面形态看起来非常的自然。这也是大多数技师喜欢用的方法，因为在雕牙过程中可以不做任何修改。这仅仅是增加了一个简单的步骤，使用殆面窝形态导板作为挖匙来削去蜡或瓷上对侧导有干扰的凸起部分。

可以将殆面窝形态导板与滴蜡技术和殆架技术结合使用，当牙医不希望同时预备上下颌牙齿时特别有用。可以在下颌牙齿上制作蜡型与正确殆平面及牙尖顶位置保持协调，若有必要可以用导板调整殆面窝形态。这个结果将会与随后要做的上颌颌学蜡型相匹配。

牙医可以检查已完成的铸造和瓷修复体的殆面，并且通过选磨进行修改。殆面窝形态导板是一个简单易用的工具。收到从加工厂寄回来的修复体后就能对每个殆面窝做快速分析。若殆面窝壁与导板不协调时可以通过研磨使其敞开。由于调整几乎总是会涉及去除一些材料，因此这是很实用的方法。如果殆面窝壁斜度比导板平坦，可以加深殆面窝并加大侧壁斜度，提供足够的厚度。然而，过于平坦的殆面窝壁不会构成殆干扰，而在下颌牙齿上没有一个斜面会有功能接触。

如果存在任何的殆面形态错误，就削去凸起的或太陡的殆面窝壁。类似于"Parker House roll"面包卷外形的咬合形态不会为上牙舌尖提供下牙殆面窝的空间。牙医和技师利用殆面窝形态导板可以纠正这个问题。

雕刻边缘嵴

当所有的牙尖顶位于正确的位置，窝沟位置和

形态正常，那么边缘嵴位置也应该正常。与边缘嵴形态相关的最常见问题就是相邻牙齿的边缘嵴高低不平。高低不同的边缘嵴经常会导致食物嵌塞并导致𬌗干扰。

边缘嵴的形态应该将食物从接触点排开，让食物流入𬌗面窝内。当牙尖将食物挤压向𬌗面窝壁时，溢出沟应该要为食团提供溢出通道，使食物从𬌗面窝流向舌侧。

应该再次强调，如果对𬌗面形态缺乏基本理解，任何技术都不能奏效。上述操作流程仅仅是给我们在构造𬌗面形态时提供了参考点和指导。还要记住，𬌗面窝形态导板只有在上下颌后牙都需要修复时才需要使用。

牙尖嵴和窝沟成形

牙尖嵴和窝沟使𬌗面结构更美观和自然。当下牙与上牙斜面按照运动轨迹行使功能时，牙尖嵴和窝沟与对颌相应结构相互作用，可以获取、挤压、撕咬、切碎食物。𬌗关系正常时，在行使功能过程中下牙不必真正和上牙实际接触。在第一颗牙发生接触时食团就已经几乎被碾碎了，因此牙尖嵴和窝沟的排列是使牙尖在运动过程中彼此足够接近，来磨碎窝沟表面的食物而不需要牙齿实际接触。

需要非常精确地确定牙尖嵴和窝沟的方向，当然也没必要过度精确，因为在尖窝接触时只有下牙𬌗面窝底与上牙舌尖接触。为了避免与𬌗面窝壁发生接触，可以加大窝沟和𬌗面窝的开口。颊尖是下颌牙在任何非正中运动位时都必须接触的唯一部分，并且如果不需要组牙功能𬌗，这种接触就会仅限于正中关系位。

在窝沟设计的时候一定不能犯的错误是，避免将窝沟设计成槽沟，以至于牙尖只能在设定的边缘运动轨迹上才能精确地通过槽沟。例如，在工作侧进行侧方运动时，这种槽沟的壁可以允许牙尖通过，但是在向侧前方运动时，槽沟与牙尖之间就不相匹配了。如果我们试图在各种功能运动时上牙舌尖与下牙窝沟都能相互适应，窝沟要以直的工作侧非正中运动开始并适应所有侧前方运动轨迹，直至到达平衡侧非正中边缘运动轨迹。因此，到了末端窝沟就消失了。若要下颌不管进行何种功能运动，

牙尖都不会碰到𬌗面窝壁，则必须要形成一个敞开凹陷的𬌗面窝。

既然这是我们努力追寻的结果，比较实际的是首先简单雕刻出窝的形态，然后使其功能化，最后在工作侧、前伸和平衡侧非正中运动时雕刻出适宜的窝沟使解剖外形更漂亮。由于牙尖与𬌗面窝壁不发生接触，因此与壁上的窝沟也就没有任何关系了。如有需要还可以再增加一些窝沟来提高美学或者制作更多的嵴来改善咀嚼功能。

通过窝沟的实际运动轨迹的实用性会随着侧前导和前导之间角度差异的增大而改善。一个患者的侧导较平而前导斜度较大，可能会有一些明确的工作侧非正中运动窝沟适合轮廓明显的牙尖通过。因为在前伸运动时斜度较大的前导可以使后牙快速脱离咬合，除非进行更平坦的侧方运动，否则就不需要敞开的𬌗面窝。很难评估𬌗面窝敞开的窝沟有些什么优势，据我们所知并没有任何显著性的临床差异。

任何牙尖嵴或窝沟的方向取决于下颌牙齿的运动轨迹。侧方运动窝沟与通过髁状突画的一条线构成直角。下颌的侧方位移可能会轻度改变窝沟的方向。然而，当发生侧方位移时，后牙咬合已经被前导分离了，以至于如果从一个正确正中关系开始的话就不会产生什么影响。

咬合面的瓷贴面修复

当瓷贴面用于修复下颌后牙咬合面时，上述的流程就具有一定的优势。尽管事实证明金属基底可以使瓷贴面强度达到最高，但如果瓷贴面厚度均匀，则强度会更高。由于不用担心在一些薄的点会透出遮色层的颜色，因此瓷贴面的美观度最好。

上颌后牙

上颌后牙应该是最后修复的部分，而且牙尖、斜面、窝沟及边缘嵴的位置和形态基本已经固定，要与下颌后牙的多种边缘运动轨迹相协调。如果上颌后牙的形态取决于下颌后牙的运动轨迹，那么下颌后牙的形态和运动路径都应该在上颌后牙修复前

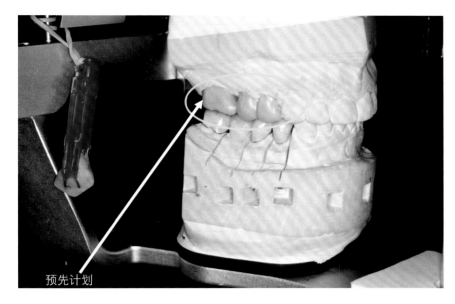

预先计划

图21-11　在将咬合与计划好的上颌牙齿改变之间建立关联前，不应该开始修复下颌后牙。在下颌修复体戴上之前，根据上颌牙齿的调整计划，参考改变后的下颌后牙殆面形态制作合适的暂时修复体。这是预先计划理念的一部分。要将殆面窝形态导板附在殆架上，以便医生确认殆面窝形态的准确性。

完成（图21-11）。

既然前导是下颌牙齿运动轨迹的主要决定达到协调因素，那么比较合理的是在后牙牙尖斜面达到协调之前先确定前导。然后根据前导使后牙咬合分离的原理设计下牙尖窝斜面，而下牙牙尖顶精确地位于适宜的殆平面上，再根据预期的目标精修上牙形态。

尽管也可以同时修复上下颌后牙，但如果下颌牙齿的殆平面、牙尖顶位置及殆面窝形态还需要调整的情况下，绝对不可以先修复上颌后牙。如果必须要先修复上颌后牙，那么就应该通过选磨或临时修复体来尽可能完美地调整下颌后牙。既然希望修复体能使用多年，那就应该在制作过程中避免出现错误。

咬合修复过程中的上颌后牙牙体预备

由于为了消除一些非正中运动的殆干扰，对一些粘接固位后的修复体进行调磨就会造成人为破坏。完全没有必要对已经在正确牙体预备牙齿上就位的修复体进行调磨。

在预备上颌后牙时，要检查所有的非正中运动，确保有足够的修复空间。若医生往往只检查正中关系位的情况，而在非正中关系位的修复空间就可能会不足。

如果前导和下颌后牙形态均未最终确定，就不可能确定上颌后牙实际需要的预备量。例如，如果以斜度大但不正确的前导作为参考进行上牙殆面窝斜面的预备，为侧方运动创造修复空间，那么一旦

减小了前导斜度，将会导致预备后的后牙斜面修复空间不足甚至出现咬合接触。

遵循修复的治疗程序，在进行下一步治疗之前一定要明确此前的每个环节都是正确的，检查下颌进行所有非正中运动时是否有干扰，以确保上颌后牙预备体能为殆面的正确修复提供足够空间。

最重要的：正中关系位咬合记录

当进行咬合重建时，在所有要制取的咬合记录中，要用来将上后牙代型模型上殆架的那个咬合记录最重要。这是最终的正中关系记录，其准确度的重要性再怎么强调也不为过。

只要有可能，都应该在正确的垂直距离上取最终的正中咬合记录。允许前牙接触不仅可以简化制取咬合记录，而且可以使髁突在取咬合记录的过程中始终能位于最上的终末铰链轴位。在正确的垂直距离取正中咬合记录可以避免与遗漏闭合轴相关的任何错误，并为操作者提供一种对以正中关系上殆架模型准确性的检验方法。

如果我们草草完成这个重要的步骤，那必须记住一个道理，即磨除最终修复体上精心制作的解剖结构所花的时间要远比在第一步准确取正中咬合记录所耗费的时间长得多。

记录边缘运动

所有上牙的咬合斜面是与下颌后牙的边缘运动

轨迹相关的。对于大多数患者，我们不希望在下颌非正中运动过程中任何斜面发生接触。我们希望下颌进行任何非正中运动的瞬间所有后牙能够立即脱离咬合。对于咬合分离的效果已经得到仔细研究，主要的支持原因是在通过前导使后牙脱离咬合的瞬间可以减弱升颌肌群的活动。如果前导或髁道正常且斜度适宜，则很容易使后牙脱离咬合。但是如果前导过平或没有功能，或髁道已经发生了适应性变平，则精确记录边缘运动轨迹就显得更重要和更关键。

　　如果髁道正常，只需要使𬌗架的髁导斜度比前导小就可以使后牙脱离咬合。在𬌗架上加大渐进性侧移的角度，会造成平衡侧斜面的咬合分离。如果下颌后牙𬌗面窝壁斜度比前导小，则可在𬌗架上对上颌后牙进行塑形，可以任意设定更小的髁导斜度和更大的渐进性侧移。按照以上方法在半可调𬌗架上就可以更轻松地达到下颌所有非正中运动时的后牙咬合分离（如需进一步理解简化的工具请参见第二十二章）。

　　然而，如果希望在某些牙尖斜面上能出现非正中咬合接触，或几乎已经丧失精确距离的情况下，则有必要精确地遵循侧前导运动轨迹。只有确切掌握了每个下颌牙尖的运动轨迹，才有可以将上颌形态设计成组牙功能𬌗或允许出现一定的误差。

　　为了达到这种精度，尽管前导是决定咬合的主要因素，但还必须考虑前后牙的其他决定因素。必须记录髁突的边缘运动轨迹的效果，至少确保其能在前导允许的范围内行使功能。几种边缘运动记录方法都可以为完成上牙𬌗面修复提供足够的精度。关于边缘运动轨迹记录很重要的是要记住，下颌牙齿的边缘运动轨迹决定了上颌牙齿的咬合面形态。只要最终修复完成的上颌牙齿牙尖斜面与下颌牙齿功能运动轨迹协调一致，直接获取髁突和前导的参数而后在𬌗架上复制牙齿的移动，与直接在口内采取牙齿的运动轨迹并无差别。

上颌牙齿𬌗面的辅助解剖形态

　　牙医必须决定在非正中运动过程中，上颌咬合斜面是要建立组牙功能𬌗、部分组牙功能𬌗，还是完全咬合分离。不管做哪种决定，都可以通过改变牙尖斜面本身的形态和斜度来实现。斜面上的辅助窝沟可以使外观更自然，并增强牙面抓取和碾碎食物的能力。如果斜面没有𬌗干扰，在斜面上增加的辅助窝沟也不会造成干扰。因此，合理的方法是，先根据预期的功能类型形成斜面，然后再在斜面上雕刻辅助的解剖结构。窝沟要雕刻得比牙尖顶小。在非正中运动过程中，牙尖顶可以在不影响实际咬合接触的情况下恰好通过窝沟。

工作侧组牙功能接触的长度

　　如果决定在工作侧选择组牙功能𬌗，应该要意识到在下颌移动相同距离时，并非所有牙齿都保持非正中接触。当下颌开始向工作侧运动时，所有的后牙接触都可能与前导和髁突保持协调。当下颌进一步运动时，最远中的磨牙会首先脱离咬合。这种咬合分离的过程是渐进性的，从接触距离最短的后方磨牙开始，然后往接触距离最长的尖牙不断发生咬合分离（图21-12）。

　　磨牙接触只维持在一小部分的咬合斜面上，而尖牙接触往往会一直延伸到切端。出现这种情况主要取决于几何学和应力作用。当工作侧髁突旋转，围绕着旋转中心的运动轨迹长度会随着与髁突之间距离的增加而增加。尖牙移动的距离是其从正中止点到切端的斜面全长，而第二磨牙的移动距离仅为尖牙的一半。当尖牙的接触到达切端时，磨牙的斜面还未被走完。然而，如果尖牙咬合分离后磨牙还继续保持咬合接触，那么起保护作用的前导就不能分担𬌗力。𬌗力将全部加载在磨牙的外斜面上，并且在靠近髁突支点应力非常集中的位置产生相当大的侧方扭矩（图21-13）。

　　基于这些原因，上颌后牙颊尖舌斜面形态应该设计成在下颌尖牙滑动到上颌尖牙切端后防止后牙发生咬合接触（图21-14）。更明确的是，当在工作侧进行非正中运动过程中所有后牙依然发生接触时，应该继续保持前导接触。

平衡侧非正中运动

　　"平衡侧非正中运动"这个术语源自于全口义齿修复。最初的定义是指，当髁突向下滑动一侧的

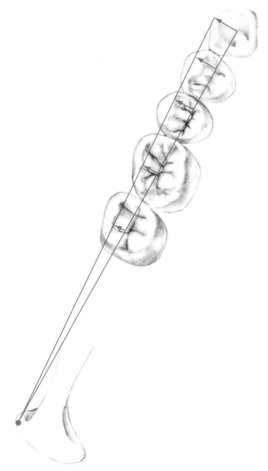

图21-12　咬合接触的长度从前牙至后牙逐渐变短。磨牙只接触斜面的一小部分，而上尖牙的接触区可以一直延伸到切端。

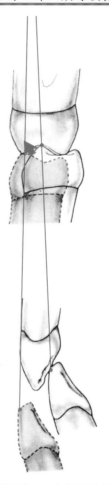

图21-13　如果整个磨牙斜面一直保持接触，将丧失前导的保护作用。由于磨牙的扭矩效应接近髁突支点，将使磨牙承受极大的应力。

义齿建立实际的平衡咬合接触使义齿保持稳定。它是有利于义齿稳定的三点接触理念的一部分。许多牙医试图将这种双侧平衡殆的理念应用于天然牙列，最终由于失败的临床结果而不得不放弃。由于后牙受到所谓"平衡"的影响，牙齿异常松动、过度磨耗及牙周破坏似乎成为了治疗的必然结果。

由于牙齿的"平衡"斜面不能与所有抵抗非固定髁突的各种肌肉力量达到协调，因此双侧平衡殆不能发挥作用。

> 无论用什么方法来记录边缘运动，必须缓冲天然牙列上的平衡斜面。

当上牙舌尖顶与下牙殆面窝形成正中接触关系时，调磨上牙舌尖颊斜面就可以完成缓冲。

当上颌修复体戴入口内并证实正中接触的正确

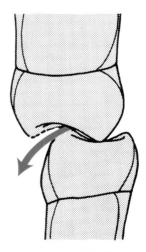

图21-14　上牙咬合斜面形态应当能脱离咬合接触，以便前牙能保持最长距离的咬合接触。第二磨牙在工作侧侧方运动时的咬合接触距离应小于其斜面长度的一半。

性后，通过手法诱导下颌进行完全引导下的非正中运动，并使用咬合纸检查平衡斜面。牙医一定不能依赖于患者所做的非引导侧方边缘运动。因为患者往往会倾向于进行前伸的侧方运动，而非完全的边缘运动。既然平衡斜面的干扰应力如此之大，那么就需要特别关注以保证这些斜面不会发生咬合接触。

将"平衡侧"这个术语应用于天然牙齿显然是不正确的。Stuart和Thomas将髁突平移侧称为"空载侧"。目前最常用的术语是"非工作侧"，这个术语显然更好些，因为其正确表达了没有接触的含义。

不管用什么方法修复上颌后牙，有时候必须要用点磨的方法调整因粘接而造成的咬合问题。这样的咬合调整一般耗时很少，并且不会破坏任何咬合面的解剖形态。

如果需要大量调磨完成后的修复体，那么可能是犯了以下一个或者多个错误：

正中关系记录不正确。咬合记录应该完全符合在第十一章中列出的4个标准。咬合记录不正确是造成误差和浪费时间的主要原因之一。

上𬌗架错误。技工室任何细小的疏忽可能会毁掉一个完美的咬合记录。上𬌗架的步骤非常重要，以至于我在临床工作中将模型送给技工室之前都会反复再三地仔细检查。

最终修复体试戴不正确。咬合问题中，铸造修复体试戴不合适占了很大部分。要用不锈钢代型不断检查铸造技术。医生要预留第二副代型模型，将铸件仔细轻柔地戴入代型以检查其密合度。精密铸造要求持续并一丝不苟地关注许多技工室操作细节，在这一环节必须保证准确性。

粘接错误。粘接可能会影响牙冠在牙齿上的位置，要尽可能地减小这个影响。粘接剂类型、调拌方式、冠的适合性、预备体锥度以及其他一些因素都会影响这个步骤的准确性。敏锐的修复医生常常会关注那些能使粘接误差最小化的信息。内冠表面未经缓冲是产生粘接误差的主要原因。在代型上涂一层足够厚的间隙剂是为粘接剂厚度提供足够空间最实用的方法。此外，还可以保护代型不被磨损。

粘接剂调拌不正确也是最常见的错误之一。调拌过快或粘接剂太厚肯定都会使修复体增高。在进行咬合修复时，除了对每个细节保持一丝不苟的态度外，没有其他任何捷径。然而，上颌后牙的修复在治疗序列中既可以是对整体结果的完善，也可能会破坏前面所有的修复结果，为此需要全力以赴才有可能得到完美的结果。

后牙𬌗面形态的分类

在设计后牙咬合面的形态时，需要确定三项基本要素：

1. 正中关系咬合接触类型的选择；
2. 确定侧方运动时咬合接触的类型和分布；
3. 确定如何提供𬌗型的稳定性。

对于上述的每一项决定，都可以有一些方法。因为上下颌弓关系的多样性，有时候必须要对标准牙齿形态做些改变。没有哪一种𬌗型是适合所有患者的，也没有唯一正确的𬌗型。有几种方法可以在不牺牲功能的情况下满足稳定的所有要求。因此，即使模式化的𬌗面形态能适合大多数患者，但个性化的𬌗面形态有助于改变应力的方向和分布，可以更好地解决与口腔疾病相关的各种应力问题。与其根据标准的𬌗面形态来设计咬合面，还不如使每一个咬合面设计最后都能发挥特定的效果。

在设计𬌗面形态时，首先确定的是当下颌处于正中关系位时，与对颌牙接触的多个咬合接触点位置。当每个咬合止点与如何引导𬌗力相关时，就可以确定这些咬合点的位置了。除了根尖区以外的其他部位牙周韧带可以共同抵消沿牙长轴传导的力量，因此只要力量的方向是沿着牙长轴向上或向下传导，那么牙齿就可以承受相当大的力量（图21-15）。如果受到侧向力，就有一半的牙周韧带被压缩，而另一半韧带就得承受所有的负荷（图21-16）。因此，𬌗面形态设计要从确定正中接触点的位置并对其成形开始，使力的传导方向尽量平行于上下颌牙齿的牙长轴。

如果正中关系时力的传导方向是唯一要考虑的因素，就可以有很多种方式来设计𬌗面形态。两个非常平坦的咬合面互相接触就可以满足这项要求，但这样的设计不利于穿透和磨碎纤维性食物。将锐

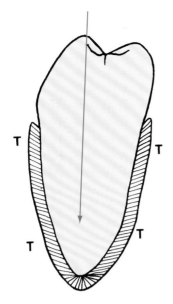

图21-15　当殆力沿牙长轴传导时，除了根尖部以外的所有牙周膜纤维都处于牵拉状态（T）。因此，殆力是由平均分布于牙根周围的牙周膜纤维均匀承受的。

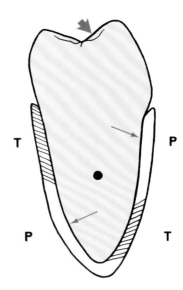

图21-16　牙根由牙周韧带悬吊在牙槽窝内，侧向力可使牙齿围绕位于牙根内的中心点发生旋转。这会导致各有约一半的牙周膜纤维参与形成承压区（P）和牵拉区。

利的牙尖与平坦的咬合面正确相对，既可以轻松地穿透食物，同时又可以正确地传导殆力，但是一个锋利的牙尖单独对应一个平面的搭配可能缺乏对来自颊舌向颊肌或舌肌力量的抵抗。增加咬合接触点似乎有助于获得稳定性，然而如果牙齿排列无法与中性区保持水平向协调时，任何一种殆面形态都无法使后牙保持稳定。

后牙除了能穿透食物，还必须能切割和磨碎食物。要行使这些功能，两个平面必须足够接近才能进行有效的咀嚼。锐利的牙尖要底部宽大尖端圆形才能实现这一点。将平面变成窝，窝的壁呈弧形，并与侧前导保持协调。当下牙颊尖与上牙斜面在适宜的近距离下行使功能时，可形成刀刃的效应。

我们对下牙牙尖应该与上牙斜面到底多近才能行使功能的问题有一些不同的观点。我们曾经认为非常接近对行使功能至关重要，因此需要所有斜面必须与下颌边缘运动轨迹精确相关。但事实并不尽然。殆面形态很平但前导斜度大的患者似乎也能很好地行使功能，尽管陡的前导可能会限制非正中运动过程中牙尖的相互靠近。另一个关系到患者对功能满意度的重要因素似乎是在正中关系时牙齿接触的数目。如果患者抱怨不能很好地咀嚼食物，我们总能发现在正中关系位时缺乏咬合接触，通过能否

咬紧聚酯薄膜带（Mylar strip）就可以对此进行测试。如果可以重建正中关系咬合接触，那么不管非正中运动过程牙尖与斜面之间距离的远近，患者的抱怨几乎都能得到满意的解决。

尽管如此，既然这是一个切实可行的修复咬合方法，那么殆面窝壁与由前导决定的侧方运动确实相关，大多数需要修复的咬合问题也会因此而受益。然而，这种方法对于前导非常陡的咬合是不实用的，因为这种殆型需要殆面窝非常深，以至于会影响其自洁功能。

根据殆面形态选择修复方法时，我们首先要确定的应该是预期结果。如果有好几种方法可以获得同样的结果，那么逻辑上应该选择最切实可行的方法。我们要将注意力集中在预期的效果上，并且允许术者根据自己的情况选择最切合实际的方法。我将从正中关系咬合接触开始对这些方法进行阐释。

正中关系咬合接触的分类

修复体上的正中关系咬合接触通常有3种方式：

1. 面-面接触（图21-17）；

2. 三点接触（图21-18）；

3. 尖-窝接触（图21-19）。

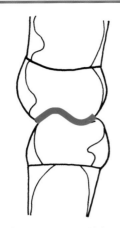

图21-17   面-面接触。

面-面接触

我们称面-面接触（图21-17）为"压土豆泥式咬合"。当代型上的蜡还软的时候将殆架简单闭合就可以形成这种殆面形态。没有任何理由采用这种咬合接触方式。它会产生过大的应力，并且除了在行使近乎垂直的"剁碎"功能以外，其他任何时候都可能会引起侧方殆干扰。

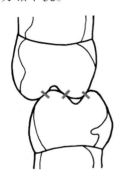

图21-18   三点接触。

三点接触

三点接触（图21-18）时，牙尖的顶端绝不会和对颌牙接触。相反，接触点会位于凸起的牙尖嵴处。从牙尖嵴上选出3个点，每个点依次与对颌牙殆面窝的壁接触。起捣碎作用的牙尖必须与殆面窝壁的边缘发生接触，以至于一旦下颌离开正中关系位，所有的后牙都能立刻脱离咬合。当应用三点接触时，侧方和前伸运动时后牙必须要脱离咬合，因为凸的下颌牙尖不能正常地沿着凹的边缘运动轨迹与也呈凸形的上颌牙发生接触。这种情况在接触点位于凸的牙尖嵴上时尤其明显。所以，如果侧前导从一个接近水平的轨迹开始，且息止闭合功能提示需要存在"长正中"时，则需要使用更平的殆面和

更宽的牙尖，以使咬合接触能更多地分布在牙尖顶上，而非牙尖嵴上。殆面窝的接触点更多在嵴和窝边缘而不是在窝壁上。一些三点接触的倡导者确实推荐这点。

当工作侧髁突进行水平向侧方移动，在下颌前端向下进入凹形运动轨迹之前，侧前导也允许其在水平面上向侧方移动，此时，如果接触点位于凸起的牙尖嵴上，则三点接触将不能发挥作用。让牙尖沿着窝沟移动是不切合实际的，因为分布在牙尖嵴侧面的接触点会便于牙尖通过位于侧方运动轨迹上直的窝沟，但是这些接触点会干扰略微前伸的侧方运动轨迹。如果前导始于水平运动轨迹，就不可能为了与侧方和前伸运动轨迹的全程匹配而将接触点围绕牙尖嵴进行排列。理解这一点非常重要，因为牙周病患者往往最适合采用这类凹形的前导。

如果三点接触要和凹形的前导结合起来使用，接触点必须限制在基底宽平的牙尖顶端。如果保持牙尖顶比其支撑或通过的窝沟和殆面窝宽，就可以获得三角支撑。如果上牙尖斜面与凹形的下颌边缘运动轨迹相匹配，这种假的三角支撑甚至可以在侧方运动时行使功能。如果下颌在侧方运动时有任何水平向的移动，凸的表面就不能简单地与其他凸的侧壁一起行使功能，否则会产生殆干扰。

尽管三点接触比较难实现，但是只要前牙在所有非正中运动时都能使后牙咬合分离，还是有可能做到的。对于那些功能运动、前牙的牙周支持、牙弓关系以及牙齿的位置都能最好地受益于后牙咬合分离的患者，三点接触的殆型就会非常舒适，功能协调和美观。

当为了有助于薄弱或缺失的前牙，或当牙弓关系不允许前导行使其功能时，最佳方案就是采用组牙功能殆来分散侧向力，因此就不能采用三点接触式的殆型。

当采用三点接触时，任何一颗牙齿在任何程度上的移位都会对斜面造成殆干扰。正中接触点的任何磨耗都会使牙尖上剩余的正中止点从磨耗的牙尖转移到斜面上。因为上下牙弓通常一起修复，即使在取咬合记录或转移正中关系时非常小的误差都有可能导致所有牙上的三点接触消失。

如果没有失去三角支撑或以位于斜面上的接触

点作为止点，三点接触是非常困难或不可能达到咬合平衡的。然而，这是非常偏学术的，因为为了维持合理的殆力传导，通常需要有足够的对应平面保持咬合接触。

如果三点接触很难达到且有如此之多的局限性，那么为什么还要用它呢？三角支撑理论流行的主要原因可能是因为如果使用得当就会很稳定。这当然是倡导其使用的主要原因之一。然而，没有科学依据证明三点接触比合适的尖—窝接触更稳定。即使是在那些最严谨的操作者中，出现"滑动"的结果也是很常见的。

必须要指出三点接触的一些真正倡导者是在我们专业领域中一些最严谨的操作者们。他们对每一个细节的关注是他们成功的主要原因，而非三点接触本身。精确记录的正中关系会使大多数患者感到满意，并且在非正中运动过程中后牙脱离咬合总比后牙有殆干扰好。与临床观察相结合，大多数患者在下颌非正中运动时后牙咬合分离的状态下也能很好地行使功能，这就很容易理解为什么如此多的患者对他们的三点接触式咬合感到如此满意。

然而，我相信三点接触并没有实际的意义。尽管在大量患者的应用都取得了成功，但对于其他很多患者还是有很明显的限制。它没有比尖—窝的关系拥有更大的优势，并且更难实现，也很难调整，并且在其使用上也受到限制，我们可能要深思熟虑来评估它的实用性。

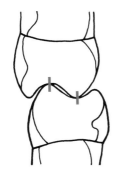

图21-19　尖-窝接触。

尖-窝接触关系

如果牙尖顶的位置恰好位于最有利的殆面窝内，尖-窝接触的关系（图21-19）就能确保很好的功能和稳定性，并且可以灵活地选择任何程度的侧向力分布。这就是可以达到最简单的平衡殆型。这种殆型耐磨性极好，因为正中止点位于牙尖顶上，如果在工作侧需要组牙功能殆，当沿对颌牙的斜面滑动时，接触点就会位于牙尖顶的侧面。只要通过调整殆面窝斜面且不影响正中接触点，就可以很容易的在任何非正中运动中使某颗牙齿脱离咬合。

采用尖-窝接触关系，就没有必要同时修复上下颌后牙。实际上，同时预备上下颌牙没有任何优势。根据没有预备的对颌牙可以非常准确地确定牙尖顶位置，一次就可以确定单颌的牙尖高度及殆面窝形态，完全可以确保殆面形态的正确性。

根据每颗牙的受力方向尽可能平行于牙长轴，以及不干扰非正中运动来决定尖-窝接触的位置。

尖-窝接触不是某种特殊技术的副产品。它更多的是以功能为导向，而非形态。可以通过简单的半可调殆架、颌学装置、功能性轨迹获得装置或其他各种殆架技术来实现。要想正确实现这一咬合关系，最重要的是要理解我们的目标是什么。只要操作得当，就可以同时兼顾美观、功能和稳定。

侧方运动时后牙咬合接触的各种变化

下颌侧方运动时，下颌后牙与上颌后牙脱离正中接触，下颌沿着后方髁突和前方的侧前导共同决定的轨迹向侧方滑动。每颗下颌后牙都被限制在边缘运动轨迹内，这意味着它们从正中关系开始后，不能沿着比髁突和侧前导更平坦或更凹形的路径移动。

由于下颌后牙遵循侧方运动边缘轨迹，会形成几种不同的与上颌牙尖斜面的接触方式。它们可能与上颌牙保持接触，或是牙尖斜面经过调整使得所有后牙仅在正中关系位发生咬合接触。侧方接触的牙齿数目或接触斜面的长度可能有所不同。使牙齿形成侧方接触的原因是为了将应力及磨耗分散到更多的牙齿上。应力分散是否有益取决于是否需要分散以及应力的分散情况。

为了判断侧向应力的分布是否有意义，我们必须先区分髁突旋转和髁突滑动的差别。在制订任何咬合治疗方案之前，对每侧生理特性的理解非常重要。在讨论侧方咬合运动前，我把侧方运动分成工作侧咬合和非工作侧咬合（也被称为平衡侧）。

工作侧咬合是指髁突旋转侧上下颌牙齿的咬合

关系，下颌移动的方向就是工作侧。在整个侧方运动过程中，工作侧髁突受到骨性或韧带限制后会停止运动，所以这有可能非常方便地被精确记录，也可以以精确的工作侧边缘运动接触为参考进行后牙修复。

非工作侧咬合是指髁突滑动侧。当髁突脱离止动位置，沿关节结节斜面向前下滑动，此时，它不再被紧紧地固定于坚硬的骨头和韧带之上。相反，它可以向上移动一点点，因为下颌在肌肉的强大压力下发生了轻度弯曲。因此，不允许非工作侧牙齿发生咬合接触。因为下颌骨具有弹性，使得牙齿殆面形态无法与由轻到重的各种不同的肌肉力量相协调。因此有了如下规则："任何时候，当下颌向舌侧移动，牙齿都不应接触。"

工作侧通常起到使非工作侧后牙脱离咬合的作用。对每一位患者来说，工作侧如何使非工作侧脱离咬合都是非常重要的，是必须要做出的决定。在工作侧牙齿使非工作侧牙齿脱离咬合接触的同时，工作侧牙齿还必须行使切割、支撑和研磨的作用。

牙医必须决定用以下哪种方式来作为工作侧的咬合关系：

1. 组牙功能殆；
2. 部分组牙功能殆；
3. 后牙咬合脱离。

没有一项选择是适合所有患者的最佳方案。为每位患者选择一个能提供最大优势的方法就是最好的治疗方案。

组牙功能殆是指将侧向力分散至一组牙齿，而不是在行使功能时为了保护这些牙齿将所有的力量施加到某个特定牙齿上。

物理学定律告诉我们，承载的牙齿越多，每颗牙齿所受的负荷越小。我们必须确定每颗牙齿的负载能力，并据此分配负荷。例如，在工作侧非正中运动过程中，我不会用一颗松动的少量骨组织支持的尖牙来保护强壮的后牙。相反，我们会通过将尖牙和其他同侧的前牙及后牙形成组牙功能殆，以分担殆力。

当牙弓关系不允许前导行使其分离非工作侧后牙咬合接触时，在工作侧需要形成组牙功能殆。而在以下情况中，前导无法发挥作用：

1. 严重深覆盖的安式 I 类咬合；
2. 所有下前牙位于上前牙前方的安氏 III 类咬合；
3. 部分对刃殆；
4. 前牙开殆。

如果设计成后牙组牙功能殆时，需要注意遵循以下原则：咬合接触的斜面必须与髁突边缘运动及前导相协调。凸对凸的咬合关系无法实现这一点。

部分组牙功能殆是指在非正中运动时部分后牙一起承担咬合力，而其他牙齿仅在正中关系时有咬合接触。例如，如果第二磨牙可能垂直向非常牢固，但颊舌向有异常动度。这样的牙齿应该只在正中关系位时有咬合接触，而在非正中运动时则必须立刻脱离接触。而一颗非常强壮的第一前磨牙则可以和一颗较弱的尖牙和数颗前牙一起共同承担侧向殆力，使其他前磨牙和磨牙脱离咬合接触。

由于牙弓位置关系，第一和第二磨牙可能是使非工作侧脱离咬合接触的唯一途径。对于这类患者，组牙功能殆最好与下颌边缘运动完全协调，事实上这是可以实现的。正畸后前牙出现牙根吸收的患者，或者先天性冠根比较差的患者，工作侧如果是组牙功能殆会更协调。

一颗牙齿是否参与承担侧向力应取决于其承受能力，因此没有理由不进行逐牙评估。如果牙齿对侧向力抵抗力差，则只应在正中关系时有接触。如果牙齿比较坚固，且临床评估认为若其承担侧向力或磨损会对其他牙齿比较有利，就按此操作。

一些牙医反对在侧方运动时有后牙接触。强烈反对组牙功能殆往往是因为在临床工作中出现过相关的问题。由于结果有问题，因此反对者们可能会认为组牙功能殆实际上是有害的。需要澄清的是，那些组牙功能相关的问题往往来自于接触斜面的不协调。例如，试图用凸的斜面获得组牙功能殆，往往容易导致牙齿有异常动度。一些患者确实会改变其功能模式以适应凸牙尖的限制性斜面，但这充其量也是无法预测的。为了使组牙功能殆最有效地减小应力，牙尖斜面必须与下颌的侧方边缘运动轨迹协调一致。如果后牙牙尖斜面过于敞开，那些形态与下颌边缘运动轨迹不匹配的后牙牙尖斜面会发生咬合分离；或是如果牙尖斜面比下颌侧方运动的对应部分斜度更大，则会形成殆干扰。后牙斜面上的咬合干扰越靠近髁突支点，其承受的应力越大，所以第二磨牙的轻微𬌗干扰可能会比尖牙上明显的干扰产生更大的应力。如果理解这种应力分布的规律，就可以很方便地将侧向力分配于部分或所有后牙上。制作修复体或天然牙调𬌗都可以有效实现分散𬌗力。

后牙咬合分离是指后牙除了在正中关系位存在咬合接触，在其他任何颌位关系下都没有接触。如果采用尖-窝接触形态，就可以很容易地实现这一点。如果在比下颌边缘运动轨迹角度更大的牙尖斜面上建立正中接触关系，那么上下颌牙齿必须形成三点式接触或面面接触才能防止出现侧方𬌗干扰。如果三点接触分布在宽阔平坦牙尖的尖端上，或者如果侧导斜度大于所接触的后牙牙尖斜度，或两者兼有，那么就会自动发生上述情况。

在口腔健康或拥有正常强壮前牙的患者中，这是一种非常理想的𬌗，因为正常的前牙已足够支撑整个非正中运动的负载，特别是当它们与下颌功能性边缘运动相协调时。

> 除了正中关系状态下有咬合接触，任何时候通过适宜的前导使后牙脱离咬合接触的𬌗型都是最理想的咬合关系。

通过在非正中运动时使后牙脱离咬合，实际上甚至还可以减轻一些薄弱前牙所受到的应力。造成这种现象的原因是后牙咬合分离时对升颌肌群收缩力产生影响。下颌前伸过程中的后牙完全脱离咬合瞬间，此时嚼肌和翼内肌停止收缩，颞肌收缩减弱。而在侧方运动时，翼内肌收缩可以控制非工作侧运动。

实现后牙咬合分离的两种方法：

1. 首先，前导与下颌功能运动轨迹协调，然后后牙牙尖侧方斜面足够敞开，以至于在正确的前导引导下可以使后牙脱离咬合。

2. 逆向的方法是，先修复后牙，然后通过限制前导使后牙脱离咬合接触。前导是后牙𬌗型的决定因素，因此一般需要先确定前导。若以后牙𬌗型决定前导，则前导正确与否就是随机的了。

通过以下两种不同类型的前导可以使后牙脱离咬合：前牙组牙功能𬌗和尖牙保护𬌗。没有一种类型可以适用于所有病例。

若牙弓关系和牙齿排列方式允许，那么使后牙脱离咬合接触最常用的方法就是前牙组牙功能𬌗。前牙组牙功能𬌗有以下3个方面的优势：

1. 可以多牙共同承担磨耗。

2. 可以多牙共同分担应力。

3. 可以把应力分散到距离髁突支点更远的牙齿上。

以上任何一点都足以推荐前牙组牙功能𬌗，而且除了其分散应力和防止磨耗的优势外，前牙组牙功能𬌗是非常舒适和高效的。通过提供侧向和前伸运动的剪切式接触，可提高切牙移动的效率。

尽管具有这些优点，但前牙组牙功能𬌗并不适用于所有病例。一些牙弓关系并不允许切牙在侧方运动时接触。虽然凸形的前导允许形成组牙功能𬌗，但凹形的侧导则难以完成。如果将侧导应力分散于一些牙齿上变得不切实际时，可以通过借助尖牙的某种咬合形式或采用尖牙保护𬌗的形式，使后牙咬合脱离。

尖牙保护𬌗是指在侧方运动时，通过尖牙使其他所有牙齿脱离咬合接触。尖牙保护𬌗也是所谓的"相互保护𬌗"的奠基石。相互保护𬌗有几种定义方式，但最常见的是指：在正中关系位只有后牙接触，下颌前伸时唯一接触的只有切牙，而侧方运动时唯一接触的则是尖牙。对某些患者来说，这是一种理想的咬合关系；对另一些患者来说，这是可接受的方式；对于还有一些患者来说，这是有害的咬合方式。临床上，要仔细判断，只有在确定尖牙保护𬌗优于其他咬合方式的前提下才能采用。

在尖牙保护𬌗中，尖牙必须承担所有的侧向力。因此，其最重要的前提是尖牙在无其他牙齿帮助的情况下，能独立承担所有侧向力。

似乎不可能有任何一颗牙齿的稳定性可以长期承担如此大的负荷，而不出现过度磨损或异常动度。事实上，如果尖牙的舌侧形态与下颌功能运动轨迹协调，其承受的侧向力是非常小的。换句话说，如果下颌能够在上颌尖牙的舌侧斜面范围内正常行使功能，则侧向力将变得微不足道。

如果咬合关系正确，由于在正中关系位后牙同样承担着咬合应力，所以尖牙就不会承受过多的咬合力。

在天然的尖牙保护𬴂中，功能运动模式多是垂直向的，所以当下颌不做侧向运动时，尖牙受到侧向力的机会也将减少。

尖牙实际上主要承担的是引导垂直向功能运动，而非抵抗侧向力的作用。尖牙周围的压力感受器能感知任何侧向运动的趋势。在一定限度内，这些非常敏感的神经末梢可以通过重新使肌肉发挥更多的垂直向功能，减小尖牙受到的侧向力。只要压力感受器能保持肌肉程序化，进入垂直向功能运动范围，就不会产生对尖牙有害的过大侧向力。

有临床医生报道，尖牙比其他牙齿拥有数量更多的压力感受器神经末梢，会对尖牙起到保护作用。这种高密度的机械刺激感受器可以使尖牙改变那些可能有害的功能运动模式。例如，若水平咀嚼循环运动导致对尖牙的侧向力过大，这些特殊的机械刺激感受器会把水平咀嚼循环简化为垂直向的剪切运动，以免损伤尖牙及其支持组织。

我们很容易发现这种理念能够流行的原因。如果尖牙真的具有将功能运动模式从水平向改到垂直向的能力，就无须对咬合形态提出过多的要求。由于通过改变尖牙可以使下颌只进行垂直向的开闭口运动，因此后牙只需形成良好的正中接触即可。一些尖牙保护𬴂的提倡者实际上是同意这个观点的，但是进一步的研究未能证实尖牙周围的刺激感受器比其他牙齿多。此外，长期的临床结果也显示，如果尖牙干扰到正常的下颌功能运动，也会与其他牙齿一样，遭受过度侧向力而出现问题。虽然尖牙确实受益于正常的机械刺激感受器的保护，但似乎不能有效支持基于特殊感受器容量从根本上改变习惯性功能模式的尖牙保护𬴂理论。

然而，也有其他有利证据支持尖牙保护𬴂在很多患者身上效果良好。尖牙具有极好的冠根比，还有位于致密牙槽骨内的长且带凹槽的牙根。此外，其在牙弓内的位置远离髁突支点，使其更难受到较大的应力。总之，尖牙是非常坚固的牙齿。如果上颌尖牙舌侧斜面与下颌功能运动范围相协调，那么尖牙通常足以承担侧向力而无须其他牙齿的帮助。

许多患者具有天然的尖牙保护𬴂，如果尖牙足够坚固，且咬合舒适，则即便牙齿需要修复，也应该保留这样的尖牙保护𬴂。

天然的尖牙保护𬴂通过上颌尖牙的凸面或者陡峭的舌斜面形态可以非常容易进行判断。即使医生要求，患者通常也无法侧向移动下颌。咀嚼循环运动通常是垂直向的上下剪切动作。患者从未进行过侧向功能运动，在闭口运动中也无须产生侧向压力。如果在具有如此陡峭牙尖斜面的基础上形成后牙组牙功能𬴂，那么即便是后牙最轻微的侧移也会对闭口运动造成巨大的干扰，从而产生极大的侧向力。对抗陡峭斜面干扰的分力接近水平，距离髁突越近，则应力越大。在接近垂直向的下颌功能运动范围内，如果尖牙保护𬴂是天然形成的，且尖牙足够强壮，通常让尖牙引导后牙脱离咬合接触会更好。如果口内需要进行大范围的修复，且对尖牙最细微的改变会影响前牙组牙功能而不会显著改变咀嚼循环运动，则对尖牙进行改变以获得相应改善是合理的。然而，如果需要明显改变下颌功能运动范围或是大量磨除健康的舌侧牙釉质，则禁止将尖牙保护𬴂改成前牙组牙功能𬴂。

为简单起见，将尖牙保护𬴂分成以下两类：

1. 尖牙斜面引导后牙脱离咬合接触，且与下颌功能运动范围协调；

2. 尖牙斜面引导后牙脱离咬合接触，且将下颌运动限制在习惯性功能运动范围内。

无论患者是做垂直向的剪切运动还是大范围的水平向研磨运动，都可以与尖牙斜面相协调。如果在侧方运动中，协调的尖牙斜面是引导所有后牙脱离咬合接触的因素，这就可以认为是尖牙保护𬴂。根据其牙弓形态或牙齿排列状况，许多患者可以在这种咬合方式下良好地行使功能。

受限的尖牙保护𬴂通过强迫患者改变功能运动模式，往往可使后牙在侧方运动时避免应力接触。这或许可以减轻后牙在应力作用下出现的异常动度，然后再形成合适的后牙𬴂面形态。受限的尖牙保护𬴂患者比有协调前导的患者缺乏即刻舒适度。他们必须习惯这种受限制的引导方式。尽管有些患者会因为强制性进入剪切的咬合模式引起尖牙疼痛而改变功能运动模式，但对口腔舒适度而言是一种没有必要的刺激，而且这种咬合关系的长期稳定性也很难预料。如果尖牙受压发生侧向移位，那就再也无法保护后牙的牙尖斜面。

必须再次强调，如果仅从舒适性的角度出发，许多患者能忍受更陡的尖牙引导的垂直向运动模式。问题是与其说是为了舒适性，倒不如说是为了长期稳定性。只要切实可行，若前导与患者的功能运动范围相协调，利用前导使后牙脱离咬合接触的方法可能更好。

选择稳定的𬌗型

假设尖窝关系是理想的𬌗力传导方式，仍然需要考虑为了在不同条件下获得最大稳定性所需接触的牙尖数量。在正常牙弓关系中，通常有4种基本𬌗型：

第一型：下牙颊尖接触上牙𬌗面窝，没有其他正中接触（图21-20）。

如果需要，工作侧可以保持上牙颊尖舌斜面的连续接触；或者，如果需要后牙脱离咬合接触，也可通过调整上牙牙尖斜面轻松实现，也可轻松实现平衡侧牙尖的咬合分离。

这种咬合关系非常舒适，可以以一种令人完全满意的方式发挥作用。如果后牙需要修复，这也是最容易制作的𬌗型，因为下牙的尖窝角度并不是那么关键。

这种𬌗型唯一明显的缺点是其缺乏可靠的颊舌向稳定性。来自舌体的力量会使牙齿几乎没有阻力的朝颊侧倾斜。因为缺少上牙舌尖接触所提供的稳定性，与更稳定的𬌗型相比这种𬌗型需要进行更多的调𬌗。

在使用全牙弓牙周夹板修复的患者中，牙周夹板自身可以保证颊舌向的稳定性，而无须依靠上牙舌尖的正中止点来稳定牙齿。下牙颊尖接触就能满足牙周夹板患者的需求。可以根据非工作侧脱离咬合接触的需求来确定是否需要工作侧咬合接触。无论从功能还是舒适的角度，患者对于只有下牙颊尖咬合接触与制订一个更精细的咬合计划都是一样满意的。牙周夹板本身提供了颊舌侧的稳定性，因此这是最简单、最易完成和最易调整的𬌗型。

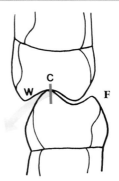

图21-20　第一型。　工作侧非正中运动局限于上牙颊尖的舌斜面。

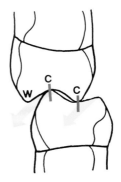

图21-21　第二型。工作侧非正中运动局限于上牙颊尖的舌斜面，在下牙任何斜面上不发生非正中功能运动。

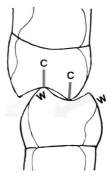

图21-22　第三型。工作侧非正中接触局限于上牙颊尖的舌斜面以及下牙舌尖的颊斜面。

第二型：下牙颊尖顶与上牙舌尖顶均形成正中接触（图21-21）。

增加上牙舌尖作为正中止点可以极大地增强后牙稳定性。上牙舌尖与下颌𬌗面窝的接触可以抵抗颊向侧向力。下牙颊尖与上颌𬌗面窝的接触可以抵抗舌向侧向力。而且，当牙齿受到侧向力时，牙尖顶-𬌗面窝接触点所受到的𬌗力分量可以沿牙长轴传导，因为侧向运动是牙齿以牙根上的某一点为中心而发生的旋转。

侧方运动的咬合接触受限于上牙颊尖的舌斜

面，这与第一型是一样的。这意味着只要上颌牙尖斜面与侧方边缘运动协调一致，就不会出现侧向力的问题。每次正中闭口回到多牙尖止点接触时，就可以在实际限制内维持足够的咬合稳定。若上颌牙尖斜面有调整需要，工作侧斜面可发生咬合分离。

如果上牙舌尖被用作正中止点，或在所有侧方运动中上牙舌尖都要脱离咬合接触，则下颌𬌗面窝的斜度必须小于侧前导。

因为只需要下颌𬌗面窝斜度比侧前导平坦，下牙𬌗面形态的制作就可以简化。由于在侧方运动时下牙斜面会脱离咬合接触，所以下牙斜面不必与边缘运动轨迹保持一致。

利用功能运动轨迹生成技术或其他准确记录侧方边缘运动轨迹的方法，可以获得工作侧侧方运动咬合接触。

从临床角度看，这种𬌗型是可以接受的。因为它具有舒适性和功能性，能满足良好𬌗型的所有要求，且在临床上可以切实可行的完成。在非牙周夹板修复病例中，若后牙需要组牙功能𬌗，那就应该努力形成这种𬌗型。

第三型： 下牙颊尖顶和上牙舌尖顶均形成正中接触（图21-22）。

除了下牙舌尖的颊斜面成为功能斜面外，这种咬合形态与第二型一样。

侧方运动时上牙舌尖接触并没有什么明显的临床优点。即便在长期稳定性或磨耗上存在区别，但在舒适性和功能上也没有显著性的差异。我本人也无法从临床上区别第二型和第三型。

第二型和第三型𬌗型之间的主要区别是实现的难易度。为了使工作侧上牙舌尖在侧方工作时有接触，下牙舌尖颊斜面的形态必须非常精确地符合髁突和前导的侧方边缘运动轨迹。如果颊斜面过于平坦，就会咬合脱离；如果斜面过于陡峭，就会形成干扰。

当然，也有些可行的方法能精确记录这些边缘运动轨迹，并调整下牙舌尖颊斜面，使其能复制这些轨迹，但除非这些额外的时间、精力、仪器的使用能改善效果，否则就是浪费时间。

尽管制作的复杂性看起来是第三型咬合的唯一缺点，但这一点就足以让其使用率大大降低，因为

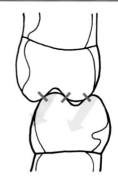

图21-23　第四型。咬合接触位于牙尖侧面和𬌗面窝壁。

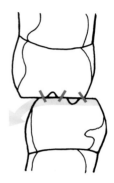

图21-24　正中接触位于𬌗面窝边缘及宽平的牙尖顶，在非正中运动时没有咬合接触。

与第二型咬合相比并无临床优势。而且，第二型咬合的制作更简单，耗时更少，但质量并没有降低。

第四型： 三点接触式𬌗型。有两种类型的三点式咬合接触：牙尖侧面与𬌗面窝壁接触（图21-23）；𬌗面窝边缘和宽平的牙尖顶接触（图21-24）。

牙尖侧面接触在水平向上不允许任何侧方或前伸运动，所以即便前导从正中止点到允许下颌侧移之间有小段平坦的距离，也不适用于这种𬌗型。另外，这种𬌗型也不适合于任何需要"长正中"的患者。

无论是尖牙保护𬌗或是组牙功能𬌗，这种𬌗型主要应用于垂直或接近垂直的功能运动中。

在适合这种𬌗型的临床病例中，其实无法将其与第二型或第三型进行区分。与第三型一样，其缺点是很难制作及实现。三点咬合接触是所有𬌗型中最难实现的类型。

𬌗面窝边缘和宽平的牙尖顶在正中关系有接触，但在非正中运动时无接触（图21-24），这种咬合在任何前导类型下都可以行使功能，因为它可以

无殆干扰的进行水平向的侧方运动。不同于平坦的平面，这种咬合可以在任何前导引导下自动脱离咬合接触，所以若后牙需要组牙功能殆，就不可以采用这种殆型。

既然平坦的殆面形态及牙尖与殆面窝不匹配，那么只需要确保殆面窝的宽度小于牙尖的宽度即可，这点并不难做到。只要多点正中接触没有被破坏，还是可以完成精确的殆面窝和窝沟的形态。尽管接触点可以保持一样，仍然能在这种殆型的框架内制作非常精细的形态。

这种殆型与第二型殆型一样，都可以在临床上成功使后牙脱离咬合。这完全取决于医生的个人喜好，患者并不能区分这两种殆型。

总结

以上几种殆型均可用于临床后牙修复，具体选择取决于以下因素：

1. 尽可能沿牙长轴方向传导殆力；
2. 在各种不同的牙周支持状况下，尽可能分散侧向力；
3. 提供最大稳定性；
4. 提供最大耐磨性；
5. 提供最佳获取、研磨和压碎食团的功能。

在选择殆型之前应该要考虑实际可操作性。只要能达到同样的临床结果，就应该采取性价比高耗时少，对患者、医生和技师都方便的方法。

咬合分析及治疗工具的简化

Simplifying Instrumentation for Occlusal Analysis and Treatment

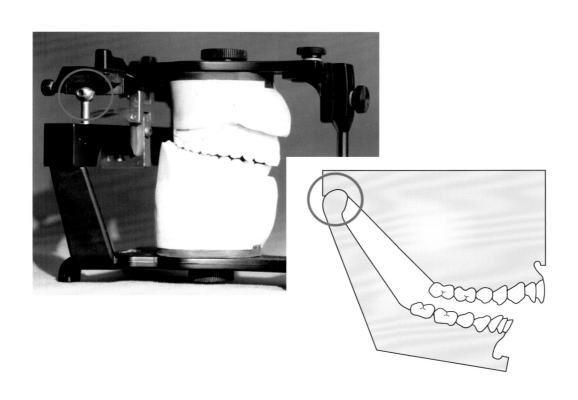

理念

模型不正确上𬌗架的代价是：浪费时间金钱、打击医生信心、影响医疗质量。

简化的逻辑

曾经有段时间，复杂的全可调𬌗架及髁突运动轨迹描记仪似乎是对优质咬合分析及治疗的合理保障。当出现关于下颌功能或副功能对神经肌肉系统影响的新观念后，对𬌗架的要求也发生了改变。驱使所有改变的是一个简单前提：先确定为了达到完美咬合的要求，然后再应用𬌗架来满足这些要求。

让我们来回顾一下对完美咬合的要求，这样就可以有的放矢地提出对最合理𬌗架的要求。根据治疗计划，首先要考虑以下这些与𬌗架使用相关的治疗目标：

1. 髁突在正中关系位完全自如就位。
2. 下颌在正中关系位闭合至前牙接触时无偏斜。
3. 后牙同时均匀接触与完全就位的髁突及前牙正中接触相协调。
4. 适宜的𬌗平面和切平面。
5. 与下颌功能运动范围协调的前导。

如果前牙无法在正中关系位上发生接触，就必须对上述的要求进行改良。第三十八章中对这些患者的综合治疗计划解释了前牙开𬌗患者的不同治疗方案。然而，实现这些方案都不需要用比治疗理想牙弓关系更加复杂的𬌗架。

只要𬌗架选择恰当，就可以实现理想咬合的几个目标。一旦可以完成目标，就没必要额外增加操作的复杂性，否则只会增加时间和费用。

将对理想咬合关系的要求与𬌗架选择相关联，选择效率和性价比最高的方法来满足这些要求。

■ 目标一：髁突在正中关系位完全自如就位

𬌗架最重要且唯一的目的就是将下颌模型在正中关系位与上颌模型关联。为了在垂直距离改变时依然能保持这种关系，上下颌模型与𬌗架水平轴之间的关系必须如同牙弓与颅骨上髁突轴的关系一样。

对𬌗架的第一个要求是必须能精确接受面弓转移。

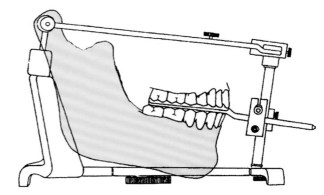

图22-1   面弓将上颌模型与𬌗架上和患者相同的髁突轴相关联。当下颌模型与上颌模型正确相关后，每颗下颌牙齿的开闭弧在𬌗架上会沿着与口内相同的正中关系运动轨迹进行相应运动。

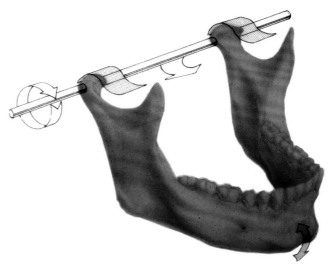

图22-2   髁突转动的水平轴是所有下颌运动中最关键的。下颌围绕水平轴进行开闭口运动时，这个轴的位置不发生任何改变。因此，如果可以将水平轴复制到𬌗架上，进行垂直向的改变不会发生任何错误。注意髁突的旋转轴在非正中运动时可以沿关节结节往前往下滑动。只有当髁突和模型都位于正中关系位时，才能在正中关系位建立力度均一的同时咬合接触。

第十一章中详细解释了面弓的原理及其使用。这章将会继续讨论面弓，因为除了重要性，面弓使用也是在咬合分析及治疗精确性所有步骤中最容易被忽略的一步。对此唯一的解释就是人们对它的重要性理解还不够透彻（图22-1，图22-2）。

对于第一个要求而言，复制水平轴是必要条件，因为所有其他关系的精确性都取决于这个正确的起点。在任何可以接受面弓转移的𬌗架上，都可以按同样的精度完成水平轴的复制。在任何平均值

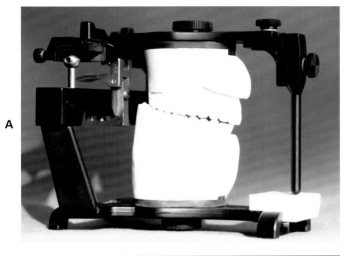

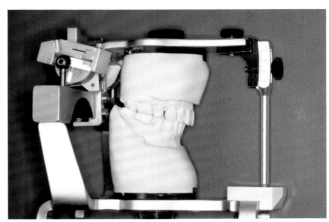

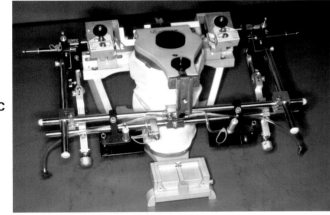

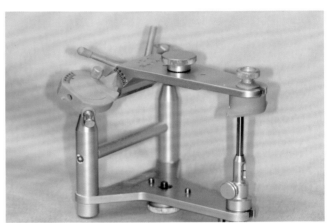

图22-3　正中关系记录无差异。每个𬌗架都可以接受面弓转移，模型正确上好𬌗架就可以准确地记录正中关系位。A. Combi 𬌗架。B. Dénar® Mark II 半可调𬌗架。C. Dénar® D5A 全可调𬌗架。D. SAM𬌗架。对于第一个要求，所有这些𬌗架都是相同的，还有很多其他的𬌗架也都可以满足这第一个要求。

或半可调𬌗架上，都可以像在全可调𬌗架上一样精确的达到这项要求（图22-3）。

不合理的咬合装置

由于不合格的𬌗架违背了很容易理解的基本几何原理，且会导致很严重的后果，但很难理解为什么还要普遍使用这些𬌗架。很显然无法以一个开口位的髁突轴记录咬合关系，而以另一个髁突轴闭口且回到原来的位置。如图所示，如果改变Galetti𬌗架上的髁突轴，在闭合弧上就会出现严重的错误（图22-4）。

为什么垂直距离改变时髁突轴的精确度很重要？

很多治疗方案的最终选择是与垂直距离的变化

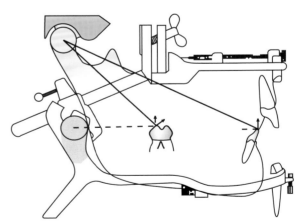

图22-4　如果在错误的闭合弧上完成修复体制作，后牙会出现严重的侧方𬌗干扰。最终修复完成的前牙舌面形态也会干扰正常的闭合道轨迹。

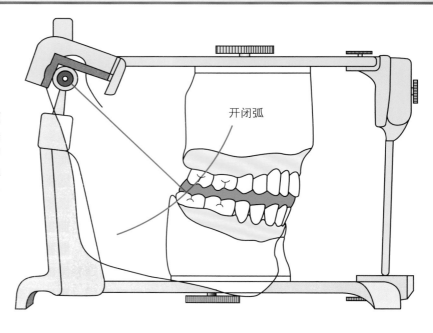

图22-5 𬌗架的首要目的使将下颌模型与上颌模型在正中关系位相关联。如果要在不同的垂直距离上维持这种关系，上下颌模型都需要与髁突轴相关。当下颌可以在一段正确的正中关系弧上进行开闭口运动，就可以维持下颌牙弓与髁突轴之间的关系。

开闭弧

直接相关的。若想做出精准的选择，需要明确垂直距离改变是如何影响上下牙关系的。只有明确知道在开闭口过程中下颌每颗牙齿的运动轨迹，才能预先判断各种上下牙关系的差异。甚至最小的垂直距离改变也会对牙齿接触点产生明显的影响。与一些牙医的认识相反，下颌牙弓并不是上下直线移动的。下颌牙弓在闭合弧上是向前运动的。下颌牙弓的较宽部分前移至上颌牙弓的狭窄部分，会影响下牙牙尖进入上牙𬌗面窝时的颊舌向排列位置。从上下牙最初接触时的𬌗与最大牙尖交错位时的𬌗之间存在数毫米的垂直距离差异。当未上𬌗架的模型仅仅围绕干扰斜面移动时，髁突位置是被忽略的。如果基于偏斜的上下颌关系建立咬合，那么每次牙齿闭合至最大牙尖交错位时，就会发生单侧或双侧的髁突移位。

从锁定在正中关系位的𬌗架开始

为了使所有上下牙无须颞下颌关节偏移就能同时均匀地完美接触，就需要将模型正确上𬌗架，并将𬌗架锁定在正中关系位上才能确定最佳的治疗方案。

如果选择在模型上进行调𬌗来达到咬合平衡的治疗方法，可以找出当咬合垂直距离从最初的牙齿接触点咬合至无𬌗干扰的闭合位时牙齿接触的准确位置。如果对处于正中关系位的模型进行分析可表

明，咬合垂直距离的增加可以改善下前牙对应上前牙的关系，利用诊断蜡型制订治疗计划，而无须猜测对后牙咬合的影响。需要理解的关键点如下：

> 只有当正中关系位达到最终牙尖交错接触时，才能在相同的垂直距离准确分析上下牙的关系。

要很明确地将𬌗架锁定在正中关系位，才能进行制订治疗计划的初步分析。但这并不意味着咬合应该被限定在正中关系位，或者要将患者自然的闭合轨迹限定于正中关系位𬌗架的开闭弧上。之所以要将𬌗架锁定在正中关系位，因为这是能使关节进行开闭口铰链运动，且能使模型保持在正中关系位的唯一方法。

只有当模型以正中关系位面弓转移上𬌗架时，垂直距离的改变才不会影响上下颌关系的准确性。正中关系位是咬合的起点，所有稳定的正中止点必须与上下颌关系保持协调。在分析或确定动态功能之前必须先建立静态的正中关系位，这是𬌗架的第一个要求（图22-5）。

目标二：正中关系位时下颌无偏移闭合至上下前牙接触

最重要的决策之一是明确咬合垂直距离的改变是如何影响前牙的，包括对正中止点和前导的影

响？为了明确这一点，由于闭合曲线对于这项决定至关重要，因此髁突轴的位置必须准确。当咬合垂直距离打开，下前牙切端自前牙接触点向后下移动；当咬合垂直距离闭合，下前牙切端向前上移动与上前牙舌面保持接触。很多时候，在为整个𬌗型选择垂直距离中前牙关系是主要的决定因素，通常会影响对调𬌗、修复或正畸等治疗的选择。

只要能接受面弓转移的𬌗架都可以满足这个最重要的需求，不能使用没有对应面弓的𬌗架。但使用不合格𬌗架在临床上非常普遍，导致了大量包括𬌗平面在内的问题。

目标三：所有后牙同时均匀的咬合接触

这个目标意味着后牙的咬合接触要与完全就位的颞下颌关节及前牙的正中接触协调一致。这也是为什么在确定最佳前牙接触时，髁突轴的作用会如此重要。制作诊断蜡型前必须要解决的问题是，如何使后牙不干扰前牙的接触。只有先解决这个问题并确定前牙的稳定止点，才可以最终确定后牙的接触。

为了正确观察𬌗架，要在锁定于正中关系位的𬌗架上确定以上关于前后牙接触的相关决定。只有前后牙都可以自如达到正中关系位，才可以考虑从正中关系位开始的下颌功能运动轨迹。因此，只要能满足对准确髁突轴的要求，就没有必要使用复杂的𬌗架（图22-6）。

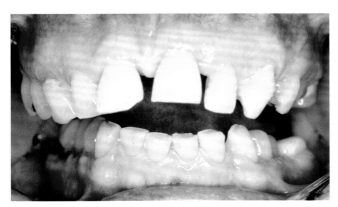

图22-6 该患者在正中关系位时仅有右侧磨牙发生接触。当双侧髁突依旧位于正中关系位时，如果不知道确切的闭合道，就没法准确的确定前牙接触关系。如果该患者模型以正中关系位上𬌗架，可以选择一个合适的垂直距离建立适宜的前牙接触，才能确定功能性前导。

没有复杂的𬌗架依然可以非常准确的做出另一个重要决定，即确定适宜的𬌗平面和切平面。

目标四：适宜的𬌗平面和切平面

治疗计划制订过程中，确定理想的𬌗平面很重要，尤其是前牙切平面，倾斜切平面对美学的影响是最大的。如果将面弓与瞳孔连线保持平行，并通过面弓转移将模型上𬌗架就可以避免发生这种错误。

很多方法可以避免将𬌗架复杂化，而复杂化多数与面弓操作流程有关。我建议获取正确切平面最简单的方法就是：无论患者坐位或卧位，都与患者保持平视，使面弓与瞳孔连线平行。如果面弓与患者瞳孔连线平行，就可以建立𬌗架上的模型与瞳孔连线之间的关系。在制作诊断蜡型时，切平面就可以很简单地与𬌗架上颌体保持平行。

反对这种简易方法的观点认为，眼睛或许不在同一水平面上，或者光凭肉眼判断面弓是否与瞳孔连线平行太困难。实际上，以上两点反对意见都不正确。此外，还有一个观点是，如果需要用修复体改变切平面，通常都应先在临时修复体上进行改动，只有医患双方都认可修改后的临时修复体，才能考虑进行最终修复。按照此原则，我修复了数百位患者，但从未发现额外增加的步骤可以改善解决切平面问题的方法。通过肉眼判断面弓与瞳孔连线之间的平行度，在模型上可以清晰显示出与适宜切平面之间的任何差异。

切平面与外耳孔的关系

外耳孔连线并不总是与瞳孔连线或髁突轴保持平行。因此，一些临床牙医反对使用耳弓来上𬌗架。耳弓确实不像面弓那么精确地与两侧髁突连线平行。但是问题是"使用耳弓会给诊断和治疗带来问题吗？"根据多年的使用经验，我认为耳弓应用于临床是可行的。"颌学之父"Charles Stuart医生，强烈推荐使用铰链轴记录，发明并促进了耳弓的使用。据我所知，如今几乎所有最优秀的修复科医生都在使用耳弓。结合上𬌗架时可以纠正外耳孔与髁突相应位置的叶片，耳弓是非常流行且简单有效的方法。甚至在最复杂修复病例的应用中，我都没有

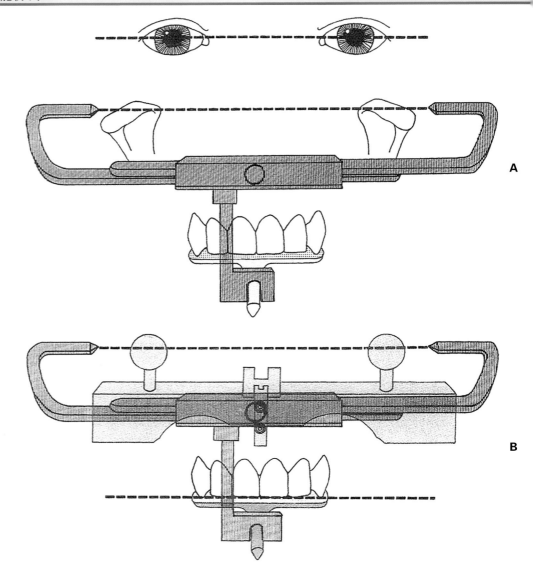

图22-7　A. 要注意观察面弓的弓体部分，确保与瞳孔连线平行。B. 如果弓体与瞳孔连线保持平行，模型会与𬌗架的髁球连线平行。然后在技工室制作修复体的切平面与𬌗架上颌体保持平行，从而能在患者口内制作出美观的切平面。

发现耳弓有何问题。

如果将耳塞置入外耳孔后发现耳弓与瞳孔连线有轻度的不平行，可以略微移动耳孔内的耳塞，使耳弓与瞳孔连线保持平行。这可以确保切牙平面与𬌗架上颌体之间的关系，这也是主要目标。与精确的髁突轴之间存在细微差别，不会对最终修复体的闭合弧造成显著影响。

如果能参照本文中的修复流程，可以在正确或非常接近的垂直距离制取不同修复时期的咬合记录，即便与髁突轴略有不符，也不会影响以咬合记录的垂直距离所形成的闭合弧。然而，若与瞳孔连线不平行，则会对切平面产生明显不利的影响。因此，如果髁突轴与瞳孔连线之间有细微的偏差，面弓最好能与瞳孔间连线平行，尤其是涉及前牙修复

的病例。这条原则适用于传统的面弓或耳弓（图22-7，图22-8）。

设定𬌗架上的模型高度

设定后牙𬌗平面的正确斜度与𬌗架上模型的高度有关，但这是独立的关系。如果模型通过面弓与𬌗架上的髁突轴发生关联，升高或降低模型高度都不会影响正中关系位闭合弧。为了与𬌗平面保持一定的角度，当模型高度降低时的确会影响到髁道斜度。

为保持模型与髁突轴之间准确关系的一致性，每次上𬌗架的目的是将模型放在𬌗架上下颌体的中间。这样做的理由很简单，就是为上下颌模型上的架盘与石膏留出空间。大多数半可调𬌗架的唯一要

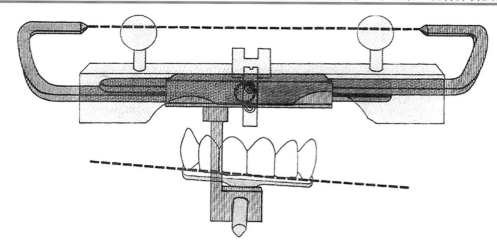

图22-8　如果口内现有的殆平面是斜的，将面弓与瞳孔连线保持平行也可以将斜的殆平面转移到殆架上。指导制作诊断蜡型，选择最好的治疗方法纠正切平面。

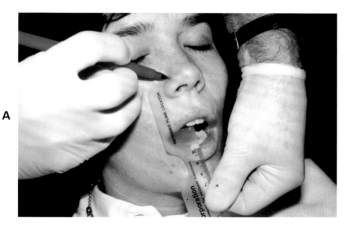

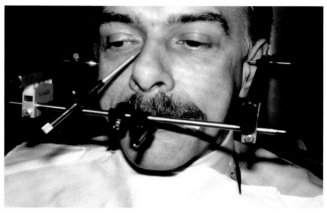

图22-10　眶针可以指向眶下孔；或者如果后期还需要进行新的面弓记录，眶针也可以指向事先设定的面部参考点。

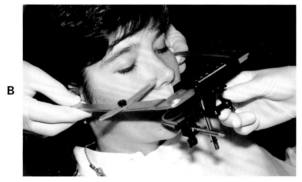

图22-9　A.通过简化的测量指南可以在脸上确定一个点作为设定耳弓高度的参考点。B.这可以确保模型位于殆架上下颌体之间。

求就是将模型放在殆架垂直向正中位置（图22-9）。传统的方法是使用眶针达到这项要求（图22-10），眶针并没有什么神奇之处，眶下孔只是几个参考点之一，能有效建立合理的模型正中位置。在随后的模型上殆架过程中，眶针也可以作为对二次上殆架模型再定位的参考。如果技工室只是使用简单的转移上殆架过程，就没有必要使用眶针。然而，眶针对于使用者来说，有效且并不复杂。

目标五：与下颌功能运动范围协调的前导

当我们开始意识到前导是后牙殆面形态的决定性因素后，还认识到前导是一个完全独立的部分。早前颌学流派认为"前导是由髁道决定的"，目前这样的理念已被完全摒弃。关于这点，第十七章中对前导的文献综述或许有助理解，因为前导是整个咬合设计中最重要的决定因素，对前导的准确记录对于咬合治疗是至关重要的。

殆架的作用

使用殆架时要记住前导是在下颌边缘运动轨迹范围内的功能运动产物。仅记录髁道并不能为殆架提供足够的信息用于模拟患者口内的功能运动。除记录髁道外还需记录前导这个独立的因素。前导和髁导可以共同决定下颌后牙边缘运动轨迹。

如果口内的前导正确，可以在殆架前部指导模

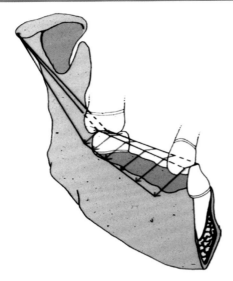

图22-11 下颌后牙在工作侧的功能运动轨迹取决于前导。迄今为止，前导是最重要的决定因素。侧前导的运动轨迹可以通过每颗后牙进行复制，越接近髁突，上下后牙接触面的长度逐渐变短。因为前导所致的后牙咬合分离效果以及首先出现平衡侧髁突的运动，所以髁突侧移效应消失。Dawson中心的功能运动轨迹模型研究明确显示，下颌后牙的工作侧运动轨迹与侧前导的运动轨迹相同，但没有证据表明受到髁道的影响。

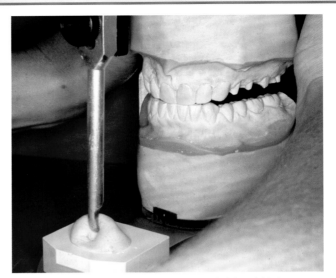

图22-12 在树脂材料中用切导针复制运动轨迹。

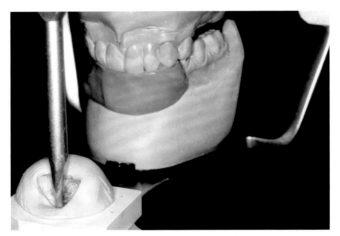

图22-13 完成的个性化前牙切导盘。

型的前牙进行模拟运动，或可用于制作个性化切导盘。但是如果口内不能确定前导，不管髁道斜度是否能被精确复制，都不能在𬌗架上确定前导。

在复制到𬌗架前部之前，必须在口内确定前导，就如髁导必须要在转移到𬌗架后部之前在口内予以确定。如果能正确复制前导和髁导，在这两个决定因素之间的每颗牙齿都可以在下颌边缘运动轨迹的范围内进行运动（图22-11）。

前导咬合记录

在平的切导盘上用树脂材料记录前伸和侧方运动轨迹。当上颌模型在前伸运动轨迹上移动时（图22-12），上颌前牙的舌面形态引导切导针，将运动轨迹复制到树脂材料上。当材料硬固后，即便拿走模型，𬌗架上颌体仍然可以遵循同样的轨迹进行运动。

在患者口内确定精确的运动轨迹，然后通过前导将模型正确的转移到𬌗架上，可以在𬌗架上极其精确的模拟所有非正中运动。切导盘完成后只要髁道斜度没有改变，𬌗架就可以在修复体上精确复制前

导（图22-13）。在修复体制作阶段，用主代型模型替代临时修复体的模型。硅橡胶导板用于复制与口内一致的切平面。

在任何与面弓匹配的𬌗架上均可以完成精确复制准确前导的操作流程。因此，任何一个半可调𬌗架或甚至平均值𬌗架除了自身的生产质量外，都不可以自称超级卓越。然而，关键点在于必须评估髁道斜度。

目标六：当下颌从正中关系位移开时所有后牙立即脱离咬合

现在已经没有那些令人信服的理由去使用复杂的全可调𬌗架，并已经意识到一些在颌学时代对咬

合的错误认识，因此可以对𬌗架的要求进行简化。

早期的颌学概念要求必须对髁道进行精确记录。若相信髁道是前导的唯一决定因素，合理的假设就是必须精确记录髁道。有观点认为，咬合止点应当位于牙尖嵴和𬌗面窝壁上，在每一个功能牙尖周围形成三点式接触，这个观点进一步强化了上述的理念。最早的观点还包括，所有后牙需要达到双侧平衡𬌗，坚持认为口腔是一个不合格𬌗架的宗教般狂热分子将会使整个观念进一步复杂化。因此，所有的咬合修复体都需要在全可调𬌗架上来完成设计和制作。除非在𬌗架上，否则不允许进行任何简单的调改。

如果早期颌学的所有教条都是正确的，那我们的确需要用全可调𬌗架完成所有的咬合治疗。但由于许多的原始理念被证实是不准确的，对髁道的极度依赖已经减小至使用半可调𬌗架更现实。

减少对全可调𬌗架完全依赖的主要变化基于以下这些认识。

双侧平衡𬌗是创伤性的。由于下颌的正常灵活性，对于肌肉收缩的各种程度而言，没有一种方式可以协调平衡侧的后牙接触。因此，平衡侧的功能通常会导致严重的应力或磨耗。由于如此之多的牙齿异常松动问题，除了全口义齿以外，多年来已经不用双侧平衡𬌗了。

髁导不会影响前导。由于工作侧的后牙牙齿可以脱离咬合，因此实际上前导比髁导对𬌗面形态的影响要大。因此必须将前导定义为是独立的整体，与髁导无关，若前导的斜度足够大就可以有效使后牙脱离咬合，所以髁导的重要性在削弱。

三点式接触并不比尖窝接触更稳定。在牙尖嵴上形成三点式接触的难度要求精确的非正中运动与𬌗面窝壁平行，避免尖对尖的碰撞。当接触点从牙尖嵴及𬌗面窝壁移到牙尖顶及𬌗面窝边缘，𬌗面形态可以变得更平，也更少取决于通过窝沟的精确轨迹。由于三点式接触不能保证稳定，因此早期认为三点式接触不需要调整的观点已经被淘汰。

前导使后牙完全脱离咬合是最理想的𬌗型。因为经证实这种𬌗型对升颌肌群的活动是有影响的，后牙咬合分离是咬合治疗的目标，应该尽可能达到这个目标。因此也不需过于考虑斜面运动轨迹、牙尖嵴和窝沟方向等方面的问题。

正确的正中关系不会直接发生迅即侧移。随着我们对于正中关系位理解的改变，"最后退位"的概念已被"最上位"的概念所代替。髁突往上的移动被终止于关节窝的最上位，因此也不能向中线进行水平移动。由于不存在迅即侧移，侧前导是工作侧下颌运动轨迹的主要控制因素，因此无须考虑迅即侧移并可简化对𬌗架的要求。如果牙齿𬌗面窝壁的角度与侧前导相关，平衡侧向下的髁导只会有利于后牙脱离咬合。

如果工作侧的𬌗面窝壁斜度比侧前导更平，在任何一侧的髁突发生侧移之前，非工作侧的后牙会脱离咬合。

工具简化

不需要后牙的非正中接触并不意味着可以忽略髁导。如果𬌗架上的髁导斜度比口内的髁道斜度小，当髁突沿着更陡的关节结节后斜面开始往下移动时会导致后牙修复体脱离咬合。因此，对于大部分患者而言，是可以简化𬌗架的。

只要能在𬌗架上正确记录前导，在𬌗架上减小髁导斜度的设置既不会影响正中关系接触，也不会对正确的前牙关系造成影响。

随着新数据显示后牙脱离咬合的益处，大多数咬合治疗的目标是当下颌自正中关系位前移或侧移时，确保在髁导和切导共同作用下使后牙脱离咬合。两项涉及数几百位患者的研究表明，最小的髁道斜度为25°，治疗目标也被进一步简化。在前伸运动开始时，平均斜度接近60°。这意味着在𬌗架上以20°髁导斜度制作的修复体，在髁道斜度更大的口内可以使后牙自动脱离咬合接触。因为几乎所有患者的髁道斜度都大于20°，但这个过程似乎也不像看起来那么随意。

如果退行性病变导致关节出现严重破坏，就会致使正常突度的关节结节斜度小于20°，如果常规临床包括对颞下颌关节的评估及牙面磨耗类型的分析，就很容易诊断出这点。若上颌舌尖被磨平，几乎可以确定髁突和关节结节也会被磨平。这就提示需要准确记录髁道，而不能随意设定。如果前导也被磨平，准确记录髁道就尤其重要。如果不能准确记录这些患者的髁道，必须通过其他方法来解决低平髁导斜度的效应，如功能性运动轨迹。

若前导相对较陡，前伸或侧方髁道就失去了其重要意义。因为如果没有前导使后牙脱离咬合，就几乎不会出现水平功能。

若患者的髁道斜度仍在正常的25°范围或更陡一些，只要后牙殆面窝壁斜度比侧前导斜度小且殆平面形态正确，即便前导斜度非常小，依然能使在髁导斜度设定为20°殆架上制作的后牙修复体脱离咬合。

在确定必须使用什么殆架时，就必须要正确理解前导的作用。过去，重点放在精确记录髁导，而前导则是随意确定的。根据以下的理由，反过来可能会更合理：

1. 从正中关系位到所有非正中运动终点过程中前牙始终保持接触（所有非正中功能运动不能保持牙齿接触，但在所有非正中功能运动时前导必须能使后牙咬合分离）。

2. 前导必须与下颌功能运动范围保持协调，否则牙齿接触可能会产生应力或磨耗。因此正确记录前导很重要。它也与前牙中性区的稳定性直接相关，因此随意确定的前牙关系常常会与中性区或者下颌功能运动范围发生冲突。

3. 后牙只在正中关系位发生接触比较理想，而其他颌位则需要后牙脱离咬合。

4. 在非正中运动中后牙咬合分离的程度似乎并不重要。下颌行使功能时，下颌后牙是否刚好脱离上颌后牙，或是否在接近垂直的方向上进行开闭口运动，都不会对功能、舒适、稳定产生明显的影响。

5. 对下颌后牙运动轨迹的唯一要求是不接触上后牙斜面，将殆架上的髁导斜度设置成足够小就可使口内的后牙脱离咬合，20°的髁导斜度可以使大多数患者的后牙脱离咬合。

如何识别任意设定的髁道斜度是可接受的

尽管对于大多数的修复病例而言，采用20°的髁道斜度是很实用的，但是却不可以随意做此决定。

首先，对殆架的要求可能会因殆架的用途是用于诊断或制作修复体而不同。如果同时修复所有上下后牙，可能可以使用简单点的殆架，因为我们在修复过程中能控制殆平面和殆面窝形态。

那些不需要修复治疗但殆平面有问题或对非正中运动轨迹有干扰患者的咬合诊断会变得更复杂。需要知道这些患者的髁道斜度，以便于确定为了消除非正中运动轨迹殆干扰而需要进行咬合调整。如果需要修复或正畸治疗，在治疗开始前要明确髁道斜度。

有些患者几乎只能依靠髁道才能使后牙咬合分离，在检查时会发现20°的髁道斜度是不合适的。如果出现以下两种情况中的任何一种，就需要测定更精确的髁道斜度：

1. 在前伸位或平衡运动时前导不能使后牙脱离咬合。

2. 严重磨耗导致上颌舌尖的缺失，提示髁道斜度的异常变平。

在上述的任何一种情况下，髁道是后牙殆面形态的主要决定因素。在非正中运动过程中，当不能通过前导使后牙脱离咬合时，只能依靠髁突向下运动来分离后牙咬合。由于在前导和实际髁导的共同作用下，殆面窝壁足够平就可以使后牙脱离咬合，只要殆平面适宜，即便前导较平，也可以实现使后牙咬合分离的目的。

有几种殆架可以有效用于这类问题的诊断、制订治疗计划及治疗：

1. 全可调殆架；

2. 半可调殆架；

3. 平均值殆架；

4. 混合型殆架（设定髁道斜度或全可调）。

如果操作者能理解咬合诊断和治疗的目标，采用上述的任一殆架都可以获得成功治疗。由于殆架的选择是非常重要的决定，与其实用性和有效性息息相关，因此强烈建议要理解以上4种殆架。

唯一的实际差异：髁导

不同类型殆架的主要不同在于如何复制患者的髁道。评估殆架时要明白，不管殆架多精密复杂，也不会超出以下几种髁突运动：

1. 复制髁突转动的水平轴；
2. 复制髁突转动的垂直轴（图22-14）；
3. 复制髁突转动的矢状轴（图22-15）；
4. 在髁突滑动的过程中允许同时存在多方位的旋转轴；
5. 复制每个髁突直线前伸的轨迹（图22-16）；
6. 复制下颌直线侧方运动时每个髁突的运动轨迹（图22-17）；
7. 复制下颌在直线侧方和直线前伸运动之间进行所有非正中运动时每个髁突的多种运动轨迹。

尽管关于髁突运动轨迹完全可调有很多观点，但实际上不靠辅助工具极少有𬌗架可以复制以上7种髁突运动。

在大多数高质量的颌学𬌗架上可以准确复制上述的前6种髁突运动，但必须借助辅助工具才能实现第7个要求。

不管在𬌗架上如何精确复制各种髁突运动，仅凭髁突运动的信息并不能完全决定𬌗面形态。前导对后牙𬌗面形态影响要比髁道重要。但是当后牙干扰前导时，髁道在诊断方面的作用变得更重要，因此要理解髁道的作用。根据构成完美咬合的6个目标，理解髁突运动也是简化选择合适𬌗架的关键因素。

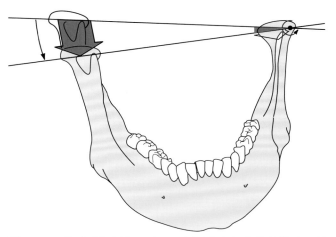

图22-15 若要进行侧方运动，必须要发生矢状位的转动。所以平衡侧髁突必须向下运动，才有可能使工作侧髁突转动。这种行为主要是咀嚼系统行使功能的必然结果，髁突要防止下颌后牙朝中线方向的水平运动，否则会碰到上颌后牙舌尖，且会破坏横𬌗曲线的功能。而且如果下颌不先沿着尖牙舌斜面向下运动，它也不能向左移动。平衡侧髁突向下运动加强了平衡侧后牙脱离咬合的效果。

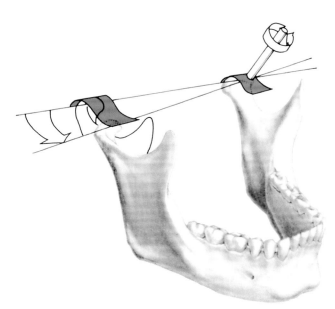

图22-14 因为以髁突外极为中心下颌的确发生了侧向的旋转，所以综合来看更容易观察到髁突旋转的垂直轴。当发生转动时，平衡侧髁突必然会沿关节结节后斜面向下平移。转动侧髁突的内极也一定会沿关节结节的后斜面少量下移。因为髁突会对斜面施加载荷，如果工作侧的髁突不发生矢状位的转动就不可能发生纯粹的垂直向转动。

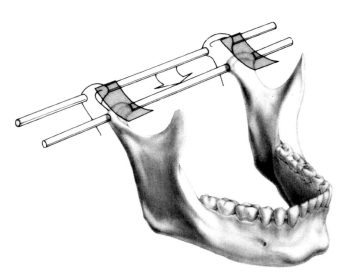

图22-16 只有双侧髁突同时向下运动才会出现笔直前伸运动。髁突在这个前伸运动范围内的任何位置上都可以自由转动，因此可以将其看成是水平旋转轴的整体前移。

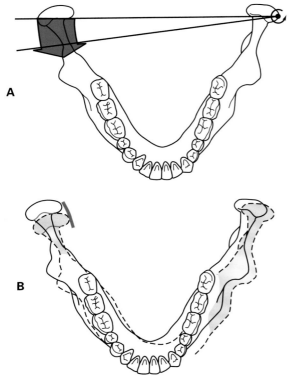

图22-17　A. 如果所有运动都局限于工作侧髁突围绕固定轴的垂直转动，宽箭头代表平衡侧的髁突运动轨迹。当平衡侧髁突被拉向关节窝内壁时出现的渐进侧移角度比围绕固定轴形成运动轨迹的角度要大。B. 这会导致与工作侧髁突转动的同时发生侧移。只有工作侧髁突的转动已经使平衡侧髁突往前往下运动，导致髁突内极与骨性止点的分离，才会发生工作侧髁突的侧移。此时，在平衡侧髁突向下运动及侧前导的共同作用下使平衡侧的后牙脱离咬合。如果后牙殆面窝侧壁斜度比侧前导小，在渐进侧移可能影响牙齿之前，工作侧后牙会脱离咬合。

以下图片描述了髁突功能对下颌运动的影响。

不同殆架是如何记录髁道的

全可调殆架

"全可调"这个术语是指可以复制患者的髁道。全可调殆架相互之间的区别在于影响复制髁道难度的机械差异，当然材质和工艺也会有所不同。

只有能复制髁突全部的边缘运动，包括前伸-侧方运动轨迹的殆架，才能真正被称为全可调。极少有殆架可以做到，殆架爱好者们对于全可调的重要性或有效性也存在分歧。

记录髁道有两种基本方法：描记仪法和立体记录法。事实上，没有一种方法可以记录颞下颌关节的真实解剖形态，殆架也不能复制关节的解剖形态。它只是机械性的模仿，使殆架的后端能模仿下颌后端的功能运动。殆架上的髁球并不像颅骨上的髁突那么不规则，但是能复制真正髁突的运动。如何记录及机械性复制髁道决定了殆架的类型。

运动轨迹描记仪

随着对后牙咬合脱离作为理想目标的广泛接受，几乎已经不太需要运动轨迹描记仪了。对于仍然想用的人们，Dénar®描记仪具有很好的可操作性（图22-18）。因为对塑料夹板使用流程的简化，在几分钟之内就可以制作完成一套中心受力点的夹板。然后将这种夹板应用于在描板上记录髁突运动轨迹的Dénar®描记仪。通过橡皮筋将描针贴紧在描板上，可以画出运动轨迹。按下按钮通过气压使每根描针脱离接触就可以离开描板。经过练习，约30min描记仪就可以完成记录，一些专家的操作时间或许可以更短些。

带有中心受力点的描记仪技术的确有优势。定位合适的中心受力点，在记录髁道时可以消除所有的殆干扰。描记过程中牙齿无接触。由于在开口位时完全没有殆干扰，因此对下颌的手法诱导会变得更简单。

术前对模型的咬合分析，用全可调殆架或许比半可调殆架更精细，但在术前阶段并没有真正的临床优势。因为在有一定准确度的半可调殆架上都可以完成对正中接触、上下牙弓关系及非正中运动轨迹的分析，而这种准确度对于复杂病例术前制订治疗计划是可以接受的。

上殆架时经常容易犯错误，最轻微的夹板移动在描板上会产生一个放大的错误。Helsing的研究表明描记仪的描记很难重复。

对运动轨迹描记仪的误解

对于运动轨迹描记仪有两种常见误解。第一种误解是认为描记仪记录的轨迹代表真实的髁突运动轨迹。事实上，描记仪所画的轨迹只是髁突运动轨迹的镜像，并不是髁突运行的真实路径。当描板随

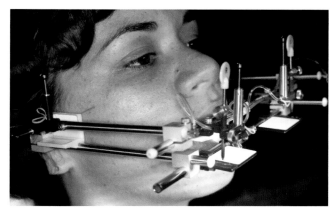

图22-18　Dénar®运动轨迹描记仪。

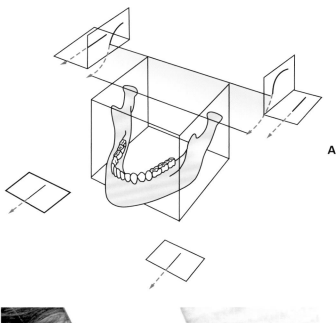

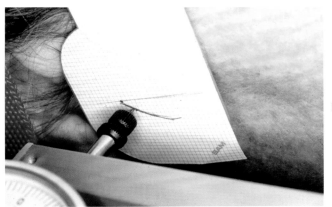

着下颌运动时，描针固定在上颌不运动，产生反向的下颌运动轨迹。因此凸的关节结节在记录上表现为凹形的轨迹（图22-19）。

　　第二个误解就是对迅即侧移的理解。这部分的描记线与侧移根本无关，而是当平衡侧髁突沿着关节结节最陡的部分向下运动时描板向下运动的结果。当描板向下移动时，会画出围绕转动髁突的弧线，但描针会向下垂直延伸绘出一条横线（图22-20）。髁道斜度越大，越容易出现假性侧移。如果髁突位于关节窝最上的位置，受止于内侧骨面，就不会发生这种假想的髁突侧移。此外，即便在口内使用哥特式弓也描记不出来明显的侧移记录。

　　如果描记仪上的描盘与前伸运动轨迹平行，描针将不会延伸，而侧移也会消失。内极制动是一个必需的解剖结构，使正中关系位时下颌能处于最上位。

　　神奇的是为什么在描记仪说明中非常容易解释的错误如此难以纠正。

图22-19　由于经典针动式描记仪的描针固定，描板会随着下颌运动而进行轨迹记录，因此针动描记仪获得的记录是实际运动轨迹的镜像。A. 描板上前伸运动轨迹用虚线显示，而实线代表了描针在描板上留下来的运动轨迹记录。必须要对描记仪的记录加以说明。它并不代表真实的下颌运动轨迹。B. 非针动式描记仪可以直接真实记录前伸运动轨迹。连在下颌弓上的铅笔可记录下颌运动轨迹。红点是通过铰链轴记录确定的正中关系位起点。

立体𬌗架

　　立体𬌗架是一种使用最简单的"全可调"𬌗架。固定在中心受力点的简易口内描板可以准确三维记录所有的边缘运动。

　　在对颌描板上面的面团期自凝塑料上形成三或四个凹陷点，并让下颌做所有的边缘运动，从而进行记录。前伸侧方运动也要包括在内。当完成立体记录后，让塑料引导轨迹固化。从夹板上的一个点滑动到另一个点指导在𬌗架上形成立体的自凝塑料髁道。因为三维的记录是在口内根据髁道制作完成的，这个过程是可逆的，描板上的轨迹可以在𬌗架

上复制出同样的机械运动。

　　立体记录有一个决定性的优势就是使用了三维记录。所有的边缘运动可以被编入髁导，包括前伸—侧方运动。𬌗架的使用可以结合个性化前导技术及本书中列出的其他操作流程。

　　立体𬌗架是制作义齿的完美𬌗架（图22-21～图22-23）。通过中心受力点稳定住口内的描板，在口内基托的中央区域完成所有记录。这是比描记仪好的一个明显优点，描记仪常常会由于附件的重量而使义齿基托产生倾斜的趋势。

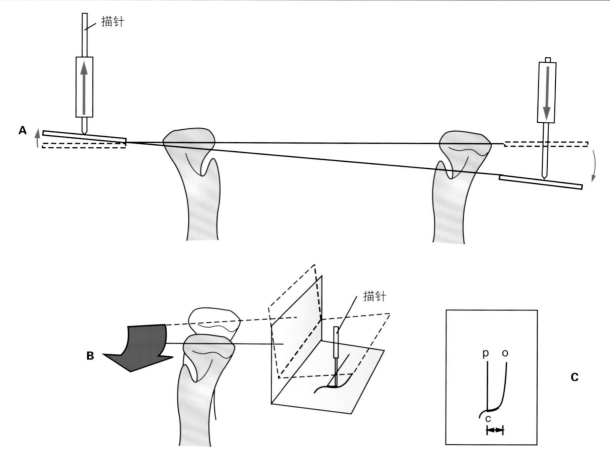

图22-20　A. 平衡侧髁突向下运动会使描板移位与初始位置形成角度，导致错误记录"迅即"侧移。B. 当描板向下垂直运动时，描针会随之从正中关系位开始画出一条横线。随着髁道变平，髁突会继续往前运动完成运动轨迹描记。C. 描记图显示了前伸运动轨迹"p"，平衡侧运动轨迹"o"，正中关系位"c"。从代表正中关系位的"c"点向前延伸的小尾巴是工作侧髁突转动时的后边缘线。箭头代表描记下来的迅即侧移量，当如果是从正中关系位开始进行描记，实际上不可能存在迅即侧移的。

半可调𬌗架

曾经一度被认为是半可调𬌗架的缺陷，现在认为是优势。全可调𬌗架与半可调𬌗架最大的区别就在于半可调𬌗架上的髁导为直线。因为这种限制，半可调𬌗架也被称为"咬合检查𬌗架"。这意味着水平髁导设定为与正中关系位及前伸位的咬合记录连线平行，结果髁导就变成了两点间的直线。利用正中咬合记录及左右两侧下颌位置的咬合记录共同确定侧方运动轨迹。根据所取得的直线设定𬌗架上平衡侧髁球的渐进侧移。

在前伸运动时直线轨迹的好处是为必要的后牙咬合分离构建固有的安全因素。髁突沿着大部分被破坏的关节结节形成凸形的运动轨迹。这条凸形曲线将不被复制到𬌗架上。只有咬合检查位置的两个点是正确的（图22-24A），但是两点之间的轨迹比实际上的凸形轨迹更平。当髁突在患者口内沿着凸形曲线运动时，在这直线上的修复体会自动脱离咬合（图22-24B）。

平衡侧髁突的渐进侧移常被描述为，沿着严重凹形的轨迹，在发生任何旋转运动前起始于迅即侧移。如果起点在正中关系的内侧终止点，就不会发生侧移。如果医生大量观察以中心受力点方式描记的哥特式弓的轨迹，会明显发现平衡侧髁突随着围绕旋转髁突的弧形进行运动。在哥特式弓的侧方运动轨迹上绝对不会有任何的侧移。事实上，除非哥特式弓有一点位于正中关系的末端，否则甚至都不能认为哥特式弓的运动轨迹是正确的（图22-25）。

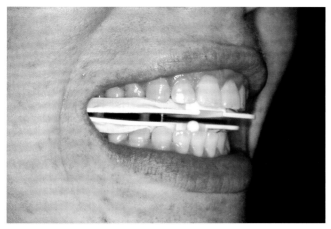

图22-21 立体运动轨迹描记仪的描板在一个中心受力点的支撑下进行所有非正中运动。凸起的栓头在面团期的自凝塑料上形成3个凹陷区。当下颌从正中关系位开始运动，髁突会随着无障碍的运动轨迹自由移动。

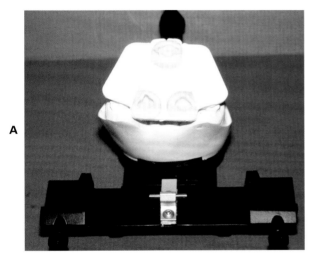

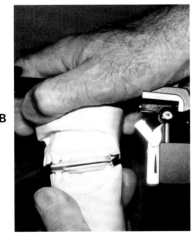

图22-22 A. 通过面弓转移将描板与模型一起以正中关系位上殆架。当栓头在固化后的自凝塑料凹陷区就位并沿着记录下来运动轨迹进行运动时（B），殆架上的髁球就会沿着患者口内髁突相同的运动轨迹进行运动。

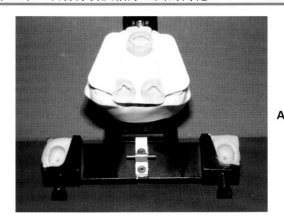

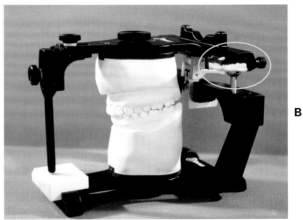

图22-23 A. 当下颌描板上的栓头在上颌描板上进行所有非正中运动时，殆架上的髁球可以直接在面团期的自凝塑料内移动形成髁导。B.用全可调的髁导对Combi殆架上的模型进行引导。

即使平衡侧髁突沿着一条凹形曲线运动，直线轨迹依然可以被设定为沿着一条比最大的渐进侧移角度更往内侧的运动轨迹。可以用简单完整的操作流程将所有殆架设定为可能最大的渐进侧移并保留这种方式。对于在这种设置下依然有效的所有殆型，可以自动防止平衡斜面发生接触。此外，将所有殆架设置成最大的侧移并无弊端，因为这不会造成任何损失，也不会产生新的问题（图22-26，图22-27）。

很多年来，我的所有殆架都只设定在15°的最大渐进性侧移角度。我认为没有理由改变这一步骤。除了总义齿外，永远不希望平衡侧发生接触，而这项设定可以确保所有平衡侧牙尖斜面的咬合分离。

为了诊断性研究，通过取与正中关系相当接近的前伸和侧方咬合记录，使检查咬合技术的误差最

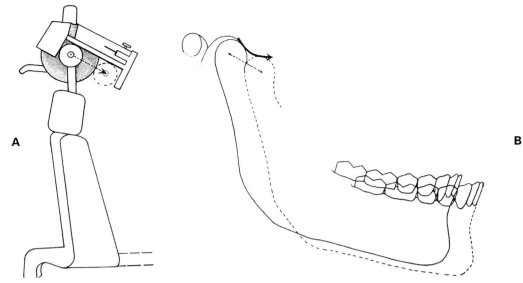

图22-24　A. 半可调𬌗架的机械髁导通常是一条直的槽。B. 如果用凹形运动轨迹起止点的检查咬合记录来设定水平髁导，𬌗架上前伸运动轨迹起始点的髁导斜度（虚线）比患者口内的髁道斜度（实线）更平。由于患者口内的髁道比𬌗架上的髁导更陡，更容易使后牙咬合分离，因此可以增加治疗安全性。𬌗架上一定不要采用凸形的髁导，因为在天然牙列中只需要达到前伸运动时后牙咬合分离的目标即可。𬌗架上的髁导斜度比口内的髁道斜度平就是一种确保后牙修复体咬合分离的简单解决方法。

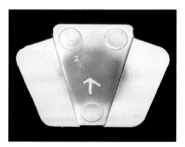

图22-25　哥特式弓描记图显示从正中关系位开始的运动轨迹缺少任何的侧移。

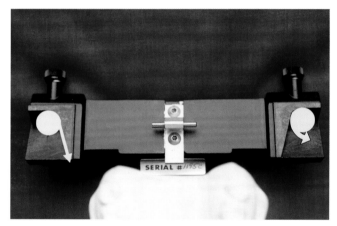

图22-26　简单解决渐进侧移的方法是在𬌗架上建立一个比患者髁突运动轨迹角度更大的平衡侧髁突向内侧的运动轨迹。当下颌侧方移动时，就可以保证不会出现平衡斜面的𬌗干扰。所有Combi髁导插件的设计都是为了达到这个目的。

小化。髁道最重要的部分是当髁突刚刚离开正中关系位后的那段，因此记录距正中关系5mm内的非正中咬合记录可在最需要的地方提供更高的精度。常规在对刃关系位上取前伸运动的咬合记录，但对于有些患者会增加误差。严重深覆盖的患者，或许会前伸得太远了。为了后牙咬合分离的最初数毫米，检查咬合记录应该与髁道特别关联。

　　设定半可调𬌗架通常不需要任何检查咬合记录。如果患者在下颌前伸范围内保持前牙接触，在𬌗架上设定髁导斜度达到与口内相同的前伸接触。这点不难做到，只需加大髁导斜度，直到在前伸运动时后牙刚好脱离咬合而前牙保持接触。

　　如果在前伸过程中患者的后牙使前牙脱离咬合接触，就不能用这种方法。这是采用更精确方法确定髁道的适应证。

　　如果将𬌗架随意设定为20°的髁导斜度，不一定总能像在口内一样使后牙脱离咬合接触。如果在检查患者的过程中，在前伸运动范围内前牙能保持接触，很容易加大𬌗架上的髁导斜度，直到后牙在

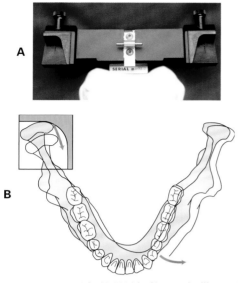

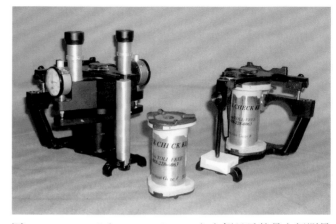

图22-28　Dénar®（Water Pik, Inc.）左侧显示的是空间测量尺，右侧显示的是校准钥匙。这些装置可以确保在𬌗架互换过程中不会降低精度。

图22-27　A. Combi𬌗架的髁导插件可以提供过量的渐进侧移。B. 红色箭头显示的是在600多名患者中观察到的朝向中线的最大渐进侧移。将它与𬌗架上的运动轨迹相对比，结果显示，如果在𬌗架上已经去除了后牙修复体平衡斜面的𬌗干扰，就一定可以保证在患者口内也不会发生𬌗干扰。这是一种简单但绝对有效的方法。除了义齿患者需要双侧平衡𬌗，其他患者不需要取记录渐进侧移的侧方检查咬合记录。在半可调𬌗架上，只需要将垂直髁导设定在15°即可。

前伸时刚好脱离咬合接触。因此，这也是可调节髁导斜度𬌗架的优势。半可调𬌗架可以很实用地设定20°的髁导斜度，当需要时可以进行简单的调整。

　　对后牙咬合分离好处的理解，使半可调𬌗架成为各种咬合治疗的标准工具。利用前伸咬合记录设定髁导斜度可以很接近患者真实的髁道，但是会有一个少量的安全边际，它仅仅有益于获得预期的咬合分离。

　　工作侧的非正中运动只需和侧前导相关，因为除了接触长度的渐渐缩短，从尖牙斜面往后的侧方角度并没有明显的临床改变。

　　半可调𬌗架并不能记录髁突侧方和前伸运动的精确轨迹，但是采用上面任何方法，你都可以将𬌗架的准确度调整到完全适用于诊断。用于修复治疗的半可调𬌗架可能会更加精确。这是因为尽管不能复制真实的髁道，但如果用以下的方法对𬌗架缺陷进行弥补，那么就可以在𬌗架上尽可能地复制下颌机械运动轨迹：

1. 无论髁导是否可调，必须制作个性化的前导（详见第十八章）。
2. 简化𬌗面窝外形的技术，将下牙的𬌗面窝形态与前导相互关联（详见第21章）。

　　有几种半可调𬌗架可以满足高质量𬌗架的所有要求。我临床中使用多年的𬌗架是Dénar® Combi 和 Mark Ⅱ（图22-28）。我选择这些𬌗架的理由主要涉及材质与工艺质量。在Dénar®系统内有些机械部件可以与其他Dénar®𬌗架互换。使用简单的校准器（图22-29）可以将所有𬌗架保持一致，便于Dénar®系统内非常实用的𬌗架互换技术。

　　一个合格的半可调𬌗架应该满足以下要求：
1. 必须能接受面弓。
2. 必须要有正中关系锁。
3. 必须要有可调节的切导针，可以允许在不移动切导盘上切导针位置的情况下对垂直距离进行改变。
4. 必须有一个可传递的个性化切导盘。
5. 必须利用可拆卸的架环固定模型，最好是磁性的。
6. 必须可以在0°～45°之内调节水平髁导。
7. 渐进侧移至少要达到15°。
8. 髁球间距大约为110mm，这个距离的可调性并非关键因素。

𬌗架的其他理想特征还有：
1. 从舌侧观的合理能见度。

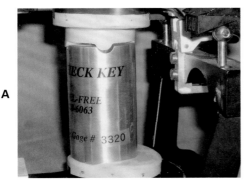

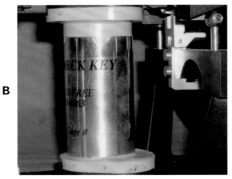

图22-29　Check Key（Comdent, Inc.）是一种可以保证Combi 𬌗架互换性的简单经济的校准钥匙。如果锁钥不能完全匹配（A），松开𬌗架固定螺丝，将校准钥匙定位到插槽后再拧紧固定螺丝。

2. 容易清洁。

3. 不会突然发生分离。

4. Arcon型髁导。

最后一个理想的特征是上颌体可以很容易从下颌体上拆卸分离。一些牙医不喜欢可分离的𬌗架。我比较倾向于可以移动上颌体，因为有些操作在单颌上更容易，不用很麻烦地去保持打开𬌗架的稳定。它能从咬合记录上直接移走主代型模型，也可以通过更简单的方法来检验上𬌗架的准确性。

平均值𬌗架

由于髁突的20°水平斜度与15°侧方斜度对于大部分患者都能较好达到后牙咬合分离，平均值𬌗架越来越受欢迎。平均值𬌗架除了髁道不能调节，具备半可调𬌗架其他的所有特点，必须可以接受面弓转移，将模型与正确的水平轴相关联。

平均值𬌗架的日益流行主要原因是费用问题。

由于制作可调的机械髁导需要增加费用，因此平均值𬌗架比可调节𬌗架的价格要便宜很多。

然而，不太合理的是大部分平均值𬌗架还预先设定了前导斜度。不管𬌗架的类型，前导都不是随意设定的，因此平均值𬌗架要可以接受个性化的切导盘。

尽管平均值𬌗架适用于大部分的修复病例，但对于那些𬌗平面、前导或髁导有问题患者的诊断是不合适的。

平均值和全可调混合𬌗架

这种混合𬌗架结合了平均值𬌗架的便利性和全可调的功能。在精密的机械性𬌗架上可以见到这种非常精确的组合，尽管这种𬌗架的价格很低，但能满足高质量𬌗架的所有要求。Dénar® Combi𬌗架（图22-28）当采用精密的机械插件作为髁导时就可以作为平均值𬌗架，而有需要时换成简易的立体髁导插件就成为全可调𬌗架。通过使用空间测量尺或简单的校准器，这些𬌗架可以互换使用，甚至可以和Dénar® juantem系统的其他𬌗架互换使用。

因为具备互换性，Dénar® Combi𬌗架在大部分修复病例可以作为标准的平均值𬌗架使用，但如果需要改变髁道，可以将模型转移到 Mark Ⅱ𬌗架上，或更换髁导插件来接受精确的边缘运动轨迹记录。

髁导平均值插件（图22-30）的水平倾斜角度是20°，比健康关节的最小髁道角度还要小。侧方运动轨迹比最大的渐进侧移更向内侧弯曲。只要前导记录正确，除了最不正常的髁道以外，使用平均值插件就可以直接制作可以自动脱离咬合的后牙修复体。

平均值髁导插件可以作为大部分修复流程的标准配置。当平均值髁导插件就位后，如果满足以下两个条件，𬌗架不需修改就可以常规使用：

1. 在口内从最大牙尖交错位开始进行非正中运动时，前牙可以使后牙脱离咬合。

2. 在𬌗架上从最大牙尖交错位开始非正中运动时，模型上的前牙可以使后牙脱离咬合。

当满足以上两个条件，既可用于制订治疗计划也可用于修复体制作而无须改变20°的髁导斜度。

对于修复患者，为了能在髁导斜度为20°的平均值𬌗架上使后牙脱离咬合，有时候需要对模型做些细微的调改。如果所有后牙都需要修复，对于下颌前伸运动时前牙始终保持接触的患者来说，并不会产生问题。

即使在口内下颌前伸时上下前牙会脱离咬合接触，也没必要排斥使用简单的平均值𬌗架。如果通过不需要过度调磨后牙的𬌗平面调整就可以达到前牙的非正中接触，平均值𬌗架适用于所有后牙需要修复的患者。

可调的髁导插件

通过对一些咬合关系的分析，发现预设20°髁导斜度并不合适。只要后牙可以使前牙脱离咬合，用可调的髁导插件来精确复制髁道最安全的原则就是用它进行咬合分析。然而，对于特定髁道的分析需要特别满足以下的条件：

1. 后牙无须修复，下颌前伸运动时前牙不接触。
2. 为了建立"理想"的任意𬌗平面而需要进行大量改变的修复病例。
3. 严重磨耗的牙列，尤其是上牙舌尖被磨平以及前导也较平的病例。

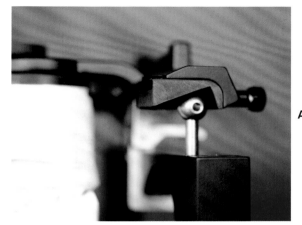
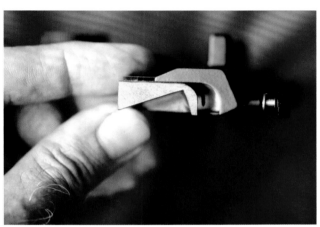

图22-30 A. 用一个20°的髁导插件可以将𬌗架改为可以解决许多咬合问题的平均值𬌗架。B. 如果需要加大髁导斜度，可以用不同斜度的插件来替代20°的插件。

当后牙使前牙咬合分离且后牙无须义齿修复情况下的𬌗架应用

对于有𬌗干扰但又不需要修复的后牙，不应随意决定对其外形做大量修改。咬合分析的主要目的就是确定如何最好的达到后牙咬合分离。为了能通过最小量的牙齿调磨来完成这个目标，我们必须充分利用髁突对咬合分离的作用。当下颌前伸时，往前下方向的髁道斜度越大，使后牙脱离咬合的作用就越大，牙体组织需要调磨的量就更少。确定为了达到后牙咬合分离所需要调𬌗量的唯一方法就是了解实际的髁道。

当后牙不能脱离咬合时，部分病例可通过调𬌗来解决这个问题，或用正畸方法降低后牙𬌗平面或增加前导斜度，或采用联合的治疗方式。如果通过加大前导斜度来达到后牙咬合分离，可能会对下颌功能运动轨迹造成不利的影响。对前导的改变量取决于髁道对后牙分离的效果，以及在不过度损伤釉质的前提下后牙调𬌗的量。任何时候，一个保守治疗计划的形成取决于治疗前对为了达到后牙咬合分离目标所需后牙调𬌗量的精确判断，此时需要使用可调节髁导的𬌗架（图22-31）。

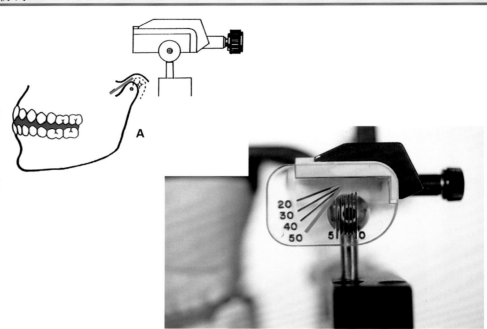

图22-31　可用Combi𬌗架的确定标尺替代髁导斜度插件。当使用前伸咬合记录时（A），可以清楚显示髁导斜度。然后用一个更平一点的髁导斜度插件替代确定标尺，保证在髁道斜度更大的患者口内后牙可以很好脱离咬合。这个病例中显示的髁导斜度是45°（B）。

B

在带有机械性髁导的半可调𬌗架上设定前伸运动轨迹

操作流程	设定水平髁导斜度

所有照片承蒙Great Lakes Orthodontics公司（Tonawanda, New York）授权使用。

借助描记工具，髁道的设定需要改变水平倾斜度，直至模型与前伸𬌗记录完美匹配。

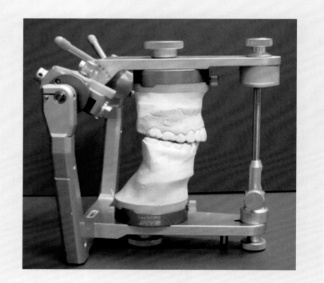

设置30°髁突水平倾斜度，模型以正中关系位上𬌗架。

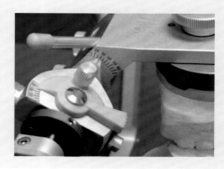

续表

操作流程　　　　设定水平髁导斜度

松开正中关系锁。

拧松髁导斜度调节螺丝。

将前伸咬合记录放在上下模型之间。

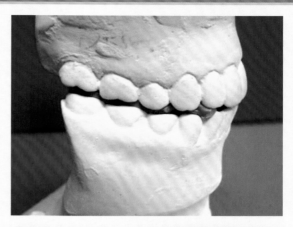

旋转髁球盒使模型恰好位于蜡咬合记录上。

拧紧髁球盒螺丝。

重复另一侧的操作。

完成水平髁球盒的设定。

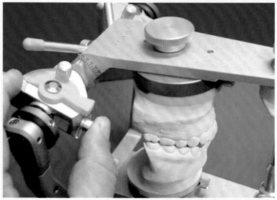

设定 Bennett角（侧移）

拧松 Bennett螺丝。

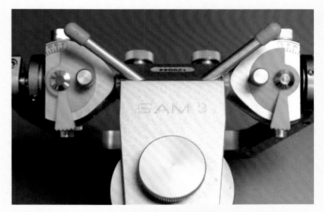

打开正中关系锁。

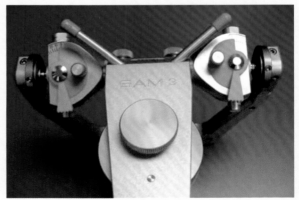

续表

操作流程	设定水平髁导斜度

注意：牙医一定要移走标准直线Bennett角插件，并换上绿色的Bennett角插件。

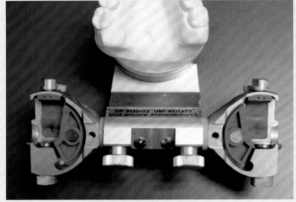

将侧移的咬合记录放置在上下模型之间（患者向左侧移动时放置右侧插件）。

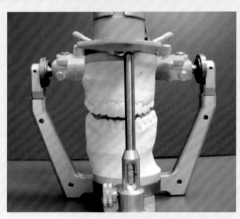

拧紧 Bennett螺丝。
重复另一侧操作。
完成Bennett插件设置。

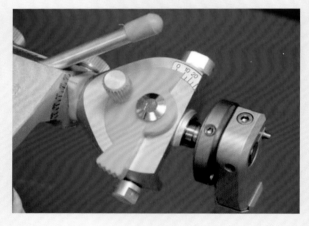

发挥𬌗架的优势：总结

　　牙医常常将大量时间浪费在那些对特殊病例作用很小甚至毫无价值的步骤上。巧妙地使用𬌗架可以提供所需要的精度，但更简单的方法就可以满足患者的实际需求时，𬌗架可以提供其便利性。通过对髁突运动与特殊牙齿斜面之间关系的理解，可以利用𬌗架来满足形成𬌗面形态的特殊要求，而不是过度关注不知会否影响结果的精确髁道。

> 随着对后牙咬合分离作用理解的加深，可以进一步简化对精确髁道记录的要求。

如果所有的下颌非正中运动都设计为后牙脱离咬合，那么将𬌗架设定更宽的侧方运动轨迹及更平的水平髁导斜度，都有助于后牙脱离咬合。若按要求完成这些，就不会出现不良结果。

如果希望所有非正中运动中后牙都脱离咬合，上下后牙离开的距离就不是很重要了。咬合分离的差异性并不像功能性或稳定性那么重要。

如果希望工作侧为组牙功能𬌗

如果前牙不能形成使后牙咬合分离的侧导，应该将能发生接触的最前端牙齿选为侧前导斜面。然后，工作侧后牙斜面可以和前面的牙一起形成组牙功能𬌗。我们曾经认为这需要精确的髁道记录，但是我们的三维功能运动轨迹模型研究显示，上颌工作侧牙齿斜面与正中接触的最前端牙齿的侧前导保持协调，会在该牙齿远中的所有牙齿上形成组牙功能接触。因为工作侧的髁道对工作侧的下后牙运动轨迹并没有明显的临床意义，所以无论髁道情况如何基本上都可以完成上述要求。侧前导是主要的决定因素。

过去认为，下颌向工作侧开始侧向移动之前或期间存在迅即侧移。这个观点已很明确地被否定了，在哥特式弓描记图上就可简单显示，同时在解剖上也证实髁突内极不能从正中关系位进行直线水平移动。

将迅即侧移纳入髁导的𬌗架会影响模型上从正中关系位开始的下牙运动轨迹。在制作修复体𬌗面时，要结合这种运动轨迹，将不会产生对修复体的𬌗干扰。当修复体戴入患者口内时，会引起工作侧斜面咬合分离。因此，𬌗架上的侧移并不适用于制作有组牙功能的修复体。

在我多年临床工作中一直使用的Dénar® Mark Ⅱ 𬌗架，就可以针对迅即侧移进行机械调整。很多年前，我们将𬌗架上的迅即侧移值设为0°。但这并不能阻止渐进侧移的发生，因为平衡侧髁突在前伸运动轨迹中会发生往下的滑动。

𬌗架上的迅即侧移并不能代表真实的髁道。因此，不是很有必要在𬌗架上制作迅即侧移，否则只会增加𬌗架制作的成本和复杂性。大量的半可调𬌗架都没有迅即侧移，也可以完全满足牙体和义齿修复治疗的需求，而不会产生问题。

有很多𬌗架可供选择，应该选择高品质的𬌗架。确定𬌗架类型，然后尽可能使用相同类型的𬌗架。这样做的好处是，可以使临床和技工室的操作标准化。另外一个明显的优势是，相同的𬌗架之间可以模型互换或与相同系统内的其他𬌗架之间进行模型互换。

不考虑不能应用面弓转移的𬌗架。𬌗架的价格差异很大，需要仔细比较制作工艺及使用的便利性。不要误认为𬌗架体积越大就越有价值，要认识到任何一款𬌗架只需要满足本文所提到的基本功能运动即可，没有必要为了达到比这些需求更高的要求而将𬌗架复杂化。

简易的铰链轴𬌗架受限于患者不能做的运动。它们是𬌗面形态制作错误的一个主要原因，对修复过程或咬合分析毫无意义。

推荐阅读

Bennett NG: A contribution to the study of the movements of the mandible, *Proc Soc Med (Odontol)* 1:79, 1908; reprinted in *J Prosthet Dent* 8:41, 1958.

Levinson E: The nature of the side shift in lateral mandibular movement and its implications in clinical practice, *J Prosthet Dent* 52:1, 1984.

Lundeen H: Condylar movement patterns engraved in plastic blocks, *J Prosthet Dent* 30(6):866-875, 1973.

Ricketts RM: *Orthodontic diagnosis and planning: Their roles in preventative and rehabilitative dentistry.* Denver, 1982, Rocky Mountain Orthodontic.

Solberg WK, Clark GT: Reproducibility of molded condylar controls with an intraoral registration method. Part I. Simulated movement, *J Prosthet Dent* 32:520, 1974; Part II. Human jaw movement, *J Prosthet Dent* 33:60, 1975.

Swanson KH: A new method of recording gnathological movements, *Northwest Dent* 45:99-101, 1966.

Swanson KH, Wipf Articulator Company (TMJ) Articulator Manual, Thousand Oaks, California.

功能紊乱

Dysfunction

颞下颌关节紊乱病的鉴别诊断

Differential Diagnosis of Temporomandibular Disorders

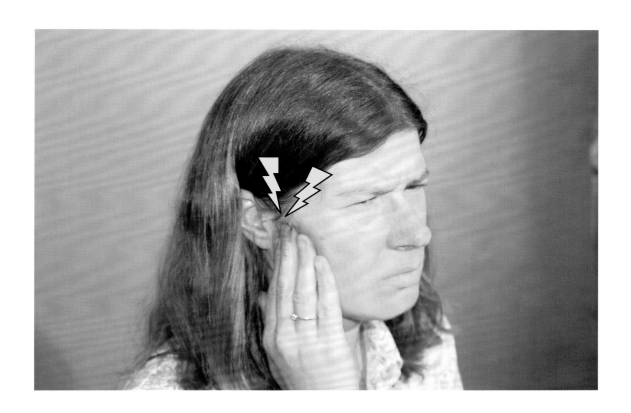

理念
最重要……做出诊断。

理解专业术语

> **紊乱：** 功能和/或结构方面存在干扰而导致的异常。
>
> ——Stedman's 简明医学辞典

颞下颌关节紊乱病

颞下颌关节紊乱病（TMD）是指任何源于或导致颞下颌关节畸形、病变、错位或功能失调的紊乱。它包括颞下颌关节（TMJs）的咬合偏移和相关的肌肉系统反应。

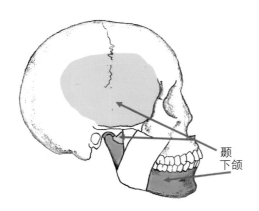

颞下颌

毋庸置疑，颞下颌关节紊乱病这个术语的引用所带来的混淆和负面结果比其他文献中的术语更严重。这个术语在众多文献、病因学研究以及牙科教学中，被描述为一种简单的、多因素的综合征，包括一些与颞下颌关节无关，甚至与咀嚼系统无关的紊乱。即便颞下颌关节紊乱病表现出不同的形式或不同类型的症状，但这些类型只是归为一种典型的综合征，而没有能够按照不同的紊乱类型和其内在不同病因进行特别治疗。

美国国立卫生研究院关于颞下颌关节紊乱病管理技术评估会议（1996）将专业术语颞下颌关节紊乱病的定义更正为：

"根据临床医生意见和诊断方法，颞下颌关节紊乱病用于描述广泛的表现各异的情况，表现为面部或颞下颌关节区疼痛、开口受限、开闭口关节绞锁、异常咬合磨耗、颞下颌关节弹响或破裂音以及其他症状。"

如果笼统地将这些很多不同且不相干问题统一称为颞下颌关节紊乱病，始终会存在争论。因此，颞下颌关节紊乱病的术语应该仅限于与颞下颌关节相关的特定紊乱。这些紊乱病包括，单侧或双侧的关节移位、关节盘紊乱、影响骨头或关节表面的多种疾病、其他病理性紊乱病、炎症或特定关节内结构的损伤。

影响颞下颌关节位置的咬合不调以及咀嚼肌紊乱病亦可归为特殊类型的颞下颌关节紊乱病。需要遵循一条简单扼要的原则：

> 不属于经过讨论的紊乱类型以及受累及结构的病变，不要使用"颞下颌关节紊乱病"一词。

颅下颌紊乱病

颅下颌紊乱病（CMD）是指任何涉及下颌对颅底关系的紊乱病，它可能累及或不累及颞下颌关节的紊乱。因此，不能将颅下颌紊乱病认为是颞下颌关节紊乱病的同义词。

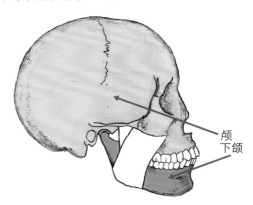

颅下颌

由于颅下颌紊乱病经常被用作描述以多因素综合征为代表的一组症状，对颅下颌紊乱病的普遍误用已经造成严重的混乱。实际上，颅下颌紊乱病包括了很多不同体征、症状和病因。每一种紊乱病都可能是多因素的。没有对颅下颌紊乱病具体分型进行鉴别诊断而将其当成综合征来治疗，是在很多与咀嚼系统结构相关疼痛诊疗过程中常犯的严重错误。

将颅下颌紊乱病当作颞下颌关节紊乱病的同义词，就无法说明那些颞下颌关节正常、健康且无症状的患者也会发生颅下颌紊乱病。

咀嚼系统紊乱病

咀嚼系统紊乱病（MSD）是指与功能紊乱、不适或整个咀嚼系统局部形变等情况相关的咀嚼系统结构紊乱。这个术语通常与有特指的结构紊乱相关疾病一起描述时使用。

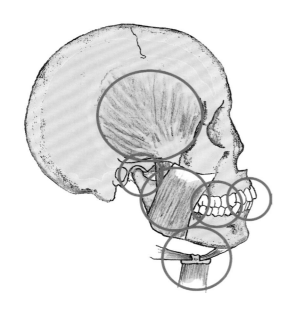

牙科学所关注的咀嚼系统包括了上图中红圈所标识的结构，这些部分都是常见的疼痛来源。这个系统内某些部分之间的不平衡是引起疼痛的常见原因。虽然在这部分未说明其他重要结构部件的神经复合体、血管系统和细胞基础等，但不能忽视它们在疼痛或功能紊乱分析中的意义。

口腔修复学专业术语中将咀嚼系统定义为行使主要咀嚼功能的器官和结构[1]。包括牙齿及其支持结构、颅下颌关节、上颌、下颌、定位和辅助肌群、舌、唇、颊、口腔黏膜以及相关的神经复合体。

在这个定义上，我们会增加血管复合体和唾液腺，因为它们也是咀嚼系统的组成部分，也有可能造成口面部疼痛。

评估头、颈或口面部疼痛必须明确疼痛是否为任何咀嚼系统结构来源。诊断策略取决于对系统中每一部分的分析并确定是否有变形或功能紊乱。

我强烈倡议使用"咀嚼系统紊乱病"这个术语时一定要结合经过讨论的特定结构各组成部分的类型和状况。例如，咀嚼系统紊乱病必须跟关节囊内紊乱病有所区分。尽管两种紊乱病经常同时发生，但其病因和治疗必须区分对待。然而，由于颞下颌关节紊乱病在文献中的广泛应用，只有当描述与颞下颌关节复合体特异相关的紊乱病时我们才使用那个术语以免混淆。

文献的读者应该要提防在综合征的背景下避免误用颞下颌关节紊乱病或咀嚼系统紊乱病这两个术语。每一个术语都是一个集合名词，包含了需要加以区分的不同类型的紊乱病。

关于诊断的特异性

显而易见，没有稳定的颞下颌关节就没有稳定的咬合。因此，在进行大范围的咬合调整之前，必须要了解颞下颌关节的状态。时至今日，已经可以明确颞下颌关节的状态。此外，要区分每种类型的关节囊内紊乱病，要对分类进行验证。临床医生借助影像技术的发展能发现所有颞下颌关节结构紊乱病。通过将特定体征症状和特定结构紊乱相匹配，颞下颌关节紊乱病的诊断和治疗都已不再神秘。

> 颞下颌关节紊乱病作为病因不详综合征的概念已经过时。

关于颞下颌关节解剖和生理的进一步研究已经结合了对于不同组织适应能力的新观点。主观意见已经为客观分析所替代，鼓励对关节及与其相关构成部分的错误进行更精细的分析。因此，临床医生要能针对除对症治疗以外的特异性病因的纠正而制订治疗方案。

以往许多治疗方法的问题在于只是进行了对症治疗，而没有纠正会引起进展性结构紊乱症的病因。由于很多咀嚼系统紊乱是进展性的，因此不能仅局限于对症治疗。对病因忽视得越久，造成的损害就越大。

口面部疼痛的分析

忽略疼痛的病因而仅关注于疼痛本身，是一种短视的行为。不幸的是，对包罗万象的颞下颌关节紊乱病怀有"综合征"心理的医生会将很多不同的紊乱病都糅合到综合征里去，因此不能进行特异性治疗。任何有效的治疗方法，必须要能区分每一种特异性的紊乱病并能分离出那些引起紊乱病或对其程度或持续时间有影响的因素。这个方法听起来似乎没有问题。实际上，简化每种治疗流程最合理的途径是首先明确需要治疗什么。所以，最重要的是做出诊断。

对于口面部疼痛的诊断有一个程序化的流程，该流程不仅针对专科医生，对于全科医生也同样是非常实用的。流程开始于对疼痛引起体征的理解。将疼痛定义为"对于组织损害的反应"。如果疼痛位于咀嚼系统，包括颞下颌关节区，分析的第一步应该要明确：什么是疼痛的来源？

不考虑上述这个问题可能会造成颞下颌关节紊乱病诊断和治疗的混淆。若能认识到咀嚼系统内的疼痛通常是对一些结构紊乱的某种反应形式，诊断可能会变得简单化。很多疼痛反应的来源在于那些结构被改变的组织，或因某种结构改变而造成的功能性影响。合理的诊断流程需要逐个进行结构分析以明确疼痛的组织来源。例如：哪颗牙齿痛？哪些肌肉酸痛？哪些关节内部结构痛？

有些疼痛的根源不在疼痛本身的位置。意识到交感神经来源疼痛的作用是很重要的，例如放射性痛或复合性区域疼痛综合征（CRPS）等。然而，更重要的是对于复合性疼痛模式的诊断要将注意力集中在发现疼痛位点与潜在疼痛来源之间的联系。如果诊断流程是聚焦在发现疼痛来源，对颞下颌关节紊乱病和其他咀嚼系统紊乱病的诊断及其特异性分类会更清楚。如果操作得当，通常可以避免将心理焦虑作为主要的病因。心理焦虑的诊断往往适合于没有发现明确的疼痛源。查找疼痛源通常是合理的起始点。

结构变化的分析

关于颞下颌关节紊乱病，不能仅仅考虑疼痛。疼痛是结构变化所造成的常见症状，但不是所有的结构变化都会引起疼痛，因此颞下颌关节紊乱病的不同诊断必须同时查找体征和症状。

只要咀嚼系统存在不协调，就会呈现相应体征。但是有体征，却不一定会有症状。

某些类型的结构性紊乱通常会引起疼痛或不适的感觉，因此体征通常会在症状之前出现。单凭症状可能会造成不必要的进行性结构损害。例如，牙周病患者在感觉到症状之前的很长一段时间内通过临床医生的仔细检查就可以发现其体征。患者通常直到牙髓受感染并形成根尖脓肿才会意识到有深龋。同样的，重度咬合磨耗在患者意识到结果之前几乎已经破坏牙列了。隐裂可能导致牙齿裂开。如果不能发现早期体征，会错过咀嚼系统肿瘤的手术期，颞下颌关节的结构变形会造成严重的面部不对称。

通过对患者的倾听，敏锐的临床医生可以了解很多信息，但是如果不能仔细观察和注意患者体征，也会错失很多。

> **要点**
> 体征：疾病或紊乱的表现。体征是检查者能察觉到的客观证据。
> 症状：患者能感受到疾病状态的主观证据，通常表现为疼痛或功能异常。

观察咬合不调的机制，特别关注咬合不调是如何引起肌肉亢奋的，会将压力和拉力集中于颞下颌关节内部结构和牙齿上。肌肉亢奋的原因通常与某些侧方殆干扰（体征）相关，这些殆干扰通过机械受体感受系统对肌肉造成刺激（图23-1）。对侧方殆干扰牙齿斜面的磨牙症会加重损害。由于肌肉会造成关节和牙齿的超负荷，会对最薄弱的联系部分造成最严重的结构损伤（体征），但疼痛主要集中于肌肉（症状）。临床医生必须在做出诊断时就可以将体征和症状二者之间进行关联并评估所有因素。

间接损伤

如果对颞下颌关节紊乱病的诊断显示疼痛主要来源于关节，并不意味着就可以停止进一步的探究。如果有颞下颌关节结构的变形，几乎都会有磨损、异常动度、隐裂、牙折等体征；同时也会有肌肉系统的体征和/或症状。肌肉和咬合不协调时，通过对肌肉疼痛原因的探查，会发现牙齿干扰是引发因素，而肌肉系统又会随之成为牙齿破坏的原因。

要牢记的是，咀嚼系统的紊乱病几乎很少是与某单一结构相关的。大部分都伴有关节、牙齿或肌

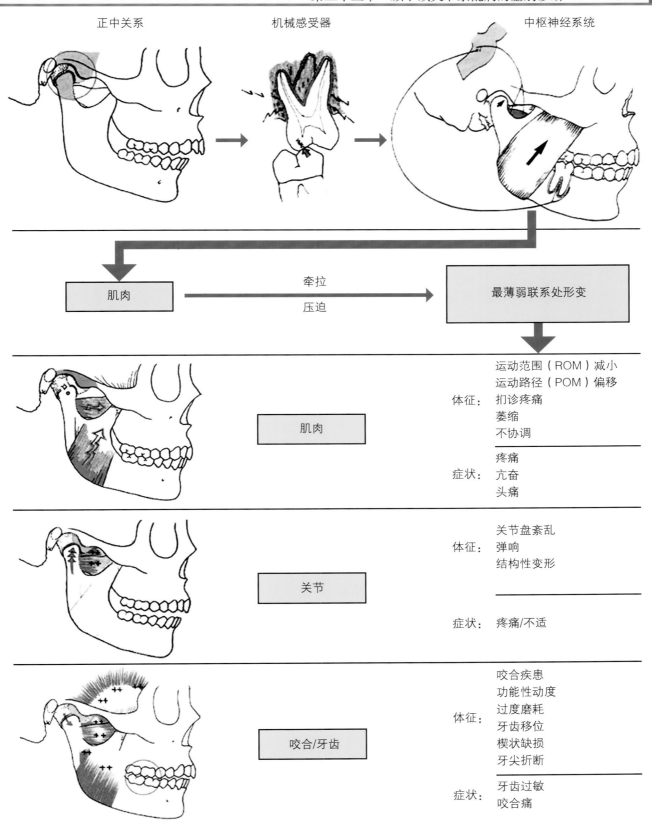

图23-1　形变机制。对正中关系的咬合干扰刺激了牙齿牙根内和牙周的机械感受器，而这些牙齿对非正中运动至最大牙尖交错位时的协调肌肉运动造成了干扰。结果造成了咀嚼肌的不协调和亢奋，进一步加强了位点和牙齿的压应力和拉应力。在最薄弱环节处发生变形，进而表现出必须进行具体分类的体征和症状。

肉的间接影响，既有体征，也有症状。仔细观察通常会发现结构紊乱互为因果的连锁反应。

颞下颌关节紊乱病可按不同方式分型。对临床工作者而言，最合理的诊断方法是意识到颞下颌关节紊乱病的疼痛来源或功能紊乱可被分成三大类。每种类型应仔细研究来确定它是否属于疼痛或功能失调的来源。颞下颌关节紊乱病可以分类如下：

1. 咀嚼肌紊乱病；

2. 关节囊内结构紊乱病；

3. 类颞下颌关节紊乱病状态。

由于3种紊乱病中的两种可能会同时出现在一个患者身上，因此在进行任何疑似颞下颌关节紊乱病评估时，必须考虑所有的3个分类。而且，3种紊乱病会互为因果关系。例如，关节盘紊乱通常伴有咀嚼肌的反应。必须要明确的是，肌肉不协调是否会引起关节盘紊乱，或是否反之亦然。任何时候只要发生咀嚼肌疼痛或功能异常，都必须要评估是否存在𬌗干扰，因为在颞下颌关节紊乱病中也必须进行𬌗干扰的矫正。

颞下颌关节紊乱病的两大最常见病因将在第二十四章和第二十五章中做深入探讨。更广的分类有助于对相互间重要关系的理解。

颞下颌关节紊乱病的分型

在诊断颞下颌关节紊乱病疑似病例时，必须从4种分类中找到最符合描述的类别。紊乱病的治疗方法及预后与分类法有着明确的关系。在全面诊断之前应进行更具体的分类，在表23-1中将每一种颞下颌关节紊乱病进行分类有助于探讨和简化对不同体征，症状和患者反应的理解。

表23-1的分类大致涵盖了临床上常见的绝大多

表23-1	颞下颌关节紊乱病的分类
分类一	无关节内结构紊乱的𬌗-肌肉紊乱病。
分类二	咬合不协调直接相关的可复性关节内紊乱病，咬合矫正后可恢复舒适功能。
分类三	不可复性关节内紊乱病，若能够重建咬合-肌协调性，可以通过适应性改变而重建舒适功能。
分类四	无法适应的关节内紊乱病可能是原发的，也可能继发于咬合不协调或与之无关。

数颞下颌关节紊乱病。每一种分类都还需要进一步的细分，但即便算上那些亚类，咬合不协调的作用似乎还是被夸大了。对患者正确分类的临床经验证实咬合不协调仅仅是颞下颌关节紊乱病分类中一个明显的因素。通过对咀嚼肌紊乱病的更具体的分类，可以更精确地分析咬合作用，来明确咬合不协调是否是致病因素。

与颞下颌关节紊乱病相关的口面部疼痛和功能紊乱普遍来源于咬合-肌肉疼痛或功能异常。每位临床牙医都应该了解其体征和症状，以及其对于牙齿、颞下颌关节以及肌肉系统可能的间接影响。牙科学中绝大部分都与咬合-肌肉紊乱或矫正有某种程度上的关联。

参考文献

[1] The Academy of Prosthodontics: *The Glossary of Prosthodontic Terms.* St Louis, 1968, Mosby.

要点

治疗方法的选择及结果都与颞下颌关节紊乱病的分类明确相关。

咬合-咀嚼肌功能紊乱症

Occluso–Muscle Disorders

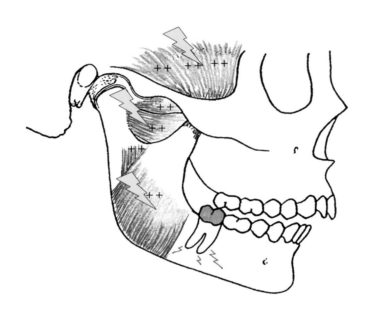

理念

大多数颞下颌关节紊乱病（TMD）的疼痛并不是关节自身的疼痛，而是由咬合干扰引起下颌偏移触发的咀嚼肌疼痛。

咬合－咀嚼肌功能紊乱病： 对生理性下颌运动和不良习惯的侧方𬌗干扰会引起肌肉过度兴奋及功能不协调，从而会导致肌肉不适或功能障碍。

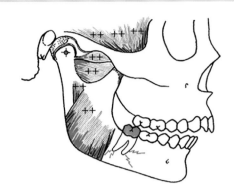

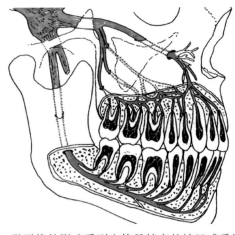

图24-1 𬌗干扰的影响受到人体最精密的神经感受器系统的监测。感觉传入神经肌肉系统是通过最大脑神经的主要分支调控的。三叉神经通过遍布牙周膜和成牙本质细胞上的感受器单元形成了广泛的反射反应系统。这个系统非常灵敏，它通过激活保护肌肉的神经反射弧模式对大多数微小的𬌗干扰都能做出反应，但若反应延时，就会发展成肌源性疼痛。

在牙科词汇表中没有对口颌面疼痛最常见和最正确的病因进行定义。毫无疑问，咬合－咀嚼肌功能紊乱症是引起口颌面疼痛的最常见原因。即使在三级疼痛的患者中，也最常见到咬合－咀嚼肌功能疼痛。咬合－咀嚼肌功能疼痛也是咀嚼系统紊乱症中最容易被误解和忽视的症状。

除咀嚼肌本身的各种疼痛症状外，由𬌗干扰引发的咀嚼肌功能不协调和过度兴奋还会引起或加剧其他结构的疼痛。早接触或受到超负荷的牙齿会引起剧烈的牙齿疼痛、加剧鼻窦炎的疼痛、激发紧张性头痛（特别在颞肌区）、由翼外肌痉挛引发邻近耳朵的假性疼痛、影响关节盘在髁突上的位置排列或引起颞下颌关节的疼痛性移位等。由𬌗不协调引发过度兴奋的肌肉内部疼痛可能会掩盖化脓性根尖周炎牙齿或其他不相关病理性疼痛的症状（图24-1）。

> 因为独立的咬合－咀嚼肌疼痛也经常会伴随有关节囊内紊乱和其他疼痛来源，所以在诊断中要对咬合－咀嚼肌疼痛进行单独评估。

如果不能首先确定是否能达到正中关系位或适应性正中状态，就不可能全面评估咬合－咀嚼肌功能紊乱症。颞下颌关节位置和状态的具体分类是诊断中必不可少的开始步骤。

如果牙医必须理解咀嚼系统的所有病症，那么对医生和患者而言，再也找不出比咬合－咀嚼肌疼痛更难解决的问题了。

咬合－咀嚼肌疼痛不是一个罕见的紊乱症，这是一个牙科日常工作中常见的问题。尽管非常容易确定它是否引起疼痛、不适或功能障碍，但还是经常无法确诊或发生误诊。对于知道如何临床检查的牙医来说，咬合－咀嚼肌功能紊乱症有很明显的症状和体征。此外，即使疼痛或功能紊乱存在多种病因，但还是能鉴别诊断出咬合－咀嚼肌功能紊乱症的。当存在多个病因时，还是要确定咬合－咀嚼肌功能紊乱引起疼痛的程度，并与其他病因进行鉴别诊断。诊断过程实用、简单易学且合乎逻辑。

因为咬合－咀嚼肌功能疼痛总是涉及颞下颌关节与𬌗接触的关系，所以必须将𬌗接触与完全就位的髁突相联系。所以开始治疗前，通常要先确定颞下颌关节是否健康，以及是否处于正中关系位或者适应性正中状态等。

如何确定颞下颌关节是否健康

在评估𬌗之前，必须要先评估颞下颌关节，并确认是否处于一个基本健康的状态，以及髁突与关节盘之间的排列和位置是否正常。髁突以正中关系位为起始点可进行无不适的自如运动。如果任何一侧颞下颌关节有问题，在解决𬌗问题之前必须尽可能治疗颞下颌关节疾病。所有的𬌗关系就等同于颞下颌关节的关系。即使𬌗协调，但关节却位置紊乱，最终口颌系统只能处于不协调的状态。

6种验证颞下颌关节是否健康的方法

1. 病史筛查：治疗前必须询问患者关于颞下颌关节的一些关键问题。问题列表详见本章。

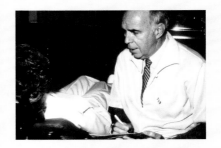

2. 负荷试验：验证正中关系位或者适应性正中状态的舒适性。一旦出现紧张或压痛症状，就需要进一步评估（详见第十章）。

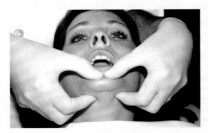

3. 运动轨迹和范围检查：前伸运动正常范围是10~14mm；左右运动范围是10mm；最大无不适开口度范围是40~60mm。

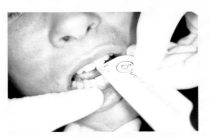

4. 多普勒分析：一个完好而健康的关节在转动和平动过程中没有杂音。

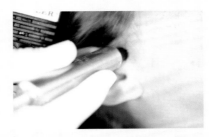

5. 影像学检查/图像分析：如果病史和其他检查阴性，就无须进行影像学检查，要基于症状和体征选择相应的影像学检查方法。

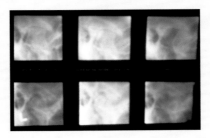

6. 用于肌肉去程序化的前牙殆垫：可用于确定疼痛的致病因素是否是殆，以及关节囊内紊乱是否导致疼痛。如果可以自由运动的前牙去程序化殆垫不能缓解颞下颌关节的疼痛或不适，则关节囊内紊乱可能是引起疼痛的根源。

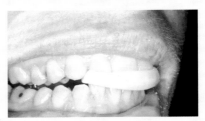

表24-1　明显的咬合-咀嚼肌功能紊乱症列表		
TMJ负荷试验阴性	是	否
多普勒分析正常	是	否
可以确认正中关系	是	否
对正中关系的殆干扰	是	否
肌肉触诊疼痛	是	否
常规影像学检查	是	否

如果上述所有问题的答案都是"是"，就可以推测是咬合-咀嚼肌功能紊乱的问题，而不是关节囊内结构紊乱症。

　　非关节囊内紊乱所致颞下颌关节紊乱病的典型表现为：病史阴性、运动轨迹和范围正常、负荷试验阴性（即无紧张或压痛）。如果前牙去程序化殆垫就位时能完全缓解不适，提示可能存在咬合-咀嚼肌功能紊乱。

　　当颞下颌关节没有任何疑似问题时就不需要应用上述所有6种检查方法，要根据患者的病史或可疑的问题进行相应的检查。

　　在开始广泛的修复或正畸治疗前，即使其他检查结果都是阴性，仍推荐进行多普勒检查（表24-1）。

病史筛查

　　在检查中，要发现那些提示有问题的异常情况，一旦发现就要深入检查，无须在没有任何症状和体征的地方浪费时间。然而，也不能完全依靠患者的描述，必须查找先于症状前出现的体征（表24-2）。

对没有颞下颌关节紊乱病的咬合-咀嚼肌疼痛的诊断

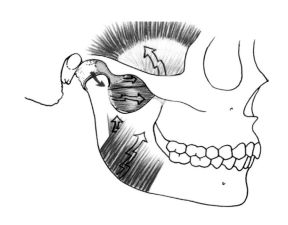

表24-2　如何检查患者		
肌肉	询问	您是否经常头痛？ 如果是，疼痛部位和频率？
	询问	您是否有肌肉疼痛？ 如果是，疼痛部位和时间？疼痛原因和能否缓解？
关节	询问	您是否受过外伤？ 如果是，详情如何？
	询问	您是否有关节杂音，爆破音，弹响？
		是否有关节疼痛不适？开闭口时是否有关节绞锁？是否有其他关节问题？
咬合/牙齿	询问	有没有注意到任何的咬合改变？
		您的咬合是否完全舒适？
		您咬硬物时是否无不适？
		您咬物时是否有牙齿疼痛？
	检查	是否有磨耗的牙齿
		是否有开裂的牙齿　　向患者指出
		是否有松动的牙齿
		楔状缺损
	询问	对您的咬合和牙齿还有什么疑问？
美观	询问	您觉得您的牙齿和微笑情况怎么样？

注意：在许多患者中，美观问题是咬合疾病的不同形式所表现出来的结果。将美学问题的原因和对进行性破坏疾病的治疗联系起来，对我们的诊疗工作很有帮助。

　　学习将咬合-咀嚼肌疼痛从颞下颌关节紊乱病中区分出来，是对疼痛鉴别诊断的基本要求，咬合-咀嚼肌疼痛也可能会引各种不同的副作用，如头颈部疼痛。对疼痛的各方面进行检查并溯源是非常重要的，通过下表所列的6步法可以有效完成检查。

操作步骤　　　　从颞下颌关节疼痛中区分出咬合-咀嚼肌疼痛

步骤1：确定疼痛是否涉及咀嚼肌。翼内肌是否触诊疼痛？如果存在咬合-咀嚼肌功能紊乱，翼内肌总是会有一定程度的疼痛，因此具有一定的诊断意义。

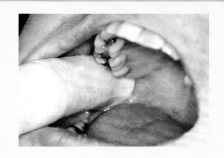

步骤2：排除关节囊内紊乱问题。验证是否可以达到正中关系位或者适应性正中状态。负荷试验必须为阴性。

步骤3：将特异性的肌肉疼痛与髁突运动方向相关联。
a. 找到并验证正中关系
b. 殆偏移的定位
c. 将殆偏移与髁突从正中关系位上移位的方向相关联
d. 为了测试肌肉反应要先排除殆因素

前牙去程序化殆垫、棉卷或水殆垫均可通过隔离侧方殆干扰，使颞下颌关节完全就位。

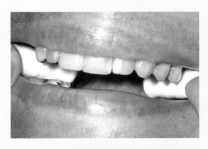

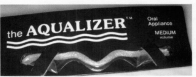

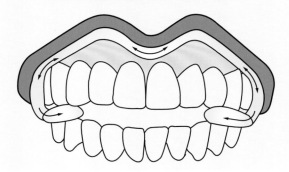

续表

| 操作步骤 | 从颞下颌关节疼痛中区分出咬合–咀嚼肌疼痛 |

步骤4： 如有必要，可以通过颞下颌关节的影像学检查来确认髁突位置和状态的总体适宜性。

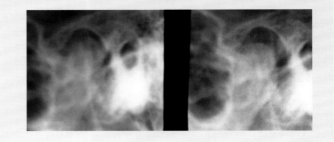

注意：仅凭影像学检查不能准确定位正中关系位。

对比颞下颌关节经颅侧斜位片（薛氏位）可以发现，髁突在正中关系位完全就位，与之比较在最大牙尖交错位时髁突会略微往前下移位（右侧）。髁突位于正中关系位时关节表现舒适，而髁突发生移位且紧咬牙时会出现肌肉疼痛。

其他影像检查方法可见第二十七章。

步骤5： 排除疼痛的病理因素。
a. 牙髓的
b. 牙周的
c. 软组织的
d. 骨性的
e. 系统性和/或牵涉性疼痛

即使可以明确咬合–咀嚼肌疼痛的诊断，仔细查找其他的疼痛来源也很重要。调𬌗之后疼痛会剧减，但是并不能排除其他病因。如果使用前牙去程序化𬌗垫或调𬌗完成后，关节和肌肉的所有疼痛并没有完全消除，这就可能说明存在其他的疼痛来源，必须予以确认。关于关节囊内结构紊乱症的诊断和分类详见第二十五章和第二十六章。

步骤6： 针对病因的治疗。
治疗方法选择：
·调𬌗
·修复治疗
·正畸治疗
·外科治疗

检查运动范围

> 限制正常运动范围（ROM）的两个因素：
> 1. 肌肉过度收缩
> 2. 关节囊内结构紊乱导致关节运动受限

观察上下开口、左、右和前伸开口时的平滑、对称、无限制的运动（图24-2）。

正常范围	张口度	40～50mm
	侧方运动	7～15mm
	前伸运动	7～15mm

髁突只进行旋转运动时的最大开口度小于20～25 mm；更大的开口运动髁突会出现平动。

开口运动向一侧偏斜说明该侧髁突平动受限。

当存在问题时，要区分无不适张口和最大张口，并询问患者最大张口的感觉。

开口初期下颌左右摆动通常与关节盘移位并试图使关节盘再就位有关。

当观察开口运动范围时，用指腹的轻微压力触诊关节是检查明显弹响的好方法。

肌肉触诊的结果

颞下颌关节紊乱病的常规检查包括咀嚼肌的触诊。肌肉压痛通常与不协调方式下的超负荷运动所造成的肌肉过度兴奋有关。在下颌闭合到最大牙尖交错位的过程中，如果需要一直保持避免发生咬合接触的模式，肌肉就会发生超负荷工作。要分析哪些肌肉压痛与牙齿接触时下颌移位方向有关。若偏移的牙齿斜面和触诊压痛的肌肉相关，则存在咬合-咀嚼肌疼痛（图 24-3）。

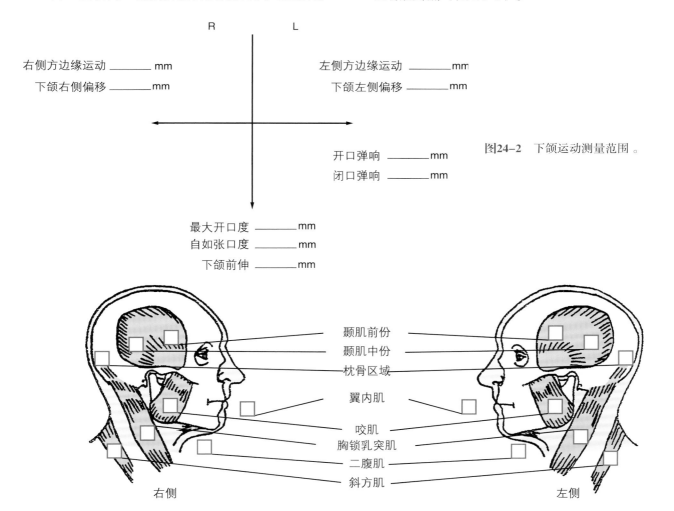

图24-2　下颌运动测量范围。

图24-3　咀嚼肌疼痛的分级标准表。这应该是对所有初诊患者的常规筛查项目，特别是有可能需要慎重思考的矜治疗患者，或者是主诉有口颌面部疼痛或不适的患者。

咀嚼肌的反应

翼内肌。翼内肌的触诊对咬合-咀嚼肌功能不平衡的临床意义最大。触诊操作简单,与同侧髁突的移位方向直接相关。翼外肌是保持下颌位置的主要肌肉,但不容易触诊。如果同侧髁突必须移位才能达到牙齿的最大牙尖交错位,翼内肌触诊往往会有压痛,是可靠的诊断性标志。

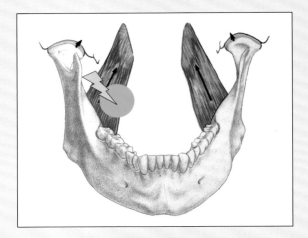

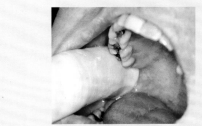

浅层咬肌。触诊压痛通常表明,为达到最大牙尖交错位需要同侧髁突发生移位,会造成的一定程度的𬌗干扰。紧咬牙和夜磨牙患者的咬肌常常增生肥大。压痛和晨起开口受限几乎可以表明有夜磨牙。调𬌗或许不一定能减轻夜磨牙,但通常能缓解肌肉酸痛,并肯定可以减轻严重磨牙症患者对牙列的损害。

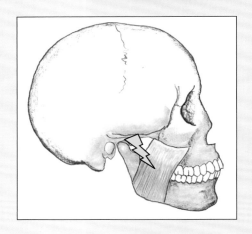

深层咬肌。这组肌肉能拉髁突向上移动,因此任何需要髁突前/下移位的偏移斜面,都会使肌肉直接发生等长收缩,与使髁突沿关节结节下移的翼外肌发生拮抗。当浅层咬肌表现酸痛时,深层咬肌也会出现酸痛。

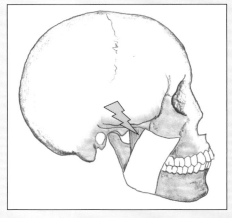

颞肌。调𬌗后出现头痛好转是颞肌的作用。颞肌也是翼外肌的拮抗肌。它部分起始于眼眶外侧壁后部，可能会引起眼睛后面的急性疼痛。它的腱膜扩展延伸成为头部上方的神经鞘膜，当它发炎时触摸头皮就会痛。颞部头疼或颞肌痛是最常见的与咬合-咀嚼肌功能不平衡相关的症状。

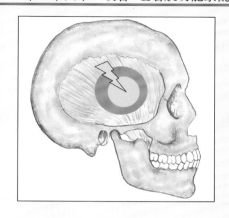

翼外肌下头。任何偏移的咬合斜面都需要髁突移位来达到最大牙尖交错位，这是导致翼外肌过度兴奋和酸痛的直接原因。翼外肌是下颌每次离开正中关系位时拉髁突向前的定位肌肉，即使是最轻微的向前移动也会涉及翼外肌。如果下颌向左偏移，右侧翼外肌必须拉右侧髁突向前运动；向右偏移需要左侧翼外肌收缩。向前偏移则需要双侧翼外肌收缩。翼外肌成为疼痛来源的最主要原因就是任何前伸运动都同时需要向下运动。因此，当所有升颌肌群拉髁突向上时，翼外肌下头必须保持髁突紧贴光滑陡峭的斜面往下运动。正中关系位是唯一能在完全闭合到最大牙尖交错位过程中，使翼外肌完全放松的髁突位置。

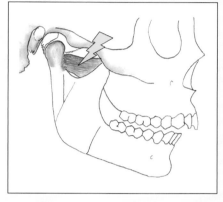

检验

翼外肌触诊实际操作性不强，但能有效检测翼外肌是否会引起疼痛。请患者轻微前伸下颌，向下颌施加压力来激发肌肉反应。如果肌肉有酸痛就会对这个试验有所反应。双侧手法诱导法也是一个非常好的方法，可以确定翼外肌是否处于保护性过度收缩的状态。任何受负荷刺激所产生的肌肉紧张或疼痛的体征都表明，不是肌肉止动就是关节囊内结构紊乱。这是用前牙去程序化进行鉴别诊断的适应证。如果没有关节囊内结构紊乱，肌肉症状会缓解。

翼外肌上头。这组肌肉负责保持关节盘在运动中的位置排列，难以进行有效触诊。然而，如果当髁突进入正中关系位时，翼外肌不能舒张就会出现关节盘前移位。双向的关节弹响表明翼外肌上头亢奋或出现痉挛。去程序化经常可以引起肌肉的舒张并自动减轻关节盘的移位。

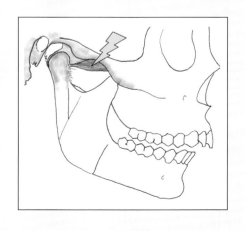

舌骨周围区域。侧方𬌗干扰会引起下颌习惯性前伸从而避开干扰，通常会涉及二腹肌和舌骨肌。很多患者因𬌗偏斜而形成了前伸的头位，借助舌骨周围肌肉来减轻翼外肌负担。通常比较有效的是，通过前牙去程序化来缓解不适，就可以验证是否涉及这些肌群。

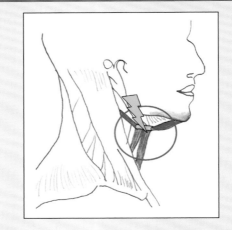

胸锁乳突肌（SCM）。如果触诊时胸锁乳突肌出现压痛，需要对头部姿势和/或与颈椎错位的间接影响进行评估，并考虑转诊给理疗师做辅助治疗。切记𬌗不协调不是产生头部和颈部肌肉问题的唯一原因。

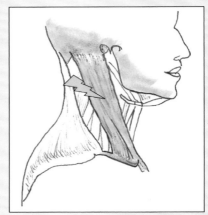

枕骨区域。枕骨区域头痛通常与𬌗干扰相关。如果有肌肉酸痛，应该要寻找与正中关系位或非正中运动过程中的𬌗干扰。这个问题可能会导致头部姿势和颈椎错位的联合问题，或者与咬合因素无关，需要考虑转诊给理疗师做理疗。

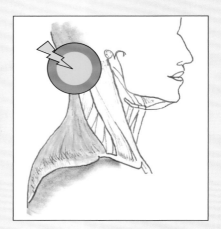

斜方肌。尽管颞下颌关节紊乱病的形式包括肩背部疼痛，临床经验表明当调𬌗后这个区域的一些疼痛会消失，这个结果更多可能是与调𬌗后会改善头部姿势相关。必须要考虑颈椎错位问题，一旦有问题要考虑转诊给理疗师。

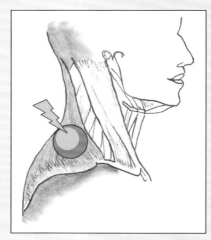

诊断确立

由于对咬合-咀嚼肌疼痛的诊断可以通过两个简单的测试进行确认，因此一定不要遗漏对咬合-咀嚼肌疼痛做出诊断。

测试1：紧咬牙实验

患者空咬，上下牙紧咬在一起后如果有任何一颗牙齿感到疼痛，就意味着紧咬牙试验阳性。只要有𬌗干扰通常就能得到可靠的测试结果，因此引发咬合-咀嚼肌疼痛的原因是主动的。

测试2：前牙去程序化试验

如果采用前牙去程序化𬌗垫或者将棉卷横放在左右前磨牙处闭口，使后牙脱离咬合，如果能够缓解疼痛的话，就表明𬌗干扰牙齿是病因。然而，还需要通过紧咬棉卷做进一步测试。如果紧咬棉卷时完全没有疼痛，就可以推测咬合-咀嚼肌功能问题可能是疼痛的主要来源。如果紧咬棉卷时产生任何一侧的颞下颌关节不适，那就说明疼痛可能是关节囊内结构紊乱引起的。若对结果持怀疑态度，可以让患者使用平坦自由的前牙去程序化𬌗垫或戴水囊平衡𬌗垫过夜来明确是否存在关节囊内结构紊乱。通过负荷试验测试颞下颌关节。

在最终确诊之前，需要对颞下颌关节、肌肉与𬌗进行全面有序的分析，但是上述两个简单试验很少会有误导。

注意：在紧咬牙试验之前的咬棉卷试验可能需要几分钟来缓解翼外肌的收缩，通常5~30min就足够了。

正如听起来这么简单，使用自由运动的前牙𬌗垫非常有助于诊断𬌗干扰是否会造成肌肉不适。如果分离了𬌗干扰斜面，使双侧颞下颌关节完全就位，就能有效地消除上述任何肌肉的疼痛，就可以明确诊断为咬合-咀嚼肌疼痛。

前牙去程序化的效果通常可以维持数分钟或数小时。如果戴用整晚后依然不能缓解疼痛，可能是由于𬌗垫制作不当，这是最常见的问题，也有可能存在需要特别评估和诊断的疼痛原因。如果关节囊内结构紊乱是产生疼痛的原因，应该对其进行诊断和分类。

如果咬合-咀嚼肌功能紊乱和关节囊内紊乱症都不能被确定为疼痛的原因，就一定要探查其他的病因，甚至包括交感神经来源。最后也可能会将造成疼痛的主要原因归结于心理或情绪因素。由于心理因素可能会影响患者对疼痛的反应，但将心理因素作为疼痛主要原因的诊断几乎都是误诊。

推荐阅读

Bakke M, Moller E: Distortion of maximum elevator activity by unilateral tooth contact. *Scand J Dent Res* 67, 1980.

Barker DK: Occlusal interferences and temporomandibular dysfunction. *General Dentistry* Jan-Feb:55-60, 2004.

Belser U, Hannam AC: The influence of altered working-side occlusal guidance on masticatory muscles and related jaw movement. *J Prosthet Dent* 53:406-413, 1985.

Dawson PE: Centric relation: Its effect on occluso-muscle harmony. *Dent Clin NA*, 1979.

Dawson PE: Position paper: regarding diagnosis, management, and treatment of temporomandibular disorders. *J Prosthet Dent,* 1989.

Dawson PE: Temporomandibular joint pain—dysfunction problems can be solved. *J Prosthet Dent* 29:100-112, 1973.

Hannam AC, et al: The relationship between dental occlusion, muscle activity, and associated jaw movements in man. *Arch Oral Biol* 22:25, 1977.

Ingervall B, Carlsson GE: Masticatory muscle activity before and after elimination of balancing side occlusal interferences. *J Oral Rehab* 9:183-192, 1982.

Kerstein RB: Treatment of myofascial pain-dysfunction syndrome with occlusal equilibration. *J Prosthet Dent* 43:578, 1990.

Kerstein RB: Treatment of myofascial pain dysfunction syndrome with occlusal therapy to reduce lengthy disclusion time—a recall study. *J Craniomandib Practice* 13(2):105-115, 1995.

Kerstein RB, Wright N: An electromyographic and computer analysis of patients suffering from chronic myofascial pain dysfunction syndrome: pre- and post-treatment with immediate complete anterior guidance development. *J Prosthet Dent* 66:677-686, 1997.

Kerveskari P, Bell L, Salonen M, et al: Effect of elimination of occlusal interferences on signs and symptoms of craniomandibular disorders in young adults. *J Oral Rehabil* 16:21, 1989.

Krough Poulson WG, Olsson A: Occlusal disharmonies and dysfunction of the stomatognathic system. *Dent Clin NA* 627-635, 1966.

Mahan P: Pathologic manifestations of occlusal disharmony. *J of LD Pankey Institute,* 1981.

Ramfjord SP: Dysfunctional temporomandibular joint and muscle pain. *J Prosthet Dent* 11:353-374, 1961.

Riise C, Sheikholeslam A: The influence of experimental interfering occlusal contacts on postural activity of the anterior temporal and masseter muscles in young adults. *J Oral Rehabil* 9:419-425, 1982.

Schaerer P, Stallard RE, Zander HA: Occlusal interferences and mastication: an electromyographic study. *J Prosthet Dent* 17:438-449, 1967.

Tarantola GJ, Becker IM, Gremillion H, et al: The effectiveness of equilibration in the improvement of signs and symptoms in the stomatognathic system. *Int J Perio Rest Dent* 18:595-603, 1998.

Williamson EH, Lundquist DO: Anterior guidance: its effect on anterior temporalis and masseter muscles. *J Prosthet Dent* 39:816-823, 1982.

颞下颌关节囊内紊乱病

Intracapsular Disorders of the TMJ

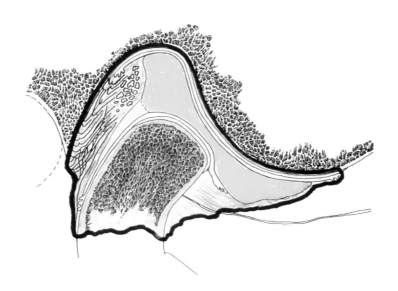

理念

颞下颌关节囊内的情况影响了颞下颌关节的位置，进而影响上下颌之间的
𬌗关系。

关节囊内疼痛

关节囊是指包裹着颞下颌关节的结缔组织纤维囊，关节囊内是指"囊内的所有结构"。

> 颞下颌关节囊内紊乱病：指任何涉及关节囊内组织结构的病变、形变或是紊乱。

许多不同类型的紊乱病会影响颞下颌关节囊内的组织。关节囊内结构变形基于所影响的组织不同、损伤的程度和类型、所受张/压力的不同以及患者对不同疼痛程度的反应等情况，会产生各种不同的疼痛症状。

来自关节囊内组织的疼痛几乎都是有相对应的结构因素。正确的诊断需要对关节囊内每个结构进行分析，明确疼痛的特异来源，或排除那些尽管变形但人体已适应的非疼痛来源的结构。

如果不能对颞下颌关节囊内结构的状况进行精确分类，就无法对口面部疼痛的患者做出满意的诊断。仅仅根据症状来进行分类是不能令人满意的。诸如"弹响和爆破音"之类的不完善描述无法特异性地定义关节盘状况和髁突内极和外极的排列位置。

颞下颌关节囊内紊乱病的不同阶段

在治疗颞下颌关节内部结构紊乱病之前，要对以下情况进行诊断：

1. 关节盘的排列位置；
2. 结构紊乱的原因；
3. 关节盘以及其附属结构的状况；
4. 骨性结构情况；
6. 产生进一步病变的可能性及其后果；
7. 通过适应性改变达到矫正病变的可能性。

许多患者可以在关节盘完全移位的情况下舒适的行使功能。也有患者尽管仅有早期轻微的关节紊乱，却会发生剧烈的疼痛。因此治疗方案的选择不仅取决于关节结构的状况，还要考虑患者的反应情况。

在选择治疗方案时，必须考虑治疗与否可能造成的不同预后。我们必须判断治疗是否会加重病变。患者的年龄、健康状况以及对疾病的情绪和态度在决定治疗过程方面都是重要的考虑因素。

只要有可能，最安全保守的治疗方法是患者在神经肌肉非应激状态下的适应性反应。如果关节损伤仍在自我修复范围内，则治疗通常包括纠正造成下颌移位和继发性肌肉功能失调的组织结构紊乱。当关节盘发生结构紊乱时，在双侧关节的末端会发现结构关系异常。若关节及𬌗关系都不正常，则必须使两者重新达到颞下颌关节系统必要的协调性。有很多保守疗法适用于大多数患者，但是对一些患者而言失调过于严重，以至于无法用简单的方法解决问题。然而，使关节与𬌗之间达到尽可能协调的目标是一致的，使得下颌不发生机械性移位，进而不对功能失调的肌肉造成刺激，而肌功能失调会同时对关节和牙列形成超负荷。

如果关节的损伤已经超出自我修复重建的范围，则需要通过治疗来修复关节内部的结构异常，以获得可接受的结构稳定或缓解疼痛。

对关节囊内紊乱病治疗的最大改善来自于可以对结构紊乱具体阶段的准确诊断。因此，针对具体病因的治疗才能做到有的放矢。接下来两章将谈到关节盘结构紊乱的每一阶段与诊断及相应治疗措施之间的关系。

关节盘结构紊乱的发展顺序通常相当的稳定，一般会从外极部分的形变开始。疾病一旦从这个阶段开始进展，由于肌功能失调造成肌肉过度收缩，因此关节内部结构受损的程度与关节所承受载荷的时间与强度相关。

同类的结构紊乱也可能来自于不同的原因。如果所选择的治疗措施不能治本，则不能维持长期疗效。治疗目的是最大限度地恢复系统平衡，以便于最低限度降低对适应的需求。

关节盘结构紊乱的进展特征

将颞下颌关节紊乱病（TMD）理解为一种"非进展性"疾病是极其荒谬的。颞下颌关节囊内紊乱必须经历几个阶段的结构形变，才会最终达到骨性病变的阶段。如果能够对颞下颌关节紊乱病进行早期诊断，就有可能停止对结构的破坏，因此识别这些阶段对每个牙医都是至关重要的。从排列正常的健康盘-突复合体开始，在不同进展阶段会出现关节盘位置异常。作用于关节盘与髁突之间连接韧带渐进性拉伸或撕裂的力量会导致不同阶段的结构紊乱。由于这些韧带日渐变弱，对抗关节盘的力量使其发生适应性改建。因此，对关节盘的牵拉以及髁突所受到的非轴向载荷，会直接导致关节盘的形变。不同于外伤，从任何方向加载于关节的唯一力量来自于肌肉。正常情况下，协调的肌肉组织会对颞下颌关节产生间歇性的负荷，而失调的肌肉会在紧咬牙或夜磨牙过程中对关节产生延时的收缩力，同时也会对关节盘产生拉应力。这种超长时间的负荷会导致软硬组织的适应性改变。根据施加于髁突和关节盘力量的方向和强度可直接造成这些组织结构的形变。

当正常的关节盘双凹形态发生变化后，与髁突相应排列关系的稳定性会减弱，直至凹形完全消失，然后关节盘的形态会成为其自身的一个大问题。为了能清晰理解并易于沟通，将渐进性的关节变化进行了分阶段。这些阶段既可应用于关节盘外极结构紊乱，也可用于整个盘突复合体的结构紊乱。由于大多数结构紊乱开始于关节盘外极，首先对外极的典型病变发展顺序进行讨论。

▌髁突外极-关节盘结构紊乱：典型的病变发展顺序

1. 翼外肌上头的收缩失调会产生张力拉关节盘向前，同时升颌肌群拉髁突向后上运动。这会使关节盘后韧带受到牵拉并导致关节盘前移位。
2. 关节盘前移位的结构紊乱开始于关节盘外侧部分，此时关节盘仍保持双凹外形。
3. 在髁突外极的非轴向负荷下关节盘后带逐渐变平。
4. 关节盘外侧份在髁突的外极前方发生向前移位（可复性）。
5. 关节盘后带增厚，并被髁突外极往前推（外极发生闭合性绞锁）。
6. 关节盘后带在外极处被折叠进入前带，这样前后带就变成了一团。髁突内极仍位于关节

盘内侧部分的前后带之间，但关节盘向前内方向旋转。

7. 关节盘从髁突内极开始发生向前移位（关节盘完全性前移位）。

根据关节盘扭曲的程度，这种结构紊乱可以分为可复性和不可复性。

整个关节盘可能会以相似的过程发生移位，非外伤情况下内外两极同时发生移位的概率较小。关节盘内侧附着韧带较外侧附着韧带强，但是无论哪一处韧带先移位，发病过程都是类似的。

对于关节如何根据负荷方向和强度做出适应性改变的理解，其因果关系与局部关节盘移位相同，因此也可应用于关节盘完全移位（图25-1）。

为了进行最好的诊断和治疗，我们首先要学会从健康关节开始分析，然后以此为基础对结构紊乱的各个阶段进行分析。

▌健康关节

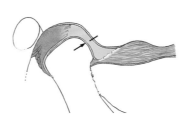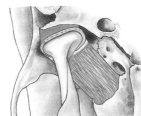

▌概述

健康的颞下颌关节（TMJ）与关节盘中心对齐。髁突和关节结节都呈凸形，有一层完整的纤维软骨覆盖在致密的皮质骨上方。关节盘与髁突的内外极紧密附着。构成关节盘双板区的盘后组织完整，双板区上层对关节盘起到弹性牵拉作用。

▌诊断方法

现病史：阴性

如果既往出现过症状，应已获得完善治疗。即使是健康的关节也可能存在肌功能紊乱的症状，因此必须从体征及症状方面与真性的关节囊内紊乱进行鉴别诊断。

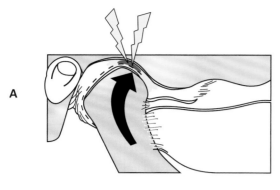

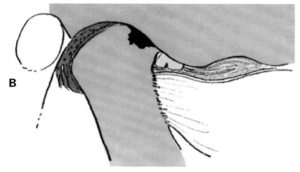

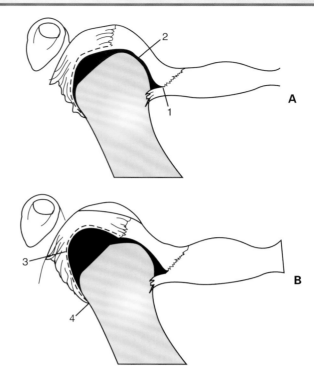

图25-1　尽管以下两种疾病都属于关节囊内紊乱病，但不能将关节盘后组织的疼痛性压迫（A）作为急性骨组织病变（B）进行治疗。

图25-2　A. 正常关节的造影片示意图显示髁突前方的造影剂宽度仅为2~3mm。造影剂最前方毗邻的组织是翼外肌上头在关节盘上的附着（1）。充满关节下腔的造影剂勾勒出关节盘底面的轮廓。正常关节盘底面呈现凹状（2）。B. 随着髁突向前移动，关节盘向髁突顶部转动，使得造影剂可以向蓬松的韧带区膨出（3），该韧带区与髁突的后面部分相连接（4）。

临床表现

下颌运动轨迹应该在正常范围内。最大开口度应该大于等于40mm，小于40mm则提示可能存在肌功能紊乱。开口度小于20mm，提示可能存在关节囊内病变。下颌前伸运动应无偏斜，且侧方运动不受限制。下颌在正常范围内运动不应存在弹响、爆破音或摩擦音。

手法诱导试验

当通过双侧诱导法对下颌施加重压时，颞下颌关节应该无任何紧张或压痛表现。下颌可以在无任何不适的情况下围绕铰链轴自由转动，以及进行前伸和侧方运动。

触诊

关节处触诊阴性，而肌肉可能会有触诊疼痛。

听诊

关节滑液可充分润滑健康关节。如果纤维软骨表面完整，则在行使功能过程中不应有任何声音异常。对颞下颌关节进行多普勒听诊，不应听到任何

捻发音。

影像学表现

在薛氏位片上，髁突应很好地位于关节窝中央。髁突周围存在一层相当均匀的透射影区。髁突和关节结节均呈凸形，并可显示良好的骨皮质层。

关节造影术已经为非介入性技术所替代，如磁共振成像技术（MRI）。但通过关节造影术可以观察功能范围内的关节运动，我们已经了解了很多关节盘正常与错位的情况（图25-2）。

上𬌗架的诊断模型

如果颞下颌关节可以被定位于可验证的正中关系位，并将诊断模型按此关系位上𬌗架，可以将𬌗与生理性的关节位置相关联并进行研究。错𬌗畸形、肌功能紊乱、牙齿过度磨耗或松动等问题通常发生于关节本身受损之前，应该对𬌗进行分析来判断是否需要调𬌗，以减少关节退行性改变的可能。

治疗

从关节的角度而言，对粭开始任何必要的治疗不存在禁忌证。

髁突外极–关节盘结构紊乱初期

关节盘紊乱的最早期阶段开始于关节盘外侧部分发生轻微的前移位。

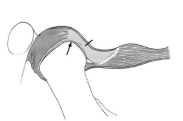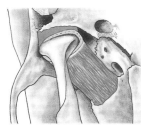

概述

在结构紊乱的最早阶段，髁突外极对关节盘后带外侧产生负荷。髁突内极仍位于关节盘前带和后带之间的中间负重区。由于肌肉收缩，对关节盘外侧韧带和双板区下层产生拉力，使得关节盘的外侧缘轻微前移。

可能的病因

至少存在4种途径可导致髁突外极–关节盘结构紊乱：

1. 肌肉功能紊乱；
2. 下颌侧方运动时工作侧髁突向远中移位；
3. 在最大牙尖交错位时髁突向远中移位；
4. 外伤。

肌功能失调是其中最常见的原因，主要来自于粭干扰，特别是第二、三磨牙高陡的牙尖斜面。但是任何粭干扰都可能会导致肌功能失调，而这其中引发髁突向前移位的粭干扰是最常见的诱发因素。

当髁突向工作侧侧方移动时，来源于粭斜面的干扰会推旋转的髁突外极向远中移位。此时，主要负荷集中在髁突外极上。然而，任何对髁突造成远中向压力的粭关系都可能是病因。当功能紊乱的肌肉过度收缩拉关节盘向前与髁突的后坐运动相抗

衡，髁突–关节盘对齐关系总是处于风险之中，最薄弱的连接是关节盘外侧韧带。

对下颌的侧方击打会造成对侧关节盘外极的创伤，压力或瞬间的拉力会损伤关节盘附着。撕裂的韧带无法将关节盘紧密固定于髁突之上，因此关节盘更容易由于肌肉异常收缩而造成错位。

对下颌的侧方击打也会压缩盘后组织，造成水肿。关节盘后的水肿会对关节盘产生向前的压力。关节盘外侧部分由于受关节窝骨壁的限制较少，因此更容易发生轻度前移位。

诊断方法

病史

在此阶段，除了可能的外伤史及从轻到重变化的肌功能紊乱症状外，通常没有特殊病史。轻度的髁突外极–关节盘结构紊乱常见于长时间诊断不清的颞下颌关节不适患者，但是不同于那种几乎无法辨别的钝性弹响，关节本身往往不是主诉的病变点。此类患者经常尝试通过调粭达到粭平衡，但从未达到完全舒适。对于这些患者而言，永远不能假设已经完成精确调粭。咀嚼肌疲劳、头疼或张口受限等主诉也不少见。

临床表现

在髁突外极–关节盘结构紊乱的早期阶段，下颌运动范围表现正常，或可能存在任何肌肉功能紊乱的典型体征，例如由于肌肉过度收缩或痉挛造成张口时下颌向患侧偏斜。

手法诱导试验

通过轻柔的双侧手法诱导，当关节进行铰链轴运动时会产生非常轻微的压力，通过髁突传向关节结节，此时或许可以感受到极其细微的弹响。弹响发生后，为了首先达到正中关系位，继续缓慢地旋转下颌并轻轻地测试。如果关节舒适且旋转自如，则对其施加重力进行测试。当关节转动后维持施加的压力，在完整的下颌运动范围内进行测试。在关节盘结构紊乱的这个阶段，通过正确的手法复位使关节盘与髁突恢复正常排列关系几乎不是问题。如果结构紊乱的同时还伴随着严重的肌肉痉挛，在找

到并验证正中关系之前，有必要通过咬棉卷分离牙齿数分钟使肌肉去程序化。如果关节盘排列位置正常，承受载荷时不会出现疼痛或牵拉的表现。

触诊

只要关节盘发生结构紊乱，总能观察到肌肉触诊疼痛。这种不适感通常与下颌从𬌗干扰位置移动的方向直接相关。在关节盘紊乱的早期，髁突的触诊一般无特殊表现。

听诊

使用听诊器检查的结果通常是阴性的，因为听诊器的灵敏度不足以传递非常早期结构紊乱产生的声音。在这个阶段，关节盘后带仍较为柔软，且在关节盘移动过程中不会产生断断续续的声音。然而，多普勒听诊检查颞下颌关节可以发现当患者张闭口时有清晰的捻发音。这种声音有点类似于摩擦细砂纸时产生的声音。通过手法诱导将下颌推入经证实的正中关系位时，关节杂音立刻消失，即使通过多普勒探查也无法听到任何声音。

影像学表现

这一阶段的影像学检查基本正常，在薛氏位片上可以观察到关节仍处于正中位置，且未发现任何适应性改建。

上𬌗架的研究模型

将模型通过面弓转移和正中关系记录仔细上𬌗架后，可以在模型上观察髁突从正中关系位向最大牙尖交错位移动时的𬌗早接触情况。这种从正中关系位开始的被动移动既可以向前也可以向后。任何可引起肌肉功能紊乱的𬌗干扰均可引起关节盘移位。

诊断性𬌗治疗

患者可以戴着精确调整至正中关系位的平坦前牙𬌗垫过夜。如果所有不适症状消失，则关节盘紊乱是由𬌗干扰引起的肌肉功能不调所造成的。

治疗

调𬌗主要用来消除正中关系位时的所有𬌗干扰，并恢复正常的下颌非正中运动轨迹。必须要验证能通过手法诱导确定正中关系位，确保正常的关节盘位置。在对𬌗架上的模型进行分析研究后才能选择合适的治疗方法。如果因某种原因需要进行过渡性治疗，则可以使用全牙列𬌗垫作为临时修复体。使用𬌗垫后，应该可以将颌关系调整到正中关系位，且𬌗垫上的前导应该设计成在进行所有前伸和侧方运动时后牙均可脱离咬合接触。

应该考虑为缓解肌肉过度收缩而进行辅助性治疗，但除肌肉痉挛的极端状况之外，这些辅助性治疗不是必需的。如果代谢紊乱、营养不良或是严重的精神压力等问题与机体对肌痉挛的抵抗力下降存在相关性，则应该进行对症治疗。

为患者提供关节盘紊乱病因和后果的咨询服务非常重要。患者对问题越了解，就越不焦虑。然而，医生在初诊检查时就应该结合症状开始向患者提供咨询服务。

我们认为无须使用药物、注射或电疗等方法，即可成功治疗此阶段的关节盘紊乱。

没有必要且实际上也是禁止使用下颌前移定位装置。

预后

如果能充分消除对正中关系位的𬌗干扰，通常在数分钟内就会出现症状缓解并恢复肌功能的协调性。如果在正中关系位时正确排列的关节盘能与最大牙尖交错𬌗保持协调，患者就不能将牙齿紧咬在一起，也不会激发关节疼痛。

症状的复发是常见的，且患者应该被告知在关节和牙齿稳定之前可能会部分恢复不适感。需要预约患者复诊进行精细调𬌗，复诊频率很大程度取决于牙列的条件，但是以我的经验通常在第三次预约时就可以获得稳定舒适的治疗效果。

在此阶段，只要关节盘的后带是完整的，且所有的𬌗干扰均已消除，则任何对关节盘后附着或侧副韧带的拉伸都不会产生进一步问题。与早先的看法相反，即一旦韧带出现拉伸损伤，将无法自我修复。

髁突外极-关节盘结构紊乱进展期

使关节盘后带变平的结构形变顺序。

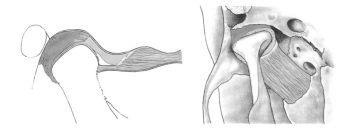

概述

由于关节盘后带持续性负重，受髁突外极压迫的地方会变扁平。关节盘外侧韧带受到拉伸，允许关节盘向前内部的移位，关节盘后带的扁平化也对关节盘后附着起到拉伸作用，并因肌功能紊乱产生的拉力而导致关节盘前移位。

可能的病因

引起关节盘外极早期结构紊乱的病因如果不能得到及时纠正，就可能会造成进一步破坏。关节盘后带扁平化与这些相同病因（即肌肉功能紊乱、下颌侧方运动时工作侧髁突的远中移位、最大牙尖交错位时髁突的超负荷或外伤）的致病时间和作用强度有关。

如果存在过陡的粭斜面，应该将其考虑为造成肌肉功能紊乱的首要因素。

如果有外伤史，则关节盘结构紊乱最初可能来源于韧带撕裂或是盘后组织的水肿。但是粭引起的肌肉功能紊乱可能会妨碍正常的组织修复，因此即便不是原发病因，肌痉挛也可能是更严重问题的持续刺激因素。由于粭干扰是肌功能紊乱的基本刺激因素，因此可以认为粭干扰是复合病因之一。

症状

只要髁突仍然在关节盘的无血管、无神经部分产生负荷，大部分情况下症状只表现在肌肉部分。有学者怀疑关节盘后带早期扁平化会造成关节本身的疼痛。外伤引起的水肿也可能产生一些关节内部疼痛。

诊断方法

病史

若要出现关节盘后带扁平化的现象，则关节盘的结构异常必然已经存在了一定的时间。对患者进行仔细的询问可能会发现已存在较长时间的总体不适感，但是在此阶段大多数体征主要还是与肌肉相关。患者主诉包括肌肉功能紊乱引起的各种症状，如咀嚼疲劳、大张口受限、枕部或颞部头痛等，可能还会有弹响的症状，但弹响不是主要问题。

患者通常报告通过强制下颌后退做过多次粭平衡。医生应该尝试明白为什么首先要做粭平衡。要关注患者对调粭结果的评价。要询问患者刚开始出现症状的时间。如果修复治疗后马上就出现问题，则要怀疑是否存在咬合干扰。

医生应询问患者在一天中的哪个时段症状最为显著。如果清晨的不适感最为强烈，则有可能是夜磨牙问题。如果患者正在佩戴区段性粭垫，则需要判断此粭垫是否造成医源性损害。

临床表现

肌功能紊乱可能会影响下颌运动范围。

查找粭磨耗面。当有潜在的往远中向力量，应该查看上颌前牙舌侧的修复体是否过厚。

如果患者存在深覆粭，要查找可能的过度磨耗，这些磨耗会降低垂直距离并在前牙形成楔形远中接触。

手法诱导试验

由于髁突内极仍然位于关节盘中央，此时要将下颌手法诱导回到正中关系位的困难最小。随着下颌较轻松地进入正中关系位，当关节盘的外侧部分滑回其正中位置时，可能可以感觉到轻柔的、低沉的弹响。如果对双侧关节施加压力使其往前与关节结节贴紧，在下颌非正中移动时仍保持该压力，应该不会出现任何不适。

触诊

触诊时除肌肉外其他组织应该表现阴性，除非病理性改变或外伤作用下引起关节盘结构紊乱，才有可能会有关节疼痛。

听诊

在疾病发展至下一阶段之前一般不会产生大声弹响，但是也有例外。此阶段的弹响一般为轻柔的、低沉的声音，不容易听到，但却可以感觉到。下颌进行非引导铰链轴运动时，用多普勒听诊技术可发现颞下颌关节产生一种细的摩擦音。但是下颌处于经确认的正中关系位时，进行有引导且双侧加压的铰链轴运动，则听诊检查是静音。

影像学表现

影像学检查结果常无特殊。

上𬌗架的研究模型

据我的个人经验，当关节盘已经发生结构紊乱，以正中关系位上𬌗架的研究模型总是能表现出一些𬌗干扰。在选择调𬌗的治疗方法之前应该仔细分析研究模型。

诊断性𬌗治疗

如果可以确定正中关系，通常进行常规调𬌗即可治疗该阶段的关节盘结构紊乱。然而，关节盘无论何时发生改变，在功能紊乱肌肉过度收缩得到缓解后，可能会正确重建形变结构。这些关节盘的适应性改变可能会轻度改变髁突在正中关系位的位置，因此需要进一步的相应调𬌗。当制订𬌗治疗计划时，应该考虑到潜在的关节改变。只有关节稳定后才能进行最后的𬌗治疗，所以最后治疗之前可以使用𬌗垫（上颌再定位𬌗垫）。

▍治疗

治疗方法包含专业咨询、咀嚼肌松弛和关节盘复位等。当重建肌功能协调性后，关节盘通常会自动恢复其正常结构。而当咬合调整到允许正常排列的髁突-关节盘复合体能够无偏斜地回到正中关系时，通常可以重建肌肉功能的协调性。

由于髁突还未越过关节盘后带滑入到盘后组织，关节盘后附着的炎症很少需要治疗，除非炎症来源于外伤。

▍预后

如果能达到肌肉功能协调，则预后是很好的。在此阶段，即便已经对韧带造成了不可复性的损伤，所有体征和症状通常都是可复性的。

髁突外极-关节盘移位

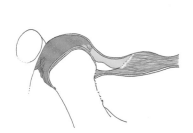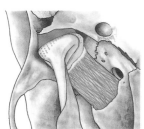

此阶段将出现结构之间的弹响，主要来源于关节盘可复性移位至髁突外极的前方。

▍概述

当疾病进展至这一阶段，关节盘外侧韧带和髁突后附着被充分拉伸或撕裂，使得关节盘后带的外侧部分完全移位至髁突外极的前方。髁突外极位于盘后的血管神经组织上。髁突内极仍然位于关节盘前带和后带之间的凹陷区内，但是以此为界，关节盘的外侧部分已向前内侧移位。

随着下颌做张口运动，髁突外极向前向下运动，髁突在越过关节盘后带时产生弹响，并在中央负重区复位。一旦复位，髁突-关节盘将一直维持对齐关系直至最终完成闭口，此时外极穿过关节盘后带，产生弹响，并回到关节盘后组织。

我们应该记住，没有紧密维持关节盘向前的肌肉功能紊乱造成的异常收缩，就不会发生关节盘外极的移位，而不是当髁突外极后移时控制肌肉的定时舒张造成的。

▍可能的病因

产生这种不同结构之间摩擦弹响的病因与该问题的初始病因相一致。当更早期阶段时的那些病因未被消除，便会导致渐进性损害。重度的夜磨牙、紧咬牙、即使一名细心的牙医也不能完全控制致病因素，会导致损害加速。但是，可以控制的是偏移的牙干扰，而这种牙干扰会危及牙齿和产生肌功能紊乱。

体征和症状

当疾病发展至这一阶段，关节本身可能出现不适，且总能发现肌肉功能紊乱的典型症状和体征，但患者的主诉往往与咀嚼时关节出现明显但不连续的弹响或爆破声有关。在我看来，弹响或爆破声越明显，出现髁突外极-关节盘移位的可能性更大，而非完全性关节盘移位。当关节盘被髁突内极和关节窝壁牢牢地固定于内极位置时，关节盘的硬度增加。随着移动的外极对被牢牢固定住的关节盘后带施加压力时，会在其穿过增厚的关节盘后带过程中因为摩擦力增大而产生响亮的爆破音。

在开口运动过程中，即使髁突内极位于固定的铰链轴上，髁突外极也必须向前向下运动。髁突轴与旋转水平轴之间的角度将决定外极必须移动的距离。髁突的形状也可能会影响症状与体征，当然，由于来自髁突的负重力量不同而造成关节盘后带一定的形状或扁平化，不同的这些变化将会影响其对髁突运动的反应方式。后带扁平化形成的形态可能不会产生明显的关节弹响。关节硬组织和软组织发生改建的可能性是无止境的。基于症状和体征之间的相互关系，若可以看到关节内部结构变化，就可以做出最好的诊断。通过观察牙磨耗的表现，下颌运动偏移会导致这些磨耗面，若我们能看到关节对下颌运动偏移的反应，并将其与咬合磨耗特征进行相关联，通常情况下就可以想象出体征与症状之间的关系。

从预后的角度来看，对体征和症状的分析也是很重要的。如果出现升颌肌群肥大的体征，就应该能想到患者可能有夜磨牙或紧咬牙习惯，关节承受长期严重的超负荷。因此，在关节盘结构紊乱相同阶段的不同患者可能有不同的治疗要求，且对成功预后的期望值也可能不同。

基于症状和体征，尝试去想象关节的改变情况。然后通过不同的诊断方法来验证我们的假设，直到最终确诊。

诊断方法

病史

此阶段患者意识到存在症状的时间更长，除此之外与上阶段相似。下颌可能周期性绞锁或"脱位"。患者有时会抱怨在吃饭时会发出关节爆破音的尴尬局面。

临床表现

查找与前两个阶段相同的明显病因。当患者从咬合刚刚接触开始到紧咬牙过程中，观察下颌偏移方向。特别要关注，当牙齿牙尖交错时，是否存在导致髁突突然侧移的咬合异常。

手法诱导试验

在本阶段，关节盘韧带被拉伸或撕裂，其程度足以使关节盘外侧部分移位至髁突前方。因此，手法诱导的方法非常关键。如果推下颌向后，能够很容易地将髁突推过局部结构紊乱的关节盘，使关节盘完全位于髁突前方。相反，正确的手法诱导可使髁突位于关节盘正中。在上下牙咬合分离情况下，双侧手法诱导动作要轻柔。随着下颌张开并轻微向前移动，当髁突外极越过关节盘后带时一般可以感受到一声弹响。当髁突与关节盘后带的前斜面相对时，对髁突施以向上、向前的压力可使关节盘迅速跳回其正中位置。

本阶段的特殊体征是关节盘的可复性。可复性的证据是，当下颌进行完全的功能运动时，关节盘负重时无任何不适或牵拉感。关节盘复位与髁突重新对齐后，下颌位于任何位置都不会有不适感。如果在髁突弹跳进入关节盘之前受到向上的压力，则可能会表现出疼痛或牵拉，特别是从患侧进行回中运动时。这是具有诊断意义的。

触诊

当下颌处于开口状态时，外部触诊髁突的后斜面可能会引起一定程度的压痛。但是，这种压痛通常仅限于关节盘结构紊乱时发生功能紊乱的肌肉。

听诊

用听诊器通常可以听到下颌开闭口过程中的颞下颌关节弹响。如果使用多普勒听诊技术，在下颌张开直到髁突外极越过关节盘后带之前都可以捕捉到轻微的摩擦音，而在闭口过程中当髁突外极回到关节盘后方之前，是听不到关节杂音的。然后，当髁突与关节盘后方的韧带之间发生摩擦时，又可听到摩擦音。

多普勒听诊技术与手法诱导试验的联合使用是对髁突外极-关节盘移位非常好的诊断。在我们能接受关节盘位置正确排列之前，在下颌进行铰链轴运动过程中，受到载荷的关节必须保持舒适和无异常声响。任何摩擦音都提示不正确的关节结构关系。通过检查摩擦音出现的位置与弹响或不适感之间的关系，根据髁突-关节盘相互对齐位置关系可以非常清楚地想象出颞下颌关节内发生的变化。

影像学表现

由于髁突内极仍然位于关节盘的正中部位，因此在经颅斜位侧位片上髁突仍然位于关节窝的正常部位。本阶段，我们通常无法观察到髁突或关节结节的任何改建，因此常规的影像学检查关节基本正常。

上𬌗架的研究模型

除非发生病理改变或意外外伤，除此以外，我从未发现咬合关系完美的牙列会引发髁突-关节盘结构关系紊乱。𬌗干扰有两种不同的影响方式：首先，当最大牙尖交错位牙齿发生咬合时，单侧或双侧髁突发生远中移位；其次，𬌗干扰还可能造成髁突相对正中关系发生向前或侧方移位。由于会发生牙齿松动的代偿反应，以上两种下颌移位很容易得到矫正，但是均能引起拉关节盘往前的肌肉功能紊乱。通过上𬌗架的研究模型，我们可以对关节与咬合之间的关系进行三维分析。但是这种分析的准确性取决于面弓转移过程中正中关系记录的准确性。

对𬌗架上研究模型进行分析，我们可以选择合适的𬌗治疗方法。如果计划使用𬌗垫，就可以在已上𬌗架的模型上制作完成。

诊断性𬌗治疗

这一阶段的关节盘移位是可复性的，但是我们必须要知道复位后的关节盘行使功能时是否维持正常结构关系。最好的判断方法是使用夜间用前牙𬌗垫。如果使用1~2天后关节盘未发生移位，则可确定一旦咬合得到矫正，关节盘结构关系将可以维持稳定。

治疗

如果希望延长使用𬌗垫，则要使所有𬌗与经验证的正中关系相协调。区段性𬌗垫只能在数天内短期使用。一旦通过前牙𬌗垫确诊，就应该尽早进行相应的𬌗治疗。然而，直到发生形变的关节盘进行适当的改建后，才可能建立最终的咬合关系。如果需要进行𬌗修复，首先应该进行𬌗平衡直到达到稳定的𬌗关系。可以直接完成调𬌗，也可以使用上颌再定位𬌗垫。

我通常间隔2~4周通过观察需要调𬌗的量来评估𬌗稳定性。如果只需最少量或无须调𬌗且关节是舒适的，则可以完成咬合治疗的最终阶段。

预后

如果可以建立协调的神经肌肉关系，预后通常较好。患者需要定期复诊检查咬合改变的体征，这些改变可能会触发结构紊乱的复发。

髁突外极闭合性绞锁

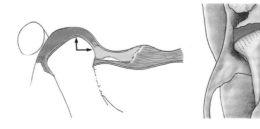

本阶段，弹响消失，但这并非由于关节的自我修复，而是病情进一步加重的结果。关节盘后带外侧部分增厚，并在髁突外极的前方发生绞锁。

概述

关节盘向前内侧旋转，以至于髁突内极仍然位于关节盘前后带之间，但是关节盘后带斜跨在髁突上，使得关节盘后带的外侧部分位于髁突前方。随着病情逐渐加重，在功能运动过程中，髁突开始推关节盘的外侧部分向前移动，导致关节盘后带增厚。成纤维细胞和关节软骨细胞的增殖，使得髁突更加难以跨过后带进入关节盘的中间负重区。升颌肌群过度收缩将髁突牢牢地固定在开始变薄的关节盘后组织。肌肉收缩也使髁突更难释放对已升高的关节盘后带后部组织的压力并越过关节盘后带，因此会迫使髁突推关节盘后带和外侧缘向前移动。

▌可能的病因

由于本阶段是导致关节盘结构紊乱的病因未经治疗的进展结果，因此关节损伤程度的加重直接与肌肉对结构紊乱部分施加负荷的时间和强度相关。关节组织只会根据超负荷力量的方向和强度发生适应性改建。因此，当咬合机制受到破坏时，总是会发现至少存在两种病因。其一是𬌗面与盘突复合体位置或排列不协调，其二是由于肌肉的过度收缩对结构紊乱的关节产生超负荷。

如果医生检查时发现关节盘绞锁在髁突的前方，通常会将关节盘前移位误认为是病因。事实上关节盘的前移位并非病因，而是疾病产生的结果。由于髁突移位到富含血管神经的盘后组织，在造成不适感的同时，还可能造成对关节盘后韧带和关节盘的损害。然而，如果没有肌肉牵拉关节盘往前这一原发病因，以及在最大牙尖交错位时对移位关节产生超负荷，就不会出现髁突移位这种继发病因。如果能意识到当牙齿在脱离咬合状态下关节是不受负荷的，可能会更容易理解这种发病机制。当牙齿相互接触，髁突必须向着最大牙尖交错位引导的方向移动，哪怕是错误的方向，在此𬌗关系下关节也会承受相应的负荷。

▌体征和症状

在此阶段，常见的主诉是关节区域的不适感。此外，开口时下颌向患侧偏斜并伴有异常的前伸也是常见的体征。前一阶段出现的弹响或爆破音在此阶段已然消失或延迟出现，因此只有在患者做更大幅度的开口、前伸运动或向健侧侧方运动时才会出现弹响。

任何与肌肉痉挛相关的症状和体征，如头痛、牙关紧闭症或眼球后疼痛均可能出现。一般而言，对盘后组织的压迫与肌肉痉挛引起的疼痛会相互结合，产生一种关节区及其相关肌肉组织广泛的不适感。在许多情况下，这种混合性疼痛的效果可能会进一步被牙齿疼痛加强，后者主要来自于相同的肌肉收缩对牙齿和其支持组织产生的超负荷。因此，尽管基本问题可能是一样的，但是不同患者之间的症状可以各不相同，主要取决于哪部分组织或咀嚼系统的哪一部分反应最明显。但是，疼痛最明显的组织不一定是损伤最严重的组织。

▌诊断方法

病史

本阶段的病史与之前基本相似，除了患者可能会说曾经有过关节弹响，但后来又消失了。

临床表现

由于髁突必须绕过"增大"的关节盘外侧部分，通常会导致前伸运动轨迹不规则。下颌运动的范围往往受到限制，但是较难进行测量。紧咬牙通常可导致关节出现不适感。在这一阶段应该继续寻找与上几个阶段相同的咬合病因。

手法诱导试验

下颌可能仍然能够像正常关节一样自如地进行铰链轴运动，但是使用双侧手法诱导试验对退行性变化的关节施以力量时，除非髁突完全位于内极部位，否则会引起关节牵拉或压痛。即使手法诱导试验过程中，在最上铰链轴位置无不适，当关节盘的外侧缘被迫移位至髁突的前方时，在前伸或侧方运动过程中如果保持压力可能会出现一定程度的压痛。

在出现绞锁或关节盘后带增厚的早期阶段，在髁突移动到某些位置时，髁突外极通常会跳到关节盘上，与之摩擦并发生弹响。通过非常精细的手法诱导试验，髁突将不会承受超负荷以至于对关节盘后组织产生过大压力而阻止其复位。如果关节盘得以复位，则应该在感觉到弹响之后对其施以压力，以检查盘突结构是否对齐（图25-3）。保持牙齿分离，并在施以压力的同时让下颌做数次铰链轴运动。在双侧双尖牙之间区域放置3英寸长棉卷使上下牙得到分离，然后闭口咬住棉卷。确定关节是舒适的，然后让患者咬紧棉卷。如果关节仍然无不适，且关节盘在紧咬牙过程中也没有发生移位，这表明关节盘尚未发生严重的损伤，治疗方法可以选择仅调𬌗。

触诊

肌肉触诊疼痛通常发生在翼外肌复合体，以及所有涉及延迟收缩的咀嚼肌群。在下颌张口状态下对关节后区进行髁突外极触诊通常可表现出压痛。

听诊

在关节盘发生移位时使用多普勒听诊技术检查颞下颌关节，可发现髁突与关节盘后韧带摩擦发出不同程度的捻发音。韧带或髁突表面损伤越严重，捻发音越明显。

在进行手法诱导试验时使用多普勒听诊技术可以清晰地分辨出髁突弹跳进入关节盘的时机。如果此后髁突在关节盘内转动过程中始终没有关节杂音，则可确定盘突的位置关系是可接受的。在任何位置，一旦盘突对齐关系发生紊乱，就会重新出现捻发音。

影像学表现

即便是在关节盘移位的这一时期，薛氏位片也可能显示为正常的关节结构。因为髁突的内极仍然可能位于关节盘的正确位置，髁突的外极部分与关节盘之间看起来也可能是正常的。

上𬌗架的模型

随着关节盘发生变化，即使通过治疗可以实现盘突关系的复位，关节盘中央负重区也可能出现形态改变，以至于髁突无法完全就位。因此，必须要非常小心地检验正中关系的咬合记录。如果仍存在任何压痛或肌紧张，则意味着此时并非最终的正中关系。所以，将𬌗架上的研究模型与预期的治疗颌位相关联。随着盘突复合体逐渐适应复位后的状态，正中关系位可能会发生轻度改变。当关节发生改变以及正中关系位稳定后，需要制取新的咬合记录。无论如何，研究模型对于确定使𬌗与关节相协调所必须做的𬌗治疗是必不可少的，必要时可以从预期的治疗颌位开始。

诊断性𬌗治疗

如果没有𬌗干扰且关节盘可以复位，前牙𬌗垫仍然可以用来确定髁突是否能在关节盘上舒适的行使功能。如果关节盘位置正常，1~2天内关节舒适，则应该将前牙𬌗垫更换为全牙列𬌗垫。要进行精细的𬌗平衡使关节达到舒适的位置，并每隔2~4周进行复诊和调整，直到关节稳定，之后才能完成最终𬌗治疗。

治疗

即使关节已经发生了较大改变，此阶段的形变仍然是暂时的。关节盘可能会发生一些纤维退行性变，但只要髁突的受力方向能恢复到关节盘中央负重区，其弹性强度足以恢复到原始的纤维模式。在本阶段的治疗中，需要特别小心能确保在功能状态下整个关节盘已经复位并维持在正常位置。除非施以非常稳定的双侧压力对关节进行仔细测试，否则由于髁突内极仍能在无不适的状态下承受大部分负荷，从而容易对关节盘排列位置造成判断失误。颞下颌关节多普勒听诊是判断关节盘是否已经完全复位非常好的方法。这是因为在复位状态下，捻发音将会消失，或可能由于关节盘表面的某些后续改建而导致极少出现捻发音。

预后

只要能够消除造成结构紊乱的病因，当用前牙局部𬌗垫可以使关节盘复位并在功能状态下维持正常位置，就能获得较好的预后。如果在关节盘复位的同时能够恢复完美无偏斜的咬合关系，则意味着已经消除机械性关节盘移位与肌肉功能紊乱这两种病因。进一步的良好预后取决于这些关系的维持。

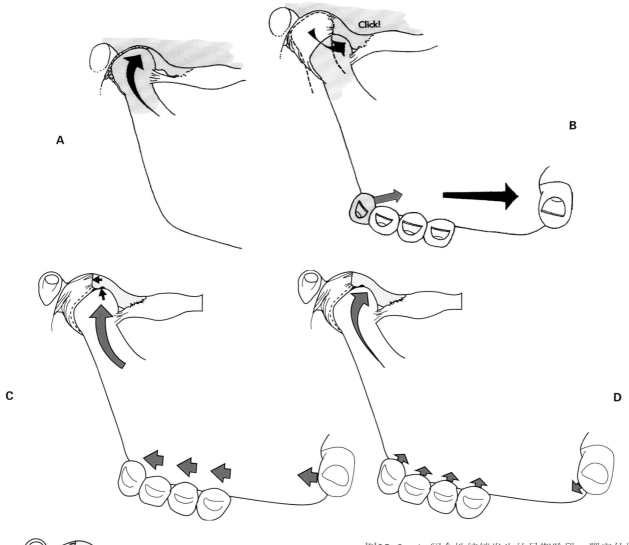

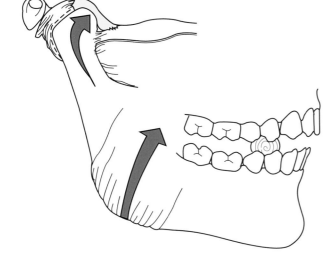

图25-3 A. 闭合性绞锁发生的早期阶段。髁突外极在关节盘后带后方承受负荷。升颌肌群过度收缩将髁突锁结在关节盘后组织和后斜面上。B. 通过轻柔的手法诱导结合牙齿咬合分离可以使下颌向前或侧方移动，或向前侧方移动，直至髁突卡进关节盘发出弹响。在非正中运动过程中当下颌开口度越大时，关节盘复位越容易。应该保持双侧手的位置，但不加压，直到髁突卡进关节盘为止。C. 关节盘复位后，轻轻用力将髁突压在关节结节的后斜面上。然后试着逐步增加负荷，使关节盘被锁定在髁突的正中位置。继续保持对关节结节后斜面的向前压力，同时缓慢向上加力使髁突-关节盘复合体向上滑动。避免在任何方向加力过快，否则将引起肌肉收缩。当髁突向上进入正中关系位时，会挤压关节盘后带。D. 当感觉到髁突-关节盘复合体抵在内极相对的骨性止点上时，通过负荷试验检验正中关系。任何肌紧张或压痛都提示此时并非位于真正的正中关系位。如果髁突在负荷状态下转动而无任何不适，则提示关节盘排列于正中关系位，此后还需判断关节盘是否能在功能状态下保持稳定，可以通过咬棉卷（E）或使用前牙拾垫来进行测试。

髁突外极–关节盘不可复性移位

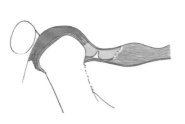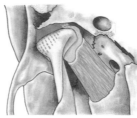

现在已经不能使关节盘重新回到髁突外极上方。关节盘后带的外侧部分被挤压进入前带，使得对应髁突外极的中央负重区消失。

概述

增厚的后带被推至髁突外极前方，同时关节盘后组织直接受到负荷造成关节盘后韧带和侧方韧带损伤，以上两者共同作用将会引起关节盘外侧部分发生不可复性移位。随着关节盘前后带的上移，并被挤压到一起，最终形成一团。髁突外极已经无法再越过这一增厚的组织块；即使可以越过，也已经没有任何凹形的空间可以容纳髁突。关节盘的外侧缘发生了严重的前内侧旋转，但是髁突内极仍然位于关节盘前后带之间的位置。

可能的病因

本阶段主要是之前那些阶段未经治疗所致。其病因与该疾病最初期的结构紊乱相同，伴随着对关节韧带和关节盘的进展性损害。正如之前的阶段一样，结构紊乱的盘突复合体长期超负荷会导致关节盘的适应性改建。为了理解此问题的病因，我们需要明白之前结构紊乱的每一阶段。当理解了结构紊乱的进展特性，就能非常清晰地认识为什么早期诊断和治疗对患者是最重要的。

体征和症状

在本阶段通常会存在实质性的肌肉功能紊乱，因此通常会表现出一种或多种肌肉相关的症状或体征。关节经常可能会有从轻到重的不适感，其程度取决于患者紧咬牙的状况。

与早期阶段相似，殆面磨耗或牙齿松动的方式往往与关节移位以及肌肉功能紊乱相关。

随着损伤进一步加重，下颌运动受限会成为本阶段非常常见的现象。

诊断方法

病史

患者可能没有意识到发病的起始时间，但是很多情况下他们会记得开始出现急性症状的时期。然而，许多急性期都是由简单的牙科治疗诱发的。如果在进行牙科诊疗时患者保持长时间张口状态，可造成肌肉对最大牙尖交错位记忆的丧失。直到肌肉重获记忆痕迹后，下颌才有可能闭合至最上铰链轴的位置，然后患者会感觉到之前一直存在的殆干扰，但在通过肌肉记忆痕迹回到最大牙尖交错位过程中不会感觉到殆干扰。当这种新感受到的殆干扰伴随有长时间张口造成的肌肉疲劳，往往会引起急性肌肉痉挛，肌痉挛随即会加重之前存在的关节紊乱病变。在这种情况下，牙医虽然与产生这一关节疾病的主要病因无关，但是却会因为几乎在几个月或几年之内没有发现患者关节病变的进展而受到谴责。

如果牙医可以按照本书反复强调的建议行医，或许可以避免上述的医源性损害：包括仔细审查病史，并将颞下颌关节筛查作为每位患者的全面初诊检查的一部分。常规使用颞下颌关节多普勒听诊技术可以非常容易地在任何治疗开始前就发现并记录下患者的颞下颌关节紊乱病。牙医可以随即与患者进行讨论，因此可以避免非常常见的医疗纠纷。此外，牙医会立即意识到需要被诊断的问题，以便于在整体治疗计划当中可以考虑到关节的状态。

正如病因可以包括初始病因和进展性病因，完整的病史也有类似特点。本阶段就是相同现病史的延续。

临床表现

最有意义的临床表现之一就是下颌在进行前伸运动时的轨迹。为了下颌前移，髁突可能会围绕关节盘外侧部分的增厚组织块发生偏移。下颌前伸运动过程会造成突然的侧方运动，然后通常又会回到前伸运动轨迹。在张口状态下，下颌将按照S形运动轨迹偏向患侧。

手法诱导试验

在此阶段对关节施加负荷不一定会产生不适感或紧缩感。奇怪的是，关节可以在做铰链轴运动时自如转动，甚至给检查者以正常的错觉。如果闭合性绞锁已经持续一段时间，且髁突内极仍然位于关节盘的中央负重区，则关节在进行手法诱导试验时可能不会出现不适感。这也是关节能否成功进行适应性改建的指征（适应性正中状态）。

触诊

当下颌处于开口状态时，可将手指放入髁突后部的凹陷处。在该位置可以触诊到髁突的后面部分。同时，随着下颌做张闭口运动，手指可围绕髁突外极进行转动，这样可对关节盘后韧带施以轻微压力。此时如果关节盘向前移位，可能产生一定程度的压痛，或可感受到关节盘的异常运动。

对咀嚼肌的触诊几乎总能产生不同程度的压痛，这主要与下颌移位的方向有关。

听诊

在此阶段不会听到清晰的弹响声，因为关节盘已不会发生复位。颞下颌关节多普勒听诊技术可以发现下颌进行非正中运动过程中会发出清晰的摩擦音，但是在下颌旋转运动过程中没有杂音。这种表现正是髁突内极仍然位于关节盘正确位置的典型特点。

影像学表现

这一阶段的髁突很少或不发生移位，因此只要髁突内极仍然位于正确的位置上，薛氏位片上髁突与关节窝之间可能表现为正常关系。在MRI上可以发现关节盘的结构紊乱，这是当前准确显示关节盘位置从内极移位至外极的金标准。虽然MRI有这个检查能力，如果已经能够判断髁突内极与关节盘位置关系正常，则通常没必要使用MRI进行诊断。

CT扫描后借助其"闪烁"功能可以显示关节盘的不同断层，但是在本文撰写之前，CT尚无法像MRI一样显示功能状态下的动态位置改变。

上𬌗架的模型

如果通过载荷试验可以确认适应性正中状态，则可以取咬合记录，并研究相对于已就位的颞下颌关节的𬌗关系。来自数百名患者的大量临床观察和经验使我们有信心，只要关节盘依然位于髁突内极上方，则髁突外极闭合性绞锁可能是一种可控的稳定关系。然而，建议在完成任何广泛性𬌗治疗前应将关节位置作为假想的位置，直到使用自由运动𬌗垫也能获得𬌗稳定的证据。

诊断性𬌗治疗

尽管我们已经明确正在处理髁突外极-关节盘移位的问题，但我们依然不能得出必须要矫正这个问题的结论。许多此类结构紊乱可导致关节盘发生适应性改建，形成新的可接受的负重区。如果这种状态已经持续很长一段时间且适应性反应也是可以接受的，则我们或许应该在改建后的新位置上为患者提供最好的服务，以降低肌肉的过度兴奋。为了验证这一假设，我们可以在关节最舒适位置关系时制作一副全牙列𬌗垫。有必要仔细监测𬌗垫的情况，根据关节发生的变化对其进行适时调整。如果𬌗垫能使患者感到舒适和功能正常，当有必要时就可以在牙列上进行最终的咬合治疗。盘突复合体位于与关节结节相对的最上位置时，仍可保持𬌗的协调（适应性正中状态）。

▌治疗

如果髁突内极仍然位于关节盘前后带之间的合理位置，则进行成功治疗的可能性较大。事实上，除了告知患者由于关节已经出现损伤，将来出现问题的概率比正常完整的关节要高得多，目前我们对这类情况的常规治疗方式就好像是在治疗正常的关节。

在此阶段，造成关节盘不能完全复位主要有以下4点常见原因：

1. 来自翼外肌上头的肌肉痉挛或挛缩可能会拉关节盘向前，且无法恢复。
2. 关节盘侧方韧带和部分盘后韧带可能会发生撕裂、过度拉伸或因太过薄弱而无法拉关节盘向后。

3. 相互融合的关节盘前带与后带形成了团块状组织，使得髁突外极无处就位。

4. 以上几种情况的任意组合。

如果患者并未感到不适，且患者的年龄和结构紊乱可能的持续时间均提示关节内部结构已经发生了适当的改建，通常采用拾治疗即可。如果可以建立和谐的神经肌肉系统，正常情况下可以将关节的损伤降低到通过定期调拾就可以维持的程度。

预后

综上所述，长期治疗能够获得成功的关键在于恢复髁突内极在关节盘的位置。如果可以对此进行验证，与适应性正中状态相互协调的完美拾关系可能会常规阻断关节盘结构紊乱的进展，并能为患者带来舒适、功能正常和长期稳定的疗效。

关节盘完全前移位

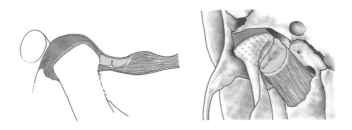

在本阶段，问题将变得更加严重。关节盘完全移位于髁突的前方。

概述

关节盘外侧的韧带在这一阶段已被撕裂或过度拉伸，其拉伸长度足够导致关节盘发生严重的前内侧移位。关节盘后带的组成部分逐渐被推向髁突前方，直至整个后带发生前移。此时整个髁突的负荷完全加载在富有血管神经的关节盘后组织上。在髁突前伸运动中，当对整个关节盘后附着施以压力时，会有一种趋势迫使关节盘位于髁突前方。

Scapino发现关节盘后附着在遇到这种前推作用时，会发生如下反应：通过附着位点的骨性改建，将关节盘后韧带的髁突附着移动到髁突后斜面之上。对过大牵拉力的反应可发生在关节盘后韧带的

髁突附着，或弹性纤维上份的颞骨附着处。弹性纤维附着点前移的主要原因可能与变形关节盘弹性纤维常见的纤维化进程有关。纤维化会明显降低关节盘后附着的弹性，从而增加对颞骨附着处的张力。

颞骨附着的前移并不意味着需要骨性改建，这点与将关节盘连接到髁突的非弹性胶原纤维位点前移的反应是不同的。这种弹性纤维附着的前移也可能是因关节内部出血引起的纤维性强直而造成的结果。Piper报道了在关节盘盘后组织出现此类强直或粘连是相当常见的，当关节盘前移时，来自髁突的直接负荷会造成关节盘盘后组织的损伤。

关节盘移位的变异

关节盘完全移位包括很多阶段。在早期阶段，尽管髁突外极-关节盘已发生不可复性移位，但髁突内极-关节盘通常还是可复性的，这主要是因为在髁突内极位置往上的前后纤维带通常还是完整的，且在关节盘外侧部分发生不可复性改变后两者仍然长期保持分离。两条纤维带的分离为髁突内极提供了凹形中央负重区，有且只有当髁突越过关节盘后带才能进入前后带之间的负重区。然而，关节盘后韧带的受损会渐进性削弱关节盘内侧附着的强度，就像关节盘外侧所发生的情况一样。因此，最终也会出现髁突内极-关节盘不可复性移位。与外极闭合性绞锁过程基本相同，最后会发生整个关节盘的闭合性绞锁。所有上述改变主要取决于髁突承受负荷的时间、强度和方向，患者的抵抗反应会对其有所缓解。简而言之，所有这些改变其实都是机体发生适应性反应的结果，这些改建可能是破坏性的，也可能是有利的。

对于力量方向不同的负荷和各种功能差异，关节盘的适应性改建会影响病变的类型和程度。尽管关节盘完全移位总体上看是病理性进展阶段的结果，但是仍然不可能对关节盘状态或导致关节盘完全移位确切的结构紊乱发展顺序进行笼统描述。除了肌肉过度收缩和负荷因素存在变异外，还会随着患者年龄和抵抗力的个体差异而有所不同。因此，不足为奇的是，为什么关节盘移位有如此多种的结构变异组合，以及为了有效制订治疗计划为什么一定要先确定关节盘的状况。

关节盘完全移位时最常见的关节盘形变如下。

关节盘变形但内外极都还有可复性

关节盘后带厚度可能正常或有所增厚，关节盘内外侧无明显变形，关节盘移位方向几乎为正前方。即便关节盘后带厚度正常，也有可能是不可复性的关节盘移位。这种不发生适应性改建的不可复性关节盘结构紊乱通常是因为突发性外伤造成的。

关节盘外侧部分发生折叠，但内侧负重区无改变

关节盘通常会因为自身的柔软而发生关节盘下面弯曲，但是关节盘的折叠却可发生在任何方向。这种状况或许具有可复性，也可能是不可复的，或仅髁突内极–关节盘可复。

关节盘在整个内外径上发生折叠，导致中央负重区变窄或完全消失

在此阶段还未发生适应性改建，关节盘折叠的部分还未融合成一团，关节盘的弯曲还属于可复性的机械性形变。因此，如果在发生不可逆的适应性改建之前减轻关节盘移位，关节盘还是具有自我修复能力的。关节盘的可复性取决于关节盘及其附着韧带的受损程度。

关节盘已发生改建，仅内极有潜在的可复性

关节盘前后带发生融合后，外极的负重区消失，这种情况将迅速成为不可复性。

关节盘不可复性移位，不可逆性的改建造成关节盘前后带之间的中央负重区消失

以上所述的都与关节盘本身的退行性变有关，但在选择治疗方式之前必须做出进一步的决定。这些决定涉及关节盘的动度，可以描述为关节盘动度过大或动度不足。连接关节盘与髁突和颞骨之间关节韧带变得不完整会导致关节盘动度过大。而关节盘动度不足可能来自于另一些不同的因素，包括粘连、纤维性强直、肌肉过度收缩或肌纤维鞘炎等。判断关节盘是否能正常平动是关节盘结构紊乱诊断和治疗的重要环节。

完全性关节盘前移位的可能原因

如果关节盘的所有附着都完整，关节盘显然不可能完全性移位于髁突前方。如果发生完全性关节盘前移位，关节盘后附着和侧副韧带的长度必定会增加。这种长度增加并非来自于突发性外伤造成的拉伸或撕裂作用，而是因为长期的慢性发病过程。因此，完全性关节盘移位通常是进行性结构紊乱的结果。然而，早期阶段往往会被患者忽视，因此看起来似乎是在大张口打哈欠或进行常规牙科治疗时突然发生关节盘前移位。

尽管常见关节盘后带增厚，但与关节盘复位却无关。如果关节盘后带未发生增厚，也可能出现完全性移位，且在张口过程中无法进行复位。这意味着与关节盘完全移位联系更为紧密的并非关节盘本身，而是关节盘后附着组织。由此我们可以推断关节盘的主要退行性变发生于移位之后，且与受力时间和强度有关。如果关节盘发生严重退行性变，则往往意味着关节盘移位已经存在很长时间了。

造成完全性关节盘移位的潜在病因与导致初始结构紊乱的病因相同，即遭受进行性破坏的关节盘后附着与对关节盘后缘机械性负荷的共同作用。此外，咬干扰造成的肌功能失调是引发结构紊乱疾病最主要的致病因素，也是关节超负荷的唯一内因。肌肉功能紊乱主要是来自于导致下颌前后向移位的咬干扰，因此任何咬异常都有可能是致病因素之一。

任何增加肌肉张力或减小对肌肉过度收缩的抵抗的因素都应该被视为潜在的致病因素。这些因素包括营养失调或内分泌失调、精神紧张、过敏或敏感以及对药物或其他化学物质的反应。然而，区分关节盘发生真实的机械性移位和患者对移位的反应非常重要。机械性移位也许源于一系列致病因素。患者的反应可能由一系列影响机体抵抗力的不同因素所支配。尽管涉及肌肉过度收缩时会有一些交叉致病因素出现，但我并未发现肌肉过度收缩在咬关系非常协调的情况下会引起关节盘移位。类似于会因肌肉过度收缩而进一步强化的肌肉功能紊乱，总是存在一些下颌机械性移位等直接病因。

一旦关节盘移位被认为是生理性的机械结构紊

乱，而非单纯的心理疾病，就可以更直接和更合理查找病因。因此要提倡，根据病因进行推测之前，要通过全面完善的检查来尽可能确认关节盘的位置和状况。然后要考虑到所有引起或加重关节盘结构紊乱的病因，包括发育异常、外伤、习惯或任何部位的病理性改变。

体征和症状

完全性关节盘前移位早期阶段的主要症状是关节区疼痛及不同程度的肌肉疼痛。由于疼痛是多因素造成的，因此患者可能无法明确定位。在发病早期，承载的关节盘后组织仍然为富含血管和神经的结缔组织，受压迫可造成严重的疼痛。随着组织发生压缩性改变，关节盘后组织的富血管结构开始由更致密的缺乏小血管的纤维组织所取代。当负重区组织内血管消失后，疼痛也会消失。如果适应性改建成功，将会形成一个不含血管的新负重区，可以替代原本正确排列的关节盘。根据这种对关节盘移位的潜在反应，医生可能会发现疼痛症状可以在非常疼痛到无痛之间变化，这主要取决于受压组织的适应性改建情况。

鉴于疼痛是确定治疗方法中所考虑的最重要症状，因此必须仔细评估其来源。通过对大量完全性关节盘移位患者的观察，发现疼痛几乎全部来源于肌肉功能紊乱，与关节自身几乎无关。此类患者通常对𬌗治疗反应良好。

完全性关节盘移位的主要体征为弹响。只要关节盘移位仍具有可复性，下颌开口运动时髁突卡进关节盘中央负重区瞬间会发出弹响；随后在闭口运动髁突滑出关节盘瞬间会再次出现弹响。

当弹性纤维不能阻止髁突主动往前向关节盘移动的功能时，弹响会消失，提示发生了闭合性绞锁。此后，发生退化性关节病的概率将升高。

诊断方法

病史

当关节盘发生前移位，病史可能需要追溯到在患者戴上冠桥修复体之前数年内所发生的一系列事件。或许在医生进行调𬌗的时候就已经开始了，或可能始于多年来对颞下颌关节尝试治疗的失败。如果分析这些病史，将会发现这些问题绝大部分源于𬌗的改变。从那以后，症状的进展通常会与关节盘结构紊乱的进展同步。

如果既往治疗中曾经用过𬌗垫，应对𬌗垫的准确性进行详细检查。我的临床经验是很少有𬌗垫与确认的正中关系位协调一致。患者也通常抱怨定位𬌗垫无法将下颌正确关联到适宜的关节排列位置上。因此，为了能理解患者病史中所提及的既往治疗结果，对这些装置进行分析评估将会很重要。

建议全面记录病史，评估每个合理的描述，看能否解释清楚并与现状进行联系。关节盘移位是进行性关节结构紊乱的终末阶段，病史可以提供许多有用的关于病因和所造成影响的线索。

临床表现

开口时下颌通常向患侧偏移，有时偏移幅度会非常大。如果是可复性的关节盘移位，则髁突可能会突然向前跳，复位后再将下颌带回到更正中的位置。如果是不可复性移位，则下颌会在开口过程中始终保持偏移。

要将偏移的下颌移向健侧通常很困难甚至不可能做到，但是向患侧继续移动反而很容易。如果在开口后马上出现复位，则提示关节盘后附着仍然相当完整。

如果在髁突向前移动约3mm（张口度约2指）时仍未出现关节盘复位，则关节盘后附着可能已经发生了过于严重的损伤，导致关节盘无法复位，并在功能运动过程中无法保持稳定。

手法诱导试验

如果髁突受到向上的力量而压迫血管神经丰富的盘后组织，会引发肌肉紧张或压痛的反应。如果是新近发生的关节盘移位，压迫会引起锐痛。这种不适感必须与拮抗正常或病理性翼外肌收缩的张力所引起的不适感相区别，但是任何不适感都提示存在关节盘移位的可能。有必要采用其他的试验方法对其他可能的病变或肌肉止动现象进行鉴别诊断。

如果已确诊关节盘移位，但是对关节施加载荷并未产生不适感，则可能提示关节盘后组织已经发生了适应性改建，形成了移位关节盘延伸的新负重区。即使关节盘已发生移位，但是只要髁突仍然可以保持内极止动，新的盘髁位置排列关系就是合适的。如果髁突和关节结节表面发生硬化性改建，即使出现骨–骨接触的情况，也是可以达到适应性的盘髁关系。

手法诱导试验对判断在现有条件下能否达到可接受的舒适度具有重要诊断价值。

触诊

当下颌做开口运动时使用手指按压髁突后部的皮肤凹陷，通常会引起不同程度的压痛，程度深浅取决于关节盘后附着的情况。几乎肯定咀嚼肌触诊会造成涉及下颌移位的功能失调肌肉的压痛反应。

听诊

使用颞下颌关节多普勒听诊技术几乎是判断关节盘是否位于髁突上方极其有效的方法。即使用听诊器听不到弹响，用多普勒技术也可以检测到弹响，因此当发生可复性关节盘移位时，多普勒听诊技术在确定移位及复位的精确位点方面非常可靠。

捻发音经过放大后的特点也是具有诊断价值的：捻发音越粗糙，关节盘后韧带损伤越严重。虫鸣声提示发生了关节盘韧带穿孔。如果虫鸣声与非常粗糙的捻发音相混杂，则可能发生关节盘后韧带的严重损伤或消失而变成骨–骨接触的关节面。

关节盘强直会导致在开闭口过程中当髁突处于相同前伸位置时发生弹响。如果关节盘尚未发生强直，且仍然具有可复性，则开口弹响出现时开口度往往大于闭口弹响的开口度。如果关节盘不可复性移位，在所有下颌运动过程中都可以听到捻发音，且不存在弹响。

影像学表现

如果关节盘发生完全性移位，经颅侧斜位片通常可以显示髁突位于关节窝正中略偏远中的位置（图25-4，图25-5），髁突上方的间隙消失。因为髁突–关节窝的某些形态变异也可能产生关节盘移位的伪影，球管角度的改变也会明显扭曲髁突的位置。因此，仅凭经颅侧斜位片还不能做出诊断，必须结合其他诊断方法。无论如何，经颅侧斜位片在

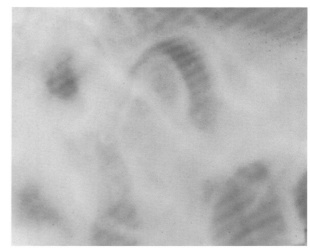

图25-4 通过经颅侧斜位片检查存在完全性关节盘前移位的髁突情况。注意髁突在关节窝中的位置向远中偏斜，且髁突周围的透影间隙不均匀。请将该影像与图25-5中正常的关节影像进行比较。

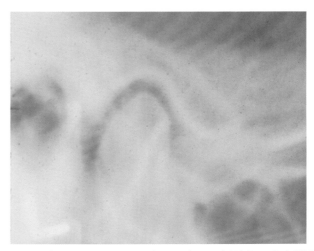

图25-5 使用经颅侧斜位片检查正常颞下颌关节。注意髁突周围均匀一致的透影间隙，以及关节结节和关节窝表面覆盖的皮质骨。在学会检查异常表现前必须学会看正常的X线片。

许多情况下具有重要的诊断意义，通常可以显示有关髁突或关节结节状况的重要信息，例如骨组织表面的改建、退行性关节病或是其他类型的病理状态。

关节造影

尽管由于非侵入性MRI检查的广泛应用，关节造影目前已经很少使用，但是从早期的关节造影研究中，了解了很多关节盘对不同病理状态的反应。如果将关节造影与荧光透视法相结合，就能观察关节盘在功能状态下的运动情况（图25-6，图25-7）。

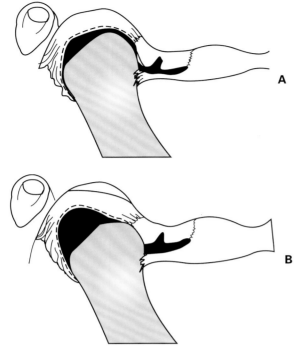

通过Mark Piper发明的微分关节造影技术，我们能够观察肌肉功能紊乱对关节盘排列结构的影响。而通过荧光透视技术能够观察不可复性移位的关节盘位置，然后麻醉翼外肌上头的运动神经，就可以清楚显示肌肉收缩在关节盘移位中起到了至关重要的作用。在某些颞下颌关节中，当对肌肉进行麻醉后，关节盘会自动复位。

磁共振成像技术（MRI）

目前，MRI已成为诊断关节盘结构紊乱绝对的金标准。完全性关节盘移位所致的结果种类太多，以至于无法准确地判断关节盘的状况或位置。归因于Schellhas的工作成果，可以采用精确的操作流程对颞下颌关节进行显影，观察关节盘在髁突内极和外极的准确位置和状况。MRI不仅能够分析软组织情况，还可以显示骨髓变化、关节盘形态、动度和关节渗出等（参见第二十七章）。

MRI适用于检查完全性关节盘结构紊乱，或对治疗没有反应但出现原因不明的疼痛或功能紊乱的颞下颌关节。有条简单的规则适用于所有颞下颌关节病：如果关节不能舒适的承受负荷，必须找出原因。如果常规诊断方法不能发现引起疼痛或功能紊乱的原因，建议MRI检查。在颞下颌关节紊乱病未确诊之前进行任何复杂殆治疗、正畸或修复治疗都是

图25-6 早期关节造影研究与荧光透视技术显示移位关节盘在功能状态下的运动。A. 后退位时的造影剂状态。注意在关节下腔造影剂延伸至髁突前方，并勾勒出关节盘的底面形状。关节盘后带被往前推，几乎占据了髁突的正常就位区域。B. 关节盘被推至前伸的髁突前方，而未发生复位。诊断：不可复性关节盘结构紊乱。关节盘未被束缚在下方，因此最容易被修复。对于一些关节，通过麻醉翼外肌上头运动神经末梢可使关节盘自发性复位。

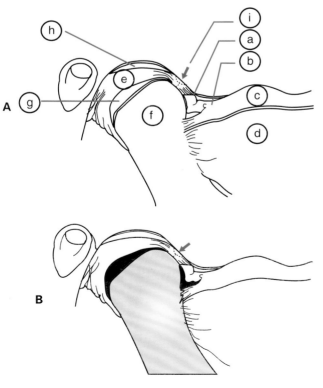

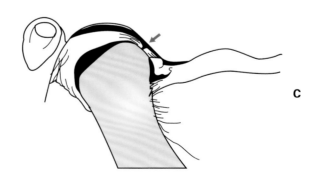

图25-7 关节盘后组织穿孔关节造影的表现形式。注意造影剂如何从关节下腔漏入关节上腔。图中所示，关节盘在前伸的髁突前方发生折叠。A. 组织定位：a. 关节盘后带；b. 关节盘前带；c. 翼外肌上头；d. 翼外肌下头；e. 关节盘后韧带及盘后组织；f. 髁突；g. 关节下腔；h. 关节上腔；i. 关节盘后韧带的穿孔。B. 造影剂仅存在于关节下腔。C. 造影剂从关节盘后韧带穿孔处（箭头所示）发生渗漏，使关节上腔中也出现了造影剂。

不明智之举。

第二十七章将更为详细地介绍MRI是如何用于判断关节盘与髁突结构关系正常/异常状态下的影像学特点。

计算机断层扫描技术（CT）

CT对于分析骨异常非常有效，如骨强直、发育不良、生长异常、骨折和骨肿瘤等。头/颈部CT的问世使得精确分析髁突位置、形态和骨表面状况成为可能。为了做到准确诊断，非常有必要对颞下颌关节结构进行全面检查和分析。

新的影像学技术为检查咀嚼系统中的骨性结构创造空前的机会。NewTom CT机（参见第二十七章）可以从任何方向对颞下颌关节及其他结构进行切片厚度仅为1mm的断层扫描。CT和MRI的结合使用已经开启了进一步深入理解咀嚼系统软硬组织疾病机制的大门，几乎可以检查所有的结构异常。

完全性关节盘移位患者的研究模型

如果关节盘仍有可复性，可以随着髁突一起回到正中关系位或适应性正中状态，则可以在此颌位关系下取咬合记录，并按此咬合记录通过面弓转移将模型上𬌗架，在可接受的精度范围内进行𬌗的诊断。如果患者存在完全性关节盘结构紊乱，即便可以找到正中关系位，也应该将其视为一个试验性颌位。因为关节盘移位和恢复正常位置会导致变形，进而会改变关节的位置。

在那些不可复的关节中，通过关节盘适应性延伸改建、手法诱导试验和影像学检查或许可以形成新的适应性髁突–关节盘关系。如果在该位置髁突承受载荷时无不适，且下颌非正中功能运动可接受，也可以根据适应性的颌位关系将模型上𬌗架。

如果不可复性关节盘移位导致髁突位置不舒适且无法调整，则不能根据该颌位关系将模型上𬌗架。模型上𬌗架的目的是研究髁突完全就位时的𬌗关系，从而可以达到𬌗与颞下颌关节之间的协调。如果不能达到正中关系位或适应性正中状态，可以基于影像学和其他参考指南选择一个最适合生理关系的治疗颌位。以此颌位关系上𬌗架的模型或许可用于制作试验性颌关系的𬌗垫，直到通过适应性或矫正性治疗将髁突再定位在稳定性可接受的舒适位置，才能进行最终的𬌗调整。当采用试验性颌位关系时，上颌再定位𬌗垫是最常用的装置。

诊断性𬌗治疗

𬌗治疗应始终做到有的放矢。诊断性𬌗治疗主要用于测试一个可疑或与诊断条件相关的假设。完全性关节盘前移位情况下，选择最终治疗方案之前必须明确以下情况：

1. 关节盘是否具有可复性？
2. 关节盘能否与髁突一起回到正中关系位？
3. 关节盘复位后在行使功能时能否保持稳定？

对于那些能保持正常盘–髁关系恢复到正中关系位的关节盘，可以诊断性使用前牙𬌗垫观察在行使功能时关节盘能否保持稳定。如果在关节盘后附着尚未损伤过重之前，尽早干预关节盘移位，通常就可以对关节盘进行复位，在行使功能状态下维持稳定。当使用前牙𬌗垫时出现这种状况，则可以确认是因为𬌗引起下颌移位，进而触发关节盘移位。如果使用前牙𬌗垫后加重了关节不适感，则可明确诊断即使关节盘处于可复状态，也无法在行使功能时维持稳定。对此应该进行相应治疗。

如果关节盘发生不可复性移位，但是手法诱导试验显示关节承受载荷时无明显不适，则血管丰富的关节盘后组织已发生改建，形成无血管的纤维结构区。如果已经明确关节盘发生了前移位，但使用前牙𬌗垫时关节无不适，则可确定发生了有益的适应性改建，一旦可以确保适应性正中状态维持稳定就可以进行最终的𬌗治疗（通常也会使用全牙列𬌗垫）。

如果颞下颌关节多普勒分析显示已形成了骨–骨接触的关节，并通过影像学检查和其他检查予以证实，就应该诊断性通过全牙列𬌗垫来判断，通过降低肌肉的过度兴奋性能否获得可接受的关节稳定性。如果由于肌肉的超负荷引起关节退行性变，或许可以通过更协调的神经肌肉系统减小关节表面的受力以及允许进行适应性改建，从而可以终止退行性改变。

如果牙列需要进行大范围𬌗面修复治疗，或许可以直接进行𬌗平衡调整，而非使用全牙列𬌗垫，因为任何对天然牙的调整如有必要都可以在最终修复体上进一步精细调整。

如果关节盘发生前移位，但是在下颌前移不超过3mm范围内可复位，当关节盘回到正中关系位时与髁突之间无法保持正常的结构关系，或在功能状态下无法保持稳定，则需要制作一副诊断性𬌗垫来观察下颌处于前伸位时能否维持结构关系的稳定。如果可以，则可以修改同一副𬌗垫继续观察关节盘和髁突能否保持正常关系一起缓慢退回正中关系位。有些牙科医生仍然推荐使用再定位𬌗垫，但是MRI研究证实这种𬌗垫几乎不可能使关节盘永久性复位。若关节盘发生强直或不可复，再定位𬌗垫就没有任何价值，因此在使用任何再定位装置前都应该进行评估决定。

完全性关节盘移位的治疗

▎治疗分类

根据治疗目的不同，对完全性关节盘移位进行分类：

1. 完全性关节盘前移位

（1）可复位至功能状态；

（2）局部可复位至功能状态；

（3）可复但无法在功能状态下保持稳定；

（4）不可复但可修复；

（5）不可复且不可修复。

2. 关节盘后移位

关节盘前移位种类繁多，通过对更详细分类的进一步诊断，有针对性的选择特异性治疗，而不是对所有的移位关节盘采用非特异性的广谱治疗。对关节盘前移位的特异性分类，对于要大量接诊颞下颌关节紊乱病患者的医生尤其重要。经常看到将再定位𬌗垫用于治疗强直、可修复或关节盘消失患者关节盘复位的治疗，这是完全错误的，不可能获得成功。如果上述治疗目标不能清晰定位到相应的状况，诊断是不完全的。

完全性关节盘前移位，可复位至功能状态

对于可能恢复到功能状态的移位关节盘进行治

疗必须实现以下3个目标：

1. 将关节盘复位至正确的盘-髁关系；

2. 关节盘复位后与髁突一起回复到正中关系；

3. 功能状态下正确关节盘结构关系的维持；

鉴于以上3个目标并遵循一定的逻辑顺序，治疗要从恢复正确的盘突复合体关系开始。完全性移位关节盘的可复性可分成两种情况，分别需要接受不同的治疗方案。从治疗的角度看，功能性可复性关节盘移位应该分为：（1）自复位型；（2）需要通过某些手法诱导或治疗性干预来实现关节盘复位的类型。

自复位型关节盘移位包括大部分存在往复弹响的关节，在开闭口过程中各发生一次弹响。但关节盘的自行复位并不意味着其在功能运动过程中能够维持正常结构关系。当关节盘复位后，依然必须判断关节盘及其附着结构是否足够完整的随髁突共同完成全范围的功能运动。为了检验这一点，必须消除所有𬌗干扰，排除机械性移位。有3种有效的方法可快速判断复位的关节盘是否能以正确的结构关系行使功能：

1. 使用棉卷分离牙齿；

2. 使用平板前牙𬌗垫；

3. 在消除所有牙尖斜面接触的同时，使用平衡𬌗力的方法。

有时可以通过将长棉卷横向置于双侧前磨牙区的方法来检验移位关节盘是否复位至功能状态。有时仅仅使牙齿脱离咬合就可以消除肌肉功能紊乱，并使关节盘自动复位。更常用的是通过手法诱导来使关节盘复位，然后对双侧关节施加压力来检验正中关系位。在下颌咬到棉卷之前让患者做数次开闭口运动，并始终保持压力。如果在手法诱导过程中没有失去盘突复合体结构关系，将手松开，并让患者咬紧棉卷。如果咬紧棉卷并未使关节盘移位，则通过𬌗调整就可以获得较好的预后。

如前所述，在1~2天内可以用前牙𬌗垫检验复位后盘突复合体的功能稳定性。压力平衡装置，如Aqualizer™水𬌗垫（图25-8），也可以允许下颌不受限制地进入正中关系位，对于降低肌肉兴奋性的检验也很有好处。

如果在功能状态下关节盘依然可以保持结构关

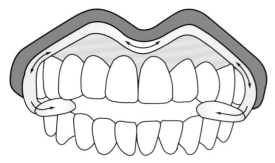

图25-8　图中所示作为一种肌肉去程序化的Aqualizer水殆垫。使用水袋使分离牙齿的力量均衡化，从而消除了牙尖斜度对下颌偏斜的影响。肌肉可以在无干扰的状态下使髁突自由地就位。

系的稳定，则一旦关节盘复位就可保持这种状态，且可以自如的回到正中关系位。上述的所有方法都可用于做出此类诊断。然而，这种诊断并非通过短时间使用棉卷或就位的中央负重区就可以简单证实的。如果给予足够的时间，对重新承受载荷的关节盘进行细微的调改或许有助于稳定关节盘的结构关系。如果关节盘稳定性不错，仅在快速或大幅度下颌运动过程中才会发生移位，则使用全牙列殆垫会有助精确调整至正中关系位，且通过前牙区斜面的设计使得后牙在所有非正中关系位时均保持咬合分离状态。

此外，应该指导患者尽量避免进行没有必要或大幅度的下颌运动，并持续佩戴殆垫，甚至吃饭时（软食）也戴着。在关节盘结构关系改善后，关节盘进行自身重新塑形后，通常可提高其稳定性。

一旦纠正或解除造成下颌偏移的机械性原因，关节盘的功能性复位通常会自动发生，但有些患者的关节盘复位可能会更复杂。如果关节盘移位已经造成闭合性绞锁，且后者被过度收缩或痉挛的肌肉牢牢固定，关节盘后带受到的强大负荷则会阻止关节盘复位。对于这种病例，将髁突从关节结节上分离开来，为将关节盘从两个关节面之间往后拉创造空间。如果仍然存在足够完整的弹性纤维组织将解除绞锁的关节盘往后拉，或许可以有效地向下分离髁突。图25-9展示了这种非常好的方法。

这方法成功的关键在于当闭合性绞锁发生后采取该治疗的及时性。如果治疗越及时，关节盘功能性复位的机会越大。这方法对曾经有过突发性下颌

脱位的患者效果良好，但对长期的闭合性绞锁基本无效。但是无论是哪种闭合性绞锁的情况，都应该尝试一下这种方法，偶尔也会使关节盘功能性复位。

如果长期闭合性绞锁的关节盘发生了复位，因为关节盘的厚度会增加髁突的高度，则会出现后牙区牙齿咬合分离。如果关节盘保持正确的排列关系，脱离咬合的牙齿会继续萌出直至重新咬合，但最重要的是确保在行使功能时的关节盘位置排列关系。有时只需要使用前牙平板殆垫来保证后牙萌出过程中关节盘位置关系的稳定。在前牙殆垫使用过程中必须仔细监测后牙萌出情况，一旦后牙重新获得咬合，就可以撤去殆垫。

当可能涉及全牙列的殆垫时，为了防止下颌移位的复发，进而导致关节盘移位，有必要进行殆平衡调整。如果需要用正畸治疗或修复治疗矫正殆不协调，则首先使用全牙列殆垫，如上颌再定位殆垫，来稳定关节会有益处。只有关节稳定，才能最终结束殆治疗。

尽管髁突远中移位并没有我们想象的那么多，但有些关节盘前移位的问题也会来源于髁突的远中移位。对这类问题的治疗包括，在下颌最大闭口过程中迫使髁突远中向移位的接触面位置或形状的调整。远中移位的下颌通常可以通过手法操作使其很容易地回到正中关系位。为了使关节盘复位，首先必须使下颌在不受力的情况下略前移一点。在下颌轻度前伸位置上形成髁突-关节盘的正常对齐关系后，在使髁突和关节盘缓慢回到正中关系位的过程中，可以用向上的压力来保持髁突在关节盘的中央负重区承受载荷。此时，通过双侧手法诱导方法保持向上的压力，使下颌进行数次铰链轴运动，但每次都在牙齿即将接触时停止运动。如果关节在承载过程无任何不适，则保持压力并使下颌轻柔地进行铰链轴运动直至第一颗牙齿殆接触。在此殆接触状态下轻叩几次上下颌，使患者习惯于该位置，然后将下颌维持在第一颗牙齿接触的位置。非常仔细地观察当患者闭合时，下颌从该位置移动到最大牙尖交错位过程中的滑动方向。

如果这种滑动趋向于使双侧髁突都往远中偏移，则观察是否会出现牙齿导向的关节盘远中移

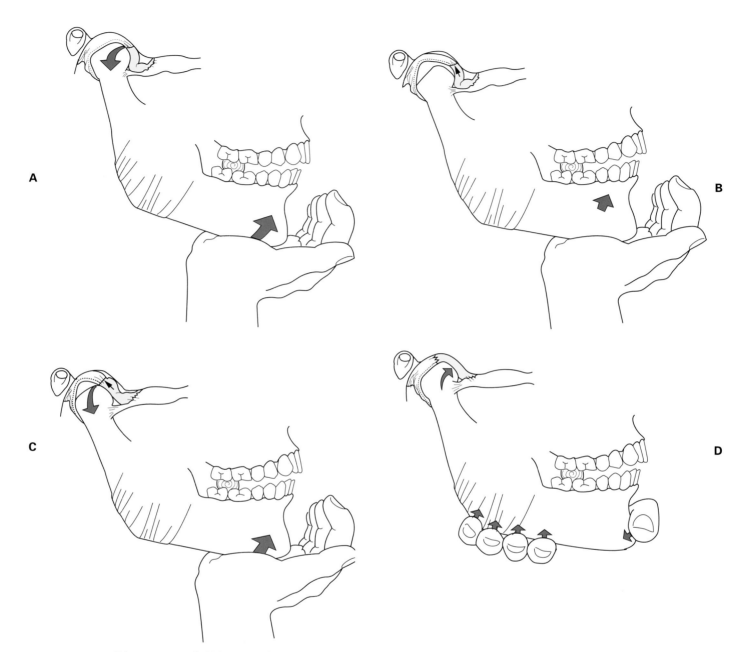

图25-9　A. 要将髁突从肌肉束缚及闭合性绞锁中分离出来，需要在上下磨牙之间放置支点，并在颏点施以向上的外力。这个杠杆运动可使髁突与关节结节分离，并为关节盘的回移创造空间。B. 当创造了足够空间后，如果关节盘后弹性韧带张力依然够好且肌肉松弛，关节盘可被拉回髁突与关节结节之间。分离时间可能需要数分钟。这一方法对于强直或粘连的关节盘无效。C. 关节盘或许会弹回正常位置，或慢慢地往后延伸。此时应该继续保持牵引，以保证最佳结果。D. 如果关节盘回到正常排列位置，停止牵引不会造成不舒适。此时，使用手法诱导方法来检验正中关系，同时通过负荷使髁突朝关节结节往前移动，以维持其在关节盘凹陷区的位置。应保持牙齿咬合分离，从而不再触发关节盘移位。可以用前牙殆垫来判断关节盘是否能在功能状态下保持合理结构关系。

位。如果发生了，则说明正在处理的问题确实是由关节盘问题造成的机械性移位。如果直到牙齿发生接触才出现关节盘移位，预后往往较好，可以很快恢复功能。治疗的目的必须是释放当前咬合关系，使下颌略微前移达到牙尖交错位，与正中关系位对应。通过𬌗平衡调整或许就可以达到这个目的，或临时性使用𬌗垫将颌位关系矫正到正中关系位。

髁突前移位

由于很多临床医生忽略了肌功能不调会引起关节盘结构紊乱，通常也会忽略导致与关节盘前移位相关的下颌前移位。然而，那些善于观察的医生会发现大多数的关节盘结构紊乱其实与髁突的远中移位关系不大。当移位的关节盘重新复位，并随着牙齿分开，重新排列的盘突复合体移动至正中关系位。此时不难发现，在牙齿接触的状态下，下颌从正中关系移至最大牙尖交错位的方向是向前的。此外，一旦导致移位的机械性因素得到矫正，关节盘位置排列关系就会稳定，关节盘移位的趋势立即消失。

当移位的关节盘可复位，且在功能状态下能保持稳定，则医生应该告诫患者在数周内避免进食质硬食物或大张口动作，防止由于关节盘后附着和其附属韧带再次出现超出自我保护范围的牵拉，而导致关节盘移位再次复发。只要医生定期监测咬合协调性，一般而言保持关节盘的结构关系并不难。

从闭合性绞锁状态重新复位关节盘，则当髁突重新与关节盘负重区对齐时，关节盘或许会发生一些改变。这些适应性改变可能仅仅是纤维排列方式的细微改变，或涉及一些适应性改建。然而，关节盘的任何变化都可能造成位于正中关系位髁突的轻微变化。因此，只有正中关系稳定后方可进行最终的𬌗治疗。可以在精确调整至正中关系位的全牙列𬌗垫上进行暂时性𬌗调整，每2~4周定期复查。如果𬌗垫只需很少量甚至不再需要进一步调整，则证明髁突-关节盘位置关系处于稳定状态。牙齿的松动度也是需要考虑的因素之一，在完成最终的𬌗治疗之前应该保持牙齿松动度尽可能稳定。如果需要进行广泛性的修复治疗，则可以直接在牙齿上或固定的临时𬌗垫上进行临时性的𬌗平衡调整。

完全性关节盘移位越早治疗，维持正确盘突关系的预后越佳。关节盘移位未经治疗的时间越长，关节盘及其附属结构不可逆性损伤的概率也会越大。此外，保存关节盘的完整性还有助于保存对关节结构健康至关重要的关节滑液和营养作用。

完全性关节盘前移位，局部可复位至功能状态

只能局部功能性复位的完全性关节盘移位的外极部分总是没有可复性。要针对造成关节盘外侧部分不可复位的原因进行治疗。这些原因主要涉及对关节盘侧副韧带以及后附着部分结构的牵拉或撕裂，通常还包括关节盘自身的一些改变。最常见的形变与关节盘发生适应性改建的挠曲有关，除了与挠曲发生的时间长短有关，还与发生挠曲后关节盘后带的负重情况有关。

如果髁突内极可以复位到关节盘中央负重区，然后保持盘髁位置关系回到适应性正中状态，则通过消除所有造成肌肉不调的病因后或许可以获得盘髁结构的功能性稳定。这种治疗包含的肌肉松弛𬌗垫可以与关节正常就位完美匹配。由于整个关节的排列位置不一定正确，因此必须考虑试验性关节位置，但是必须满足内极止动这个能使神经-肌肉关系达到协调的最重要的基本要求。

如果盘突复合体的内极部分可以止动在对应的关节窝最上内侧部分，与升颌肌群拮抗的翼外肌开始松弛。当可以达成这一关系后，就不存在拮抗肌的不协调收缩了。

临床经验告诉我们，如果可以达到协调的肌肉功能，部分结构紊乱的关节盘就会有很好地改建机会，形成功能适宜且适合髁突的区域。如果关节盘与髁突内极对齐，且没有因为肌肉过度收缩而受到超负荷的力，就可以防止位于髁突外侧部分与关节结节之间的盘后组织受到超负荷的力量。有时这种关系会刺激盘后组织产生纤维性的改建反应，新形成的关节盘负重区不含血管和神经。

为了实现上述结果，肌肉松弛𬌗垫必须与关节正常就位尽量完全匹配。当关节改变时，𬌗垫必须进行调整，以保持𬌗与内极部位的髁突-关节盘位置关系协调。必须使用肌肉松弛𬌗垫，并保证其舒适性和安全性。它包含了前导斜坡，可使所有后牙在

除了适应性正中状态以外的所有颌位都处于咬合分离状态。需要患者全天候佩戴，是一种非常有效的上颌再定位𬌗垫。

采用这种治疗方法的前提是：

1. 功能状态下必须能维持髁突内极与关节盘排列关系；

2. 在使用该𬌗垫时，患者必须能接受其舒适性和行使功能。

患者应该被告知并能理解关节的改变过程是缓慢的，要有足够的耐心，因为在关节回到稳定关系之前，可能需要对𬌗垫进行很多次调改。当达到稳定关系后就可以不用𬌗垫，并进行最终的𬌗治疗。

完全性关节盘前移位，可复位但无法在功能状态下保持稳定

移位关节盘可以复位并不意味着在行使功能过程中可以保持复位后的稳定性。以下3种关节盘疾病可能会妨碍复位关节盘在髁突运动功能范围中维持稳定：

1. 关节盘动度过大；

2. 关节盘动度不足；

3. 关节盘畸形。

关节盘动度过大，主要是因为关节盘与髁突和颞骨之间的韧带连接太过松弛。即使关节盘沿着前伸轨迹在某些点可以得到复位，但是对关节盘上附着的弹性纤维或韧带所造成的损伤，会使髁突在关节结节上前后向移动时关节盘发生脱位。

关节盘动度不足，主要是因为粘连、强直或肌肉痉挛等引起的动度丧失。髁突仍然可以自如运动，但无法与关节盘一起运动。

关节盘畸形，主要来自于关节盘部分结构的超负荷或负荷不足。尽管长期的超负荷或受力方向异常可能造成关节盘变形，但是造成关节盘结构紊乱的常见原因来自于内极的不负重。在到达牙尖交错位过程中髁突的前下移位留下了髁突内极与薄的关节盘凹面之间的空间。正确排列的髁突–关节盘复合体相应的会对增强的骨性关节窝内壁施加载荷。当髁突沿着关节结节往前下方移位时，薄的关节盘正中受力区开始增厚，以填补因髁突移位留下的空间。

正常情况下，关节盘的内极负重区是最薄的部分，但如果髁突因𬌗斜面而发生较长时间的前移位，会使该部分增厚数毫米而变成凸形。当关节盘侧副韧带损伤时，关节盘的前内侧旋转还会进一步增厚内极相应的部分。

如果可以通过手术显微镜观察不可复性关节盘增厚的内极部分，将会明显发现关节盘无法在功能状态下与髁突保持正常排列关系。通过手术方法削薄髁突内极相应的关节盘负重区，使关节盘负重区与髁突重新匹配，并在功能状态下不发生移位。

那些功能状态下不能保持稳定的可复性移位关节盘，若不经过治疗最终将会变成不可复性移位。有3种治疗方法：

1. 下颌再定位；

2. 手术矫正；

3. 利用患者的适应性改建。

下颌再定位𬌗垫的基本目标是将下颌移动至髁突与移位关节盘对齐的位置。通过与𬌗垫上倾斜度较大的𬌗面相关联排齐下颌位置，使得髁突与前移位关节盘对齐的位置与最大牙尖交错位保持一致。髁突前伸复位可以起到释放受髁突压迫的盘后组织的作用。如果髁突–关节盘复合体保持在前伸位，原本的观点是盘后组织将会愈合并恢复弹性。但MRI研究表明，盘后组织形成了不稳定的组织粘连和瘢痕组织。曾经风靡一时的再定位𬌗垫不能形成长期稳定的结果。显然，翼外肌上头的纤维挛缩会妨碍关节盘与髁突共同后退。

如果颞下颌关节的损伤还不是太厉害，通过矫形手术也可以保存关节盘。保存关节盘还有利于保存关节滑液的营养和润滑作用，两者都有助于预防退行性关节病。

手术矫正流程如下：

1. 通过半月板成形术来重塑形变的关节盘；

2. 翼外肌上头挛缩的缓解；

3. 折叠关节盘后附着组织使其变短，有助于保持关节盘与髁突的位置关系；

4. 粘连或强直关节盘的缓解；

5. 去除关节表面的骨刺；

6. 矫正病理性形变或生长发育异常；

7. 关节盘后韧带及侧副韧带穿孔或撕裂的修复。

若关节盘在功能状态下无法维持与髁突之间的正确位置关系，且盘后韧带损伤过重以至于对再定位粭垫无反应时，或许可以考虑使用"利用患者的适应性改建"这个方法。如果排除手术干预，可以尝试通过将肌功能紊乱减少至最低来获得关节盘后组织的适应性改建。如果全牙列粭垫可以与最舒适的关节位置保持协调，将可以产生良好的结果。应该提前告知患者这种适应性改建过程缓慢，需要耐心等待。一旦关节发生改变，就需要反复调改粭垫。

盘后组织适应性改建的预后或许比预期的更好。在我们更好理解关节盘的功能之前，在治疗大多数颞下颌关节紊乱病时往往会忽略关节盘的因素，而仅尝试减小肌肉来源的超负荷。如果在精细的调粭后粭关系可以保持足够长的时间，即使关节盘移位的患者通常也会有所改善。尽管也会有例外，但所幸的是这种例外比例极低。由于这种方法具有高成功率，因此受到许多极其精通粭治疗的牙医们的青睐，而不愿意考虑手术方法。随着微创手术技术的进步，使得经过专业培训的外科医生可以更直接地修复一些关节的病损，我猜测微创手术的长期预后可能会比适应性改建更好。判断手术治疗优于保守治疗的标准基于以下3点：

1. 不适感是否已经超出患者承受范围？
2. 不适感是否无法通过非侵入性治疗减轻？
3. 不进行手术矫正是否存在病情加重的可能？

除非存在不进行手术干预就会出现不可忍受的不适感或急症，否则保守方法治疗关节盘移位是上佳之选。无论如何，降低肌肉过度兴奋是手术成功的基础，因此粭治疗时常会涉及全牙列肌肉松弛粭垫，在最终确定进行手术治疗之前进行尝试。

完全性盘前移位，不可复，但可修复

对不可复性关节盘移位的治疗只有两个选择：

1. 手术矫正或修复；
2. 利用患者的适应性反应。

再定位粭垫对于不可复性关节盘移位是毫无意义的。事实上，这是禁忌使用的方法。再定位粭垫的目的在于松弛盘后组织，使其可以自愈并重获弹性牵引力，将关节盘与髁突同时向后拉。但是用再

定位粭垫也是有副作用的，可能会产生肌肉功能紊乱。任何时候下颌移位至正中关系位的前方，翼外肌与升颌肌群将会同时发挥作用。拮抗肌收缩失调有可能会发展成肌肉过度收缩。因此，除非这种过度收缩产生的力量直接通过关节盘，否则力量就会穿过期望能愈合的盘后组织。如果希望盘后组织发生有利的适应性改建，需要减小协调神经肌肉系统的肌肉负荷。使用髁突内极骨性止动点前方的再定位粭垫的确不能形成平衡的神经肌肉系统。

对不可复性关节盘移位进行复位和修复需要满足以下3个条件：

1. 关节盘必须足够完整才有可能被矫正到功能状态。
2. 关节盘必须可以平动（必要情况下可以进行治疗）。
3. 关节盘后韧带附着受到的损伤必须限定在可修复范围内。

如果关节盘不可复，首要的治疗计划应该是判断关节盘的复位对于重获舒适度和功能有无必要。在某些情况下，即使移位的关节盘可通过手术复位，但是既然已经发生了适应性改建，也就没必要进行侵入性治疗。选择侵入性或非侵入性治疗不应基于"总是"或"从不"的心态。对每个患者都要考虑这两种治疗方法，根据能否最好地恢复关节舒适度而不牺牲功能稳定性来选择最终的治疗方法。

只有当明确了造成关节不舒适的原因后，将舒适度作为判断治疗效果的标准才有意义。毫无疑问，关节不舒适的原因更多与肌肉功能紊乱有关，而非关节内因素。这一观点已通过常规成功应用肌松弛粭垫得到反复印证，甚至对已发生关节盘移位的患者也是有效的。对此需要进行更多的研究，但如果治疗结果的舒适度能达到患者可接受的程度，并伴随和谐的神经肌肉系统，只要治疗开始得够早，颞下颌关节依然可以发生适应性改建。

尽管软硬组织的适应性改建可使关节变得更舒适，但改建后组织的稳定性还是令人担忧的。我们确实发现此类患者需要更频繁的调粭复诊来维持舒适度，因为关节发生极其轻微的位置改变都会引起牙尖交错关系的不协调。然而，如果能及时开始治疗使更多的盘后组织形成假性关节盘，防止形成骨-

骨接触的关节，对于长期稳定性的预后似乎非常好。

也有一些关节盘移位的患者对肌肉松弛疗法不敏感。他们的关节疼痛是令人无法忍受的，且这种疼痛的来源与对仍然比较完整的盘后组织的压迫有关。如果诊断分析明确提示只有通过侵入治疗才能矫正，可用手术来复位关节盘，并修复韧带附着。这种方法可保存有价值的关节滑膜组织及对关节盘和关节表面有保护作用的纤维软骨。

除了需要精细的手术过程以外，对提高修复性颞下颌关节手术成功率的要求主要是在术前和术后降低肌肉的过度兴奋。必须矫正因殆引起的下颌移位，使得修复后的关节位置与最大牙尖交错位之间保持协调。这种矫正通常使用殆垫与试验性的关节位置保持协调，然后精修殆垫使其与修复后的关节位置精确关联。为了减少术后肌肉功能紊乱的发生率，应该即刻对殆垫进行殆平衡调整。这一过程可降低肌肉过度收缩的可能性，并减轻对新修复关节结构的超负荷。

前牙殆垫是一种实用有效的肌肉松弛殆垫，可与颞下颌关节手术一起配合使用来矫正关节盘移位。消除所有后牙咬合接触对于减轻关节负担看起来似乎是一种奇怪的方法，但却非常有效。后牙一旦发生咬合脱离，可使3组升颌肌群中的2组松弛，从而减轻对关节的负荷。如果在术前使用前牙殆垫，可以使手术过程变得更容易，术后调整也会由于仅有前牙接触而变得简单。只要确认了适宜的关节稳定性，就应该将前牙殆垫改为全牙列殆垫，以防止后牙过萌。定期调整殆垫，直到不再需要调整为止，此时才有可能完成最终殆治疗。

完全性盘前移位，不可复，且不可修复

由于关节盘本身受到的损伤或连接关节盘与髁突及颞骨的关节韧带发生损伤可能造成关节盘不可修复性移位。

关节盘破坏可在其发生折叠、挤压或撕裂时产生，随后对关节盘的负重可使其丧失完整性或产生不可修复性的形变。对关节韧带的破坏主要是撕裂或穿孔破坏过大以至于无法修复。

微创手术修复技术不断在发展，目前很少有损伤关节盘不能改形或修复的，但还是有一些情况是无法挽救的。大多数无法修复的关节盘出现在老年患者中，许多病例在就诊前的适应性改建过程就已经改变了关节表面形态。

骨性关节表面对关节盘丧失的反应是选择治疗方法的重要决定因素，检查应该能够反映以下3种情况：

适应性重建

如果关节软骨保持完整，则髁突和关节结节可发生适应性改建，重塑关节表面使其能够在没有关节盘的情况下行使功能。

非炎症性退化性关节病

如果关节软骨也发生了破坏，则意味着骨性关节表面开始崩解。有一些证据支持早期或缓慢进展的退化性关节病是非炎症性的，如果能减轻超负荷，就可以出现一定程度的自限性。

炎性退行性关节病（骨关节炎）

炎症是承受超负荷的骨表面发生不稳定性重建后的并发症。

关节表面的重大改变可以联想到半月板移位以及其形变。如果软组织原发性发生形变，则骨组织会发生继发性改建。如果原发性软组织改变得以及时矫正，作为正常的适应性改建，就会发生继发性的组织改建。如果移位的软组织无法得到修复，改建的过程将继续适应关节表面的形态，使其与要施加负荷的表面保持一致。当关节盘移位发生后，这一过程将继续进行。这种重建过程是否停留在可修复性适应阶段，还是成为一种退化性疾病，主要取决于机体抵抗力以及决定骨性表面所承受负荷的磨牙症或紧咬牙症的严重程度。当关节盘发生移位时，严重的夜磨牙和紧咬牙必然会造成髁突变平，关节结节也经常会变平。如果负荷超出了适应改建的能力，则开始出现炎症性的退行性改变。退行性关节病具有个体差异，受诸多因素的影响，如健康、营养以及类似于内分泌失调的机体生化环境改变等。

即使髁突和关节结节已严重变平，关节的稳定

性还是有可能相当好，舒适度依然可以接受。这主要取决于重建的骨表面特性，在某些情况下可形成非常坚硬光滑称之为象牙骨的关节表面。

影像学检查发现象牙骨的骨小梁排列非常致密，且关节表面有皮质骨的影像。严重变平的关节表面充分证明关节盘已经缺失。角度适宜的经颅侧斜位片非常清楚地显示出髁突与关节结节之间形成骨-骨界面接触。一般需要在最上铰链轴位和前伸开口位拍摄两张X线片，比较功能状态下的髁突位置（图25-10）。

颞下颌关节的多普勒听诊技术检查，可以发现骨-骨界面接触会产生高频的捻发音，听起来像生锈的门轴转动发出的声音。如果相互摩擦的关节表面非常粗糙，则发出的捻发音也可以很粗。如果仍有纤维软骨覆盖在关节表面，则多普勒听诊检查听起来没那么粗，提示关节表面还是比较光滑的。一旦

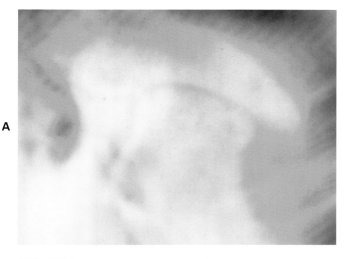

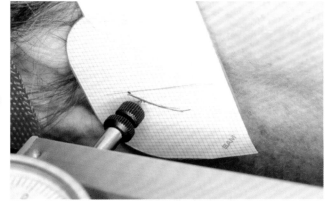

图25-10　A. 经颅侧斜位片显示处于后退位严重变平的髁突和关节结节。B. 使用运动轨迹描记方法记录非常平坦的前伸轨迹。当轨迹变平时，意味着关节盘已发生完全移位。

这些表面结构发生崩解，声音将变得更沙哑。

运动轨迹描记法的记录表现出一条比正常的凹形轨迹更平及角度更小的前伸轨迹。这是非常重要的发现，因为异常平缓的髁道或许不能在前伸运动过程中使后牙咬合脱离。可能需要改变前导以避免在下颌功能运动范围内出现后牙秴干扰。

临床表现

除非盘后组织适应性改建形成新的纤维组织负重区，否则关节盘完全移位总是会导致髁突进行性变平。变平主要是将失去关节盘的髁突紧压在关节结节上造成的。如果髁突和关节结节都变平，则提示在关节功能运动范围内发生了对关节的超负荷。若关节盘缺失，而且关节滑液对关节表面的营养和润滑作用也消失，这种功能性的超负荷对关节表面特别有害。关节骨表面会因此逐渐崩解，导致髁突高度丧失。只要关节盘丧失，就会发生髁突高度的渐进性丧失，会进一步影响秴协调的稳定。

由于所有的升颌肌群都位于牙齿的后方，任何髁突高度的丧失都会引起髁突往上移，对最远中的牙齿产生负荷。这种远中秴支点的破坏效应比较复杂，因为会导致前牙咬合分离，在非正中运动过程中破坏了前导使后牙脱离咬合的作用。其结果是肌肉发生过度收缩，会对颞下颌关节与秴产生超负荷作用。因此，因关节盘丧失而受损的颞下颌关节也会遭受到肌功能紊乱所引起的超负荷。髁突变得越平，秴受到的负荷就越重，就会形成恶性循环。

通过连续的临床观察或许可以检验颞下颌关节问题与秴问题之间是否存在必然的联系：如果髁突和/或关节结节的形状未发生同等程度的改变，则上颌磨牙舌尖也不会发生严重磨耗。同样，如果没有直接相关的咬合磨耗，就不会发现髁突和关节结节严重变平。Mongini发现髁突形状的改变与咬合的磨耗方式直接相关，反之亦然。只有当牙齿接触时才可能发生肌肉最大收缩，因此只有在最大牙尖交错位时才会对髁突产生负荷。

治疗

由于关节盘丧失也会减少对关节表面的营养和润滑，因此一旦关节盘丧失，势必无法完全阻止关

节表面发生退行性破坏。无论如何，如果能够有效纠正肌肉功能紊乱，则通常可获得可接受的舒适度和可控的稳定性。如果能够将对关节的持续性负荷减少为间断性轻负荷，则适应性改建过程可对大多数患者产生良性改变，甚至是骨-骨界面接触关系的患者。通常通过对𬌗的调整，使其不会对髁突的最上铰链轴位置形成干扰，就可以达到这样的治疗目的。

当关节盘消失后，最上铰链轴位置取决于在内极与关节结节接触的骨-骨接触界面。即使严重变平的髁突，髁突内极仍然可以紧贴关节结节阻止髁突的往上移动。在骨性止动的最上位，翼外肌将松弛，在没有拮抗肌的对抗下升颌肌群可以使髁突就位。即使关节盘丧失，如果髁突能够在无𬌗干扰的情况下自如地滑到最上位，就依然能获得协调的肌功能。然后通过双侧诱导试验来检验这个位置在承受负荷时的舒适性。如果可以达到多处强度均匀的正中咬合止点，且在非正中运动时所有后牙立即脱离咬合，则可认为已经达到肌肉协调。当然，如果不存在关节盘，则必须特别确认正中关系。这种关系将被简单定义为"髁突与关节结节相接触时的最上位"，又称为"适应性正中状态"。

在全牙列𬌗垫上或许可以临时达到𬌗的协调，或可以通过𬌗平衡调整直接实现。经常会误认为，当牙列磨平后就不会有𬌗干扰。如果双侧髁突都位于其对应关节结节的最上位，未经过治疗的患者在非正中下颌运动过程中一定会有早接触和后牙的𬌗干扰。

如果髁道变得过于平坦以至于通过𬌗平衡调整无法在下颌非正中运动时使后牙脱离咬合接触，则可能需要修复前牙以获得能够使后牙咬合分离的前导角度。首先应完成𬌗平衡调整以消除所有正中关系位的𬌗干扰，然后在改变前导之前尽可能调整下颌非正中运动。前导越陡则对患者已形成的极平下颌功能运动范围的干扰越大，因此会产生对过陡牙尖磨耗的趋势。这一过程通常不会产生任何不适，但可能会对前牙产生有害的侧向力。因此加大前导斜度的原则是在所有下颌运动过程中刚好能使后牙咬合分离，并允许前牙斜面产生磨耗。

当关节盘发生不可修复性移位时，最重要的𬌗

调整为除正中关系位以外的其他所有颌位都应该使后牙脱离咬合，通常会涉及前导。这种𬌗关系的主要目的是减轻升颌肌群对髁突的负荷，而只有后牙脱离咬合才能减轻负荷。这种类型的𬌗功能可以显著减少关节盘缺失患者术后调𬌗的量和次数。

患者应当被告知，为了尽可能保持神经肌肉系统协调，有必要定期调整咬合。当关节盘已缺失，与治疗无关但仍然会继续发生关节表面的退行性改变。保持𬌗协调能将这些改变降低至可控的水平。用丙烯酸树脂制作的𬌗垫通常有助于减少牙齿的磨耗。应该将𬌗垫调整成所有牙齿在适应性正中状态能同时均匀接触，而在所有非正中关系位后牙咬合分离。大多数患者在夜间佩戴𬌗垫就可以维持𬌗面不发生过度磨耗。

炎性退行性关节病（骨关节炎）

透过髁突的负荷超出患者的自我适应性改建能力但无炎症时，关节软骨崩解软化，导致富含血管的组织侵犯关节表面。可能会累及所有负重区的关节软骨，如果关节盘还在，也可能会受累及。由于关节软骨丧失，感觉神经末梢暴露会导致关节出现疼痛。髁突高度可能丧失，有时甚至是突发性的，因此会进一步加重𬌗不协调性以及相应的肌功能紊乱。迄今为止，我还未发现骨关节炎活动期的患者在进行触诊时无咀嚼肌压痛的。

双侧关节受力所致的不适范围可从触痛到剧痛不等。这种对于关节常规检查的反应会提示我们可能存在关节内病理病变，需要通过影像学进一步检查确定。

在经颅侧斜位片上通常可以看到关节表面的病损，但有时曲面断层片显示的影像会更好。如果以上两种方法都无法确诊骨性关节炎疑似病例的病损，在某些情况下可以使用颏顶位投照法。然而，最可靠的影像学检查方法应该是使用CT对关节表面进行逐层评估。如果颞下颌关节在承受负荷时有不适感，在检查方法的选择顺序上应该遵循从常规到特殊的原则，直至确定引起不适的病因。CT和MRI在某些特殊病例中各有其独到的诊断价值，需要选择性使用。

颞下颌关节骨关节炎仅用肌肉超负荷来解释是

表25-1　美国颞下颌关节外科学会关于颞下颌关节和相关肌肉骨骼紊乱病的指南

I.关节内（关节囊内）病理改变
　　A.关节盘
　　　1.移位；
　　　2.形变；
　　　3.粘连；
　　　4.退行性变；
　　　5.外伤；
　　　6.穿孔；
　　　7.发育异常；
　　B.关节盘附着
　　　1.炎症；
　　　2.外伤（撕裂、血肿/挫伤）
　　　3.穿孔；
　　　4.纤维化；
　　　5.粘连；
　　C.滑膜
　　　1.炎症/渗出；
　　　2.外伤；
　　　3.粘连；
　　　4.滑膜肥大/增生；
　　　5.肉芽肿性炎症；
　　　6.感染；
　　　7.关节炎（风湿性、退行性）；
　　　8.滑膜软骨瘤病；
　　　9.增生物；
　　D.关节纤维软骨
　　　1.肥大/增生；
　　　2.退行性变（软骨软化）；
　　　　a.裂隙；
　　　　b.纤维化；
　　　　c.空泡化；
　　　　d.腐蚀；

　　E.下颌髁突和关节窝（参见下文中的肌肉-骨骼分类）
　　　1.骨关节炎（骨关节炎、退行性关节病）；
　　　2.缺血性坏死（骨坏死）；
　　　3.骨吸收；
　　　4.骨肥大；
　　　5.纤维性和骨性关节强直；
　　　6.植体关节病；
　　　7.骨折/脱位；
II.关节外（关节囊外病理改变）
　　A.肌肉-骨骼
　　　1.骨（颞骨、下颌骨、茎突）
　　　　a.发育异常（发育不全、肥大、畸形、强直）；
　　　　b.骨折；
　　　　c.代谢性疾病；
　　　　d.系统性炎症性疾病（结缔组织病/关节炎）；
　　　　e.感染；
　　　　f.发育不良；
　　　　g.增生；
　　　2.咀嚼肌与肌腱
　　　　a.发育异常；
　　　　b.外伤；
　　　　c.炎症；
　　　　d.肥大；
　　　　e.萎缩；
　　　　f.纤维化、挛缩；
　　　　g.代谢病；
　　　　h.感染；
　　　　i.发育不良；
　　　　j.增生；
　　　　k.纤维肌痛症。
　　B.中枢神经系统/外周神经系统
　　　1.交感神经反射性营养不良。

引自美国颞下颌关节外科学会网站：关于颞下颌关节及其相关肌肉骨骼结构紊乱病的诊断和治疗指南。全文请查阅http://www.astmjs.org/frame_guidelines.html。

远远不够的。该类疾病女性好发，至少在肌肉功能紊乱的女性群体中发病率会增高。内分泌失调可以直接导致钙代谢紊乱，进而影响骨骼和肌肉功能，这或许是病因之一。骨关节炎具有单侧好发的特点，因此将全身性代谢因素作为主要病因会受到一些质疑，而宿主抵抗力更像是其病因。尽管骨关节炎是多致病因素造成的，但如果没有超负荷，似乎不会引发骨关节炎。此外，减轻对损伤关节的负荷似乎可以终止病变并刺激引发再生性改建。如果关节盘完整性还足以进行修复或复位，将会更快地发生改建，甚至将髁突外形还原成正常的凸形。重建

的关节外形取决于功能面的外形，如果关节盘缺失，髁突可能会自适应地变平，但是只要可以充分减轻肌肉引起的超负荷，就可获得功能性协调。

如果发现活动性骨关节炎，则不应该尝试进行𬌗平面的最终确认。直到病变终止，缺损已修复，才能确定最上铰链轴位置。这时有必要在试验性正中关系位上进行治疗。在适应性改建的过程中髁突位置可能会发生改变，对𬌗渐进性调整的最好方法就是全牙列𬌗垫。关节稳定在某个几乎不需要调整的位置后，可以进行𬌗面的修复。如果关节盘缺失，能获得的最好结果并不是完全阻止关节表面所

有退行性变，但是通常可以延缓这一过程，并使得用最少次数的调𬌗就可以维持协调的𬌗-肌肉关系。夜间使用全牙列𬌗垫有助于维持这种效果。

以上对颞下颌关节囊内紊乱病的描述是对临床医生每日诊疗工作中遇到问题非常有用的分析。能够理解不同阶段关节盘结构紊乱的特征对𬌗的诊断和治疗具有非常重要的意义。此外，推荐学习美国颞下颌关节外科学会官网上发布的诊断与治疗指南（表25-1），进一步掌握更全面的颞下颌关节紊乱病分类及其亚类。

推荐阅读

Chuong R, Piper MA: Open reduction of condylar fractures of the mandible in conjunction with repair of discal injury: A preliminary report. *J Oral Maxillofac Surg* 46:257-263, 1988.

Dawson PE: New definition for relating occlusion to varying conditions of the temporomandibular joint. *J Prosthet Dent* 74:619-627, 1995.

Drace JE, Enzmann DR: Defining the normal temporomandibular joint: Closed, partially open, and open mouth MR imaging of asymptomatic subjects. *Radiology* 177:67-71, 1990.

Farrar WB, McCarty WJ Jr: Inferior joint space arthrography and characteristics of condylar paths in internal derangements of the TMJ. *J Prosthet Dent* 41:548-555, 1979.

Guler N, Yatmaz PI, Ataoglu H, et al: Temporomandibular internal derangement: Correlation of MRI findings with clinical symptoms of pain and joint sounds in patients with bruxing behaviour. *Dentomaxillofac Radiol* 32(5):304-310, 2003.

Heffez L, Jordan S: A classification of temporomandibular joint disk morphology. *Oral Surg Oral Med Oral Pathol* 67(1):11-19, 1989.

Krestan C, Lomoschitz F, Puig S, et al: Internal derangement of the temporomandibular joint. *Radiologe* 41(9):741-747, 2001.

Mongini F: *The stomatognathic system: Function, dysfunction and rehabilitation.* Chicago, 1984, Quintessence Publishing Company.

Piper MA: Microscopic disk preservation surgery of the temporomandibular joint. *Oral and Maxillofac Surg Clinics of North Am* 1:279-301, 1989.

Piper MA, Chuong R: Intraoperative assessment of diskal position using C-arm arthrography during arthroscopic surgery. Presented at the 69th Annual Meeting of the American Association of Oral-Maxillofacial Surgeons. Anaheim, California, 1987.

Rammelsberg P, Pospiech PR, Jager L, et al: Variability of disk position in asymptomatic volunteers and patients with internal derangements of the TMJ. *Oral Surg Oral Med Oral Pathol Oral Radio Endod* 83:393-399, 1997.

Scapino RP: Histopathology associated with malposition of the human temporomandibular joint disk. Part 1. *J Craniomandib Disord* 5:83-95, 1991.

Scapino RP: Histopathology associated with malposition of the human temporomandibular joint disk. Part 2. *J Craniomandib Disord* 5:155-166, 1991.

Schellhas KP, Piper MA, Bessethe RW, et al: Mandibular retrusion, temporomandibular joint derangement, and orthognathic surgery planning. *Plast Reconstr Surg* 90:218-229, 1992.

Schellhas KP, Piper MA, Omlü MR: Facial skeleton remodeling due to temporomandibular joint degeneration: an imaging study of 100 patients. *Cranio* 10:248-259, 1992.

Schellhas KP, Wilkes CH, Fritts HM, et al: Temporomandibular joint: MR imaging of internal derangements and postoperative changes. *Am J Neuroradiol* 1093, 1987.

Wang X, Young C, Goddard G, et al: Normal and pathological anatomy of the TMJ viewed by computerized panoramic arthroscopic images. *Cranio* 21:196-201, 2003.

关节囊内紊乱病的分类
Classification of Intracapsular Disorders

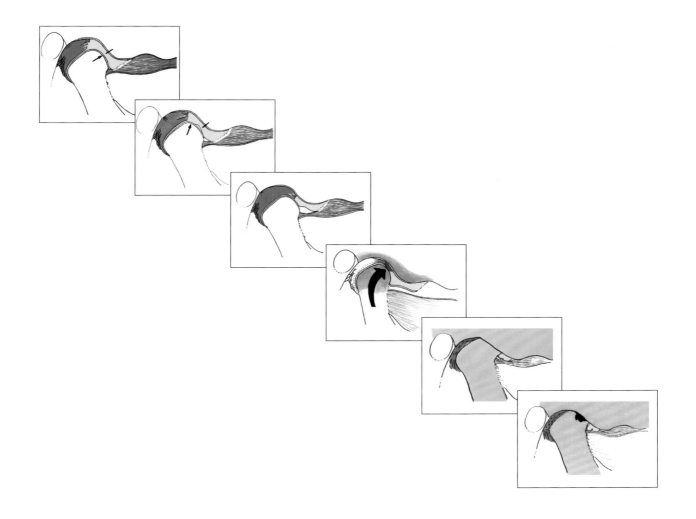

理念

治疗方案的选择取决于对疾病的具体分类。

分类：　　　右侧：　1　2　3A　3B　4A　4B　5A　5B
　　　　　　　左侧：　1　2　3A　3B　4A　4B　5A　5B

处理方式：□ 稳定　　□ 不稳定
　　　　　　□ 即刻处理
　　　　　　□ 延期处理 _____
　　　　　　□ 可选治疗 _____

病史：□ 阴性 □ 阳性
负荷试验：左侧 □ 阴性 □ 疼痛 □ 压痛　　□ 紧张　　　　　右侧 □ 阴性 □ 疼痛 □ 压痛　　□ 紧张
正中关系：□ 已验证 □ 未验证　　□ 适应性正中关系
肌肉触诊：□ 阴性 □ 压痛 _____
多普勒超声：左侧 _____ 右侧 _____
运动范围（ROM）：前伸____mm 左侧____mm 右侧____mm　　运动路径　□ 正常　□ 偏斜 _____
疼痛　　　　　　　　　　　　　　　　　　　　　　　　　建议
□ 无疼痛 _____　　　　　　　　　　　　　　□ 肌肉去程序化　□ 𬌗垫
□ 关节囊内 _____　　　　　　　　　　　　　□ 经颅侧位片
□ 咬合-肌肉 _____　　　　　　　　　　　　□ 断层摄影
□ 其他 _____　　　　　　　　　　　　　　　□ MRI　□ CT扫描
　　　　　　　　　　　　　　　　　　　　　　　　　　　□ 转诊至外科医生 _____

图26-1　每位初诊患者检查都应该填写标准颞下颌关节分区检查表。该表格清楚记录了关节状况并能指导临床医生的治疗。如果检查结果发现任何区域有问题，就应该有针对性地进行更详细的检查。根据此检查标准进行分析就可避免出现许多已存在但未记录的意外状况和漏诊情况。

实用的颞下颌关节分析

为了能为临床操作带来实用价值，对颞下颌关节状况的分类系统必须要基于客观的依据。分类系统必须足够简单，在每次全面的临床检查中都做到标准化、高性价比以及高效等。尽管Piper分类系统简单（图26-1），但是涵盖了颞下颌关节检查的所有必需内容。此分类系统对关节囊内结构的精准分析具有独到之处，因此被认为是适用于科研和日常临床工作的"金标准"。

颞下颌关节紊乱病的分类

在选择治疗方案前，对颞下颌关节紊乱病进行分类是非常重要的：

1. 咬合-肌肉紊乱病；
2. 关节囊内紊乱病；
3. 类颞下颌关节紊乱病。

分类的系统化方法

我们所采纳的关节囊内紊乱病分类系统是由Piper提出来的。该分类法已经成为金标准，是针对颞下颌关节确切状况的最实用分类系统。关节囊内结构对咬合、颌面部疼痛和颞下颌关节疼痛有着重大的影响，Piper分类法结合了对颞下颌关节紊乱病

的描述和特定关节囊内结构形变的进展模式。

如前所述，疾病的进展阶段形成了各种症状和体征的组合，通过一系列的检查方法可以对这些症状和体征进行分类。如果诊断仅仅描述了关节交互弹响；或只表明关节盘移位的可复性或不可复性，而没有区分关节盘是完全性移位或仅仅是外极部分的局部移位；那么以上的两种诊断都是考虑不周全的。

> 在评估任何颞下颌关节紊乱病时，必须分别检查关节盘与髁突内极和外极的位置关系。

如果髁突内极能与关节盘之间保持恰当的位置关系，那么成功建立协调的𬌗关系及和谐完全无痛神经肌肉系统的长期预后就非常好。即使髁突外极-关节盘处于不可复性的闭合性绞锁关系，大部分患者的预后还是较好的。

颞下颌关节紊乱病的诊断不能仅仅基于对单一致病因素的检查结果。需要结合与病史中关键问题相关的临床检查才能做出正确的诊断。Piper分类系统的价值在于通过客观检查对特定结构的状况进行评估，而不是仅凭患者对自身症状的主观描述。有效诊断的关键是为确定每个症状或体征的结构基础而进行的检查流程。

颞下颌关节紊乱病的解剖学和组织学分类为探

究疾病不同发展阶段及可能的治疗方案提供了最有用的机制。

> 对颞下颌关节状况的分类可以指导医生对每位患者进行相应的治疗。它有助于医生向患者传递信息，亦能事先提醒医生即将开始的治疗可能有问题。每位初诊患者都必须检查颞下颌关节的状况，并对其进行分类。

内外极诊断的重要性

对关节盘位置关系的评估必须兼顾髁突内外极。事实上，将内极和外极作为独立的因素分别评估是关于诊断和选择治疗方案最重要的概念之一。为了便于制订清晰的决策流程，建议分别独立评估关节盘相对髁突内极和外极的排列情况。然而，在大多数颞下颌关节相关文献中都忽视了内外极的区别。

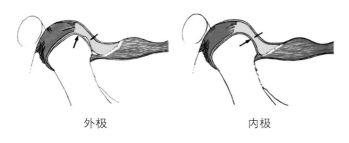

外极　　　　　　　　　　　内极

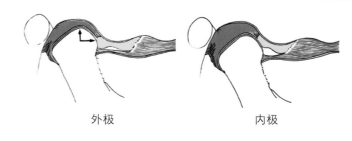

外极　　　　　　　　　　　内极

关节盘结构紊乱早期（PiperⅡ期）的典型变化是外极开始出现结构紊乱，出现轻微的滑动性弹响，而此时内极位置关系正常。此阶段易于治疗且为可复性病变。咬合的协调往往可以纠正肌功能不协调并消除此阶段的弹响症状。

当关节盘被锁定在髁突外极前方，而内极仍处于慢性交互弹响阶段（PiperⅣa期），关节盘结构紊乱会出现进一步的恶化。在这一阶段，内极可以复位，但外极可能仍处于闭合性绞锁的状态，患者能够舒适良好地行使功能。如果在此阶段不能解决问题，那么很有可能进一步发展为完全性关节盘结构紊乱。

以上情况通常与𬌗干扰有关，调𬌗效果非常好。已被拉伸的关节盘韧带不会恢复正常，但是只要完美𬌗关系维持协调的咀嚼肌功能，大多数患者也不会出现关节弹响。

Piper分类系统

关节囊内颞下颌关节紊乱病的Piper分类系统将特定结构的紊乱与颞下颌关节从健康到严重退化的过程进行关联。

对颞下颌关节状况的正确分类需要对6种结构性要素及疼痛进行具体分析评估，具体如下所述：

1. **关节盘位置**。正常的关节盘处于髁突上方，所有压力可以直接传导到无血管神经分布的负重区。关节盘位置改变与颞下颌关节紊乱病临床症状和体征有着重大的联系。因此，分析每个髁突内外极附着的关节盘位置非常重要。

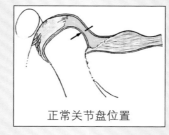 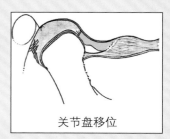

正常关节盘位置　　　　　关节盘移位

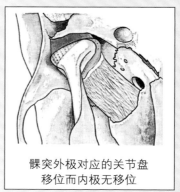

髁突外极对应的关节盘移位而内极无移位

2. **关节盘形状**。关节盘的形状也非常重要。明确关节盘是否被拉长、折叠或压缩变形，可以解释各种关节相关的症状和体征，这也经常用来选择治疗方案和判断预后。

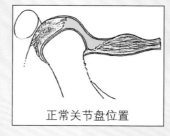 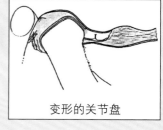

正常关节盘位置　　　　　变形的关节盘

3. **韧带**。如果没有发生韧带的拉伸或断裂，就不可能会发生关节盘移位。如果不协调的咀嚼肌对关节盘施加拉力，松弛的韧带就可能使得关节盘结构紊乱。如果关节盘没有变形，且神经肌肉活动能维持协调，则松弛的韧带本身也不足以引起关节盘的移位。

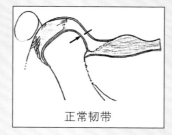 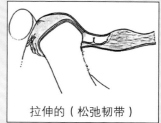

正常韧带　　　　　拉伸的（松弛韧带）

4. **关节间隙**。分析髁突和关节窝之间的间隙能简单而有效地判断关节盘是否移位及其移位程度。结合其他诊断方法（病史、多普勒听诊法、负荷试验等），影像学检查能为正确诊断提供必需的信息。

注意：髁突和关节窝之间的间隙并非真空。由于关节盘的透射性，在X线片上呈现为一代表关节盘厚度的黑色间隙。如果关节盘发生移位，髁突位置会升高，与关节窝之间的间隙将会减小。

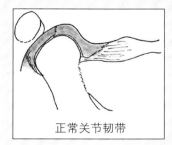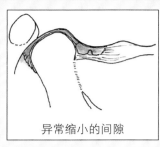

正常关节韧带　　异常缩小的间隙

5. **肌肉**。通过分析咀嚼肌系统可以发现特定的咀嚼肌压痛和造成肌肉过度兴奋的特定原因之间存在高度的一致性。任何肌肉过度兴奋通常都是有原因的，咀嚼肌过度兴奋最常见的原因包括外伤、结构异常或侧方运动殆干扰。通过扪诊发现那些肌群有压痛区，然后结合偏移的方向，就会发现病因。当情绪非常紧张，或明确存在紧咬牙和夜磨牙，通常都会存在某种组织结构不协调，并充当扳机点触发特异性的肌肉不协调。临床医生也应该警惕是否有药物引起全身肌肉的过度兴奋。

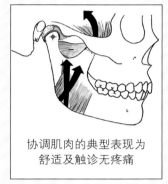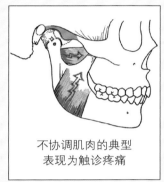

协调肌肉的典型表现为舒适及触诊无疼痛　　不协调肌肉的典型表现为触诊疼痛

6. **骨面**。一些骨组织疾病的症状和体征可以有很大的差别。这些体征从髁突和关节结节表面的轻微改变到髁突结构的完全破坏。虽然关节部位的肿瘤、囊肿和发育异常并不常见，但是诊断医生必须要注意观察病变的进展，避免出现因漏诊而导致严重后果。随着影像设备的发展，颞下颌关节的疾病或形变已不太可能会被漏诊。

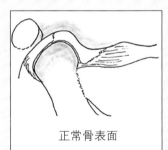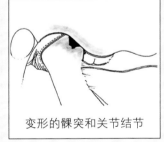

正常骨表面　　变形的髁突和关节结节

7. **疼痛**。对疼痛类型、部位和程度的分析是诊断关节囊内紊乱病的必要步骤。其中最重要的分析是判断疼痛是否来自于关节囊内的结构。对处于不同颌位的下颌施加压力是最有效的判断方法。

颞下颌关节疼痛分析最常见的失败是没有关注到关节囊内结构也可能是疼痛的潜在来源。对关节负载时所引起的不适感或肌紧张等反应，要注意区分是来源于关节结构受压，还是来源于肌肉止动，或两者兼而有之。如果关节区域疼痛不受压力性负荷影响，则必须对关节囊内结构以外的疼痛来源进行评估，直至找到原因。若负荷试验阳性，则需要进一步检查并明确关节囊内结构的具体分类。

Piper分类系统认为关节囊内紊乱病通常有5个阶段，根据骨改变又可分为3个亚型（表26-1～表26-8）。

表26-1　第Ⅰ阶段
结构完整的颞下颌关节

很多被诊断为颞下颌关节紊乱病的患者，事实上，他们的颞下颌关节的结构是完整的。其中大部分患者的不适感是因为侧方殆干扰引起的咀嚼肌疼痛不适。另外一些患者是因为外伤，疼痛源于咀嚼肌或是盘后组织的炎症及水肿。让我们看一下通过对相关结构的评估来进行诊断的方式。必须采用相同的方法检查双侧颞下颌关节。

关节盘位置······在内外极处都正常

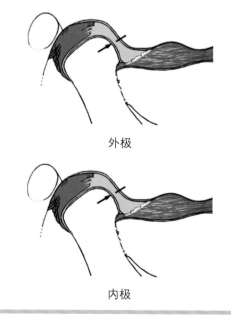

外极

内极

诊断

弹响史	阴性
负荷试验	阴性
多普勒听诊检查	阴性
影像学表现	正常
运动范围和轨迹	正常

注意：由于因创伤所致的盘后组织水肿，翼外肌痉挛或过度收缩都可能使患者在负荷试验初期感到压痛或紧张。在这种情况下，应该尝试肌肉去程序化。如果怀疑有外伤，就要使用抗感染药物。如果翼外肌完全松弛，对于结构完整颞下颌关节的负荷试验是不会引起压痛或紧张的。

咀嚼肌触诊。如果为了达到最大牙尖交错位而需要将髁突从正中关系位发生移位，那么对同侧的翼内肌进行触诊通常会导致一定程度的压痛。

第Ⅰ阶段的典型特征。没有韧带松弛以及骨面变化。因此，关节盘没有移位。对于没有因创伤而盘后组织水肿的患者，治疗的重点在于消除引起咀嚼肌过度兴奋的因素，尤其要完全消除引起翼外肌过度兴奋的侧方殆干扰。

表26-2　第Ⅱ阶段
　　　　间歇性弹响

该阶段的典型特征是关节盘侧副韧带松弛，伴随翼外肌过度兴奋。如果可以重新获得咀嚼肌协调，则关节盘移位是可复的。

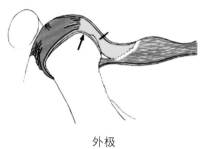

外极

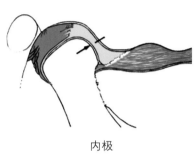

内极

诊断

弹响史	间歇性
负荷试验	阴性
多普勒听诊检	在平动时可能发出捻发音
影像学表现	正常
运动范围和轨迹	多种
疼痛来源	咀嚼肌

提示

间歇性弹响提示一定程度的后韧带松弛，同时伴有翼外肌上头对关节盘的牵拉。因为弹响并非一直存在，提示肌肉的周期性过度兴奋与紧咬牙或夜磨牙相关。这类患者经常在清醒时出现与夜磨牙相关的弹响和颞部头疼。

在此阶段，通过调𬌗通常就能完全消除症状和体征。由于咬合不协调通常是一个影响因素，所以我们应该经常检查是否有𬌗面过度磨耗，有𬌗干扰牙齿的异常动度或敏感，楔状缺损以及其他牙齿损伤进展性的体征。

表26-3　第Ⅲa阶段
外极弹响

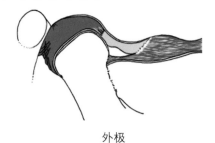

外极

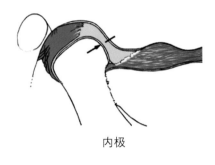

内极

诊断

弹响史	有往复弹响
负荷试验	如果咀嚼肌松弛表现为阴性
多普勒听诊	转动时安静；平动时出现弹响和捻发音
影像学表现（薛氏位）	正常
运动范围和轨迹	不固定
疼痛来源	咀嚼肌

提示

该阶段的体征明确提示关节盘受到肌肉的牵拉，附着于髁突外极的关节后韧带被拉长。大部分第Ⅲ阶段关节盘结构紊乱患者经过𬌗关系调整后可有效消除弹响。由于这些患者经常会出现包括肌肉疼痛和/或牙齿磨耗、咬合不稳定或敏感等其他症状和体征，因此需要对整个咀嚼肌系统进行详细检查。一部分患者可能在很多年里颞下颌关节没有进展性损害，但也有很多患者的颞下颌关节会出现闭合性绞锁，并伴随症状加重。

表26-4　第Ⅲb阶段
外极绞锁

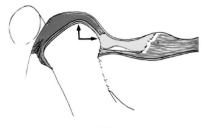

外极

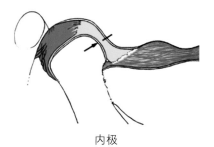

内极

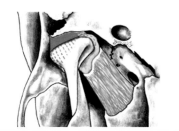

诊断

弹响史	曾经有但已消失
负荷试验	当髁突完全就位时表现为阴性
多普勒听诊检查	转动时安静；平动时出现捻发音
影像学表现（薛氏位片）	正常
MRI	仅关节盘外极移位
运动范围和轨迹	从正常到异常甚至开口受限均有可能发生
疼痛来源	绝大部分咀嚼肌；也可能有盘后组织受压

提示

咬合—咀嚼肌疼痛在此阶段仍可成功治疗。这一阶段是关节盘结构紊乱能够治愈，且获得颞下颌关节长期稳定性的最后一个阶段。关节盘仍位于内极上方时的殆关系良好，且可确定适应性正中状态，则我们极少看到病变会进展到第Ⅳ阶段。该阶段并不需要包括关节内镜在内的外科手术治疗。

表26-5 第Ⅳa阶段
内极弹响

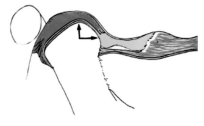

外极

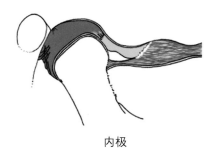

内极

诊断

弹响史	交互弹响
负荷试验	如不可复，则出现疼痛；如为可复性，则可承受负荷
多普勒听诊检查	弹响；在转动和平动时有捻发音
影像学表现（薛氏位片）	如关节盘可复，则表现正常；如关节盘移位，则间隙变小
运动范围和轨迹	从正常到受限或偏斜均可发生
疼痛来源	盘后组织受压；肌肉疼痛

提示

此阶段若不加以治疗通常会继续发展下去。由于关节盘依然可以复位到髁突内极上方，所以为了避免因关节盘移位所造成肌肉（翼外肌上头）的不协调收缩，有时需要进行殆调整。如果关节盘没有变形得太厉害，那么通常还可以得到一个可接受的治疗结果。

保守治疗的关键在于是否可以确定并保持适应性正中状态。采用可以自由进入适应性正中状态的全牙列殆垫也许有效。

在此关节囊内变形阶段，用MRI检查或许有助于诊断。

表26-6　第Ⅳb阶段
内极绞锁

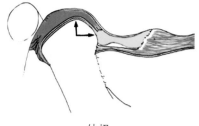

外极

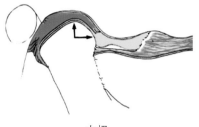

内极

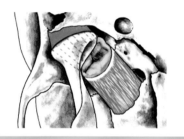

诊断

弹响史	曾经有弹响但已消失
杂音	可以无
负荷试验	早期承受轻力负荷时出现压痛
多普勒听诊检查	在所有运动过程中出现捻发音
影像学表现（薛氏位片）	髁突上方及后方的间隙缩小
MRI	内外极处关节盘移位
疼痛来源	盘后组织受压；肌肉疼痛

提示

在此阶段，关节盘是否能复位并保持在髁突内极尚存在争议。病情必然会发生进展，组织受压时出现疼痛、穿孔、骨组织病变、髁突高度丧失以及后牙过度磨耗等症状。如果关节盘向内侧移位，则增加了组织缺血性坏死的风险。因此，有必要进行MRI检查及请外科会诊。保守性殆垫治疗可能会形成假性关节盘及症状加重，因此本阶段的诊断非常重要。

表26-7　第Ⅴa阶段
关节盘穿孔伴急性退行性关节病

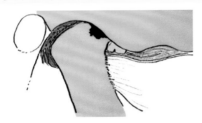

外极

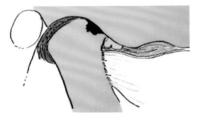

内极

诊断

弹响史	可能有外伤史；可能曾经出现过弹响，后来消失
杂音	粗糙的摩擦音；触诊时发生；可能没有弹响
负荷试验	通常有疼痛
多普勒听诊检查	粗糙捻发音
影像学表现（薛氏位片）	关节间隙缩小；骨皮质形变
MRI	骨髓大范围坏死，关节盘位置和形态改变
疼痛来源	盘后组织受压；关节表面崩解；肌肉压痛

提示

在此阶段禁止进行不可复性的永久咬合治疗。在进行最终咬合治疗前必须使得颞下颌关节稳定性达到可控程度。

对退行性关节病（DJD）类型的特异性诊断非常重要，因此适当的影像学检查很关键。

采用全牙列殆垫使颞下颌关节在治疗位时所有牙齿均有接触，通常有助于缓解不适。

表26-8　第Ⅴb阶段

关节盘穿孔伴慢性退行性关节病

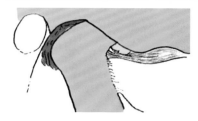

外极

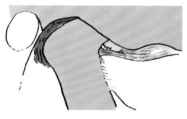

内极

诊断

弹响史	曾经有弹响但已消失
杂音	触诊有捻发音
负荷试验	承受负荷时通常无不适
多普勒听诊	在所有运动过程中有粗糙捻发音
影像学表现（薛氏位片）	髁突和关节结节变平
疼痛来源	通常是肌肉

提示

这是关节盘发生完全移位后颞下颌关节紊乱的最常见进展结果（参见表26-6，第Ⅳb阶段）。大部分患者的颞下颌关节髁突与关节窝骨–骨接触关系，在受重力负荷时可无不适感。这也是为什么完整的病史和检查非常重要。大部分此类患者可达到适应性正中状态。殆调整可达到与正常完整颞下颌关节相同的效果，但是长期稳定性却不同。向患者解释该问题是可控的，但是需要定期调殆以维持神经肌肉系统的协调。

为了囊括髁突紊乱病的所有类型，Piper对分类系统进行了扩充：

1. 髁突增生；

2. 骨软骨炎；

3. 骨关节炎；

4. 剥脱性骨软骨炎；

5. 缺血性坏死。

这些分型与𬌗分析有着重要联系，因为所有这些紊乱病都会影响髁突位置，进而影响上下牙弓之间的𬌗关系。这部分内容非常复杂，需要另外撰写一本书来详细描述Mark Piper对整个咀嚼肌系统紊乱病包括对颌面部疼痛特异性诊断分类系统的鉴别诊断。

出于咬合分析的目的，我仅仅介绍了Piper分类系统中与每位临床医生在日常工作中必须了解或使用的相关知识。此外，还必须重申以下几点建议：

如果颞下颌关节在重力负载时有不适感，要找出原因。

即便颞下颌关节可以承受负荷，也要在完成咬合治疗前确保其处于稳定状态。

如果不能达到这些标准也不能明确解决方案，可以向专家咨询，澄清你对患者的关注。

推荐阅读

Dawson PE, Piper MA: *Temporomandibular disorders and orofacial pain.* Seminar Manual. St. Petersburg, Florida, 1993.

Piper MA: The TMJ Triad Poster showing progression of TMJ intra-capsular disorders. Available from Piper Clinic, 111 Second Ave NE, St. Petersburg, Florida, 33701.

Piper MA: *Therapy for intermediate to advanced TMD.* Seminar manual for course at the Piper Clinic. St. Petersburg, Florida, 2006.

Piper MA: *TMJ diagnostics and basic management.* Seminar manual for course at Dawson Center for Advanced Dental Study, 2002, and at the Piper Clinic, St. Petersburg, Florida, 2006.

颞下颌关节的影像学检查

Imaging the TMJs

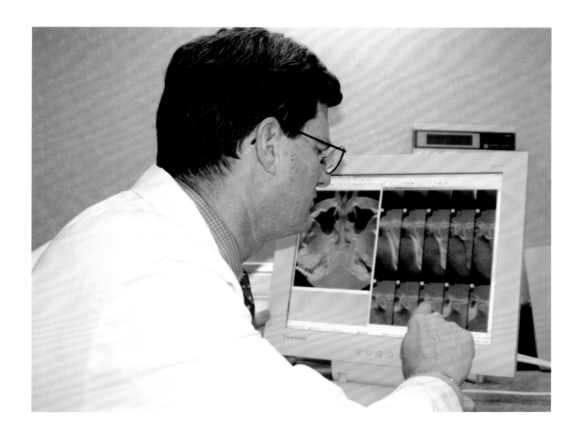

理念
知道总比猜测好。

为什么牙医一定要理解颞下颌关节影像

　　咬合问题诊断和治疗的基本原则就是所有的咬合分析都首先要从评价颞下颌关节的状态开始。这一观点是基于颞下颌关节结构之间的相互位置决定了正确的上下颌关系。颞下颌关节的状况对髁突轴位置的影响很大，而髁突轴决定了上下颌完全闭合时正确的咬合接触。这就是为什么会有下面这条公认的原则：

> 如果颞下颌关节无法舒适地承受升颌肌群的最大负荷，那么在开始咬合治疗之前一定要找出原因。

　　当然如果你已将本书按照顺序阅读到本章，你肯定在前文中看到过以上原则。这里重复叙述的目的是因为这是在咬合诊断和治疗设计中最常被违背的原则之一。因此在开始治疗之前牙医要对每位患者进行关节负荷试验。这原则换句话说就是："如果你不能使关节完全负重，那么就必须找到原因"。这就让我们回到本章的重点，即对于许多患者而言，我们必须通过颞下颌关节的影像学检查来找出致使关节不能完全舒适地通过负荷试验的原因。为正确诊断所需的影像学检查类型取决于患者全面的病史以及检查所获知的特殊症状及体征。如果患者的主诉是颌面部的疼痛，那么就可能需要更高级的影像学检查来帮助诊断。当代的牙医应当意识到对咀嚼系统疾病治疗的必要性和机会。这要求我们至少要理解可以得到什么样的颞下颌关节影像，以及何时可以用到它们。

颞下颌关节影像学检查种类

　　目前有7种影像学检查方法可用于颞下颌关节健康或结构紊乱状态的诊断。应该基于性价比以及实用性来选择最适合的方法，影像学检查所获得的具体信息要能准确解释结构紊乱的症状和体征。这些检查方法有：

　　1. 曲面体层片；

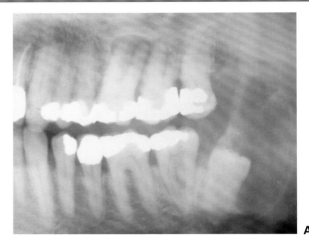

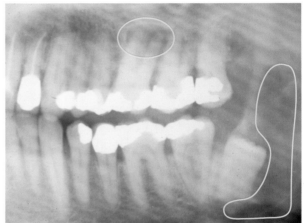

图27-1　A. 口颌面痛患者其曲面体层片显示疼痛原因为上颌第一磨牙的根尖周脓肿，以及位于下颌升支的巨大囊肿（B图所标示的）。

　　2. 薛氏位片（经颅侧位片）；

　　3. 断层摄影；

　　4. 关节造影；

　　5. 透视下的动态关节造影检查；

　　6. 磁共振成像技术（MRI）；

　　7. 计算机断层扫描（CT）。

　　影像学技术的发展已经超越了人的想象。通过计算机的辅助，今天的影像学技术已经能够将整个人体结构按照解剖分区、并使用彩色图像分层显示。该功能为更好地学习功能解剖学及提高诊断能力提供了新的机会。在本文中，我只讨论那些对于牙科医生简单实用的影像学检查方法，这些方法有助于诊断以及治疗方法的选择。

曲面体层片

　　由于全面的扫描了颅面部的软硬组织，曲面体层片可以显示鼻中隔偏斜或急性鼻窦炎的临床表现等，适合于观察下颌升支及上颌骨的急性骨组织变形及是否存在囊肿或肿瘤。它虽不是评估颞下颌关节最有效的方法，但仍然可以显示出关节形变的大致情况。对于判断髁突在关节窝内的位置，曲面体层片不是很有效。然而当其被用作筛查性的X线片检查时，可以提示医生有可疑问题，从而选择其他更适合的影像学方法完善检查。曲面体层片也不是评估关节间隙的可靠方法，而关节间隙是诊断关节囊内紊乱病的关键依据。

新技术的发展在持续不断地提升曲面体层片的精度，将来的曲面体层片在拍摄颞下颌关节时有可能获得接近CT基本性能的图像。

薛氏位片（经颅侧位片）

薛氏位片是颞下颌关节影像学检查时最常应用的方法。薛氏位片之所以流行是因为通过最容易操作的标准牙科X光机就可以得到既经济实惠且结果可靠的图像。

借助MRI、CT和许多其他可生成关节全视野影像的技术手段，几乎不会遗漏颞下颌关节的结构性问题。与这些先进技术相比，薛氏位片看似有些过时。薛氏位片的确有其局限性，但迄今为止，它仍然是评估颞下颌关节最实用的影像学检查方法。然而，尽管薛氏位片可以对某些关节盘结构紊乱进行诊断，但不能用于确定正中关系位，也不能单独诊断是否发生了关节盘移位。

光凭薛氏位片，即便X线片上看上去关节表现正常且位于非常好的正中位，也无法保证颞下颌关节的结构位置排列和功能是健康的。髁突没有明显移位时也可发生关节盘移位，并且即使关节表面出现病理性改变，也无法在薛氏位片上清晰显示出来。因此拍X线片前一定要先进行临床检查，然后再与影像学检查相结合。事实上，是否需要借助影像学手段来检查颞下颌关节可以只通过临床检查和病史来决定。

薛氏位片的适应证

由于薛氏位片的便利性和经济性，当怀疑颞下颌关节有潜在问题时，它常常是首选考虑。尽管得到的影像主要显示的是关节侧貌，但很少会漏诊关节的结构性问题，因为大部分关节表面的病理性改变都是从关节外侧面开始，通过薛氏位片可以清晰地看到[1-6]。

如果临床上出现了确切的症状和体征，但无法通过薛氏位片检查出来，那么就需要选用更有效、成像更清晰的影像学检查手段。如果侧面影像未显示病理性改变，从逻辑上来说，接下来应该借助关节断层摄影技术检查关节的内侧部分影像，但临床经验告诉我们很少会有这种必要。

颞下颌关节影像学检查的基本目的是有助于确定即将处理的是关节囊内问题，还是与咀嚼肌痉挛或紊乱相关纯粹的肌肉问题。如果可以确定存在关节囊内问题，那么就该尽可能找出问题本质所在，并给予相应处理。如果简单的薛氏位片能满足临床诊断要求，则没有必要增加患者的开销、造成不便以及不必要的X线辐射。

考虑到以上注意事项，薛氏位片适用于：

1. 当有关节杂音史或者关节区有不明原因不适时；
2. 当关节的负荷试验过程中出现不适时；
3. 当怀疑有任何病理性或结构改变时。

如果病史筛查阴性和临床检查都未提示存在关节囊内问题，则没有必要拍薛氏位片，属于禁忌证。X线拍摄的应用一定要有临床证据支持。

技术比较

不同的技术会采用不同类型的定位装置来协调头部和X线片与射线的投照方向。为了简化比较，可以将比较范围限于以下几点：

1. 相对于X线片如何定位头部的位置；
2. 射线方向与下列各项的关系：
   a. 髁突长轴
   b. X线片

最精确的髁突侧面X线片是当射线穿过髁突长轴并垂直于X线片时得到的（图27-2）。与标准或固定角度技术相比，Updegrave1将其称为个性化的经颅侧位片。尽管射线方向可能在垂直方向或水平方向上发生改变，但是个性化技术与标准技术的主要区别在于X线中心线水平角度的不同（图27-3）。

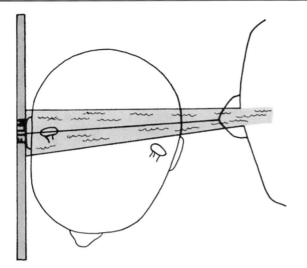

图27-2　个性化的颞下颌关节影像技术。射线直接穿过髁突长轴，并与底片成90°角。在本图例中，没有对头部摆位的可重复性进行任何控制。

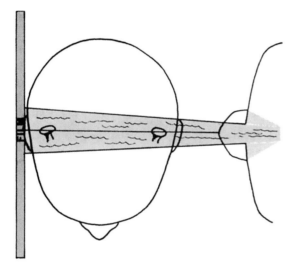

图27-3　标准（固定角度）影像技术。射线与底片成90°角，但是斜向穿过髁突。这会造成关节间隙影像失真。

Omnell和Petersson[2]发现通过个性化X线片可以观察到47处结构改变，而通过标准技术则只能观察到19处变化。如果考虑到个体间的巨大解剖性差异，就会知道为什么标准固定角度技术不是很适宜。因此，在方法选择时应该使射线尽量与髁突长轴平行。通过头部固定装置，射线角度的校准通常可以借助可移动的耳杆调整头部与射线束之间的关系。

垂直入射角的校准

当头向侧方倾斜时射线的垂直向角度会改变，当改变耳杆的高度时就可以控制垂直入射角（图27-4）。

根据研究和临床观察Buhner[16]发现，将X线中心线的垂直入射角设为25°，可以作为一个非常稳定的平均值获得髁突上壁的影像，或与Frankfort平面相关的关节窝顶部影像。该角度与关节窝的顶部相关，而不是与髁突头相关。髁突头与关节窝顶之间的间隙要由关节盘来确定。

Farrar和McCarty[3]通过研究发现，垂直入射角为25°时还可以使在关节上方的颞骨岩部和蝶骨的成像重叠最小，但是这个角度可能因为头颅外形和宽度的不同而有所改变。将暗盒旁边的耳杆向上移，会增加垂直入射角；反之将耳杆向下移动，垂直入射角会减小。Accurad头颅定位装置的垂直入射角可以通过升高或降低暗盒对侧的耳塞来调节，角度在21°~30°范围内变化，可适用于绝大部分患者。

为了评估垂直入射角的正确性，可在X线片上观察颞骨岩部线的位置。这条线应该在内极和外极之间平分髁突，略高于外耳道水平（图27-5）。

后床突应该位于关节结节的稍前方，与关节窝上缘平齐。在许多薛氏位片中，后床突显像不清楚，所以它不是常用标志。

通过分析测试片，可以确定是否需要改变垂直入射角。增加垂直向角度会使颞骨岩部线影像更加向下，后床突也会下降；减小垂直向角度则会同时升高颞骨岩部线和后床突的影像（图27-6）。

在校准垂直入射角时都要以Frankfort平面与地面平行为基础。将鼻根定位器与耳杆联合使用，可以固定头的位置（图27-7）。

以上调整的结果是𬌗平面前部会稍稍降低，当张口时必须维持这种关系，一定要防止张口过程中头稍向后倾斜。将鼻根定位器与两个耳杆联合使用，可以将头部稳定在一个可以重复的位置，得到的影像可以进行前后比较。因此可以比较最大牙尖交错位与正中关系位之间的髁突影像的差别。稳定的头部位置还可以允许将不同阶段的X线片进行重叠比较以评估关节的演变情况。使用可重复的参考点对校正X线角度来说非常关键。

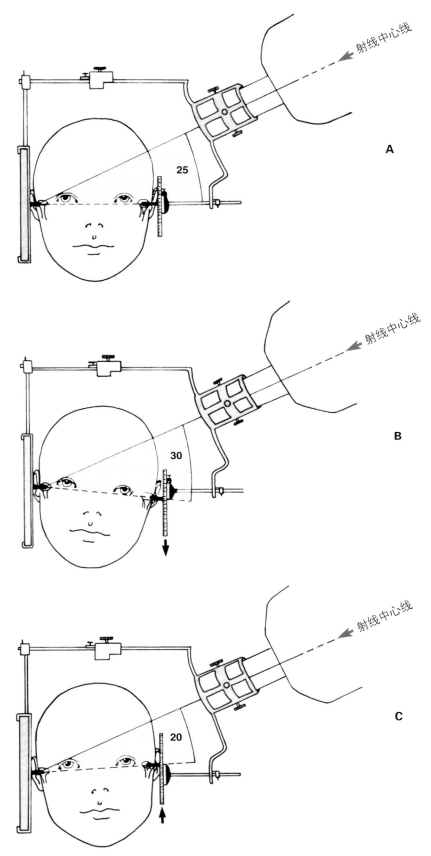

图27-4 A. 头向侧方倾斜时，垂直入射角会发生改变。请注意当头位直立时射线的角度。B. 当暗盒对侧的耳杆降低时，颏部向X线片移动时头部会发生倾斜，这样会增加X线中心线的角度。C. 当暗盒对侧的耳杆升高时，颏部会远离X线片，造成入射角的减小。

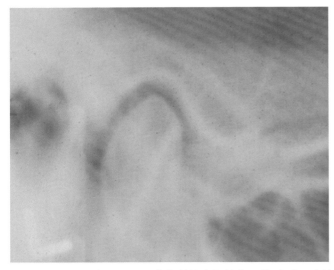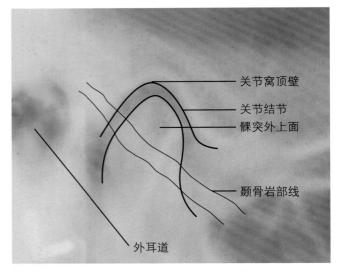

关节窝顶壁

关节结节

髁突外上面

颞骨岩部线

外耳道

图27-5 正确的颞骨岩部线位置指示了正确的垂直向角度。一个正确的垂直向角度对于精确分析关节间隙是必需的。这对确定关节盘是否正对髁突内极极非常重要。

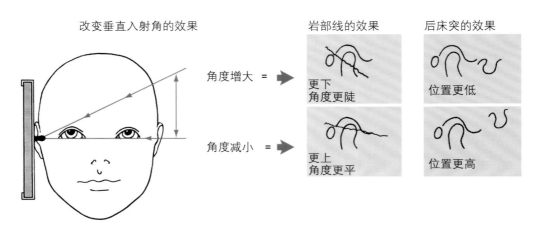

改变垂直入射角的效果

岩部线的效果

后床突的效果

角度增大 ＝ 更下 角度更陡

位置更低

角度减小 ＝ 更上 角度更平

位置更高

图27-6 改变射线垂直入射角对颞骨岩部线和后床突影像的影响。

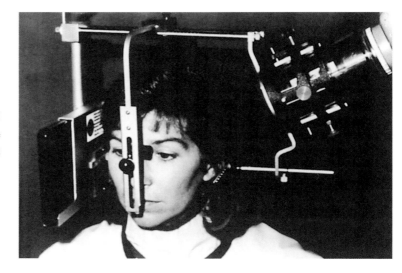

图27-7 Accurad-200经颅侧位成像系统（Dénar®）。头部被两个耳塞和鼻根定位装置固定，当从3个不同方向进行曝光时头部都不会移动。射线底片在每次曝光后更换。可以通过移动下颌骨来比较关节区域的影像。

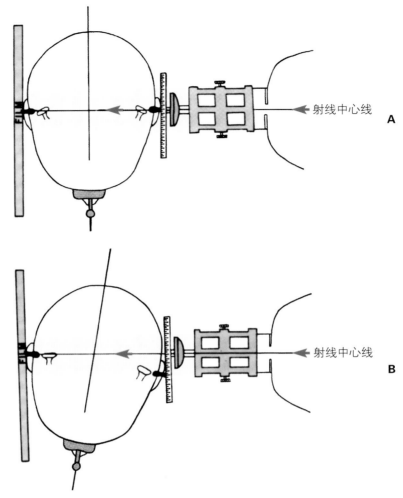

图27-8　A. 当底片与矢状面平行，且射线与底片成90°角时，得到斜向贯穿髁突的图像。B. 通过移动暗盒对侧的耳塞向前，使头向暗盒转动，这样射线可以穿过一侧髁突长轴并与底片成90°角。两个耳杆和鼻根定位装置的组合提供了3个可以定位比较的参考点。

水平入射角的校准

水平向移动持片架对侧的耳杆可以改变电子射线的水平入射角。向左或向右滑动耳杆，头部也将随之转动，造成射线水平入射角的相应增加或减少（图27-8）。

当耳塞向前移动，头必须向胶片方向转动。这样可以保持髁突长轴与X线中心线的平行关系，同时使胶片与射线束之间成90°角，可以使影像失真度最小。

也可以通过水平移动双侧耳塞来校准头部位置。重要的是，要保持髁突长轴与射线平行，同时与X线片垂直。只要能做到以上几点，拍出来的X线片就具有诊断价值。耳塞位置的简单调整可以使该过程操作简单实用。

颞骨岩部线和后床突的定位同样受水平入射角的影响。错误的水平入射角会导致后床突与关节窝及髁突的影像重叠，或者髁突内极被投射到关节前间隙，这种投影容易被误读为髁突前移位。[4]

当水平入射角增大时，颞骨岩部线随之向上移动，同时其角度变得平缓。随着头部转向X线片方向，水平投照角度会相应增加，后床突影像会向前移（图27-9）。

在试验曝光时将颞骨岩部线和后床突的相对位置相互关联，通过调整耳塞的位置可以同时补偿水平向和垂直向的射线角度。

Yale[17]通过对2900多例下颌骨髁突的研究发现，如果将髁突长轴的水平线与外耳道连线（冠状面）进行比较，其平均的交角偏差大约为13°。

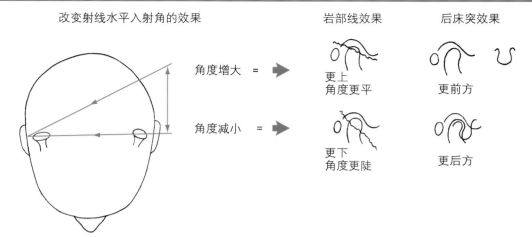

改变射线水平入射角的效果　　　　岩部线效果　　后床突效果

角度增大　=　更上　角度更平　　更前方

角度减小　=　更下　角度更陡　　更后方

图27-9　改变射线水平入射角对颞骨岩部线和后床突影像的影响。

他还报道了从冠状面的角度看变化范围在0°～30°之间。

　　髁突长轴通常与下颌升支成直角，Schier[5]发明了一个利用这个优势的方法，发现如果将一个平面贴在侧面部，使其接触颧骨、下颌角点和磨牙附近下颌骨下缘的最高点，髁突长轴将与这个平面成90°角。Updegrave利用这种关系的优势将暗盒与该平面平行，让射线直接穿过髁状突到达底片上，并使用一个单独的耳塞（位于暗盒侧）来确定X线片的位置。

经颅侧位片板的应用

　　因经颅侧位片板使用简单而得到广泛应用。它可与牙科标准X线机配套使用，其影像质量非常好。

　　使用该设备时也要遵循相同的X线角度的原则，对影像的相同分析也可用于判断是否由于不恰当的X线方向导致图像失真。以下为两项最有用的指导原则：

　　1. 片子上的耳孔应当是圆的；
　　2. 颞骨岩部线应当平分髁突。

其他注意事项

　　当放射源到X线片的距离越短，得到的图片失真越严重。用一个平行的长遮线筒来增加放射源与X线片间的距离，可以减少关节影像上的放大率，使拍摄出的X线片更具可读性。

　　高速增感屏的应用可以减少曝光时间，降低辐射剂量。

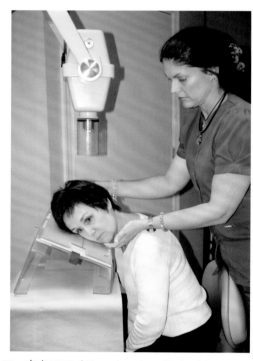

图27-10　来自AMD（From American Medical Devices, Inc., San Bernardino, CA.）的TC2000经颅侧位片板。

　　薛氏位片有一定的局限性。然而，它已经经受住了时间的考验并成为临床检查的常用辅助手段。其实它的局限性在于读片而不是影像本身，主要取决于如何使用它。如果一张经颅侧位片不能满足完成诊断的需要，我们就要选用别的方法来提供完成诊断所需的信息。

　　Cole[6]提出了三步学习法来更好地解读经颅侧位片：

　　1. 首先，要非常熟悉颞下颌关节的软硬组织解

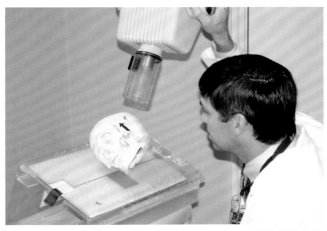

图27-11　在颅骨模型上练习射线角度是学习拍摄薛氏位片的好方法。

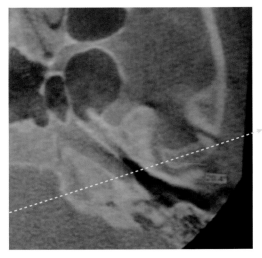

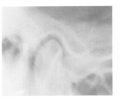

图27-12　正确的射线角度使电子射线穿过髁突长轴来获得一个清晰的影像。

剖结构；

2. 其次，要理解电子射线的投射角度及其成像原理；

3. 最后，通过研究影像学图像，练习从三维角度观察颞下颌关节，并记住对于电子束来说人体组织是"透明的"（图27-11，图27-12）。

颞下颌关节的标准视图

每一侧关节要按照如下顺序拍摄3张X线片组成标准曝光的薛氏位片：

1. 做吞咽动作，牙齿刚开始接触（初始接触）时；

2. 最大牙尖交错位时；

3. 大张口（关节最大伸展）时。

现在我们已经对此顺序进行了改良，如果能获得正中关系，当牙齿咬在正中关系位时拍摄第一张X线片。如果正中关系不能确定，则沿用如上标准顺序。

 计算机断层扫描（CT）

X线体层摄影术能够比薛氏位片更好地评估髁突内极区域的情况。通过略微增加对比度就可以清晰地显示出关节表面的损坏，特别是髁突头的中点及内极的病损。其对关节间隙的分析与薛氏位片相同。

对于大多数开业者来说，体层摄影设备与经颅

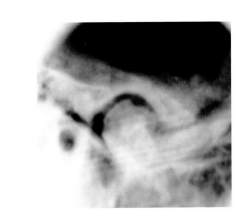

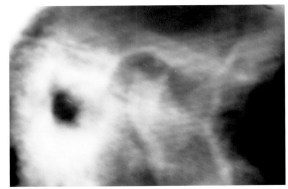

27-13　体层摄影片清晰地显示了两个不同的患有退行性关节病的颞下颌关节均存在关节表面变形的影像。

侧位成像设备的价格比较是一个决定因素。一种实用的方法就是将薛氏位片作为标准筛查方法。如果凭薛氏位片不能完全清楚地做出诊断（与其他检查相结合），就应该选择一种更高级的影像检查模式（图27-13）。这种影像学诊断步骤较恰当，借此可以找出颞下颌关节不能舒适负重的原因。当然如果现成有X线体层摄影设备，就没必要将拍薛氏位片作为标准的影像学诊断程序。

关节造影技术

关节造影技术是一种专为颌面影像学或颌面外科学专家量身定做的影像技术。

颞下颌关节造影技术是指将造影剂注射到关节下腔，然后进行X线片的拍摄。它主要被用于诊断关节盘对于髁突的位置和状况。可观察到的异常情况包括关节盘前移位、穿孔、退行性改变和粘连等[7-9]。

透视下的动态关节造影检查

结合关节造影术和电视透视检查技术，可以检测在开口、闭口、平移时与髁突相关的关节盘运动和形态变化。借此可以了解到更多关节盘半脱位或完全锁结时的情况。Wilkes[10]通过与直接外科观察的对比验证了关节断层造影术的准确性。Piper[11]发明了一种被称为"差别关节造影术"的方法，证实翼外肌的收缩对关节盘完全移位的影响。通过在荧光屏上观察锁结的关节盘，然后麻醉支配翼外肌上头收缩的运动神经，可以发现有些颞下颌关节的移位关节盘出现自发性复位。不可复位的关节盘则不会对翼外肌上头的麻醉产生任何反应，通过外科探查，发现关节盘已经因纤维挛缩或变形而无法复位。

注射到关节下腔的造影剂会漏进关节上腔，因此通过关节造影检查可以发现关节盘或关节韧带的穿孔问题。

曾经有一段时间，关节造影术和电视透视检查技术联合使用被作为诊断颞下颌关节的软组织紊乱的方法。当需要对颞下颌关节的疼痛和功能紊乱问题进行更新解释时，这两种技术的联合使用变得非常普遍。尽管这种技术能够达到既定目标，但这是

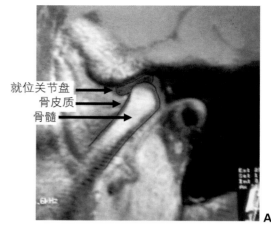

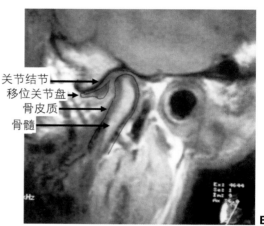

图27-14　磁共振成像显示关节盘处于髁突正中上方。A. 注意图像同常规X线片是相反的。骨皮质和关节盘显示为暗影。B. 关节盘在髁突前方清晰可见。通过扫描层的变化，关节盘的内极与外极部分可以清晰区分开来。

一种侵入性技术，对进针部位和其他一些细节要非常小心。同时，许多患者也会出现不适感。因此，除非特殊情况，关节造影术已经被磁共振成像技术所取代。然而，如果不能用其他方法确关节粘连或髁突与关节盘的位置关系时，它仍然是一种有效的手段。

磁共振成像技术

MRI被称为自X线被发现以来医学上最重要的进步。磁共振作为一种非侵入性手段，在诊断和治疗上的潜能是无限的。它已经成为分析颞下颌关节的"金标准"，能够显示关节囊内解剖组织的细微结构，而这些在以前只有在解剖实验室里切开才能看到。

它的数据可以以切片形式存储，当医生需要使

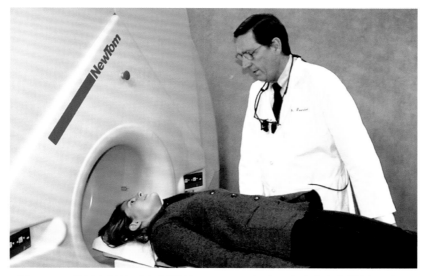

图27-15　使用专门针对头/颈部的NewTom CT机为一名患者准备拍摄CT片。

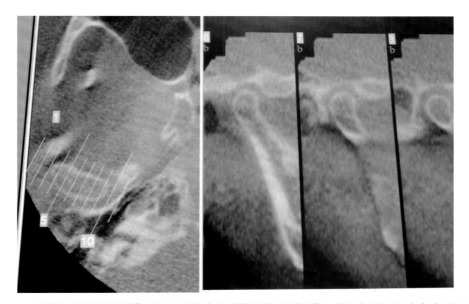

图27-16　髁突的连续切面图像可以显示从内极到外极的不同图像。断层扫描可以在各个平面上进行切割，图像非常清晰。

用某层信息时，就可以调出相应层面的影像。

MRI在确定关节盘和髁突的位置关系非常有用，因为在矢状面可以切出不同深度髁突头的图像。因此内极可以和外极清晰地区分开，最重要的优势就是在诊断关节囊内紊乱病，以及对颞下颌关节的情况进行Piper分类时所必要的细微区别（图27-14）。

当Schellhas研制出特殊的表面线圈将信号聚焦于颞下颌关节区域后，使用MRI来成像颞下颌关节就成为了非常实用的技术手段。他进一步总结了获得颞下颌关节完美影像的具体方法[12-14]，并将其与临床学、外科学与病理学进行关联。

作为诊断颞下颌关节紊乱病的金标准，需要牙科医生充分理解MRI。磁共振图像与常规X线片相比有显著性差异。理解了这些差异，才值得努力去获得有价值的信息。

MRI的另一个主要优势是能够识别颞下颌关节骨髓腔的改变。Schellhas和Piper展示了关于髁突缺血性坏死（AVN）和剥脱性骨软骨炎（OCD）导致髁突损伤和面部骨骼重建无可辩驳的证据[15]。MRI能在AVN早期就做出诊断，从而有效预防下颌骨不对称的发生。它还解释了一些髁突突然塌陷的原因，该临床现象在多年前还仍然是个疑团。医生借助MRI能够诊断出骨髓腔改变的不同阶段，包括从早期的水肿直到坏死，以及最终的骨皮质崩塌形成骨髓死腔等。MRI也能够清晰地对关节盘前移位进行定位，而关节盘前移位将减少对骨髓的血供。如果关节盘向内侧移位，极有可能会压迫血管影响血供，从而导致骨髓坏死。

▋CT扫描

目前，CT在牙科诊所开始得到运用，可以从任何角度和平面显示出高质量的颞下颌关节影像。能将关节结构切成任何平面的薄层图像，几乎可以发现临床上所有问题（图27-15，图27-16）。

▋参考文献

[1] Updegrave WJ: Radiography of the temporomandibular joints individualized and simplified. *Compend Contin Educ Dent* 4(1):23-29, 1983.

[2] Omnell K, Petersson A: Radiography of the temporomandibular joint utilizing oblique lateral and transcranial projections: Comparison of information obtained with standardized technique and individualized technique. *Odontol Revy* 27(2):77-92, 1976.

[3] Farrar WB, McCarty WJ Jr: *Clinical outline of temporomandibular joint diagnosis and treatment*, ed 7, Montgomery, Alabama, 1982, Normandie Publication 90-100.

[4] Tucker TN: Head position for transcranial temporomandibular joint radiographs. *J Prosthet Dent* 52(3):426-431, 1984.

[5] Schier MB: Temporomandibular joint roentgenography: Controlled erect technics. *J Am Dent Assoc* 65:456-472, 1962.

[6] Cole SV: Transcranial radiography: Correlation between actual and radiographic joint spaces. *J Craniomandibular Pract* 2(2):153-158, 1984.

[7] Farrar WB, McCarty WJ Jr: Inferior joint space arthrography and characteristics of condylar paths in internal derangements of the TMJ. *J Prosthet Dent* 41:548-555, 1979.

[8] Katzburg RW, Dolwich MF, Bales DJ, et al: Arthrotomography of the TMJ: New technique and preliminary observations. *Am J Radiol* 143:449-955, 1979.

[9] Dolwick MR, Katzberg RW, Helms CA, et al: Arthrotomographic evaluation of the temporomandibular joint: Correlation with post-mortem morphology. *Oral Maxillofac Surg* 32:193-199, 1979.

[10] Wilkes C: Arthrography of the temporomandibular joint in patients with the pain dysfunction syndrome. *Minn Med* 61:645, 1928.

[11] Piper M: Differential arthrography. Personal observation.

[12] Schellhas KP, Wilkes CH, Hertloff KB, et al: Temporomandibular joints: Diagnosis of internal derangements using magnetic resonance imaging. *Minn Med* 69:516, 1986.

[13] Schellhas KP: Internal derangement of the temporomandibular joint: Radiographic staging with clinical, surgical, and pathologic correlation. *Magnetic Resonance Imaging* 7:495-515, 1989.

[14] Schellhas KP, Wilkes CH, Fritts HM, et al: Temporomandibular joint: MR imaging of internal derangements and post operative changes. *AJNR* 8:1093-1101, 1987.

[15] Schellhas KP, Piper MA, Omlie MR: Facial skeleton remodeling due to temporomandibular joint degeneration: An imaging study of 100 patients. *AJR* 155:373-383, 1990.

[16] Buhner WA: A headholder for oriented temporomandibular joint radiographs. *J Prosthet Dent* 29:113, 1973.

[17] Yale SH: Radiographic evaluation of the temporomandibular joints. *J Am Dent Assoc* 79(1):102-107, 1969.

磨牙症

Bruxism

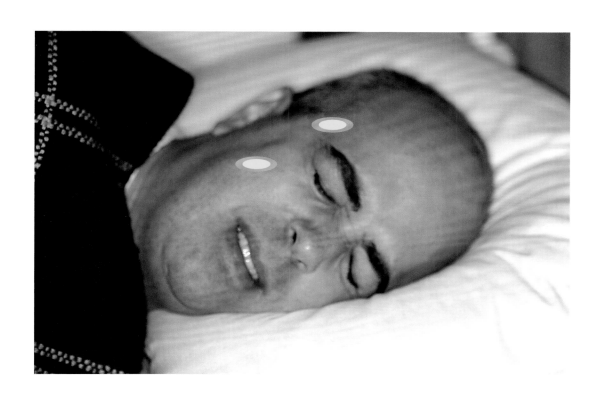

理念

无论病因如何，治疗磨牙症最有效的方法是使咬合理想化。

> **磨牙症：**是一种下颌在咀嚼运动之外的不自觉的、间歇性的、功能异常性咬牙或磨牙，可能导致𬌗创伤。
>
> ——修复学词汇

磨损、牙齿松动、牙尖折断、牙槽骨增生以及肌肉疼痛都是异常紧咬牙及磨牙等磨牙症可能产生的不良后果。许多研究人员[1]都推测磨牙症与心理压力之间存在联系，因为在压力较大的环境下，咀嚼肌活动是增加的。事实上，关于"紧咬牙"经典的描述其实是极大的心理压力造成的结果，对此无须否认。

然而，如果将心理压力作为磨牙症发生的唯一解释[1]就存在一个问题，即这种解释掩盖了其他同样重要的致病因素，而且可能会将停止磨牙症或减轻其损害最有效的治疗方案排除在外。能够辨认出不同类型的磨牙症以及其不同的病因是非常重要的。最佳的治疗策略取决于正确的诊断，这包括了患者心理压力指数[2-3]以及对与颞下颌关节位置和状况相关的咬合进行精准的分析[4-6]。

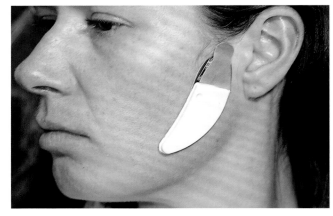

A

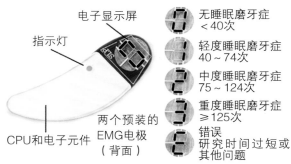

B

图28-1　A. BiteStrip™置于咬肌上，通过其背面的粘纸在睡眠时可以贴在脸上。它在测量完6h内肌电图的每个峰值后会自动关机，磨牙时间会显示在液晶显示屏上。B. 记录的数值会出现在BiteStrip™的显示区域，范围从0到3。使用BiteStrip™可以比较𬌗关系调整前后的肌肉兴奋水平。（感谢Great Lakes Orthodontics, Tonawanda, New York提供B图，BiteStrip™是由SLP, Ltd.制造，由Great Lakes Orthodontics, Ltd.独家分售）

紧咬牙（正中磨牙症）

剧烈地紧咬牙可以是与情绪压力相关的肌肉张力增加的正常表现。这也出现在抬举重物或满足其他生理需求时。当没有生理或心理上的诱因时出现的异常紧咬牙就是一种磨牙症的表现（正中磨牙症）。习惯性紧咬牙通常不会有明显的下颌移动，但是通过反复的紧咬牙动作会使存在斜面早接触的牙齿发生移位或松动。很少患者知道自己有紧咬牙的习惯。

当有侧方𬌗干扰的患者出现习惯性紧咬牙时，通常会出现典型的咬合-肌肉疼痛症状[7-8]。Ramfjord和Ash根据肌电图（EMG）的研究表示，当去除所有𬌗干扰后，肌肉活动会减少，会降低紧咬牙的发生倾势[9]。经过准确完善的咬合调整后，常会发现即使患者紧咬牙的习惯还在，原先异常松动牙齿的动度也会降低。因此，虽然中枢神经系统的影响对许多习惯性紧咬牙的患者来说是一个无法去

除的因素，也不应该将其作为拒绝进行咬合调整的理由。当完全去除侧方𬌗干扰后，对于重度紧咬牙患者疼痛程度的减轻是非常有效且持久的。对重度紧咬牙患者的夜间肌电图研究发现，调𬌗后的夜间肌肉活动有时并没有显著改变。然而，没有关节囊内紊乱病及其他可能致病因素的每位患者，都能使症状完全缓解。

虽然许多患者在𬌗干扰去除后仍会继续紧咬牙，但是他们的肌肉兴奋性会明显降低。现在有一种简单的方法让医生评估下颌肌肉过度兴奋的范围。一次性使用的家用监测仪（BiteStrip™）可用来检查白天或夜里是否有紧咬牙以及磨牙症的发生频率（图28-1）。

𬌗干扰作为磨牙症的发病因素之一多年来一直都备受争议。早在1901年，Karolyi[10]就假定𬌗干扰与心理因素一样都是重要的原因。他的观察发现，

在精神病患者身上，即使是很小的殆干扰也可能诱发磨牙习惯。我相信Karolyi医生的发现是正确的。对于精神紧张的患者来说，殆干扰是磨牙症的强效诱因，但是对于许多生活中没有过大压力的患者来说，殆干扰同样也会诱导磨牙症发生。即使是最不明显的早接触都可以且时常使肌肉高度亢奋，而在殆干扰去除后又会恢复正常。

现在似乎已经明确咬合因素是非正中磨牙症的主要诱因。此外也很清楚，殆干扰必须对下颌边缘运动有妨碍才会对牙齿造成损害。只要前导稳定，非正中运动时后牙就会脱离咬合接触，就不会发生后牙的侧方殆干扰，除前牙外就不会对后牙造成磨损。长期经验显示，除非前牙干扰到患者的功能运动范围，否则不会在前牙区出现磨牙症的现象，也会有例外情况出现，如与中枢神经系统相关的病因所导致的肌张力障碍。

尽管非正中磨牙症在多数情况下可被减轻或消除，但是成功消除紧咬牙的预后也不容乐观。

非正中磨牙症

非正中磨牙症是指上下颌牙齿在非正中运动轨迹上的非功能性磨耗。如果不加以控制，通常会导致殆面的严重磨损或牙齿动度异常，且可能造成颞下颌关节适应性改建，导致髁突被磨平以及关节结节的凸度逐渐丧失。在严重的磨牙症患者中，常可见到咬肌肥大，有的甚至可造成面部轮廓的显著改变。磨牙症与肌肉痉挛、牙齿折裂以及破损充填体等临床表现相关。夜间磨牙时会发出一种尖锐刺耳的摩擦声，常使得伴侣无法入眠。关于磨牙症最特别的一点是，当事人通常都不知道自己有这个习惯。习惯性磨牙症患者进行修复治疗的难度很大，且难度随着磨耗的严重度增加而增加。

病因学

非正中磨牙症发生的具体原因不完全清楚。尽管对于这个问题有一些解决的思路，但仍有足够多无法解释的现象表明还有许多方面需要进一步探讨。但有一点似乎可以肯定：单一因素无法导致所有的磨牙症发生。同时，还有另一点也是相对明确

的，那就是无法通过任何单一的治疗方法使磨牙症消失或减轻。

然而，对于减轻磨牙症的影响还是有可靠方法的，根据我的经验，大部分的患者在经过仔细去除所有殆干扰后，磨牙症所产生的症状都能全部消失。对此我十分有信心，并要求每个患者在出现磨牙症的体征时都要向我报告，因为这可能表示他们的咬合需要进一步完善。

在1961年的一项研究中，Ramfjord[11]发现"每个磨牙症患者的口内都能发现不同程度的殆干扰"。Ramfjord和Ash[9]进行的肌电图研究显示"当所有殆干扰都被去除后，肌张力显著降低，且肌肉运动会更协调"。

许多后来的肌电图研究结果与Ramfjord和Ash研究所得到的结论基本一致，也发现殆干扰与肌肉过度兴奋及肌功能不协调之间存在直接联系。Williamson[12]的经典研究显示，后牙非正中咬合接触会很明确地将肌肉过度兴奋与殆干扰联系在一起，进一步的研究结果表明，当非正中咬合接触去除后，肌张力就会下降。如果多年来的研究都证实了殆干扰与肌肉过度兴奋之间的因果关系，那么就没有理由认为殆因素与磨牙症无关。

很显然，殆干扰还能诱发原本不存在的下颌功能运动异常[12-16]。一旦下颌功能运动范围被侵犯，几乎总能预见到"消除机制"的发生。前导受限几乎无一例外地会使受限的平面发生严重的磨损。此外，纠正受限的前导几乎都可以改善磨耗的情况。在前牙接触面上建立1mm长正中就能保护前牙免受严重的磨耗。

即使是在正中关系位没有干扰的患者，如果在任何非正中功能运动中存在殆干扰，就很有可能产生对牙尖的异常咬合应力。当应力施加在受限的牙尖斜面上时，往往会造成严重的磨耗，或导致牙齿松动，或牙齿移位直到不再产生干扰为止。

严重的磨耗在正畸术后患者中很常见，因为他们的牙齿要被保持器固定在功能干扰位很长一段时间。即使正中关系很协调，非正中磨耗仍然很可能发生在被保持器限制而无法移出受限性功能位的牙齿的牙尖斜面上。当牙齿被保持器限制时，无法适应性移向非受限位置时，磨耗会在短时间内发生，

短期内会造成严重损坏。在这些年轻的正畸术后患者身上出现的严重磨耗与他们的年龄不符，只能将其解释为异常功能性磨耗。即便已经对磨耗面进行了修复，除非牙齿移动到非干扰的功能性位置，否则将会继续磨耗。然而，如果将功能性位置关系进行正确调整，磨耗这个问题通常可以得到解决。这个临床研究提示，𬌗干扰可引起磨牙症，且至少在部分患者中，只要𬌗干扰去除，磨牙症就会消失。

尽管𬌗干扰与肌肉过度活跃之间存在密切联系，但是单单只靠调𬌗这个方法似乎无法确保完全解决习惯性磨牙问题。Rugh和Solberg[17]的研究显示，即使在𬌗干扰去除后，仍然存在夜间的习惯性磨牙症。使用肌电图（EMG）监测睡眠时的肌肉活动得到的记录显示，咬合调整前后的咀嚼肌收缩量似乎是一样的。然而，在这个研究中并不能保证髁突是位于已确认的正中关系位，或咬合调整的精确度足以能获得我们报道的这些结果。

睡眠期间的肌肉收缩次数似乎与精神刺激有直接关系，如睡前的争执。短暂的情绪缓和似乎可减少咀嚼肌活动。

还需要进行更多的研究，特别是那些辨别睡眠期间习惯性磨耗患者的水平向磨耗模式与静止不动的紧咬牙之间差别的研究。多数研究只对升颌肌群收缩持续时间进行测量，但这可能与水平向的异常功能运动无关。除此之外，目前的研究并未解释为什么在某些患者中咬合调整后咬肌的体积会从原先的过度肥大开始变小，甚至达到改变面部轮廓的程度。

为了确保研究的有效性，任何与𬌗干扰对磨牙症影响相关的研究必须比较下颌异常功能运动时间和强度在有无𬌗干扰之间的差异。这需要仔细的咬合调整以及确保所有𬌗干扰都已被完全去除。这包括下颌移动到正中关系位时无干扰且在非正中运动轨迹上所有后牙都能脱离接触。因此一个正确的研究标准应该将正中关系位的验证作为研究的一部分。

磨牙症的治疗

虽然磨牙症的病因仍然充满争议，但是习惯性

升颌肌群过度收缩可能导致牙齿、支持组织和颞下颌关节受力过大的这个观点还是比较明确的。在这么大的负荷之下，咀嚼系统的某些部分受到损伤几乎是无法避免的。通过在最大牙尖交错位时尽可能将负荷平均分散到牙齿上可以减小损伤效应。将这些咬合接触点与位于正中关系位的髁突协调一致，可减轻牙齿与关节结构的负担，并减少诱发翼外肌功能不协调的机会。因此，即使患者紧咬牙，也不会导致拮抗肌等长收缩时间的延长。

通过完善习惯性磨牙症患者的咬合关系，当所有组件排列恰当，这样才会在正中关系位时出现全部肌肉的负荷。所有后牙的即刻咬合分离可减轻在非正中位置时可能出现的超负荷，并且减轻肌肉对关节和前牙的负荷。下颌在进行非正中运动时肌肉收缩的减少可能是促使过度肥大的升颌肌群体积减小的原因。

为了消除磨牙症的体征和症状，精确去除正中关系位的𬌗干扰显得格外重要。这是因为即使是最轻微的早接触也能激发翼外肌收缩并导致升颌肌群不协调的过度收缩。在磨牙症患者中，常常可以看到干扰牙受压迫的现象，而牙齿需要缓慢回复，这使得精确调𬌗变得更加困难。

紧咬牙时会压迫存在𬌗干扰的牙齿的牙周韧带。到目前为止，临床医生已经知道牙周膜受压迫的牙齿需要大约30min或更长的时间才能在牙槽窝中恢复到一个被动平衡的状态。对重度紧咬牙或磨牙症患者进行调𬌗时，在最终咬合调整之前必须给予足够的时间让牙周膜回弹，否则可能会在短时间内再次诱发磨牙现象。即使在谨慎的调𬌗后，新的𬌗干扰也可能在1h甚至更短时间内出现。这或许可以解释为什么许多研究者发现即使在完善的调𬌗后，患者仍会继续磨牙的现象。导致这个矛盾的沟通问题类似于对颞下颌关节紊乱病病因的争议。达到完美咬合的难度往往是研究者无法想象的，因此所谓的"完美的咬合"也许距离完全消除𬌗干扰还相去甚远。

如果咬合治疗的医生没有使用准确的方法诱导下颌到达终末铰链轴位，那么即使在正中关系位也不可能获得无𬌗干扰的咬合。然而，仅仅在正中关系位有完善的咬合是不够的。任何出现在下颌非正

中运动过程中的细微干扰都可能诱发磨牙症状，因此在正确前导的限制范围内，手法引导下颌找出和标记所有对下颌边缘运动产生干扰的斜面是非常重要的。

磨牙习惯实际上可能是对殆干扰的一种保护性反应，这可能是人体对殆干扰的一种本能。

在数千年前，人类的饮食以粗粮为主。随着邻牙接触区的磨耗以及牙齿不断向前方移位，为了补偿牙齿向近中的移动，咬合需要不断进行调整。当牙根周围的压力感受器激活磨牙机制时，前现代人粗糙的食物就可以将干扰斜面与干扰牙尖磨耗掉。事实上，为了应对咬合压力，一种天然的"消除机制"就此产生，而粗糙的食物就作为介质协助咬合调整至可接受的范围内。

时至今日，我们身上还存有这种消除机制，但是现代饮食无法提供上述的介质。因此无法将干扰磨耗掉，更常发生的是牙齿不断被摇晃直到松动。

由于远古人类的寿命较短，因此磨牙症产生的过度磨耗不会造成严重的问题。当牙齿被磨到牙槽嵴顶水平的时候，其实已经基本用不着它们了。如果有某个个体存活时间较长，牙槽嵴会增生以提供足够多的咀嚼表面。然而在现代人身上，不论是牙齿松动或过度磨耗都是无法接受的，因此最终要由牙医来预防磨牙症的结果。

如果我们的结论是磨牙症单单是由情绪上的压力引起的，那么我们不得不说我们所有祖先的情绪都是不稳定的！毫无疑问，粗糙饮食在其中起了很大作用，但是如果没有相当程度的功能异常，不太可能在我们祖先的颅骨上发现如此大量的磨耗。

没有人可以否认情绪因素是磨牙症的原因之一。如果由于精神压力使得肌肉紧张，那么发生磨牙的趋势也会增加，但这仅仅发生在殆干扰彼此能接触到的前提下。在精神压力大的人身上即使是很小的殆干扰也可能诱发磨牙症，当压力减轻恢复正常后，通过调殆或降低肌张力的方法可以减轻磨牙的症状。

通过咬合治疗所能达到的治疗效果似乎不取决于患者的心理状态。我们尝试对一个精神紧绷患者与一个放松患者一样的快速调殆。事实上，很多患者的肌肉紧张很明显是由咬合紊乱自身引起的。在重度磨牙症患者身上很常见的肌肉痉挛常常与很大一部分的面部肌肉紧张、不适甚至疼痛相关。

在部分患者身上，肌肉痉挛所引起的不适或许是导致精神紧张的原因，而非相反情况。在大量患者身上的治疗结果似乎也支持这种说法。

当观察到磨牙症的体征与症状时，必须要进行仔细的咬合检查。殆干扰是否直接引起磨牙症尚不清楚，但很明确的是磨牙症患者的殆干扰可以造成严重的损害。

所以不论是由情绪压力或咬合因素所诱发，都必须要完善咬合。事实上，患者发生磨牙的可能性越大，就越要尽可能保持咬合的完好。咬合的情况越好，就越不会对咀嚼系统的结构造成损伤。除此之外，个别牙所受到的超负荷不只是对该牙及其支持组织造成直接损伤，在磨牙时还会造成额外的肌肉不协调问题。

磨牙症治疗的目的是去除病因还是减轻症状，在本文中被界定为学术范畴的话题。事实上，如果不考虑病因，最有效地减轻症状的治疗方法还是完善咬合关系。这可以通过以下两种手段来达成：

直接：通过调殆、修复或正畸手段。

间接：通过殆垫。

直接调殆

在直接调殆之前，应该在上殆架的模型上仔细分析检查。如果分析得到的结果是可以只在釉质层内进行选磨，那么通常就可以选用调殆这个方法。如果由于其他原因必须要对后牙进行修复，那么调殆时即使磨透釉质也可以直接纠正咬合关系。即使需要对牙齿调磨过的表面进行修复，也应该在进行修复之前尽可能使咬合达到稳定。

如果不确定患者的接受度或术者的技术，那么应该先用可摘式矫治器来间接调整咬合。然而，从某种意义上来说，对患者最好的也许是不用不必要的矫治器，而是直接解决问题。

无论如何，调殆的结果都应该使在正中关系位时有强度一致的多点接触，且在下颌非正中运动时通过前导的引导，后牙都能立刻脱离接触。

𬌗垫应用

如果决定使用𬌗垫，那就应该采用全牙列𬌗垫，𬌗垫对颌的每颗牙都要有受力均匀的正中止点。且要在𬌗垫上做出前导斜面，当下颌非正中运动时能使所有后牙脱离咬合。

对于重度磨牙症患者来说，𬌗垫可能有某些优势。它通过覆盖单颌所有牙齿，可以有效减轻只覆盖个别牙时对该牙所产生的机械性刺激反应。𬌗垫的覆盖同时也能防止牙齿被压迫后发生的微小回弹效应。稳定性的改善能更好地保持调𬌗所达到的完善𬌗关系。

𬌗垫的另一个价值在于它能减轻夜磨牙所导致的𬌗面磨损。丙烯酸树脂𬌗垫可能会被磨穿，但比牙齿结构更容易替换。

虽然使用𬌗垫有许多显著的优点，但这些优点只有在确实需要使用𬌗垫时才存在。如果在调𬌗或进行修复后，没有证据显示发生了过度磨耗或牙齿动度增加，就没必要常规使用𬌗垫。

如果咬合完善，就几乎不需要使用𬌗垫，特别是当所有后牙在下颌非正中运动时都能脱离咬合接触时就更没有必要了。我已经有多年几乎不让患者戴用夜间矫治装置，希望能减少他们非必需的修复

治疗。不过，还是要向患者解释，如果在常规健康检查中发现牙齿磨耗的体征或动度增加，还是有可能要使用到𬌗垫。到目前为止，只有极少量的患者真正需要使用𬌗垫。因此，没有理由因为患者曾经有过磨牙的问题就让他们都使用𬌗垫。

在部分磨牙症患者中，𬌗垫可以作为有效的暂时辅助手段来纠正咬合关系。丙烯酸树脂夜磨牙保护垫可以帮助稳定松动牙，并减少治疗过程中产生磨牙症的倾向。特殊情况下，由于经济或健康等因素，𬌗垫还可能会作为修复性稳定或矫正治疗的替代方法。

丙烯酸树脂𬌗垫或夜磨牙保护垫的优点在于它们本身能纠正咬合关系，并有助于牙齿稳定。不论是直接调磨牙齿或修改𬌗垫，只要能去除𬌗干扰，事实上都能使磨牙症的体征消失。如果下颌无须偏斜，肌肉就能放松，这样可使磨牙症的倾向消失，或纠正后的咬合关系能阻止磨牙所带来的损伤。如需进一步了解相关内容，请阅读第三十二章"𬌗垫"。

乙烯基软保护垫的使用

磨牙症众多难题之一是当患者患有慢性鼻窦炎时，前一天还完善的咬合关系可能隔天就因为窦腔中的压力移动上牙而发生改变。如果上牙的位置不

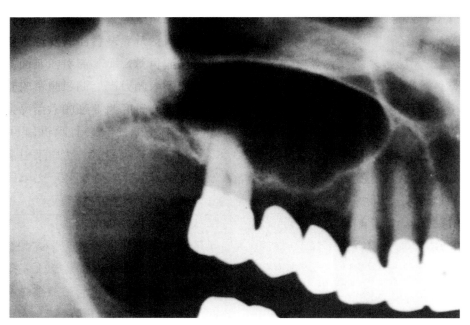

图28-2   鼻窦炎造成的压力确实可以使那些牙根延伸到窦腔内的牙齿发生移动。患者应该能意识到，由于鼻窦炎对牙根表面产生的压力，要稳定这些牙齿是有难度的。

断在变化，就不可能保持咬合关系的完好，也无法减轻磨牙现象的发生。

解决这个问题的合理方法是为患者提供一个制作良好的乙烯基塑料软𬌗垫，在晚上佩戴软𬌗垫，以缓冲不断变化的𬌗干扰对牙齿的影响。当鼻窦炎消退后，就可以停止佩戴了。

在鼻窦炎恢复正常时，应该尽快完善咬合。不应该将𬌗垫作为协调咬合关系的替代物。

在临床检查过程中，询问患者关于窦性头痛、后鼻滴涕、鼻塞等这些问题。询问也是检查的重要组成部分。应该仔细检查X线片，看看是否有过大的窦腔延伸到上牙的牙根（图28-2）。最好可以事先告知患者可能需要在鼻窦炎发作期佩戴矫治器，以便于他们能理解这种治疗的局限性。

当𬌗面被磨平时停止磨牙习惯

最难解决的是患者已经将整个𬌗面磨平，前牙也磨短变成切对切关系。如果能维持平坦的前导，那么要将磨牙产生的问题去除就很容易，但是这类型的患者通常会希望改善前牙美观。有时为了改善美观只能建立较陡的前导，而陡峭的前导通常会引发功能异常。

要解决这个问题充其量也只能选择折中方法。为了改善外观，我会接受某种程度磨牙症的存在。只要前导可以很好地使所有后牙在下颌非正中运动时都脱离接触，并且在可接受的美学效果内尽量保持相对平坦的前导，那么就能将磨牙症产生的损伤最小化。

要在上前牙舌面增加金属或瓷层的厚度，这样能提供更长的磨耗距离，并且要事先告知患者磨耗可能会继续发生。可以用一些𬌗垫来增加抵抗应力的稳定性。

为了减轻前牙的磨耗，只要在功能运动范围内，建议使用夜磨牙保护垫。且应该保证正中关系接触时后牙发生即刻咬合脱离。

应当尽可能仔细地制作前导。

前牙去程序化𬌗垫在重度紧咬牙患者身上的应用

没有必要将紧咬牙患者使用𬌗垫作为一个标准流程，因为如果𬌗关系很完善就没有必要使用𬌗垫。然而，即使有很好的咬合关系，一些患者还会继续紧咬牙。这些患者会抱怨他们的咬肌很累，并有种"闭合性咬合"的感觉。Dewitt Wilkerson[18]曾利用下颌引导装置结合肌电图（EMG）以及关节震动分析（JVA）来研究这个问题。与Glassman[19]的研究结果一致，他提出前牙去程序化装置可以减轻重度紧咬牙患者80%的升颌肌群收缩力量。Wilkerson还发现，在患者进行以下几种练习时，通过下颌引导装置可以发现3种不同形式的下颌位：

1. 休息；
2. 吞咽；
3. 再休息；
4. 开口。

正常：舒适的患者

1. 休息：牙齿分离；
2. 吞咽：牙齿接触；
3. 再休息：牙齿分离。

如果𬌗关系很好，这类患者不需要使用𬌗垫。如果在咬合调整后肌肉仍然不适，再次检查是否有遗漏的𬌗干扰或是否有器质性原因导致肌肉不适。

问题：不舒适的紧咬牙患者

1. 休息：牙齿保持接触；
2. 吞咽：牙齿保持接触；
3. 再休息：牙齿保持接触。

在这种情况下，患者会持续紧咬牙，使得肌肉一直维持在一种不协调的过度收缩状态。前牙去程序化𬌗垫对这类患者很有效。

Wilkerson在一些咬合不协调但没有体征或症状的患者身上发现以下现象：

舌的保护模式

1. 休息：牙齿分离；
2. 吞咽：牙齿没有接触；
3. 再休息：牙齿保持分离。

这证实了舌具有防止𬌗干扰的作用。让舌在吞咽过程中维持在上下牙之间，𬌗干扰就没有机会激发咬合-肌肉症状。

儿童磨牙症

任何人听到从儿童卧室传来的尖锐摩擦声都不

会怀疑，儿童也有可能会是重度的磨牙症患者。由于在牙齿萌出的过程中都会存在殆干扰现象，因此大多数儿童都会在一段时间内发生磨牙。混合牙列期的磨牙症很常见，有些儿童会严重到把乳牙都磨平了。关于孩子们磨牙的原因有很多种理论，最流行的可能是体内有"寄生虫"。

有很多不同的因素会增加磨牙症的发生趋势，但只要不存在殆干扰，磨牙症的后果基本可以忽略。这只是理论上的说法，因为所有儿童在一段时间内都会有殆干扰。尽管磨牙会发出噪音，但是问题通常不会太严重。儿童对抗磨牙症的能力很强，通常不会对牙列造成威胁。

如果磨牙症变得非常严重，以至于其本身就是一个刺激因素，或殆面磨耗范围异常广泛，就可能需要进行一些咬合调整。对儿童调殆不需要做到非常精细，但可以将所有的锐边调磨圆钝并抛光，并在不损伤恒牙的前提下去除明显的殆干扰。

治疗过程中可能会需要用到正畸矫治器，也可能要用某种咬合板来调整干扰的牙齿，直到其他牙齿能萌出至有殆接触或可进行必要的调整纠正。大致的咬合调整通常就能将磨牙症减轻至可接受的范围内。

牙科压迫综合征

会反复压迫牙齿的殆面超负荷也有可能会对颞下颌关节产生压力。这种超负荷压力造成的影响已被McCoy归类为牙科压迫综合征[20]。McCoy列出牙科压迫综合征在口腔环境内的六大主要表现。要注意的是，McCoy列出的所有形变都要求这些受压迫的牙齿在正中关系位或下颌非正中运动过程中都存在殆干扰。

1. 牙齿变平；
2. 外生骨疣；
3. 殆面凹陷；
4. 牙龈组织退缩；
5. 牙齿硬组织疲劳（内部碎裂），有其他作者对这个观点提出质疑；
6. 修复材料疲劳。

重要的是，作为以上任何形变的病因，如果在髁突于正中关系位完全就位之前出现后牙接触，或对正中关系接触或正确前导的非正中运动造成干扰，唯一能造成破坏的就是牙科压迫。

预防牙科压迫综合征一直都是磨牙症或紧咬牙患者的治疗目标，具体包括双侧颞下颌关节、后牙和前牙的均匀接触，任何时候都应该达到这项目标。

咀嚼系统功能障碍与心理压力

咀嚼系统的多种功能障碍表现时常被认为是磨牙症的病因之一。这些功能障碍也被认为是由于心理压力造成的，并因此引起磨牙症。Ramfjord指出这些理论忽略了一个事实，那就是"大多数压力大的人并没有出现这些功能障碍的症状，且绝大多数存在症状的患者通过咬合治疗都能减轻功能失调的症状"[9-10]。

其他学者完全同意Ramfjord的说法以及我们的研究结果[21-23]。Kloprogge 与 Griethnysen的报道指出，去除殆干扰后，可即刻去除疼痛症状，并使下颌肌肉收缩的肌电图正常化[16]。Randow与其同事[14]证实，只要在症状已缓解的患者身上制造一处单独的殆干扰，功能障碍的现象就会重现。Riise和Sheikholeslam[13]也得出了同样的研究结果，认为即使是非常轻微的殆干扰也能诱发症状。

根据我的经验，磨牙症最重要的就是病因学，必须同时考虑殆干扰及心理压力。只有这样才能解释临床观察到的实际情况：殆干扰很轻微的患者身上会发现疼痛症状，而在某些有严重殆干扰的患者身上，只有当他们处于心理压力之下时才会出现明显的症状。很多没有心理压力的患者则由于不同程度的殆干扰导致症状发生。姑且不论患者的个体差异，几乎所有磨牙症患者，只要没有关节囊内结构紊乱或其他组织损伤，就能通过精细地解除所有殆干扰以减轻疼痛和功能紊乱。因此，对于受磨牙症或紧咬牙困扰的患者来说，这是一种可靠的治疗方法。

诊断性殆垫的应用

有些临床医生提倡在进行修复治疗之前，利用殆垫来确定磨牙症问题。如果殆垫的殆面被明显磨耗，就认为存在磨牙症。我不赞同这个结论，因为要让后牙磨耗方式转移到殆垫表面的唯一途径就是，殆面是否干扰了完全就位的关节或非正中运动过程中的前导。没有摩擦就不会有磨耗，这个原则不论对天然牙还是殆垫都一样适用。

后牙殆面磨耗的唯一前提是在颞下颌关节完全就位到正中关系之前就发生了咬合接触。完善的前导会在下颌非正中运动时立刻使所有后牙脱离接触。因此，控制磨牙所致损害的关键是前导，前导与功能运动范围保持协调可以保证其下颌非正中运动过程中使后牙脱离接触。这个目标不论是对天然牙还是殆垫都是一样的。如果由于美观因素使得功能运动范围受限，那么前牙就会发生磨耗。在这种情况下，为了能使前导保持分离后牙的效应，建议使用夜磨牙保护垫以减轻前牙磨耗。

如果前牙去程序化装置解决了磨牙症的问题，就能由此诊断殆干扰是肌肉过度兴奋的诱发因素。咬合经过调整后应该就不用长期使用去程序化装置了。

众所皆知的是通过咬合治疗无法使每个患者都停止磨牙或紧咬牙。但是完善的咬合治疗通常能将损伤减轻至可接受的程度。

参考文献

[1] Levitt SR: The predictive value of the TMJ scale in detecting psychological problems and non-TM disorders in patients with temporomandibular disorders. *Cranio* 8:225-233, 1990.

[2] Levitt SR: Predictive value of the TMJ scale in detecting clinically significant symptoms of temporomandibular disorders. *J Craniomandib Disord* 4:177-185, 1990.

[3] Levitt SR: Predictive value: A model for dentists to evaluate the accuracy of diagnostic tests for temporomandibular disorders as applied to a TMJ scale. *J Prosthet Dent* 66:385-390, 1991.

[4] Levitt SR, McKinney MW, Lundeen T: The TMJ scale: Cross validation and reliability studies. *Cranio* 6:17-25, 1988.

[5] Dawson PE: New definitions for relating occlusion to varying conditions of the temporomandibular joint. *J Prosthet Dent* 74:619-627, 1995.

[6] Dawson PE: A classification system for occlusions that relates maximal intercuspation to the position and condition of the temporomandibular joints. *J Prosthet Dent* 75:60-65, 1996.

[7] Dawson PE: Bad advice from flawed research. *AGD Impact* April:30-31, 1995.

[8] Granger ER: Occlusion in temporomandibular joint pain. *J Am Dent Assoc* 56:659, 1958.

[9] Ramfjord SP, Ash MM Jr: *Occlusion,* ed 3, Philadelphia, 1983, WB Saunders.

[10] Karolyi M: Beobachtungen uber Pyorrhoea alveolaris. *Ost-Unt Vjschr Zahnheilk* 17:279, 1901.

[11] Ramfjord SP: Dysfunctional temporomandibular joint and muscle pain. *J Prosthet Dent* 11:353, 1961.

[12] Williamson EH, Lundquist DO: Anterior guidance: Its effect on electromyographic activity of the temporal and masseter muscles. *J Prosthet Dent* 49(6):816-823, 1983.

[13] Riise C, Sheikholeslam A: The influence of experimental interfering occlusal contacts on the postural activity of the anterior temporal and masseter muscles in young adults. *J Oral Rehabil* 9:419-425, 1982.

[14] Randow K, Carlsson K, Edlund J, et al: The effect of an occlusal interference on the masticatory system: An experimental investigation. *Odonto Rev* 27:254, 1976.

[15] Brill N, Schubeles S, Tryde G: Influence of occlusal patterns on movements of the mandible. *J Prosthet Dent* 12:255, 1962.

[16] Kloprogge MJ, Griethnysen AM: Disturbance on the contraction and coordination pattern of the masticatory muscles due to dental restorations. *J Oral Rehabil* 3:207, 1976.

[17] Rugh JD, Solberg WK: Electromyographic studies of bruxist behavior before and during treatment. *J Calif State Dent Assoc* 3:56, 1975.

[18] Wilkerson DC: Monitoring "the vital signs" of masticatory system health—a simplified screening for TM problems. *Dent Econ* 83(2):72-73, 1993.

[19] Glassman B: The Aqualizer's role. *Dent Today* 21(11):12, 2002.

[20] McCoy G: Dental compression syndrome. A new look at an old disease. *J Oral Implant* 5:35-49, 1999.

[21] Franks A: Conservative treatment of temporomandibular joint dysfunction. A comparative study. *Dent Pract* 15:205, 1965.

[22] Kerstein RB, Farrell S: Treatment of myofascial pain dysfunction syndrome with occlusal equilibration. *J Prosthet Dent* 63:695-700, 1990.

[23] Agerberg G, Carlsson GE: Late results of treatment of functional disorders of the masticatory system. A follow up questionnaire. *J Oral Rehabil* 1:309, 1974.

第三部分

治疗
Treatment

咬合稳定的必要条件
Requirements for Occlusal Stability

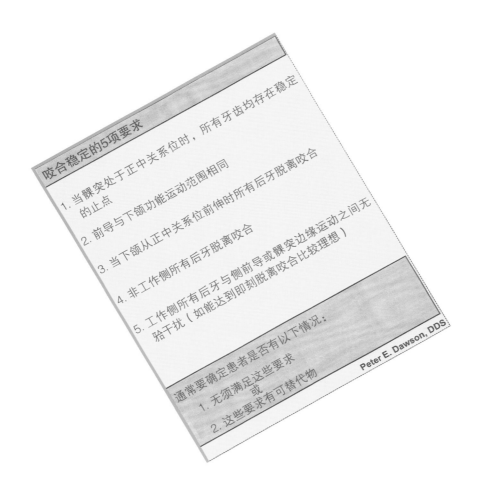

咬合稳定的5项要求

1. 当髁突处于正中关系位时，所有牙齿均存在稳定的止点

2. 前导与下颌功能运动范围相同

3. 当下颌从正中关系位前伸时所有后牙脱离咬合

4. 非工作侧所有后牙脱离咬合

5. 工作侧所有后牙与侧前导或髁突边缘运动之间无殆干扰（如能达到即刻脱离咬合比较理想）

通常要确定患者是否有以下情况：
1. 无须满足这些要求
   或
2. 这些要求有可替代物

Peter E. Dawson, DDS

理念

对咬合稳定的要求构成了所有咬合治疗计划的框架。

对稳定𬌗关系的"肉眼观察"

没有一本教科书能告诉你咬合稳定的含义。如果仅仅基于安氏分类法，某些最稳定的𬌗关系可能会被诊断为严重的错𬌗畸形。如果仅仅在最大牙尖交错位检查或只研究不上𬌗架的模型，那么最不稳定的𬌗关系可能会被诊断为安氏Ⅰ类。

生理性的错𬌗畸形

许多错𬌗畸形可以保持长期的健康、稳定和无任何不适感。某些患者前牙开𬌗也可能达到与理想𬌗关系相同的稳定性。反𬌗也不会总是表现出咬合不稳定，而在最稳定的𬌗关系中也会有深覆𬌗的情况。在启动任何治疗计划之前，重要的是要评估𬌗关系是否稳定，而不能仅凭肉眼观察。

有一些准确易辨认的临床表现有助于判断𬌗关系是否稳定。这些临床表现也是选择需要进行哪种咬合治疗的基础。如果错𬌗畸形𬌗关系稳定但美观不能接受，在治疗过程中要避免将稳定的𬌗关系变成不稳定。𬌗关系不稳定往往都是事出有因的，而且𬌗关系稳定的因素往往也会具有累积效应。若想获得良好的治疗效果，整个治疗计划制订过程要以对咬合稳定要求的理解为基础。

如何鉴别稳定的𬌗关系而不是仅凭肉眼判断

可以通过5项临床表现来判断𬌗关系的稳定性。所有5项临床表现必须可靠，全部进行验证后，才能判定是否为稳定的𬌗关系，而不是凭肉眼观察。

1. 颞下颌关节（TMJs）健康稳定；
2. 所有牙齿无松动（图29-1）；
3. 无过度磨耗；
4. 所有牙齿无移位；
5. 牙周支持组织维持健康。

> 检查以上5项𬌗关系稳定的临床表现是避免过度治疗的最佳办法，对现有𬌗关系稳定性改变的风险也最小。

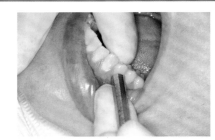

图29-1　应该对所有牙齿进行松动度检查。动度是判断牙齿是否与重复性下颌功能（或副功能）运动之间存在干扰的首要临床表现之一。

即便错𬌗畸形在目前是稳定的，并不代表一定可以长期保持其稳定性。然而，只要未发现不稳定的迹象，还是应该避免治疗。患者应该被告知，将来有可能会出现问题，需要定期随访检查监控是否发生了需要关注的变化。只要所有的咀嚼器官保持健康，除非患者对牙齿的外观或功能不满意，否则没有必要进行任何治疗。

应该强调的是"体征先于症状"，因此医生的细致检查很重要，而不能等到患者出现症状才开始关注。如果发现有开始出现问题的明显迹象，就应该寻找病因，并及时纠正，以避免产生更严重破坏和需要更复杂的治疗。

除了肉眼观察，如何鉴别不稳定的𬌗关系

表29-1中显示的3项𬌗关系不稳定的临床表现均

表29-1　𬌗关系不稳定的3项临床表现

1. 单颗或多颗牙的异常动度；
2. 牙齿过度磨耗（图29-2）；
3. 单颗或多颗牙移位：
　　a. 水平移位；
　　b. 嵌入；
　　c. 过萌。

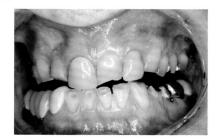

图29-2　深达牙本质层的牙齿磨耗是𬌗不稳定最明显的临床表现之一。而牙本质暴露则会使磨耗速度加快7倍。

表29-2　对咀嚼系统平衡的5项要求

1. 稳定舒适的颞下颌关节（甚至包括承受负荷时）。
2. 前导与下颌功能运动协调一致。
3. 后牙无𬌗干扰：
   a. 正中关系位时均匀的咬合接触；
   b. 当髁突离开正中关系位时，后牙脱离咬合接触。
4. 所有牙齿在垂直向与闭颌肌群稳定的收缩长度协调。
5. 所有牙齿在水平向与中性区协调。

可提示牙列存在问题。通过对这些临床表现的检查，可以快速了解咀嚼系统是否存在问题。牙齿与下颌运动之间的不协调可能出现在下颌往返于正中关系位时，或下颌非正中运动过程中。

当牙齿与肌肉之间出现不平衡时，总会出现咬合不稳定的临床表现（表29-2）。牙齿与肌肉发生冲突，出问题的往往是牙齿。

如果表29-2中的任何一项要求得不到满足，咀嚼系统都是不平衡的。无法保持平衡的系统往往会

表29-3　对𬌗关系稳定性的5项要求

1. 当髁突处于正中关系位时，所有牙齿均存在稳定的止点；

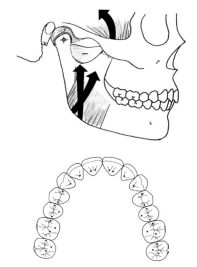

2. 前导与下颌功能运动范围协调一致；
3. 前伸运动时所有后牙脱离咬合；
4. 在非工作侧（平衡侧）所有后牙脱离咬合；
5. 工作侧所有后牙与侧前导或髁突边缘运动之间无𬌗干扰。如果工作侧后牙与前导和髁导保持协调一致，则工作侧后牙或许是以组牙功能𬌗发生接触；或者会因为侧前导的引导而发生工作侧后牙脱离咬合。

通过适应性改建重获平衡，但这种代偿过程往往是破坏性的。

对𬌗关系稳定的5项要求

对𬌗关系稳定的5项要求（表29-3）。在任何咬合分析中这些要求都是主要因素，需要逐个分析是否均已达到。这5项要求应该按一定顺序进行检查，适用于单牙或整个牙列。这些要求构成了所有咬合治疗计划制订过程的基础。

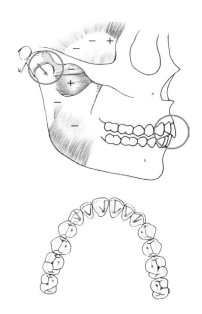

在建立稳定的𬌗关系过程中，前导起到了关键作用。由于前后牙与颞下颌关节支点以及肌肉力量之间的关系，前牙对应力的反应能力比后牙更强。

因此在咬合问题的治疗中，每个问题的治疗难度与能否建立适宜的前导直接相关。

理想𬌗型在所有方向上的闭口和研磨运动过程中用咬合纸记录所取得的印迹应该表现为：前牙为线状，后牙为点状。

如何将对稳定的要求用于诊断

如果5项要求中的任何一项无法达到，𬌗关系将会不稳定。只有5项要求全部满足，否则迟早会出现𬌗关系不稳定的临床表现，如单牙或多牙松动、过度磨耗或移位。只有以下情况是例外：
1. 患者能够有效地代偿未达到的要求；
2. 在某些特殊情况下，患者无须达到所有要求。

以上两种例外是具有临床可辨识性的。任何时候只要没达到任何一个要求，我们都应该仔细地排查这些特殊情况。

如何将对咬合稳定的要求用于治疗计划的制订

如果无法满足𬌗关系稳定的要求，且无法代偿，或没有特殊情况可以无须达到这些要求，那么治疗计划应该按照如下要求进行制订：

1. 在可能或可行性范围内满足要求（在可行范围内）；
2. 对不能达到的要求进行补偿；
3. 无须达到这些要求。

谨记对每项要求制订治疗计划时要按正确顺序进行。

要点

在分析其他4项要求前，必须确定每颗牙齿保持接触的稳定性。

上述规则是所有咬合分析和制订治疗计划的基础。"程序化制订治疗计划"的完整概念是基于对这些规则理解并执行的基础之上的。

咬合疾患的序列化治疗计划

Solving Occlusal Problems Through Programmed Treatment Planning

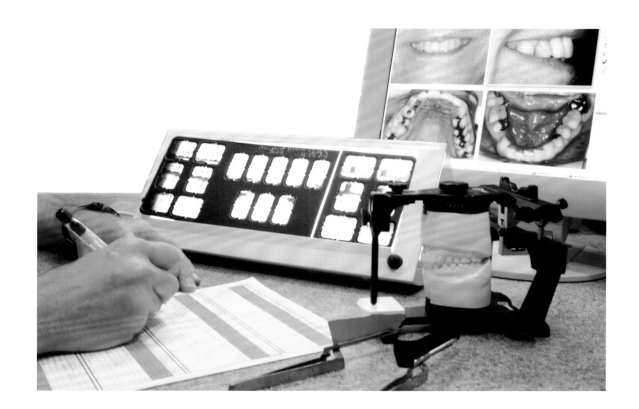

理念

对稳定性的要求引导了制订治疗计划的流程。

治疗的首要目标：获得口腔健康

牙周情况	分类：	☐ 健康	☐ 牙龈炎	☐ 轻度牙周炎	☐ 中度牙周炎	☐ 重度牙周炎	☐ 难治的

处理方式：　☐ 稳定　　☐ 不稳定
　　　　　　☐ 即刻处理　_____
　　　　　　☐ 延期处理　_____
　　　　　　☐ 可选治疗　_____

建议　　　　　　　　　　　　　　　　☐ 转诊：_____
☐ 初步口腔准备　　　　　　　　　　　☐ 去除牙周袋：_____
☐ 口腔卫生指导　　　　　　　　　　　☐ 膜龈手术：_____
☐ 洁治　　　　　　　　　　　　　　　美学修复：_____
☐ 根面平整　　　　　　　　　　　　　☐ 冠延长：_____
☐ 根面平整后评估　　　　　　　　　　☐ 根分叉磨光：_____
☐ 其他　_____　☐ 根切手术：_____
意见：_____

检查的策略

在开始执行咬合治疗计划之前，在临床检查的过程中必须要做些关键的决定。𬌗平衡与整体计划同样重要，必须根据整体牙科学的要求将𬌗平衡纳入其中。

第一项决定

首先关注的通常是确保口腔健康。

检查过程必须评估支持组织以明确牙周治疗是否应该纳入整体治疗计划的序列中。对于一颗牙齿是否长期健康稳定或通过修复获得长期健康稳定的判断是最常见的牙周诊断。每颗牙都应该进行评估并记录在标准检查表中，预先确定哪颗牙不能保留和保持健康。在上了𬌗架的研究模型上画"X"来标明不能保留的牙齿（图30-1）。在做出任何咬合相

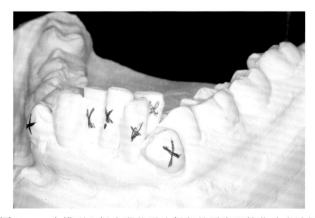

图30-1　在模型上标出那些无法保留的牙齿以简化治疗计划的制订。在此阶段，决定拔牙仅仅是基于这些牙不能保留。余留牙在正中关系位时与对颌牙弓有关，将这些不能保留的牙齿从模型上去除后，完全可以根据对余留牙的分析就能确定咬合是否协调。

关的决定之前将不能保留的牙齿从模型上去掉，这个过程通常可以简化治疗计划的制订。

初诊检查时，应逐牙分析以确定每一个问题，以及确定若不能及时处理每个问题所导致的后果（图30-2）。患者需要参与到检查过程中，以便看到和理解每个所关注问题或对其的考虑。初诊检查时通常不做最终决定，但可以记录关于修复体的美学需求和对修复体种类的暂时决定，以及对治疗方向的评估。若存在咬合问题，在研究上𬌗架的模型之前不做最终方案，可以先列出多种治疗方法，然后再确定哪种方法是能使患者的咬合保持长期稳定。

咬合治疗计划的准备

对于𬌗稳定的要求将指导治疗计划的制订过程，也必须利用这些要求指导咬合检查。由于在确认颞下颌关节位置和状态之前的牙齿接触可能是不准确的，因此要求在检查中确认髁突是否处于正中关系或适应性正中状态。如果在临床检查的时候能确定适宜的髁突位置，那么印模、咬合记录及面弓转移都可在那次就诊时完成。

正确制订咬合治疗计划之前要在患者病历中记录一些关键问题的解决方案。在咬合治疗计划开始启动之前必须回答两个关键问题：

1. 颞下颌关节是否健康？

2. 正中关系是否稳定且可被验证？

如果颞下颌关节在承受重度负荷时有不适感，要停止治疗。务必在进行不可逆性𬌗关系改变之前找出原因。

牙齿问题：	主诉： _____				
	❑ 龋齿	❑ 磨耗（牙本质暴露）	修复：	❑ 可摘局部义齿 _____	
	❑ 松动/震颤	❑ 崩脱　❑ 裂开		❑ 全口义齿　　❑ 上颌总义齿　❑ 下颌总义齿	
	❑ 根尖周脓肿	❑ 牙齿缺失		❑ 冠/桥 _____	
	❑ 不良修复体			❑ 种植 _____	
美学修复：	❑ 可接受　❑ 可以改善　❑ 患者想改善			意见 _____	
处理方式：	❑ 即刻处理 _____				
	❑ 延期处理 _____				
	❑ 可选治疗 _____				
医生意见： _____					

图30-2　关于牙齿情况概述的检查表格。还需要进行更详细的病历记录。

颞下颌关节Piper分类：	右侧：1　2　3A　3B　4A　4B　5A　5B			
	左侧：1　2　3A　3B　4A　4B　5A　5B			
处理方式：	❑ 稳定　　❑ 不稳定			
	❑ 即刻处理 _____			
	❑ 延期处理 _____			
	❑ 可选治疗 _____			
病史：	❑ 阴性　❑ 阳性原因 _____			
负荷试验：	左侧　❑ 阴性　❑ 疼痛　❑ 压痛　　❑ 紧张	右侧　❑ 阴性　❑ 疼痛　❑ 压痛　　❑ 紧张		
正中关系：	❑ 已验证　❑ 未验证　　❑ 适应性正中关系			
肌肉触诊：	❑ 阴性　　❑ 压痛 _____			
多普勒超声：	左侧 _____	右侧 _____		
运动范围：	前伸 ____ mm 左侧 ____ mm 右侧 ____ mm	运动路径　❑ 正常　　❑ 偏斜 _____		
疼痛		建议		
❑ 无疼痛 _____		❑ 肌肉去程序化　　❑ 殆垫		
❑ 关节囊内 _____		❑ 经颅侧位片		
❑ 咬合-肌肉 _____		❑ 断层摄影		
❑ 其他 _____		❑ MRI　　❑ CT扫描		
		❑ 转诊至外科医生		

图30-3　在此检查表格中，关于颞下颌关节情况和位置所做最重要的决定要被纳入简化的检查列表中。

理念

准确的咬合治疗计划需要准确的关节位置。

如果可以确定正中关系，利用正中关系位咬合记录和面弓转移将模型安装到殆架上。为了制作诊断蜡型，也需要利用临床检查时获得的信息对殆架上的模型进行分析。咬合检查表上列举了相关的问题（图30-4～图30-6）。

治疗计划的策略

序列化方法制订治疗计划的基础是要理解什么原因会造成咬合稳定或不稳定，而不能仅凭肉眼观察。对于殆稳定性的要求可以形成一个决策模板，按照正确治疗序列评估每项要求。这意味着，首先要考虑的是，当下颌处于正中关系位时，所有牙齿能否保持稳定接触。

如果下颌总是能闭合到最大牙尖交错位而不发生任何一侧的髁突偏移，且所有牙齿都能受力均匀的同时接触，就可以达到对殆稳定的第一个要求（Dawson分类法中的1类或1A类殆型）。治疗计划制订的进程就可以推进到对稳定的第二个要求。当达到一个要求后，就可以把进程往下一个要求推进，注意一定要保持正确的顺序。

治疗计划模板（图30-7）可以很好指导序列化治疗方案制订的思路。这个流程可以很好解决每一类型的殆问题，包括复杂的多学科合作治疗。

治疗计划制订模板可以整合5种治疗方法，以至于为了达到对咬合稳定性的每一项要求可以考虑所有的治疗方法。治疗方法的选择也可以用于替代或消除对咬合稳定性的某些需求（表30-1）。

殆	Dawson分类:	1	1A	2	2A	3	4			
	上下颌关系	☐ 不对称		☐ 下颌后缩		☐ 下颌前伸		☐ 前牙开殆		☐ 后牙开殆

处理方式: ☐ 稳定 ☐ 不稳定 _____
  ☐ 即刻处理 _____
  ☐ 延期处理 _____
  ☐ 可选治疗 _____

CR/ACP位的最初接触牙位 _____ ☐ 滑向MI ☐ 牙齿移位 ☐ 往MI方向滑动 _____
CR位前牙接触 ☐ 是 ☐ 否 _____
MI位前牙接触 ☐ 是 ☐ 否 _____
后牙咬合分离: 前伸 ☐ 是 ☐ 否 平衡侧 ☐ 是 ☐ 否 工作侧 ☐ 是 ☐ 否
殆平面 ☐ 水平 ☐ 倾斜 ☐ 与AG有干扰
磨耗 ☐ 无 ☐ 轻度 ☐ 达牙本质层 ☐ 严重 内部碎裂 _____
建议: ☐ 上殆架的模型 ☐ 诊断蜡型 ☐ 调殆 ☐ 修复
  ☐ 转诊至正畸医生 ☐ 外科咨询

图30-4 用于分析和制订治疗计划的咬合检查列表。

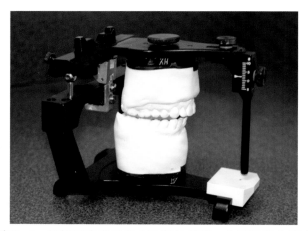

图30-5 根据正中关系位上殆架的模型。为了准确分析咬合，殆架上的髁突轴应该与患者的髁突轴相一致。上下颌必须要处于正中关系位。

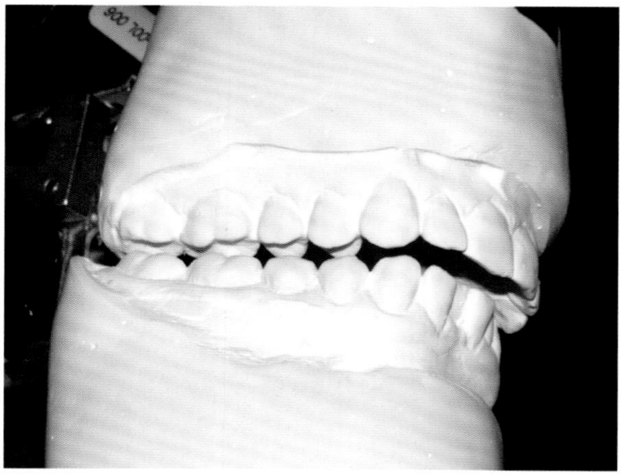

表30-1 咬合不协调的调整

调整的5种方法:
1. 磨除改形（调殆，牙冠塑形）；
2. 重新排牙（正畸）；
3. 添加改形（修复）；
4. 外科办法改变牙齿-牙槽突区段性位置，但不改变颌骨位置；
5. 外科办法改变颌骨相对于颅底的位置。

备注：经常需要联合应用这些方法。

3种备选的治疗策略:
1. 提供满足治疗要求的方案；
2. 寻求替代方案来达到治疗基本要求；
3. 取消治疗要求。

图30-6 正中关系位时最先发生接触的牙齿应该在第二磨牙。如果治疗的目标是前牙在正中关系位发生咬合接触，当做模型分析决定5种治疗方法中哪个是最好的，可以使后牙离开而前牙能达到接触，要将殆架锁定在正中关系。

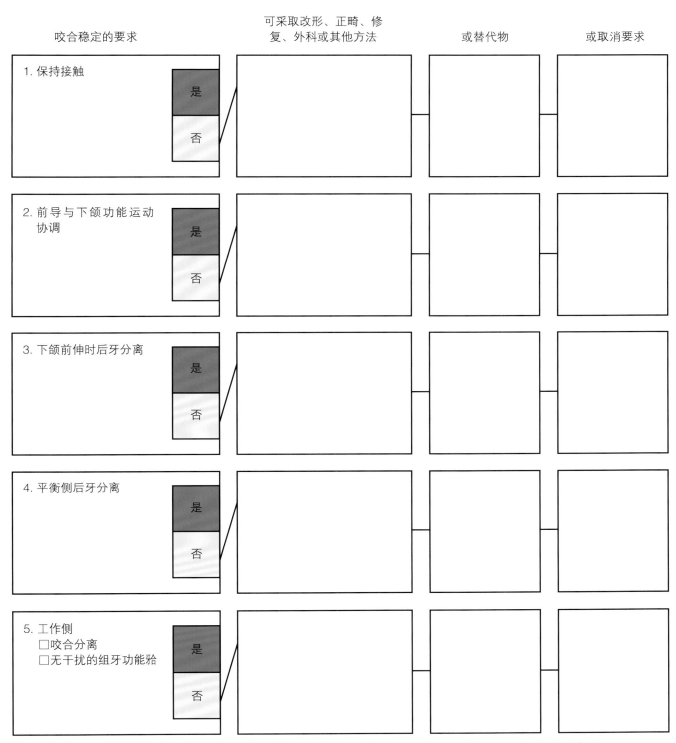

图30-7　治疗计划制订模板要基于咬合稳定的5个要求。治疗计划制订模板引导整个治疗设计过程。因为每一项关于咬合稳定的要求都要有序分析，按照序列分析每个咬合稳定的要求，检查者要决定任何不能达到的要求是否有可接受的替代体或是否无须达到这些要求。当每个要求得到满足时，治疗计划制订要进入下一个要求。可以选择5种治疗方法中的任何一个以解决每一个要求。

可以保持咬合接触的治疗方法

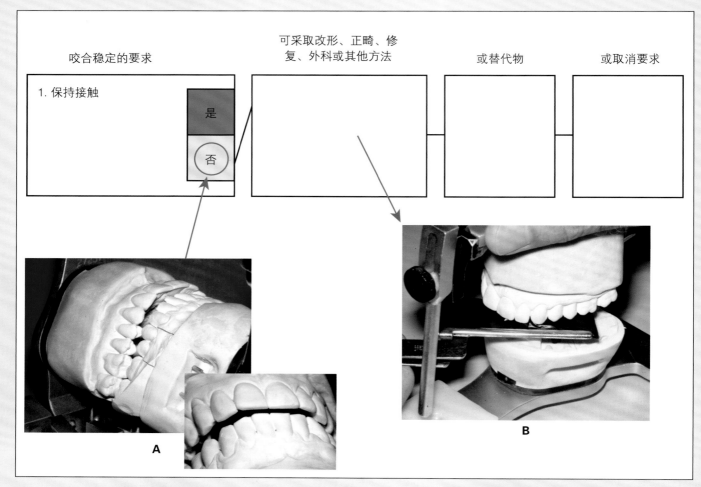

咬合稳定的要求		可采取改形、正畸、修复、外科或其他方法	或替代物	或取消要求
1. 保持接触	是 否			

A. 根据正中关系时最先发生牙齿接触的位置，将模型上验架。需要分析并找到达到上下牙同时接触的最好治疗方法，这个过程无需猜测。B. 在验架的模型上，要通过咬合纸来定位和标记早接触点。

第一种方法：改形

在不大量破坏牙釉质的情况下，可以通过对模型的改形来确定所有牙齿能否均衡接触。

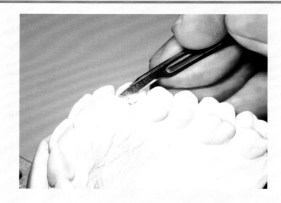

第二种方法：重新排牙（正畸）

牙齿改形有一定的作用，但不能完全解决问题，因此微量的牙齿移动与改形结合可能是最好的解决方案。

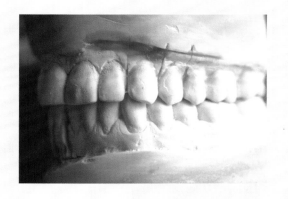

保持咬合接触的代偿

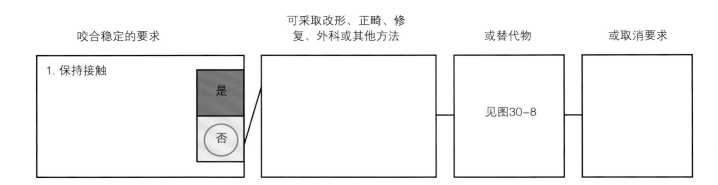

检查过程通常要观察最大牙尖交错位时上下颌之间的位置关系。如果闭合时有些牙齿不能接触，通常都是有原因的。若不是有东西阻碍了牙齿萌出，牙齿不会停止萌出。临床检查必须要发现阻碍牙齿完全萌出的原因（图30-8）。大多数情况是将舌头置于上下牙之间替代了牙齿的接触而造成开𬌗。如果是这种情况，要检查牙齿的稳定性。如果牙齿是稳定的，舌头作为代偿物是可以被接受的。

其他代偿物也可能是问题的根源，如设计不良或不合适的局部𬌗垫通常会造成开𬌗。其他原因包括咬颊、吮指、吸烟斗和咬铅笔等不良习惯。治疗设计必须考虑这些造成开𬌗的原因并明确是否会影响咬合稳定性或是否需要消除这些影响因素。如果舌头的刺入是错𬌗畸形的结果而非原因，通常可以重新建立𬌗接触（参见第三十八章）。

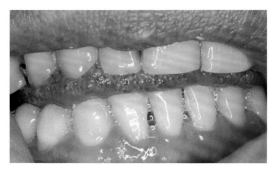

图30-8   利用舌头稳定开𬌗。

确定前导

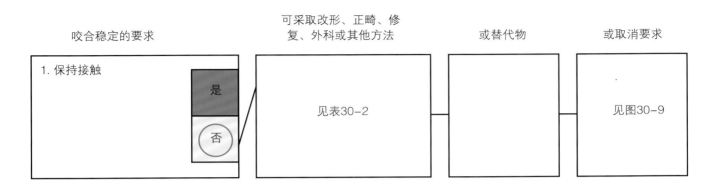

咬合稳定的要求		可采取改形、正畸、修复、外科或其他方法	或替代物	或取消要求
1. 保持接触	是 / 否	见表30-2		见图30-9

表30-2　治疗方法的考虑
- 磨除性的改形有无帮助？（图30-10，图30-11）
- 是否需要正畸重新排列牙齿？
- 是否需要修复体？
- 是否需要局部牙齿-牙槽突重排手术？
- 是否需要矫正颌骨的位置？
- 是否需要替代性殆垫？
- 是否需要前导？

3类错殆表现为前牙区的反殆关系，不存在前导，然而这是最典型的最稳定殆关系之一（图30-9）。由于3类错殆患者不能前伸下颌，因此在下颌前伸运动时不需要前导来分开后牙。这就是一个消除要求的案例。在关于不同咬合问题的章节将会展示其他案例。

治疗的替代性方案

解决不能保持咬合接触的理想办法通常是采用5种治疗方法中的1种。然而，这些方法也不一定可行。有时候，为了达到咬合接触需要采用一些患者所不能接受的大量且昂贵的治疗方法。这种情况下，通过替代性殆垫来替代牙齿之间的接触关系，牙齿亦可以获得稳定。很多情况下，为了稳定牙列只需要在夜间戴用在正中关系位有咬合接触的殆垫，并能防止那些因为排列问题而不能在正中关系位有接触的牙齿过萌。

取消保持接触的要求

取消稳定咬合接触要求的唯一天然途径是发生了牙齿粘连。粘连的牙齿是不会萌出的，即使没有

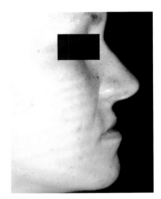

图30-9　是否需要前导？

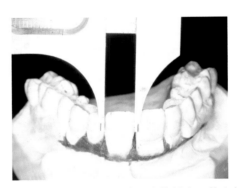

图30-10　磨除改形可能涉及调磨咬合接触点，使上前牙后移从而获得前导。

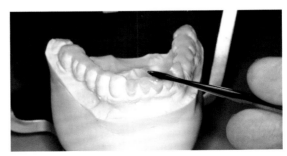

图30-11　当存在严重磨耗的时候，需要添加改形以获得咬合接触。

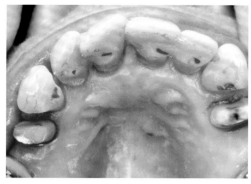

图30-12　前牙的咬合稳定接触。造成前牙不稳定的最常见原因是缺乏沿牙长轴方向的咬合止动点。制订治疗计划应该密切关注前牙接触外形的稳定性。

对颌牙齿接触也不会萌出。然而，粘连很少见，所以不是一个常规的解决方法。

作为一个治疗方法，牙周夹板可以用于消除对稳定咬合接触的要求。将有咬合接触与无咬合接触的牙齿联系在一起的固定夹板可以防止所有被固定牙齿的过萌。

稳定的保持咬合接触

记住要形成牙齿接触，防止其过萌。如果牙齿不能沿牙长轴方向达到咬合接触，是不能被接受的（图30-12），最终会导致咬合不稳定。

对第一个要求的分析列表

分析1：保持稳定的咬合接触

处于最大牙尖交错位
- 有没有无咬合接触的牙齿？
- 对于无咬合接触的牙齿，有没有其他替代物？
- 有没有咬合接触不稳定的牙齿？
- 有没有任何磨耗的问题？
- 有没有任何牙齿松动的问题？
- 有没有任何牙齿移位的问题？
- 舌头是否造成上下牙齿分离？
- 患者是否咬唇或咬颊？
- 有没有局部𬌗垫？
- 有没有任何不良习惯？

处于正中关系位
最大牙尖交错位能接触的牙齿同样也应该能在正中关系位发生接触。
- 如果解除后牙干扰后，前牙能否接触？
- 前牙是否需要稳定止动？
- 下前牙切端是否发生任何磨耗问题？

治疗方法

调磨改形（调𬌗）
- 该治疗能解决问题吗？
- 该治疗能使前牙在正中关系位发生接触吗？
- 该治疗是否需要磨损好的牙齿？
- 该治疗能否部分有助于达到预期的结果？

> 如有需要，在模型上进行诊断性调𬌗。根据临床经验判断不暴露牙本质前提下的调改量。

重新排牙（正畸）
- 常规正畸重排牙齿能否达到保持稳定的咬合接触？（观察中性区）
- 牙齿改形和牙齿位置重排结合是否能达到更好的效果？

> 如有需要，在模型上模拟牙齿移动以评估正畸的可能性。咨询正畸医生。

添加改形（修复）
- 通过修复能保持咬合接触吗？
- 牙齿是否有其他修复的原因？
- 修复体外形在美学、冠根比等方面能否被接受？
- 联合治疗方法（如改形和/或位置重排）是否会更有效？

> 若有需要，做一个直观的诊断蜡型。

牙-牙槽骨区段重新排列
- 需要矫正的程度是否过于严重以至于不能采用简单的正畸或联合治疗？

- 外科的方法是否更有优势？
- 是否能采取正颌外科的方法？

牙槽骨位置重排

- 牙槽骨位置是否有问题？
- 确定那些有错误的区段。

> 若有需要，可以通过计算机分析和/或模型外科模拟正确排列区段。这通常需要与诊断蜡型相结合。应该先后咨询正畸医生和外科医生。

替代性方案

- 夜间佩戴的𬌗垫是达到矫正作用的合理替代体吗？

取消对咬合接触的要求

- 夹板是否是切实可行的备选方案？
- 修复体外形能否在美学、冠根比等方面可被接受？
- 联合治疗方法（如改形和/或重新排牙）是否会更有效？

分析2：前导

直到所有后牙对正中关系位的干扰都去除后才能准确确定前导。因此，在确定前导之前，为达到第一个要求（稳定咬合接触）的治疗计划必须适当合理。在建立后牙稳定咬合接触时还有一个非常重要的决定，就是要确定垂直距离。确定垂直距离对下切牙唇侧和上前牙舌面之间的关系有着重大的影响。下一步是评估上切牙切缘位置。如果对如何制订整个治疗计划的前牙区段尚存疑虑的话请复习第十五～第十八章关于治疗流程的描述。然而，还要根据临床检查结果和𬌗架上模型的研究解决一些基础问题。

- 从美学角度来看，上切牙切缘位置是否正确？
- 前牙是否处于良好的中性区关系？
- 对嘴唇的闭合是否有干扰？
- 前牙是否能稳定的保持接触？
- 最好的美学结果是否会影响下颌功能运动范围？

- 患者是否要求改变前牙美学？

> 如果前牙切缘位置发生任何改变，都应该要在研究模型上制作诊断蜡型。再利用诊断蜡型制作临时修复体，然后在口内再进行细调。

分析3：下颌前伸运动时的后牙分离

- 下颌前伸时前导能否使后牙发生分离？
- 𬌗平面有没有问题？

如果下颌前伸运动时后牙使前牙发生了分离，需要取前伸位的咬合记录以及在𬌗架上设定髁导。这可以使你决定后牙需要调整的量。

明确是否可以采取以下方法完成：

- 降低后牙牙尖斜度；
- 正畸矫正𬌗平面；
- 用人工材料恢复牙齿；
- 外科。

> 模型上的模拟调𬌗、𬌗平面分析、诊断蜡型和模型外科对于解决𬌗平面有问题患者是非常重要的步骤。

分析4：工作侧和平衡侧的咬合分离

如果前3项分析已经做得很仔细了，侧方运动分析通常比较简单。关键是保持稳定咬合接触，前导和𬌗平面正确。

- 在侧方运动的时候后牙是否立即分离？

如果在𬌗架上出现平衡侧的严重干扰，通过前伸咬合记录设定髁导斜度，因为平衡侧髁突的前伸路径可能是非常关键的因素。

备注：那些前牙区不能形成切导的患者（如前牙开𬌗和反𬌗患者），是允许工作侧接触的。

多层次问题

当我们初次见到有些咬合问题的时候，这些问题看起来几乎是无法解决的。特别是当牙弓关系问题、破坏性的不良习惯、牙齿漂移或过萌同时伴有牙周病和龋病等多种问题。在有牙齿过萌的口腔内同时会发现有些牙齿过度磨耗。对应力方向和应力分布有较大的矫正要求且又伴有美学需求时，问题可能会显得无法解决。

在解决任何咬合问题的时候必须要遵循一个基本原则：除非最终结果可以预测，否则永远不要开始任何正畸或修复治疗。

预测结果实际上就是要设定一个清晰的目标。在治疗设计中有一些最重要的影响因素，就是确定治疗目标并对必须完成的内容要有概念。这项技巧可以很好地解决问题。

确定治疗目标必须是独特和明确的。每个治疗计划的主要评价标准就是维持长期口腔健康的总体目标，但也要特别适用于每颗牙齿和每区段的咬合。应当要系统性地逐牙仔细检查以发现妨碍长期口腔健康的问题。

治疗计划应该由序列治疗组成，并能达到以下目的：

1. 消除疼痛；
2. 消除感染；
3. 为了维持长期健康需要修复所有牙周支持组织；
4. 为获得更好的健康维护、美观、舒适和功能，需要改形、重排或修复牙列。

很多时候，在问题被分解之前就已做出治疗计划。制订治疗计划的第一步就是对这些问题的诊断。必须明确每个问题，并要将其贯穿在整个检查阶段。

如果没有上了𬇕架的诊断模型和完整的放射学检查，很难想象如何做出完全评估。如果没有这些辅助手段，即使博学的牙科医生也难以做出治疗计划。通过面弓转移和正中关系咬合记录将上下颌模型转移到𬇕架上，会显示当上下牙刚有第一点接触时终末铰链轴的上下咬合关系位。可以在模型上模拟消除𬇕干扰，以显示正确垂直距离下的牙与牙之间关系。

一旦正确垂直距离上的牙与牙之间关系得到确认后，可以评估关于每一区段𬇕关系对于维持长期健康的潜力。研究那些没有长期稳定关系的牙齿，确定是否需要通过拔牙、改形、重排或修复来对其

进行矫正。事实上可以在模型上完成这些矫正措施，以评估既定治疗目标的可行性和正确性。在实际模型上模拟治疗是预测治疗目标最好的方法。

解决问题

通过程序化的方法可以更容易地解决问题病例。必须为每个新患者制订一个序列化的治疗过程。这有利于简化椅旁治疗时间和消除员工困惑。然而，最重要的是可以使牙科医生形成程序化的思维方式。如果可以将问题分解成多个独立的问题并逐个解决，那么将会降低很多问题的复杂程度。在门诊工作中，我们发现必须要就诊两次才能确定治疗计划。

初诊预约

对于新患者的初诊预约要按计划完成下列事项：

1. 确定患者主诉。初诊治疗的第一部分就是倾听。我们必须从患者自己的描述中发现他们的问题。必须得告知患者对于美学、长期疗效的预期值和当前舒适程度的感觉。我们必须要问患者一些问题。助手要记录所有患者的信息，以便于牙科医生能持续不间断地与患者进行沟通。

2. 记录患者现状。患者病历中必须有方便的位置记录当前状况，要非常简单实用。初诊只需要进行大致的检查，因为第二次就诊时将会进行仔细检查。初诊时所需记录的信息：

   a. 现有修复体。要记录现有修复体的概况，亦要记录那些需要明显关注的特殊问题。

   b. 义齿。患者是否使用义齿？要对每个义齿进行评估，并记录患者对于义齿的任何陈述。

   c. 咬合。应该记录颌弓关系的类型。应该检查经手法诱导的铰链轴闭合位的上下牙关系，记录牙齿的第一个接触点和下颌偏移的方向。记录患者关于咬合方面的任何陈述。

   d. 颞下颌关节。要问患者，过去或当前是否有与颞下颌关节紊乱综合征相关的症状？

要用颞下颌关节检查表进行颞下颌关节问题的诊断，并常规进行肌肉触诊。

要对关节进行测试以观察是否可以确定正中关系位并排除任何关节囊内问题。如果有任何以往的迹象或症状或在检查中发现任何异常，在本次预约我们将常规使用多普勒超声检查。必要时，需要进一步诊断测试。

　　e. 牙周状况。本次预约需要记录牙周状况的总体评估。要检查每颗牙齿的动度，并在牙周表格中记录松动方式，还要记录明显不能保存的牙齿。

　　f. 口腔病损。仔细检查口腔是否有任何软组织的病损。

　　g. 龋病。本次预约还需记录龋损。

　　h. 口腔卫生。记录患者口腔卫生总体状况评估和对正确口腔卫生维护的态度。

3. 为了模型上𬌗架，需要制取印模、咬合记录和面弓转移记录。

4. 完成X线片检查。需要拍摄所有牙齿的根尖片。拍摄颞下颌关节X线片，评估任何可疑的问题或病变。

5. 还要拍摄不同角度的口腔及面部照片。

初诊预约的目的。初诊预约是广泛收集信息的阶段。在第二次预约之前，收集足够的信息以便于研究X线片和𬌗架上的模型。从这些信息中可以形成暂时的治疗计划，但在完成第二次预约的仔细检查之前不能制订最终治疗计划。

如果安排得当，初诊预约可以按照非常程序化的模式进行。事先要量取印模材料，准备好面弓装置及咬合记录材料。

初诊检查过程中，如果能让患者也亲自参与，这会更理想。让患者手持一面大的镜子观察临床检查的所有方面，我们能解释各种发现并描述检查时所看到情况。在初诊检查的时候花费更多的时间，我们会发现在第二次就诊的时候对治疗计划的解释会更容易被理解和接受。

第二次预约

完成总体问题的评估之后，就该进入细节方面。多数情况下，根据研究模型做出来的暂时治疗计划通常是正确的，在最终检查预约时仅需要进行最小的改变和添加。然而，在有些问题病例中，一个可接受的治疗计划可能只能通过椅旁的精心检查，并结合X线片、模型、临床探诊和照片才能完成。

第二次就诊时，必须要非常仔细地检查每一颗牙齿，查找任何可能会引起疾病或阻碍长期健康的因素。如果在初诊检查中没有做完整的牙周检查，那么在本次就诊中就该完成它（我个人不喜欢在第一次做完整牙周检查）。记录牙周袋及评估每颗牙齿的长期牙周健康。如果患者是要准备转诊给牙周专科医生的，就不需要进行太详细的检查了，但是要记录每个区域可疑的预后。在修复治疗计划中要评估牙周治疗的效果。

如果存在多层次问题时，可以使用下列程序化的方法去解决：

1. 要单独评估每颗牙。该牙是否可以保留，或通过任何方法维持长期健康？要记录保留该牙所需要的任何特殊治疗要求，如根管治疗、牙半切、桩核修复等。

2. 不能保留或不能维持长期健康的牙齿要在研究模型和记录表中标明。

3. 问题牙齿要在模型和记录表中做一个有问题的标记。

4. 要基于应力方向和分布对余留牙进行评估。确定在应力最小化方面，问题牙齿是否是关键牙齿。如果问题牙相对余留牙没有优势，合理的决定应该是拔掉它。如果要这么做，应该在模型上进行标注。在任何修复计划中，在把问题牙齿作为关键牙齿使用之前，应该进行治疗并明确它的治疗结果。

5. 需要评估余留牙是否适合于进行固定、活动或种植义齿的修复。

6. 这些问题需要进行再评估。有时候，当不能保留的牙齿被拔除后，整个病例的局面会发生改变。实际上，在研究模型上进行模拟有助于逐个理清问题。首先应该解决咬合问题，然后修复计划要同时兼顾个别牙齿及咬合的要求。

基于对咬合稳定要求的咬合设计

咬合稳定要作为制订治疗计划的主线。如果有任何一项关于咬合稳定的要求不能达到，几乎可以肯定的是会有一颗或多颗牙可能会松动、过度磨耗或从正常位置发生移位，以下情况属于特例：

1. 患者可以为这些无法满足的要求提供代偿；
2. 患者有特殊情况，可以取消对稳定咬合接触的特殊要求。

要在临床上对这两种例外进行鉴别。在尝试治疗任何咬合问题之前，通常要非常认真地查找替代方案或取消这些要求。不能把治疗单独建立在殆外形的基础上，必须要评估每一颗牙齿，以确定是否有不稳定的问题。

要基于正确的程序对咬合稳定的要求进行分析及指导治疗计划的制订。治疗计划中，在正确执行下一步对前导的需求之前，首先要满足每颗牙保持稳定咬合接触的要求。

▊ 首要的治疗目标：稳定的咬合接触

如果不能满足首要的要求，需要在下列情况指导下进行分析：

1. 我们能为每颗牙齿提供稳定的咬合接触吗？
2. 如果我们不能提供稳定的咬合接触，有没有其他的代偿机制？
3. 如果我们既不能提供稳定的咬合接触，也没有代偿机制，我们是否需要取消这项要求？

理想的治疗目标是提供稳定的咬合接触，这也是我们治疗计划最重要的部分。根据正确上殆架的诊断模型，能分析出来不同治疗方法达到这项目标的效果。如果不能合理地完成它，就要分析有无代偿机制或取消这些要求。

为了确定解决咬合问题的最佳方案，在选择治疗计划之前，应该尽可能分析所有不同的治疗方法。如果要确定能提供稳定咬合接触的最好方法（满足对咬合稳定的第一个要求），要参考下列的分析顺序：

1. 改形。在那些没有稳定咬合接触的牙齿上，我们能否通过殆平衡调整或殆面形态改形以

重建稳定的牙齿咬合接触？如果不需要磨除整个釉质层就可以满足，就尽可能用最简单的方式来解决这些问题。如果通过这个方法能满足患者的所有需求，这就是在治疗中的首选方案。

2. 重新排牙。牙齿能否被移动到正确的位置？牙齿移动通常可以避免不必要的修复治疗。

3. 修复。如果牙齿可以通过修复治疗改形后达到稳定的咬合接触，用不用修复方法从逻辑上来讲只需要将其与其他治疗计划作比较。如果牙齿出于其他目的也需要进行修复，那就非常容易做出决定。如果牙齿没有任何其他需要修复的原因，那么就需要评估备选方案的优缺点并向患者详细解释。治疗时间、费用、美学考量以及患者的健康等因素也会影响咬合。

4. 外科手术。如果通过改形、正畸或牙列修复等方法不能解决咬合问题，那么为了能达到最好结果，就有必要进行正颌手术。

5. 联合治疗。许多咬合问题最好能通过联合治疗的方法进行解决。仍要遵循序列治疗的方式。有些咬合通过牙齿改形就能有很大的改善。但如果不结合牙齿移动和咬合改形就不能完全达到良好的咬合稳定。为了解决一些咬合问题，即便是整合了3种甚至4种方法也是很正常的。

替代方案

如果缺乏稳定的咬合接触，而患者也没有类似于舌或唇的代偿机制防止过萌，在治疗计划中应该有一个替代体。例如夜间佩戴的殆垫能提供咬合接触，夜间殆垫可能还可以防止没有对颌牙的牙齿发生过萌，也可以为复杂的治疗计划提供一个简单的方法。

取消治疗要求

如果缺乏稳定的咬合接触，有必要进行区段性的咬合稳定治疗，在某些情况下即便没有咬合接触或替代体也是可以达到稳定的。例如，无对颌牙的牙齿可以跟有对颌牙的牙齿联系在一起，就无须保

持接触的要求。

治疗方法选择

针对很多咬合问题，有多种方法可以达到牙列的稳定性。然而，良好的治疗方案需要多角度评估解决问题的各种方法。不能仅仅因为我们可以通过全牙弓殆垫来稳定咬合，就认为它是正确的治疗方法。我们必须从几个方面来权衡每一种治疗方案：

1. 是否是达到长期口腔健康的最好方法？
2. 相对于预期的结果，治疗计划的费用是合理和必需的吗？这可以从患者的各种不同角度进行评估。
3. 跟其他方案相比，达到合理结果的时间是合理的吗？同样，这项决定也要因不同患者而异。
4. 患者的健康会否影响到整个治疗计划？
5. 预后的情况是否足以支持整个过程的合理性？
6. 若不经处理，预后会否非常不利以至于影响到整个治疗计划？

实际上，关于所提交的治疗，所有的这些决定都要归结于两项最忠实的评估：

1. 患者是否能从治疗中明显受益？
2. 是否还有更简单有效的治疗方案？

关于对治疗方法的推荐，我有一个非常可靠的方法有助于做出每一个复杂的决定：我是否能将同样的计划用于自身？我是否会将给患者的治疗计划同样用于我的妻子或孩子？如果我不能很忠实的回答这些问题，我将不建议患者采用这种方案。如果患者必须妥协，我会尝试给患者提供几种方案，每种方案都列明优点和特别原因。这些方案需要理解个性化的环境和富有同情心，要尽可能根据患者的意愿、情绪和理解力制订。

根据上文所述而制订的治疗计划应该要分析关于咬合稳定五大要求中的每一项，并为满足每一项要求、替代体或不需要咬合稳定制订最好的治疗方案。

前牙分析

只有当明确达到第一要求即稳定的咬合接触之后，为了达到第二要求即前导与下颌功能运动范围保持协调，我们需要选择恰当的治疗方法。对前导的评估必须要建立在对前牙关系决定因素理解的基础上。在接下来的章节中会提到关于如何解决各种咬合问题，显而易见的是，每颗前牙的正确排列位置及其形态是解决其他大部分问题的关键。

在我们进展到后牙咬合问题之前，前牙关系必须要作为一个独立的问题去解决，除非为了达到良好的前牙关系必须要改变后牙。

殆平面评估

无论下颌在哪个位置，若后牙干扰前导，都应该要非常仔细评估是否需要调整殆平面。殆平面分析的方法在第二十章中有描述。记住，殆平面的前面部分始于切牙平面中止处，因此在确定殆平面之前有必要将下切牙的切缘与瞳孔连线保持水平。我们发现很多不良治疗结果的问题很明显是因为在修复后牙的时候没有首先确定正确的前牙关系。分析和治疗的顺序是关键因素，但是却经常容易被忽视。

后牙牙齿之间关系分析

在确定或纠正殆平面之后，要在可接受的限制范围之内建立牙齿之间的关系。在这些限制的框架之内，可以有不同的牙齿之间关系。很多影响咬合类型的因素都是合理的。如果存在反殆、对刃或后牙开殆等关系，在确定最终治疗方案之前，有必要确定牙尖的位置和外形。有时候最终外形要在临时修复体上进行改善，但是对于每一个牙尖的位置和每一个牙窝形态的建立总是有一定原因的。当它们与咬合稳定的要求相关时，这些决定会更加合理化。

要明确的是，无论何种后牙咬合设计，都不能干扰前导的咬合分离功能。如果咬合接触可以被排列在每颗牙齿的长轴方向以至于在正中关系时它们可以同时接触而不会对任何前牙接触位置产生干扰，最起码这是可接受的，最差也只是需要调整而已。

解决修复问题

一旦解决了整体咬合设计后，就可以根据牙齿之间的关系确定所用修复体的种类。正确的模型将会清楚显示哪颗牙齿必须通过修复方法进行调改，同时也要考虑每颗牙齿的修复需要。要决定每颗牙最适宜的修复体，然后要评估其与其他牙齿的相关需求。修复体类型要根据强度、保护作用和美学效果进行选择。

当完成一个完整的治疗计划以及仔细再评估跟计划有关的所有因素将会给患者建立良好的口腔健康，要制订书面的治疗顺序。在患者病历中的显眼位置记录治疗序列。这有以下几个优点。

1. 这可以减少每次预约时复习患者病历的时间。治疗计划可以作为一个参考，可以知道哪些已经完成而哪些还未开始。

2. 可以为设定和提前保留预约时间提供非常好的参考。

3. 有助于员工为每一次治疗过程提前做好准备工作，牙科助手在患者到来之前就可以知道需要准备哪些过程。

4. 有助于牙科医生向患者展示治疗的顺序，患者会对将来期望值的解释心存感激。直到我们完成治疗序列的规划之后才可以尝试与患者沟通。

5. 这可以迫使牙科医生遵从一条基本治疗原则：除非已经预先规划制订好所有的治疗过程，相互之间能够正确相关，否则永远不能开始任何修复治疗过程。

如果我们想有效评估任何治疗计划，必须理解第二十九章所描述的那些原则。如有必要需要复习那些原则，并基于这些标准来评估每个问题病例。制订治疗计划成为牙医在牙科行业最有价值的挑战，因为牙医可以学习如何发现问题及寻找解决方案。

总结

当牙科医生在检查和制订治疗计划时能遵循一定的顺序，就可以简化咬合问题的解决。问题只有被发现才有可能被解决。口腔整体检查必须包括彻底的影像学分析、牙周检查、对正确上𬌗架研究模型的咬合分析以及牙齿之间关系的系统性调查以发现造成𬌗被快速破坏的每一个原因。

需要列出每一个问题，并评估每个独立问题所有可能的解决方案。确定每个问题的最佳解决方案。治疗结果应该能直观形象化。任何必要的时候都应该使用正确的模型。以最有序化的方式为整个治疗计划设计每一步序列化的治疗过程。

最终，需要遵循治疗计划进行执行。

诊断蜡型
The Diagnostic Wax-up

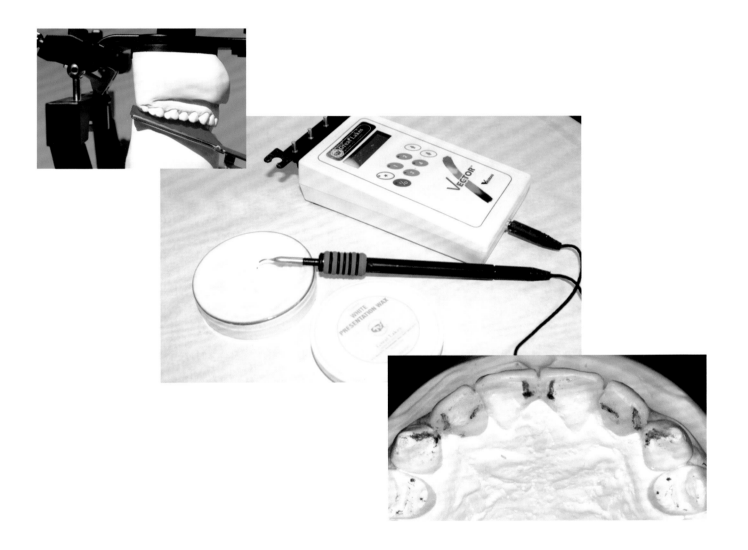

理念

诊断蜡型是将序列化的治疗计划转换为三维直观模型的过程。

诊断蜡型：大多数牙医想要跳过的步骤

诊断蜡型是一个诊断性的工作，可以将最佳的治疗计划转换成三维可视模型，是验证治疗计划最有效的方法。我相信牙医如果能真正理解设计周全诊断蜡型的好处，就不会考虑在上𬌗架的模型上完成细节模拟之前就开始任何复杂的咬合治疗。诊断蜡型是确定最佳治疗方案的"序列化治疗计划"过程，诊断蜡型的制作过程即表明了我们设计的治疗顺序。

哪些病例需要制作诊断蜡型？

上述问题的答案会受到牙医对治疗计划看法的影响，也会受到对工作效率先入为主的诟病。诊断蜡型还受到当前蜡型制作技术的影响。因为用电加热蜡型制作工具，使得蜡型技术很容易学习。更重要的是对序列化治疗设计中决策流程的理解。可以在上𬌗架的研究模型上制订最佳决策顺序，根据这种决策树流程即便是初学者也能够制订治疗计划。牙医是使用这种流程的最佳人选，因为关键决策的制订往往要基于对患者的临床检查。

因此这个问题的答案就非常简单明了：因为牙医对患者进行了全面检查，理解了患者的需求，所以牙医是最理想的诊断蜡型制作者。牙医要对最终的结果负责，必须帮助患者理解需要做什么治疗以及为什么要这么做。学习制作诊断蜡型基本技巧的牙医将会发现，自行制订治疗计划可以在患者接受度和工作效率上带来巨大的回报。

诊断蜡型的目的

诊断蜡型的目的很容易被曲解。制作蜡型并不是为了显示能将其做得多漂亮，其目的在于发现为了获得咬合的稳定性必须做些什么。首先是要建立所有牙齿稳定的咬合接触，对这要求的充分理解正是回答了为什么牙医是主导诊断蜡型制作的最佳人选。因为在给患者检查的时候，牙医需要判断是否存在某些无法实现稳定的因素，或为其他结构所替代（例如使用舌替代前牙的接触）。牙医应该要观察上前牙和唇闭合道、发音和中性区之间的关系。

这些信息在决定前牙的位置、倾斜度以及外形等方面都至关重要，但仅仅在诊断模型上是无法完成这些重要检查的。而且，如果不知道高位笑线患者的牙齿和牙龈暴露量，就无法确定对龈缘高度的治疗目标，这些在模型上也是观察不到的。

当牙医在石膏模型上进行决策制订流程时，要记住为了满足对稳定性的每项要求必须在此阶段选择治疗方法。

选择最佳治疗方案

在上𬌗架的模型上，可以通过加蜡来重塑切缘或𬌗面形态，也可以通过调𬌗或其他削减的方式对牙齿进行改形。在维持正中关系位的模型上，可以模拟将牙齿移动至更好的位置关系，从而确定最佳治疗方法。许多问题要用符合实际情况的治疗方案来解决。例如通过牙齿减径（片切），使其在进行完美的美学修复前可以移动到更适宜的位置。在接下来的章节中将会涉及所有的咬合问题。很显然，在上了𬌗架的诊断模型上制订治疗计划是非常实用的一种方法。

额外的优势

制作良好的诊断蜡型的额外优势包括：

1. 当向患者展示治疗计划时，清晰的治疗思路可以大大提升牙医的自信心。
2. 诊断蜡型是使患者能直观理解治疗目标的最好方法，结合一套当前状况的数码照片，患者的治疗需求也会更加清晰。这也反映了医生在确定患者最佳治疗方案时的全面性。
3. 通过对原始模型和诊断模型的比较，非常有助于向专科医生解释治疗目标。这样可以有利于与专科医生一起会诊澄清治疗顺序，拓宽思路寻求对患者更好的治疗方案。
4. 通过复制诊断蜡型可以制作临时修复体。在完成牙体预备之前，先用硅橡胶重体在诊断蜡型上制取印模。
5. 如果患者需要接受正畸治疗，可以通过在模型上进行试排牙来模拟正畸牙齿移动的方案。
6. 因为以正中关系位上𬌗架模型的上下颌关系

是正确的，通过模型外科移动整块的牙-牙槽骨或整个牙弓有助于制订手术方案。

如果模型不上𬌗架，本来通过诊断蜡型可以做出的许多决策就只能靠猜测了。那些不知道如何利用诊断蜡型优势的牙医通常都还未意识到在无预先设定目标及无计划情况下进行治疗会浪费大量的时间。

技师制作诊断蜡型

许多牙医完全依靠技师制作诊断蜡型，这样就丧失了利用诊断蜡型确定系统性治疗计划的机会。在很多情况下，如果不对患者进行临床检查，很难思考并制订治疗方案。牙医确定好所有的治疗计划后，需要技师帮助完善诊断蜡型。

技师制作的精美诊断蜡型能给患者留下深刻的印象，用这样的诊断蜡型来解释治疗方案，患者的接受度无疑会大大提高。问题是技师全程完成诊断蜡型，还是在牙医确定了最终治疗计划后再由技师对诊断蜡型进行完善。我的建议是，学习制作诊断

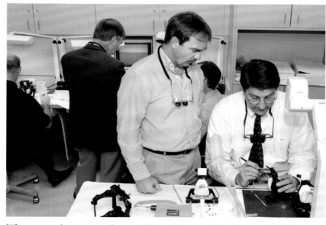

图31-1 在Dawson中心的学习班上，学员们正在学习在上𬌗架的模型上制订治疗方案。很少有牙医接受过这种培训，这就解释了为什么会有如此之多简化治疗计划制订过程的尝试。

蜡型是非常有意义的。在Dawson中心的操作课上，3天的课程牙医就能学会诊断蜡型制作的基本技巧（图31-1）。他们非常惊讶竟然能在短短的3天内理解基本原理并能熟练掌握电蜡刀的使用。

操作步骤 诊断蜡型的制作步骤

步骤1： 使用面弓和正中关系咬合记录将上下颌石膏模型上𬌗架。复制模型，以保存原始资料。

步骤2： 检查上𬌗架的准确度。

步骤3： 检查模型的咬合关系。标出最先接触的牙齿。当正中关系位牙齿发生最初接触时，标记其他所有牙齿的关系。

目标：为了获得所有牙齿的正中关系接触，首先必须确定怎么做才能获得前牙接触。

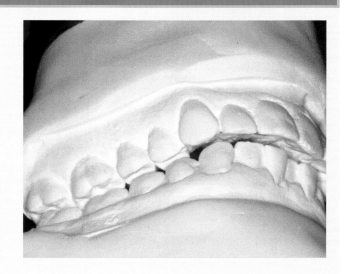

续表

操作步骤	诊断蜡型的制作步骤

步骤4： 分析模型时要先关闭正中系锁。判断怎么做才能最好地避免后牙𬌗干扰。可以从调𬌗开始。在不破坏后牙的前提下是否可以获得前牙的接触？

步骤5： 确定准确的垂直距离。打开正中系锁，使牙齿在最大牙尖交错位闭合。这是由升颌肌群确定的垂直距离。放下切导针直至其接触切导盘。

步骤6： 让髁突回到正中关系位，关上正中系锁。观察切导针与切导盘的位置关系，这将显示在正中关系位为获得相同的垂直距离时，下颌所需的闭合量。

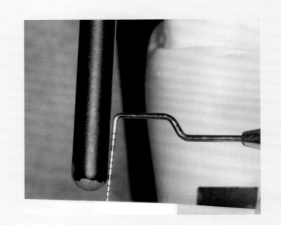

目标： 通过在模型上选择性调磨消除咬合干扰，直到切导针恢复与切导盘的接触。此时，在正中关系位重建原始的垂直距离。这时可以确定是否需要改变垂直距离才能满足对稳定的要求。

步骤7： 观察需要改形的牙齿。如果削减式牙齿改形需要破坏原本无须修复的牙齿，则应该考虑更换治疗方案来达到所有牙齿的正中关系接触。

注意： 还要考虑到舌的位置可能会妨碍整个牙弓的接触。

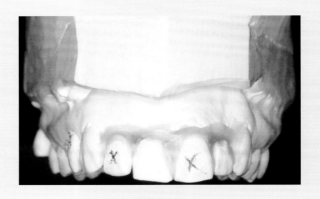

步骤8： 在模型上去除那些无法保留的牙齿。根据临床检查，所有无法保留的牙齿都要在模型上画上"X"。在这个治疗计划制订阶段，不要去除任何有可能保留的牙齿，可以晚点再做拔牙的决定。

目标： 在模型上去除无法保留的牙齿常常会改变整个治疗计划制订过程。可以将去除的牙齿重新排列以获得保持接触或改善切平面。去除无法保留的牙齿还有助于简化修复治疗方案的选择，如固定修复、活动修复和种植修复等。

操作步骤	诊断蜡型的制作步骤

步骤9： 如果在临床检查时就已经决定了修复体的类型，应在模型上标记出来。例如，两个上颌磨牙已经决定使用全冠修复，就在模型上用"C"字母标示出来。同时需要将有问题的牙齿标示出来。如果是对治疗结果的长期稳定性没有任何帮助的牙齿，可以予以拔除。

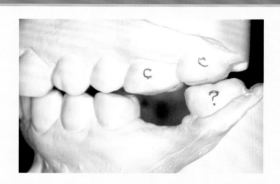

步骤10： 调殆是开始治疗的第一步。

目标： 看看建立前牙的正中关系接触是否可以不损害无须修复的牙齿，而通过调殆就可实现。

A图显示，在正中关系位牙齿最初发生咬合接触时的上下颌关系。B图显示，通过在模型上模拟调殆，可以清晰地表明牙齿改形是一种很好的治疗方法，因为通过选择性调磨去除侧方殆干扰后就可达到尖牙接触。此外，即使在该患者口内进行调殆也无法获得切牙的咬合接触。然后，医生必须参考临床检查来判断是否有东西替代切牙咬合接触。该患者有吐舌习惯，因此没有必要恢复前牙咬合接触或移动牙齿。美观没有问题，且前牙未显示任何不稳定的迹象。结合临床检查和殆架上的诊断蜡型可以使牙医坚信，调殆是一个很好的治疗方案。

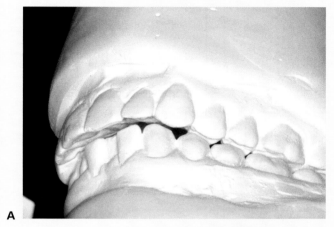

A

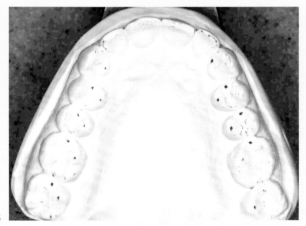

B

续表

操作步骤	诊断蜡型的制作步骤

步骤11：检查𬌗平面。如果是根据平行于瞳孔连线的面弓转移将模型上𬌗架，切平面与𬌗平面应该与𬌗架上颌体相关联。如果𬌗平面在口内就是斜的（黄线所示），那么在𬌗架上也应该是斜的（红线所示）。

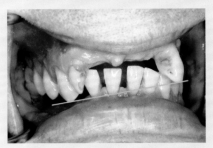

目标：根据𬌗架上代表真实𬌗平面的情况，就可以为了解决这个问题而选择治疗方法。显然，在这些模型上简单地进行牙齿改形或修复并不能解决𬌗平面的问题。正确的做法应该是请外科医生或正畸医生进行会诊。

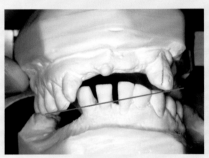

关于𬌗平面的决定通常是制订整个修复治疗计划中关键的一步。以下图片是 Glenn DuPont医生的工作，清晰的思路就是，开始不可逆性操作之前一定要明确治疗的方向。

如果下颌模型是用面弓转移和正中关系咬合记录上𬌗架的，通常可以与髁突相关联进行𬌗平面分析，为了消除对前导的前伸𬌗干扰需要认真考虑这种重要的关系。

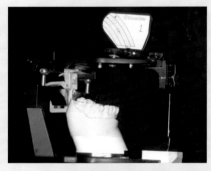

通过简化的𬌗平面分析仪（SOPA）所建立的𬌗平面。

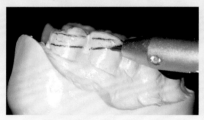

操作步骤　　　　诊断蜡型的制作步骤

通过简易𬌗平面分析仪（SOPA）可以设定𬌗平面。然后将模型进行修整，形成新的𬌗平面。

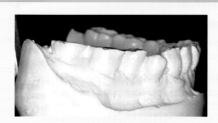

注意颊面的改形如何使颊尖顶与上颌牙齿相对，开始制作诊断蜡型。

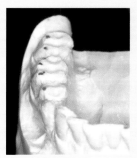

完成后的诊断蜡型。经过诊断蜡型调整的模型可用于形成临时修复体的阴模，同时也可很好地向患者展示治疗计划。

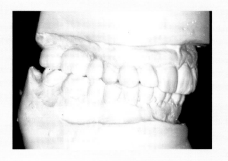

步骤12：建立稳定的前牙咬合接触。这是制作诊断蜡型中最重要的一步。只有当下颌在正中关系位完全闭合时无后牙𬌗干扰，才能确定如何建立稳定的前牙咬合接触。关于如何建立理想的前牙关系请具体参考第十六～第十八章。

目标：将下前牙切缘与上前牙适宜的外形与位置相匹配。

在不上𬌗架的模型上无法获取实现以上目标的必要信息。只有当上下颌关系正确时，才能确定前牙的咬合接触。这就是为什么要将模型在正中关系上𬌗架的原因。未上𬌗架的模型会造成漏诊、时间浪费以及由于前牙关系缺失而导致不稳定的修复结果。

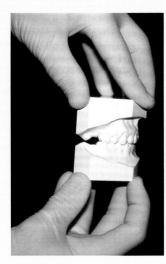

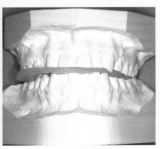

对上𬌗架的模型可以进行咬合分析，确定是否可以达到从正中关系位开始保持整个前导的咬合接触且不会对后牙造成𬌗干扰。该分析非常重要，因为很多病例，当允许下颌闭合至正中关系位时，前牙或许没有咬合接触。在调𬌗前了解这特点，使得医生可以选择最佳方式来建立前牙的正中关系咬合接触，并保证非正中运动过程中前导可以使后牙脱离咬合。有时简单的尖牙修复就可以做到这一点，有时则需要通过一些牙齿的轻度移动来更好解决。

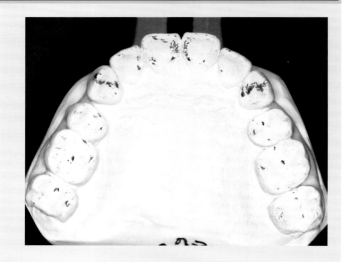

步骤13：如有必要，纠正下前牙切缘，包括形态和位置。如果下切牙的位置无法形成前牙咬合接触，应该同时纠正上下颌前牙的形态和位置。

步骤14：从下前牙开始。

目标：建立正确的前牙切缘形态。这就意味着清晰的唇-切线角，即"前缘"；同时也表示下前牙切缘的理想美学形态。

当下前牙的切缘（即前缘）被磨耗成一个斜面形态时，就必须进行修复以获得与上前牙稳定的咬合接触。正是通过诊断蜡型的制作，可以制订许多重要的治疗计划：

确定修复体的类型。切缘的修复需要使用贴面还是全冠？

记住下切牙的前缘必须要有一个清晰的唇-切线角。

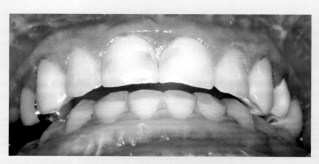

确定切缘的位置和形态。如果需要建立稳定的咬合接触，切缘是需要前移还是后移？可以通过修复来实现还是必须移动牙齿？

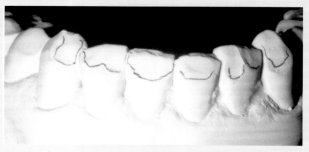

操作步骤	诊断蜡型的制作步骤

确定牙体预备的类型。如果牙齿被磨耗成一个很厚的切缘形态，需要在舌侧还是唇侧多预备以形成与上前牙协调的正常切嵴形态？

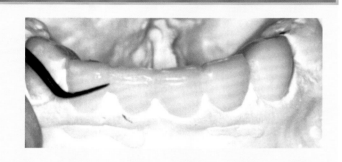

为什么从下前牙开始？

诊断蜡型的制作从下前牙开始的主要原因是可以简化整个诊断蜡型制作的过程。相对于上前牙来说，下前牙的位置变化范围是最小的。下前牙的前后位置具有很小的自由度，且在狭窄牙槽嵴中的位置也非常有限。下切牙的高度也在限定的范围之内，与𬌗平面的高度和形态相匹配。我发现，将上颌模型取掉而专注于制作理想的下颌切平面和后牙𬌗平面是一种非常有用的方法。这个过程可以通过在模型和/或蜡型上对牙齿材料进行增减结合的方式来实现。如果需要调整咬合接触的位置关系，可以移动模型上牙齿的位置，但是下颌前牙的前后向移动范围是有限的。

尽管将上颌模型移走便于制作下颌诊断蜡型，但在对模型进行调𬌗后，仍然要在正中关系位进行观察，以确定为了与上颌前牙保持咬合接触是否需要移动下前牙切缘位置。此时可以采取一些试探性的方法来判断是否需要移动上前牙来达到适宜的上下前牙咬合接触关系。

步骤15： 再次评估与上颌模型的咬合关系，判断上下前牙咬合是否匹配。有可能需要调整下颌蜡型，但通常是最小量的调整。

步骤16： 建立与上颌前牙的稳定接触。同样可以采用5种治疗方法来达到理想的𬌗关系。

目标：上前牙诊断蜡型的设计是为了对上前牙位置和形态进行最好的"假设"。如果需要改变上前牙切缘的位置，可用诊断蜡型制作临时修复体的导板。然后在口内对临时修复体进行必要的调改（详见第十六章）。

上前牙最佳"假设"形态的制作是在口内照片和其他临床检查的指导下进行的。

续表

操作步骤	诊断蜡型的制作步骤

中性区狭窄患者的模型，上前牙位置舌倾。

诊断蜡型将切缘前移，同时加长了上前牙。

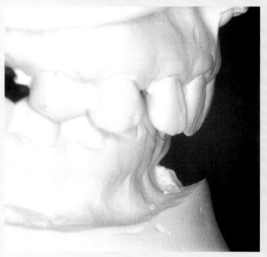

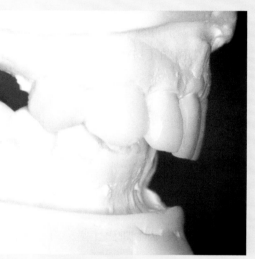

续表

操作步骤	诊断蜡型的制作步骤

续表

操作步骤	诊断蜡型的制作步骤

患者的数码照片显示其切缘与下唇的内侧唇红缘平齐，同时上前牙舌倾。

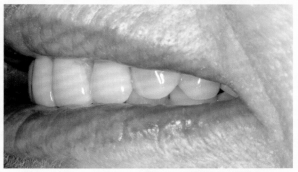

该照片显示，如何对通过诊断蜡型制作的临时修复体进行改形，形成舒适的唇闭合道和发音。

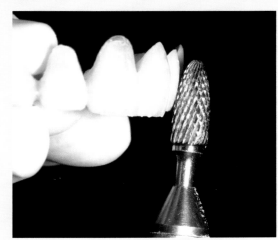

诊断蜡型的美学分析

　　诊断性的检查有很多目的，至少有一项就是美学考虑。在下面这个病例中，患者对最近刚完成的前牙固定桥外观不满意，将石膏模型调改为更美观的牙齿形态。该模型同时也可用于分析外伤导致前牙区唇侧外形丧失后牙槽嵴的缺损情况。让我们来看看Glenn DuPont医生是如何制订成功修复计划的。

外形不佳的前牙修复体模型。注意桥体在与牙槽骨接触区域的外形。

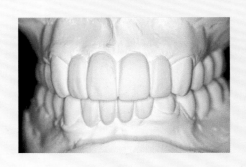

模型显示了唇侧骨板的缺失，在这种情况下不可能建立美观的桥体龈端形态。

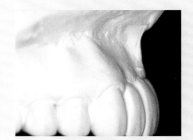

使用红蜡填充缺损区，可用来与外科医生沟通预期的治疗结果，需要通过骨增量手术来恢复计划的外形。拒绝所有不确定的猜测式的治疗方式。

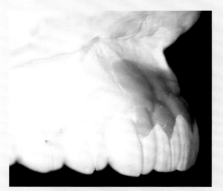

在石膏模型上重塑前牙形态，并用于制作临时修复体，同时也可用于向患者及外科医生解释治疗目标。

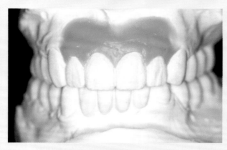

诊断蜡型的显著优点之一就是可以为临床牙体预备提供指导。通过诊断蜡型制作的硅橡胶导板可以分层切开，指导牙医进行相应的牙体预备。这样可以确保为修复材料预留足够的修复空间。

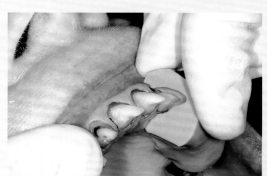

诊断蜡型：值得花费时间

越理解整体牙科学的医生越注重诊断蜡型的价值。如果治疗流程是基于序列化治疗设计（参见第三十章）的原则，那么完成治疗计划的步骤将会是井井有条的。在上殆架的石膏模型上制作三维治疗计划可以建立从治疗开始到结束的整个框架，是进行治疗决策最好的方式。我相信诊断蜡型是牙医最值得花时间来制作的步骤，一旦治疗开始它就可以节省很多不必要浪费的时间。它增强了牙医在医患沟通方面的信心，提供了临时修复体制作的模板，是与专科医生会诊非常有用的沟通工具。诊断蜡型是决定最佳治疗选择的最好方法。学习成为诊断蜡型制作专家与成为诊断和治疗计划制订专家的学习曲线实际上是相同的。确实值得在诊断蜡型上花费时间。

殆垫
Occlusal Splints

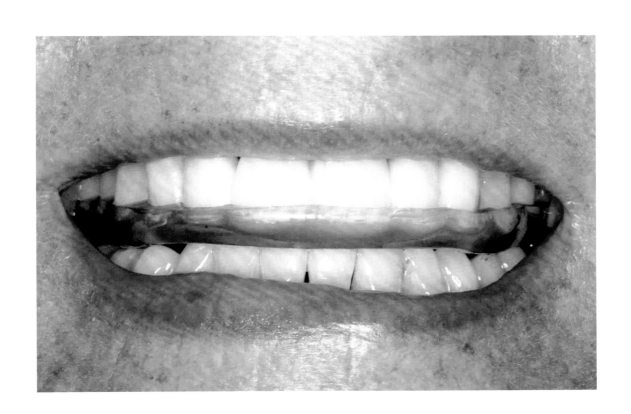

理念

多数殆垫都有一个主要功能：改变咬合状态使其不会干扰髁突完全就位于正中关系位。

了解𬌗垫

放置于上下牙之间的某种装置通常称之为"𬌗垫"，是牙科患者受益最大的概念之一。尽管是颞下颌关节紊乱病相关的颌面部疼痛最常见的治疗手段，许多人仍然认为𬌗垫是无人能懂的神秘治疗方法。那些倾向于认为颞下颌关节紊乱病是由心理因素所导致的临床医生认为，𬌗垫的任何益处实际上是"安慰剂"效应。有文献表明𬌗垫并不比患者的自愈更有效。持相反观点的人则认为某些类型𬌗垫对从磨牙症到偏头痛的各种疾病都有神奇的疗效（见推荐阅读）。

只要对𬌗垫的工作原理以及何时使用会有效等方面加以理解，就能很容易澄清一些困惑。如果能正确设计及准确制作𬌗垫，解决与咬合因素相关的特定问题，𬌗垫的治疗效果是可以预期的。若制作𬌗垫时并不理解其特定的目的，那么结果就只能靠猜测了。治疗目的不明确的𬌗垫设计或许确实能帮助一些患者，但也有可能会造成很多伤害。𬌗垫的设计绝对不能靠猜测解决。

▌𬌗垫类型

无论是否经过精心设计，所有𬌗垫都可以归结于两大类：

1. 释放型𬌗垫（图32-1），上颌或下颌𬌗面是一个光滑平面，可允许肌肉在不受牙齿偏移斜面影响的情况下移动下颌，这样髁突可以向后上沿关节结节滑动至在正中关系完全就位。这个光滑表面可朝向下颌弓（如图所示）或上颌弓，只要能使下颌自由滑动回到正中关系位即可。

2. 引导型𬌗垫（图32-2），通过引导下颌牙弓达到一个特殊的𬌗关系，进而引导髁突到达预定的位置。引导𬌗垫的使用范围较小，通常只限于涉及关节囊内颞下颌关节紊乱病的特殊情况。

释放型𬌗垫的工作原理

释放型𬌗垫的工作原理并不神秘，大多数𬌗垫

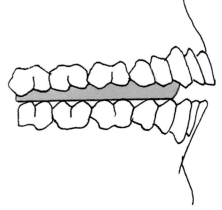

图32-1　释放型𬌗垫。多数𬌗垫都属于这种类型。

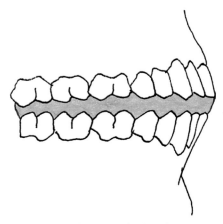

图32-2　引导型𬌗垫。如果颞下颌关节完整，且可以在正中关系位负重，就不需要使用这些𬌗垫。

都有一个主要的功能：改变咬合，使其不干扰髁突的完全就位。通过使所有后牙分离、允许前牙跟光滑面接触或允许部分或所有𬌗面都能在光滑面上自由滑动等行为就可以达到这项功能要求。只要颞下颌关节完整并能舒适地承受负荷，任何可使髁突在下颌闭合过程中完全就位的𬌗垫都可有效地减少翼外肌对升颌肌群的拮抗需求。翼外肌松弛是缓解不适的关键影响因素。

前牙去程序化𬌗垫

通过对最简单的释放型𬌗垫的阐述，即前牙去程序化𬌗垫，可以很好理解𬌗垫的工作原理。如果颞下颌关节没有关节囊内结构紊乱，一个正确制作的去程序化𬌗垫几乎完全可以在几分钟到几小时内缓解患者的不适。事实上，去程序化𬌗垫非常安全有效，因此对于许多经常会被遗漏或误诊的常见颞

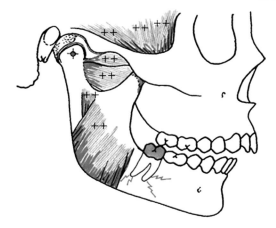

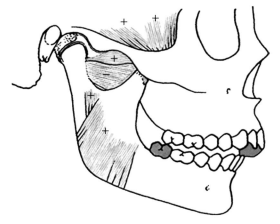

图32-3　牙冠过高或偏移的牙齿斜面等殆干扰会刺激肌肉过度兴奋。颞下颌关节紊乱病给人的印象通常是集中于咀嚼肌的疼痛。误诊比例很高的颞下颌关节紊乱病都是容易解决的咬合-肌肉紊乱。

图32-4　前牙释放型（平滑）殆垫使有干扰的磨牙脱离咬合接触，因此可以允许盘突复合体处于正中关系位。这可以消除肌肉兴奋的触发因素，并允许翼外肌下头松弛。肌肉活动短时间内可以恢复平和舒适。后牙完全脱离咬合接触实际上会使多数升颌肌群完全松弛。

下颌关节紊乱病的鉴别诊断是必不可少的（图32-3～图32-5）。

　　前牙去程序化殆垫的滥用。由于对前牙去程序化殆垫的简单释放动作不能很好理解，使得前牙平板装置作为纠正殆干扰的替代治疗方法而被过度使用。牙医应该要认识到，这个装置对于颌面部疼痛、偏头痛以及其他咀嚼肌系统疼痛的诊断起到了很重要的辅助作用；但是这些装置更多的用于诊断，可以非常有效地用于诊断咬合-肌肉疼痛是否由侧方殆干扰引起（见第二十五章）。如果将该装置用于治疗的时间太长，可能会导致被覆盖牙的压低而被分开牙齿的过长，其他局部的殆垫同样也存在这个问题。当需要将该装置用于控制完美调殆后的紧咬牙情况时，如果考虑到某些基本的咬合原则，还是有可能控制稳定性因素的。

　　改良前牙去程序化殆垫的应用，如中切点阻断装置及NTI肌张力抑制系统。中切点阻断装置的广泛使用是可以理解的，因为它们对于使双侧髁突完全就位以及抑制紧咬牙非常有效。据多年成功使用包含尖牙接触的前牙去程序化殆垫的经验，我们可以常规通过改善肌肉的不协调性从而影响舒适的关节位置。然而，我们也发现在佩戴24h后，总有一侧的上下颌尖牙会接触更重。经过调殆后，很快就能达到完全的舒适。不包括尖牙接触的中切点阻断装置（图32-6）的好处是可允许下颌围绕中切点转动，

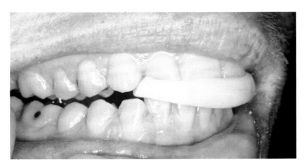

图32-5　一个直接法简单制作的前牙去程序化殆垫允许下前牙与一光滑的殆垫平面接触。只要能使偏斜的后牙斜面脱离咬合，升颌肌群就可以将髁突复位于正中关系位，并可以使翼外肌松弛。在我的临床工作中使用这种殆垫已经超过35年。

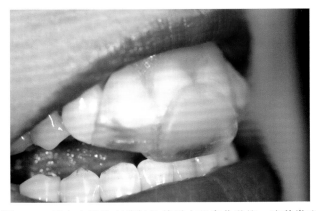

图32-6　只在中线处有接触的前牙去程序化殆垫。这种类型的殆垫是由Dr. Keith Thornton多年前设计的，现在还有很多这种殆垫的改良类型在应用，但关键的要素是能使髁突运动自如。

使双侧髁突可以无干扰地就位，因此它们是对原始设计的改良。

像NTI肌张力抑制系统(NTI-TSS)这样的装置确实可以将自发性紧咬牙的强度减低至最大强度的1/3，对合适患者可以明显缓解肌肉的过度兴奋。以往的殆垫制作中，没有意识到的是，尖牙接触实际上确实比单独的中切点阻断装置会引起更多的肌肉收缩活动。两者之间有显著性的差异，确保该装置对那些经过完善调殆但仍存在紧咬牙现象的患者可起到诊断及咬合抑制的作用。

当任何殆垫超期使用时要考虑的重点是：是否有必要用这个殆垫？即使已经消除所有对正中关系位的殆干扰，且后牙在咬合中已经达到即刻分离，仍然有一小部分患者会继续紧咬牙（正中位磨牙），而有些患者会出现磨耗（非正中位磨牙）。夜间肌电图研究证实，不论咬合调整有多完美，都无法完全消除紧咬牙，但几乎所有患者都可以消除殆干扰带来的损害。记住，如果没有摩擦，就肯定不会有磨损。此外，如果咬合完美，即使他们继续紧咬牙，也只有很小部分患者会出现肌肉不适。对于这些特定的患者，为了维持其舒适性，如有需要可以在一定时期内使用一种抑制紧咬牙的装置（如NTI-TSS）。

任何局部殆垫都只能用于诊断。如果释放型殆垫缓解了肌肉疼痛的症状，并确定了咬合-肌肉紊乱的诊断，那么较为谨慎的治疗方法不是直接调殆，而是将殆垫覆盖面积延伸至全牙列。这个原则的一个例外情况是针对严重习惯性紧咬牙或磨牙症患者，特别设计夜间佩戴的前牙去程序化殆垫。睡眠期间的后牙分离可以缓解肌肉的过度兴奋，并且可减轻"delta阶段（深睡眠期）"磨牙症患者（见第三十五章）磨耗所带来的损害。咬合关系良好的患者几乎不需要这种殆垫，如果有必要使用夜间殆垫，多数情况下也应该在正中关系位时保持所有牙齿均匀接触，且在前牙区制作小斜面以让后牙在各方向运动时可脱离咬合接触。

如果前牙去程序化殆垫无法缓解疼痛，应怀疑疼痛可能是关节囊内紊乱造成。疼痛程度的增加有诊断意义。如果关节的疼痛或不适感持续加重，应建议患者停止使用殆垫，并进行鉴别诊断以明确关节无法舒适地负重的原因。在开始任何不可逆性的咬合治疗之前应进行Piper分类检查。

在什么时候殆垫是非必要的

如果病史及检查的筛查都未发现颞下颌关节问题，包括没有弹响史，关节无不适，且下颌运动无受限或偏移，通常就不怀疑有关节囊内紊乱。尽管如此，总是要对颞下颌关节进行负重试验。如果大力度的负重试验时，无肌紧张或压痛且无关节病史，就没有必要在修复、正畸或调殆之前使用殆垫。

什么时候需要在治疗前使用殆垫

如果对颞下颌关节的完全就位存在怀疑，或是长期关节囊内紊乱已经完善处理，例如移位的关节盘已经复位了，那么应该用正中关系殆垫来检查髁突位置的稳定性。当关节结构发生改建时，就需要对殆垫进行调殆。当在殆垫上可以达到咬合的稳定性且无须进一步调整，就可以开始进行直接的咬合治疗。

如果患者和医生都对预期的治疗结果缺乏自信时，使用殆垫印证完成后的结果会比较适合。在开始不可逆性咬合治疗之前使用殆垫是合理的。

殆垫的其他优点

殆垫可稳定松动牙，并将殆力分散至更多的牙齿上。松动牙会使调殆变得困难，因此稳定松动牙的殆垫对咬合有很大帮助。当能更好地分散殆力且减轻松动度，后续的咬合调整就能更好地完成。

一些临床医生有一个共同的观念，即直接调殆缓解症状的作用不如殆垫。基于大量的临床经验，我不是很认同这个观念。如果将殆垫与不完全的调殆相比较是合理的。由于殆垫覆盖在牙齿上会产生稳定效应，当使用全牙弓殆垫时，侧方殆干扰就不会激发机械性刺激感受器对肌肉的影响。如果对完美调殆结果与咬合正常的殆垫进行比较会发现，患者反应无差异性。如果对髁突完全就位无殆干扰且非正中运动过程中后牙脱离咬合，那么不论是牙齿之间接触或牙与丙烯酸树脂接触都一样能解决咬合-肌肉紊乱症。

理念

如果通过殆垫能解决咬合-肌肉紊乱问题，那么即使没有殆垫也能通过完善的调殆加以解决。

长期使用前牙去程序化装置可能产生的问题

长期使用局部咬合装置可能会压低被覆盖的牙齿，而其他未被覆盖的牙齿可能会过长。在本章中所展示的一些证据都显示确实存在这种情况，且如果覆盖的是后牙那么就会持续发生这个现象。然而，仔细观察前牙去程序化殆垫会发现，如果只在晚上佩戴，好像不会出现相同的现象。长期夜间佩戴前牙区殆垫通常会出现一系列情况：当去程序化殆垫使髁突可以完全就位，咀嚼肌会变得更加协调舒适。但早上将殆垫取掉后，原先不明显的后牙干扰会出现明显疼痛。因为只能闭合在一到两颗有干扰的磨牙上时会有不适感，当咬合不协调仍然存在时，为了保持舒适感，患者还会再把殆垫戴上。

较好的选择是直接调殆，这样就不必佩戴任何殆垫。如果由于各种原因，如经济因素等，需要长期使用殆垫的，建议使用全牙列殆垫。如果殆垫上的咬合是正确的且颞下颌关节健康，肌肉、牙齿和颞下颌关节都应该是舒适的。这样一个正确制作的殆垫即便24h佩戴也不会出现副作用。

殆垫无法做到的事

殆垫不能减轻关节的负担。一个制作完美的殆垫可以减轻颞下颌关节的压力负荷，但关节永远都会承受某种程度的负荷。通常会错误的认为抬高咬合垂直距离可使髁突在垂直方向上往下移，同时解除关节的全部负荷并将其转移到牙齿上。升颌肌群位于髁突与最后一颗牙之间，因此升颌肌群的收缩只能将髁突往上拉（见第十三章）。主张支点式殆垫的观念令人心存疑虑，因为很显然这与基本生物力学有冲突（图32-7）。

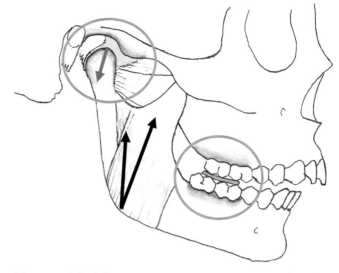

图32-7　支点式装置是错误的。有些人提倡后牙咬合抬高殆垫具有某种支点效应可将髁突由关节窝中拉出来（红色箭头）。由于所有的升颌肌群都位于牙齿后方，升颌肌群收缩不可能产生这样的结果（黑色箭头）。

殆垫的制作

许多殆垫都不能达到一个和谐的神经肌肉平衡，主要有3个常见的原因：

1. 殆垫与牙齿大小不匹配，戴起来不舒服或太松。
2. 殆垫上的咬合接触点与正中关系位不协调。迄今为止，我们所见到的大多数殆垫对正中关系位和/或非正中运动有殆干扰，这会导致颞下颌关节的移位，且必然会增强而非降低肌肉兴奋性。
3. 如果没有诊断出关节囊内紊乱，也就无法获得正中关系位。

制作一个成功可靠殆垫最合理的方式就是在以正中关系位上殆架的模型上进行制作。以下是经济高效的流程。

取一个经过验证的正中关系咬合记录。

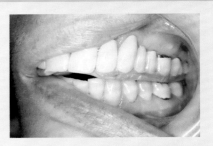

用面弓转移以正中关系位将模型上𬌗架。

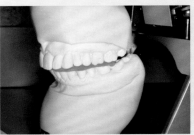

画出基托覆盖范围的轮廓。

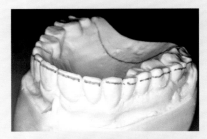

在模型上做一个Biostar乙烯树脂基托（丙烯酸树脂或光固化树脂基托也可以）。

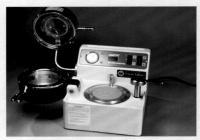

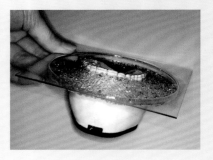

将基托多余的部分去除，但不要将殆垫从模型上取下。

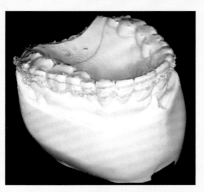

将模型与基托放回到殆架上。调整切导针使所有后牙与基托都不接触。由于模型是通过面弓转移上的殆架，所以垂直距离改变不会影响正中关系。

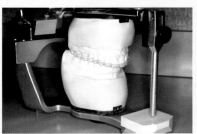

将树脂调匀（A），放到上前牙舌侧的基托上。确保树脂的量够多以在正中关系位时与下前牙有轻接触。B.让树脂硬固。将树脂修成一个与下前牙轻度接触的小平面，对其进行打磨抛光，使下切牙与树脂平面均匀接触（C）。尖牙也可以有接触。

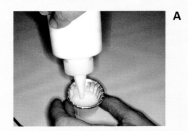

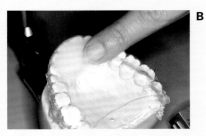

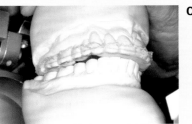

续表

| 步骤 | 在以正中关系位上殆架的模型上制作殆垫 |

取下基托修整抛光边缘，去除进入邻间区的倒凹。

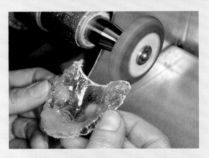

完成的殆垫应该能很好就位且几乎不需要调整。如果制作精细，这种间接方法可以节约很多椅旁时间。

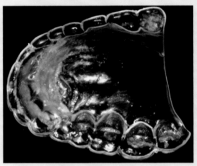

就位后的殆垫应该在正中关系位时与所有前牙保持接触，但上下后牙之间应无接触。在前牙接触区通常需要进行轻微的调整。它应该是光滑平坦的，允许髁突在无后牙接触的情况下进入正中关系位。这是一个理想的释放型前牙去程序化殆垫。如果殆垫戴入后，所有紧张和压痛都消失了，且后牙确实不与殆垫发生接触，即表明颞下颌关节不是处在正中关系位就是在适应性正中状态。这也提示颞下颌关节不是疼痛的来源。然而，正如这个试验的可靠性，在进行最终的咬合修复之前，病史及检查的筛查结果应该与殆垫所提示的保持一致。

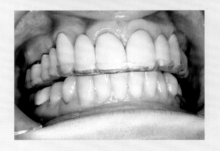

如果不存在关节囊内紊乱，在几分钟到几小时内就应该会出现肌肉完全放松。在一些重度肌肉紧张的情况下，可能需要佩戴夜间殆垫使翼外肌松弛。

如果需要延期佩戴殆垫，为了使正中关系位时所有牙都有接触应增加后牙咬合接触，且后牙能在前导作用下即刻脱离咬合接触（照片中未显示，仅显示正中关系位时的殆接触）。

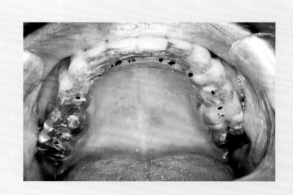

选择上颌殆垫还是下颌殆垫？

有些临床医生提倡上颌殆垫，有些则认为下颌殆垫成功率更高，事实证明两者没有显著差异。临床医生应该两者都要学会使用，要根据不同的上下颌关系分别选择适合的上颌或下颌殆垫。上颌或下颌殆垫是否有效取决于能否使下颌完全自由的从正中关系位来回移动。应该根据殆垫的舒适度和美观度来选择上颌或下颌殆垫。对许多患者来说，由于下颌殆垫对发音的干扰较少而更受欢迎，前牙区的斜面越平坦就越不容易妨碍舌头运动（图32-8，图32-9）。

全牙列殆垫的设计原则

不论使用上颌或下颌殆垫，设计时都应包括以下四大原则：

1. 当关节完全就位于正中关系位时，所有牙齿都应该与殆垫的光滑面均匀接触。

2. 殆垫的前导斜面斜度要尽可能小，以确保下颌可以进行自由的水平向运动。

3. 当进行所有非正中运动时，殆垫应保证所有后牙可以立即脱离咬合。

4. 殆垫应与牙弓匹配且固位及稳定性良好。

殆垫必须戴多久？

殆垫应佩戴直到满足以下要求时：

1. 所有相关的疼痛消失；

2. 关节结构稳定；

3. 咬合结构稳定。

上述这3项要求都与咬合的完善程度相关。要根据颞下颌关节改建的程度反复调整咬合直到关节稳定。一旦达到关节稳定，很显然就没有必要进一步调殆。

治疗式殆垫除了进食及刷牙外，必须24h佩戴，直到咬合与关节都达到稳定。稳定与否根据以下3点来确认：

1. 疼痛症状消失；

2. 通过负荷试验确定正中关系位；

3. 在佩戴殆垫数天后就可达到咬合稳定，但如果关节出现损伤可能需数周。

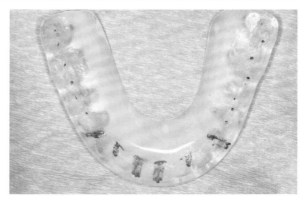

图32-8 下颌释放型殆垫的理想咬合接触。请注意所有后牙在正中关系位的点接触。红线所示的是行使功能运动过程中与上前牙的接触。Wilkerson所提倡的这种殆垫适合于多数患者。请注意前导非常平坦。

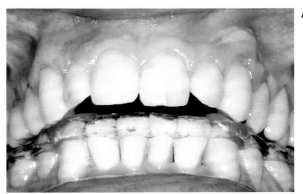

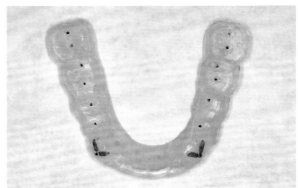

图32-9 为一位前牙开殆患者所设计非常美观的下颌殆垫。A. 注意前导受尖牙所限制。前导和侧导的平坦外形可以减小殆垫的体积，且又能使后牙脱离咬合接触。B. 临床经验一致表明，如果殆垫的前导越平坦，肌肉的反应就越稳定且舒适。

对于咬合−咀嚼肌紊乱的情况，一般几天内就能达到以上效果，而不需要数月或数年；一般2～4周就能获得稳定的咬合。

𬌗垫治疗后下一步做什么？

成功的𬌗垫治疗会使颞下颌关节获得一个正确稳定的位置，但这并不是咬合失调的治疗方法。如果咬合还未得到纠正就去除𬌗垫往往会达不到预期目标，而原始致病因素仍然存在。有时，未经过治疗的𬌗干扰还会再次引发问题。正常情况下，去除𬌗垫后下一步就是调整咬合。

▎如果颞下颌关节损伤怎么办？

如果颞下颌关节曾经受过伤，对于达到关节稳定所需的时间会比单纯的咬合−咀嚼肌紊乱要长。可以把关节损伤想象成是严重的扭伤，通常需要约6周才能恢复。𬌗垫治疗的平均疗程为6~8周。首先，由于盘后组织的水肿及炎症，关节不太可能完全在正中关系位就位。若是如此，需要在治疗位取咬合记录，意味着若盘突复合体在移动时无疼痛，其位置就要高于关节结节后斜面。应该在上下颌关系最舒适的位置取咬合记录。当上𬌗架的模型上下牙齿达到完全的咬合接触时，可在模型上制作𬌗垫，𬌗垫的前导能使后牙脱离咬合接触。𬌗垫上的接触面应该光滑，允许肌肉在没有侧方𬌗干扰的情况下选择最舒服的下颌位。

如果关节囊内有受伤或炎症，肌肉会试着要保护关节，避免挤压水肿的盘后组织。这种情况不适合应用前牙去程序化殆垫，因为这会增大髁突的负荷，且会刺激翼外肌产生更强的保护性收缩。

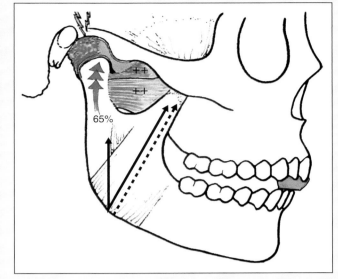

全牙列殆垫可减轻关节所承受的负荷，以及对盘后组织的挤压。由于盘后组织水肿，在消肿之后关节才能完全处于正中关系位。殆垫的光滑面可以允许下颌向后滑动，因此当盘后组织体积减小时髁突就可以就位，随后就必须对殆垫进行咬合调整。

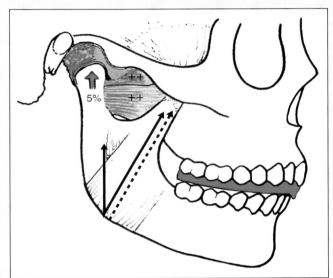

完全就位的全牙列殆垫。在取咬合记录时就应该预先确定与颞下颌关节的舒适关系，然后在模型上制作殆垫并复制最舒适的上下颌关系。

提示：将下颌稍微向前移动的位置并不能消除关节的负荷。这会使髁突在向前移动的同时沿着关节结节下移。髁突的向下运动会为髁突后面关节窝上方肿胀的盘后组织创造空间。而盘突复合体继续紧贴关节结节后斜面使其受力。

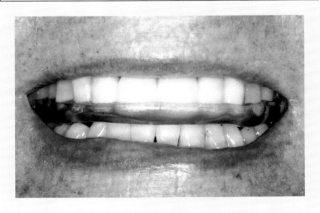

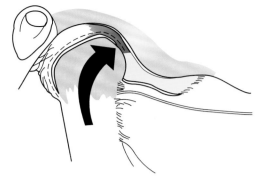

图32-10　如果关节盘被限制在髁突之前，所有的负荷被传导至富有血管神经的盘后组织上。尝试用引导性的前牙再定位𬌗垫使不可复性移位的关节盘复位是一种不符合逻辑的治疗方法，会将关节盘推至髁突前面。

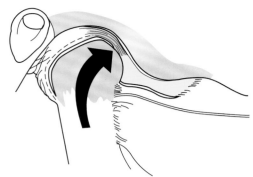

图32-11　盘后组织包括多种未分化的间充质细胞，能将这些组织分化为纤维结缔组织形成延伸的关节盘（假关节盘）。因此，可以以减轻该区域的负担为导向促使纤维结缔组织的转化。不能保证治疗一定会成功，一旦治疗无效，组织会穿孔，最后会造成髁突与关节窝的骨-骨接触关系。然而，如果能正确设计𬌗垫，那么通常能使关节更舒适。

或许应该进行抗感染治疗，并建议进软食。当炎症消退后，就可以允许髁突向上移动并完全就位于正中关系位，需要对𬌗垫进行定期调𬌗。当髁突到达正中关系位的一个固定止点后，𬌗垫上的咬合就会趋于稳定。当患者感到舒适且咬合稳定后，就可以去除𬌗垫，直接对牙齿进行调𬌗。

颞下颌关节盘移位的𬌗垫应用

有些患者的颞下颌关节能适应移位的关节盘。若出现这种情况，就会形成假性关节盘，或者关节表面形成骨-骨的骨性接触关系。不论是哪种情况，当髁突对充满神经血管的盘后组织施压时，一段时间内会出现关节盘不可复性完全移位（图32-10）。在那段时间内，在关节区通常会发生严重的疼痛问题。在设计𬌗垫前，准确诊断特殊的Piper ⅣB型分类非常重要，因为𬌗垫的目的在最开始这段时间内要达到髁突完全就位时的相反效果。释放型𬌗垫的目标是允许髁突在关节盘正确排列时能完全处于正中关系位。但是如果关节盘在髁突前方发生了不可逆的绞锁，就不能获取正中关系位。

如果关节盘不可复，那么只有两种治疗方法可供选择：

1. 关节盘手术复位并将其附着在髁突上方。

2. 在髁突离开关节盘的情况下进行咬合治疗。

如果选择第二个治疗方法，治疗目标就是减轻盘后组织所受的压力，希望能促进假性关节盘的形成（图32-11）。

由于升颌肌群的位置决定关节不可能完全不受负荷。但是通过正确制作的𬌗垫使尽量靠近颞下颌关节的牙齿均匀接触来减轻关节组织所受的压力，通过制取颌间咬合记录可以达成这点。

取咬合记录

当关节盘被锁结在髁突之前时记录颌关系的目标是为了轻柔地诱导下颌，让髁突尽可能处于最上但是无痛的位置。换句话说，使两侧髁突就位，直到感觉到不舒服为止。然后稍微往回退，在这个位置记录咬合关系。顺便提一句，双手诱导法非常适用于这个步骤。在所有后牙表面覆盖一薄蜡片来取咬合记录（图32-12）。选择加热后变软，但冷却后较脆较硬的蜡片，这让患者可以通过紧咬硬固后的蜡片来确定关节在这个位置是否舒适。

引导型𬌗垫

没有任何理由要做一个引导髁突向远中的𬌗垫，这点通过释放型𬌗垫就可以由升颌肌群自动完成。如果没有阻挡，协调的升颌肌群收缩时通常会试图推髁突向上至正中关系位。引导型𬌗垫的目的通常是将髁突向前拉。

如果在正中关系位盘突复合体位置正确且功能正常，就永远不需要将下颌往前再定位。

除非可以确定关节盘可以复位，且关节盘还必须要能滑动，否则不应该考虑使用前牙再定位𬌗

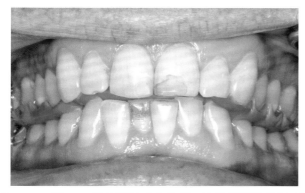

图32-12 用Delar蜡片记录咬合关系，冷却后可以变得又脆又硬。在使髁突尽可能处于高位但又无痛时确定颌间关系，通过紧咬硬固的咬合记录就可以验证这个位置。如果用力紧咬牙而无不适感，那么这个正确记录的咬合关系就可以用来将模型上殆架，并在最大牙尖交错位制作殆垫。

垫。前牙再定位殆垫对强直或严重变形的关节盘无效。

关节盘弹响不是决定是否使用前牙再定位殆垫的依据。多数弹响都是由于关节盘外侧部分发生脱位而内侧部分无脱位所导致的结果。如果髁突的内侧部分还被关节盘所覆盖，那么盘突复合体就能完全位于适应性正中状态，此时禁忌使用前牙再定位殆垫。由于通过调殆后外极弹响通常会消失，因此也没有必要使用前牙再定位殆垫。如果髁突可以完全就位且与最大牙尖交错位协调，那么即使弹响不消失也不会造成不适。

前牙再定位殆垫的适应证

由于关节盘部分移位会导致髁突位于关节盘后带的远中，通过将髁突前移至更靠近关节盘中心的位置或许会有帮助。如果关节盘有可能完全复位但效果不能持久，可用引导型殆垫将髁突定位在关节盘，防止髁突向后滑过关节盘后带。但这种情况非常少见，因为消除了对正中关系位的殆干扰后，翼外肌上头通常都会停止将关节盘向前拉并保持其位于中央位置，因而不需要使用引导型殆垫。

伴有盘后组织水肿的严重外伤

如果髁突后方的组织肿胀严重，比较明智的或许是将髁突保持在前面，以避免挤压盘后组织。如果这么做了，患者应该尽可能早地停止使用殆垫，

通常在7～10天之内就可以了。延期使用前牙再定位殆垫会导致翼外肌上头不可逆的纤维性挛缩，这样当髁突回到正中关系位时，就没办法将关节盘拉回。

前牙再定位殆垫的损伤效应

当不需要前牙再定位殆垫，或即便用了也没有成功机会时，可避免的最大影响是患者的费用和不舒适感。如果一个前牙再定位殆垫无法将关节盘复位至合适的位置，会增加对结缔组织及盘后组织的伤害。

任何前牙再定位装置对不协调的肌肉都是一种刺激。下颌的前伸关系需要翼外肌对抗升颌肌群收缩来达成。

如果前牙再定位时间过长，损害可能会加剧。伴随着翼外肌的纤维挛缩，在髁突后方通常会有组织粘连及瘢痕组织形成的趋势。瘢痕组织的范围可能足够大，使得髁突无法退回到原本的正中关系位。当出现这种情况时，进行负重试验或许也不会有任何不适。这对咬合关系造成很多问题，且对这些患者来说，他们通常需要进行大范围的正畸或修复治疗来获得可行使功能的咬合关系。但问题并不止于此，由于髁突相对的瘢痕组织不稳定，且殆关系也会逐渐变得更加不协调。

前牙再定位曾经是非常流行的治疗方式，但是远期效果并不好，现在已经很少医生会提倡这种观念了。不过，文献中仍然可见到治疗成功的报道。然而，通过标准化流程对数千名颞下颌关节紊乱病患者进行治疗的过程（见第四十七章），我们只见过很小一部分患者使用前牙再定位殆垫后获得治疗成功。

前牙再定位治疗成功的报道大多与关节盘结构紊乱及弹响的治疗有关。但是在这些研究中尚未厘清的是关节盘是部分还是完全脱位。由于对调殆尚有反应的外极移位会导致大多数的关节弹响，即使弹响消失也没有必要使用前牙再定位装置。对照研究也指出正中关系位殆垫更为有效。

总结

如果有具体的设计目标，正确制作的殆垫是一

种重要且实际的治疗方法。必须清晰理解殆垫的基本原理，以及对殆垫是如何影响颞下颌关节的位置及状况和/或对肌肉过度兴奋的抑制效应有彻底的了解。

推荐阅读

Ash MM Jr, Ramfjord SP: Reflections on the Michigan splint and other intraocclusal devices. *J Mich Dent Assoc* 80:32-35, 1998.

Boyd JP, Shankland WE, Brown C, et al: Taming destructive forces using a simple tension suppression device. *Postgraduate Dentistry* 7:1, 2000.

Calonico A: *The splint companion.* Bolingbrook, Illinois 2005, Artistic Dental Studio.

Dylina TJ: A common sense approach to splint therapy. *J Prosthet Dent* 86(5):539-545, 2001.

Fosnell H, Kirveskari P, Kangasniemi P: Response to occlusal treatment in headache patients previously treated by mock occlusal adjustment. *Acta Odontol Scand* 45:77-80, 1987.

Greene CS, Laskin DM: Splint therapy for the myofascial pain dysfunction (MPD) syndrome: a comparative study. *J Am Dent Assoc* 84:624-628, 1972.

Kawazoe Y, Kotani H, Hamada T, et al: Effect of occlusal splints on the electromyographic activities of masseter muscles during maximum clenching in patients with myofascial pain-dysfunction syndrome. *J Prosthet Dent* 43:578-580, 1980.

Kreiner M, Betancor E, Clark GT: Occlusal stabilization appliances. Evidence of their efficacy. *J Am Dent Assoc* 132(6):770-777, 2001.

Magnusson T, Adiels AM, Nilsson HL, et al: Treatment effect on signs and symptoms of temporomandibular disorders—comparison between stabilization splint and a new type of splint (NTI). A pilot study. *Swed Dent J* 28(1):11-20, 2004.

Manns A, Valdivia J, Miralles R, et al: The effect of different occlusal splints on the electromyographic activity of elevator muscles. A comparative study. *J Gnathol* 7:61-73, 1988.

Neff P: Trauma from occlusion: restorative concerns. *Dental Clinics of North America* 39(2):335-353, 1995.

Schmitter M, Zahran M, Duc JM, et al: Conservative therapy in patients with anterior disk displacement without reduction using 2 common splints: a randomized clinical trial. *J Oral Maxillofac Surg* 63: 1295-1303, 2005.

Shankland WE: Nociceptive trigeminal inhibition—tension suppression system: a method of preventing migraine and tension headaches. *Compendium* 23:105-113, 2002.

Williamson EH: Temporomandibular dysfunction and repositioning splint therapy. *Prog Orthod* 6:206-213, 2005.

Wood WW, Tobias DL: EMG response to alteration of tooth contacts on occlusal splints during maximal clenching. *J Prosthet Dent* 51:394-396, 1984.

调𬌗
Occlusal Equilibration

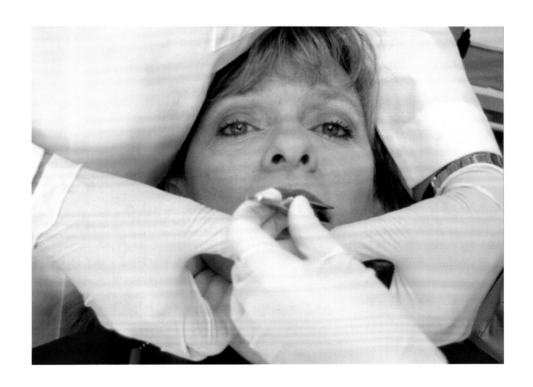

理念
1. 如果对调𬌗结果有疑问，就不要进行调𬌗。
2. 成功的调𬌗结果是可预测的。

调𬌗的重要性

如果能够普遍理解𬌗在牙科的重要性，没有牙医会不愿意在诊疗过程中掌握成功调𬌗的原则和技术。无论牙医是否意识到这一点，"调𬌗"是执业工作中每天需要重复多次的操作。典型的例子就是当过高的充填体或牙冠就位后，一定需要进行调𬌗。这一过程常常是通过猜测性调磨修复体直到患者在咬合时除了修复体接触外，余留牙也获得咬合接触，而不考虑上下颌之间的关系或下颌相对于颞下颌关节的位置。当与基于正确调𬌗原则的调𬌗过程相比较，这种调𬌗方式是极其粗糙的。而且，与按照正确调𬌗理念操作所获得的结果相比，猜测性调𬌗几乎总是具有破坏性且不可预测性。选择合适的患者进行正确调𬌗是牙医所能执行的最有价值的可预测性工作之一。

理解调𬌗原则带来的好处远远不止于能对过高修复体进行调𬌗。只有知道牙齿与从颞下颌关节开始的咀嚼系统其他部分之间的关系，才能理解有效调𬌗的原则。如果不理解调𬌗的主要目的是消除对颞下颌关节生理功能的侧方𬌗干扰，那么就无法熟练进行可预测性地调𬌗治疗。如果我们不能理解下颌功能运动范围如何影响前导，以及前导如何与髁导一起决定后牙𬌗面形态，我们就不能准确理解调𬌗的原则。了解调𬌗的过程也是了解咀嚼系统功能的过程。调𬌗技巧贯穿于咬合诊断和治疗的方方面面。如果没有这些技巧，牙医日常工作中的相当一部分就成了浪费时间的试错过程，且限制了治疗方案的选择。

调𬌗是治疗咬合不协调的5种治疗方法之一（参见第三十章）。对于许多患者而言，这是最保守的治疗方法。对于另外一些患者，这种方法最好能与其他治疗方法联合使用。还有一些患者不适用于这种治疗。如果不能理解调𬌗原则，调𬌗可能会造成严重的后果。但是如果我们能够理解对咬合稳定和咀嚼系统平衡的要求，并严格按照调𬌗的原理执行，调𬌗可成为牙科治疗中最具可预测性的成功治疗手段之一。如果不将调𬌗作为一种治疗手段，往往会产生疗效不佳、过度治疗或无法治疗的结果。

消除对调𬌗的恐惧

许多牙医都害怕调𬌗治疗，因为他们一直在被这样的理念洗脑灌输：任何咬合的改变都有可能引起咬合体验或者导致颞下颌关节紊乱病。这种理念常常被文献中的观点和来自临床医生、保险公司、甚至国家卫生组织（NIH）的告诫所强化。这些劝诫源自于对咀嚼系统协调性构建的极度无知，并且被一些存在严重缺陷的研究所强化，这些研究将颞下颌关节紊乱病视作一种多因素的紊乱病，而不是对很多与咬合毫无关系的不同紊乱病的统称。毫无例外的是，那些指责咬合调整的研究报告都不能定义所研究的颞下颌关节紊乱病类型，不能判断（或尝试判断）最大牙尖交错位和颞下颌关节位置或状况之间的正确关系，以及通常在很大程度上无法按照正确的流程调整咬合。

必须理解的是，如果不能精确执行的咬合改变是不完整的，或如果对患有活动性关节囊内颞下颌关节紊乱病的患者进行调𬌗，常常有可能会造成更加严重的症状和体征。然而，我们有十足的信心认为：

> 如果对选择合适的患者进行调𬌗，其可预测性可接近100%。

经过正确分析后，选择合适的患者进行准确调𬌗，就无须害怕调𬌗操作了。如果无法预知治疗的可成功性，就不应该开始调𬌗治疗。如果所有的原则都得到严格遵守，成功是必然的。本章将帮助读者理解这些原则，读者则必须不折不扣地遵守这些原则。

什么是正确调𬌗？

正确调𬌗要求对调𬌗成功要可预测。这一观点可能会遭到质疑，但是预先了解调𬌗是否能够获得舒适的咬合确实是切实可行的。为了这个观点的可信度，必须明白正确调𬌗是为了消除所有早接触或侧方𬌗干扰，当下颌闭合至最大牙尖交错位时，𬌗干扰会妨碍盘-突复合体完全就位于正中关系位。为

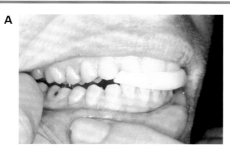

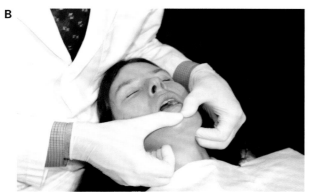

图33-1　A.在咬合治疗开始之前，能使后牙脱离咬合并使颞下颌关节承受负荷的前牙𬌗垫是检查颞下颌关节是否是造成疼痛和不适感来源的最好方法。这种短期试验型前牙𬌗垫只戴不超过1～2天。B.通过负荷试验来排除关节囊内紊乱病作为疼痛或不适感的来源。可靠证据显示，只要颞下颌关节能够舒适地负载，就能舒适地接受完美的咬合。

了实现这一点，颞下颌关节在承受重力负荷时必须要无不适感。如果颞下颌关节发生紊乱，无法舒适地承受负荷，禁止进行任何直接的非可逆性咬合调整。但是，如果颞下颌关节能够舒适地承受重力负荷，它们就能可靠的与完善咬合关系相协调。获得可预测性的关键在于在调𬌗开始前，应该明确颞下颌关节不是疼痛或不适的来源，这可以通过高度精确的负荷试验来判断（参见第十章）。然后进一步使用前牙去程序化𬌗垫、病史以及适当的临床检查等来验证（图33-1）。

调𬌗治疗前的检查必须找出导致肌肉产生不适、不协调反应的紊乱所在。如果怀疑成功治疗结果的潜力，通常可以（小心地）使用可逆性治疗验证治疗反应。这就是𬌗垫的主要优点之一。如果按照这种方式进行治疗，必须根据正确的正中关系制作释放型𬌗垫，并配以前斜面使后牙脱离咬合。

正确调𬌗具有可选择性

口内选磨确实仅限于去除牙齿结构，但是并不

意味着其不能进行牙齿形态的修复。这不是"非此即彼"的概念。调𬌗只是整个协调咬合应力计划中的一部分，仅仅用于消除妨碍下颌协调功能运动的牙齿结构。有些牙医认为必须对所有存在咬合问题的患者进行全面修复，这样的牙医是最差的那类唯技术派医生。调𬌗与修复治疗联合应用，通常可以使修复需求最小化，调𬌗甚至可以完全消除修复需要。

也许对调𬌗最大的不信任是因为看到不正确选磨所造成的不良结果。调𬌗不当可能比不调𬌗会更糟。调𬌗不当的确会产生新的𬌗干扰，患者不得不尝试去适应它。新干扰的机械感受器可能会产生咬合体验，并引发牙齿、颞下颌关节和咀嚼肌的严重不适。正确调𬌗流程则不会产生这些问题。

正确调𬌗不会危害患者

如果调𬌗会产生"咬合体验"，或调𬌗会迫使患者在下颌不舒适处行使功能，那么就不能正确调𬌗了，或最好不要一次性完成。

正确调𬌗不会造成下颌运动受限

正确调𬌗应该可以使下颌有意识或无意识地自如运动。可以使肌肉将下颌移动至任何功能性边缘运动位置而不发生偏移，还可以消除激发磨牙症"消除机制"的𬌗干扰。

正确调𬌗是稳定的

除了消除𬌗干扰，调𬌗还有其他目的。调𬌗后获得的咬合接触必须使应力得到正确分配和合理传导以维持咬合稳定。对于受到压迫或因咬合创伤移位的牙齿需要一段时间来达到稳定。与即刻修复相比，调𬌗的最大优势之一在于调𬌗可以与牙齿移动保持同步，随着压迫性应力的减小，牙齿也会逐渐恢复正常的平衡位置。只有已经达到最大咬合稳定时，才应该进行修复治疗。

调𬌗过程

调𬌗步骤可以分成4步：

1. 去除所有妨碍髁突在正中关系位完全就位的

牙齿咬合接触面。

2. 选择性调磨侧方殆干扰。当前导为了适应不同的咀嚼循环方式发生变化时，侧方殆干扰的选磨也要做出相应改变。如有必要，薄弱牙齿上的侧向力还要调至最小。

3. 消除所有后牙对下颌前伸运动的殆干扰。如果前牙的位置无法使下颌前伸时后牙脱离咬合接触，则应该根据上下颌关系调整调殆方式。

4. 前导的协调。该步骤最常出现在纠正侧方和前伸干扰时。

每一个步骤都有相应的一些基本原则，理解调殆总体目标很好的途径就是独立应用其中的每一个步骤。

在调殆前与患者详细沟通

由于许多牙医没有向患者充分解释调殆原因以及可能出现的结果，最终为自己和患者制造了麻烦。最糟糕的是，由于牙医没有预先充分研究咬合关系，因此误导患者使其认为调殆磨除的牙齿量比实际需要要少。最好是预先让患者知道，需要磨除的牙齿量可能远大于患者自己的预期值。

医患之间就调殆需求的正常沟通应该是一个教育的过程。牙医应该指出具体问题所在，以及为什么在众多方法中选择牙齿改形的原因。通过以下几点通常有助于患者理解并接受这一治疗过程：

1. 正确诊断本身也是在为患者的治疗做准备。当医生在排齐盘突复合体以及验证正中关系时要向患者解释所做的工作。解释为什么关节只有在完全就位的情况下才能舒适，以及为什么在这种舒适的颌位关系情况下，才能形成正常协调的上下牙咬合关系。

2. 找出松动牙，并将其与早接触或侧方殆干扰相关联。如果不是因为病理或外伤的原因，牙齿松动通常与殆干扰有关。

3. 磨耗问题与咬合关系和舒适的关节位置不协调。向患者解释大多数过度磨耗都是因为牙齿干扰正常下颌运动时所产生的一种适应性反应。

4. 在正确上殆架的诊断模型上分析咬合关系。

在殆架上可以模拟牙齿和髁突之间的异常关系。演示当牙齿位于最大牙尖交错位时髁突如何发生被动移位。向患者解释要获得协调和应力均衡分布必须要做什么。

5. 在殆架模型上标示出牙齿需要改形的量。如果认为调殆可能需要进行修复治疗，要提前向患者做好解释工作。

6. 告知患者可能需要更进一步调殆。在第一次调殆结束后无法保证预测咬合的稳定性。根据我的经验，平均需要3次复诊才能获得可接受的稳定咬合。然而，有些牙齿会从受到应力的位置发生反弹，因此可能需要进一步调殆。如果需要进行关节组织的适应性改建，在获得咬合稳定之前则需要进行多次调殆治疗。在咬合治疗开始前，患者就应该能意识到这种可能性。我会尽可能让患者接受多次调殆。

不能违背的基本规则是：只有医患双方都认可的情况下，才能开始调殆治疗。

定位咬合干扰点

不正确的下颌引导是造成大多数调殆失败的原因。不能迫使下颌进入正中关系位，外力往往会激活翼外肌的牵张反射性收缩，将髁突保持在正中关系位前方。当神经肌肉放松后向颏部施加过大的压力会迫使髁突从正中关系位往后下方移位。为了保证调殆成功，当牙尖交错咬合时，盘突复合体必须自如地就位于最上位，而不出现任何压迫性移位。在标记牙齿咬合点前，必须明确双侧髁突位于正中关系位。如果髁突不能准确就位，会造成殆干扰点的标记不准确，因此应该通过重力负荷试验来检验正中关系位。但必须在轻力诱导髁突进入拟定的正中关系位后，才能进行这种重力负荷试验。在施加向上重力同时，力量会通过髁突传导至关节结节，必须避免发生髁突远中移位。

当任何牙齿发生咬合接触前，必须在开口位定位正中关系。如果下颌可以自如张闭口而没有肌肉干扰，就可以进行双侧髁突的负荷试验检验正中关系。如髁突位于正中关系位，即便使用重力压迫，双侧髁突也应该完全舒适。如果在任何一侧关节出

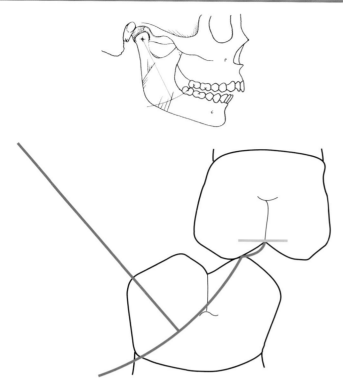

图33-2　当下颌闭合至最初咬合接触时，髁突必须稳固在正中关系轴上。除非髁突发生移位，否则下颌无法继续闭合。随着患者从最初咬合接触点开始紧咬牙，可以观察到从正中关系到最大牙尖交错位的滑动。

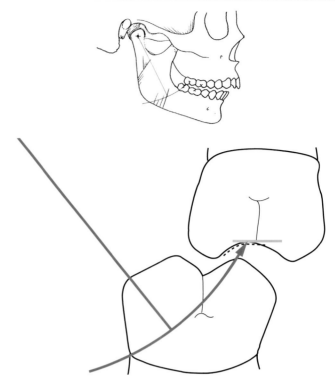

图33-3　调𬌗包括去除使下颌偏斜的牙齿干扰。大多数对闭口弧的干扰会使下颌前移。

现压痛或紧张，则禁止进行调𬌗治疗。除非后牙需要大范围的咬合修复，否则应该在调𬌗开始前使用释放型𬌗垫改善关节位置。

如果能在开口位验证正中关系，则保持下颌在其最上——铰链轴位置，在其闭口弧上逐步闭口，每次1~2mm，不要晃动，随着下颌闭合，牙齿接触点靠近时可能会感觉到一些阻力。此时停顿片刻，然后继续闭口。患者可以帮助闭口，但是不能因此而减少施加在髁突上的负载。继续做缓慢的开闭口运动直至第一颗牙接触，这就是第一个咬合干扰点。

让患者感觉这第一个咬合接触，保持片刻这个下颌位置，然后咬牙，以此可以判断下颌从正中关系位"滑行"的方向和程度。必须完全消除这种"滑行"，使下颌能够完全闭合至最大牙尖交错位，而没有任何一侧髁突偏离其最上铰链轴位。

为了标记干扰点，助手应该使用Miller咬合纸镊夹住咬合纸，并在牙医使用双手诱导下颌时将其放入上下牙齿之间。

消除对正中关系位的𬌗干扰

简单地说，对正中关系位的𬌗干扰可以被分为两种类型：

1. 对闭口弧的干扰；
2. 对闭口线的干扰。

对闭口弧的干扰

随着髁突沿着其正中关系轴旋转，每颗后牙都会按照闭口弧（图33-2）进行运动。任何对闭口弧造成干扰的牙齿结构都会使髁突向前下移位，以在最大闭口位达到最大牙尖交错状态。大多数离开闭口弧的偏差需要髁突向前移动。造成髁突前移的主要干扰会产生所谓的"前牙滑动"。

纠正"前牙滑动"的基本调磨原则通常称之为MUDL：调磨上颌牙的近中斜面或下颌牙的远中斜面（图33-3~图33-5）。

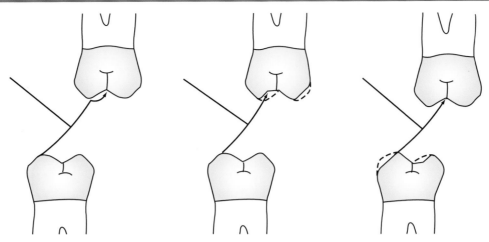

图33-4   对闭口弧𬌗干扰的调磨原则是MUDL：调磨上颌牙的近中斜面或下颌牙的远中斜面。

图33-5   注意在最大闭口垂直距离时从正中关系位到最大牙尖交错位的自由度。

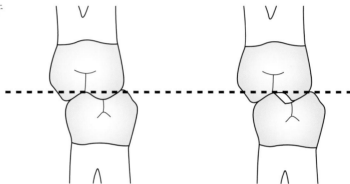

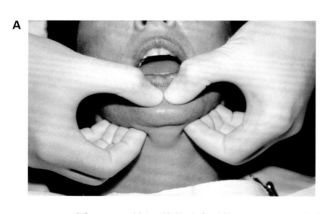

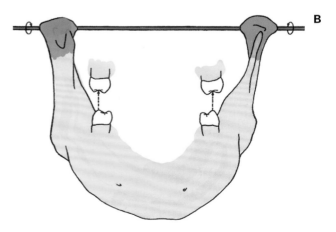

图33-6   对闭口线的咬合干扰：A. 通过双手诱导法验证正中关系，在下颌闭合至最初牙齿接触过程中，稳定的将髁突保持在正中关系轴上。在完善的咬合关系中，每个牙齿的闭口线应为一条直线（正面观）。B. 如果这条直线发生任何偏斜，提示存在对闭口线的干扰，需要单侧或双侧髁突发生移位。在调𬌗过程中双手诱导法的价值非常明显，因为这样就不需要去除任何口内装置就能达到牙齿接触。

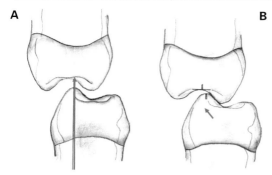

图33-7　A. 对闭口直线轨迹的咬合干扰总是会使下颌从干扰斜面上发生移位。B. 调𬌗目的就是重塑干扰斜面，以允许下颌可以在最大牙尖交错位时发生最大程度闭口。

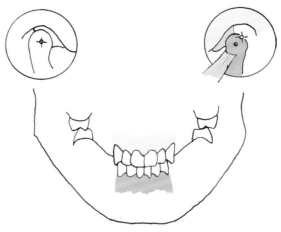

图33-9　如果在闭口运动中，髁突没有被稳定在正中关系轴，左侧翼外肌会使髁突移位，以达到最大牙尖交错。在非引导性闭口运动中应用咬合纸往往检查不到咬合干扰点，后者是导致咬合-肌肉紊乱的原因。这样会使得不协调和肌肉不适症状持续存在。

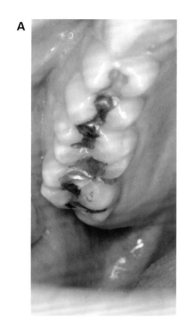

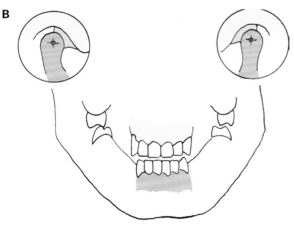

图33-8　A. 如果髁突在闭口运动中没有被稳定在正中关系轴，平衡侧斜面干扰往往容易被遗漏（B）。当髁突就位后，闭合过程中仅有右侧磨牙接触。紧咬牙齿会使下颌向右偏移，从而导致左侧髁突移位。

对闭口线的干扰

对闭口线干扰是指造成下颌从正中关系位的最初接触点向左或右偏斜至最大闭口位的横向主要干扰（图33-6，图33-7）。

基本的调磨原则如下：

1. 如果干扰斜面导致下颌向颊侧偏离闭口线，则调磨上颌牙的颊斜面，或下颌牙的舌斜面，或两者均可调磨。调磨斜面的选择取决于哪种调整最接近于将牙尖顶与𬌗面窝的中心点排齐，或将𬌗力最大限度地沿着上下颌牙齿的牙长轴传导。

2. 如果干扰斜面导致下颌向舌侧偏离闭口线，则调磨原则为：调磨上颌牙的舌斜面或下颌牙的颊斜面，或同时对两者进行调磨。

以上两种调磨原则涵盖了不同的闭口线偏离情况，可适用于任何牙尖。谨记该原则只适用于牙尖斜面，而不能应用于牙尖顶（图33-8，图33-9）。

调磨规则

为了避免错误调𬌗和浪费时间，关键要学习对什么部位进行调磨。通过理解下面的基本原则可以使调𬌗步骤变得更简单。

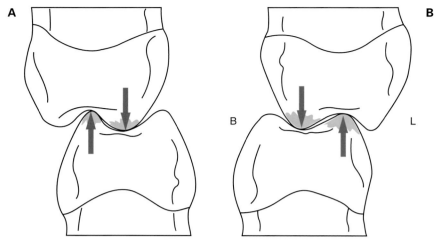

图33-10 与殆面窝相对应的牙尖是工作尖。在牙齿完全闭合至最大牙尖交错位前，可通过缩窄工作尖来消除斜面的殆干扰，这样就能明确是否为正常的颊舌侧位置关系（A）或反殆关系（B）。B. 颊侧；L. 舌侧。

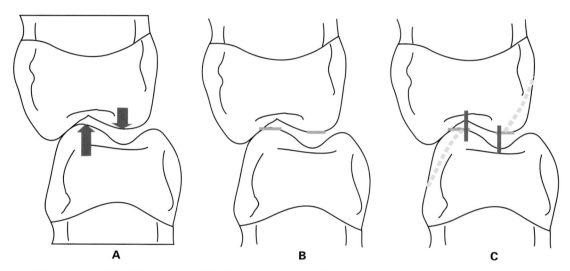

图33-11 A. 宽厚的工作尖会与干扰斜面发生碰撞。B. 调磨工作尖的斜面而非牙尖顶。C. 当下颌闭合至正中关系位时，若牙尖斜面出现咬合纸的印迹，就需要调磨被标记的牙尖斜面。

原则1：在修改殆面窝形态之前先缩窄工作尖

这是最重要的概念之一，理解掌握这个原则可大大提高调殆效率。首先，什么是工作尖？工作尖就是与殆面窝相对应的牙尖。在正常的咬合关系中，工作尖就是下颌牙的颊尖和上颌牙的舌尖（图33-10A）。后牙反殆时，下颌牙的舌尖与上颌牙殆面窝相对应，而上颌牙颊尖与下颌牙殆面窝相对应，因此它们也是工作尖（图33-10B）。

为什么要缩窄工作尖？首先，由于在许多偏斜的咬合关系中，牙尖已被磨耗成宽的形态。如果要先打开殆面窝，以容纳宽大的牙尖，将会比容纳更小的牙尖磨除更多不必要磨除的牙釉质。如果在工作尖改形后再对殆面窝壁进行改形，则可在减少牙齿磨除的情况下消除非正中殆干扰。这样也有利于将牙体组织的磨除量更平均地分配到上颌与下颌。

原则2：不要降低工作尖高度

调殆的目的应该是缩窄较宽的牙尖，以减少对殆牙破坏。因此，不应该降低工作尖的高度，而应调磨工作尖的侧面，避开牙尖顶。当下颌闭合至正中关系接触时可以对调磨点进行标记，然后缩窄牙尖（图33-11，图33-12）。

许多殆干扰可同时产生闭口弧和闭口线的偏

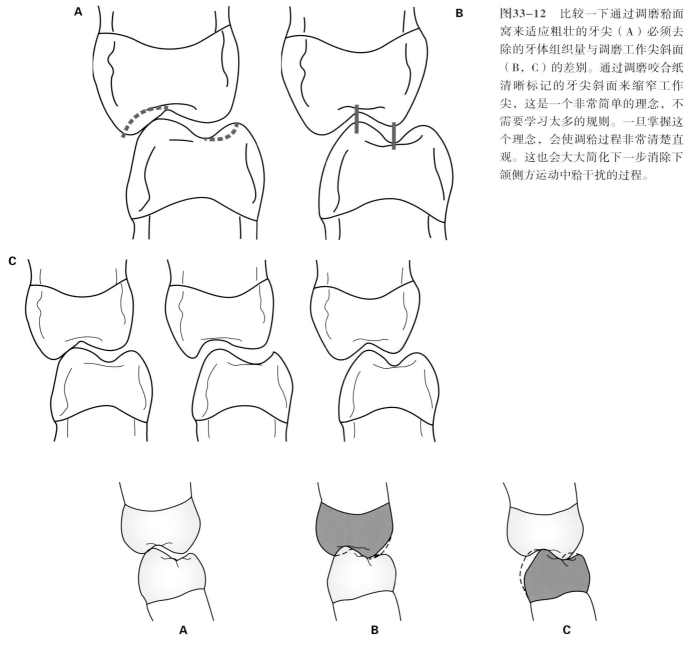

图33-12 比较一下通过调磨𬌗面窝来适应粗壮的牙尖（A）必须去除的牙体组织量与调磨工作尖斜面（B，C）的差别。通过调磨咬合纸清晰标记的牙尖斜面来缩窄工作尖，这是一个非常简单的理念，不需要学习太多的规则。一旦掌握这个理念，会使调𬌗过程非常清楚直观。这也会大大简化下一步消除下颌侧方运动中𬌗干扰的过程。

图33-13 A. 通过选磨移动牙尖顶的位置。B. 调磨上颌𬌗面窝不会改善牙尖顶的位置，但是会损坏上颌牙齿。C. 调磨下颌颊尖，使牙尖位于𬌗面窝的中心。

斜。上颌牙要调磨与"滑行"方向相同的牙尖斜面；下颌牙要调磨与"滑行"轨迹相反方向的牙尖斜面。这条原则可简单概括为：

> 总是调磨在正中关系位所标记的牙尖侧面。

正中关系位调𬌗后的咬合垂直距离应该保持不变。如果消除使下颌向前偏斜的𬌗干扰，除非垂直距离变小，否则将自动出现"长正中"。长正中的

平坦区域往往比实际需要的要长，但是多余的距离一般不会造成问题。

倾斜的牙齿

调磨倾斜的牙齿或者宽的牙尖可以改善稳定性并消除𬌗干扰。如果上颌牙标记点位于中央窝的颊侧，且调𬌗不会降低牙尖高度使其脱离正中接触，则要调磨下颌牙的颊斜面使牙尖向舌侧移动。上颌牙调磨可能仅会造成上颌牙尖不必要的破坏（图

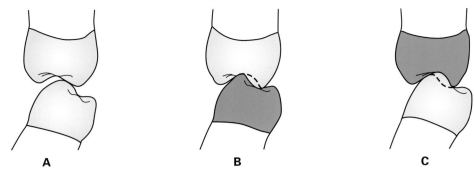

图33-14　A. 通过选磨移动牙尖顶的位置。B. 调磨下颌舌尖，使牙尖位于殆面窝的中心。C. 调磨上颌中央窝不会改善牙尖顶的位置，但是会损坏上颌牙齿。

33-13）。

如果上颌牙标记点位于中央窝的舌侧，且可以改善稳定性，则应该将下颌牙尖向颊侧移动，通过调磨下颌牙尖的舌斜面将咬合接触点向颊侧移动。如果需要降低牙尖高度而脱离正中接触，则不应该进行调殆（图33-14）。调磨上颌牙可能仅会造成其舌尖不必要的破坏，而不会改善应力传导方向。

面部骨骼形态的影响

面型会影响下颌骨的形态，因此也会对闭口弧的方向产生重要影响。由于下颌骨形态各异，有时正中滑行显得非常长而迂曲，尽管可以通过最微量的牙齿磨除来进行调殆，但还是有些医生可能会误认为针对这种正中滑行距离长的调殆会严重破坏牙齿。

当标记干扰斜面时，如果不是极其小心地手法诱导下颌，并将下颌用力保持在正中关系轴上，几乎很难发现下颌沿着陡峭斜面做垂直向闭口时发生的偏斜，因此有些殆干扰容易被完全遗漏。

如果干扰斜面与正中关系闭口弧几乎平行，就可能难以发现从正中关系位开始的滑行。这种干扰也可与松动牙同时出现，下颌运动时往往会出现牙齿移动而下颌不发生移位。然而，即使非常轻微的殆干扰也会激发肌肉的不协调。我们经常会在咬合治疗失败的患者口内发现这种殆干扰。应该使用气枪完全吹干牙面，并使用新的咬合纸定位干扰斜面。嘱患者快速叩齿，即可有效地在陡峭的斜面上进行标记。

原则3：首先调磨正中殆干扰

比较明智的是首先消除在正中关系闭口时的所有干扰，主要有3点原因：

1. 通过首先调整正中咬合干扰，可以改善牙尖位置。大多数牙尖顶的宽度都足以对其进行缩窄，以形成更适合的尖窝关系。在调整侧方运动殆干扰时，如果更窄的牙尖顶位置更合适，对侧殆面窝壁需要调整的量就可以更少。

2. 若可以优先考虑牙尖顶位置，就可以将调殆量更均匀地分配到上下颌牙弓。牙尖顶的位置通常可以通过缩窄朝向殆面窝的工作尖来得以改善，然后通过调磨对颌牙的殆面窝壁来纠正非正中咬合干扰。按照以上程序完成大致调殆后，可以在任一牙弓上进一步选择性精修外形。

3. 如果可以首先改善正中关系位的牙尖顶形态和位置，将有助于加速和简化非正中殆干扰的消除。

原则4：消除所有后牙斜面接触，只保留牙尖顶接触

> 如果所有后牙的非正中咬合接触点都需要去除，就可以磨除在各种非正中运动中标记的后牙斜面。

除了正中止点，其他咬合接触点都可以被改形，以配合在前导作用下发生咬合脱离。

如果首先调整侧方运动，经常会造成精确调整牙尖顶位置的步骤遗漏或不完善，且往往只调磨上颌牙的殆面窝壁。尽管这是一种消除殆干扰的有效

方法，但不一定能获得最佳的稳定性。如果调𬌗后还需要修复后牙，就可以在修复体上改善牙尖顶位置，因此调𬌗顺序就不是那么重要了。

侧方𬌗干扰

下颌后牙的侧方运动轨迹取决于两项影响因素：

1. 作为后部影响因素的髁突边缘运动范围；
2. 作为前部影响因素的前导。

当对侧方运动进行调𬌗时，必须使用沿髁突向上的重力引导下颌，以保证所有𬌗干扰的记录和消除都是在髁突位于最上位时的运动范围内进行，这样所获得的双侧髁突的边缘轨迹和前导才是真实的。

如果在没有引导的下颌非正中运动中对患者进行侧方干扰的标记，将会产生朝侧方边缘运动轨迹侧前方滑行的趋势。在非正中运动过程中使用重力引导下颌可以常规发现在未引导下颌运动中遗漏的后牙干扰。只有在手法诱导以及经过验证的正中关系位才能发现的侧方𬌗干扰才是导致在紧咬牙或磨牙过程中肌肉不协调和超负荷的𬌗干扰。有时，哪怕消除微量偏离正中接触点的轻微𬌗干扰即可解决许多被认为难以治愈的咬合–肌肉紊乱问题。

消除非正中𬌗干扰

非正中𬌗干扰可分为前伸𬌗干扰、工作侧𬌗干扰和平衡侧𬌗干扰。在我们理解后牙咬合分离的原理之前，通常会推荐牙医首先消除平衡侧的𬌗干扰，然后再消除工作侧𬌗干扰，最后消除前伸𬌗干扰。由于科学的肌电图（EMG）研究和临床经验都表明，当下颌离开正中关系位时所有后牙都脱离咬合接触具有重要价值，可以极大地简化调𬌗流程，而没有理由使其复杂化。

提高效率的秘诀就在于对非正中𬌗干扰进行调整之前获得最终稳定的咬合接触。

正中关系接触的理想模式是要采用牙尖顶接触而非宽面式接触。通过缩窄工作尖来形成更尖锐的牙尖，这不仅有助于更容易调整非正中运动轨迹，也可减少咀嚼运动中牙齿的负荷。

当完成调𬌗的第一阶段后，标记并调整所有的前伸、侧方工作侧和平衡侧等非正中𬌗干扰。但是，只有建立所有正中关系接触后，才有可能完善对后牙脱离咬合起关键作用的前导。

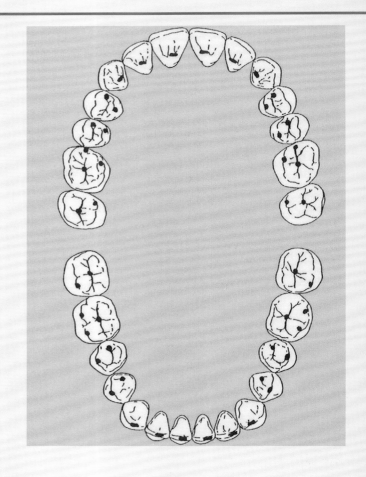

DeWitt Wilkerson医生的完美调𬌗很好地阐明了工作尖上的理想牙尖顶接触。注意接触点印迹的大小。即使患者从正中关系到最大牙尖交错位存在严重的滑行，也未对釉质造成严重破坏。

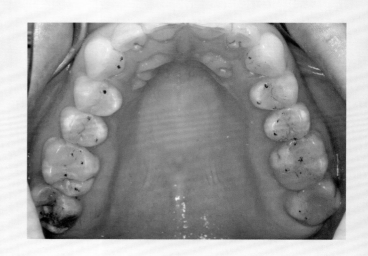

在下一阶段消除非正中运动过程中所有斜面接触的工作完成之前，这些牙尖无须再次接触。从此刻开始的目标为将所有非正中接触转移到前牙上。对于该患者而言，舌体阻止了切牙发生咬合接触，因此只能将尖牙作为前导。

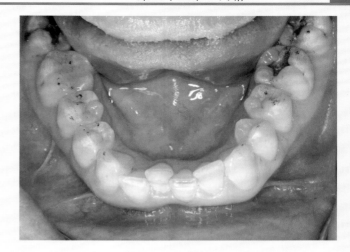

完美咬合的目标遵循以下的简单公式：

> 后牙点状接触，前牙线性接触。

当患者在所有下颌非正中运动中保持牙齿接触时，用红色咬合纸标记出来的理想结果。接下来通过手法诱导验证髁突是否在正中关系位完全就位，并嘱患者叩齿。所有牙齿都形成正中关系接触，但非正中运动时只有前牙发生咬合接触。

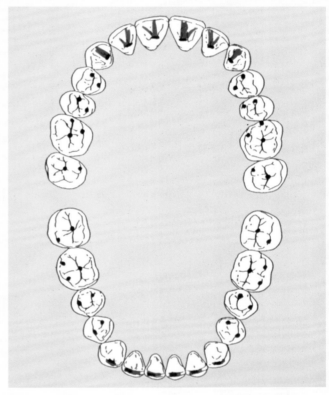

使用红色咬合纸进行标记的经典方法，过程中需要指导患者将牙齿咬住后进行研磨。牙尖斜面干扰可出现在任一牙齿或数颗牙齿上，但通常都位于后牙。后牙干扰会妨碍前牙出现非正中咬合接触。此时的调磨原则非常简单：磨除后牙上所有红色印迹，不要碰任何黑色印迹。大多数患者需要反复多次调磨直到后牙对前导的𬌗干扰完全消除。当消除了所有后牙𬌗干扰后，直到所有红色印迹都只出现在前牙上，而后牙上没有任何印迹为止。

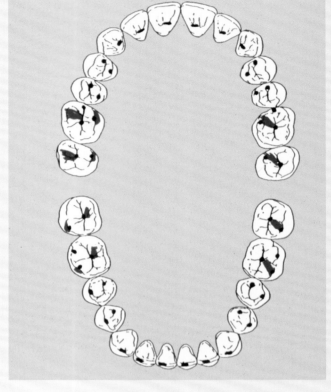

调𬌗的工具和器械要求非常简单：一枚小的金刚砂轮状磨石和一枚12面体橄榄球形的抛光车针就可以进行精确的牙体磨除和修形。使用Miller咬合纸镊子分别夹住红色和黑色的咬合纸。

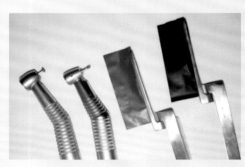

对干扰牙面的调磨应局限于有红色印迹的区域，而不应该碰触黑色印迹。

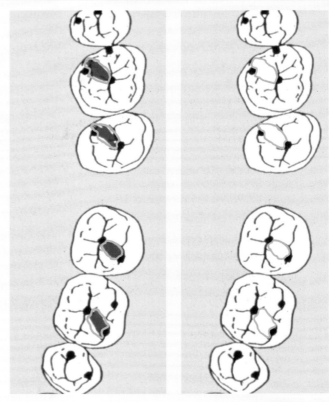

此时，我们快要接近调𬌗完成的最终阶段了。那些看似不显眼的标记可能会刺激肌肉过度兴奋，并妨碍后牙咬合脱离的瞬间使升颌肌群终止收缩。可以很容易消除这些𬌗干扰，且为了获得可预期的成功结果也必须消除这些𬌗干扰。

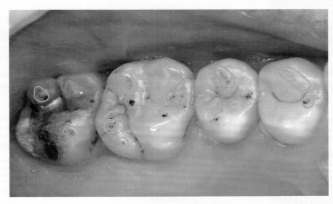

完全消除下颌离开正中关系位瞬间的所有后牙接触点后，在尖导的作用下可以使后牙脱离咬合，并终止大多数升颌肌群的收缩。由于在任何非正中运动过程中后牙都不会接触，因此只要保持前导完整，颞下颌关节保持稳定，就不太可能产生磨耗。即使患者继续紧咬牙或磨牙，情况也仍然是如此。

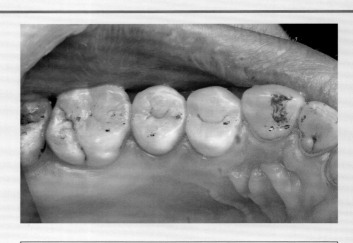

位于平衡侧第二磨牙的干扰点是最容易被忽略的，但这也是最容易引起患者咬合-肌肉疼痛的原因。非常重要的是，在用新的咬合纸检查时务必保持牙面干燥。磨牙经常容易发生松动，这种情况下磨牙上的干扰点会很容易被遗漏。完成调𬌗后，不太可能接触这些斜面，而只有牙尖与𬌗面窝或边缘嵴发生接触。

理念

永远不要使平衡侧的牙尖斜面发生咬合接触。

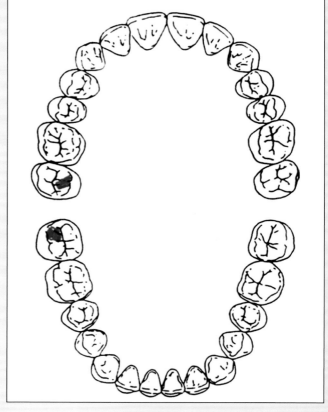

通过手法诱导找出侧方𬌗干扰

进行特殊手法诱导的原因是为了能使下颌自由运动到受解剖因素限制的边缘位置。患者可能不会用全部的自由度，但是任何妨碍下颌到达边缘位置的𬌗干扰都可能引起磨牙症，会造成很多破坏性的结果。

1. 手法诱导下颌回到正中关系位，通过负荷试验确认正中关系。
2. 围绕正中关系轴闭口至上下颌发生最初的牙齿接触。

注意：为了最终改善侧方运动，首先应该消除所有正中𬌗干扰。

3. 将食指弯曲与其他3个手指一起放在工作侧，用这4个手指对工作侧髁突施加向上的压力。确保手指放在骨面上，而非颈部组织上。
4. 使用拇指和弯曲的食指向工作侧髁突施加压力（图33-15）。

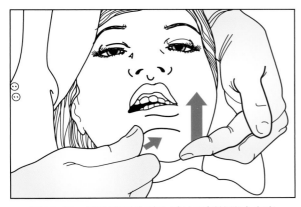

图33-15 箭头所示为手法诱导下颌的施力方向

5. 告诉患者允许医生将下颌向左（或右）侧移动。如果患者配合，过程会变得很顺畅，但是不要放松对工作侧髁突的向上压力。
6. 让助手在干燥的牙面上放入干燥的咬合纸以记录咬合干扰点。将下颌往外移动到边缘位置，然后嘱患者向后紧咬牙至正中关系。

调整前导

详见第十七章。调𬌗的原则与修复体制作的原则相同。

治疗目标

1. 在所有前牙上建立稳定的咬合接触。
2. 在所有下颌非正中运动中，从正中关系位运动到前牙对刃位的过程中使尽可能多的前牙保持连续接触。
3. 前导应与患者正常的功能运动范围相协调。
4. 在任何下颌非正中运动中，当下颌离开正中关系位时，后牙即刻发生咬合脱离。

不同的选择

由于与功能运动范围相关，前导的角度也是有个体差异的。相互保护𬌗是指在前伸运动中切牙接触，在侧方运动中尖牙接触的𬌗关系，也称之为尖牙保护𬌗。

前牙组牙功能𬌗是指侧方运动时2颗或2颗以上的前牙发生咬合接触。前牙组牙功能𬌗可包括1颗尖牙、1颗侧切牙和双侧中切牙。在一些咬合关系中，侧方运动时只有切牙接触。

没有任何一种前导是适用于所有患者的。功能运动范围越接近垂直，越有可能在侧方运动时形成尖牙保护𬌗。功能运动范围越平缓（即越接近水平），则越有可能形成组牙功能𬌗。

> **要点**
> - 在纠正前导之前，必须消除对正中关系的干扰。正中关系位（或适应性正中状态）是纠正前导的起点。
> - 必须消除侧方运动的所有后牙𬌗干扰。
> - 必须消除下颌前伸运动时的所有后牙𬌗干扰。
> - 随着前导发生改变，后牙经常会出现𬌗干扰的复发，必须重新调𬌗以保证后牙咬合分离。
> - 如果由于前牙开𬌗或者深覆𬌗导致最大闭口位时前牙不接触，在位于最前方的上颌牙上建立前导，以使其能在前伸运动时发生咬合接触。
> - 如果前牙在侧方运动过程中不能使后牙脱离咬合接触，则应该考虑在工作侧形成组牙功能𬌗，以使平衡侧后牙咬合脱离。

使前导协调的步骤

步骤1. 若有可能，在正中关系位建立所有前牙的稳定咬合接触（在引导下闭口）；

步骤2. 如有必要，正中接触点向前延伸，以允许非引导的轻闭合至稳定的止点，而不会先撞到上前牙的舌面。这一点可以通过从后退位轻咬牙来实现。使用红色咬合纸对应轻闭合，使用黑色咬合纸对应正中（引导）闭合。如果红色咬合印迹延伸至非常陡峭的斜面上，则应该调磨斜面以允许非引导的轻闭合在完全闭合前不会楔入牙尖斜面。这种小幅度的自由度称为长正中。长正中不会超过0.5mm，并且50%的患者不需要这种自由度。

步骤3. 在前伸运动轨迹中平衡咬合接触。如果下颌向前滑动时只有一颗牙齿接触，需要调磨对应的斜面使更多的前牙在前伸过程中形成咬合接触。注意：记住在上殆架的模型上进行分析将明确这种矫正方法不具有破坏性。如果调殆需要磨除不必减少的牙釉质，则考虑正畸等其他治疗方法。

步骤4. 必要时调整侧前导，以形成平稳舒适的侧方运动，而不会对前导牙齿产生应力和扭矩。当下颌向侧方移动时，观察尖牙和侧切牙之间的咬合接触。任何的咬合接触分离都表明存在超负荷。

提示：当前导改变时，反复确认后牙是否出现新的咬合干扰。

过程	调整前伸功能

当形成前伸运动轨迹时，前导通常会在某颗牙上更为连续，而在其他牙齿上显得断断续续。

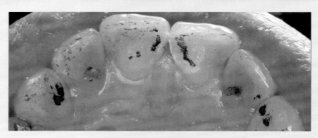

对照都有前伸咬合印记的两颗牙，如一颗牙齿上咬合印记连续，另一颗间断，应磨除出现间断位置相对应的连续咬合印记部位

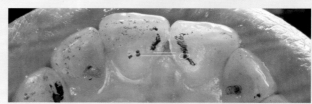

调磨消除了咬合印记，使原先不接触部分的牙面产生咬合接触。

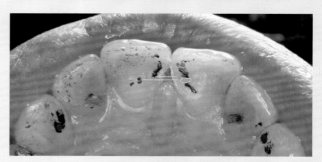

现在，从正中关系位到对刃关系位的整个过程中前伸运动轨迹均匀分布在双侧上中切牙上。在本病例中，前伸运动时侧切牙不接触。为了获得侧切牙的咬合接触，需要对中切牙进行过量的调磨。尽管能在4颗切牙上形成咬合接触更好，但只要牙齿稳定且没有震颤，也不必过分强求。

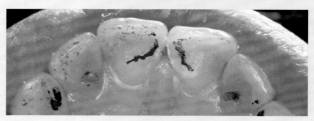

续表

过程	调整前伸功能

需要反复确认在前伸运动中后牙完全脱离咬合接触。

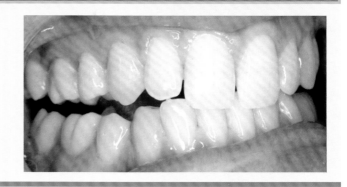

前伸𬌗干扰

在前伸咬合运动中应该只有前牙接触。当后牙离开正中咬合接触的瞬间所有后牙都应该脱离咬合接触。

消除前伸𬌗干扰的原则称为DUML：磨除上颌牙（U）的远中斜面（D）或者下颌牙（L）的近中斜面（M）。

在磨除前伸𬌗干扰点时，应该使用不同颜色的咬合纸标记正中止点，使其不会被误磨。下颌应该位于正中关系位，嘱患者反复做下颌前后向运动。在患者滑动下颌的过程中，牙医应保持对下颌施加大的力量，以确保在运动过程中髁突紧抵在关节结节上。

由于前伸𬌗干扰经常容易被遗漏，因此必须仔细观察。通过仔细观察，可以发现前伸𬌗干扰点往往是略高起边缘嵴上的些许疙瘩。牙医还必须注意每颗上颌牙朝向远中的舌𬌗线角，并且还要关注在前伸运动轨迹中的舌面窝壁。前伸𬌗干扰中的所有后牙接触都必须磨除。

前伸运动中的后牙咬合分离是通过前导和髁突前伸时的向下运动共同实现的。如果前导较为陡峭，则前伸𬌗干扰的调整量通常是最小的。若前导较平坦，则后牙的咬合分离将更多依赖于髁突的作用，且前伸𬌗干扰的调整量往往很大。

前伸𬌗干扰的调整通常需要对干扰斜面进行一定程度的"空心式调磨"。所形成的凹面形态很容易在髁突的凸形轨迹作用下发生咬合分离。

调𬌗中常犯的错误是认为在前伸运动时下颌牙的颊尖会顺着上颌牙的中央沟运动。这种情况只有在上下牙弓彼此平行（进而形成完美的方形下颌牙弓）时才会发生。大多数牙弓从后往前呈锥形慢慢缩小，以至于当下颌前伸时，下颌牙齿会沿着笔直的轨迹向前运动，从而使下颌后牙的移动呈对角线式穿过上颌牙齿（图33-16）。对这条运动轨迹的𬌗干扰很容易被误认为是工作侧非正中运动时的轨迹而被遗漏。此类𬌗干扰应该通过对上颌牙的远中斜面或下颌牙的近中斜面进行空心式调磨来消除。磨耗往往会使这两处斜面变得很光滑，所以不容易标记出来，除非保持牙齿干燥，并且使用新的咬合纸。

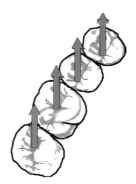

图33-16　由于大多数牙弓形态的相似性，下颌牙尖的前伸轨迹为斜向跨过上牙𬌗面。仔细观察上颌牙尖的远中斜面是否存在前伸𬌗干扰。下颌前伸运动时，后牙应该没有接触。

如果牙弓关系不允许前牙使后牙脱离咬合，则左右两侧后牙最前端的牙齿应该起到在前伸运动中分离其余后牙咬合接触的作用。

动度异常牙齿的调𬌗

在调𬌗时，对所有牙齿的异常动度需要进行定量检查。有殆干扰的松动牙齿容易发生移位使得稳定牙齿上会留下咬合印迹。与稳定牙齿相比，松动牙齿的咬合印迹不明显。如果调磨了稳定的牙齿，松动牙受到的应力会更大。在患者进行各种非正中运动时，牙医应该将指尖放在牙齿的唇颊侧感受牙齿的异常动度。如果牙齿接触位置会发生任何明显改变，则应该先用手指将牙齿固定后再进行咬合纸检查。

检查咬合时需要检查轻咬和紧咬两种情况。用红色咬合纸检查紧咬情况，用黑色咬合纸检查轻咬情况，就可以显示在外力作用下牙齿是否发生均匀接触（图33-17）。正常情况下红色咬合点和黑色咬合点应在同一位置。

如果紧咬合时的咬合点比轻咬合时多，则应该

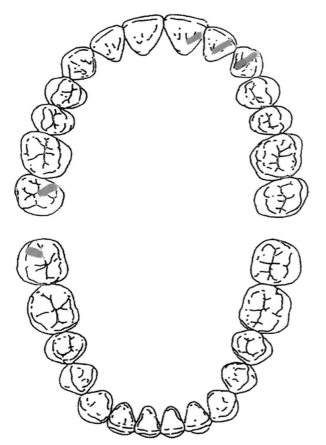

图33-17　当磨牙存在异常动度时，会出现典型的下颌非正中运动模式。前牙上显示了侧前导的理想咬合印迹，但仍然存在肌肉的过度兴奋，问题通常是磨牙上不起眼的殆干扰，因为磨牙的异常动度容易导致磨牙离开原位，从而使前牙发生咬合接触。确保开始非常用力叩齿时髁突要在关节窝内完全就位，并研磨后牙找到接触干扰点。务必保持牙面干燥和咬合纸新鲜，以显示咬合印迹。

进一步调磨轻咬合印迹，直至其与重咬合时一样多为止。

完成调殆的秘诀

如果患者没有关节囊内问题，且口颌面疼痛是因为咀嚼肌过度兴奋的结果，经过完善的调殆结束时应该可以完全消除肌肉疼痛的所有体征。如果不能达到完全缓解，据我的临床经验，调殆尚未完成，意味着依然存在殆干扰。大多数时候遗漏的殆干扰位于最后的磨牙上。遗漏的原因往往是由于有殆干扰的磨牙本身足够松，容易被对应的干扰斜面撞击而发生移动。因此，松动的牙齿只能被下压或发生移动，使得其余牙齿发生咬合接触，从而不会造成下颌移位。完全消除所有后牙殆干扰的秘诀很简单，但是在标记易遗漏的殆干扰方面非常有效。

如果你认为已经完成了调殆，而患者仍有不适，需要进行如下步骤：

1. 完全干燥后牙，必要时可以用气枪、强吸和棉卷等，但务必要保持咬合面干燥。
2. 使用新的红色咬合纸，小心地将其覆盖在磨牙整个咬合面上，每次检查一侧。
3. 通过双侧手法诱导对双侧髁突施以向上的重力负荷，发现并确认正中关系。
4. 维持通过颞下颌关节的向上重力负荷，要求患者尽可能快速有力地叩齿。
5. 继续向上用力保持髁突，要求患者向各个方向尽可能用力地做磨牙动作。
6. 取走红色咬合纸并迅速放入新的黑色咬合纸，将下颌手法诱导至正中关系位，然后让患者仅在正中关系位轻轻敲击牙齿。
7. 一旦发现牙尖斜面上有红色咬合印迹，正是之前遗漏的咬合干扰。通常会发现一颗或者多颗磨牙的殆面上出现大面积的红色印迹。
8. 调磨所有的红色咬合印迹，但不要磨除牙尖顶或殆面窝中央的黑色咬合印迹。

注意：如果轻咬合的黑色咬合印迹只位于最远中的磨牙上，或无法均匀一致地标示所有正中止点，提示后牙需要在牙尖顶部进行调磨（图33-18）。否则不要磨除正中止点。

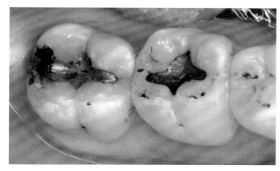

图33-18　在认为调𬌗已经很完善的情况下，使用黑色咬合纸检查快速有力的叩齿动作可以在第二磨牙上显示出咬合印迹。快速叩齿时，存在垂直向动度的牙齿会在其移动之前就印上染料。大多数调𬌗缺少这一重要步骤，因此往往无法获得完全成功。

重复以上重力敲击的动作，直到后牙咬合面的非正中斜面上不再出现红色咬合印迹为止。

注意事项：保持牙面干燥，每次使用新的咬合纸，并确保咬合纸的正确放置。

检验调𬌗是否完成

许多调𬌗不能达到咬合完全舒适的目标，不舒适的原因可能与咬合无关，也可能是没有完全消除所有后牙𬌗干扰导致。即使在完善的调𬌗结束后，也容易出现牙齿的反弹，因而再次激发了肌肉的过度兴奋与不适症状。有两种方法可以检验是否仍存在牙尖斜面的早接触：紧咬试验和前牙去程序化𬌗垫。

紧咬试验

要求患者用力紧咬牙齿（空咬）。一旦患者有牙齿出现不舒服，说明调𬌗没有完成。此时需要用手指固定干扰的牙齿，然后嘱患者在咬合纸上咬合，以发现咬合干扰点，这样就可以明确是否仍存在咬合干扰。

确保牙齿表面干燥和新咬合纸放置在正确的位置上。在牙医通过双侧手法诱导对关节施以向上的负荷时，让患者下颌上下运动重咬牙齿，并向各个方向做磨牙动作。一旦患者在空口紧咬或磨牙状态下感觉到牙齿酸痛，提示此处存在咬合干扰。这是非常可靠的检查。

前牙去程序化𬌗垫

如果调𬌗无法完全缓解咬合-肌肉疼痛，在调𬌗后使用前牙去程序化𬌗垫会是另一种可靠的检测方法，可以确定问题是否与咬合-肌肉疼痛相关。如果前牙去程序化𬌗垫可以完全分离所有后牙的咬合接触，且不适的来源完全与咬合相关，则症状将会消失。这种当后牙脱离接触时症状完全消失的情况提示仍然存在咬合干扰，当这些干扰完全去除后症状就会完全消失。

我不能过分强调调𬌗不完全所留下微小𬌗干扰的重要性。在我的执业经历中，曾遇见太多的患者在调𬌗治疗后并未获得完全治愈，但是当最后一点咬合干扰被消除后，很快就恢复正常。

理念

如果空咬时后牙出现疼痛，说明调𬌗没有完成。

有情绪问题患者的调𬌗

有情绪问题患者不一定适合进行调𬌗。许多患者与精神紧张相关的紊乱性疾病可以通过消除疼痛性咬合-肌肉不协调得到显著改善。根据我的临床经验，当咬合-肌肉症状得到缓解，患者在情绪上的症状也会消失。如果患者仅仅由于心情沮丧而拒绝接受对可诊断的疾病进行治疗，往往会导致更严重的精神紧张。如果诊断准确，且患者能够客观面对与咬合不平衡相关的症状，只要花更多的时间和耐心来帮助这类患者，治疗结果也会很好。

如果患者对治疗结果的期望值过高，则不应该开始任何不可逆性治疗。所有咬合调整应该在可逆性的𬌗垫上完成。只有当所有症状都已通过𬌗垫解决，且患者对咬合调整的必要性有了充分认识，才应该开始进行直接的调𬌗治疗。

如果表现为非理性的症状，且无法通过调𬌗改善，这种患者绝不能进行调𬌗治疗。除非患者症状的诊断非常明确，并且这些症状能够通过某种明确的方法进行可预测的治疗，否则不能进行调𬌗治疗。

无论病因有多明确，或咬合治疗的可预测性有多高，只要患者有非理性的症状或过高的期望值就不应该开始调𬌗治疗。如果患者能意识到明确存在的问题，且这些问题可以通过咬合调整予以解决，即使情绪比较敏感，但只要患者是理性的，进行适当的调𬌗是不会造成咬合体验的。

𬌗垫通常可用于解决那些对治疗可能会有情绪方面副作用患者的咬合-肌肉紊乱问题。对于通过谨慎选择后牙需要咬合重建修复的患者，可能适合直接调𬌗。这就不需要用𬌗垫，因为通过修复体就可以恢复𬌗面形态。

如果颞下颌关节的位置和状态有任何问题，在开始直接调𬌗之前都应该使用诊断性𬌗垫验证调𬌗后的反应。

预防性调𬌗

如果患者完全舒适，没有表现出快速磨耗、牙周组织破坏、牙齿动度异常、牙龈过度退缩、牙髓敏感、牙齿磨耗小斜面、磨牙习惯、颞下颌关节相关症状（如关节区域的弹响或破碎音）、压痛、疼痛或头痛等症状，就没有必要进行调𬌗。患者如果没有修复治疗的需求，也就不适合进行咬合调整。如果患者没有上述任何问题，就没有必要对其进行预防性调𬌗。

然而，找出一个有𬌗干扰，但没有上述症状的患者要比大多数牙医想象的更加困难。咬合不协调但"没有问题"的患者大多数情况下是因为没有接受仔细地检查。我们没有理由拖延治疗直至问题严重到很明显的地步。在咬合问题需要接受复杂治疗之前，现代牙科就应该有能力对其进行早期干预并纠正病因。

咬合应力是加速口腔健康恶化的致病因素。对有经验的牙医来说解决应力问题是很简单的。咬合应力调整之后患者的咬合会更舒适，牙齿及其支持组织会更稳定。

由于正确的调𬌗对患者有益无害，那么在损伤变严重之前，什么情况会妨碍调𬌗？

从未见过正确调𬌗结果的牙医是无法评估调𬌗治疗的价值的。同理，不习惯于全面检查患者的牙医也不会发现调𬌗的必要性，因为他们不会意识到患者不健康的口腔状况正是由于咬合力超负荷所致。

以最佳口腔健康状况为基础进行思考的牙医都能接受全面的预防牙科学知识。咬合创伤的调整是预防性措施之一，能显著改善患者的舒适度并维持牙齿及其周围组织的健康。在咬合创伤加重之前，我会推荐预防性调𬌗来纠正特定的咬合应力问题，甚至不进行任何治疗也是另一种有意义的治疗方法。详细检查是决定是否存在咬合问题以及是否需要咬合治疗的关键（图33-19）。

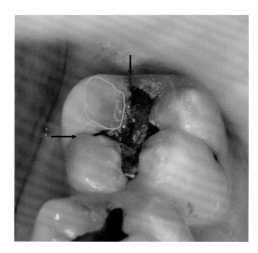

图33-19　通过调𬌗可以避免一个典型问题，如图中箭头标示的裂纹线。注意咬合面上大面积的磨耗小斜面（圆圈标记）。磨牙过程中产生的高水平楔力是导致牙尖碎裂的常见原因。如果牙尖斜面没有𬌗干扰，就不产生楔力。在等待牙尖裂开之前，预防是更好的选择。

注意事项：除非患者自己提出口内存在咬合应力问题，否则永远不要尝试对患者进行调𬌗。患者必须承认存在问题，并能提前理解在治疗中可能涉及的情况。

一个对调𬌗技术没有十足信心的牙医不应该尝试进行任何形式的预防性调𬌗。我见过的最不开心的患者是那些没有意识到自己有咬合问题的患者，他们会认为调𬌗就是牙医想要磨除自己的好牙。不适当或者不完善的调𬌗会导致不佳的咬合体验，有时甚至会引起急性颞下颌关节紊乱病。特别是在尝试性调𬌗之前没有不适感的患者，他们往往会放大此类问题。

正畸患者的调殆

每位正畸医生都应该学习调殆的原则和技术。在对正畸患者的调殆问题上，没有比正畸医生更合适的人选。要理解具有方向性的生长因素或许可以不需要调磨牙尖斜面，牙尖斜面会随着生长发育进入更理想的位置。

正畸医生对托槽拆除后复发情况的评估有助于判断何时进行调殆以及牙尖斜面需要调磨的量。如果调殆量可能需要磨穿牙釉质时，正畸医生可以对个别牙齿的位置进行轻度调整。

那些通过调殆来精修正畸完成病例的正畸医生告诉我们，正畸医生倾向于不断地提高正畸技术从而可以将选磨量减至最小。与调殆相关的仔细咬合分析使其对影响咬合稳定的因素有了更好的理解，并且能缩短正畸治疗后的保持期。

调殆不能取代牙齿位置的矫正。有些正畸医生认为通过正畸治疗准确地调整牙齿的位置，足以避免大量选磨调殆是不可能的。但是必须意识到，许多正畸医生的确可以做到准确调整牙齿位置关系，以至于正畸治疗后仅需要最少量的点磨即可完成调殆。

治疗过程中的咬合调整

在正畸治疗过程中，如果改变牙尖、殆面窝或牙尖斜面的形态有利于牙齿位置移动后咬合的稳定性，这种改变就是可行的。在治疗过程中随时可以对非功能尖斜面进行改形。用质疑的眼光审视每颗牙齿的最终位置，可能有助于判断怎样改形是有利的。

正畸保持期的咬合调整

当拆除正畸托槽和戴上活动保持器后，就应该开始总体的咬合调整。如果在正畸保持的位置上调整咬合，将会提高牙齿在那个位置的稳定性。

如果在保持期内，任何牙齿的轻微移动有助于咬合关系的稳定，宁可在保持器上额外增加舌簧移动牙齿，而不是对牙齿进行破坏性的过度选磨调殆。当上下牙之间的相对关系达到了正畸医生满意的位置关系，就应该对咬合进行精确调整。咬合稳定性和保持器稳定效果的结合能使整个牙弓在较短时间内变得更加稳定。而仅仅使用保持器将牙齿保持在错殆状态绝不是首选方法。

调殆的效率

没有效率的调殆步骤将会浪费大量的时间。在训练有素的椅旁助手帮助下，操作流程良好，大多数的患者都能在1h内完成初步调殆，即消除对正中关系的所有殆干扰，并达到所有前伸运动和侧方运动的协调。

但这并不意味着初步调殆后的咬合不再需要进一步的调整。通过一次调殆几乎很难达到最终的咬合稳定，因为当过大的咬合力量减轻后，受压的牙齿会出现移动倾向。在消除咬合应力后，受压的牙齿重新获得与其牙周韧带的平衡所需的时间长短不一。当这种牙齿的移位产生新的殆干扰后，必须进行反复的精细调整。

在任何一次预约，所有牙医能做的就是消除当前位置上的牙齿殆干扰。有效的调殆技术能缩短初步调殆所需的时间，同时也能大大缩短随访调殆的预约时间。

椅旁助手的职责

高效的调殆是需要四手操作的，因为牙医的双手需要对下颌进行诱导操作。

助手有3个职责：

1. 保持口腔干燥，以便咬合纸能有效地显示咬合印迹；
2. 当牙医对下颌进行手法诱导时，保持咬合纸的位置不变（图33-20）；
3. 在选磨调殆过程中保持牙齿的冷却。

为了有效地做好本职工作，助手在配合牙医操作的过程中必须学会有效使用3种工具：咬合纸、强吸头和气枪。

干燥的口腔环境是进行快速调殆的秘诀之一。如果牙齿表面是湿润的，会阻止咬合纸有效地着色。强吸和气枪的结合使用能有效地保持牙面干燥，除非有唾液腺分泌过旺的情况。只要助手能有

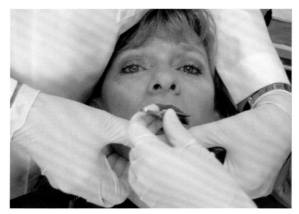

图33-20   当牙医使用双手进行手法诱导操作时，椅旁助手必须使咬合纸就位并保持，同时牙医在正中关系位引导下颌闭口，使牙齿咬合。

效配合，一般不需要使用抑制腺体分泌的化学药物。使用棉卷擦拭牙面会留下一层薄膜，这样会影响咬合纸上色的效果。在调磨过程中持续使用气枪吹干牙齿咬合面并结合使用强吸，可以保持牙齿冷却和干燥。这样每次调𬌗完成后就能快速插入咬合纸进行下一轮操作。

　　除了最终检查长正中咬合干扰之外的所有调𬌗步骤都能在患者的仰卧位完成，此时牙医和助手可以舒适的坐位操作。牙医能方便地得到器械，助手可以手持两种工具，并将第三种工具放置在患者胸前的前巾或者操作台上（在仰卧位，患者不会反对在靠近他们左肩附近的前巾上放置工具，这是最方便助手操作的地方）。

　　手和头的象征性动作有助于牙医和助手的快速交流。牙医点头意味着放入咬合纸，手的位置可以表示放入咬合纸的位置。举起拇指代表取出口内所有器械以便检查咬合。无声的交流不仅可以更快，而且使工作更放松。

调𬌗所需的工具器械

用于标记𬌗干扰点

咬合纸

　　显示咬合干扰点最有效的方法就是使用非常薄的不同颜色咬合纸。我选择使用的是AccuFilm®。这种咬合纸的薄度可以防止牙尖周围晕染，并只允许接触面获得标记。在几次标记后必须更换新的咬合

纸，因为在咬合接触的压力作用下染料层会脱落并转移到牙面上。

咬合纸镊子

　　AccuFilm®（Parkell Inc., Edgewood, NY）和其他类型的薄咬合纸最好使用咬合纸镊子夹持。Miller咬合纸镊子非常好用。许多咬合纸镊子能同时放置两种颜色的咬合纸，这样就可以节省更换咬合纸的椅旁时间。

标记纸

　　标记纸通常不是显示𬌗干扰点的最佳材料，因为染料颜色太容易被擦掉和浸染。如果标记纸不会太容易被咬穿或损坏，或不太厚都是可以接受的。太厚的标记纸不能显示最先接触的𬌗干扰点，倾向于标记那些接触点之间距离与其厚度相近的牙尖斜面。正因为如此，我有时会用更厚的标记纸标记想分离得更开的平衡斜面。

蜡

　　将深色薄蜡片放置在单颌牙弓所有牙齿的咬合面上，使对颌牙齿轻轻地咬入蜡片直至咬穿为止。咬穿的位置表示咬合干扰的接触位置，然后用铅笔标示这些位置，并按照调磨的基本原则予以磨除。这个过程可以反复进行，直到咬穿点出现在正确的位置为止。

　　蜡片是显示牙齿锐利线角位置上的咬合干扰点的最佳材料，这些干扰点用其他方法很难显示出来。但是，尽管作为常规使用的材料，临床中并不推荐使用蜡片，因为与咬合纸相比，蜡片法需要耗费大量的时间。

糊剂、喷雾和其他上色材料

　　很多材料都可以被喷涂到牙齿接触区，只要这种材料被牙齿咬穿就可显露出咬合接触区。由于喷涂材料所形成的膜非常薄，因此准确度非常高。

计算机辅助动态咬合分析

　　最具有创新性的定量咬合分析系统之一是由

Maness开发的。通过菜单导航的软件系统，Tekscan（Boston，MA）公司的T-scan®Ⅱ系统采用了传感器单元，将咬合接触记录在聚酯薄膜中，并将信息传递给计算机。通过咬合接触分析，可以确定牙齿接触的顺序和时间，以及比较不同咬合力大小下牙齿接触的顺序和时间。该系统还可以比较正中关系位和最大牙尖交错位的咬合接触。

T-scan®Ⅱ系统比较实用，因为它能在下颌功能运动过程中在显示器上直接实时记录咬合接触情况。它也允许操作者在显示器上记录或打印任意颌位的咬合接触。该系统的特殊价值在于它能够提供患者难以理解的，关于应力性咬合接触点的即时信息。而打印出来的硬拷贝也是永久有效保存信息的方式。咬合接触信息通过记录每一个咬合接触点的柱状信息可以三维重建出来，信息柱的高度代表了接触的相对时间和相对力量（图33-21）。

T-scan®Ⅱ系统非常简单易用，可以明确定量测量咬合接触的时间和加力顺序，有望成为日常咬合分析和治疗的实用方法。治疗后的结果也可以清晰地记录并永久保存在病历中。

用这种方法可以精确地定量记录咬合接触，更重要的是，它可以帮助牙医理解多个强度均匀咬合接触点的重要性，并形成精确调𬌗的技巧。然而，应该记住的是没有仪器可以取代牙医的判断，如果牙医不能准确判断并掌握调𬌗技巧，任何机器都无用武之地（图33-22）。

长期的咬合稳定性

对调𬌗最常见的质疑就是效果不能持久。有学者指出即便是最精确的调𬌗也无非就是形成从正中关系位到最大牙尖交错位新的"滑动"。

一些看似完美的咬合关系确实会出现不同程度的滑动。根据我的经验，迄今为止调𬌗后出现的不良效果也就这些问题。如果咬合调整一旦达到稳定，患者可以保持极其稳定的咬合。对我曾经调𬌗或修复过患者的回顾性分析表明，术后出现𬌗干扰复发的情况极少。在每次定期复查时都要检查患者的牙齿松动度，正中关系位以及下颌非正中运动时受到的𬌗干扰。10～30年无须再次调𬌗的患者仍然

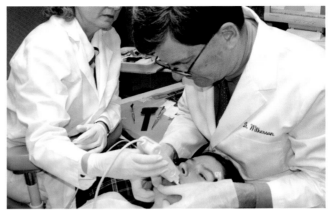
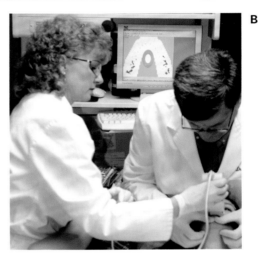

图33-21 当牙医进行手法诱导，寻找并验证关节是否在正中关系位完全就位时，助手要将传感器放置到位。当牙医向上施加穿过下颌关节的压力时，患者或牙医就能使下颌上下叩齿。此时可以在显示屏上直接看到咬合接触或者可以打印出来。该仪器自问世以来不断得到完善，已能提供有关正中关系位轻微𬌗干扰重要性的优秀数据。它也记录了瞬时后牙咬合脱离作为有效实现肌肉平衡协调目标的重要性。

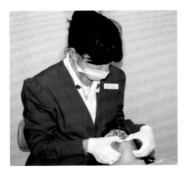

图33-22 Joanne Schultz（RDH）经过训练，在每次口腔卫生复查时都会检查是否存在𬌗干扰。

保持稳定的咬合，最多仅仅需要微量调整。

从历史上看，这样的稳定性并非常态。在早年（1965年以前），当我还在将下颌后退至最后退位

时，通常必须要进行重新调𬌗。达到长期的咬合稳定性需要关注如下要点：

> **调𬌗步骤可以概括为：**
>
> 1. 找出并验证正中关系位或者适应性正中状态（ACP），排除关节囊内紊乱病。
> 2. 用面弓转移上𬌗架，并获取正中咬合关系记录或者适应性正中咬合关系记录。
> 3. 分析模型，以确定是否调𬌗是最佳治疗方案。
> 4. 消除阻碍下颌完全闭合到正中关系位或者适应性正中状态的牙尖斜面干扰点。
> 5. 如果牙弓关系允许，验证上下颌闭合时所有前后牙能否同时接触。
> 6. 检验最大牙尖交错位是否与正中关系位或适应性正中状态相协调。
> 7. 除正中关系位或适应性正中状态外，其他所有的非正中运动中后牙脱离咬合接触。
> 8. 重新确定前导，以适应所有的非正中运动（当改变前导后，可能需要调磨更多的后牙牙尖斜面）。
> 9. 通过紧咬牙或磨牙重新确认后牙牙尖斜面上没有接触。
> 10. 确认后牙接触成点状，前牙接触呈线状。
> 11. 检验调𬌗结果。只要空咬时后牙存在任何不适或受压的症状，说明调𬌗没有完成。

1. 通过双侧手法诱导确定和验证稳定的正中关系位；
2. 准确记录颞下颌关节的最上位置；
3. 在所有非正中运动中将组牙功能改变为后牙脱离咬合；
4. 更好地理解前导与下颌功能运动范围和中性区保持协调的重要性；
5. 将咬合关系调整为尖-窝接触关系；
6. 仔细观察和纠正松动牙齿的咬合干扰而不至于产生滑动；
7. 彻底消除磨牙干扰，包括在重力咬合或磨牙运动过程中的干扰；
8. 继续咬合调整，直到颞下颌关节的稳定性得到验证，且牙齿不再反弹；
9. 在没有完成准备工作之前绝不开始调𬌗。

神经肌肉牙科学：生物电子设备

Neuromuscular Dentistry: Bioelectronic Instrumentation

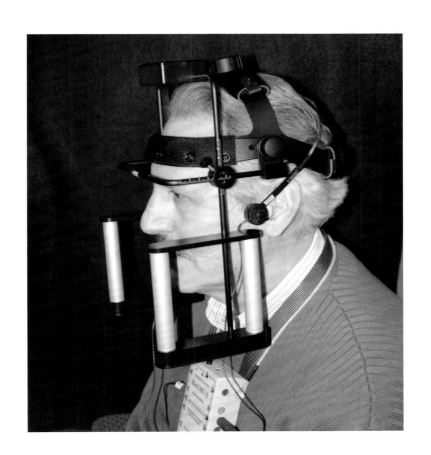

理念

如果基于错误的假设来进行分析，即使收集到准确数据也会产生误导。

渲染性用语的鉴别

过去几年中，正中关系牙科学受到了深度质疑，给许多探求咬合相关理念的牙科医生造成了混淆。那些能理解正中关系，并且能理性把握殆对神经肌肉系统影响作用的人，就不难分辨神经肌肉牙科学（NMD）中那些商业驱动的部分。然而，那些没有受过足够殆学理念教育的牙医们经常会误认为NMD是替代"过时旧概念"的前沿学科。这种观点是严重被误导的。重要的是，我们要从对生物电子设备的应用到改善有严重缺陷的临床日常工作角度对设备进行正确使用。

Ramfjord[1]及其他学者所倡导的咬合治疗基本目标是建立一个"协调稳定的神经肌肉系统"，遗憾的是"神经肌肉牙科学"这个概念已经背离了正确的意思，与Ramfjord等理念有冲突。本书所提倡的原则自始至终都是非常严谨的，并有明确的成功标准（参见第四十七章）。那些NMD原理支持者所得到的结果并不能通过这些标准的测试。重要的是要理解为什么NMD不能通过，所以我们需要客观对待NMD，指出不能用它来代替正中关系牙科学的具体原因。

重要的不是设备本身，而是如何使用

电子技术已经获得了惊人的发展，有很多应用对于咬合问题诊断和治疗都很有价值。在我以往的执业过程中，电子设备在很多不同方面都有优势，重要的是要意识到这些电子设备有助于测量和记录，但不能改变生理或生物力学原理。然而，这些精细设备的使用，只有在满足对咬合稳定要求的基础上达到切实可行的治疗目标时才有价值（参见第二十九章）。重要的是要认识到，无论收集的数据有多精确，对数据的解读才是关键。NMD受到推崇的问题并不在设备，而是在一些严重错误理念基础上的错误分析。

正中关系与NMD观点的比较

真正理解正中关系生理和生物力学原理的牙医是不会被误导的。遗憾的是，如今刚毕业的年轻牙医很少具备殆学及颞下颌关节临床知识的。牙医没有扎实的理论基础，在做临床决策时就会使患者（及他们自身）出现严重的问题。在将NMD接受为正中关系牙科学的备选治疗方法前，需要对其进行非常谨慎的审视。二者在思路和概念上冲突太严重以至于无法被忽视。

NMD提出的理念非常具有吸引力，因为它看上去与Dawson[2]，Ramfjord[3]，Mann和Pankey[4]，以及其他学者多年来倡导的"协调稳定的神经肌肉系统"一致。但是不要被这个"名词"愚弄了，只要NMD[5]被其倡导者界定为一种否定正中关系重要性，并提倡可能存在问题的上下颌关系，那么就应该注意它的缺陷。

NMD另一个吸引人的地方是用肌电图（EMG）来测量肌肉活动。这本身没有任何问题，问题在于对数据的错误分析。我们已从广泛EMG研究中了解了很多肌肉协调和不协调的知识[6-10]。然而，在肌电图众多研究中存在极其重要的区别，包括针状电极分别插入翼肌各头与应用皮肤表面电极来确定颌位关系的差别。达到正中关系最关键的一个要求是在闭口过程中翼外肌下头的适时松弛。翼外肌活动不能用表皮电极测量，而在NMD中没有考虑到这一点。

生物医学设备用于松弛肌肉难道会有错吗？其实设备本身没有问题，尽管也有更简单快速有效廉价的方法，但我们已运用经皮电神经刺激仪（TENS）缓解肌痉挛和肌亢奋很多年了。很容易得到错误的结论是，电刺激咀嚼肌可以确定正确颌关系。Dickerson对此概念的解释是："下颌的舒适位置取决于肌肉，而不是关节解剖结构"。但这不是肌肉行使功能的真实情况。严谨深入的肌电图研究表明，牙齿咬合接触时盘突复合体和关节窝的关系对咀嚼肌有重大的影响。咬合和关节解剖之间的不协调是引起咀嚼肌疼痛和副功能的主要原因。

NMD的主要缺陷是否定了正中关系[11-13]。之所以这么认为是因为，在确定颌位关系时电刺激会使翼外肌发生收缩，导致颞下颌关节处于下前位[14-16]，随之自动产生的殆干扰会要求颞下颌关节发生移动来达到最大的牙尖交错关系。颞下颌关节的这种下前位实际上就是NMD认为的正确颌位关系[11]。

第二个主要缺陷是NMD通过电子设备预先设定

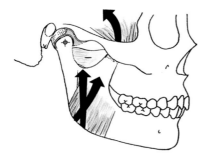

图34-1　目标：如果最大牙尖交错位和正中关系位一致，那么协调的肌肉功能就会有保障。肌电图研究证实了这点[2, 7-8, 10]。数以千计患者的临床经验也证实了其可靠的舒适性。

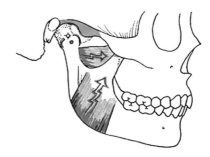

图34-2　肌监控仪记录的髁突位置，证实了NMD的前伸位。因此在每次闭口运动时翼外肌一定会拮抗升颌肌群的收缩。使用针状电极的肌电图研究也证实了这点。

的程序来确定息止颌位，然后将息止颌位作为确定最大牙尖交错位的起点。通常会导致在增高的垂直距离情况下出现下颌前伸。

　　依据电子设备确定的息止颌位[11]会使垂直距离增高，这是非常不科学的。咬合垂直距离是由升颌肌群可重复的收缩长度所决定的。在息止颌位时牙列不接触。用更长的肌肉静息长度来影响或确定咬合接触时的垂直距离，会导致不必要的过度治疗。遗憾的是，一些医生据此判断患者是否需要所有牙齿进行冠修复的咬合重建，但实际上可以根据患者的正确垂直距离，用保守的治疗方法就能更好解决。

　　NMD倡导者们经常主张的升高垂直距离，有时也会导致前牙牙冠过长，显得外观不自然。由于冠根比的不协调改变会使得那些牙齿受到异常应力。

　　NMD相关的问题不仅有电子设备的缺陷，还有数据的错误解读。最严重的问题是这些电子设备设备都不能记录准确的正中关系位。下颌运动描记显示下颌开口时髁突向下向前的运动轨迹与我们的临床观察一致，但是按照Myotronics公司的方法会错误地分析数据，导致牙齿在前伸位咬合时的严重错误。这会造成各种潜在的问题，因为下颌在闭口时，协调的肌肉运动会不断重复地将髁突向上向后拉入正中关系位。让我们回顾一下NMD定位下颌时会发生什么情况，结果又如何（图34-1，图34-2）。

　　为了使牙齿咬合匹配，颞下颌关节不得不沿着关节斜面向下移位，这会直接影响到肌肉。Gibbs和Lundeen等人[6]的深入研究表明，即使在下颌前伸位将牙齿排列成牙尖交错的情况，在闭口运动中升颌肌群仍然会反复牵拉关节向上回到正中关系位。

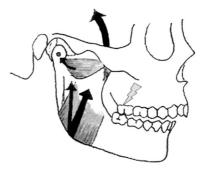

图34-3　如果颞下颌关节必须向前下移位才能达到最大牙尖交错位，那么每次升颌肌群向上牵拉下颌关节至正中关系时会对后牙产生过重接触及超负荷。患者在机械性刺激感受器保护性反射弧的作用下，使下颌前伸以避免后牙殆干扰。髁突必须先向下运动而后才能向前，这就避免了后牙超负荷，但是这也经常引起前牙的重度咬合接触。很多对此产生误解的牙医会调磨前牙，而事实上应该消除后牙的干扰斜面。

干扰颞下颌关节完全就位的牙齿会在患者每次紧咬牙时发生干扰。最远中的后牙会承受最大的殆力，若咬合与最上位的关节位置不协调，这会成为殆面过度磨耗、牙折以及牙齿异常动度的主要原因（图34-3）。

　　这种错误观念的例子就是Dickerson和Jankelson对于前牙磨耗面的解释："前牙磨耗不就是表明咀嚼肌试图使后牙不被上颌所限，从而下颌能够自由运动吗？"[13]但是对数以千计咬合问题的临床评估和治疗都明确不支持这个假说。

　　非常重要的一点是，任何时候当你发现前牙有重度接触和磨耗，都应先看看后牙上会使下颌前伸运动发生偏斜的侧方干扰斜面。这是目前造成前牙磨耗及承受超负荷的最主要原因。如果在最大牙尖交错位不对正中关系造成干扰的话，就查找前牙在正中关系闭合时的早接触，并检查限制性的功能运动范围（前导）。

文献的合理阐述

科研文献非常明确地反对了NMD的一些主要观点。那些在查找真实信息的牙医应该要警惕那些定期发表在不具参考性的宣传期刊上鼓吹优越性的文章。

文献鉴识

有些文献综述会阐述如何分析研究结论。要意识到文献中的观点并不总是正确的，所以需要保持开放的思维，将参考文献作为进一步分析的基础。好的科学分析关键在于提出对的问题，然后深入阅读文献，与作者的观点做比较。我们用下列非参考性杂志上发表的声明来举例说明[13]。

"现在已经可以科学地确定下颌生理运动轨迹，无须采用不太准确的手法诱导确定颌位关系。"

谨记在一些宣传册等非参考性杂志上，作者是不会对自己的声明负责的，所以要审慎对待。

你可能会问：

1. 是否真的能科学地确定下颌运动轨迹，对颌位关系的确定有益吗？
2. 手法诱导确定颌关系不精准吗？
3. 推荐的设备能确定一个唯一但可重复的位置吗？

我们来看看一些对产品没有商业目的的文献，尤其是发表在同行评审期刊上的客观研究报道。

文献研究表明：

"肌监控仪的正中咬合记录并不能找到一个唯一但可重复的下颌位置。"[14]

"双侧手法诱导法显示下颌正中位置的可重复性最一致。"[15]

"双侧手法诱导法在各个维度上随机误差率最低；肌监控仪产生的误差最多。"[16]

"使用Myotronics公司推荐的4种检测方法不能区分有症状的和正常个体的下颌运动。"[17]

近期研究

由3所大学合作，并发表在同行评审期刊上的一项针对生物电子诊断设备的最广泛研究[18]结果和我们在临床长期观察到的结果一致。该研究结果支持了众多临床医生和学者的观点，即美国牙科协会（ADA）并无足够的科学证据来批准包括NMD倡导者所推广在内的某些生物电子设备。以下观点引自这篇研究：

"美国牙科协会已经批准了一些有助于颞下颌关节紊乱病诊断的设备，但其安全性及有效性仍需关注。"

"这些设备并未显示具有明确的诊断价值，而且在测试时其敏感性和特异性都不能接受。"

"颞下颌关节紊乱病诊断唯一的金标准是经验丰富的医生对患者详细而全面的临床检查及病史询问。"

"这些方法的安全性和有效性仍需大量关注。"

遗憾的是，很多反对生物电子设备的观点都基于对NMD观点的曲解。我们要批判的是用这些设备支持过度治疗或错误治疗的行为。然而，对于这些设备是否能够发挥出临床价值，我们也要保持一种开放的心态。

临床焦点

NMD结果的长期效果是人们主要关注的焦点。当睡眠过程中出现紧咬牙和夜磨牙时，由于协调的咀嚼肌群会产生一个将髁突向上拉进正中关系位的分力，这时会出现一个最明显的问题：下颌必须以最后一颗磨牙为支点来达到关节的完全就位，这对磨牙会产生严重的超负荷。NMD理念推荐的髁突下前位就是产生这个问题的原因，这也正是要通过正确调𬌗来试图纠正的。通过调𬌗使得髁突在最大牙尖交错位时完全进入正中关系位，这通常是可以成功做到的。因此，容忍存在𬌗干扰的理念很难令人信服（图34-4）。

颌位关系的准确性

还有一个反对NMD的论据尚未被解决：一致表明

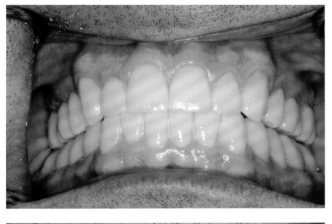
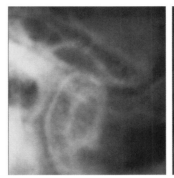
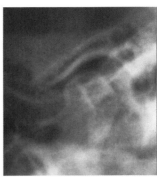
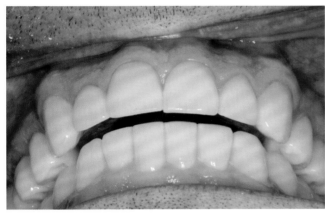
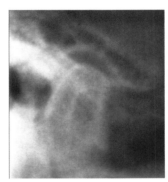
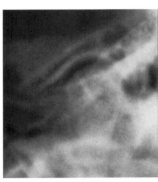

图34-4　NMD倡导者所主张的肌监控仪正中位的经典案例。A. NMD倡导者为了全口咬合重建所获得的最大牙尖交错位。正如X线片显示，在完全闭口时，双侧颞下颌关节向前下方移位才能达到这样的位置关系。患者因为肌肉疼痛和牙齿酸痛而感到极度不适。髁突向前向下移位正是NMD引领者在各种讲座、课程及文献中所主张的。B. 颞下颌关节移动到正中关系时的殆关系。注意前牙开殆是因为升颌肌群拉髁突向上时，以最后的磨牙为中心做旋转运动。保证殆垫在正中关系位完全就位后，患者感觉非常舒适。在舒服的正中关系位拍摄的颞下颌关节X线片显示髁突居中。对这种NMD咬合的纠正需要重新制作修复体。

肌监控仪不能确定唯一但可重复的髁突位置[14-16]。可以有效消除冠、桥或种植修复体上侧方干扰斜面的唯一方法，就是应用与正中关系位准确相关的模型。如果每次获取咬合记录时都会产生不同的颌位关系，就很难获得可靠的成功结果。NMD所倡导的髁突下前位是严重错误的，会引起许多诸如不适感、后牙超负荷以及长期不稳定等问题。

肌肉动员：错误的论据

NMD在"神经肌肉位"问题上最一致的观点之一是，可能会导致最大程度的肌肉动员。神经肌肉位的支持者认为当修复体建立在这个位置时会使肌肉更有力量，能发挥更好的咀嚼作用。但是你可能并不愿意见到，在夜磨牙和紧咬牙时神经肌肉位所产生的更大紧咬力量，特别是磨牙对关节完全就位的殆干扰。

在正中关系位时，的确是动员了较少的肌肉。完美咬合关系的目标是下颌闭合至最大接触位时终止翼外肌的收缩。而NMD激活（动员）了翼外肌，并提高所有升颌肌群的肌电活力，这就是Williamson、Mahan及其他人阐述的当后牙出现殆干扰时的状态[7,9]。

颌位关系完美，咀嚼食物就没有问题。人们起初关注NMD颌位关系的焦点并不仅仅是受刺激后肌肉过度兴奋的问题，而是受刺激后会在整个咬合最敏感的磨牙区产生非轴向力。尤其会对种植修复体产生危害，因为非轴向力一定会使种植体受到损害。

非轴向力会损伤植体周围的骨组织及植体本

身，螺丝折断以及修复体失败。在推荐的NMD位使用肌监控仪会增加咬合垂直距离，结果导致种植体或修复体的冠根比不良。伴随肌肉力量的增加和非轴向的负荷，这些都增加了不必要的失败风险。

NMD对正中关系的挑剔

在很多未经专业审核的出版物，特别是一些宣传类的刊物上，已经大量充斥着公开指责使用正中关系的言论。网络上每天进行着对正中关系概念的持续抨击，并推崇NMD的优越性。经验丰富的牙医很容易从事实中区分出错误的说辞。这就是为什么理解正确的基本原理很重要，即坚持对咬合稳定的要求。还有一点也很重要，就是理解为什么有些最流行的NMD反对正中关系的论据是基于错误的信息，以及对咬合紊乱患者临床治疗经验的欠缺。

> NMD立场：正中关系是可重复的但并不舒适。
>
> 正中关系的观点：处于正中关系位的盘突复合体是舒适的。这也是为什么用负荷试验来验证正中关系位的准确性。如果进行负载时关节感到任何不适，就说明不在正中关系位。
>
> NMD立场：当应用肌电图和下颌运动描记仪时就已经证明手法诱导技术的不准确。
>
> 正中关系的观点：恰恰相反。肌电图研究不断重复证实，当最大牙尖交错位和正中关系协调时，肌肉活动是和谐的，当牙齿脱离接触时参与的肌肉又立刻进入静息状态。为了明确正中关系位，在通过T-scan记录牙齿接触的同时记录咀嚼肌的肌电图状况，对下颌运动进行跟踪，就能提供正中关系/殆关系重要性的证据。如果存在对手法诱导闭口至正中关系的殆干扰，肌电活动性会增加，但是当上下牙脱离咬合时，肌肉活动将延迟并恢复到静息状态。
>
> NMD立场：即使培训正中关系技术的老师们也声称只有少数牙医能掌握这个方法。
>
> 正中关系的观点：上述言论并非为我们经验所认可。在我们Dawson中心，一个班级共20名牙医在第一天上午培训结束时就能定位和验证精确的正中关系。他们使用多个咬合记录，以及在Centri-Check设备上的记录，验证了这种可重复性可精确至针尖大小的范围内。若能日后勤加练习，技术娴熟指日可待（参见第十一章）。
>
> NMD立场：即使牙医经过训练后可以准确取得正中关系，但是正中关系并非必需的功能性生理位。
>
> 正中关系的观点：在正中关系位上殆架的模型上显示，对于在正中关系位具有咬合接触的牙齿，磨耗面总是会一直延伸至正中关系。如果下颌不在正中关系行使功能，那么对于对正中关系造成干扰的牙齿来说又如何形成磨耗面呢？光滑的释放型殆垫的主要目的就是允许肌肉移动下颌，无论协调的肌肉运动将髁突处于任何位置，都不会限制这种移动。在这种自由的情况下，在闭口时肌肉总是能让髁突处于正中关系位（参见第六章）。
>
> NMD立场：在颌面矫形外科，有医生依靠手法诱导使关节达到所谓的正中关系位来治疗关节外伤或病理性关节问题吗？没有。
>
> 正中关系的观点：关节的负荷试验是颌面矫形外科医生应该执行的标准整形流程。负荷试验通常以轻压力开始，如果没有压痛，再逐渐增大压力。负荷试验是判断疼痛是否来源于关节结构的最可靠方法之一。该试验所得到的诊断信息对颞下颌关节相关疼痛的分析非常关键（见第十章）。

可接受的设备

随着电子学的发展，生物电子设备也越来越精准实用，一系列系统性测量咀嚼系统功能的新方法也将陆续涌现。目前，只要能在理解诊断的试错原理基础上进行应用，一些新老设备都具有使用价值。一些最常用的检测方法如下：

多普勒听诊法

Mark Piper医生[19]发明的多普勒听诊法已经成为确定关节囊内结构状态的标准诊断设备，可用于确定关节状态的分型。该装置准确度高，尤其是在确定关节盘结构紊乱的程度方面。要经过学习才能熟练运用它。

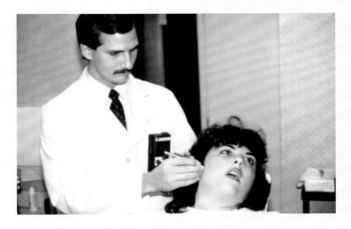

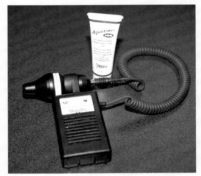

关节振动分析（JVA）

关节振动是当发生不同特征的关节形变时颞下颌关节内部所发生的振动，可以用该设备进行检测。 就如同多普勒法一样，也要经过学习才能熟练掌握它的使用。然而，它的优势在于能将记录数据转变为可视化的图像，并可进行硬拷贝永久存储。它不是依靠声音，而是记录不同类型振动的波长。为了将振动分析与下颌轨迹描记及肌电图记录同步，可以配合其他设备使用。

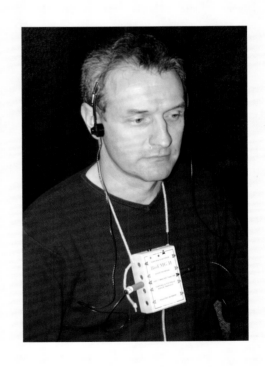

T-Scan Ⅱ®计算机辅助咬合分析系统

T-Scan Ⅰ系统最早是由Maness等人在1984年引入的，由Tekscan（Boston，MA）公司研发的新版本已经成为能够精确分析咬合接触的最实用的测量设备之一[20]。T-scan可与Biopak 肌电图记录系统同时使用，同时记录并再现咬合接触对肌肉功能的作用。然而，单独使用T-scan对于精确记录殆干扰有一定价值，并且对判断何时完成殆治疗具有指导意义。

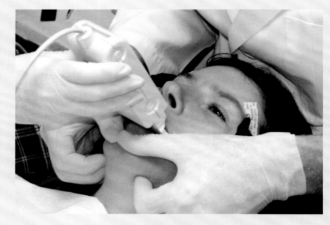

T-scan记录显示，柱状图越高代表该处的咬合接触越重，因此左侧牙齿咬合更重。

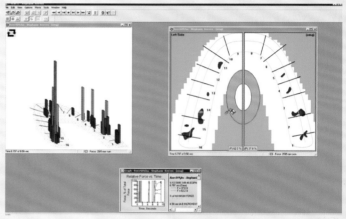

中线处的红色标记和高度相当平均的柱状图显示该患者的咬合关系较为平衡。我们应该明确的是，仍然有必要通过正确地手法诱导下颌达到正中关系位，在闭口时将关节维持在正中关系位，并进行咬合记录。

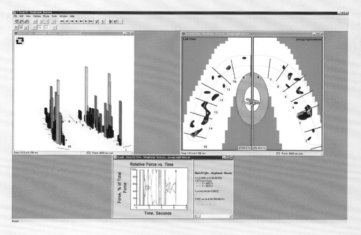

Kerstein[21]用T-Scan来演示当下颌离开正中关系位时牙齿即刻脱离咬合的重要性。他测量了随着咬合脱离时间的缩短，咀嚼肌的不同反应以及颌面部疼痛的不同症状。该文献很好地支持了本书推荐的咬合概念重要性，其结果也与其他研究一致。

肌电图

BioPak肌电图系统使得肌电图（EMG）记录成为牙科诊所中一个实用的诊断工具。很多我们已经知道的关于咬合及其影响肌肉协调、紊乱以及兴奋性过高等状态的知识都是通过EMG研究得知的。尽管肌电图的研究形式多样，从简单的表面电极到使用针状电极对肌肉的单个运动单位进行完善的研究[22-23]，但都能从表面肌电图的记录中搜集到有用的信息。Ramfjord[24]报道，吞咽时殆干扰会对肌肉反应产生负面影响，当去除正中关系的殆干扰后，不协调的肌肉活动会快速恢复至正常的功能。他还指出，在协调平衡的殆关系下，咀嚼肌的肌电活动在紧咬又释放后会立即恢复至静息状态，但是在不协调的殆关系下肌电活动在牙齿分开咬合后还会延续。

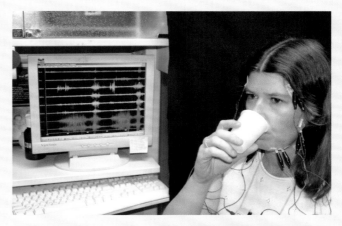

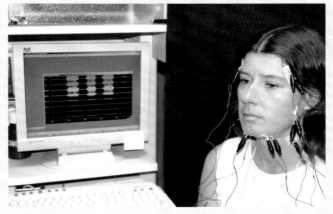

我们临床实践中的肌电图研究和很多使用八通道肌电图精细研究的记录都与本书中的概念一致：如果我们能够在咬合与完整的颞下颌关节之间达到精确协调，我们就可以得到"愉悦的肌肉"。

下颌运动跟踪

下颌运动跟踪和JVA结合使用发现了一些与下颌运动相关的关节形变时机的有趣现象。一旦学习并能熟练使用Biopak系统后，就可以相对容易地整合分析这些记录。

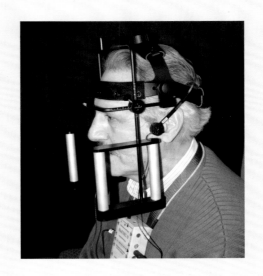

注释

如果有人以为生物电子设备会影响专家对于殆的诊断或治疗，这种假设是错误的。上述的这些设备都是测量一些特定参数，所有这些参数对于整个咀嚼肌系统的协调都很重要。临床医生若对咀嚼肌系统的解剖、生理以及生物力学没有深入的理解和掌握，这些数据对他而言就没有价值，甚至可能会误导。

使用生物电子设备的准确要求就是能够全面掌握对颞下颌关节紊乱病的鉴别诊断。如果牙医没有清楚理解关节囊内紊乱病的Piper分类，就不存在分析设备采集数据的合理基础。诊断颞下颌关节紊乱病和咬合紊乱鉴别诊断的起点首先是学习咀嚼系统如何在健康和紊乱的状态下行使功能。然后才能在此合理的基础上进一步理解要测量什么及其含义。

总结

没有什么工具、电子设备或自动化系统可以取代对咀嚼肌系统功能和副功能理解的必要性。临床医生若不知道咀嚼系统如何运作，就不知道当任何类型设备不正常的问题所在。

唯一可接受的咬合问题诊断标准就是通过临床医生的全面检查及病史询问，而临床医生必须掌握下颌功能运动的生物力学知识，懂得如何达到双侧颞下颌关节、前导、后牙以及咀嚼肌相应反应之间的协调。

随着不断改进的生物电子设备的推出，睿智的牙医在临床评估中会使用准确度和性价比高的设备。但是他们不会用这些设备来发明一些有悖于经证实的科学原则和肌肉系统协调知识的临床方法。

参考文献

[1] Ramfjord SP, Ash MM: *Occlusion,* ed 3, Philadelphia, 1983, WB Saunders,

[2] Dawson PE: *Evaluation, diagnosis and treatment of occlusal problems,* St Louis, 1989, Mosby.

[3] Ramfjord SP: Dysfunctional temporomandibular joint and muscle pain, *J Prosthet Dent* 11:353-374, 1961.

[4] Mann AW, Pankey LD: Oral rehabilitation. *J Prosthet Dent* 50: 685-689, 1983.

[5] Radu M, Mirandici M, Hottel T: The effect of clenching on condylar position: A vector analysis model. *J Prosthet Dent* 91(2):171-179, 2004.

[6] Gibbs CH, Lundeen HC: Jaw movements and forces during chewing and swallowing and their clinical significance. *Advances in Occlusion,* Boston, 1982, John Wright-PSG, Inc.

[7] Williamson EH, Lundquist DO: Anterior guidance: Its effect on anterior temporalis and masseter muscles. *J Prosthet Dent* 34:816-823, 1982.

[8] Sheikholeslam G, Mollar E, Louis I: Postural and maximal activity in elevators of the mandible before and after treatment of functional disorders. *Scan J Dent Research* 90(1):37-46, 1982.

[9] Mahan PE, Wilkinson TM, Gibbs CH, et al: Superior and inferior bellies of the lateral pterygoid muscle EMG at basic jaw positions. *J Prosthet Dent* 50(5):710-718, 1983.

[10] Schaerer P, Stallard, RE, Zander HA: Occlusal interferences and mastication: An electromyographic study. *J Prosthet Dent* 17(5):438-449, 1967.

[11] Chan CA: Identify a physiologic mandibular rest position—the key to taking an accurate bite. Part II, *LVI Visions*: Las Vegas Institute for Advanced Dental Studies.

[12] Chan CA: Centric relation—time tested ignorance. *LVI Visions*: Las Vegas Institute for Advanced Dental Studies, 2000.

[13] Dickerson WG: The truth about centric relation. *LVI Visions* 8(6): Las Vegas Institute for Advanced Dental Studies, 1999.

[14] Carlson J: The mandible and centric relation. *LVI Visions*: Las Vegas Institute for Advanced Dental Studies, 1999.

[15] Dickerson WG: Why neuromuscular dentistry? *LVI Visions*: Las Vegas Institute for Advanced Dental Studies.

[16] Roblee RD: The determination of the accuracy and reproducibility of six maxillomandibular relation techniques. Thesis, Baylor University, 1989.

[17] Feine JS, Hutchins MO, Lund JP: An evaluation of the criteria used to diagnose mandibular dysfunction with the mandibular kineseography. *J Prosthet Dent* 60:374-380, 1980.

[18] Baba K, Tsukiyama Y, Yamazaki M, et al: A review of temporomandibular disorder diagnostic techniques. *J Prosthet Dent* 86(2):184-194, 2001.

[19] Dawson PE, Piper MA: Temporomandibular disorders and orofacial pain. Seminar Manual. St. Petersburg Center for Advanced Dental Study, 1993.

[20] Maness WL: Force movie. A time and force view of occlusion. *Compendium* 10:404-408, 1989.

[21] Kerstein RB: Treatment of myofascial pain dysfunction syndrome with occlusal therapy to reduce lengthy disclusion time—a recall study. *J Craniomandib Pract* 13(2):105-115, 1995.

[22] Murray GM, Phanachet I, Uchids S, et al: The role of the human lateral pterygoid muscle in the control of horizontal jaw movements. *J Orofacial Pain* 15(4):279-292 discussion; 292-305 review, 2001.

[23] Phanachet I, Whittle T, Wanagaratne K, et al: Minimal tonic firing rates of human lateral pterygoid single motor units. *Clin Neurophysical* 115(1):71-75, 2004.

[24] Ramfjord SP: Dysfunctional temporomandibular joint and muscle pain. *J Prosthet Dent* 11:353, 1961.

解决咬合损耗问题
Solving Occlusal Wear Problems

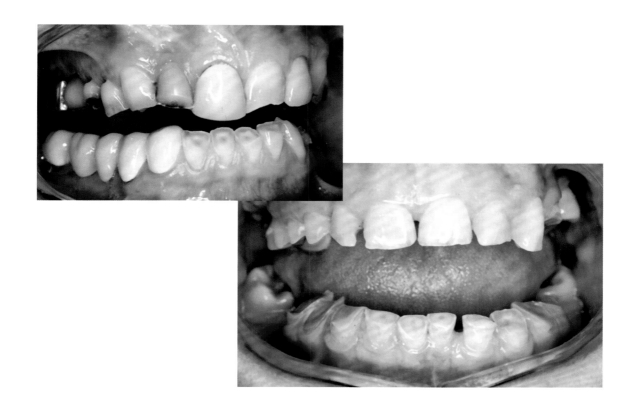

理念

当牙本质暴露后，𬌗面损耗的速度将变为原来的7倍。"观察"是无济于事的。

要点

严重损耗的牙列是牙科学中最大的挑战之一。但如果按照序列化制订治疗计划的原则，从确定协调稳定完全就位的颞下颌关节开始，严格遵守正确治疗顺序，就能简化严重损耗的治疗计划。

在讨论具体的治疗计划前，我们要先理解以下6种可以观察到的现象：

1. 严重损耗不会导致咬合垂直距离的丧失。
2. 严重损耗不是消除所有侧方殆干扰（即使殆面看似已被磨平）。
3. 只有在下颌正常功能或副功能运动中，上颌牙齿阻碍了下颌牙齿，才会发生严重的磨耗。
4. 磨牙或紧咬牙都不会导致严重的磨耗，除非牙齿干扰了下颌运动。如果没有牙齿摩擦就不会出现损耗。
5. 如果前导稳定，后牙咬合分离很完美，后牙就不会发生损耗。
6. 除非万不得已，不要使下颌功能运动范围变陡或受限。任何对前导的限制会导致前牙损耗、松动，甚至移位以及丧失关键的后牙咬合分离作用。

对所有严重损耗患者的治疗目标都是：在下颌离开正中关系位时，能够在完美的前导引导下使后牙咬合分离。

鉴别损耗的原因

损耗的类型

4种损耗类型分别是磨耗性损耗、腐蚀性损耗、摩擦性损耗和牙膏滥用引起的损耗。下面将详述这几种损耗。

磨耗性损耗

这种损耗是下颌牙面摩擦上颌牙面所致。若下颌牙没有与有干扰的上颌牙发生摩擦，就不会出现损耗。如果后牙出现磨耗性损耗，必然是后牙存在对颞下颌关节完全就位和/或前导的殆干扰。关节囊内颞下颌关节紊乱病会导致下颌升支高度降低，使磨牙产生殆干扰，从而引起过度损耗。

如果是因磨耗导致的损耗，在正中关系闭口时，或在非正中运动往返于正中关系位时，所有的损耗牙面都会有相互接触。如果某个损耗牙面与对颌牙齿并没有接触，那么损耗必然是由磨耗以外的其他原因所致，最大的可能是来自化学作用的腐蚀（图35-1）。

腐蚀性损耗

这种损耗是由于牙齿表面的化学反应所致。最可能的原因包括：

1. 碳酸饮料是强酸性的。务必要询问患者碳酸饮料的饮用情况。碳酸饮料的pH值呈酸性，接近电池中电解液的酸度。

Abrahamsen[1]已经将"可乐回旋"列为牙齿腐蚀性损耗的第二大原因。可乐回旋是指将碳酸饮料在口内前后回旋的动作习惯，这个动作可减少碳酸刺激喉咙所产生的不适。如果在手持模型上看到上下颌牙齿损耗方式不相符，并且尖锐的釉质边缘呈杯状或火山口状，即可以诊断为腐蚀性损耗。银汞充填体会高出被腐蚀的表面。磨牙是"杯状效应"好发部位。

2. 胃食管反流病（GERD）。胃内强酸性分泌物反流可能是牙釉质溶解的一个原因。这种釉质的丧失不会与任何咬合接触面的形态相似，在磨牙更为显著。酸蚀位置会随着睡觉姿势的不同而不同，但最常见于磨牙的舌侧面。如果修复体能延伸到龈沟内，可以非常有效的修复腐蚀区域。

3. 胃反酸。反射性呕吐是引起腐蚀性损耗的一个重要因素。这种损耗方式在上前牙部位最明显，容易诊断。损耗在上前牙舌面从各个方向延伸到龈缘，下前牙由于舌的保护而免

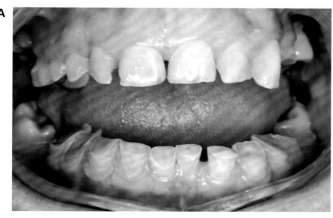

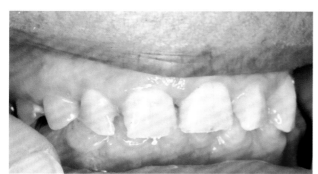

图35-1　A. 严重损耗最初表现为化学破坏的形式。咬合关系分析表明，下颌非正中运动可到达所有的损耗区域。B. 患者没有使用腐蚀性或研磨类物质的习惯。诊断为某种形式的釉质发育不全，使得牙齿对磨耗特别敏感。全覆盖修复体具有较成功的远期效果。然而，因为损耗进展到如此严重程度，修复过程更加复杂，花费更多，且需要进行冠延长手术。如果能够早期进行治疗，就没必要进行冠延长手术。

受侵害，上下颌后牙常被累及，主要发生在腭侧面。Abrahamsen[1]指出杯状或火山口状外形非常普遍。如果口内有银汞充填体，充填体会高出被腐蚀的牙表面。

胃酸反流引起损耗是贪食症的典型诊断体征，贪食症是一种自我诱导催吐的心理障碍。应该尽量帮助每个有此现象的患者得到专业帮助。以我的经验来看，这类患者通常非常抵触医生给予的建议，但为了患者的健康，最好的方法还是应该给予温柔贴心的关怀和帮助。

4. 水果研磨作用。在Abrahamsen描述果肉在牙齿之间的研磨作用之前，我怀疑是否会有其他人认同因为这个习惯而发生腐蚀性损耗。

在学会了如何查找此类体征后，我惊讶地发现患者普遍承认了这种习惯。

在上下颌后牙寻找杯状或火山口状的牙釉质损耗边缘。上下牙弓的损耗程度相当，损耗的釉质边缘位于杯状或火山口状损耗的周边。Abrahamsen已经将水果研磨作用列为引起腐蚀性损耗的第三大原因。这种情况在具有严重磨牙症的素食主义者中非常常见[1]。

摩擦性损耗

嚼烟叶人群的摩擦性损耗非常典型，有摩擦作用的烟叶在牙齿𬌗面之间研磨会引起损耗。即使在完美的咬合关系中，这种摩擦也会造成𬌗面损耗。

损耗方式千奇百怪，我曾见过有患者因长期用前牙嗑瓜子，从而导致中切牙间形成一个深V字形的损耗。

判断的规则很简单：如果损耗面不能与对颌牙接触，那就从日常习惯使用的研磨材料中寻找摩擦性损耗，或者在牙釉质表面寻找化学作用导致的腐蚀性损耗。

牙膏滥用

牙膏摩擦引起的损耗比人们以前意识到的要严重得多。Abrahamsen 和Dzakovich已经很清楚地展示了用牙膏用力刷牙对牙釉质表面造成的巨大损害（图35-2）[1-2]。而不用牙膏刷牙时不会造成任何显著的损耗。通过对牙膏或牙粉发明前的旧时代人类头骨研究显示，并没有发现任何损耗的迹象，或者与牙膏造成的损耗相似的效果。

损耗引起的明显紧咬合

对严重损耗牙列的一个普遍的错误观点认为，此类患者的咬合垂直距离丧失，必须通过修复重建。这种观念会在患者希望缓解肌肉疲劳时被强化。很多患者感觉他们的咬合垂直距离降低了，因为在保持牙齿闭合接触时感觉绷紧不自然。当牙齿接触时，所有的升颌肌群都处于收缩状态，故而最大闭口位时总是处于紧张状态。如果存在对正中关系的𬌗干扰就会加重肌肉疲劳，因为紧咬牙的位置一定会受到翼外肌不协调和延时收缩的拮抗。

不应在紧咬牙时判断面部侧貌。牙齿分离时才是正确自然的面部高度。在肌肉处于息止状态长度而不是升颌肌群的收缩长度时才会出现牙齿分离。

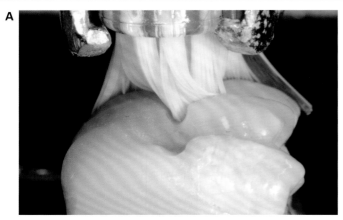

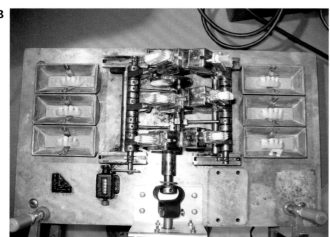

图35-2　A. 仅仅因使用牙膏刷牙，引起牙颈部出现带有锐利线角的无龋深缺损。John Dzakovich医生的研究显示不使用牙膏刷牙就不会引起损耗[2]。B. Dzakovich医生使用刷牙机器来重复W.D. Miller.医生的研究。水平向刷牙对包埋牙齿的撞击，通常会产生与楔状缺损相同的损伤。不使用牙膏时，并无损伤发生。

当下颌处于确定唇／面外形的姿势位时，上下牙齿不应有接触。对于严重损耗牙列的治疗，持续时间最长的观念之一是，必须先用临时修复体来检验想要增高的咬合垂直距离，以"观察患者能否耐受"新增的垂直距离。其实是没必要的，因为舒适度并非判断咬合垂直距离是否正确的标准。舒适度与确定最大牙尖交错位可接受的咬合垂直距离无关。如果髁突可以自如地到达正中关系，较大范围内改变咬合垂直距离也不会影响舒适度。故而在修复严重损耗的咬合时，无须测试患者对新增垂直距离的耐受性。

对于咬合垂直距离改变更重要的是会否与前牙关系相关。咬合垂直距离增加过多可能导致前牙过长。同样要记住，打开咬合将导致下前牙呈弧形向后向下移动。上下前牙水平关系的改变可能是解决其他牙齿问题和损伤的方法。建立对前牙最有利的咬合垂直距离是在上𬌗架诊断模型上的主要工作目标之一。

如果解决严重损耗问题的方法要求改变切缘位置或者前导斜度，那么患者口内的前牙临时修复体一定要调改直至医生和患者都满意为止。如果接下来能确定前牙功能性导板（参见第十五～第十八章），就可以确定前牙外形和斜度而无须猜测，测试调磨的时间自然就可以大大减少。要记住诊断蜡型只是一个"最佳猜测"。在口内临时修复体完成精细调改之前，前导和美观的最终细节通常都还是不完善的。

严重的前牙损耗可能导致前面高的降低。如果髁突前移导致前牙重度损耗，那么前牙的咬合垂直距离也有可能丧失。这是因为在后牙𬌗干扰作用下髁突必须向下向前移位。咬合垂直距离是由最大牙尖交错位时升颌肌群重复收缩的长度来确定的。当髁突被允许向后回到正中关系位时也会向上移动，这就缩短了升颌肌群的长度。在不影响升颌肌群收缩长度的情况下，髁突每向正中关系位上移1mm，前牙区段至少能打开2mm。参考第十三章，确保理解髁突位置是如何影响前牙的水平和垂直向关系。这通常是获得治疗前牙严重损耗最佳方案的关键。

损耗是如何发生的

所有的咬合损耗到一定程度。为了避免最大的损耗量不要突破牙釉质，要将牙尖外形设计成抛物线形。当牙齿在行使功能的相互摩擦（磨耗性损耗）也会导致牙齿邻面接触区的损耗。所以生理性的损耗会同时降低牙齿的垂直向长度和缩窄牙齿的水平向宽度。如果咀嚼系统处于平衡状态，𬌗面损耗可以补偿正常的邻面损耗，无须考虑少量的釉质丧失。平衡的咀嚼系统加上正常的饮食，保存完整牙列的寿命会较长，牙齿的寿命应该比人体寿命更长。

要理解咬合损耗的问题，就必须明白机体的适应系统是如何补偿损耗的。这样的系统包含两种适应性过程，以维持以下两点：

1. 咬合垂直距离；

2. 紧密的邻接关系。

即使发生快速的摩擦性损耗，还是可以维持咬合垂直距离的。当牙齿的殆面损耗时，通过牙槽骨的进行性改建使牙–牙槽突结构伸长。牙槽突垂直向长度的增加会补偿咬合高度的丧失，所以面下部高度的垂直距离在成人阶段会保持不变，除非牙齿丧失。

在人的一生中，牙弓的水平长度会有几毫米的丧失。邻面的损耗会因持续向前的压力保持牙齿紧密相接而受到补偿。不同于垂直向的稳定因素，这是维持咀嚼系统局部平衡的部分适应性过程。

在一生中都会持续这种适应过程。如果机体系统各部件都正确地相互关联，这种适应性是非常有利的。但如果系统相互关联部分的功能不协调，这种适应性可能会加剧牙列的破坏。

由于牙槽骨的伸长弥补了殆面损耗量，严重损耗牙齿的修复就不是采用简单地恢复丧失牙体组织的方式。否则就会增加咬合垂直距离，可能会真正加重某些患者的问题。在分析严重损耗的问题时，应该考虑到如果没有水平和垂直向的殆干扰，正常的肌肉功能是如何移动下颌的。换句话说，应该对下颌功能进行分析并判定牙列的各个部分是为何以及如何干扰下颌运动的。然后应该直接针对牙列的改变制订治疗计划，以达到完全协调一致，对下颌的任何功能性位置或非正中运动都没有干扰。通常损耗方式本身就是确定下颌功能运动轨迹的关键。

分析任何牙列时，我们都应该区分生理性损耗和过度损耗。

生理性损耗是正常的。生理性损耗导致牙尖凸面缓慢地发生进展性牙体损耗，同时后牙牙尖磨平，前牙切缘结节消失。可能发现一些损耗面，但比较浅小。必须要根据年龄、生活习惯和损耗史来评估生理性损耗。这种损耗不会导致牙列过早破坏到需要纠正的程度。

过度损耗指的是为保存牙列需要进行纠正的任何程度殆面损耗。过度损耗会导致殆面出现不可接受的破坏，并破坏前牙结构从而影响前导功能或美观。

过度损耗是有诊断特征的。它与直接干扰下颌功能运动和副功能运动的牙面相关。如果牙体结构没有阻碍下颌运动，就不会发生过度损耗。

对下颌运动的直接干扰点或者在滑动的终点都可能会激发过度损耗。前牙的严重损耗通常是由于后牙干扰导致下颌向前移位使下前牙与上前牙舌斜面发生压力性接触的结果。下颌侧方移位也可能导致后牙斜面在滑动终点出现压力性接触。起终止滑动作用斜面的损耗通常比引起移位斜面的损耗更严重。所以如果移位导致下牙与陡峭的上牙舌斜面形成楔状接触，这种损耗现象就更显著。

损耗问题的治疗计划

过度损耗问题的治疗应达到以下6个目标：

1. 在可验证的正中关系位所有牙齿均匀接触。
2. 前导与患者的正常下颌功能运动协调一致。
3. 当下颌从正中关系位向任何方向运动时，后牙立刻脱离咬合接触。
4. 对损耗超过釉质层的牙齿进行修复。
5. 与患者沟通，以便于理解正常的下颌位置除了吞咽时牙齿都是分开的。建议："嘴唇接触，牙齿分开"。
6. 调整咬合后还存在夜磨牙习惯者，使用夜磨牙殆垫。

决定采取哪种方法治疗损耗直接取决于牙列需要接受哪种改变后可以达到前4个目标。

将损耗与前导髁导结合相关联

因为成功解决大部分损耗问题要求除了正中关系位，其他所有颌位后牙分离咬合，故而在分析严重损耗问题时必须将焦点集中在如何最好地实现这个目标。因为后牙的咬合分离受前导和髁导的共同影响，因此必须对这两者进行分析。只要出现广泛性严重损耗，通常就可以见到前导和/或髁导严重变平。

如果前导被磨平，那么在非正中运动过程中后牙的咬合分离必须依赖于髁突向下的轨迹。如果关节结节的正常凸度保持完整，那么当下颌前移时髁突必须向下运动，所以即使前导变平，也可以使后牙咬合有效分离。但是如果髁导也变平，那么就不能达到咬合分离的效果。

通过观察后牙的损耗方式能够分辨出关节结节是否被磨平，因为如果没有上牙舌尖的同时损耗，是不可能出现关节结节磨平的。另一方面，如果髁道正常，上牙舌尖也不会磨平，因为下后牙不会在没有向下运动的情况下向前或向中线移动，除非关节结节已被磨平。即使前导斜度为0°时也是如此。

如果只有前牙被磨平，意味着不需要陡峭的前导就可以获得可接受的后牙咬合分离。

如果前后牙都被磨平，就可能意味着必须先获得陡峭的前导才能实现后牙的咬合分离。

以上所述规则也可有例外，即如果𬌗平面的曲线较深，使得后部平面向上倾斜，与未受损的髁道几乎平行。当磨牙的𬌗平面与髁道平行时，后牙可能被磨平。但是当后部𬌗平面降低，无须增大前导斜度，通常就可以纠正这个问题。

如果能够实现不需增大前导斜度就能做到后牙咬合分离，这是非常有利的，因为增大前导斜度会限制现有的下颌功能运动范围，并进一步激发副功能磨牙症。据我的长期观察，当强迫患者从已有的水平向功能运动范围转变为更为垂直向的功能运动范围时，患者通常会试图通过磨平较陡的前牙斜面，或造成前牙松动，或移动有干扰的前牙，来获得更多水平向的功能运动。前导变陡通常不会引起患者的不适感，因此经常会忽视因此造成的不稳定性。

如果髁道已经变平，不管前导变陡是否会增加前牙的损耗，那么这是使后牙咬合分离的唯一选择。

对于严重的损耗问题而言，髁道分析非常重要，其原因有二：

1. 确定髁道在后牙咬合分离中能起多大作用。

2. 确定咬合调整后髁道是否稳定。

因为盘突复合体的健康和排列对咬合损耗治疗的远期预后十分关键，对严重咬合损耗的分析应该包括确定在行使功能时关节盘的完整性及位置排列。关节盘的移位最终会因髁突和关节结节的磨平而导致髁突高度丧失。随后，多数关节盘移位侧的最远中后牙会不断地重复形成𬌗干扰，使𬌗面损耗问题持续下去，进而引起肌肉失调和升颌肌群亢奋（图35-3）。为此，关节盘不可复性结构紊乱的患

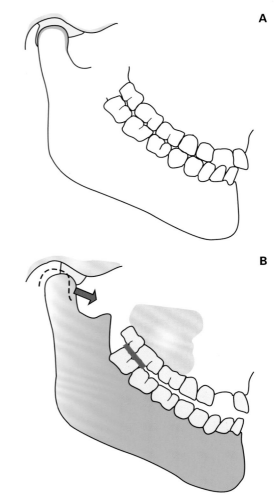

图35-3 如果后牙区𬌗平面比髁道和前导更陡峭，那么会对下颌前伸产生干扰，并可能引起后牙的损耗，包括上牙舌尖的损耗。A. 正中关系；B. 前伸位。

者必定需要不断地进行反复咬合调整，通过定期治疗来弥补关节面进行性破坏导致的髁突高度丧失。这些都应该提前告知患者。

当咬合关系良好时，移位关节盘对受损关节和𬌗面的损耗问题都可以减小。当关节盘移位导致关节滑液无法流至关节面时，一项重要的后续步骤就是保持良好的咬合关系。这种损耗问题通常是可以控制的，但是与正常损耗相比可能需要更早进行修复治疗。

髁道的分析可以通过以下方法实现：

1. 临床观察。如果前导能使后牙在前伸运动中脱离咬合，那就不存在髁道问题。如果前导不能使后牙脱离咬合，就需要用以下一种或几种方法对髁道做进一步分析。

2. 为了设定髁道斜度，要取切牙对刃位时的前伸咬合记录，以便在半可调𬌗架上分析其作用。

3. 对髁道采用针动式运动轨迹描记仪、非针动式运动轨迹描记仪或者立体运动轨迹描记仪等方法来进行精密分析（详细描述见第二十二章）。

知道髁道后，对𬌗平面的分析可能就更为关键了。即使是非常平坦的髁道也经常会存在向下的角度。只要磨牙𬌗平面比髁道更平坦，即使前导为0°，也能实现后牙咬合分离。当评估后牙重度损耗时，𬌗平面分析是关键。有两种改变𬌗平面的方式可以改善后牙的非正中咬合分离：

1. 使弯曲的𬌗平面变平；

2. 降低后部的𬌗平面。

只要𬌗平面的后半部分比髁道平坦，关节窝壁的角度比前导平坦，上述任一方法都可以在不需增加前导斜度的前提下，改善后牙的咬合分离。

当损耗已经发生后，前导分析必须与现存的运动功能轨迹相关联。即使原先的功能运动更垂直，当牙齿损耗出现后也会变得越来越水平向。一旦形成更水平向的功能运动范围，如果不存在进一步刺激前牙产生更多损耗的可能性，平坦的前导斜度就不可能增大。因此，如果受限于陡峭的前导，咬合已磨平的嚼烟草者仍然会试图重获平坦的轨迹。

可以纠正对于前牙的一些副功能损耗，而不会激发损耗的复发。如果仍然存在的后牙𬌗干扰是造成前牙损耗的主要原因，那么在去除后牙𬌗干扰之后，前牙修复的预后通常较好。

诊断蜡型

只有去除全部后牙𬌗干扰，才能在上了𬌗架的诊断模型上精确地分析损耗的前导。在模型上完成调𬌗后，应该制作前牙诊断蜡型。诊断蜡型应重塑前牙外形使前导尽可能平坦，并与保持正确的切缘位置相一致。分析应始于最大闭合位的咬合垂直距离。通过为调𬌗后模型制作诊断蜡型依次回答以下4个主要问题：

1. 下牙切缘能否恢复正常外形？

2. 能否在上牙舌面为下牙切缘提供稳定的咬合止点？

3. 能否在不干扰现有中性区或唇闭合道的情况下纠正或维持上牙切缘？

4. 在建立的正中止点和上牙切缘之间能否形成前导？

首先应该在处于最大闭合位咬合垂直距离的调𬌗后模型上对上述问题进行分析。理想的是在不增加咬合垂直距离的情况下获得有效的前牙关系。如果必须增加咬合垂直距离才能获得可接受的前牙关系，那么只能根据必要性增加高度。治疗的目标之一就是将患者需要适应的量降到最低，而要达成这一目标最好的方法就是保持现有的咬合垂直距离。然而，如果增加咬合垂直距离可以获得完美的咬合关系，由少量增加垂直距离而引发的问题还是罕见的。

分析的下一步就是确定前牙蜡型对后牙咬合分离的作用。需要解决的关键问题如下：

1. 如蜡型所示的前导在所有非正中运动中是否均能使后牙咬合分离？

2. 如果前导不能使后牙咬合分离，能否通过调整后牙区段来解决该问题？

若在诊断分析初期无法回答上述问题，这可能就是损耗问题治疗失败的主要原因。在各种非正中运动中使后牙脱离咬合是成功治疗的必要条件。必须事先考虑到如果增大前导斜度是获得后牙咬合分离的唯一方法，则必须通过修复方法优先解决前导问题。为了考虑更平坦的前导，增加咬合垂直距离或许是一个合理的治疗方法。

使用临时修复体检验治疗计划

用蜡型建立可接受的前牙关系后，还必须在口内进一步完善。应该制作导板，指导牙体预备后的丙烯酸树脂临时修复体制作。

当前牙严重损耗时，在对任何区段进行最终修复体粘接之前最好能完善上下前牙的精修。在下牙区段被复制到最终修复体之前，通常先试戴上下牙临时修复体并进行所有调整。下前牙修复体应按最终形态完成修复，但应在所有功能性非正中运动均已被验证可与上颌临时修复体相接触后再粘接固定。在这个阶段必须仔细检查前导，确保有效的后牙咬合分离，且上牙的外形轮廓要与唇闭合道一致，满足发音要求。在这个前提下，可以粘接下颌永久修复体，并完成上前牙的修复。在技工室制作临时修复体时，要仔细复制切缘位置和前导的形态，达到功能要求。

如果不需要夹板，比较实用的方法是在进行后牙牙体预备之前完成上下前牙的修复。当然，在最终确定临时修复体或永久修复体的前导之前，作为修复前准备工作一部分，应该对后牙进行调𬌗。

如果前后牙同时预备，可以对全牙弓制作临时修复体。按常规制作前导，后牙仍可进行调整，使得在临时修复体上通过前导能够实现后牙咬合分离。在最终修复体制作之前，都能按照这种方法临时制订整个咬合设计。然后对口内确定的所有要求和细节进行复制，如果将所有要求都传递给技工室，就可以完成精确的修复体。

如果临时修复体是全牙弓夹板，可以从尖牙远中接触区分割后牙区段并移走，制取前牙区段的印模。在正确的咬合垂直距离以及前牙接触的基础上，制取后牙正中关系咬合记录。这个咬合记录可用于将主代型模型和戴有前牙临时修复体的模型上𬌗架。通过这两个上𬌗架的模型可以制作出个性化切导盘，以及切缘位置的导板。

成功解决严重损耗问题的秘诀就是建立正确的前导。如果前导与功能运动范围相协调，此时取得后牙咬合分离，预后将会很好。

如果为了获得后牙咬合分离，前导必须对功能运动范围有所限制，这样的结果也是可以接受的，患者无不适感，但前牙可能会出现不同程度的渐进性损耗。可以用夜磨牙𬌗垫来减少夜磨牙引起的损耗。

如果需要加大前导斜度，那么应该定期监测由于前导不断损耗变平而出现的后牙𬌗干扰迹象。如果由于髁突高度的潜在丧失导致不可复性关节盘结构紊乱时，上述监测更为重要。

步骤　　　　解决严重损耗问题

严重损耗患者伴有非常陡峭的功能运动范围和较窄的中性区。下前牙的严重损耗是由于上前牙外形修复不当，限制了功能运动范围所致。注意上前牙的轻微舌倾，在新修复体中应该保持这个特征，从而与非常强的中性区达成一致。

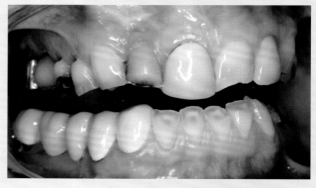

第一步：很显然首先要将模型以正中关系位上𬌗架。制作下前牙蜡型以建立明确的唇切线角。这个蜡型制作很容易，很典型的是要更厚更长一些。这样临时修复体更容易在口内成形，以获得无干扰的正中关系接触点。

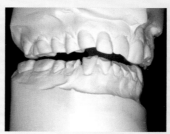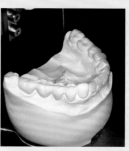

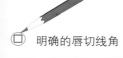 明确的唇切线角

步骤	解决严重损耗问题

第二步： 下颌牙牙体预备，然后试戴临时修复体。

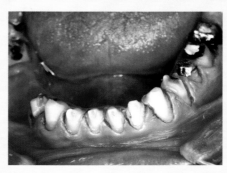

第三步： 复制诊断蜡型形成硅橡胶重体的导板，翻制临时修复体。在这个阶段可做微小的调整，对上牙弓进行调𬌗，以允许下颌能如诊断蜡型所设计一样在正中关系位完全闭合。

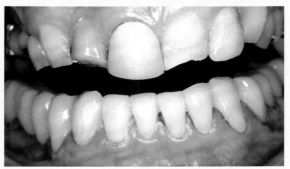

第四步： A. 重新制取上颌及戴临时修复体下颌的印模。这样可以精修上颌诊断蜡型，并在上颌牙体预备后可以根据蜡型制作上颌临时修复体（B）。

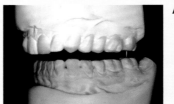

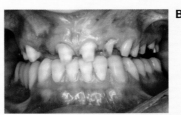

第五步： 试戴上颌临时修复体，为了达到最佳前导功能和美学效果对上下颌临时修复体进行精细调整。直到临时修复体通过检验后才能开始制作最终修复体。

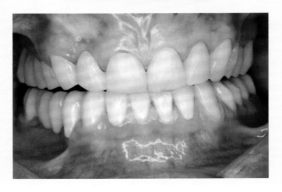

步骤	解决严重损耗问题

第六步： 在下前牙临时修复体模型上制作导板，以便和技师就精确的细节进行沟通。

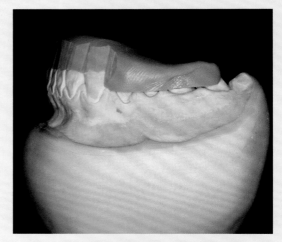

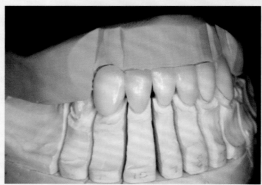

切缘位置
- ☐ 根据E/D模型
- ☐ 复制临时牙的模型
- ☐ 复制原始模型

第七步： 下颌修复体就位并粘接。因为在临时修复体上已经实现了所有细节，且已被技师精确地复制到最终修复体上，故而不需要再做调整。下颌修复体就位后，仔细检查上颌临时修复体以确保获得完美的前导和后牙咬合分离。

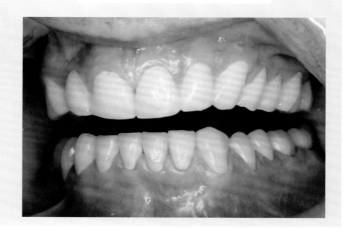

步骤	解决严重损耗问题

第八步：确认了正确的前导后，将上颌的临时修复体夹板分成3部分，移除两边后牙部分，就可以在前牙发生接触的正确咬合垂直距离上获取正中关系的咬合记录。

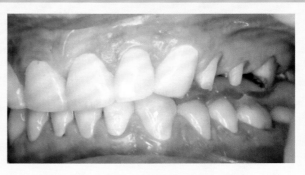

第九步：将通过认可的临时修复体模型以正中关系位上殆架。通过硅橡胶重体导板与技师就精确的切缘位置和外形进行沟通。

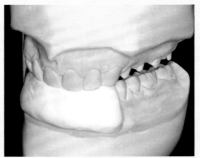

第十步：制作个性化前导，与技师就前导的细节进行沟通。

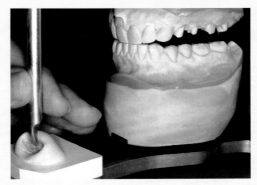

第十一步：消除所有需要猜测的工作，将细节复制到最终修复体上，通过导板形成瓷牙的形态。

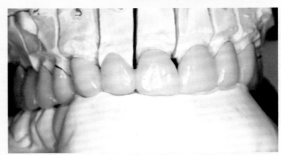

最终修复体就位。

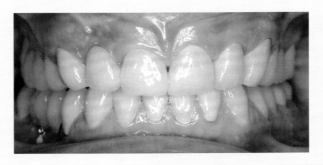

修复严重损耗的后牙

后牙咬合的修复，取决于首先确定正确的前导。对各种不同类型咬合损耗的分析，应该首先聚焦于前牙。后牙必须在前导和髁导之间契合，但前导和髁导不能相互干扰。因此，建立稳定的接触关系是后牙咬合的主要目标。

长期损耗有时候可导致后牙损耗接近牙龈，对这种严重损耗的牙齿通常有4种治疗选择：

1. 钉洞固位的纯金修复体。在暴露的牙本质上通过平行的钉洞固位进行修复，不显著增加咬合垂直距离。但因为美学方面的问题，这种方法在前牙区不一定能被接受。

2. 增加咬合垂直距离。咬合垂直距离的增加可能可以改善美学效果，但对一些患者可能会导致应力过大。虽然增加咬合垂直距离对某些患者可能是最好的选择，但如果牙槽骨硬化、咀嚼肌肥大，则禁忌使用这种方法。

3. 冠延长手术。为提供固位力和外形上的美学效果，可能需要通过外科手术暴露足够多的牙体组织。

4. 牙髓摘除和根管桩及冠修复。有必要时，这个治疗方案可以提供固位力。这也可能需要增加咬合垂直距离。在不增加颌间距离时，牙髓摘除也可与牙冠延长术结合，提高美学效果和固位力。最新研究显示无髓牙的机械性感受器保护减少，这使得此项治疗成为所有治疗中的最后选择。如果有其他选择时尽量避免采取该方法。

严重损耗牙齿的固位型预备

常常可能对损耗变短的牙齿进行修复，并得到非常好的美学效果，尤其是唇侧边缘线超过釉牙骨质界时。若修复体容易从牙齿上旋转脱位，则表明存在固位风险。为了防止脱位，预备轴壁时尽可能做到相互平行可以抗旋转并提供最大固位力（图35-4）。

咬合损耗的修复时机

并非所有的咬合损耗都需要修复。即使损耗到达牙本质也可能并不需要治疗。如果调𬌗可以消除损耗的原因，使损耗表面不再发生副功能接触，暴露的牙本质可能会完整地保存多年。是否需要修复损耗面取决于下面几个问题的答案：

1. 延迟对损耗的修复是否会使治疗更加复杂？通常情况下即使发生进一步的损耗，修复方式可能还是不变的。这种情况不需要紧急处理，特别是如果有机会通过调整咬合来纠正损耗问题时。

2. 必须通过修复来控制牙齿敏感吗？牙本质暴露在不同患者身上会有不同的反应。

3. 是否要求修复体满足美学需求？损耗的牙齿可能不美观。修复体如果和损耗的邻牙相匹配的话，就严重损害了本来可以达到的美学效果。应该告知患者各种治疗方法。

4. 需要相对明确最终是否需要修复体？如果是，应告知患者可能的治疗时间范围，如果患者选择延迟治疗则应该定期检查患者的状况。

下切牙损耗的保守治疗

在杯状牙本质表面充填复合树脂作为一种预防措施在改善美观的同时，可以在很大程度上有助于切缘的稳定（图35-5）。如果树脂与酸蚀的牙釉质

图35-4　A.较短牙齿的固位形预备往往不够，因为没有提供抗旋转脱位的固位形。B.通过预备台阶可以极大增强固位力，使相对的轴壁接近平行，这样可以防止修复体脱落。

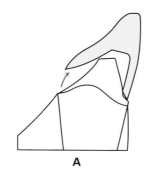
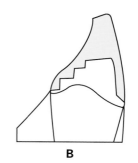

A　　　B

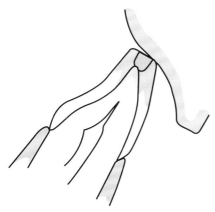

图35-5　如果通过树脂粘接釉质环来修复切缘的杯状外形，树脂就可以预防牙本质的损耗。但这不适于咬合面损耗，因为大多数功能是发生在釉质接触处。牙本质粘接剂使得这个方法更加实用。

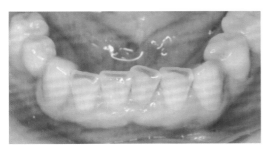

图35-6　下牙切缘损耗的常见问题是牙本质暴露时呈现杯状结构。如果牙釉质环是完整的，复合树脂粘接效果会较好。

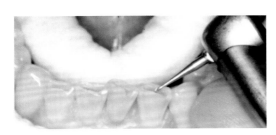

图35-7　清除足够的牙本质以暴露牙釉质环。使用1/2球钻比较理想。

环发生粘接后，在牙本质粘接剂上添加树脂并预防疏松的牙釉质结构发生破坏。

牙本质粘接剂进一步提高了充填效果，抗损耗更强的树脂也有所帮助。然而，除了在切对切关系外，切缘的复合树脂并不能行使功能。反而大多数功能接触发生在釉质环。只要在釉质环被破坏之前采用充填这个步骤，预后就足够好，就可以推荐使用这个方法，而不需要全冠修复（图35-6～图35-8）。

前牙严重损耗导致对刃关系

严重损耗的牙齿会逐渐形成对刃关系，这对于修复治疗是一个严峻的挑战。如果不打开咬合或者增加前导斜度，就很难增加上前牙的长度。这通常需要折中治疗，允许下前牙切缘顺着相对平坦的前导向前移动，然后再通过一个凹形轨迹逐渐进入陡峭的斜面（图35-9）。

为了形成凹形轮廓，通常有必要进行全冠修复来恢复损耗的下牙，从唇侧缩窄较宽的切缘，将切缘移至舌侧。通过向舌侧移动切缘，我们可以加长下前牙来为上牙提供一些覆盖。有了足够的覆盖，上前牙就能从舌隆突中间止点沿曲线向下，为上前牙提供更多的长度。美学和功能都可以通过这个方法得到改善。

要记住，即使通过上述方法改善了美学和功能，功能运动范围仍然受限于平坦的轨迹。通常有必要使用上颌夹板式修复体或夜间保持器来防止牙齿移动。为了减轻陡峭前牙斜面的损耗，夜间保持器可以做成全牙列覆盖。

常用治疗方法：改形

严重的切缘损耗会导致下前牙增厚变圆（图35-9A）。为了恢复成正常的切缘形态，需要去除比修复材料更厚的牙体组织。如果切缘需要移向舌侧，则唇侧就需要进行更多的牙体预备。如果切缘需要移向唇侧，则舌侧就需要进行更多的牙体预备（图35-10）。这些决策的制订最好在以正中关系位

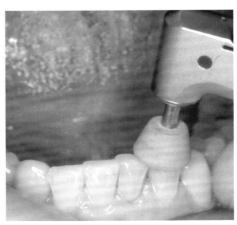

图35-8　复合树脂粘接和抛光。主要目的是保护牙釉质前缘。

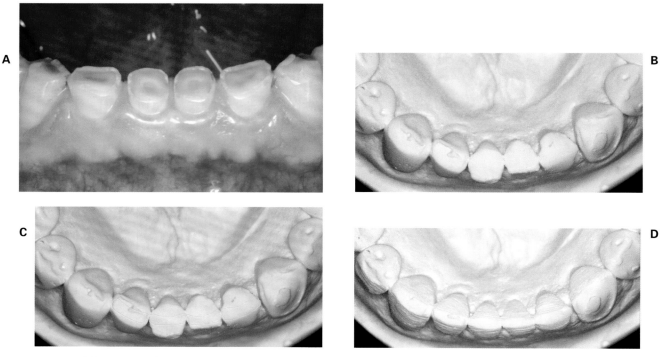

图35-9 A. 严重的切端损耗使牙齿变短，切缘变厚变圆。牙槽突伸长以补偿牙齿长度的丧失。为了使冠修复通过适当的预备体肩领来获得所需的固位力，通常需要做冠延长手术。B. 下牙弓模型显示，随着覆𬌗关系被磨平，下牙增厚的切缘逐渐向前移动，形成与上前牙的对刃关系。C. 计划重塑切缘形态，将切缘向后移动，形成前导覆盖，获得更好的美学外形。D. 在诊断蜡型完成前调整模型，以获得与上前牙的理想关系。修整后的模型显示出期望的修复体终止点。牙体预备需要超量削减牙体组织。

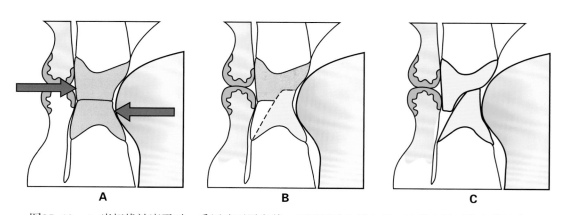

图35-10 A. 当切缘被磨平时，舌压迫下牙向前，而唇压迫上牙向后。这种中性区的自然压力，导致出现对刃的前牙关系。B. 通过去除增厚的切缘唇面部分，重塑切缘外形使其向舌侧移动。通过削减重塑上前牙的舌侧部分，也可以延长下牙切缘。C. 上牙切缘可以延长更多，以形成覆𬌗关系，同时也重建了可以使后牙咬合分离的前导。上前牙加长可以在不增加咬合垂直距离的情况下改善美学效果。

上𬌗架的模型上完成（图35-9B～D）。

任何时候将平坦的前导变成限制性更大的前导后，可能产生的问题就是患者几乎总是会对限制的前牙表面产生压迫或摩擦。因此，经常要很小心地制作夜间𬌗垫来保护前导表面。可以制作全牙列𬌗垫，使所有牙齿获得正中关系接触，并结合斜面导板使后牙咬合分离。

其他治疗方法：牙齿位置重排

当上下牙切缘被磨平且下前牙发生向前移位

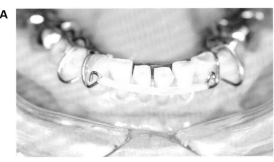

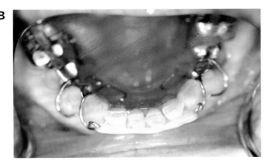

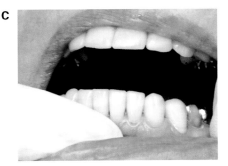

图35-11　A. 下前牙过度前移，难以得到适宜的前导，将下前牙减径，用一个能移动牙齿的橡皮筋简单矫治器使其重新回位。B. 注意矫治器上的舌侧基托形态经过预先设计，从而在前牙移动到诊断模型上预定好的位置时会受到阻挡。这是一个非常简单的下前牙移动方法。C. 在制作最终修复体之前，要在临时修复体上制作完成上下前牙的最终形态，再复制到最终修复体，完成最终修复。由于牙齿的严重损耗，需要缩窄牙齿，因此选择全覆盖式修复体。

后，可能需要将下前牙向舌侧移动后再成形，以建立一个可接受的前导关系并改善美学效果（图35-11）。

▌下牙唇面和上牙舌面的严重损耗

如果上下前牙的接触面釉质严重损耗，有时候若不去除牙髓或者增加咬合垂直距离就没有修复空间（图35-12）。但去除牙髓并不是最好的选择。

这类问题通常选择增加咬合垂直距离来解决。当下颌围绕铰链轴打开时，下前牙沿开口弧离开损耗面接触（图35-13），为所有必要的治疗提供修复

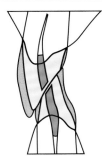

图35-12　当上下接触的牙面都出现严重损耗，有时需要选择牙齿失活或增加咬合垂直距离来修复。如果可以在不影响其他治疗决定的同时可以抬高咬合垂直距离，永远不选择失活活髓牙。

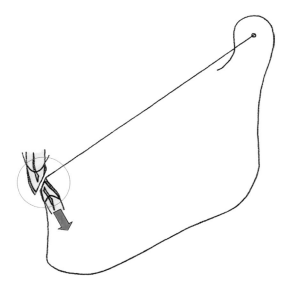

图35-13　对于前牙损耗的问题，因为开口弧是以髁突轴为中心的，增加颌间距离可以同时打开垂直向和水平向空间。打开空间可以修复损耗的下切牙唇面或上切牙舌面。如果允许髁突位于比正中关系更后退的位置，当调整后牙侧𬌗干扰后，也可以取得相同的效果。

空间。

如果增加的咬合垂直距离被维持在最小限度，且前牙保持稳定咬合接触，那么这种治疗方法通常预后良好。

要注意将切缘增加到足够的厚度，以防止无支持的薄瓷层折裂。由于这种损耗类型的功能运动范围非常陡峭，制作这样的前导一般没有问题。

所有前牙关系的细节都应在临时修复体上进行完善，然后在技工室复制。要注意避免对较紧的中性区和唇闭合道的干扰，这类损耗通常都会发生这样的问题。

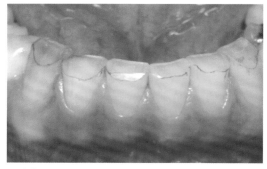
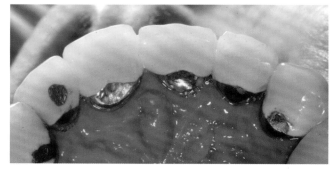

图35-14　注意下切牙切端的损耗形式和上牙干扰下颌功能运动的形态不良修复体相吻合。试图不纠正对颌牙的形态就修复每侧牙弓是严重但又普遍存在的错误。

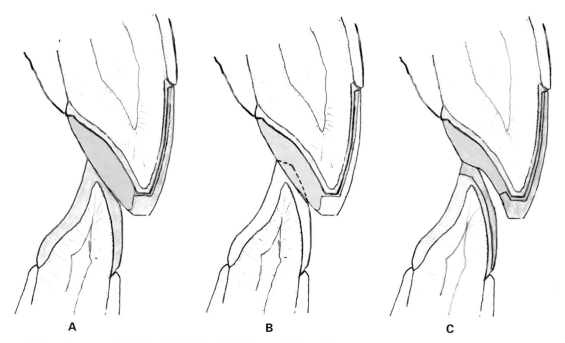

图35-15　A. 上颌修复体的球形舌面外形引起下前牙严重的唇-切线角损耗。这是下前牙损耗的最常见原因之一。没有稳定的咬合接触，舌面形态干扰了下颌功能运动范围——这是许多问题的确凿原因。B. 必须重塑上牙舌面外形，以容纳下颌切缘。C. 瓷贴面修复下颌牙前缘。形态正确的新上颌修复体。

在获得前牙关系的细节之前，要消除正中关系位的所有殆干扰。

为了满足适宜前牙关系而增高的咬合垂直距离，通常尽量要最小。如果增加咬合垂直距离，一定要包括所有牙齿。如果后牙不需要修复，可以考虑选择正畸治疗或者外科手术来重新定位前牙。

下切牙唇面的严重损耗

下切牙的唇-切面若出现严重损耗，通常表明上牙修复体舌面形态恢复不合理（图35-14）。

这是下颌功能运动范围受到干扰的典型情况，一般要求上牙舌侧呈凹面形态才能避免干扰。如果想要成功解决这个问题，必须改变在上前牙修复中流行的球形舌面。

有时为了在舌隆突上提供稳定的止点可以改变修复体外形，并提供从正中止点到切缘的正确运动轨迹（图35-15）。即使因此需要重新制作上颌修复体，仍然在所不惜，否则下颌损耗面的修复就会失败。只要牙齿结构干扰了下颌功能运动轨迹，就会一直存在损耗问题。

上颌修复体舌面形态改形后，下前牙切端及唇侧形态就可以通过临时修复体得到改善，然后复制并传递给技工室。

下前牙唇切面损耗的贴面修复

如果上下前牙没有稳定的咬合接触，那么下前牙唇面损耗严重的同时也会伴有上前牙舌面的损耗问题。随着损耗进展，会产生代偿性萌出。这种类型的损耗最终会导致牙齿变薄，切端部分折裂，并且因为舌体和嘴唇之间的相互作用力而形成对刃的咬合关系。

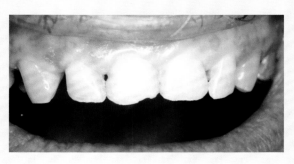

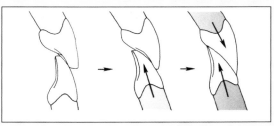

许多前牙咬合不稳定产生的损耗问题可以通过适当修整下前牙切缘形态来解决。明确的唇切线角是达到稳定咬合接触的第一步。

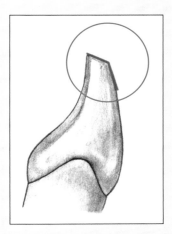

明确的唇切线角的前缘被损耗成一定角度。

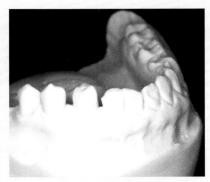

从下前牙切缘开始制作诊断蜡型。

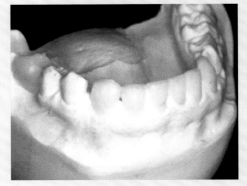

临时修复体复制了诊断蜡型形态，但仍需要在口内进行调整，以获得与上前牙理想的接触关系。

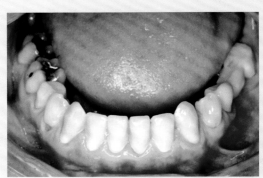

最终完成修复体的模型可以显示出明确的线角前缘。在诊断模型上要做出上前牙的稳定咬合接触点，并在口内完善细节。

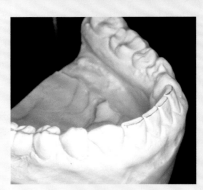

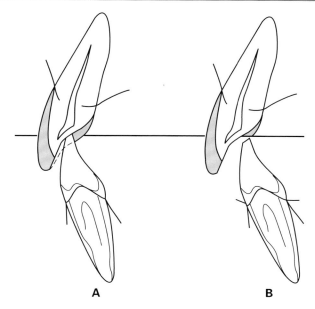

图35-16　极其严重的舌面损耗常常是后牙斜面干扰导致下颌向前偏斜的结果。A. 如果在最大牙尖交错位观察牙齿关系，不打开咬合几乎不可能恢复损耗的上牙舌面。B. 如果去除后牙对正中关系闭合的干扰，下颌通常能够沿着一个更远中的闭合弧回到原来的咬合垂直距离。这样在不增加咬合垂直距离的情况下就能有充足的空间恢复舌面。

上颌前牙舌面的严重损耗

上前牙舌斜面经常发生过度损耗，最主要的原因是后牙斜面使下颌向前偏斜的结果。下牙切缘向上牙舌面方向运动，这种损耗方式使上牙舌面几乎露髓（图35-16A）。如果我们观察最大牙尖交错位时的上下颌关系，可以发现如果不打开咬合几乎很难恢复丧失的牙体组织。然而，如果使用手法诱导使下颌进入正中关系，我们会发现正中关系通常位于获得性损耗位置的后方。

选磨可以消除对正中关系的殆干扰，以至于下颌完全闭口时就不需要向前偏斜。这常常可为下牙切缘和上牙舌斜面提供修复空间，而不需要增加咬合垂直距离（图35-16B）。

不均匀损耗

上下牙弓前牙的损耗通常并不均匀，上前牙损耗往往比下前牙更严重。当某牙弓上牙齿的釉质被磨穿后，牙本质损耗进展很快，使得对侧牙弓上牙齿较硬的牙釉质侵犯损耗更快的对颌牙。这种不均匀的损耗方式会引起非常困难的殆平面问题（图

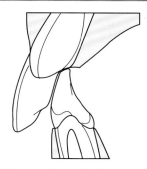

图35-17　如果下牙向上伸长过多侵犯上切牙的根面损耗处，那么下牙区段就会因伸长过高而不能正确修复。因为下切牙平面过高，破坏了正常的形态。

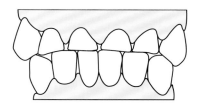

图35-18　当上牙损耗严重时，下切牙随同牙槽突一起伸长。这就产生了一个最难解决的问题，因为此时的釉牙骨质界通常高于殆平面。所导致的反笑线也是对美学的一个挑战。

35-17）。

当上牙迅速损耗时下前牙会伸长，就会形成非常不美观的严重反笑线（图35-18）。因为下牙的伸长是因为牙槽骨增高所致，有时仅靠修复治疗难以改善过高的下牙软组织结合部，所以治疗起来非常困难。

解决方案要求降低下前牙切缘来达到更正常的笑线。应该和其他程序化制订治疗方案流程一样对这种情况进行评估，按顺序考虑以下治疗方案：

1. 改形。通过调磨可以降低下切牙高度吗？
2. 牙齿位置重排。能否通过正畸方法压低下切牙？
3. 修复。下前牙可以通过修复方式降低高度吗？通过增加咬合垂直距离可以改善殆平面吗？
4. 外科手术。区段截骨术是降低整个前牙区段牙-牙槽骨结构最好的方法吗？（图35-19）

如果将结构性的分析方法用于考虑所有可能的治疗方法或各种方法的联合治疗，那么不均匀损耗问题的治疗就可以谋定而后动。针对不同的问题，解决方法也随之而变，但可以通过有序的分析过程找出适宜的解决方案。

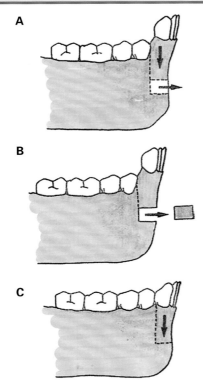

图35-19　当牙槽突伸长时，区段截骨术是使下前牙-牙槽骨结构向下重新定位的一个实用方法。A.切牙龈缘太高而难以修复纠正。当牙槽突严重伸长时，选择牙髓摘除或者冠延长手术往往要比截骨术更加激进。B~C.这种方法是一种可接受的美学修复方法，并可以重建有效的前导。

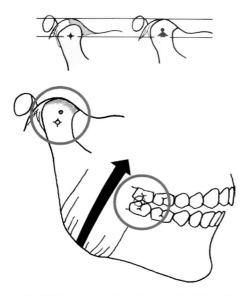

图35-20　颞下颌关节一旦发生破坏，就将导致磨牙产生磨耗。

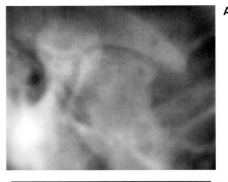

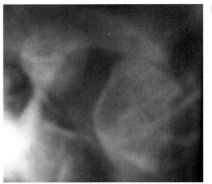

图35-21　A.关节盘移位后的髁突，以及随后发生的髁突和关节结节骨关节炎改变。B.前伸时平坦的髁道。

颞下颌关节相关原因引起的严重咬合损耗

　　颞下颌关节的破坏是造成殆面严重损耗的一个重要原因，这是颞下颌关节紊乱专业学科发展的充分理由。髁突骨丧失导致的升支高度降低或关节盘移位对咬合有直接的影响作用，这使得后牙处于超负荷状态。任何磨牙症或下颌非正中运动都会将后牙当成障碍，从而产生磨耗（图35-20）。

　　关节盘移位后常会出现盘后组织的穿孔，进而导致髁突及关节结节的骨丧失（图35-21）。

　　这种升支高度的丧失会导致两种渐进性的损伤。

1. 经常会使直接干扰下颌所有功能运动的后牙发生严重损耗。

2. 前牙的严重损耗（图35-22）。这是为达到前牙接触而前伸下颌所导致的结果。当髁突向下移动时，下颌骨以最后磨牙为中心旋转，使得下前牙向上移动并干扰上前牙。

因颞下颌关节破坏引起的殆面严重损耗的治疗计划

　　图35-21显示的颞下颌关节囊内紊乱病属于Piper Vb型（参见第二十六章）。这类紊乱几乎总是与磨

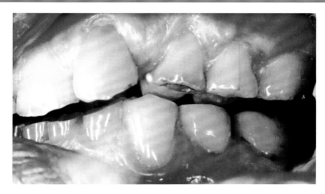

图35-22 当颞下颌关节破坏导致升支高度降低时常见的严重损耗方式。这是髁突就位于适应性正中状态时的殆关系。

牙的过度损耗相关。如果咬合没有得到改善，尽管当关节就位时会出现前牙开殆，但最终前牙还是会发生过度损耗。这是因为当升支高度降低时，为达到前牙接触，下颌会有前伸的自然趋势。

制订治疗计划的流程不变。

1. 确定最稳定的颞下颌关节位置。如果关节可以舒适地负载，那么骨–骨界面的髁突–关节窝关系就可以被视为适应性正中状态。除了咬合结果可能会不稳定以外，适应性正中状态与完整关节处于正中关系位时一样可以获得预期的完美咬合关系。随着关节面的骨组织进一步丧失，需要定期进行咬合调整。然而，如果咬合关系能维持良好的后牙分离，这种状况就是可控的。应该预先告知患者这么做的必要性。

2. 在上了殆架的模型上制作诊断蜡型。目标是为了在适应性正中状态上建立前牙接触而确定一个最好的治疗方案。经典方案包括对后牙改形，以减小前牙的咬合垂直距离，以及修复前牙以达到理想接触，再修复后牙，使之与就位的髁突和接触的前牙相协调。

3. 牙体预备，试戴临时修复体。前导、唇闭合

道、发音和美学都应该在口内进行检查并调整。

4. 当患者对舒适度、功能和美观都接受时，复制临时修复体的前牙区段。先完成上下前牙的修复体，再最终完成后牙区段的修复体。

5. 定期回访检查。当髁突逐渐丧失高度时，应仔细检查咬合确定有无新的后牙殆干扰。当必须的功能运动会使肌肉亢奋且运动不调并加速进一步的磨耗，就不能通过少量的调殆来解决问题。

注意：早些年，人们认为组牙功能殆能将压力分配到更多牙齿上，从而可以减缓损耗过程。但这其实反而会加速损耗，因为它激发了作用于牙齿和颞下颌关节的更多肌肉力量。为保持咀嚼肌处于完全舒适和协调的状态，每年需要进行数次咬合调整。当咬合方式被纠正为即刻后牙咬合分离后，接下来对定期咬合调整的需求就会急剧降低到最小，12～14个月复诊一次。

极端严重的磨牙习惯引起的损耗

问题最严重的损耗问题来自于深度睡眠期磨牙导致的损耗。深度睡眠期损耗者在整个睡眠过程中几乎持续地磨牙。这可以通过增大的咀嚼肌和多发性牙槽骨增生来辨别。牙槽骨变得致密，以致几乎硬化。X线片上可见细小的骨小梁和致密的骨质。当牙齿磨平，牙槽骨伸长，若不增加咬合垂直距离，剩余的修复空间就很小。

在反复紧咬牙时加载在牙齿上的压力可高达900磅（约400kg），因此问题极为复杂。增加咬合垂直距离会增强肌肉收缩力。牙齿周围致密牙槽骨的反应不同于正常牙槽骨。这是因为牙槽骨如此致密，以至于无法通过退行性改建或压低牙齿来增加咬合垂直距离。

该患者没有牙周炎迹象，颞下颌关节完整，常见于深度睡眠期磨牙患者。

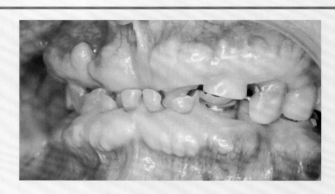

通过复制诊断蜡型制作临时修复体（最下面的图），对下牙弓进行修复。

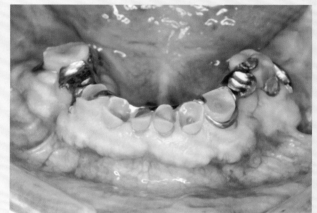

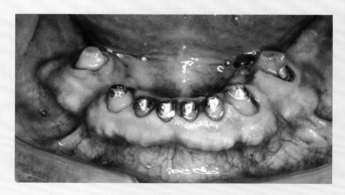

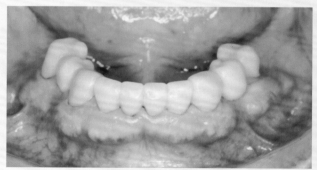

然后对上牙进行临时修复体修复，在患者认可临时修复体的舒适和美观后，对咬合进行精细调整。

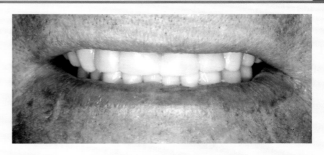

复制临时修复体，制作最终修复体。

治疗失败。上述看似非常成功的病例证实了早期认为的成功是不对的。尽管患者感到完全舒适和完整的功能，金属烤瓷修复体在三年半内被磨坏。对前导过大的压力首先破坏了前牙修复体，使得上下后牙在非正中运动中发生接触。失去了后牙咬合分离，后牙的修复体随即受损。注意咬合垂直距离（最后照片）与治疗前（初始照片）相比有所升高。

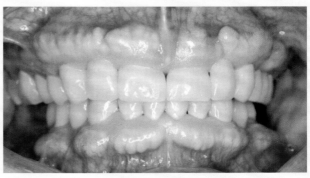

深度睡眠期磨牙问题的解决

尽管增加咬合垂直距离可能是解决大部分严重损耗问题的好方法，但其对深睡眠期磨牙者似乎有害。对牙槽骨退行性改建的常规推荐方法就是增加咬合垂直距离。但当深睡眠期磨牙者的牙槽骨对超负荷做出反应，牙槽骨会变致密，并且会对抗极其强大的肌肉组织的压力，而不是去适应它。最典型的结果就是破坏修复体或是牙齿折裂。

最好的解决方案是预防。如果早期深度睡眠期磨牙迹象明显（增大的肌肉、严重损耗达牙本质、致密的骨小梁），不要等到损耗严重到不增加咬合垂直距离就没有修复空间的地步。冠延长手术通常是禁忌的，因为致密的骨质会存在潜在的愈合问题。

损耗的修复应该尽早进行，以获得尽可能多地修复体厚度。在后牙应用金合金咬合面。前导尽可能保持平坦，以避免对功能运动范围的干扰。在不增加咬合垂直距离的情况下尽可能使后牙脱离咬合。如果前牙仅仅需要增加大约8mm的咬合垂直距离，那么夜磨牙保护垫可能有所帮助。药物治疗有助于睡眠，并减少肌肉活动，有时候也是合适的选择。要对患者进行宣教。

预防咬合损耗问题

如果牙齿结构不干扰下颌运动就不会发生过度损耗。

协调的神经肌肉系统是对损耗最好的预防，可以维护整个咀嚼系统的功能协调。

除了摩擦物质的习惯性作用，大部分损耗是可以预防的。至少大部分通常是可以降低损耗水平，使牙列可以维持一生。预防过度损耗的最好办法，就是在牙齿关系和颞下颌关节关系之间尽可能维持最佳的协调。要最好地实现这一目标需要完成以下工作：

1. 保持盘突复合体最好的位置关系。
2. 观察并调整牙列中任何不稳定的指征，尤其重要的是保持稳定的前导。
3. 观察并尽可能调整咀嚼肌过度兴奋的问题。

当发现损耗问题时，应将注意力集中在尽可能使最多的牙齿保持均匀的咬合接触。咬合接触应出现在正中关系位，所有的后牙在下颌离开正中关系时应该脱离咬合接触。若有可能，前导不应受限制。

损耗问题应在牙齿结构被损耗到不可修复之前早诊断早治疗。也应告知患者不良习惯的后果。

参考文献

[1] Abrahamsen TC: The worn dentition—pathognomonic patterns of abrasion and erosion. *Int Dent Journal* 4:268-276, 2005.
[2] Dzakovich JJ: In vitro reproduction of the non-carious cervical lesion. *Am Acad Rest Dent* February 2006 (in press).

推荐阅读

Grippo JO, Simring M, Schreiner S: Attrition, abrasion, corrosion and abfraction revisited: a new perspective on tooth surface lesions. *J Am Dent Assoc* 135:1109-1118, 2004.
Miller WD: Experiments and observations on the wasting of tooth tissue variously designated as erosion, abrasion, chemical abrasion, denudation, etc. *The Dental Cosmos* XLIX (1)(2)(3), 1907.

深覆𬌗的治疗
Solving Deep Overbite Problems

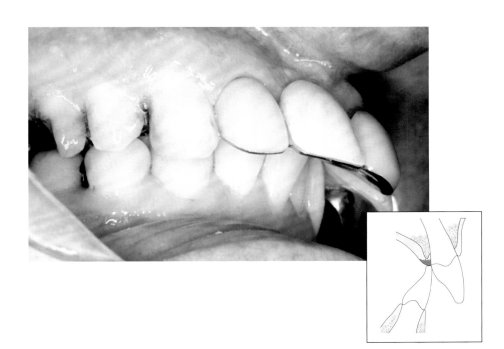

理念
如果在正中关系位所有牙齿都能保持稳定的咬合接触，深覆𬌗就不是问题。

要点

前牙重度深覆𬌗

如果没有稳定的咬合接触点，深覆𬌗就是一个问题，而治疗深覆𬌗的难易程度也直接取决于正中关系位获得咬合止点的难易程度。

深覆𬌗的治疗目标：在正中关系位时，为每颗牙齿建立稳定的咬合止点。

治疗要点

1. 必须注意保持上前牙的中性区关系，深覆𬌗患者通常伴有来自嘴唇的强大压力和较窄的中性区。
2. 对于深覆𬌗患者，切牙切缘位置与发音的关系是非常重要的。
3. 下切牙如有过度萌出通常都需要纠正。如果下切牙被压低或磨低，则必须提供新的接触止点。
4. 如果无法提供有效的接触止点，则需要使用活动的替代物以避免过度萌出，或者也可以考虑使用夹板。

错误观点

所有患者的覆𬌗量并不是固定的，浅覆𬌗患者与深覆𬌗患者都有可能是正常健康的。只要深覆𬌗患者的牙齿有明确止点，可以防止过度萌出，那么深覆𬌗就不是问题。

具有稳定咬合接触的深覆𬌗牙列也属于最稳定的牙列之一，因为在深覆𬌗患者中，前伸运动时后牙肯定能脱离咬合接触。

咬合调整方法

1. 改形：将磨低下切牙切缘与修复上牙接触止点这两者结合起来是非常有帮助的。
2. 正畸：注意不要将上前牙向前移动进入唇闭合道或干扰中性区。
3. 修复：上前牙通常有正中止点，下前牙切缘有时则可以通过修复方法略向前方移动，以获得正中关系接触。
4. 外科手术：有时候通过外科手术重排前牙区段也是个不错的选择。

前牙重度深覆𬌗

　　深覆𬌗本身并不是问题。由于错误地认为深覆𬌗都是不稳定的，所以导致许多深覆𬌗的患者接受了不必要的治疗。而且，经常会发现"纠正"后患者的前牙关系还没有原先的深覆𬌗稳定。对每位深覆𬌗患者进行评估时都要先观察下前牙切缘的位置关系，以明确其与上前牙是否有稳定的接触关系。这项分析必须在正中关系位上进行，这意味着无论最大牙尖交错位与正中关系位是否一致，诊断模型都必须要上𬌗架。在模型上先消除后牙𬌗干扰后再明确下前牙切缘是否能够完全闭合至正中关系位。

　　深覆𬌗但前牙没有正中接触的患者通常都会存在问题，大部分这样的患者都需要采取某种形式的治疗。深覆𬌗但在正中关系位前牙可以稳定接触的患者几乎从来不会有问题（从牙弓关系而言）。上述情况的关键词就是"稳定"：这样的患者极少需要纠正性治疗。但是，如果仅仅是前牙有接触，但无法提供一个稳定的止点以避免下前牙过度萌出，那也是不够的。这类深覆𬌗患者最大的问题是下前牙会过度萌出以致咬入对颌牙龈或腭侧软组织中。这就需要计划防止此类情况发生的治疗，或将已发生的情况矫正至稳定的位置。

舌体位置与深覆𬌗

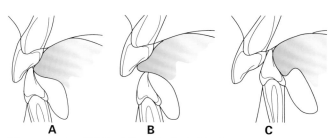

图36-1　在不同前牙位置关系下舌的位置：（A）理想关系；（B）深覆盖；（C）深覆𬌗。

缺少稳定咬合接触的深覆𬌗患者经常会产生问题，其原因是没有空间可供舌体覆盖下前牙切缘以防止下前牙过度萌出。注意图36-1中比较了理想前牙位置关系时的舌体位置以及深覆盖患者的舌体会作为稳定咬合接触的替代物。然后再看深覆𬌗患者舌体的位置，就能明显发现为什么牙齿会过度萌出咬至上腭软组织了。

中性区的考量

大部分深覆𬌗问题都发生于窄的中性区，因为严重受限的功能运动范围会导致牙轴过于直立，没有或几乎没有水平向的运动。这种垂直向的功能运动范围有利于后牙自动脱离咬合接触，而无需考虑髁道斜度。窄的中性区是首要的考虑因素，因为直立的上前牙使得下前牙切缘很难在上前牙舌侧隆突形成明确的咬合止点。当为了获得与下前牙的接触而通过转矩将牙根向舌侧移动时，就会推上前牙切缘向前，这就有可能会干扰唇闭合道，并干扰中性

区，还有可能产生发音问题。由于不会限制功能运动范围，因此也不会造成功能运动范围的问题。但是，有时对中性区的干扰很有可能会导致不稳定的关系，尤其是对于上前牙而言。更可行的方法是尽可能控制上前牙切缘位置不动，仅推牙根向后，以获得与下前牙切缘更好的咬合接触位置。

上牙舌面形态

上前牙舌面的不良形态是导致前牙深覆𬌗问题的主要原因。如果下切牙没有明确止点，当它沿着陡峭上前牙舌面滑动时就会持续萌出。由于下切牙被锁在上切牙后面，所以下切牙就会过度萌出直至进入上前牙舌侧的牙龈组织。因此，经常可以发现，下唇被置于上前牙舌侧，推上前牙切缘往前往上移动。如果上颌修复体没有形成接触止点且切缘过于前方，则最终会形成深覆𬌗、深覆盖（图36-1）。

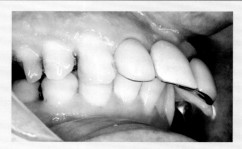

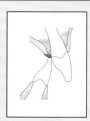

应用实例

一组没有接触止点的不良前牙固定桥。下切牙过度萌出侵犯牙龈组织。下唇位于上切牙后方，因为窄的中性区会妨碍嘴唇向前形成正常的唇封闭。整体治疗结果既不美观也不稳定。

治疗的首要目标就是让所有前牙稳定接触。

第一步治疗方法：改形

改形是严重深覆𬌗问题最常用的治疗方式之一。很多时候，有必要将上颌修复体的舌侧外形修改为能提供咬合接触的形态。如果下前牙为获得咬合接触而过度萌出，或者下前牙切缘发生严重磨耗经常会导致切缘高低不平，则常常需要磨短下前牙。

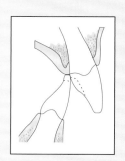

第二步治疗方法：牙齿位置重排

如果上切牙受到楔力挤压而向前移位，那么将其复位就可以重新获得与下切牙的咬合接触。这实际上改变了中性区，使得下唇闭合时能滑至前牙唇侧形成嘴唇封闭可以使上切牙位置得以保持。通过消除"龅牙"可以改善美学效果。

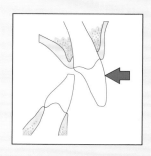

有一种在腭侧预先开槽的矫治器可以简单有效地将前牙推回预先设定的位置。唇侧的橡皮筋可以将牙齿推入该槽位。

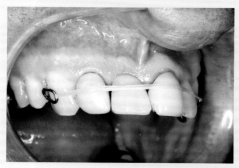

注意，原始修复体由于舌侧过于平直导致完全没有接触止点。

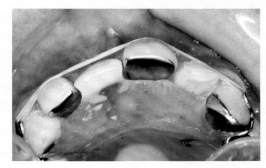

当前牙被推回舌侧后，舌面形态需要重新修复以便恢复与下前牙的接触止点。

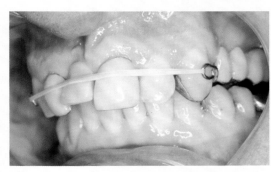

第三步治疗方法：修复

通过改形和重排使牙齿基本排齐。

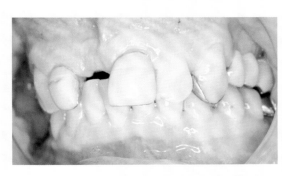

牙体预备并制作临时修复体，以便精修前导及改善美学需求。

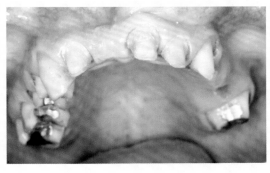

为了与所有下前牙达到咬合接触，经常需要向前移动一颗或多颗牙齿。任何没有咬合接触的牙齿都会过度萌出。

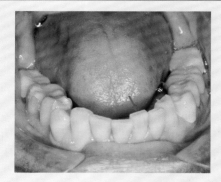
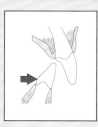

当牙齿被重新定位至正中关系接触后，在临时修复体上确认最终细节。患者可以佩戴临时修复体足够长的时间，以确定临时修复体的舒适度、功能和美观。

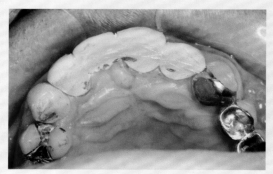

确认临时修复体没问题后，制取石膏模型，在正中关系位上𬌗架，并将这些细节精确传递给技师。通过硅橡胶导板精确复制切缘位置。利用个性化切导盘将舌侧形态传递给技师，避免在制作最终修复体时出现任何改变。

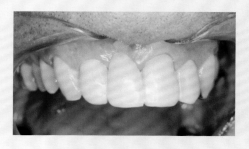

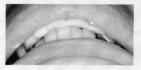

深覆殆与软组织接触

深覆殆最常见的问题就是下切牙过度萌出侵犯上切牙舌侧牙龈组织所引起的问题。然而，这也未必一定有问题。如果存在以下情况，下前牙切缘与软组织接触就不会产生问题：

1. 上颌舌侧牙龈组织不受咬合接触影响（图36-2，图36-3），通过仔细观察及询问病史就可以确认。大部分患者都不太可能接受上颌软组织作为下切牙止点，对于那些牙龈乳头突出且敏感的患者而言更是不可接受的。

2. 接触的软组织致密、坚固、平整，且没有感染迹象。

3. 下切牙与软组织和上切牙舌隆突同时发生接触，这使得下颌移动时，下前牙与软组织即刻分离。换句话说，在任何非正中运动时，必须是垂直向的功能运动范围而不能有水平向运动。

4. 下切牙切缘光滑无锐边。

5. 下前牙的切平面在美观上可以接受，且必须与整个殆平面协调一致。

伴有下前牙滑动的深覆殆问题

如果深覆殆伴有导致下颌前伸偏斜的后牙干扰，则上前牙舌面极易出现严重磨耗。有时候下切牙的磨牙效应会把上切牙舌面磨成凹形，甚至有可能延伸至牙龈边缘上方。下切牙的萌出与上切牙磨耗保持同步，以致前牙接触会终止于上切牙舌侧的洞里面（图36-4，图36-5）。这种病例有时候看起来无法解决，但是如果能理解所发生的问题将会有助于简化治疗方案。

这类问题的解决方案包括以下3个步骤：

1. 我们必须通过调殆使下颌闭合时不会因为后牙干扰而发生偏斜。

2. 必须降低下切牙使切缘处于理想位置关系，以便能与上切牙形成所预期的正中止点（图36-6）。这类病例中，必须通过正畸或者修复的方法缩短下前牙。有时候，由于下前牙的萌出和对应牙槽骨的垂直向生长，还需要通过牙周手术降低下颌牙龈的位置。

3. 我们还必须重新修复上前牙舌侧形态以建立稳定的正中止点（图36-7）。确定正中接触后，我们还必须确保前伸和侧方运动的协调。

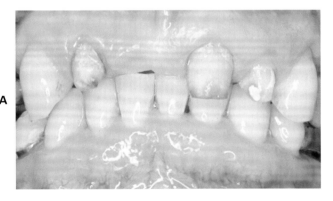

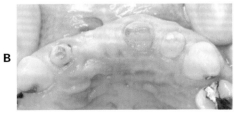

图36-2　A. 下切牙接触软组织，但没有激惹迹象。B. 如果下切牙被压低或磨短，因为适宜的尖牙接触关系及美学问题，当新的上颌修复体完成后，维持牙齿与软组织的接触仍是可以接受的。

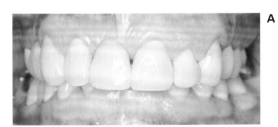

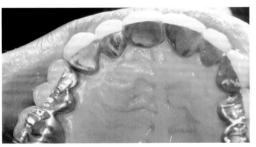

图36-3　A. 修复体完成后，切牙接触软组织。若想形成上下牙之间的接触则需增加咬合垂直距离，但这会使上前牙显得过长。制作最终修复体前需通过临时修复体与患者确定各项细节，确保患者满意。B. 修复体完成1年后，软组织是健康的。

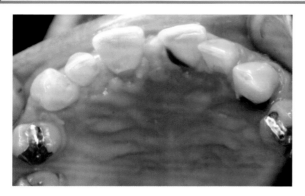

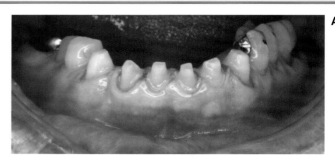

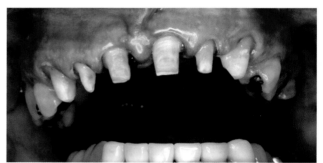

图36-6 A.下前牙牙体预备后，准备制作临时修复体。B.完成下颌临时修复体，上前牙牙体预备完成，准备制作临时修复体，然后在临时修复体上形成𬌗平面和前导的细节。

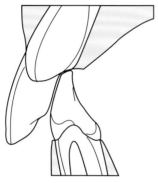

图36-4 明显的深覆𬌗伴有上前牙深达牙根的重度磨耗。

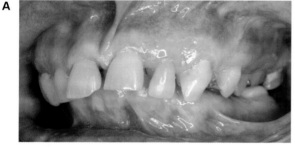

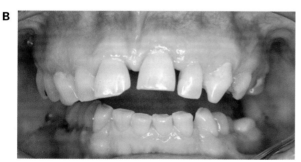

图36-5 一个很好的例子说明为什么所有的咬合分析都必须从正中关系位的颞下颌关节开始：A.当髁突离开正中关系位，上下牙齿在最大牙尖交错位时表现为严重的深覆𬌗关系。B.当双侧髁突处于正中关系位时，上下颌之间的关系。记住治疗目标永远是使牙齿能与正确的牙弓关系相匹配，这是治疗计划必须要达成的目标。依据程序化制订治疗计划的原则，通过正确的序列治疗，才能达成最好的目标。

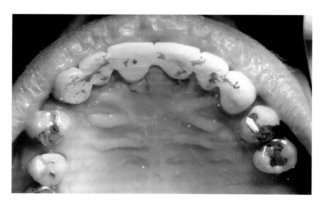

图36-7 依据诊断蜡型制作的第一副上颌临时修复体。确认可接受的切平面和唇侧形态后，调整前导。由于进展性牙周病，依据这副最初的临时修复体得到参考意见，制作可以更长久使用的临时性修复体。

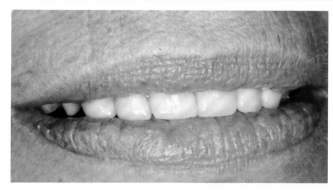

图36-8 金基底树脂饰面的暂时性联冠修复体。由于牙周病治疗范围很广，该上下颌临时修复体的使用时间要比一般情况下更长。

特殊考量

整个治疗计划的成功在于确定前导之前务必去除后牙的咬合干扰，可选的治疗方法是通过后牙改形降低足够的高度，使前牙在正中关系位能获得接触，同时平整殆平面（图36-8）。只有获得完善的前导后才能进行后牙修复。通过牙周治疗建立可稳定的健康支持组织后，再进行最终修复。

伴严重磨耗的深覆殆

在一些深覆殆病例中，上前牙舌面严重磨损，与下前牙整个唇面形成接触。对于某些病例，只需要消除后牙侧方殆干扰，就能为上前牙提供修复空间。当上前牙修复后，应当尽可能将正中接触从下前牙唇面移至切缘。通常应该是下切牙的舌切线角在正中关系位发生咬合接触，但由于陡峭的天然倾斜度，前伸和侧方运动时接触区几乎都位于唇面。只要患者在面—面接触发生前有足够自由移动的空间满足"长正中"的需求，这种接触并不一定有害。当需要时，即使是几分之一毫米的"长正中"都可能会决定患者是继续磨耗还是解决磨耗问题。

没有侧方殆干扰的深覆殆问题

不是所有深覆殆问题都伴随侧方殆干扰。最难解决的问题之一是那些在正中关系位面—面接触极度磨耗的深覆殆患者（图36-9）。有时候上前牙舌侧

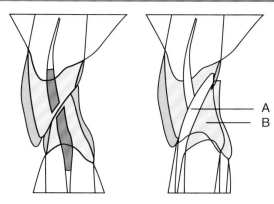

图36-9 显示的是最难解决的深覆殆问题之一。如果上下牙齿表面极度严重磨耗，且正中关系时下颌没有偏移，则无法提供修复空间，除非移动牙齿或抬高咬合垂直距离。A. 显示正中关系位面—面接触关系。B. 图中所示为获得修复空间，抬高咬合垂直距离时牙齿的位置。开口弧引导牙齿向后向下运动。如果抬高咬合垂直距离，则后牙也必须以新的垂直距离进行修复。

几乎会被磨光，仅余菲薄尖锐的切缘。如果下牙唇侧也发生磨耗，那问题会更复杂。

有人可能会担心如果不抬高垂直距离或移动牙齿，如何解决这类问题。答案是不行，除非上前牙唇向移动或者下前牙舌向移动，否则没有足够的牙齿修复上下前牙唇舌面丧失的空间。当然，如果抬高垂直距离就会有修复空间，但是后牙也一定需要修复治疗。

舌向移动下牙通常会比较困难，所以最常用的方法是通过正畸移动上前牙来进行治疗。使用活动矫治器移动牙齿并不困难，但是深覆殆患者的上唇往往比较紧张，技巧是去除矫治器后，需保持牙齿的向前位置。

既然严重磨耗的上前牙需要重新修复，那么一旦上前牙移动到位，就可以先预备牙齿，然后制作临时塑料牙周夹板作为保持器。在牙槽骨及牙周纤维重建过程中，临时夹板有助于稳定牙齿。这种夹板必然还会加大患者的覆盖关系，这使我们有足够的时间去获得可接受的美学和功能，也允许患者去适应经过微调后的外形和发音。

中性区的考量

经常被忽视的一点就是中性区是可压缩的。这意味着当上前牙舌面和下前牙唇面被磨掉后，上唇会压迫上前牙向后以及舌头会推下前牙来代偿磨

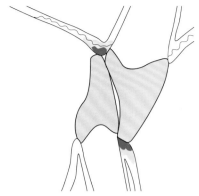

图36-10　由于上下前牙都没有接触止点，所以前牙舌倾型深覆𬌗的患者最终都会有问题。注意图中所示切缘对牙龈组织的侵犯。

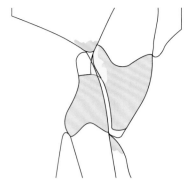

图36-11　磨短上下前牙后，必须提供某种接触止点。如果可以磨除足够量的下前牙，通常可以把止点放在上颌舌侧。由于强大的嘴唇压力，除非能把提供稳定止点作为治疗计划的一部分，否则即使正畸治疗也会失败。如果可以向前移动下前牙，则可以调磨上牙舌面以获得止点。这种做法无须移动上牙，所以不会干扰牙齿与嘴唇压力之间的平衡。

耗丧失牙体的量。因此，只要将上前牙向唇侧移动的量不超过舌面磨耗的量就不会干扰原始的中性区。

舌向倾斜的前牙

　　如果牙齿没有严重磨耗，有足够的修复空间可以建立稳定的正中止点，由不稳定的正中接触导致的深覆𬌗问题通常都比较容易解决。只要时间足够长，深覆𬌗最终都会导致前牙舌倾问题（图36-10）。当上前牙舌倾，下前牙就没有了便利的止点，正中止点常位于上前牙切缘与下前牙唇面对应处。牙齿的接触及嘴唇的位置通常足以稳定上前牙，但却因为没有止点，所以无法预防下前牙过萌至上腭。有时，除下前牙切缘损伤腭侧软组织外，还会伴随上前牙过长损伤下颌唇侧牙龈。

　　解决这类问题通常需要对上前牙舌侧形态进行改形及磨短下切牙。如果上前牙侵犯下前牙唇侧的软组织，那么上前牙也必须被磨短（图36-11）。

　　要解决这个问题，必须前移下前牙切缘至上前牙舌面的正中止点平台，或者修复上前牙舌侧形成止点。切缘位置的改变可以通过正畸或者修复的方式达成。如果向前移动下前牙，那上前牙也可通过对舌面的选择性改形以提供更精确的止点。根据磨除后牙本质有无暴露，决定是否要在调磨后的牙齿上进行修复治疗。

　　如果不可能提供稳定的正中止点，另一个可供选择的方案就是磨短过长的牙齿，然后通过牙周夹板把这些不稳定的牙齿与两侧邻牙相连接，直到双侧都有一颗能提供稳定正中止点的牙齿为止。被牙周夹板固定的这些牙齿不会过长，因为有稳定止点的牙齿能保持这些牙齿的位置。

　　如果完全的正畸治疗能提供稳定性，那它就是解决问题的首选治疗方案，尤其是做了正畸就不需要进行大范围修复的情况。但是，如果是上下前牙都舌向倾斜的情况需要做正畸治疗，那就必须要考虑强大的口轮匝肌复合体力量这一因素。舌倾的牙齿几乎可以肯定一定伴随着一条处于高位的非常强大的颊肌下带。如果想要改变下前牙角度，可以考虑做延长颊肌的外科松解手术。

没有正中接触的深覆𬌗问题

　　在所有咬合关系中，当没有正中止点来防止下前牙过度萌出至对颌软组织，深覆𬌗是其中非常明确会导致牙齿最终破坏的咬合关系。

　　深覆𬌗患者的上下前牙接触紧密，舌体几乎不可能替代丧失的正中接触。因为舌体会抵住前牙舌面，没有足够的空间可供其插入下前牙切缘和腭侧软组织之间。因此也就无法阻挡下前牙持续伸长至腭侧软组织。

　　遗憾的是，以下两种临床上最常见的解决方法都会失败，实际上这两种方法还都是有害的：

1. 通过调磨使下前牙变短；

2. 通过前牙𬌗垫压低下前牙，同时允许后牙过长。

除非可以为磨短的牙齿提供稳定的正中止点，否则这些牙齿仍会继续伸长，牙槽嵴也会继续抬高，直至牙齿再次接触腭侧软组织。我们见过下前牙被磨短很多次，以至于牙齿已被调磨至龈缘线，而伸长的牙槽突直接接触腭侧软组织的情况。

治疗深覆𬌗时需要遵循的一个基本原则：除非能提供稳定的正中止点，或其他一些有效的稳定方法，否则绝对不可以磨短下前牙。

另一种治疗深覆𬌗问题的流行方法甚至会造成更大的损害：除非前牙能获得稳定的咬合接触，否则绝对禁止通过抬高后牙垂直距离来矫正深覆𬌗。若前牙咬合接触缺失，下切牙会过度萌出，同时上前牙因嘴唇压力而发生舌倾。后牙无法保持抬高的垂直距离，最终也会等量压低。该治疗方法的最终都会演变成一个阶梯式的𬌗平面，以及更严重的前导不协调问题。

一些患者尽管缺乏正中关系位牙对牙的接触，但仍能保持稳定的𬌗关系。若宽大、光滑的切缘与腭侧致密稳定的软组织接触，且功能循环运动是近乎垂直的，这样的患者通常能保持稳定。此类患者有非常陡峭的尖牙保护𬌗，没有侧方或前伸运动。这种咬合关系与牙齿-软组织接触一起，处于组织的抵抗范围内，因此这类患者无须任何治疗。

通过正畸治疗解决深覆𬌗问题

一个基本的修复理念是避免不必要的修复治疗。如果能通过移动牙齿到正确位置从而避免修复治疗，那么正畸就是个可供选择的方案。

随着技术进步，通过转矩移动牙齿形成稳定的咬合接触，可以同时纠正不稳定的深覆𬌗和改善美观。成功正畸治疗的关键点与成功修复治疗的关键点都是建立"稳定的咬合接触"。理想的咬合关系是下切牙接触上前牙舌隆突。为达成这一目标，我们必须避免将上前牙切缘移入唇闭合道（图36-12）。若无法做到这一点，临床常见的方法是选择性调磨并结合牙齿移动，随后调改上颌舌侧形态

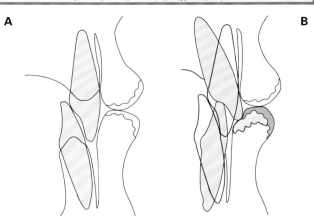

图36-12　通过正畸将牙齿从深覆𬌗位（A）移动至可接受的咬合止点位（B），一定要注意不要过度倾斜牙齿以致切缘会干扰唇闭合道及中性区。通常最好的方法是尽可能保持上前牙切缘位置不动，通过转矩使牙根后移。中性区越紧，干扰中性区就越容易产生问题。

以获得稳定的止点，然后移动牙齿以便下前牙切缘能与该止点匹配。经常必须调磨过长的下前牙以矫正其位置。

正畸医生是判断能否通过正畸移动牙齿解决深覆𬌗问题的最佳人选。如果是复杂病例，需要长期正畸，则可以与其他方法或联合治疗的方法进行比较。列出正畸治疗的优缺点，然后确定合理的解决方案。然而，对于那些年轻恒牙患者，应当尽可能避免修复治疗。

正畸医生理解前导概念是很有必要的。太多的深覆𬌗问题实际上是由于错误的正畸治疗造成的，而且，很多正畸医生试图解决深覆𬌗问题最终却失败了，也正是因为对前导的理解不够。强烈建议在最终决定治疗计划之前回顾前导的原则（详见十七章）。

我很荣幸在过去几年中与理解这些问题并知道如何解决这些问题的正畸医生合作过大量病例。解决方法是有的，但只有那些理解前导功能和长期稳定性目标的牙医才能完成。

通过修复改形解决深覆𬌗问题

牙体预备及之后的改形修复具有很多优点：

1. 变短的前牙做了全冠后，切缘可以前移。通常只有这样才可以获得稳定的接触。

2. 为了能与下前牙发生咬合接触，可以通过舌面增量改变上前牙形态 （图36-13）。但是，要严格限制舌向增量的范围，以免过突反而不利于生理性刺激舌侧牙龈组织。在任何情况下，都要注意牙齿形态对牙龈的过保护。关于舌侧形态增量的范围需要结合临床及常识来判断。

3. 上牙舌面修复可以提供更好的正中止点，修复下颌牙齿可以提供更好的下前牙切缘位置，两者结合应用是非常实用的方法。若患者恰好因为其他原因需要修复前牙，这种联合治疗就更合理了。

简而言之，可以通过修复治疗将下前牙接触区向前移或将上前牙接触区向后移。在这个过程中，可以升高或降低咬合接触点。这种变化要使每颗牙应力传导方向在可接受的范围内，并对修复体外形要求能长期维持牙龈健康。

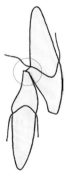

图36-13 在某些情况下，可以略微加大上牙舌隆突以便为下牙提供接触止点（通常是在磨短下牙以后）。必须注意舌隆突不要增量过多，以免突度过大减少对牙龈组织生理性刺激的保护。

通过牙周夹板解决深覆𬌗问题

在某些上下颌弓关系中，如果移动或修复牙齿形成接触，会有过大的应力偏离牙长轴进行传导。过度萌出侵犯腭侧牙龈的牙齿可以被磨短以消除对软组织的压迫，但除非用某种方式固定，否则这些牙齿仍会过长至原位。牙周夹板是临床非常常用的固定下前牙的方法。把这些没有止点的牙齿与双侧有正中止点的牙齿连接在一起可以防止继续过长。

牙周夹板的方式有很多种。如果切端磨除会导致牙本质暴露，也可以进行全冠修复。如果无须改善美学，且切端是完整的，那么树脂粘接性舌侧修复体夹板是一种能保存牙体的有效方法。

如果使用全冠，正中止点应位于硬质材料上，最好是瓷，因为瓷既美观又稳定。如果上前牙没有正中止点，则可以通过嘴唇接触预防下前牙过萌。除非有其他原因，否则就不需要用牙周夹板进行稳定。

后牙缺失患者，可以通过改良的局部义齿来稳定下前牙。同期进行的后牙修复采用前牙连续卡环夹板的设计能防止牙齿的持续过长。悬锁卡环设计的局部活动义齿也能达成这一目标。尽管这样的方法是有效的，但也必须考虑到该方法的美学缺点。如果可能，应该制作永久性的牙周夹板或佩戴夜间保持器。

通过𬌗垫最微创地解决深覆𬌗问题

由于年龄、健康、经济或时间原因，患者并不一定能接受最佳的正畸或者修复治疗。由于深覆𬌗侵犯软组织引起不适或将来可能会引起不适，因此必须采取措施以解除疼痛，或防止问题变得更严重或复发。防止下前牙过萌最简单的方法就是使用活动的𬌗垫来提供咬合接触。只需要夜间佩戴𬌗垫，就能防止磨短的下前牙再次过萌并侵犯软组织。

对于那些具有深覆𬌗且没有接触止点的年轻成人，夜磨牙保护垫也可以作为一种防止牙齿过萌的预防措施。夜磨牙保护垫可以作为一种暂时性的解决措施，待时间、环境或者经济状况允许后，再采取最终治疗方案。夜磨牙保护垫一定要在上了𬌗架的模型上制作。使用透明丙烯酸树脂制作的𬌗垫，其美观的接受度是最高的。𬌗垫必须能提供所有下颌牙齿的稳定正中接触，也必须进行必要的调𬌗以防止对任何非正中运动的干扰。

𬌗垫轻薄的腭面需延伸并覆盖所有后牙，颊面则延伸至牙齿颊𬌗线角，形成自然连续的颊侧形态（图36-14）。𬌗垫应适当增量以形成𬌗台，使得下前牙能接触到𬌗垫，同时后牙也形成正中接触。丙烯酸树脂𬌗垫应当覆盖上前牙舌面，形成舒适的前导并引导后牙咬合分离。

仔细清理口腔。Biostar装置（详见第三十二章）是另一种非常先进的夜磨牙保护垫，且不需要卡环。

患者对夜磨牙保护垫的接受度非常好。患者表示佩戴很舒适，一些患者甚至宁愿多年佩戴殆垫也不愿通过正畸治疗或制作夹板来稳定牙齿。

使用夜磨牙保护垫是一种帮助深覆殆患者免除困扰的折中方法，但一定要制作良好且正常磨耗。

使用可摘局部义齿解决深覆殆问题

若需要使用上颌局部义齿，那该义齿也可作为下颌牙齿的接触止点。如果前腭杆覆盖上前牙舌侧的组织面，那也可以设计成下前牙接触前腭杆以防止下前牙过长。前腭杆的形态应该设计成能使下前牙前伸时平滑移动至上前牙的舌斜面。

尽管这看起来是解决不常见深覆殆问题最实用的方法，但必须注意修复程序要求非常精确以及人工牙部分咬合非常协调。太大的压力会造成舌侧牙龈区域的问题。

这类局部活动义齿必须采用牙与黏膜混合支持的方式。

对于后牙支持不足的牙弓关系，可摘局部义齿是最后一种尚有价值的解决方案。当上牙需要组织支持，以便下前牙能分担部分下牙弓的应力，这个方法也是有优势的。当不需要下前牙提供支持时，那么使用夹板固定前牙防止其过萌就可以，也就不需要该方法了。

总结

重度深覆殆患者只有在前牙关系不稳定时才会出现问题。所有治疗重度深覆殆问题的方法，无外乎通过提供稳定的接触止点以防下前牙过度萌出，或通过其他方法稳定那些不能移动或无法通过修复形成接触止点的牙齿。

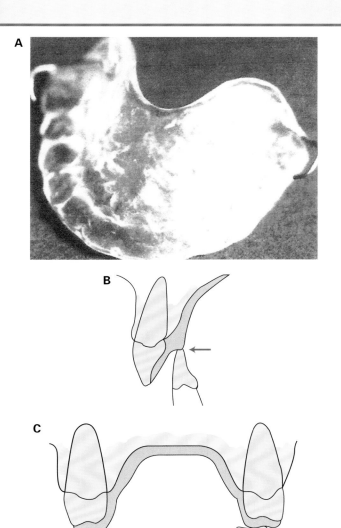

图36-14　夜磨牙保护垫是一种折中但非常有效的方法，可以防止没有咬合接触前牙的过萌。用透明的丙烯酸树脂制作殆垫（A）。双侧弯制的金属卡环有助于稳定及摘戴殆垫。调磨殆垫以适应上腭形态，腭面形态光滑连续移行并覆盖至颊面（B）。殆垫需为下前牙提供稳定的正中止点（如箭头所示），前牙咬合止点要与后牙咬合接触完美协调（C）。

双侧卡环均延伸至最后磨牙的远中面，进入颊侧倒凹少许，这些卡环更多是为了方便摘戴而不是为了固位。出于舒适考虑，殆垫应严密吻合，不能晃动。告知患者每晚都应佩戴殆垫，且佩戴前应先

解决前牙深覆盖问题
Solving Anterior Overjet Problems

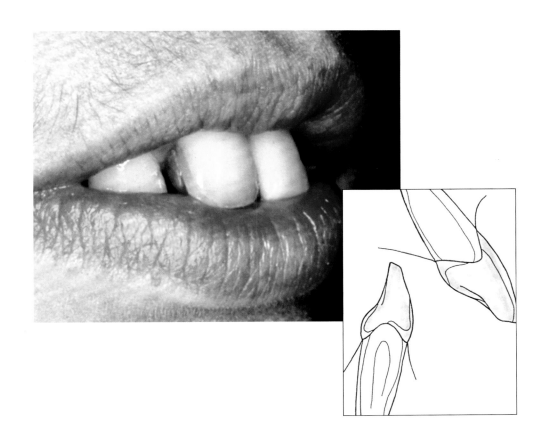

理念
牙齿会持续萌出直至遇到阻碍。

要点

严重的前牙深覆盖

1. 深覆盖患者所表现的最大困难是为所有牙齿提供正中止点。

2. 在尝试纠正深覆盖之前，为了明确深覆盖关系是否稳定，仔细观察很重要。检查唇舌习惯，下唇经常会被锁在上前牙后方。

3. 舌是咬合接触的常见替代物。要对其进行评估，确定是否能有效地稳定下颌切牙。

4. 在任意移动前牙之前，要评估下颌功能运动的水平部分。

5. 前牙深覆盖患者的后牙稳定性往往存在问题，因为其前导很难引导后牙发生咬合分离。

6. 选择治疗计划之前，需要明确深覆盖的病因是上颌前突，还是下颌发育不足（根据鼻根点垂线进行分析）。

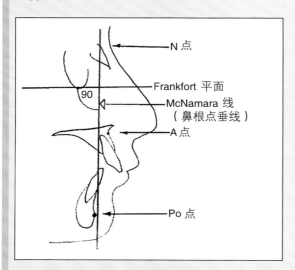

注意A点位于鼻根点垂线前方，而Po点与颅底在同一连线上，说明是上颌前突导致深覆盖。

7. 气道有问题的儿童常有深覆盖问题，因为舌体必须前置才能方便口呼吸。解决气道问题是解决深覆盖问题的关键。

治疗目标

1. 确保下前牙稳定性。

2. 尽可能提供最佳的前导（如有必要，可用前磨牙作为前导）。

3. 如果深覆盖无法纠正，可用工作侧后牙的组牙功能粭来分离平衡侧的咬合接触。

4. 纠正面部形态。美学经常是患者寻求治疗的主要原因。

严重前牙深覆盖的治疗方法

1. 改形：一部分深覆盖问题可以通过降低咬合垂直距离（VDO），使弧线闭合时下前牙向前与上前牙形成接触。

2. 正畸：这通常是最佳治疗方法，有时候可与修复治疗相结合。

3. 通过修复治疗恢复咬合接触或用牙周夹板将切牙固定在正中关系位有咬合接触的牙齿上。

4. 使用可摘局部义齿的腭杆来为下切牙提供止点。

5. 通过正颌手术移动上颌骨向后或者下颌骨向前，或者通过截骨术使上前牙向后移动。需要仔细分析来确定最佳方案（图37-1）。

前牙深覆盖问题

深覆盖患者有3个特殊问题，每一个问题都会加速牙齿及支持组织的恶化。

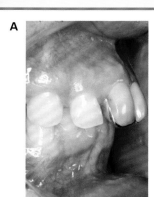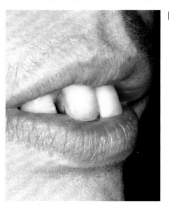

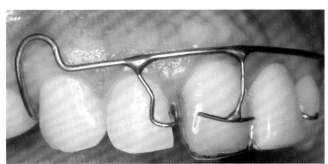

图37-1　深覆盖问题经常合并其他咬合问题，因为引起深覆盖问题的原因也会导致前牙间隙(A)和中性区的问题，从而加重深覆盖和压迫下唇(B)。必须要评估所有的治疗方法，因为治疗经常需要牙齿改形、牙齿位置移动以及牙齿修复的联合方案，如C所示。遵循程序化制订治疗计划的方法能给予清晰的指导方向，有助于选择正确的联合治疗方案。

问题1

在前牙深覆盖关系中，在正中关系位或正中关系位附近，下前牙不与上前牙发生稳定接触。因此下前牙会出现过长的趋势，或牙位排列异常，或侵犯腭部软组织。

问题2

深覆盖关系使前导很难或不可能引导后牙发生咬合分离。

问题3

与前牙深覆盖有关的第三个问题经常涉及美学。漫画家很早之前就开始用经典的龅牙形象表示愚蠢。这个形象不美观，也经常是患者寻求治疗的真实原因。

解决前牙深覆盖问题要从以下4个方面考虑：

1. 下前牙的稳定性；
2. 为下颌前伸时后牙咬合分离尽可能提供最佳的前导；
3. 为平衡侧牙尖斜面的咬合分离尽可能提供最佳的位置关系；
4. 改善上前牙的位置、排列、外形以达到更好的美学效果。

尽管所有以上4种要求是相互关联的，但为了简单起见，可以分开考虑。要牢牢记住，前牙深覆盖问题是由于上颌前突或下颌后缩造成的。无论病因是什么，对稳定咬合的要求不会改变。

解决下前牙稳定性的问题

如果仅仅是因为正中关系时下前牙缺少咬合接触，则并不一定要稳定下前牙。如果前牙深覆盖问题并非十分严重，牙齿在前伸和侧方功能运动中的咬合接触足以稳定下前牙，并可防止牙齿过萌。

即使在严重的深覆盖问题中，每次吞咽时舌体可能会置于腭部与下前牙之间，替代所缺失的咬合接触，起到稳定牙齿位置的作用。有很多口腔健康的患者，在任何功能位置都没有前牙接触，但仍能保持稳定，则无须对其进行临床干预。

还有其他一些前牙咬合接触的替代物。前牙覆盖有明显问题的患者，有时候会将下唇放在能使牙齿稳定的位置。作为牙齿接触缺失的替代物，咬唇、吮吸下唇及其他行为习惯通常是有利的。在许多情况下，这种行为习惯就足以稳定牙齿的位置并预防出现相应的问题。如果治疗计划没有考虑到行为习惯的影响，医生就不应该开始执行。

在评估行为习惯时，我们必须明确当存在颌关系不调时稳定牙齿的行为习惯，与导致问题的不良行为习惯之间的区别。有些行为习惯实际上会导致深覆盖问题，应该要尝试去解决。那些导致咬合不稳定的习惯都是不良习惯。

诊断的主要部分是明确是否存在咬合不稳定。如果一种行为习惯已经替代了牙齿接触的缺失，且牙齿是稳固的，患者也感觉舒适，临床检查也表明稳定是可持续的，则无须临床治疗。然而，要仔细观察才能保持这种关系，因为这种依赖于行为习惯的稳定咬合关系是很脆弱的，它的平衡很容易被打破。

若一种行为习惯是引起深覆盖问题的主要原因，那么治疗的主要任务就是消除该行为习惯。很少有报道说肌功能治疗能成功矫正这种咬合关系。然而，若能通过练习破除这种行为习惯，那当然也是可选的治疗方案。

有些行为习惯是对咬合干扰撞击牙齿的缓冲。调𬌗有时候能消除对这种行为习惯的需要。当无须将咬唇或咬舌习惯作为缓冲时，正常的唇部力量将重新作用于上前牙，使其恢复与下颌牙齿的正确位置关系。

当一种行为习惯不能被破除，除了适应它，我们别无选择。举例来说，对于有不可破除的伸舌吞咽习惯的患者，修复下前牙来达到咬合接触的行为是非常愚蠢的。

当存在某种行为习惯时，寻求下前牙稳定应该遵守以下次序：

1. 判断行为习惯是否有利于前牙关系的稳定。

2. 判断是否是不良行为习惯导致的相关问题。如果是，我们必须评估通过肌功能训练消除不良习惯的可能性，解除不良习惯的原因，或两者兼而有之。

3. 如果某个习惯是有益的，或者一个潜在的有害习惯无法被破除，我们制订的治疗计划必须与这个习惯相互协作。如果牙齿与行为习惯之间有任何冲突，都将对牙齿不利。

不是所有的深覆盖问题都与行为习惯有关。大多数是上下牙弓间的关系问题，这样的问题需要某种措施干预以解决牙齿不稳定问题。不稳定下前牙的治疗可借鉴深覆𬌗问题的治疗方法。没有前牙接触的深覆𬌗实际上也是深覆盖的问题。下面提供5种方法解决深覆盖病例中下前牙过度萌出的问题，可单独应用，也可联合应用。

1. 严重深覆盖患者通常首选正畸治疗，经常需要减数拔牙。

2. 在严重深覆盖患者中，通过修复改形来建立咬合接触通常是不可能的，除非先通过正畸治疗重新排列牙齿。

3. 在严重的深覆盖问题中经常需要夹板来预防

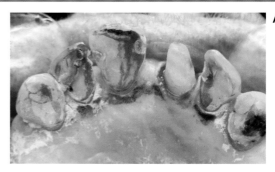

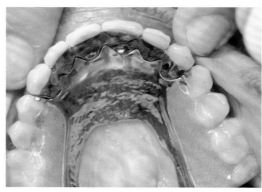

图37-2　后牙缺失的深覆盖患者。A. 正中关系接触（绿标）是在上前牙舌面上。应该在口腔内精确调整前导，以便能够在个性化切导盘上复制。B. 前𬌗杆上的正中关系接触。前导可以平滑的延续到前牙修复体的舌面。若咬合止点位于可摘局部义齿的基托上，这个基托必须是牙齿支持式的，以便保持固定和活动部分之间的关系。当使用可摘局部义齿基托时，必须小心避免抬高咬合垂直距离。这是因为任何垂直距离的抬高都可能压迫局部基托下的组织，从而使肌肉尝试重新获得其收缩长度。

下前牙过长。在严重的深覆盖问题中，可能需要将夹板扩展到全牙弓用以稳定接触不理想的下颌后牙。如果接触位置不能被设计成引导𬌗力沿牙体长轴传递，可能有必要制作夹板来对抗侧方𬌗力。

4. 夜间𬌗垫可被用于折中治疗。它可制作成Hawely式保持器，同时稳定已经舌向复位的上前牙。如果这个装置仅在夜间使用就能满足稳定咬合的需要，它还可用作替代治疗，以解决因条件所限无法进行更复杂治疗的情况。具体细节已在第三十二章中讨论。这个装置也可以应用于深覆𬌗的病例。

5. 使用可摘局部义齿稳定下前牙，可能只适用于特殊的深覆盖患者。有时候这是获得下前牙稳定接触的唯一可行方法。下前牙也可以通过接触前腭杆来获得非常好的稳定性（图37-2）。在严重的错𬌗畸形病例中，可摘局部义齿的鞍基部分也能为严重舌倾的下颌后牙提供咬合接触。

下颌可摘局部义齿也可用于稳定牙齿。有连续卡环或悬锁卡环设计的可摘局部义齿，还有扩展的覆盖局部义齿，有时候都可被用作折中的治疗方案。

> 治疗的基础：如果我们能够提供牙齿接触物或者使牙齿保持在原位，就能预防没有稳定接触导致的下前牙过萌。

关于这5种方法更多的细节请详见第三十章。

前伸𬌗时使后牙咬合分离

严重前牙深覆盖的患者几乎没有垂直方向的功能运动。具有垂直叩齿动作的患者很有可能是因为受限于陡峭的前导或是因为没有下颌前伸的需求。对刃关系和前牙反𬌗的患者无下颌前伸的需求。然而，前牙深覆盖患者必须通过前伸下颌来行使前牙功能。因此，其功能运动模式经常是非常水平的。除非前伸时后牙没有出现咬合分离，后牙将承受过多的应力。因此越需要后牙咬合分离的牙弓关系反而越无法获得分离，因为对于深覆盖患者，除非下颌发生大幅度前伸，否则前牙没有接触。

在严重前牙深覆盖关系中，最常见的问题是后牙松动并伴不同程度的牙周病。深覆盖患者对创伤性的牙周问题特别敏感，除非当下颌前伸时能解决后牙咬合分离的问题。前伸时咬合分离的准则是：当前牙前伸时无法引导后牙咬合分离，那么牙弓中能引导后牙咬合分离的最近中那颗牙齿应当能承担此功能。

尖牙通常被改形为前伸时起引导用的牙齿，但有时候也需要由上颌第一前磨牙来行使这个功能。在严重的深覆盖病例中，这个工作甚至有可能由上颌第二前磨牙来承担。只要能使远中的所有牙齿在前伸运动中发生咬合分离，由哪颗牙来承担这个作用不是太重要。如果第一前磨牙是引导后牙咬合分

离的最佳选择，但其强壮度不足以行使这项功能，则可以将第一前磨牙与其他牙齿形成夹板，以获得必要的稳定性。

甚至桥体也可作为前导，但位置很重要。随着与髁突支点距离的增大，所受到的应力会越小，因此引导牙的位置越靠前（如果引导牙是桥体的话，就是桥基牙），所受的应力越小。前伸运动时引导后牙咬合分离的引导牙形态制作方法与前导的前伸轨迹成形方法是一致的。

提供非功能斜面的咬合分离

一些严重的前牙深覆盖关系的病例中，侧方移动时前牙可能无法接触。在这种情况下，非功能斜面的咬合分离必须通过工作侧后牙实现。当在工作侧只有后牙接触时，侧方前导必须建立在位于最前方的接触牙齿上。从这一接触点往远中，不同程度的组牙功能可以分散侧方𬌗力。

当无法从前牙获得帮助时，经常偏向于将所有后牙设计成组牙功能𬌗，但这规则也不是一成不变的。侧向力的分散必须根据分散𬌗力牙齿的承受能力进行调整。

与前牙不同的是，非正中接触的后牙并不能阻断升颌肌群的收缩，因此前磨牙并不能像尖牙那样承担相同的应力。前磨牙的平均根长通常比尖牙短，而且前磨牙也没有像尖牙隆突那样强大的密质骨支撑。根壁的深凹槽及根分叉也使前磨牙比单根的尖牙更易罹患不可逆性牙周炎。最后，前磨牙距离髁突支点更近，所处位置要承受比尖牙更大的应力。综上所述，单个前磨牙几乎不应该作为侧前导使用。

当重度深覆盖妨碍了侧方运动时前牙的接触，工作侧所有或大多数后牙的组牙功能𬌗应能使平衡侧牙尖斜面发生咬合分离。即使没有前牙的引导，后牙组牙功能𬌗也必须使工作侧斜面与非工作侧完美协调，确保侧方应力均匀分散。患者功能斜面的斜度决不应比下颌正常功能运动轨迹的斜度更陡。为在后牙修复时达成这一目标，我们应当调整处于最前方位置引导牙的舌斜面，遵循的原则与协调侧前导是一致的。所有位于引导牙远中的牙齿也应与

引导牙协调。功能轨迹的形成能够很好地实现这种协调性，通过其他不同的设备方法也能做到。当不需要修复时，也可通过调𬌗来调整斜面，直到获得组牙功能𬌗。

改善重度深覆盖患者的上前牙位置或外形

对牙医来说，改善"龅牙"患者的美观是最有挑战性的事情之一。如果在稳定咬合关系、扭转破坏趋势和提高舒适度的同时改善美观，患者将非常满意。如果从最佳效果出发而非权宜之计，仔细设计治疗计划，以上目标都是可实现的。

大部分都是通过全冠修复简单重建牙齿外形，纠正上前牙前突的情况。许多病例都能够通过这种方式解决，但是如果在修复前能将上前牙先移动至更合适的位置，就能获得更好的治疗效果。

通过正畸治疗纠正上前牙的位置

如果能避免大范围的修复治疗，只要条件允许就可以采用全面的正畸治疗解决深覆盖问题。但是即便大范围修复治疗是不可避免的，能通过正畸治疗小幅调整牙齿位置对大多数病例而言仍然是有益的。此外，与修复治疗结合也可以简化正畸治疗小幅移动牙齿。可以对牙齿减径或降低高度以便调整牙齿位置。牙齿移动后，有时可以用美学临时桥作为保持器用，而且临时修复体还可以起正畸带环的作用。

重新排列上前牙位置最实用的方法是移动矫治器，附有前牙𬌗垫，在治疗过程中起到抑制下前牙过长的作用。橡皮圈沿着上颌前牙的唇面拉伸，对牙齿提供舌向压力。腭侧的塑料基托与每颗牙齿的舌面发生接触。

无论需要移动多少距离，只要适当磨除舌侧塑料基托，这个矫治器就能开始发挥作用。每次磨除一点点，以预防移动速度过快，并能控制移动量。通过控制舌侧基托的磨除量就可以引导牙齿侧向移动或旋转。在选择性移动牙齿的同时，则可以用舌侧基托保持其他位置正常牙齿的稳定。橡皮圈一般不会显得太过难看，也极少有患者会介意。

为使牙齿能舌向移动，经常要对上前牙减径。可以随着牙齿移动，每次磨除一点点。通过激活的弓丝或橡皮圈均可移动牙齿。

应用实例

本病例显示深覆盖患者的下前牙咬在上颌腭侧组织上，这也是美学常会涉及的问题。

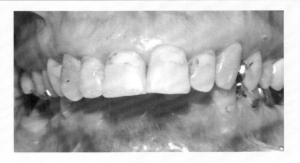

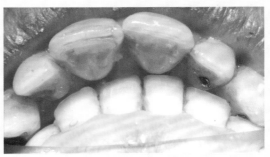

下唇被锁在上前牙后方，这会影响发音，并导致切牙[1]唇面过分干燥而影响美观。

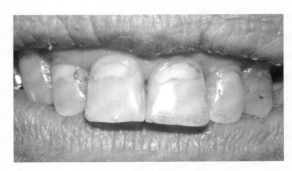

首选治疗方案：改形。分析已上𬌗架的诊断模型，发现需要缩窄切牙，为切牙区舌向移动创造空间。

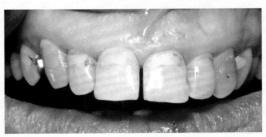

第二种治疗方案：重排。当切牙减径到达预定宽度后，用舌侧基托预留将来牙齿移动空间的活动矫治器，将牙齿舌向移动到预定位置。

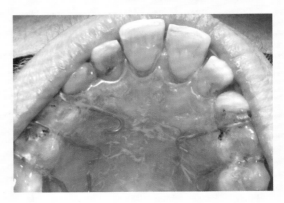

系在装置上的橡皮圈将牙齿移动到腭板相应的凹槽处。这个矫治器很简单，但效果很好。另外，如果最终需要整体水平移动牙根，要选用固定矫治方法。

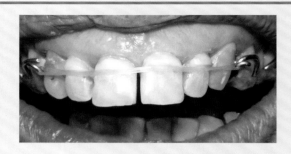

矫正后结果显示通过牙齿的向后移动，使切缘下移，切平面位置有所改善，与下前牙建立咬合接触。这个矫治器会升高咬合垂直距离，使上前牙后移时有空间。然后重塑上前牙舌面外形，与下切牙形成理想接触。

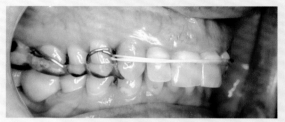

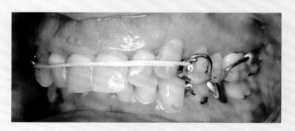

第三种治疗方案：修复。牙体预备后，复制诊断蜡型制作临时修复体。临时修复体制作方法请参考第十六章，并在患者口内精修完成。测试临时修复体的前导，确保能使后牙形成即刻咬合分离，这可能需要适当调整后牙𬌗面。

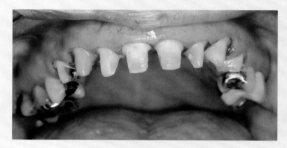

注意：上述每个过程对能否获得确切的预期结果都有决定性的作用，下一步就是与技师沟通每一个细节。

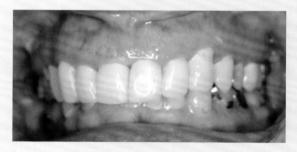

沟通：把临时修复体复模上𬌗架，为技师提供确切的细节。硅橡胶导板能明确传递切缘的位置和外形，而个性化切导盘能传递确切的舌侧外形。

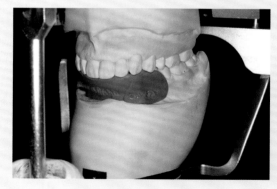

最终修复体复制了所有细节，没有东西要改了。

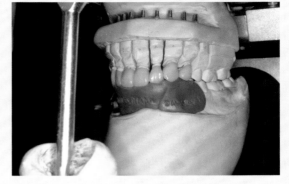

完成的修复体（最右边）显示改善后的笑线。此时的唇闭合道允许下嘴唇位于上前牙的前方，从而改变了原有的中性区位置关系。

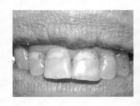
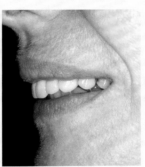

发"V"音时，上颌前牙切缘接触下唇内斜面。由于复制了临时修复体的所有细节，最终修复体能确保舒适和功能。

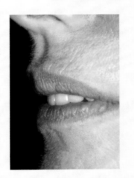

术后稳定。因为牙齿位置发生移动，所以术后需要稳定一段时间。通过一种弹性聚乙烯材料制成的Biostar简易𬌗垫就可以实现。这种𬌗垫无须卡环，它可以进入牙齿倒凹内获得固位。

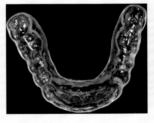
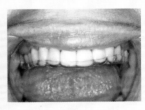

调整𬌗垫使牙齿在正中关系位能均匀接触，还可以在𬌗垫上形成前导斜面，以利于后牙的咬合分离（图中未显示）。指导患者夜间戴用此𬌗垫3个月。如果去除𬌗垫后牙齿仍能保持稳定，则无须继续使用，位于正确中性区内的牙齿不需要持续保持稳定。

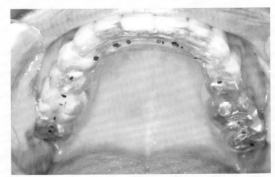

上颌前牙后移至更好的位置后，去除殆垫后反复检查上前牙与下切牙的关系。为了给下前牙提供稳定的咬合止点，经常需要调整上前牙舌面。尽管殆垫可防止下前牙形成干扰，但牙齿改形还是要等到牙齿移动到最终位置后再进行，牙齿改形要在殆垫去除后即刻进行。

前牙建立接触后，可调整装置使所有其他牙齿也能接触。用唇侧钢丝保持器代替橡皮圈，将牙齿稳定在新位置上数周。

若要修复前牙，牙体预备后可以做一个临时夹板来作为保持器。临时夹板也可用于精细调整前导及解决美学问题。

通过修复方式重塑前牙

无论何时，若要对前牙形态进行较大调整，都应该先制作临时修复体。应在上了殆架的研究模型上分析设计，以便在治疗开始前就对结果有直观的认识。当牙体预备完成，戴上预先设计的临时修复体后，还可以精修前导以减小压力，获得最佳的舒适度。通过调整还能获得最佳的美观和语音功能，最终修复体制作前必须确保患者完全同意。

第三十六章中描述的方法也同样适用于有深覆盖问题的患者。当然，也还有一些特殊事项需要注意：

1. 错位牙移动到最佳位置前不应进行修复。将错位牙的唇面"扭转"至正常位置，有时会出现非常不自然的球形外观。当牙根向一个方向移动而牙冠向另一个方向移动时，外形往往看上去不理想，且不自然。就合理性而言，牙根应该与修复后的牙冠在同一条线上，这会产生更好的应力传导方向。

2. 最终修复体的舌面外形不能过凸，以免对舌侧牙龈组织产生过保护效应。有时候我们为了获得正中关系接触，会使上前牙舌面过凸，如果扩展后的外形轮廓不能维持组织健康，那这个外形就是无法接受的。应该考虑通过其他方法获得正中接触。

3. 我们必须确保提供足够的"长正中"。有些深覆盖患者会形成一个前伸"颌位"来代偿错殆关系。这已成为他们功能运动中非常明确的部分，以至于任何干扰都会带来困扰。

尽管"新外观"很大程度上改善了美观，但这些患者仍有可能不断抱怨上前牙"后缩太多了"。所幸的是，这类患者很少，但还是要考虑这类潜在的问题。最有可能造成这种感觉的原因是确实干扰了正中关系闭口弧。确保在完全闭合至正中关系位时，下颌牙齿不会撞击到上颌前牙的舌斜面。如果先在临时修复体上验证咬合关系，再制作最终修复体，这类问题就极少会发生。

深覆盖问题的调殆

一些重度深覆盖患者只有在习惯性前伸殆时前牙才有咬合接触。接下来要探讨的是：如果通过调殆，使其回到正中关系位后会发生什么？那么就会失去在获得性位置上的前牙接触。那么这类病例可以调殆吗？

回答的角度有很多。正确调殆几乎没有禁忌证。如果患者无不适，且无任何病征或快速恶化的可能，就没有理由采用调殆。但正如本文指出的，错殆畸形患者没有咬合问题的情况是非常少见的。有殆干扰的重度深覆盖患者没有咬合问题的情况也是极少的。我们应该纠正对牙齿及其支持组织长期健康造成损害的问题，对每位患者都要从这个方面进行判断。

通常情况下，对这类患者的调殆通常不会导致问题。最常见的是，看上去很长的一段滑动实际上只是一段极小的前伸偏移。若咬合干扰被消除，正中关系和正中咬合之间的区别经常只相差几分之一毫米。据我的临床经验，如果调殆前，前牙在获得性位置发生接触，那么在调殆后，大部分患者在非正中功能运动时仍有足够的接触以保持下前牙的位置。

如果上前牙的向前移位是由前伸偏移引起的，那么当咬合干扰消除后，下颌会停止向前偏移，唇的压力将有可能使上前牙往后移。如果颌关系允许，下颌前牙通常会持续萌出直到有接触。

如果由于调殆使前牙丧失接触并导致问题出现，那么就可以像其他深覆盖问题一样进行处理。解决这类问题的方法是一样的。然而，若调殆前，

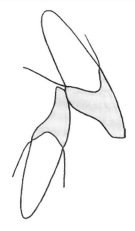

图37-3　上前牙深覆盖。由于下前牙与上前牙舌隆突的斜面发生接触导致上前牙散开，这种情况通常发生于后牙支持组织丧失的患者。由于在使前牙后移时缺乏后牙支持，因此会产生一个特殊的问题，同时下切牙也会挡住上切牙。

前牙在最大牙尖交错位时有接触，则应该用尽可能少的牙齿移动来重新获得正中关系位的接触。可摘矫治器可以非常容易且最有效地解决这个问题。

后牙支抗不足时解决深覆盖问题的方法

由于没有后牙支持，上前牙唇向扇形移位，就会产生双重问题。一方面，后牙的缺失导致垂直止点丧失，使得下前牙向前的闭颌弧变得过长，而且也阻碍了上前牙的舌向运动（图37-3）。另一方面，由于后牙无法提供足够的支抗来移动前牙。由于经常要移动前牙至更合适的位置关系，这就有必要去寻找更好的支抗，有以下4种支抗方式。

口外支抗

头帽能够提供足够的支抗，但是成年患者往往无法接受。

口内组织支持的基托

后牙区软组织支持的基托能够抬高垂直距离，使下前牙与上前牙舌面脱离接触。但是软组织支持只能提供弱支抗，并且经常导致基托移动比牙齿更多，使软组织受到刺激。如果每次只移动一颗牙齿，而将其他前牙当成局部支抗，或许还是可以采用软组织支持的。磨除一颗牙齿的舌侧塑料基托，使该牙移动直到与基托接触，其他牙齿依此类推。

通过每次移动一颗牙齿，我们能够使局部的基托适合腭穹隆，发挥支抗作用但不会对软组织产生太多的压力。腭穹隆越高拱，这种方式越有效。很平的腭穹隆采取这个方法则无法提供足够的支抗。

种植支抗

如果每一侧后牙牙槽嵴区域都有足够的骨量来放置种植支抗钉，那这个种植钉就可以作为移动前牙的支抗。当然，仍然有必要抬高垂直距离，使下前牙从上前牙舌面脱离。

下颌支抗

如果下颌后牙数量足够，可以将其联合起来加强稳定性，作为支抗与上前牙之间用弹性附件连接。

手术纠正

若牙弓关系严重不调，治疗选择可能只有正颌手术。选择任何一种手术方法之前，仔细评估以明确覆盖问题形成的原因，是否是因为上颌前突、下颌后缩或者两者联合导致的。遵循的原则永远是：留下对的，只改变错的。

头影测量分析是很有用的诊断方法，但是它必须与中性区分析以及面型美学联合起来使用。关于头影测量分析以及纠正严重错𬌗的手术方法详见第四十三章与第四十四章。

推荐阅读

Burstone CJ: Lip posture and its significance in treatment planning. *Am J Orthod* 53:262-284, 1967.

Geiger A, Hirschfel L: *Minor tooth movement in general practice,* ed 3. St Louis, 1974, Mosby.

Goldstein MC: Orthodontics in crown and bridge and periodontal therapy. *Dent Clin North Am* July:449-459, 1964.

Graber TM, Vanarsdall RL, Vig KWL: *Orthodontics: Current principles and techniques,* ed 4, St Louis, 2005, Mosby.

Hinds EC, Kent JN: *Surgical treatment of developmental jaw deformities.* St Louis, 1972, Mosby.

Isaacson KG, Reed MT, Muir JD: Removable orthodontic appliances. Oxford, 2002, Butterworth Heinemann.

MacIntosh RB: Orthodontic surgery: Comments on diagnostic modalities. *J Oral Surg* 28:149-159, 1970.

Proffit WT, White RP: Treatment of severe malocclusion by correlated orthodontic surgical procedures, *Angle Orthodont* 40:1-10, 1970.

Willison BD, Warunek SP: *Practical guide to orthodontic appliances.* Buffalo, NY, 2004, Great Lakes Orthodontics, Ltd.

解决前牙开殆问题
Solving Anterior Open Bite Problems

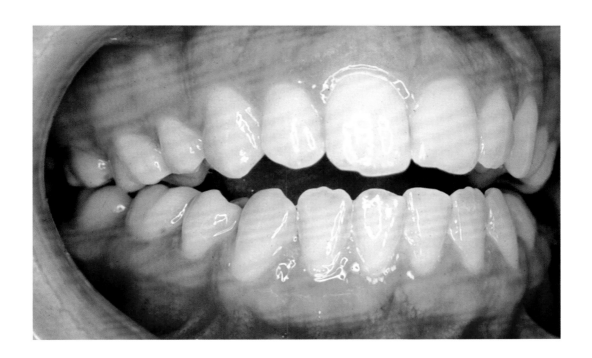

理念
首先要明确前牙开殆的原因。

要点

前牙开𬌗

1. 如果出现开𬌗，这个空间内总会有东西填进去，例如舌、唇、面颊、拇指、管状物、𬌗垫或者任何阻止牙齿萌出的东西等，否则牙齿会持续萌出。在关闭开𬌗间隙前，有必要了解开𬌗的原因是不是可以被持续地纠正。

2. 最重要的是要明确开𬌗的原因。

3. 经常评估颞下颌关节的状况。髁突高度的丧失常常会引起进展性前牙开𬌗。

4. 如果开𬌗是由不良习惯引起的，除非消除不良习惯，否则就不能成功纠正开𬌗。

5. 骨性错颌畸形通常可以被成功治疗。

6. 开𬌗程度的不同取决于伸入牙齿间或妨碍牙齿萌出的唇舌不良习惯。

7. 许多前牙开𬌗是稳定的。

8. 前牙开𬌗的一个重要问题是对后牙造成创伤。

9. 另一个重要的问题是缺乏前导来引导后牙脱离咬合。

治疗目标

1. 使双侧牙弓具有咬合接触的牙齿数目最大化，且𬌗力均匀分布。

2. 纠正上颌前牙的"反笑线"，以改善美学缺陷。

3. 如果只有单颌存在牙弓错位，通过纠正异常牙弓来关闭前牙间隙，而不是通过改变正常排列的牙弓去适应异常的牙弓排列。

4. 如果不能破除习惯，必须调整咬合尽量去适应。

5. 通过确定位置尽可能靠前的前导来实现后牙的咬合分离。

6. 如果前导无法引导平衡侧的咬合分离，则应将工作侧的后牙调整为组牙功能𬌗。

7. 如果髁突发生进展性破坏，咬合调整必须与之相协调。

找出病因

在制订前牙开𬌗的治疗计划时需要考虑开𬌗的原因。如果开𬌗的活跃病因仍然存在，除非在咬合调整的过程中同时消除病因，否则关闭开𬌗间隙将不会成功。

在解决前牙开𬌗问题时必须做出的重要决定是明确这种开𬌗是否真的需要处理。因为很多前牙开𬌗是由习惯造成的，必须破除习惯，或是如果习惯无法破除，则应该通过治疗来适应习惯。

前牙开𬌗的主要原因按照概率从大到小排列如下：

1. 吮指习惯或使用安慰奶嘴时产生的力量。

2. 拥挤。一旦前牙向前旋转偏离基骨前倾就会形成开𬌗。

3. 气道阻塞：
    a. 鼻腔的通气不足，需要口腔通气（口呼吸）；
    b. 过敏；
    c. 鼻中隔和鼻甲问题引起的阻塞；
    d. 腺体或扁桃体的肥大。

4. 唇和舌习惯。

5. 颞下颌关节囊内病变。

6. 神经系统问题（例如中风）引起的舌姿势问题。

7. 骨骼发育异常，可能是以上问题导致的结果，也可以纯粹是由骨骼发育的不对称造成。

由习惯原因引起的前牙开𬌗可有不同开口度（图38-1）。由于前牙开𬌗的开口度不同通常可以作为线索来探寻其致病的习惯，这是分析的起点。

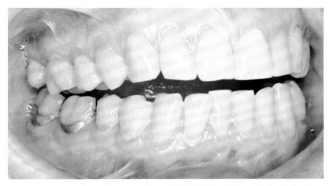

图38-1　进展性的前牙开殆几乎总是提示髁突高度的丧失。注意前牙相互匹配的磨耗小斜面，这明确提示2颗牙齿曾经是能够相互接触的。

我们应该理解，观察前牙开殆程度最好是凭经验，并不需要一个精确的标准。尽管属于大概评估，但它仍然有助于我们估计造成开殆的原因和制订实用的治疗计划。

> 谨记：所有的咬合分析都从颞下颌关节开始。这对分析前牙开殆问题尤为重要（图38-2）。

原则应用实例

治疗前明确前牙开殆的原因

要尝试确定舌习惯与开殆的因果关系，明确何为因何为果。如果舌习惯是开殆的原因且不能破除舌习惯，我们的治疗必须顺应舌习惯。许多前牙开殆的患者具有稳定的牙列。如果牙齿被移动或因为修复而与舌体位置发生冲突，舌体会占优势，导致牙齿要么被压低，要么移位，直到舌体组织重新占据原有的空间（图38-3）。

保护性咬舌习惯

许多患者把舌体放在牙齿之间保护早接触的牙

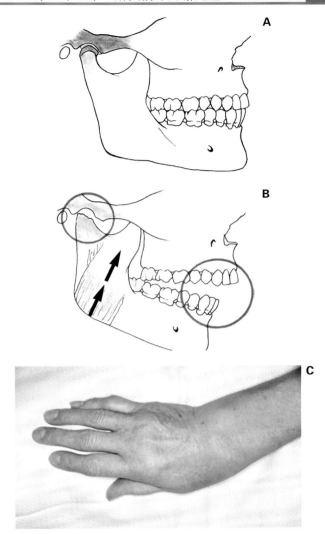

图38-2　A. 完整的颞下颌关节和完美的咬合关系。B. 当髁突高度丧失，相同的咬合关系呈现出的情况。C. 风湿性关节炎的早期症状出现在腕关节和指关节。它几乎一定会引起髁突破坏和造成前牙开殆（图38-1）。

齿。他们并没有意识到这个习惯，调殆后这个习惯往往会消失。正确的治疗方法是在不破坏牙齿的情况下进行调殆就能达到最大范围的牙齿咬合接触。如果吐舌这一病因只是一种保护性反应，那么当吐舌停止后牙齿会萌出至重新恢复接触。

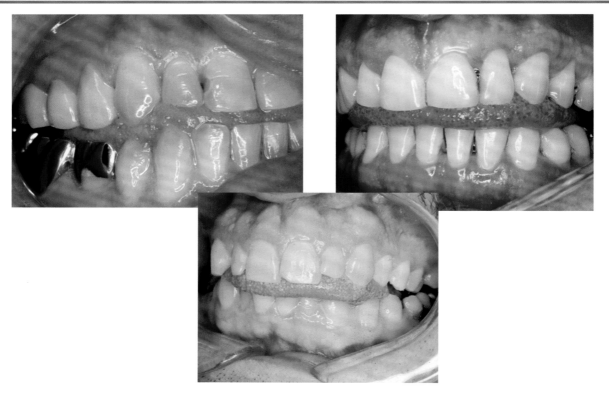

图38-3　3个存在咬舌习惯的前牙开𬌗患者。左上牙列原先经过修复达到完全的咬合接触。舌体为了继续保持其原先在牙齿之间的位置，使开𬌗间隙回复到原来的大小和轮廓。在治疗完成后的10～12个月内会出现开𬌗的复发，而患者没有不适感，且这一过程看起来不会引起支持组织的任何问题。决定是否保持这种开𬌗的关键在于：牙齿稳定，且患者感觉舒适。奇怪的是，这些患者并不关心他们微笑起来的样子，对他们而言这通常不是一个问题。如果必须修复，要慎重考虑舌体的位置。

伴有咬合-肌肉疼痛的前牙开殆患者。磨牙的侧方殆干扰会产生从正中关系位到最大牙尖交错位的"滑行"。在最大牙尖交错位时，前牙不可能发生接触。

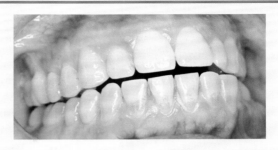

舌处于最大牙尖交错位。

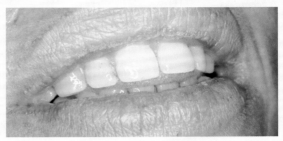

通过调殆获得最大牙尖交错，前牙仍然不能接触对颌牙。

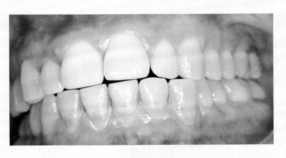

未对患者采取正畸治疗或其他治疗手段以关闭前牙开殆。10个月后牙齿的位置。由于舌不再保持原来的位置，即不需要为侧方早接触提供缓冲，因此牙齿继续萌出直至形成接触。

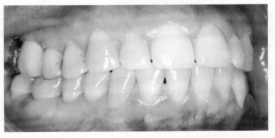

少量的前牙开𬌗

大约1mm的前牙开𬌗往往是由吮唇习惯引起的。患者在上下前牙之间形成负压，吮吸下唇内侧唇红缘或干湿线下方的黏膜组织，因此这个习惯看起来常常不明显。

这个习惯属于保护性机制，其形成是为了避开后牙𬌗干扰。通过选磨完善后牙咬合可以消除这个习惯，常常在调𬌗结束后这一情况可得到改善。破除这个习惯后前牙继续萌出重新获得接触，不需要进一步治疗。

不良习惯破除后，牙齿需要时间重新自动入位。我曾见过，有些患者的前牙关系在2～3周内自动完成调整，而有些患者则需要几个月。如果牙弓关系允许前牙接触，且在牙齿之间没有其他任何东西阻碍牙齿萌出，则下颌前牙将萌出，而上颌前牙将会在上唇压力下重获平衡。

如果前牙不是因为其他原因需要修复，即便效果没有立竿见影，我们也不要失去耐心。我们应该尽可能精细完美地调整后牙咬合关系，剩下的顺其自然。几乎所有患者都会发生改善。

无论后牙的咬合关系有多完美，有些患者仍然不能破除吮唇习惯。我们只有非常现实的把注意力放在适应习惯上（图38-4）。

对于无法破除不良习惯但必须进行修复的前牙病例，修复体表面必须和原来的自然牙面保持一致。通常可以进行一些细微的美学调整，但唇舌面必须保持原样。

间隔牙体预备是非常实用的方法，参照未预备的邻牙就可以精确复制其唇舌侧的轮廓及切缘的位置。修复后的牙齿就能较好地适应不能被破除的不良习惯。

通过询问病史或观察，我们能很容易就诊断出是因为牙齿间咬物造成的前牙开𬌗。除非患者愿意破除这个习惯，否则不应该关闭开𬌗间隙。如果烟斗是造成开𬌗的原因，而患者打算继续使用烟斗吸烟，那么在这个区域范围内的任何修复体就应该把这个间隙复制出来（图38-5）。咬铅笔、咬指甲或者其他与空间占据有关的不良习惯都应该同样对待。

在碰到中等程度的前牙开𬌗时我们应该判断其是否真的是个问题。如果尖导没有因为切牙开𬌗而受干扰，𬌗的潜在稳定性就是好的（图38-6）。应

图38-4　因为无法破除的唇或舌习惯引起的少量开𬌗。牙齿相对唇或舌的关系可以参考隔牙（E/O）预备后取得的模型。在E/O模型上的式样被转移到主模型上，从而准确地复制舌侧形态。最终修复体将会是稳定的和完全舒适的。

说明：如果无法破除的唇或舌习惯产生的间隙被占满，唇或舌将重新就位于修复体之间，并迫使牙齿分开，使其进入牙弓更靠前的位置。如果习惯不能被破除，最好是维持开𬌗，使牙齿和习惯保持协调。

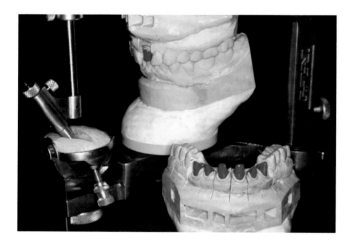

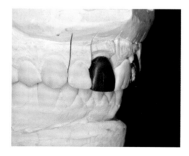
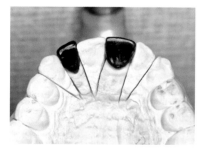
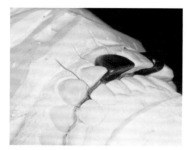

该仔细检查咬合，以明确没有平衡侧的骀干扰，且在前伸运动时后牙可在最靠前方的引导牙齿作用下发生咬合分离。若后牙咬合非常协调，我们常常会惊奇地发现前牙开骀间隙变小。即使不是如此，如果应力能分散到大多数后牙，也不会产生危害。

严重的前牙开骀（大于等于5mm的间隙）

对于所有前牙开骀严重的患者，尽管异常吞咽和吐舌的习惯确实起了些作用，但在大多数情况下也会明显存在骨骼系统本身垂直向发育不良的情况。在许多前牙开骀病例中，前牙实际上会在其试图关闭开骀间隙失败的过程中发生过萌。但这种过萌是来因为吐舌习惯压迫作用的说法是不被公认的。我们必须区分造成前牙开骀的原因是骨性错骀

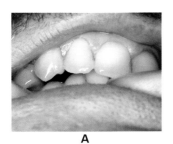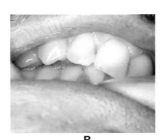

图38-5　A. 因为咬烟斗而造成尖牙处小的开骀。B. 当用烟斗的习惯停止后，舌体被迫进入这个间隙并保持在那里。为了避免咬到舌头，关闭这个间隙需要借助外科方法切除进入间隙的舌体上的膨大突起。

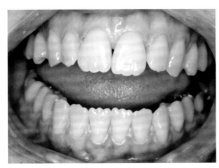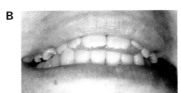

图38-6　A. 42岁的患者的发育叶仍然存在。舌位阻止了任何牙齿接触。咬合是稳定的，且与正中关系协调。B. 显示在最大闭合时尖牙有接触。

还是舌不良习惯。

由别的不良习惯所引起的开骀很常见。比如吮指习惯导致的前牙开骀常常由于吐舌吞咽习惯而长期存在。吐舌动作主要是因为要试图封闭前牙开骀间隙，以获得进行吞咽所需的负压环境。

如果患者能够配合的话，将咬合调整与肌功能治疗结合起来就可以解决这个问题。但是我们很难预知患者对改变吞咽模式的依从性，也就无法判断预后。我们的研究结果显示肌功能治疗的长期预后不佳。

如果这个问题是由于不良习惯造成的，正畸治疗通常都能成功地排齐前牙，唯一的问题就是正畸后如何进行保持。

要解决前牙关系的稳定问题需要三管齐下：

1. 正畸方法纠正前牙关系；
2. 调骀以消除对保护性舌或唇习惯的依赖；
3. 夜间戴用保持器。

起稳定作用的固定夹板

当问题来自于舌的压力时，可以采用第四种方法来保持稳定的牙齿关系。它的效果很少能长期保持。记住一句谚语，"牙齿与肌肉相争，肌肉胜。"这与牙齿是否形成夹板无关。如果固定夹板对舌的位置产生了干扰，已形成夹板的整个牙齿区段会受到应力而移动，以重新建立前牙开骀。

对于某些腭穹隆较高的患者，如果能满足以下两个条件，夜间戴用活动保持器通常能起到稳定效果（图38-7）。

1. 增加咬合垂直距离（VDO），为舌提供更多的空间，只形成前牙接触。
2. 改变舌的方向使其不会向外推牙齿。

如果上述方案都不能使牙齿保持稳定，还可以采用诸如扩大腭穹隆或缩小舌体的外科方法。做这些决定时需慎重。

关闭前牙开骀间隙

只根据对大量患者的长期临床观察，我已经观察到前牙开骀在间隙轮廓方面的两个特征。利用这些特征（图38-8～图38-10）作为简单的视觉判断，就可以使治疗结果维持稳定。我个人认为这种方法

是安全的，而且值得推荐，希望未来能出现对其基本原理的深入研究。

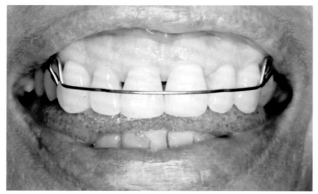

图38-7　一个舌体过大的例子。使用夜间保持器可以保持前牙在位，因为患者腭穹隆较高，有助于稳定保持器。如果不佩戴保持器上颌前牙就会在短时间内散开。不需要其他的治疗。

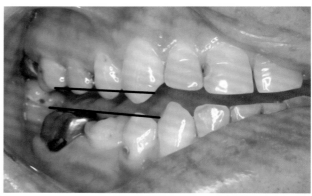

图38-9　如果后牙的开𬌗间隙比较平行，则关闭间隙和保持稳定几乎是不可能的。舌头会重新找到牙齿之间的间隙，并重新打开这一间隙。这种牙列可以像正常咬合一样稳定，因为牙齿对舌体的压力可以使其稳定在开𬌗状态。

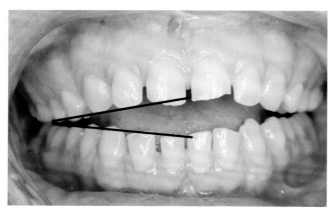

图38-8　当开𬌗从后向前逐渐增大，在一侧看起来像V字形时，通过降低垂直咬合距离就可以达到前牙接触。在这种形态下，舌体没有再次造成开𬌗的趋势。关闭开𬌗间隙需要调低后牙与移动或修复前牙相结合。

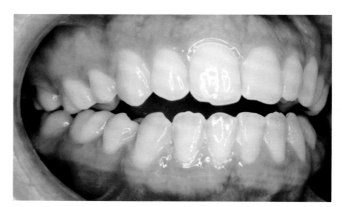

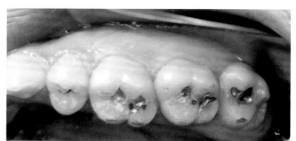

图38-10　首选治疗方案：改形。通过选磨塑形，使单侧牙弓上原本只存在于一颗磨牙上的正中关系接触扩展至3颗磨牙上。这虽然不能完全关闭前牙间隙，但可以获得咬合的舒适和稳定。舌体替代了无法在正中关系位接触的牙齿。

原则应用实例

前牙开殆。正中关系位的接触只出现在第二磨牙。美观是患者主要关心的问题。目标：前牙接触。

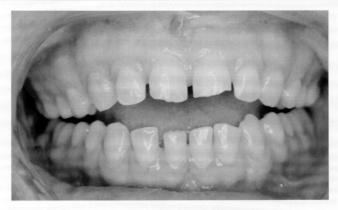

首选治疗方案：改形。间隙的轮廓提示，如果将空隙关闭，舌头将不再是问题。问题是：通过调低后牙可以关闭多少间隙？这个问题的答案可以在上殆架的模型上确定。

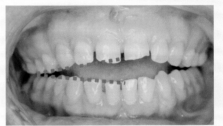

对上了殆架的模型进行分析，可以发现通过调低磨牙来获得前牙接触是可行的。在模型上进行调改，显示通过适当的磨牙改形关闭咬合间隙可以实现尖牙接触。第二磨牙降低1mm，前牙可以关闭3mm间隙。对模型进行调殆后，可以在上颌前牙制作试验性蜡型，然后在折断的牙齿上制作丙烯酸树脂临时牙。

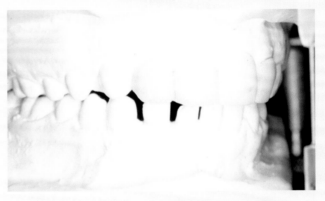

接着，可在口内对这个殆面全覆盖树脂牙进行成形，我们可以提前向患者演示切平面改变会对微笑产生怎样的影响。

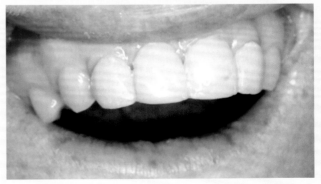

完成的修复体。在正中关系位建立前导，以获得即刻后牙咬合脱离和牙列的长期稳定性。通过关闭咬合垂直距离，获得迷人的微笑而同时前牙不会显得过长。

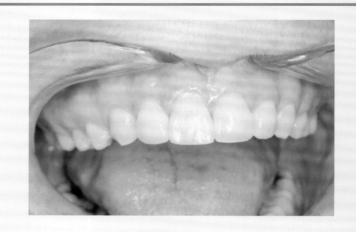

外科治疗

前牙前突的开𬌗患者可通过关闭前牙之间的垂直间隙来完成开𬌗纠正。第一个治疗方案，即改形本身就可以获得这种间隙关闭的效果，而不需要破坏磨牙。这就需要评估要调整位置的牙齿，如果要达成可接受的美学效果，有可能会涉及牙-牙槽突复合体。

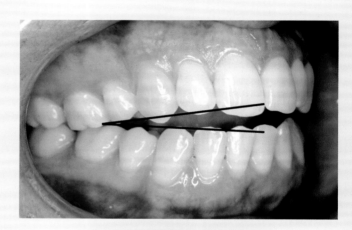

重要的原则：不要为了适应异常结构而去改变正常结构。分析显示下前牙的切平面高度正常。

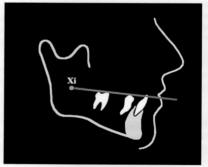

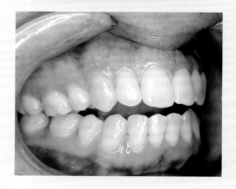

因此，应该重新向下定位上前牙牙–牙槽突复合体的位置以关闭间隙，与下牙重新达到咬合接触。

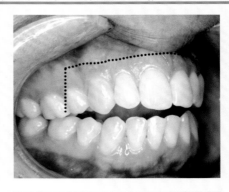

最终结果获得了良好的美学效果和功能性的前导。因为下颌功能运动范围非常垂直（这种情况在前牙开殆病例中很常见），所以陡峭的前导依然是可以接受的。

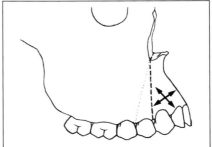

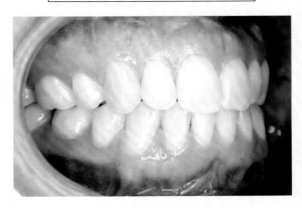

解决前侧向吐舌习惯问题

在前侧向吐舌病例中，舌体往外扩展并保持在除最远中牙齿以外的所有上下前后牙之间（图38-9），通常就只有第二或第三磨牙发生接触。直往前方的吐舌患者会导致渐进性增大的前牙开𬌗，而侧向吐舌习惯常常会在所有不接触的牙齿之间形成一条非常均匀的间隙。尽管主要发生在下颌轻度前突的病例中，但其实所有的牙弓关系都可能发生。

纠正此类开𬌗非常简单。在每侧降低一或两颗接触牙齿往往就能充分减小咬合垂直距离，使其他大部分牙齿发生接触。如果牙弓关系允许，咬合有时可以在降低后的垂直距离下通过选磨来纠正。但是，我们经常还是需要通过咬合重建来获得稳定的尖窝关系。

当侧向吐舌习惯患者得到全口咬合重建后，患者就会感觉舒适和功能良好，且往往对结果非常满意。但问题是，良好的咬合关系几乎无法保持。除非侧向吐舌习惯能够被破除，否则原来的间隙将会复发。而且我发现，实际上如果开𬌗间隙涉及前牙，则无法破除严重的侧向吐舌习惯。

习惯也不是完全不可能被破除。我们对原先开𬌗的患者不做任何治疗，仅仅重新训练他们进行正常吞咽，也确实获得了咬合接触。这个成果已经持续了一年多的时间，但最终患者无意识情况下恢复了原本的吞咽习惯，因此又重新出现了开𬌗间隙。需要强调的是，我们的临床经验并不是表明没有永久的解决方法。只是如实地报告，在我们使用的方法中，迄今为止还没有找到一种方法可以长期维持𬌗接触，肌功能训练也还未能解决这个问题。

仅仅因为我们不能预测𬌗接触的长期维持，并不意味着我们不能达到一种可接受的咬合稳定。通过努力去适应患者的习惯，我们可以让舌继续待在上下牙之间，并改善已存在接触牙齿的咬合关系，使牙齿上的应力方向沿牙长轴理想传导。获得协调的𬌗接触似乎很难想象，但它相对比较容易实现，因为舌可以作为自身的定位器，牙齿仅仅适应它所提供的压力。

患者究竟是如何通过如此少的𬌗接触来行使功能的，这是个谜题，但这似乎并不是患者所关心的问题。即使存在前侧向吐舌习惯，患者也能保持舒适良好的功能，以及惊人的稳定性。在开始尝试矫正这种咬合关系之前，我们必须要确定是否真的是患者的需求。

我们没有办法为无接触的前牙提供任何前导，但这不是问题，因为前侧向吐舌患者往往采用垂直向的"叩齿"动作，他们不会按照常规进行下颌前伸或侧方运动。

如果上述的方法都不能获得想要的咬合稳定，我们必须采用第四种方法，需要用夹板来将前牙保持在其正确的位置。然而，除非前牙因为其他原因需要修复治疗外，只有明确一定需要固定夹板修复，才会采用这种方法。首先要尝试使用活动保持器保持牙齿位置稳定。经过一段时间的支持组织改建，保持器可以隔天佩戴。如果没有发现牙齿移动，可以逐渐延长佩戴间隔。若没有夹板就不能维持咬合稳定，那么夹板修复就应该被视为最后的方法，要谨慎使用。如果有顽固不良习惯的患者，即使用夹板固定牙齿，仍有可能被移动。

如果舌习惯源于早期的吮指习惯，它的预后比先天性的开𬌗要好。根据我们的记录，先天性的骨性开𬌗患者的前牙位置矫正效果并不好，但即使不能完全纠正前牙位置，获得牙列稳定的可能性还是较大的。

严重的前牙开𬌗关系存在以下几个问题：

1. 前牙区美学效果差。这常常是患者就诊的唯一原因。
2. 没有前导。无法通过前牙在前伸运动时引导后牙咬合分离，以及在侧方运动时引导平衡侧后牙咬合分离。
3. 后牙超负荷。没有前牙的保护，最靠近髁突支点的牙齿通常受到最大的应力。

没有前导，升颌肌群会过度兴奋，因此对接触的磨牙也会存在超负荷的可能性（图38-11）。然而，如果在正中关系位接触的双侧牙齿能做到同时均匀接触，则保持稳定的关系似乎并不是问题。升颌肌群肌肉的垂直向收缩长度取决于上下颌之间肌肉附着起止点之间的固定距离。牙齿在这个固定空

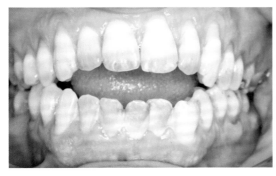

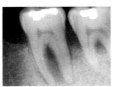

图38-11　虽然口内广泛存在菌斑，但是只有存在侧方早接触的牙齿才会出现严重的骨丧失。

间内萌出直到反作用力和牙齿萌出的力量达到平衡为止。如果舌体占据这个空间，它就阻止了牙齿的萌出。这并不表明与对颌牙接触的牙齿会比与舌体接触的牙齿承受更大的负荷。

我已经跟踪前牙开殆的患者很多年，如果接触的牙齿被调整至受力均衡，且通过垂直向止点传递应力，则这种牙列就与正常咬合的牙列一样稳定。

在治疗前，我们必须明确开殆是否来源于骨性错殆畸形。可以使用头影测量来评估前牙开殆是由骨性错殆畸形造成还是由不良习惯造成。如果颌骨关系良好，且伸舌习惯仅限于前伸性的吐舌，则重排前牙的预后往往较好。

如果颌骨关系是前牙开殆的主要原因，而且颌骨分开的距离太远而不能在牙-牙槽突复合体范围内进行纠正，则重排前牙的保守疗法预后不佳。但是如果能将吐舌习惯限制为前伸方向，则获得整个牙列良好稳定性的可能性就会较大。对于这种特殊问题的非手术治疗就是通过降低后牙高度来降低咬合垂直距离。我们可以通过选磨或正畸压低来实现。

后牙高度降低越多，前牙开殆的缩小也就越多。在大多数病例中，后牙可以通过调殆充分降低高度以使尖牙获得接触。通过进一步在已降低的咬合垂直距离重塑正中接触，并建立工作侧组牙功能以分离平衡侧牙尖斜面，可以将应力分散到更多的牙齿上去。如果这种改形导致牙本质暴露，应该采用铸造的修复体保护殆平面。

通过降低咬合垂直距离关闭前牙开殆可以很大程度地改善美观。即使间隙没有被完全关闭，任何前牙开殆间隙的缩小都会显著改善美学效果。

即使已经降低的咬合垂直距离看起来是稳定的，越来越多的证据显示真实的上下颌关系不会保持在新的咬合垂直距离上。牙齿高度的降低会造成相应的牙槽骨高度的增加，因此垂直高度的降低是暂时的。但是，除非经过纠正后牙弓之间的舌体能退回，否则纠正后的殆关系将会保持惊人的稳定，牙槽骨高度的增加也会被忽略。

如果吐舌主要为前伸方向，在颌骨关系不良时可以获得上述的效果。舌体看起来能适应降低的垂直距离而不会破坏新的牙齿排列状况。这类问题中前伸性的吐舌习惯不是开殆的原因，因此它很容易适应这种改变。

如果前伸舌习惯包括侧向吐舌，不论伴或不伴有骨性错殆畸形，通过降低咬合垂直距离实际上是不可能达到最终咬合关系的稳定。

应该尽可能通过磨平牙尖斜面来减小接触后牙的侧向力。

如果一个存在前伸吐舌习惯患者的后牙因为龋齿或者现存修复体的破坏需要进行大范围的修复，可以在新的修复体上尝试咬合调整。纠正后的咬合如果出现复发，不会造成任何不适或损伤，因此值得一试。但是我在修复咬合时会界定哪些牙齿不需要进行修复，除非有明确的证据表明可以破除不良习惯以及修复过程需要保存剩余的牙体组织。

然而，更具预测性的治疗方法是：首先要通过牙齿的异常动度或移位等指征来判断咬合是否稳定。如果没有不稳定的问题，通过隔牙预备的方法对后牙进行预备并在完成所有牙体预备前取模，这样可以修复殆面与舌体保持相同的关系。所取得的模型可用来指导技师精确地复制轮廓以保持与舌体的稳定关系。

风湿性关节炎

风湿性关节炎患者的颞下颌关节形变可能导致前牙开殆，间隙会随着关节破坏的进展而持续增大。

禁止试图修复或重排前牙至咬合接触。应该尽可能保持已接触牙齿的最佳咬合关系来使患者感觉舒适。选磨常常被用于消除侧方牙哈干扰接触，并将任何干扰的斜面改形为点状接触。如果髁突高度出现进展性丧失，需要拔除最后的磨牙以使髁突重新就位。

如果风湿性关节炎患者的疼痛-功能紊乱进一步发展，关节的形变程度在解决综合征的疼痛问题上无任何影响。几乎没有例外，这些患者对咬合治疗的反应就如关节正常患者一样迅速和可预见。

尽管风湿性关节炎患者的关节盘遭到破坏，对髁突来说仍然可以有骨—骨界面的止点，无需翼外肌来抵抗升颌肌群。虽然这最高点具有很脆弱的特点，但是通过纠正后牙区的咬合干扰，可以缓解患者关节区域的肌肉疼痛。

前牙开哈的正畸治疗

传统的口内正畸技术似乎仅能对存在牙齿排列紊乱但没有严重骨性错哈的患者有效。如果必须改变下颌骨本身的形态，采用口外正颌装置或许更合理。Graber[1]指出如果在快速生长期内完成治疗，戴用此类正颌装置就能在相对较短的时间内获得改变的效果。

牙医有义务关注在其年轻患者中是否存在由于骨性错哈而造成前牙开哈的趋势。患者应该尽早转诊至正畸医生处，以便能充分利用生长期的优势。

对于成人患者，调低牙齿要比压低牙齿更方便。调低第二磨牙1mm等同于关闭3mm的前牙间隙，所以解决严重的前牙开哈问题最好的方法应该是修复医生和正畸医生进行共同协作。

通过降低后牙的高度尽可能多地降低咬合垂直距离，如果需要大量调磨则需要通过修复体进行哈面修复。通过垂直距离降低，使前牙尽可能靠近，然后再通过正畸方法使前牙排列到最佳的位置关系。

前牙开哈问题的外科矫正越来越成为一种合理的治疗方法。外科方法往往效果更好而且更快捷，同时还可以改善面型。

参考文献

[1] Graber TM: Physiologic principles of functional appliances. St. Louis, 1985, Mosby.

推荐阅读

Akin E, Sayin MO, Karacay S, et al: Real-time balanced turbo field echo cine-magnetic resonance imaging evaluation of tongue movements during deglutition in subjects with anterior open bite. *Am J Orthod Dentofacial Orthop* 129:24-28, 2006.

Alimere HC, Thomazinho A, de Felicio CM: Anterior open bite: a formula for the differential diagnosis. *Pro Forno* 17:367-374, 2005.

Chen YJ, Shih TT, Wang JS, et al: Magnetic resonance images of the temporomandibular joints of patients with acquired open bite. *Oral Surg Oral Med Oral Pathol Oral Radiol Endod* 99:734-742, 2005.

Clark WJ: Twin block functional therapy: applications in dentofacial orthopedics, ed 2, London, 2002, Mosby.

Guray E, Karaman AI: Effects of adenoidectomy on dentofacial structures: A 6-year longitudinal study. *World J Orthod* 3:73-81, 2002.

Gurton AV, Akin E, Karacay S: Initial intrusion of the molars in the treatment of anterior open bit malocclusions in growing patients. *Angle Orthod* 74:454-464, 2004.

Ricketts RM: Respiratory obstruction syndrome. *Am J Orthod* 54:495-507, 1968.

Solow RA: Equilibration of a progressive anterior open occlusal relationship: A clinical report. *Cranio* 23:229-238, 2005.

对刃殆的治疗
Treating End–to–End Occlusions

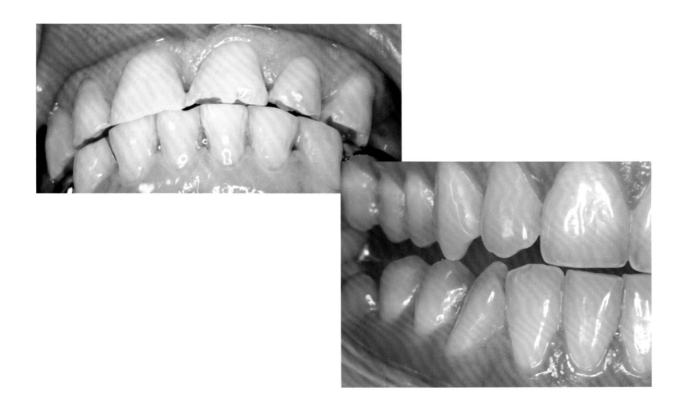

理念
前导越平，尖窝形态也必须越平。

前牙对刃殆关系

要点

1. 如果前导与正中关系协调，前牙对刃关系也许会非常稳定。如果设计适宜，这些患者下颌前伸幅度通常不会超过前牙接触。通过平坦切缘之间的滑动获得侧前导。

2. 髁导通常可以和平的前导一起使所有的后牙脱离咬合。

3. 在下颌非正中运动时，水平前导经常发生的问题主要是不能使后牙脱离咬合，因此要注意在平衡侧按照髁道，确保殆平面和舌面窝形态与后牙脱离咬合保持协调的关系（图39-1）。为了使工作侧的后牙脱离咬合，通常要求更平的殆面形态，因为只有通过侧前导才能使工作侧后牙脱离咬合。

4. 把前牙对刃殆改变为正常覆盖关系增大了前导的斜度，将可能导致前牙的磨耗问题。如果要做这样的改变必须告知患者可能导致的磨耗问题。然而，有时候这是一种有必要但可控的妥协。

5. 凡是下颌功能运动范围受限时，就需要定制一个夜磨牙垫。把对刃殆平的前导改为有更多限制的前牙覆殆关系几乎不可避免会导致上前牙磨耗、动度异常或移位。夜磨牙垫应该按保持器的要求进行设计来减少这些问题，同时告知患者这些潜在的问题。

6. 尽管前导的限制会引起磨耗等问题，但只要对正中关系位下颌闭口没有殆干扰，患者通常无不适感。

7. 如果前牙没有覆殆关系的情况下能够满足美观要求，理想的解决方案就是保持前导尽可能水平。

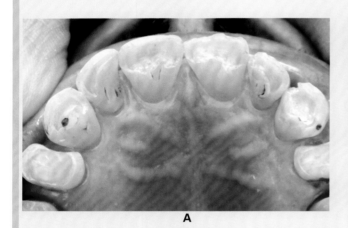 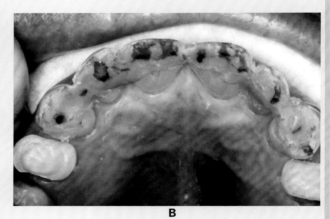

图39-1 A. 在解决前牙对刃殆关系的前导时，首先应消除所有的后牙殆干扰。然后在牙齿上直接确定前导；或者如果必须修复前牙切缘，通过复制模型上已完成的牙齿正确外形，在牙齿上添加复合树脂或丙烯酸树脂以获得前导（B）。

前牙对刃殆的修复

如果对刃殆的前牙需要修复的话，通过牙齿外形的微调就可以大大改善前导功能。

切缘位置最小的改变能明显的改善前牙功能。上前牙切缘往前和下前牙切缘往后移动时能够使前伸接触范围扩大几毫米或更多（图39-2）。髁突前伸时会伴有向下移动，如果后牙殆平面的形态适宜，增加2~3mm的前导足以使后牙脱离咬合。

在此强烈提醒不要加深对刃殆的前导角度。要保持这个角度几乎水平。应该以延伸前导接触的形式加以改善，而不是加大倾斜角度。大部分牙医会惊奇的发现一个完美的水平前导能够如此有效，但如果后牙殆面形态保持足够平坦且殆平面正确，即便是完全水平的前导也能满足使所有后牙脱离咬合的需要。

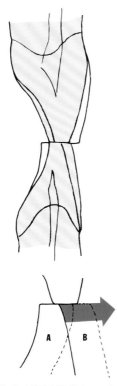

图39-2 前牙对刃关系（阴影部分）；这种关系通常不会发生难处理的问题。注意，只需少量的改变就能获得几毫米平缓的前导。除了增加前伸接触之外（下面插图中的箭头所示），下前牙舌侧切缘线角一直前移至上前牙唇侧切缘线角都能保持前牙拾接触。位置A表示正中关系位。位置B表示在前牙没有脱离咬合接触情况下，前牙的最大前伸关系。修复或正畸的方法都可以改变切缘关系，如何选择取决于每个病例的个性化因素。

如果应力偏离了牙长轴的方向，修复重建对刃拾的牙齿形态会引起一些特殊问题。长期存在的对刃拾关系，牙齿的应力只限于长轴方向上，以至于牙周纤维和骨小梁的排列不能抵抗侧向应力。突然改变牙齿的形态使其受到侧向力的影响，也许会产生一些压痛或异常松动的问题，直到牙周韧带和骨质经过改建，抵抗侧向力会变得更强。应该注意避免那种会引导应力偏离牙长轴的形态。如果修复体切缘一定要大大偏离牙长轴，那就需要使用夹板将牙齿保持在那个位置。所幸的是，很少有这样的需求，因为大多数情况下通过正畸方法移动牙齿比修复成一个应力过大的形态更好。

对刃关系和过度磨耗

当前牙过度磨耗，对刃关系会呈现出特殊的问

题。如果上下前牙磨耗至接近牙髓暴露，该问题就会变得更实际。

磨损的切缘必须用一定厚度的金属、瓷或金属烤瓷覆盖，但不能进行过度牙体预备以免牙髓暴露。因此，必须要选择增加拾垂直距离（VDO）或为了维持咬合垂直距离而进行根管治疗。

牙齿的被动萌出和牙槽骨垂直向的生长一般不会导致咬合垂直距离的降低，因此即便在严重磨耗的情况下，切端处额外添加的那部分修复材料可能会增高咬合垂直距离。然而如前所述的对刃拾问题，增加咬合垂直距离通常没什么坏处。增加咬合垂直距离且不会干扰肌肉平衡时，这比根管治疗更好。

注意：咬合垂直距离的增加只是为切缘提供所需的修复空间，通常增加1.5mm就够了。当任何咬合垂直距离的增加，修复体粘固之后的数个月应该定期进行咬合检查。

特殊考虑

因为不符合安氏Ⅰ类拾关系的要求，对刃拾经常被简单的当作错拾畸形来治疗，但这不能作为任何咬合改变的理由。相反，改变拾关系应该要取决于对以下因素的细致评估。

稳定性

对刃拾是否稳定主要取决于两方面的因素：

1. 与中性区的相互协调；
2. 下颌功能运动范围内没有拾干扰。

与中性区的协调可以出现在多种牙与牙的关系中，因为强壮的舌头及唇颊的压力能够像理想的尖窝关系一样有效地稳定牙齿。事实上，中性区的平衡比牙尖交错排列对牙齿的稳定具有更重要的意义，因为如果内外侧肌力不平衡就不能维持稳定的牙尖交错关系。

除非仔细查找造成不稳定的特定体征，否则对于对刃关系的咬合分析是不全面的。如果没有牙齿动度异常、过度磨耗或移位的证据，从咬合的角度来看对刃关系实际上是稳定的。如果与中性区或下颌功能运动范围之间存在不协调，就会导致对刃关系的不稳定。

功能

对刃关系稳定的患者很少抱怨功能问题。据我所知，此类患者没有抱怨过任何的功能不足。如果正中关系位有足够多的稳定接触点，对刃殆患者就不会出现功能的丧失。

美学

具有讽刺意义的是，很多医生认为需要纠正前牙对刃殆，但大部分患者却相信这是一种理想的咬合关系。我有很多正常覆殆关系的患者抱怨他们的牙齿不是"正确"的排成对刃关系。我记忆里，没有一位骨性对刃殆的患者想要有覆殆关系的牙齿。若没有破坏切平面关系的不良习惯，前牙对刃殆的患者通常拥有漂亮的微笑，因此很少因美观原因去改变对刃殆。

颅面部外形

有不同的原因可能会造成前牙对刃关系。前牙对刃殆主要会对面型造成影响，大量求治患者的主诉主要与面型相关而不是因为实际的殆关系。

颅面部外形的评估需要头影测量分析和上殆架的诊断模型。头影测量分析的目的是确定导致对刃殆关系的原因是上颌发育不足、下颌发育过度或二者兼有。在头颅侧位片上可以标记出一个或多个标准面部平面，通过观察上下牙弓与这些平面的关系，可以非常容易的做出诊断。

McNamara线的应用能够提供一个简单易用的诊断参考。

中性区

如果对刃殆关系的位于面平面或McNamara线之后，表明患者因双颌发育缺陷导致凹面型（图39-3）。治疗此类咬合关系时应谨慎，因为通常会伴有颊肌和口轮匝肌软组织带对牙弓大小的强烈限

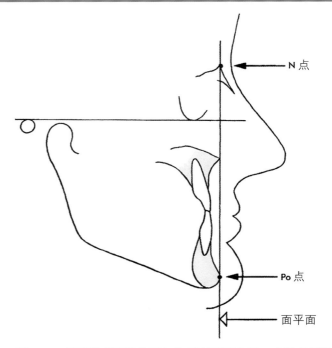

图39-3　切牙的对刃殆关系如位于面平面之后，表明双颌发育不足。软组织厚度小于正常和皮肤纹路深都表示前牙受到强大的口周肌力。这通常意味着会严重影响牙齿现在所在中性区的稳定性。这种类型的殆关系也常发生于小口畸形。

制。如果肌肉限制是约束牙弓大小的一个因素，投影测量片上的软组织厚度，尤其是下唇，会显得比正常略薄。如果是这种情况，在试图进行任何上下颌骨局部前移的手术之前都应该对肌肉系统及肌肉自身位置或长度可能发生的改变进行分析。

如果对刃殆位于McNamara线之前，表明双颌前突。对于有些患者，切牙唇倾会形成一个非常有魅力的面型，在颧骨较高的情况下尤其显著。若颊肌和口轮匝肌软组织带比较强壮，可能永远不会出现这种关系。在头颅侧位片上显示软组织比正常情况要厚。如果可以考虑手术矫正任一牙弓长度，就应该计划达到最完美的面型。由于很少会与中性区发生冲突，因此预后非常良好。舌体过大会是一种例外情况，但这种情况往往不会出现在正中关系位有前牙接触的对刃殆关系。

后牙对刃殆关系

要点

1. 所有的牙齿是否稳定？（检查牙齿磨耗或异常动度）
2. 前导能否使后牙脱离咬合？如果可以，对刃殆就不是一个问题。
3. 如果下颌侧方运动过程中前导不能使后牙脱离咬合，调整后牙关系的最好方法如下：
   · 改形；
   · 牙齿位置重排；
   · 修复（牙尖集中）；
   · 外科手术。

   评估每种方法，然后选择其中最实际的方法去满足对咬合稳定的要求。目的是通过前导或工作侧后牙使得平衡侧后牙脱离咬合。
4. 后牙引导的侧方运动过程中，如果前导比侧方髁导浅，有时需要加深前导（图39-4）。

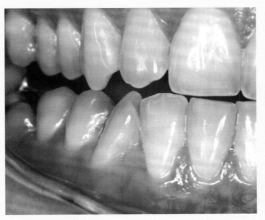 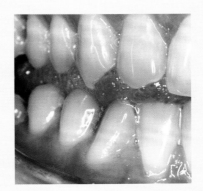

图39-4　对刃殆是需要稳定的。所有的咬合应该被评估是否符合咬合稳定的要求，要意识到舌头经常能代替保持接触。在改变咬合前要找出殆稳定或不稳定的体征。如果这种殆关系是稳定，就无须治疗。

对刃殆后牙的修复

　　当后牙处于尖对尖关系的情况下，应通过调平上颌牙尖来消除正中关系的殆干扰，如有需要也可以同时选择性的修整下颌牙牙尖。目的是使咬合在正中关系时尽量保持稳定，同时尽量消除非正中运动时的殆干扰（图39-5）。

　　如果殆平面正确，即使在水平前导和工作侧平坦的情况下，当下颌牙的牙尖正对着的上颌牙平的殆面，髁突向下移动就足以使平衡侧的后牙脱离咬合。由于对刃关系的牙齿通常依靠舌头和颊肌就可以达到很好的平衡，殆力的方向同时适宜于上下颌

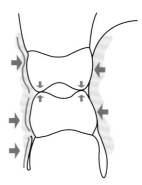

图39-5　咬合稳定也不是完全建立在尖窝交错关系上的。如果在强中性区，咬合止点能防止牙齿过长，对刃接触也是能保持稳定的。

牙齿，牙尖对平面的关系就非常稳定。

如果后牙必须要修复，就得确定修复后的形态。对于后牙对刃关系修复体的形态，我们有几种方法。选择哪种𬌗型，很大程度上应取决于对如下问题的解答：前伸及侧方运动时，前导能否使后牙脱离咬合？若存在功能性的前导，可以使用平的𬌗面形态。多种途径可以获得稳定的正中止点，每种途径都应该从不同的角度进行评估。

下颌牙尖对上颌牙平坦的咬合面

对平而宽的上颌牙尖作细微的调改后可作为圆形下颌牙尖的止点，这种关系（图39-6）能提供接近正常的下颌后牙𬌗面形态。足够的覆盖能够支撑颊部，使其离开咬合接触点。只要牙齿处于颊舌协调的位置，同时在所有非正中位后牙可以脱离咬合的前提下，这种𬌗型是可以令人满意的。

下颌牙尖的集中化

通过将下颌颊舌尖转变为一个单独的中央集中牙尖，临床上使其正对着上后牙中央窝（图39-7），这种𬌗型的上下颌牙齿应力方向理想及功能良好。通过下颌牙牙尖的集中化，上颌工作斜面能使得对侧的平衡斜面脱离咬合，在中性区的范围内完成下颌牙尖集中化的修复。

尽管下颌中央集中牙尖不符合正常的𬌗解剖形态，但这种𬌗型是解决单侧对刃𬌗问题的一个创新方法。这种几乎没有实际的缺陷，而且与正常形态并没有显著性的美学差异。它允许上下颌牙齿在牙龈水平处有正常的颊舌面形态，同时创造理想的应

力方向，通常就不会有稳定性的问题。

如果牙弓平行度存在轻度的问题，可以通过牙尖形态的调整和对牙窝的再定位来解决问题，但作为一个实用的操作规范，真正的对刃𬌗需要进行更多的改形。但最终的应力传导效果却不太理想。

"弯曲"的后牙形态

对后牙形态的"弯曲"使下颌牙尖向内移动以及上颌牙尖向外移动有时会有点过度，通常会导致应力传导偏离牙长轴的方向，这时最好能尝试将牙尖与𬌗面窝相对。然而，如果能够通过其他方式满足对稳定性的要求，或侧方运动𬌗无须牙窝斜面，就没必要采用这种试图修改牙尖以达到尖窝相对关系的方法。在正常牙弓关系中，尖窝接触是达到咬合稳定且自然有效的方式，但如果仅仅是照本宣科式的恢复解剖形态而使应力偏离了牙长轴就是不合理的设计。对于解剖外形不应该有先入为主的心态，明智之选是建立以应力传导方向为导向的临床思维，然后以一种能提供最佳咬合稳定的方式来定位咬合接触。以此评估每种咬合形态，这种方法对牙弓关系不理想时尤其有效。

后牙对刃𬌗关系时，如果能将下颌牙尖向舌侧"弯曲"以改善尖窝关系，通常能够使应力传导方向维持在上下颌牙齿的长轴上。然而，将上颌牙尖向颊侧改形往往会产生应力。如果改形后牙齿的颊舌面形态过凸，使龈缘丧失生理性刺激时，通常不宜采用改形的方法。

修改牙齿颊舌面形态也许会造成一个潜在的稳定问题，在治疗计划中容易被忽视。特别是那些舌

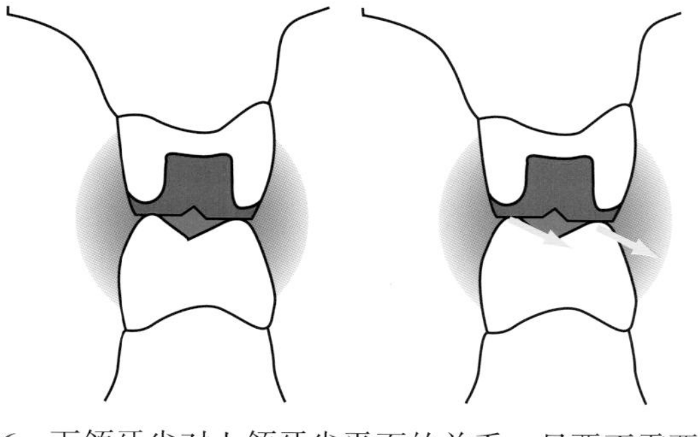

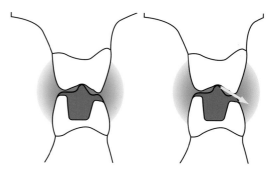

图39-6 下颌牙尖对上颌牙尖平面的关系。只要不需要功能性侧方𬌗接触，这种对刃关系也能提供良好的稳定性。

图39-7 下颌非正中运动时，中央集中牙尖可以在工作侧发生接触，而使平衡侧后牙脱离咬合。可以把外形做得更自然些。

肌或颊肌压力较大的患者，这种外形的改变会导致与限制性的中性区不一致。结果会造成修复后牙齿的持续水平移动，直到它们处于内外肌力平衡的位置。因此，改形的后牙修复体在戴入后，通常需要多次咬合调整。这种现象在磨牙区域最明显，因为磨牙区相应位置的颊舌肌更强，这会对每一个超出中性区之外的牙面产生很大的压力。

如果仅限于调整应力传导方向、获得满意的咬合稳定以及维持组织稳定的范围内，通过改形重建尖窝关系是一个好的修复技术。

单侧对刃殆关系

如果一侧是对刃殆关系，而另一侧是尖窝关系，这肯定会给咬合正确的一侧带来危害。

咬合正常侧可以使对刃侧的平衡斜面脱离咬合，但是对刃殆侧没有尖窝接触，不能使得牙尖交错侧牙齿的平衡斜面脱离咬合。如果前牙也是对刃殆关系，可能就不能使牙尖交错侧的平衡斜面脱离咬合。至少有3种实用的方法可以解决单侧对刃的问题：

正畸

通过正畸重新排列对刃侧的牙齿，使其恢复到正确的牙尖交错关系，使之能起到使对侧平衡斜面脱离咬合的作用。

使牙尖交错侧的平衡斜面变平

如果平衡斜面做得足够平，即便工作侧水平移动都能使它们脱离咬合。髁突向下移动有助于后牙脱离咬合。

前牙对刃关系

由于当下切牙侧向运动越过上切牙切缘时仍可保持上下前牙接触，因此前牙对刃关系在侧方运动中能起到很好的前导作用。前牙殆接触过程中移动的距离足够使平坦的平衡斜面脱离咬合。当对刃的尖牙脱离侧方接触时，切牙仍保持接触。如果平衡侧的斜面足够平及殆平面正确，这足以保护后牙避免平衡侧的殆干扰。

只要所有平衡斜面能脱离咬合，为了保持功能对称性，工作斜面通常也应该平坦。然而，也不必强求两侧的工作斜面完全相同。

前牙散开或扇形移位的治疗

Treating Splayed or Separated Anterior Teeth

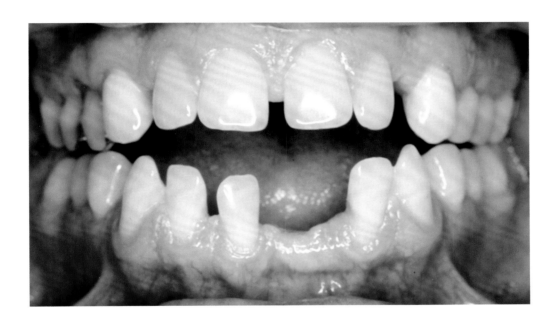

理念
尊重中性区。

要点

扇形移位的前牙

有些扇形移位且伴有间隙的前牙是健康的，具有稳定的咬合止点。通常要判断这些间隙是否原先就有还是来自于牙齿的移位。如果牙齿稳定，且牙周支持组织健康，这个决定就是基于患者对美观的期望值。

1. 牙齿为什么会扇形移位？找出原因。
2. 在不干扰前导的情况下能否通过缩小牙弓来关闭间隙？
3. 缩小牙弓是否会对舌造成干扰？通常是会的。
4. 如果通过舌面改形来建立新的咬合接触，能否将牙齿移动并聚到一起。
5. 如果牙齿存在稳定的咬合接触状态，间隙能否通过修复或粘接修复的方法来关闭？
6. 是否存在上下颌牙弓大小不匹配问题？

观察

扇形移位的前牙通常位于明确的中性区内。移位的牙齿能在中性区内被移动或改形，但是向舌或唇方向的移动往往会造成对肌肉的干扰，并最终导致不稳定。

> 前牙扇形移位是由于受到来自舌体向外的强大压力，使牙齿向外倾斜，导致出现间隙。

牙齿之间不均匀的间隙也可能来自于牙量与骨量的不调。不管是什么原因导致出现牙间隙，没有邻面接触的孤立牙齿在受到舌和唇的压力作用下总是会向中性区位置移动。除非有能改变牙弓形态更强的影响因素，否则任何修复或正畸治疗都应保持现有的牙弓弧度。在牙弓范围内通过修复体或侧向移动牙齿来改善间隙都是可行的。要达到最佳的美学效果，通常需要通过牙齿的侧向移动来改善牙间隙，同时结合修复治疗对牙齿形态进行重塑或如果间隙允许也可以增加桥体。

与其他改变前牙的方法一样，在完成最终修复治疗之前，应该制作临时修复体来明确和验证正确的切缘位置和牙齿形态。在开始任何正畸治疗之前，应该在上𬌗架的模型上测算所需间隙，然后制作完成全口蜡型。在仅对牙齿进行细微的或不进行侧向移动的情况下，通过蜡型对牙齿的形态进行重塑，所获得的良好效果常常令人惊讶。如果形态正常的牙齿不能关闭间隙，有时需要额外增加切牙。最终的目的是形成切缘宽度一致和牙齿大小正常。

如果扇形移位的效果已经导致了不能接受的牙弓形态，因为美观或功能的原因而必须接受改变的

话，也必须改变中性区。因此必须要在如何获得现有中性区的基础上制订治疗计划。不同的唇或舌变化也可能会形成相同的牙弓形态，有些易于调整，有些则需要更为复杂的处理。

下前牙扇形移位患者最常见的中性区结构特征是舌体强大的向前作用力与强大颊肌下份纤维的联合作用。当颊肌-口轮匝肌纤维会保持牙根舌向移位，而舌体会推切缘向前移动。在强大的中性区限制下，可以预见试图通过调整牙弓形态来改变牙齿的位置将会失败。如果改变牙弓形态，必须减弱来自于舌或口周肌肉组织的过大压力，或增强稳定性。

即使是松动的牙齿也与中性区的位置被动相关。如果牙齿动度异常与扇形移位同时发生，则牙齿异常动度通常都是与牙齿对某些下颌功能运动的干扰有关。可以观察到不同程度的牙周组织破坏，但是这与扇形移位的效应也许没有大的关系。

下前牙的扇形移位很少是因为𬌗干扰，通常都是因为中性区现象所致。然而，有时偶尔会见到一个与下颌前突相关的例外情况。如果上切牙干扰了正中关系闭口弧，以至于下切牙舌面撞击到上切牙，下颌被迫前伸移位，也会使得下切牙承受唇向负荷。在大多数情况下，下颌能够适应移位，但有些患者的下切牙会通过向唇侧逐渐扇形移位，并形成反𬌗来适应移位。

在纠正此类牙弓形态问题时，一般不涉及中性

区。其治疗的指导方针可以与治疗其他前牙反𬌗问题时推荐的原则相同。

改变中性区

如果只是上前牙扇形移位，通常可以改变中性区关系，并使唇部压力方向相反。当下前牙直立，而上前牙扇形移位时，通常会发现在吞咽过程中下唇位于上前牙舌侧。这种唇的位置会迫使下前牙舌倾，而上前牙唇倾。下前牙有来自舌的压力来对抗下唇，所以可能实际上下前牙是稳定的，但是下唇对上前牙的压力是唇向的，再加上舌体的唇向压力，力量的叠加很容易超过上唇的舌向压力。上前牙扇形移位越厉害，唇侧倾斜越大，上唇可提供的抵抗力就越弱。

对上前牙扇形移位的治疗目的在于让牙齿重新恢复到更垂直的位置。当切缘向舌侧移动后，在吞咽过程中，为了能获得正常的唇闭合，下唇会滑到上前牙的唇面。一旦下唇位于上前牙唇面，中性区就改变了。下唇不再产生向外的压力，反而其向内的压力就可以抵抗舌体向外的压力。

因为当上前牙扇形移位时下切牙通常会过萌，所以往往需要缩短过长的牙齿来为恢复上前牙的正常排列提供空间。也许还需要改变上前牙舌面形态来提供稳定的咬合接触。记住治疗的根本目标就是维持上下前牙区段的垂直向稳定。如果简单的改形不能达到满意的结果，也许就需要通过正畸或修复治疗来实现目标。如果不能提供咬合接触，治疗计划应该考虑是否需要使用具有稳定作用的夹板或起替代作用的𬌗垫。

因为强大的舌体作用，许多前牙扇形移位的患者还同时伴有前牙开𬌗，但是在这种情况下不会出现下前牙过萌的现象。当这种过萌现象发生时，就必须通过其他一些治疗方法提供稳定的咬合接触或保持牙齿垂直向稳定。

在后牙支持缺失的情况下，前牙区严重的骨丧失可能会导致上下前牙扇形移位，但这也许还是与强大的舌体压力有关。尽管如此，如果能够提供稳定的咬合接触，通常还是有可能将牙齿重新排列到更垂直的位置上。只要更好的牙齿排列关系有助于形成更正常的唇闭合，则预后就会大大提高。

舌体肥大导致的扇形移位

舌体过大也许是某些牙列扇形移位的唯一致病因素。有些患者可以通过使用夜间保持器来克服自舌体的力量。如果牙列健康，同时患者不抗拒戴用保持器的话，对某些患者而言这是一种合理治疗方法。如果舌体太大而不足以对抗的话，这种方法就是无效的。

缩小舌体尺寸的外科技术已经得到提升，对适应证患者可以考虑手术。

不考虑前牙扇形移位的治疗方法，在制订任何治疗计划前，首先应该考虑的是与中性区保持一致。

原则应用实例

扇形移位的牙齿几乎总是处于一个强大的中性区域内。有时上前牙发生扇形移位是因为后牙的引导性𬌗干扰迫使下颌往前。随着下前牙被迫向前推上前牙，上前牙就会向前移动并造成散隙。在用任何修复方法关闭间隙或移动牙齿之前，非常重要的是判断扇形移位的上前牙是否处于稳定的关系。以下病例由Dewitt Wilkerson医生提供，这是一个体现上述治疗原则的优秀病例，长期稳定和功能是该原则的关键。

患者的主诉是要求改善其微笑时的美观度。患者牙齿扇形移位、分开并前倾。所有牙齿都是稳固的，没有磨耗和震颤的迹象。

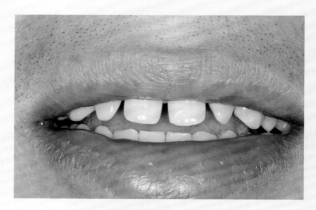

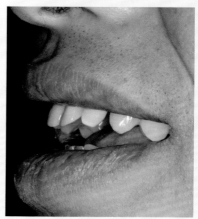

最大牙尖交错位。牙齿从最初接触到最大牙尖交错位的过程中有一段很长的滑动。重要的是判断向前滑动是否导致了前牙扇形移位并散开，而实际观察到的前牙稳固和无震颤等现象否定了这种可能性。

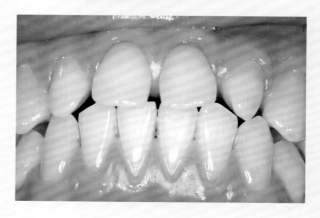

正中关系。在正中关系位后牙最初发生接触时的上下颌关系。有必要确定，如果消除后牙𬌗干扰，前牙关系会有何变化。然后可以在上了𬌗架的模型上明确正中关系位达到前牙接触的真实闭口弧。

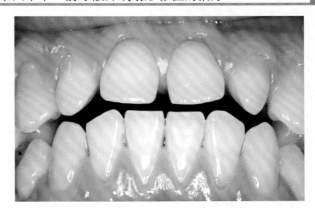

如果当下颌经过偏移滑动到最大牙尖交错位后前牙能够接触，则正中关系时达到𬌗接触就没问题。如果前牙在最大闭合位无法获得咬合接触，表明有咬舌或咬唇习惯，这是前牙分离的原因。在决定正中关系位前牙咬合接触之前，有必要消除导致扇形移位和开𬌗的主要原因。如果咬舌或咬唇习惯不能破除，则必须适应现有习惯模式，保持前牙开𬌗。对该患者进行分析，前牙咬合接触发生在最大闭合位，所以咬合接触应该是最终修复的目标。

模型上咬合平衡调整。这步很显然可以在不破坏后牙的前提下消除后牙引导性𬌗干扰。有可能可以在正中关系位达到前牙接触。要确保准确实行这个步骤唯一的途径就是在上𬌗架的诊断模型上进行。

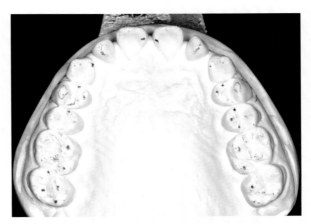

前导。只有在消除了所有对正中关系闭合的干扰后才能完成这个重要步骤。现在很明显可以在中切牙和尖牙上保持可接受的前导，因此贴面修复会是理想的修复方法。为了达到侧切牙的正中关系接触，有必要对侧切牙进行全冠修复。

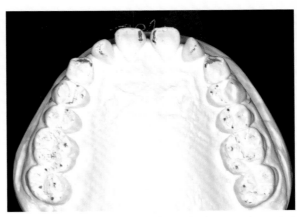

诊断蜡型。这一步骤有几个目的，其中较为重要的目的是确定待修复的每颗牙齿的最佳形态。当临时修复体在口内就位后还可能需要进一步调改，这就是需要被复制到临时修复体上的"最佳假设"。

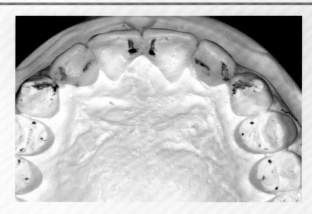

中性区的考量。扇形移位的前牙通常处于舌和唇压力最平衡的关系下。因此保持它们的中性区位置很重要。对中切牙最凸的部分用线进行标记，当制作贴面修复体时不应该侵犯这些区域。

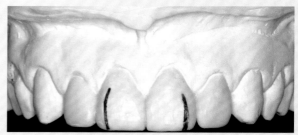

完成诊断蜡型。这是最佳假设的最终修复形态。诊断蜡型非常直观，有助于向患者展示治疗结果。通过复制蜡型形态用来制作临时修复体，也可以制作牙体预备导板，用来控制牙体预备的量。

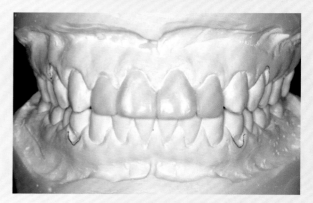

牙体预备。注意在中切牙和尖牙上的正中关系接触。

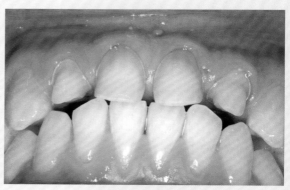

制作导板。用来指导牙体预备和直接法制作临时修复体。

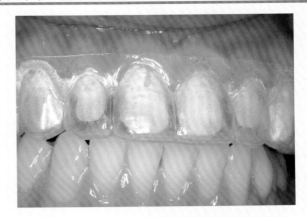

试戴临时修复体。

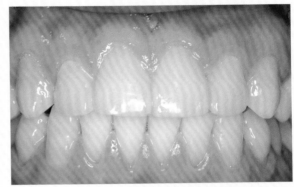

通过试戴临时修复体，患者可以确定修复体的外观、发音和功能是否都可接受。

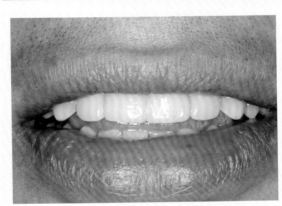

功能性美学。将确认后的临时修复体模型上𬌗架，以消除技师所有的猜测工作。

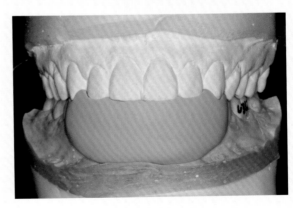

重体硅橡胶指示块可以在有代型的工作模型上精确重现切端位置和轮廓

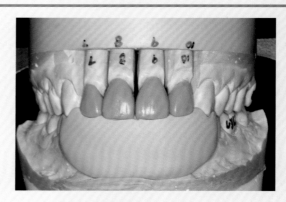

使用个性化切导盘指示舌面的精确形态。蜡型将用于制作修复体，选用的修复材料为IPS Empress® Esthetic（Ivoclar Vivadent Inc., Amherst, NY）。

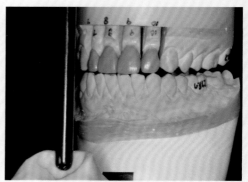

精确的医技沟通带来精确的结果。在口内完成临时修复体的精修并经过功能测试，最后指导完成最终修复体。硅橡胶重体导板在某种程度上简化了医技沟通过程，并可在医技双方处进行反复验证。

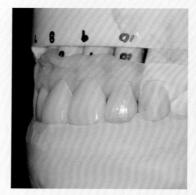

修复体的舌面形态符合在口内获得的形态，并通过个性化切导盘进行精确的沟通。

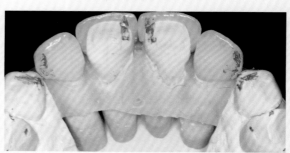

注意口内的修复体精确复制了殆架上的前导，修复体就位后几乎不需要进行口内调整。

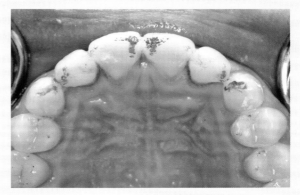

最终完成的修复体具有可预期的成功结果，因为严格控制的制作过程保证了成功的结果。

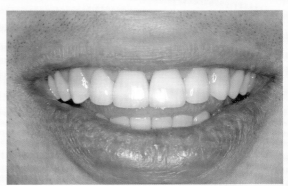

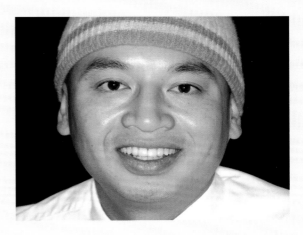

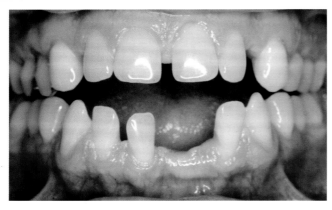

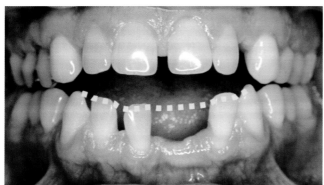

图40-1   只要能将牙齿维持在中性区内（黄线标记处），就能够使被移动、旋转或修复的牙齿具有长期稳定性。

中性区的考量

图40-1中扇形移位的上下前牙处于一个强大的不能被侵犯的中性区关系中。同时还有一个由不可破除的吐舌习惯而建立的垂直向关系。任何对舌或唇压力的干扰都会造成修复治疗后牙齿的移动。很明显，那些处在稳定关系的孤立牙齿都位于唇和舌压力想要它们位于的位置。规则简单如下：

> 不要试图将牙齿移动到强大的中性区以外，或在中性区外修复牙齿。那些被移出中性区的牙齿总有一天会被移回相对肌力平衡的位置。

这类牙列的治疗参见图40-2。

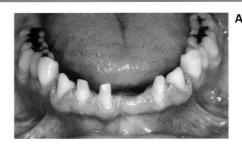

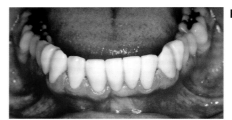

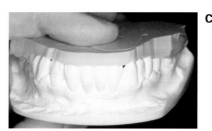

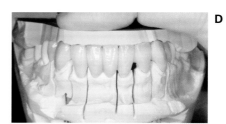

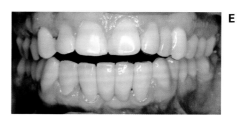

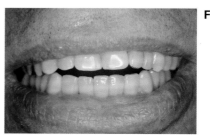

图40-2   A. 下前牙预备后。B. 复制诊断蜡型制作的临时修复体，将牙齿保持在中性区内。C. 在认可的临时修复体模型上制作导板。D. 导板用于指导最终修复体的完成。E. 如果上颌修复要处于其中性区内，需要增加一颗额外的侧切牙以维持牙弓形态。F. 注意垂直向的开𬌗，以适应强大的舌位。

利用贴面关闭间隙

　　对扇形移位或散开的前牙修复通常会极大地改善美观（图40-3）。如果理解中性区的重要性，将有助于简化治疗。诊断蜡型在决定最佳治疗方案上极有价值，因为对于有些患者，有必要通过移动牙齿来维持牙齿大小的协调。在研究诊断模型的阶段，通常会很明显。

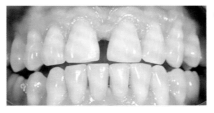

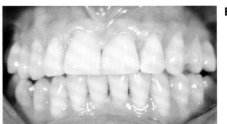

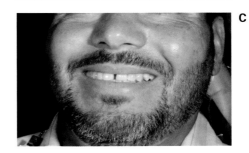

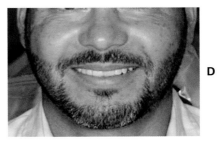

图40-3　A. 在不干扰中性区的前提下解决中切牙间的宽间隙。B. 将贴面粘接在两颗中切牙的近中面上，达到了非常美观的效果。注意完全关闭邻面间隙要一直延伸到牙龈乳头。修复前用复合树脂检测中切牙宽度是否可以接受。在没有移动任何牙齿的情况下解决了患者美观问题（C和D）。（病例由Glenn DuPont医生提供）

反殆的治疗
Treating the Crossbite Patient

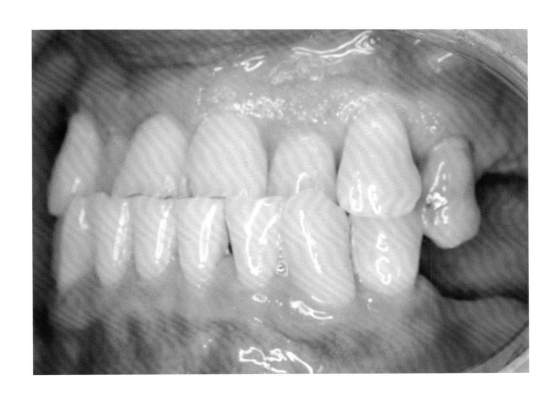

理念
别为了修正错误而去改变正确的。

没有其他类型的错𬌗比反𬌗更容易被错误治疗了。经常可见，纠正反𬌗造成的损害比反𬌗本身还要严重。如果能接受正确治疗，反𬌗关系可能是最可预测且维持的稳定𬌗型。

反𬌗可以分为两类：前牙反𬌗与后牙反𬌗。前牙反𬌗与后牙反𬌗的问题和考虑完全不同。尽管它们可能同时存在或者分别发生，但由于处理标准不同，所以要分开看待。

前牙反𬌗

要点

在治疗前牙反𬌗时，首先要分析在正中关系位既定垂直距离情况上下牙的关系。

1. 前牙反𬌗的原因是下颌前突还是上颌凹陷？

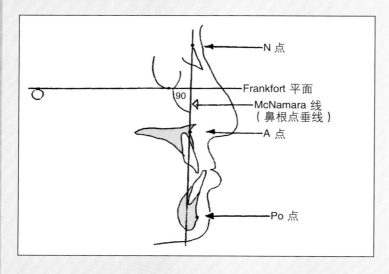

Po点位于鼻根点垂线（Np平面）之前。A点如果位于这条线上，表示下颌前突。

2. 在正中关系位时前牙关系如何？如果是对刃的关系，最大牙尖交错位时髁突垂直向移位的距离是多少？
3. 前牙是否因为磨耗或外观的原因而需要修复？
4. 反𬌗是否涉及美学问题？前牙可以通过修复达到对刃的位置吗？
5. 反𬌗病例中垂直距离是至关重要的。增加咬合垂直距离通常会引起Ⅲ类错𬌗患者的不适。
6. 前牙反𬌗患者牙不做前伸运动，所以前导不是问题，他们只做垂直向的下颌功能运动。
7. 工作侧后牙要达到组牙功能𬌗，从而使平衡侧咬合分离。
8. 正颌外科手术也经常用于改善患者侧貌问题及纠正𬌗关系。

前牙反𬌗分析

如果在正中关系位没有𬌗干扰，Ⅲ类𬌗通常是最安全稳定的。因此，要求纠正的最常见原因是对美观不满意。

下颌基骨真性发育异常会导致下颌前突。下颌骨的水平向生长超过上颌骨，下颌前牙最终位于上颌前牙前方。上颌发育不足（上颌后缩）亦可导致前牙反𬌗。

由于下颌前突主要是骨骼关系异常，所以预防比治疗更重要。由于伴有其他骨骼缺陷，如果在下颌骨发育足够早的阶段利用口外牵引力就能抑制下颌骨生长并对生长发育期进行调控。

一旦发现患者前牙反𬌗，即使是最年轻的患者也应转诊给有能力的正畸医生。Graber曾报道，2~6

岁的孩子只需在晚上佩戴一种口外装置3~4个月就能纠正反殆。

　　大多数正畸医生都认为一旦出现前牙反殆,伴随着每个快速生长期前牙反殆情况会逐渐加重。对于幼儿来讲,真正的骨性反殆或牙齿错殆造成的假性反殆还是有些细微差别的;如果在生长发育尚未完成时下前牙就位于上前牙的前方,下颌的水平向过度生长的趋势会更明显。因此,幼儿的假性反殆到成人时通常会变成真性的骨性反殆。

　　计算机辅助的X线头影测量的生长预测方法可以帮助我们进行早期反殆的分析。Ricketts已经对生长方向和程度建立了比较参数,有助于引导医生选择正确的治疗过程。

　　对于幼儿期的简单牙性反殆可以使用压舌板每天数次对牙齿加压进行矫治(图41-1)。只要建立覆盖关系即停止矫正,上下前牙通过各自的斜面会引导牙齿进入正常位置。

　　青春后期的生长迸发期过后,下颌的形态发育就基本完成(女性约12岁,男性约18岁),这时前牙反殆的纠正就是治疗性的而非预防性的。与需要治疗的前牙反殆相关的问题都有哪些?由于伴随着其他类型的骨骼发育异常,所以这些"问题"会比真实情况更明显。前牙反殆患者通常会对不完善的咬合产生代偿,或者会消除对保持咬合稳定的要求。在开始做出改变之前,都应该仔细分析并确定是否需要咬合稳定的每项标准。

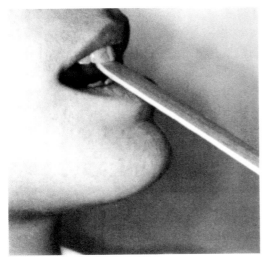

图41-1　儿童前牙反殆通过每天使用几次压舌板进行矫正。牙科护士演示压舌板的放置位置。

前牙反殆的问题

　　与前牙反殆相关的问题或潜在的问题如下文所述。

美学

　　至今为止,改善面型的美观度是大多数患者寻求治疗的最主要原因。有几种方式可以改变患者"斗牛犬"样下颌前突的容貌,但如果下颌前突比较严重,正颌外科看起来是唯一可行的方式。

正中关系位时上下前牙无咬合

　　在很多反殆病例中,上下前牙是有咬合接触的,但因为是反向的,以至于上前牙的切端会咬在下前牙舌隆突处。在一些严重的病例中,上下前牙没有咬合接触。正中咬合接触缺失相关的常见问题是牙齿过长。因为上唇会代偿性的与下前牙保持接触以防止下前牙过长,因此即使反殆也不会有什么问题。舌头会防止上前牙的过长。如果存在过长的问题,可以通过外科手术改变颌间关系、正畸方法对牙齿进行重新排列、修复方法调整牙齿的形态或牙周夹板等手段独立或联合解决正中咬合的问题。

前导缺失

　　在前伸或侧方运动时,前牙反殆患者没有前导,但这并不是个问题。下颌前突患者不需要前伸运动,因此没必要在下颌前伸时做到后牙分离。当下颌前突患者做前伸运动时,问题会更严重,因此在功能方面无须考虑前伸运动。

　　大多数下颌前突患者的功能只限于垂直向的剁碎运动,但是无论如何平衡侧要保持咬合分离。由工作侧引导斜面作用下,工作侧会进行必要的抬升。由于没有前导对后牙的帮助,通常应该选择在工作侧建立组牙功能殆。

假性下颌前突

　　有一些前牙反殆不是真性的下颌前突,而是由于牙齿咬合干扰迫使下颌前伸或因前牙前伸造成的假性下颌前突。

　　如果前牙反殆是由于上前牙舌倾造成的,预后通常较好。我们只需要唇向移动上前牙使它覆盖下切牙，然后常规进行排齐即可。

在矫正过程中上前牙必须能自由向前移动，因此在治疗时必须要打开咬合。可以使用下颌的一种活动矫治器，使上颌切牙咬在一个斜向前下较陡的斜面上，从而引导上颌前牙唇向移动到下切牙的前方（图41-2）。这种矫治器必须连续戴用才有效果，只有需要清洁的时候才能拿下来，通常几周就能解决反𬌗问题。一旦上颌前牙移动到下颌前牙的

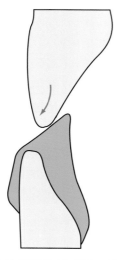

图41-2 形成较陡的斜面导板对矫正某些反𬌗往往比较有效。树脂类的活动矫治器要一直戴到上颌牙齿"跳跃"到下颌牙齿的前方，一旦解除反𬌗关系就可以停用了。

唇侧，必要时再使用传统的活动矫治器排齐牙齿及精细调整前牙位置。

为了移动牙齿，必须保持打开咬合，牙齿恢复到正确的咬合垂直距离需要几个月的时间。在使用该类矫治器后不要急于做任何修复治疗。首先，我们必须确定咬合是稳定的。

如果所有前牙需要进一步的修复，通过简单的联合治疗就可以矫正反𬌗。通过将前牙缩短足够的长度使上前牙越过下前牙，这样就可以使用不需要打开咬合的活动矫治器。上颌前牙唇向移动，下颌前牙舌向移动（图41-3，图41-4）。一旦上下牙达到可接受的关系，就可以完成牙体预备并用塑料临时桥进行修复并起到保持的作用。至少要保持两个月再进行永久的修复治疗。

当我们往唇侧移动舌向的上前牙时，要考虑以下两点。首先，要确定上前牙唇侧的牙槽骨量是否充分。牙齿不能移动得过快或过多，否则会导致唇侧骨板开裂。其次，当舌向的上前牙移动到下前牙的唇侧时，牙齿要承受相反的力量。牙槽骨和牙周韧带需要时间重新改建以适应新的应力。直到这些改建都完成后牙齿才能开始发挥功能。

有些看起来很严重的前牙反𬌗可能是错误地放大了𬌗干扰造成的。所有这些咬合问题都应该在利

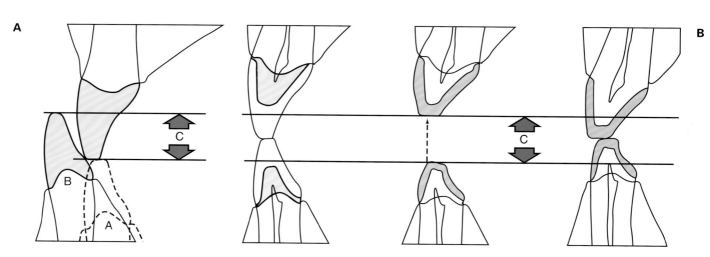

图41-3 错误是如何产生的。对不上𬌗架或在没有正确复制铰链轴的Galetti𬌗架上的模型进行分析。在正中关系位前牙对刃接触后（A）移动至最大牙尖交错位的深反覆𬌗（B）。注意B图中显示的正中关系位（对刃接触）发生最早接触时的垂直距离（C）跟后来（A）中显示的前牙进入反𬌗关系后相比，垂直距离会缩短。为了实现后牙的完全接触，在最大牙尖交错位时能达到前牙的对刃关系，可以减短前牙并进行修复。当下颌沿正确的髁突铰链轴闭合时它的闭合弧会有很大不同，这会对模型分析造成严重的误判。

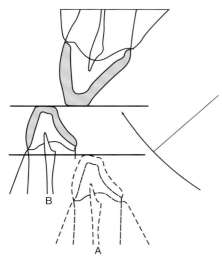

图41-4　如果前牙缩短（A）且垂直距离减小（B），实际上会发生什么情况呢？当下颌闭合要达到后牙接触，闭合弧通常会使下前牙朝前运动。

用面弓转移在正中关系位上𬌗架的诊断模型上进行评估。没有这些分析，在治疗计划制订时会造成严重的错误。曾经就有这样的案例，本来预备做外科手术纠正下颌前突的患者，实际上只需通过选择性的调𬌗就可以解除干扰使下颌后退至正中关系位。再进行简单的正畸治疗就可以避免进行大手术。

　　然而，也存在不当的分析导致把前牙反𬌗问题过度简单化的情况。如果不能正确理解，即使是正确安装在𬌗架上的模型也会出现问题。

　　通过面弓转移将诊断模型上𬌗架是非常关键的。如果𬌗架上的髁突轴与患者的实际情况不一致，可能会导致治疗计划的制订发生严重错误，因此使用Galetti型𬌗架可能会造成严重问题。不上𬌗架的模型也会因为同样的原因而不能用于分析反𬌗问题：除非模型与正确的髁突轴相关，否则就无法评估前牙切缘的水平位置。

　　解决前牙反𬌗患者的前牙排列通常需要升高而非降低咬合垂直距离。

为什么升高咬合垂直距离会有效

　　对于前牙反𬌗最好的治疗方案是升高咬合垂直距离，原因如下：（图41-5，图41-6）

　　1. 如果是通过髁突从最大牙尖交错位上移到正中关系来补偿前牙垂直距离的增加，那么对升颌肌群长度变化的干扰可能最小或没有。

　　因此，纠正前牙反𬌗至对刃关系，或许可以建立稳定的咬合（见第十三章）。

　　2. 即使髁突的向上移位不能完全补偿增加的咬合垂直距离，只要咀嚼肌能恢复到原始收缩长度，咬合垂直距离的增高还是可以接受的。如果所有牙齿均能在正中关系位发生接触，仅需最小量的调整就可以维持正确的咬合关系（见第十三章）。

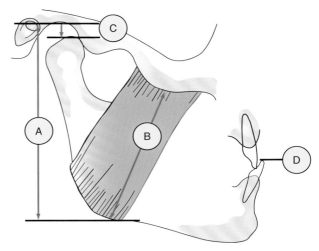

图41-5　由于嚼肌与下颌升支的高度（A）有关，因此需要注意当最大牙尖交错位髁突下移至与关节结节贴紧时的嚼肌长度（B）。在此关节前伸位（D），前牙处于反𬌗关系。

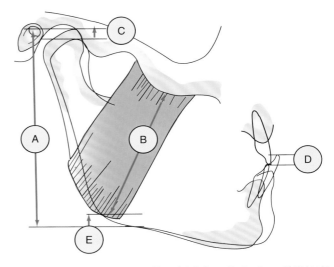

图41-6　当髁突上移（C）使下颌升支上移（E），嚼肌长度也会随之缩短（B）。当前牙垂直距离增加后（D），髁突上移会补偿增加的垂直距离（C），从而可以维持肌肉长度（B），而不需要延长肌肉。

实施原则

　　最大闭合位时的前牙反𬌗。在这个非常接近的位置，髁突向下前方移位的。

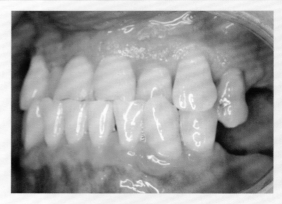

　　当髁突向上移动到关节结节后，在正中关系位就呈现前牙对刃关系。

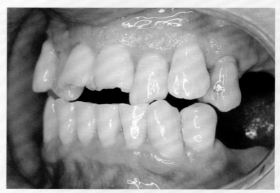

　　在前牙对刃时，可以用现有的可摘局部义齿抬高咬合垂直距离。𬌗架分析表明升高的咬合垂直离刚好与髁突上移的量匹配，所以在修复前牙至对刃状态时无须增加肌肉长度。

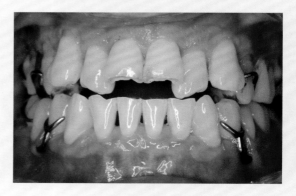

　　基于对上了𬌗架的模型分析，制作诊断蜡型对牙齿位置进行预排列，根据诊断蜡型对前牙进行缩窄以利于将其更好的排齐。

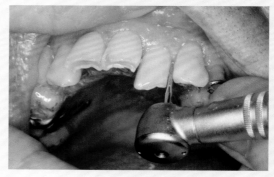

根据诊断蜡型上重排过的牙齿位置铸造连续夹板。

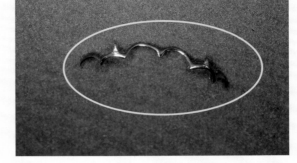

将夹板粘在两侧的尖牙上，尖牙和中切牙位于中性区且保持不动。这是一种将侧切牙移动至预定位置的简单方法。

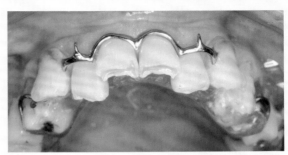

用小号橡皮圈将侧切牙拉至预定位置。

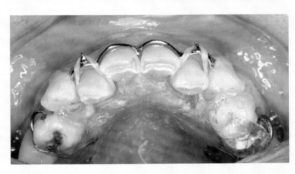

牙齿排齐过程。

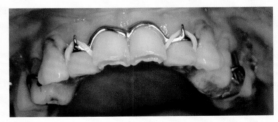

在侧切牙排齐以后，可以用复合树脂直接法恢复咬合点及外形。恢复基本外形并将其复制到临时牙上，临时牙可以起到保持器的作用，直到完成牙体预备及最终修复体。

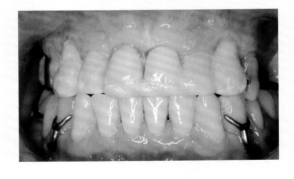

当前牙变短且下颌闭合时，下颌前牙会沿着以髁突轴中心的弧线向前运动，而不再沿着垂直向上进行闭合。要想知道正确闭合道的唯一途径就是通过研究以开口正中关系记录上𬌗架的诊断模型，所用的咬合记录工具要能准确记录髁突轴。面弓是必需的。

此外，有必要去除模型上的𬌗干扰，以保证诊断模型闭合时与获得性颌位的垂直高度一致。当下颌闭合到正确的咬合垂直高度且没有出现偏移时，这是确定下前牙正确位置的唯一可靠途径。在全口咬合重建后新的咬合垂直距离上，当我们知道牙齿的精确位置后，就可以对改善前牙关系的不同方法进行评估。

在所有需要治疗的𬌗关系中，前牙反𬌗问题可能是最需要在术前进行全面彻底分析的一种𬌗关系。不仅要对模型进行调𬌗，还需要完成所有前牙完整的诊断蜡型。诊断蜡型应该可以呈现牙齿的最终形态和位置。要评估这些最终治疗目标并对可行性进行确认，为了实现最终的目标要制订按部就班的治疗计划。

在对预期的治疗结果建立精确模型并验证其可行性之前，不可进行任何不可逆的治疗。

似乎无须再过多讨论正确面弓转移上𬌗架的必要性，但我们还是发现这个问题经常被忽视。使用Galetti和Crescent𬌗架一定会带来问题。由于这类𬌗架的闭合轴是错的，因此在这类𬌗架上制订治疗计划就会完全不准确。最常见的错误是制订了一个治疗计划，且向患者描绘了漂亮的治疗结果，但却不能真正实现。

大多数 "接触然后滑入" 的反𬌗看似是假性反𬌗，其实不然。它们常常是真正的骨性颌骨前突。对咬合接触的干扰通常会影响下颌闭合弧线而不是最终的闭合位置。

许多正中关系位对刃的病例，只需要对上牙唇面或下牙舌面作微量调磨，就可以使下颌在闭合至正确咬合垂直距离过程中不发生偏斜（图41-7）。尽管𬌗干扰会导致下颌产生非常长且弯曲的滑动，但滑动的长度并不一定代表在最终闭合位时下颌的偏移量。换句话说，最小量的前伸偏斜也可能会产生长的滑动。

为了确定在获得性咬合位置时下颌真正的水平位移，我们需要记录𬌗架上髁球从正中锁位置开始移动的距离。髁球从正中锁位置移动的距离代表了，当正中𬌗干扰去除后的下前牙切缘后退距离。

如果通过分析𬌗架上的研究模型发现对前牙形态进行改形不是一件容易的事，要如实告知患者。用选磨的方法去除对正中关系位闭合的𬌗干扰可以缓解颞下颌关节疼痛，但如果不采用更彻底的治疗

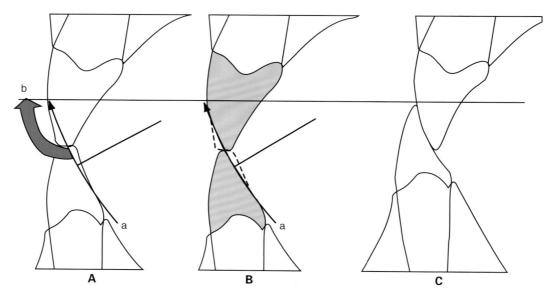

图41-7　A～B. 在矫正前牙反𬌗问题时，必须要关注闭合弧a。尽管滑入既定位置b看起来很严重，但通过调磨上切牙唇面和下切牙舌面可以纠正在正中关系时的偏移。C. 表示在矫正后无偏移的正中关系位。反𬌗仍然存在，但下颌没有偏移。对于许多正中关系有𬌗干扰的反𬌗病例，这是一种改形最小的关节问题治疗方法。在下切牙的舌侧增加一个止点对很多患者是个明智的选择。

方法，患者的外貌很难得到改善。

选择性修整切缘形态通常可以很显著地改善患者外貌。也可以用正畸的方法评估是否可以在牙槽骨的范围内合理改变牙齿的位置。

简言之，解决前牙反殆问题的保守方法总结如下：

1. 选择性的牙齿改形和调殆；
2. 在现有的牙槽骨框架内通过正畸方法重新排列牙齿位置；
3. 通过修复方法对牙齿进行改形；
4. 以上方法的联合治疗。

通常使用上述一个或多个治疗方法就可以获得舒适、具备功能和稳定的前牙反殆关系。但有时并不能满足部分患者对美观的需求。

幸运的是，美学微笑最重要的一个方面与上下牙齿的相对关系无关，而与上下颌分开时上颌切平面的外观有关。微笑时通常只显露上切牙，切缘的良好位置通常不受下颌牙齿位置的影响，除非是严重的下颌前突病例。另一方面，说话时会暴露下切牙，即使是对于反殆患者，排列整齐的下切牙仍然是迷人的。

牙齿改形和修复联合治疗的方法适用于大多数在正中关系位时能达到对刃接触的前牙反殆病例。联合治疗的方法常常涉及增加咬合垂直距离，以便在前牙对刃接触时保持后牙殆接触，所以当后牙需要修复治疗时，这是最好的方法。

增加咬合垂直距离会使下切牙沿闭合弧往后退，与上前牙之间更协调。同时使下切牙避开了上切牙唇面的干扰，使其不再推下颌往前，因此可以使咬合重建与正中关系保持协调。

如果咬合垂直距离的增加是建立在正中关系位时所有牙齿均匀接触的基础上，预后良好。然而，当肌肉重新调整收缩长度以适应新的咬合垂直距离时，有些咬合调整需要花数个月时间。

尽管增加了咬合垂直距离，但我用以上方法治疗过的许多患者仍然可以保持着完全稳定性，而很少或不需要治疗后的调殆。对此合理的解释是，当反殆关系引导下颌往前时，这种情况与髁突的水平移动相关。为了使下颌向前，髁突必须沿关节结节向下移动。当下颌向后移动至正中关系位时，尽管

增加了切牙的咬合垂直距离，但升颌肌群附着的下颌角垂直高度却降低了（图41-6）。这是因为随着下颌向后移位而髁突会向上移动。

如果符合以下的一些条件，那么以上打开咬合的方法就比较合理：

1. 切牙对刃关系与正中关系保持协调；
2. 咬合垂直距离增加的量是可以被适应的；
3. 后牙区因其他原因需要修复治疗。

如果保守治疗达不到最佳的美学效果，患者就必须做出一个重要的决定。似乎也只有两个可行的选择：

1. 如果可以维持牙列稳定，就不要改变下颌前突的状况；
2. 选择正颌外科。

外科手术矫正前牙反殆

用外科手术矫正前牙反殆有3种安全有效的术式。

1. 下颌升支截骨术，使下颌远中向移动与上颌对齐；
2. 上颌水平截骨术使上颌近中向移动与下颌对齐；
3. 根尖下颌骨区段截骨术再定位上下前牙区颌骨，对于严重骨性不调的患者，这不是一个理想方法。

有段时间，行业内认为外科手术是一种激进的方法而不被推荐，只作为最后的选择。外科手术的发展已经改变了这种观点。相对于一些复杂的治疗方法，外科方法具有节省时间、舒适、效果更好等特点。

提醒：在尝试进行外科手术前，颞下颌关节一定要处于最适位，同时根据经过验证的正中关系预先确定殆关系。当髁突处于正中关系位时，如果外科手术成功，上下颌位置关系匹配。最常见的手术缺陷就是不能达到这种关系。制订手术方案时要求在正中关系位通过面弓转移将模型上殆架，必须要在三维关系上考虑牙弓位置的任何变化。

颞下颌关节功能紊乱病与前牙反殆

前牙反殆病例颞下颌关节疼痛的治疗方法和其他殆型一样，为了缓解肌肉痉挛，必须要去除正中

关系位时的殆干扰。

前牙反殆关系患者的殆干扰斜面通常位于前牙。多数情况下，通过调磨上前牙的唇面、下前牙的舌面或两者兼顾就可以去除干扰。有时候，后牙也要调殆，但选磨要遵循调殆基本原则。

有时也需要解决重度反殆患者的咬合-肌肉疼痛

问题，这类患者如果不对前牙进行破坏性的外形调整就不能达到殆平衡。如果下前牙锁结在上前牙的前方，通过选磨不能解决问题，最好的方法是正颌外科手术。如果不能进行手术，以增高后的咬合垂直距离制作正中关系殆垫或许是唯一可行缓解疼痛的妥协方法。

后牙反殆

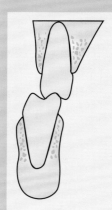

要点

在"纠正"后牙反殆前要先了解以下3个问题：

1. 牙齿处于牙槽突的理想位置吗？
2. 牙齿位置的改变是否有利于牙齿-肌肉协调，牙齿能否与舌头及周围肌肉组织保持协调关系？
3. 当下颌牙齿向舌侧移动时，平衡侧后牙能脱离咬合吗？

确定后牙反殆的最佳治疗方法。绝大多数情况下，除非正中关系位或非正中移动时出现殆干扰，否则不予处理。

后牙反殆病例的尖窝关系分析。下颌舌尖和上颌颊尖变成工作尖。

治疗后牙反殆最常见的错误：混淆了平衡侧牙的咬合分离。无论上下颌牙弓关系如何，当下颌后牙舌向移动时平衡侧不能有殆接触。

治疗目标

反殆与正常殆同样都要满足对咬合稳定的要求，只是反殆病例保持接触的牙尖不同。

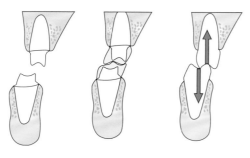

图41-8　通过改变牙尖位置将后牙反殆改为所谓的"正常殆"是不好的理念。这种方法会对牙齿产生无必要的侧向力，并改变了中性区的关系。对于理想的载荷轴向传导，如果下颌骨基骨更宽大，反殆关系就是正确的殆关系。

很难理解，为什么要像其他必须"矫正"的错殆一样对后牙反殆进行常规治疗。实际上，后牙反殆关系在稳定性、功能性、舒适度、美观度方面无异于正常咬合关系。然而，还是会经常看到如此稳定的咬合关系被改变成了对牙龈组织过保护及使应力偏离了牙齿长轴的方向，从而造成损害，还美其名

曰"矫正"了后牙反殆（图41-8）。

后牙反殆评估

大多数的后牙反殆是由于基骨关系异常导致的。后牙通常位于牙槽突的正确位置，但下颌骨弓在比例上比上颌骨弓宽大。当假设牙齿在颌骨内的关系是最稳定的，但上下牙的对应关系与正常殆相比是相反的。但这种反殆关系就是不正确的吗？如果这种咬合关系没有违背咬合稳定的原则，就是可以被接受的。多数情况下，后牙反殆关系比矫正到正常牙尖交错位还要正确。

在评估后牙反殆关系的可接受度时，要进行以下检查：

同一牙弓内的牙-骨关系

牙槽突内牙齿的位置理想吗？如果下颌牙齿舌向移动或上颌牙齿颊向移动，牙-骨关系会有所改善

吗？如果牙齿正确位于牙槽骨内，而牙槽骨与基骨的位置又相互协调一致，通常就能维持这种牙-骨平衡关系不变。在改变牙齿位置之前，要考虑是否有充分的理由打破这种关系。

牙和颊、舌的关系

牙齿与正常颊舌的压力是否协调？或者是肌肉收缩模式异常或不良习惯造成了这种反𬌗关系？如果是颊舌压力模式已经造成了这种牙齿的错误关系，是否有可能改变不良习惯？牙齿位置或形态的改变是否有利于牙-肌肉的协调稳定？

𬌗关系

要从𬌗力的方向、应力的分配以及稳定性等方面评估上下颌牙齿相互间的关系。如果咬合关系造成的应力能沿牙体长轴的方向上下分散，那么就可以达到对咬合稳定的第一项要求。如果在非正中运动时，𬌗面形态有利于𬌗力的分散，那么就可以达到对咬合稳定的第二项要求。

当以上两项要求都得到满足时，就能同时达到咬合稳定和功能正常了。后牙反𬌗关系也能达到最佳的稳定性和功能性，它就像正常尖窝交错𬌗一样可以接受。

如果后牙与其支持的骨组织协调一致，或者牙齿排列不干扰肌肉运动，以及如果𬌗面形态有利于𬌗力沿最适的方向合理分散，那么后牙反𬌗比任何一种𬌗关系都要稳定。

后牙反𬌗的修复治疗

后牙反𬌗病例修复治疗后最常见的错误之一是平衡侧有𬌗干扰。我们可以仔细看一下以下几个已经对后牙𬌗面进行修复治疗的后牙反𬌗病例。据我的临床经验，绝大部分检查过的患者在回中运动过程中的功能平面是下颌颊尖舌斜面（图41-9）。最容易误解的是，当牙齿处于反𬌗关系时，平衡斜面应该与正常𬌗相反。这是一个严重的错误，会产生非常大的应力。

在侧方运动时，上颌牙齿的颊斜面与下颌牙齿的舌斜面永远不能有咬合接触。无论是何种类型的牙弓关系，都要遵循这个原则。要想记住这个原则，就要学习另外一条原则：当下颌后牙舌向移动时，必须要脱离咬合。舌向移动的一侧通常是髁突滑动的一侧，由于这侧髁突的移动是没有止动点的，因此这侧的所有后牙不能有𬌗接触。无止动点的髁突侧无法实现肌肉收缩程度与𬌗的协调一致。反𬌗亦不例外。当下颌牙齿舌向移动时，所有的咬合斜面都应该发生分离。

当修复后牙反𬌗时，下颌舌尖成为功能尖。下颌舌尖咬合在上颌𬌗面窝内并与正常𬌗的下颌颊尖一样接触同一个功能斜面（图41-10）。如果要建立后牙的组牙功能𬌗，工作侧（侧方移动）的下颌舌尖与上颌颊尖的舌斜面相接触。工作斜面的接触可以非常有效的使平衡侧后牙咬合分离。

反𬌗关系中，下颌颊尖是非功能尖，其舌斜面没有咬合接触；因此与正常形态相比可以适当减小以避免回中运动时产生干扰。在下颌纵𬌗曲线比较陡的病例中，从近中往远中下颌颊尖需要逐次降低。

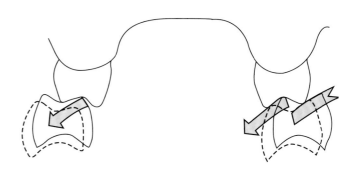

图41-9 治疗后牙反𬌗关系最常见的错误是将平衡斜面改成了功能斜面，这种关系的应力非常大。

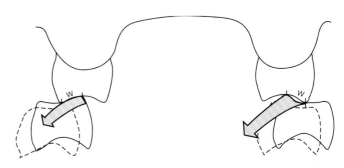

图41-10 正确的反𬌗关系。当牙齿舌向移动的时候，不能有任何𬌗接触。这里展示的反𬌗关系功能和稳定性与正常颌关系是一样的。侧方运动时工作侧（W）使平衡侧牙齿脱离了咬合。正中止点稳定。

为后牙反𬌗关系患者建立𬌗平面时，最好在牙弓后段将𬌗平面维持在较低水平。只要上下颌牙齿的冠根比合理，即使在牙弓远中段的𬌗平面比正常的低也不会有什么问题。然而，如果𬌗平面在远中段太高，就不利于提供正中止点。在反𬌗时，正中止点不受上颌舌尖和下颌颊尖对前伸或侧方运动平衡侧的干扰。

如果下颌牙齿舌向倾斜而上颌牙齿相当直立，下颌舌尖的颊斜面可以作为工作侧的功能平面。

很难比较下颌舌尖斜面或上颌颊尖对抵抗侧向力谁好谁坏。是否存在微小应力差别其实并不重要，因为无论用到哪个斜面都必须要跟侧方前导与髁突运动相协调。此外，大多数反𬌗患者的侧方功能运动范围不能达到正常程度，它们的功能运动更多是垂直向的。

如果没有后牙的帮助前导仍能承担所有的侧向力，那么在所有非正中关系位都可以做到咬合分离。

在反𬌗关系中，上颌舌尖是无功能的非接触尖，不与下颌牙齿发生接触，主要用于维持舌体位置及抓住纤维性食物。上颌舌尖可以接近但不与下颌牙齿发生接触。

𬌗面窝形态

无论牙齿是否反𬌗，𬌗面窝的设计原则都是一致的。在稳定的正中关系接触时，下颌𬌗面窝的形态要与上颌颊尖相适应。𬌗面窝的壁要协调，不能比侧前导陡，允许上颌颊尖自由进出而不受干扰。

如第二十一章所述，正常𬌗关系的𬌗面窝形态同样适用于反𬌗关系。如果下颌𬌗面窝形态适宜，上颌后牙可以用不同的方法进行修复，包括功能性路径生成技术。

有些医生认为，反𬌗患者应该首先修复上颌牙齿，然后在下颌应用功能性路径生成技术。但是如果下颌牙尖的位置和𬌗面窝形态正常，就没必要这么做。更实用的方法是先修复下颌牙齿，然后在上颌应用功能性路径生成技术，这样更容易稳定功能咬合蜡的基托。

前导正确的情况下，只要应用适宜的𬌗面窝形态修复方法就可以同时修复反𬌗的单颌牙弓。

后牙反𬌗的咬合平衡调整

若下颌舌尖作为功能尖，其处理方式与正常牙尖交错情况下的下颌颊尖相同。所有的上颌牙尖斜面用常规方法处理。上颌牙尖工作斜面与任何程度的组牙功能𬌗相协调，或者需要达到咬合分离时要将这些工作斜面调𬌗成脱离接触。

上颌舌尖的颊斜面是平衡斜面，在任何非正中颌位情况下都应该调成没有咬合接触。上颌舌尖选磨时的唯一例外就是可以降低牙尖。由于它不是功能尖，不用考虑任何类型的咬合接触，因此可以改形。

对于反𬌗关系，如有可能上颌颊尖应该能发挥保持接触点的重要作用。因此，除非同时在正中𬌗或侧方运动时有𬌗干扰，否则不能降低牙尖高度。必要时，为了改善与下颌𬌗面窝的颊舌向位置，有必要对上颌牙颊尖进行改形，然后尽可能对下颌𬌗面窝的侧壁和牙尖斜面进行选磨。

如果上颌颊尖的舌斜面作为工作斜面，下颌𬌗面窝要敞开些。如果工作斜面在上颌牙齿上，就不必形成下颌牙工作斜面的接触。反之亦然，如果将下牙舌尖的颊斜面作为工作斜面，就无须形成上后牙的工作斜面接触，敞开上颌牙齿𬌗面窝壁，所有的上颌斜面都作为非功能斜面。

上下牙齿同时形成功能斜面接触没有坏处，但也没有明显的益处。当然，如果功能平面已经存在并且功能正常，也不必去调磨它。

平衡后牙反𬌗关系的调𬌗与其他𬌗关系一样，要做到闭合至正中关系过程中没有𬌗干扰。要逐牙评估最小侧方力下哪些牙可以达到最稳定的关系，从而确定功能尖与工作斜面的对应关系。

推荐阅读

Berliner A: *Ligatures, splints, bite planes and pyramids,* Philadelphia, 1964, JB Lippincott.

Graber TM, Vanarsdall RL, Vig KWL: *Orthodontics: Current principles and techniques,* ed 4, St Louis, 2005, Mosby.

Isaacson KG, Reed MT, Muir JD: *Removable orthodontic appliances.* Oxford, 2002, Butterworth Heinemann.

Proffit WR, White RP: Treatment of severe malocclusions by correlated orthodontic, surgical procedures, *Angle Orthod* 40:1-10, 1970.

Ricketts RM, Roth RH, Chaconas, SJ, et al: *Orthodontic diagnosis and planning,* vol 1-2. Denver, 1982, Rocky Mountain Orthodontics.

Subtelny JD: Cephalometric diagnosis, growth and treatment: Something old, something new? *Am J Orthod* 57(3):262-286, 1970.

前牙拥挤、不齐及锁殆的治疗

Treating Crowded, Irregular, or Interlocking Anterior Teeth

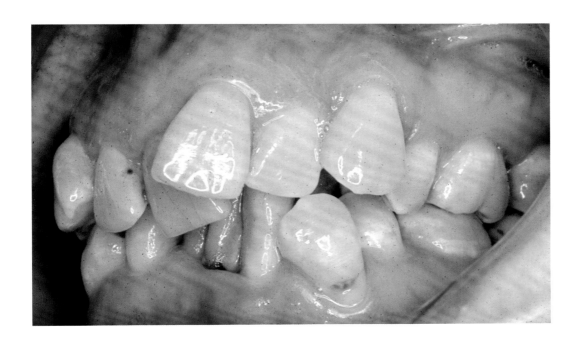

理念
只有明确最终治疗结果并确定每个治疗步骤，才能开始治疗。

要点

重要的考虑因素

1. 从何处开始？颞下颌关节（TMJs）在正中关系位上是否舒适？

2. 负荷试验阴性？如果是阳性，在继续治疗之前要先查找原因。

3. 判断𬌗是否稳定

   a. 前牙𬌗是否稳定

   b. 后牙𬌗是否稳定

   c. 检查所有牙齿，查找𬌗稳定或不稳定的体征（见二十九章）。

4. 如果牙齿稳定

   a. 有无需要矫正的美学问题？

   b. 有无功能上的问题？

   c. 有无因为拥挤而影响清洁？

5. 如果𬌗不稳定，或因为其他原因需要纠正？

   a. 牙弓是否有矫正空间？

   b. 有无牙齿与牙弓大小不调？

   c. 维护中性区。如果需要扩弓或对唇闭合道有干扰，就不要尝试将牙齿保留在牙弓内。

6. 不对后牙𬌗进行大改动，是否可以将前牙排列整齐？

7. 后牙是否会对完全闭合至正中关系位上的前牙接触产生𬌗干扰？如果有干扰，选择最好的治疗方案来消除𬌗干扰，使前牙在正中关系位上可以接触（参见第三十章）。

   a. 在最大牙尖交错位上前牙是否有接触？

   b. 如果没有接触，要明确是否因为舌或唇的不良习惯所致。

   c. 能否破除舌或唇的不良习惯？

   d. 是否有必要在该习惯状态下行使牙齿功能？

8. 在上𬌗架的诊断模型上分析所有5个治疗方法，为了达到以下目的：

   a. 消除后牙𬌗干扰；

   b. 前牙排齐和位置矫正；

   c. 建立前牙的稳定接触；

   d. 建立后牙的稳定接触；

   e. 后牙在非正中咬合状态下脱离咬合接触。

对拥挤、不齐及锁𬌗前牙的分析

前牙排列不齐可能同时伴有大量的其他咬合问题。切牙拥挤常见于深覆盖、反𬌗、开𬌗或绝大部分的牙弓关系不良患者。前牙列不齐可能是牙弓关系不良的结果，也可能是造成牙弓关系不良的原因之一。前牙不齐可能伴有理想的后牙牙尖交错关系，也可能伴有后牙排列不齐。

尽管前牙必须与后牙𬌗精确地协调，但前牙部分应该作为独立的功能单位评估。因为前导对后牙𬌗的决定性作用，故而相对于后牙部分的𬌗分析，前牙的位置和排列需优先考虑。对前牙不齐的矫正最终必须形成稳定的关系，可以使后牙在非正中运动时脱离咬合。同时，对于前牙排齐的调整必须与唇闭合道、语音功能和中性区的协调相关联。

在听了关于前牙导重要性的讲座之后，一位牙医劝导他47岁的患者，如果不矫正不规则锁𬌗的前牙就可能会失去她的牙齿。尽管患者并没有关注到这个问题，而且体征也不明显，但该患者仍然同意做进一步的正畸治疗和修复改形，因为她不想因为错𬌗问题最终导致牙齿丧失及牙周病的问题。

所幸的是，当牙医发现该患者并没有牙齿松动、磨耗或者任何牙周病开始的体征时，他改变了原先的治疗计划。他理智的判断，患者在47岁这个年龄，如果存在致病因素，必然会出现一些病变的体征，但实际该患者却没有。患者很感激地接受了修改后的诊断，虽然牙列不齐，但仍然可以健康快乐地享受生活。

遗憾的是，并非所有的患者都能如此幸运，因为不是每个牙医都能始终以维持健康为目标。有些牙医将必须把𬌗调整为理想状态作为目标，而没有思考个性化的咬合关系是如何承受应力的。

对咬合的评估必须基于其造成组织破坏的潜在可能性，但也必须考虑患者在这样的𬌗关系下的咬合功能。只有在下述情形下，不齐的前牙咬合才有可能具有潜在的危害性。

1. 不能有效清洁；
2. 不稳定；
3. 干扰功能运动；
4. 后牙无法达到必要的咬合分离。

如果出现以上任何一个或多个问题都需要牙医给予干预处理。如果牙列不齐导致的上述问题均不明显，其他唯一需要开始矫正治疗的原因就是改善美学效果。

前牙不齐表现为严重的美学问题，但若没有破坏性倾向，这该由患者自己来决定是否需要美学修复还是维持原样。然而，当牙列不齐肯定会加剧牙齿或周围支持组织的损害，牙医有义务告知患者并提出解决问题的办法。

如果不考虑美学问题，应该从每一个潜在问题的角度来评估前牙列不齐。

可清洁性

在严重的牙列不齐的情况下，拥挤的前牙会难以进行有效清洁。有时3颗牙齿会聚拢在一起相互之间形成漏斗状。如果牙齿不能有效清洁，可能就无

法长期保留。缺乏可清洁性是建议对牙列不齐进行矫正的原因之一。

稳定性

如果前牙没有正中咬合接触，排列不齐的前牙就不稳定。除非有补偿这种正中咬合接触丧失的方法，牙齿在没有对抗性止点的情况下就会过长。而磨除个别过长的牙齿使切端排齐的方法通常是无效的。除非获得咬合止点或使用一些稳定措施，否则已经磨短的牙齿很快又会伸长。

正中接触缺失的补偿办法有好几种。无接触的牙齿没有过长，通常存在妨碍萌出的原因。临床上需要明确其补偿机制，常见情况如下。

非正中功能

如果在功能状态时牙齿的接触点够多，可能就不需要正中接触来预防牙齿过长。

固连

粘连的牙根将会妨碍牙齿进一步萌出。

重叠的舌隆突

如果有咬合接触的邻牙重叠在了无咬合接触牙齿的舌隆突上，它们可以锁定牙齿位置并防止牙齿过萌。

舌或唇的习惯

习惯性地把舌或唇放在上下前牙之间会妨碍没有咬合接触牙齿的过长。

如果上述稳定因素都不存在，无咬合接触且排列不齐的前牙会发生过长。这种可预见的不稳定性是进行正畸治疗的明确适应证，至少需要将牙齿调整到能维持长期稳定的状态。

功能性𬌗干扰

毋庸置疑，闭锁𬌗的前牙会遭受到异常的侧向力。多数情况下，如没有错位前牙的直接干扰，下颌不会发生前移或侧移。可是前牙闭锁𬌗患者晚年依然保留了健康稳固的前牙。原因很清楚，牙齿受到侧向力时，下颌必然会发生侧方移动。由于前牙

闭锁限制了侧方运动，患者形成了特有的无水平向的下颌功能运动方式，即下颌只能进行垂直向的功能运动。

如果在正中关系位上发生闭锁𬌗，无论前牙后牙是否受到侧向力均很少出现问题。前牙闭锁𬌗患者很常见的现象是，下颌从铰链轴位置闭合至最大牙尖交错位时不会发生偏移。

如果在偏斜的下颌位发生前牙锁𬌗，极少发生严重的磨耗、一定程度的牙周病、牙齿松动或相关的颞下颌关节紊乱病的症状。

选磨通常可以消除正中𬌗干扰，但要解决其他问题可能需要移动牙齿。如果能建立稳定的正中关系止点，且仍然存在锁𬌗，在新的咬合位置上大多数患者仍然保持垂直性功能咬合。对于这种情况，通常不需要有侧导或前导，但也不能轻易草率做此决定。每个病例都需要对牙齿和下颌功能运动范围之间的关系做出仔细评估。

存在的牙周问题

如果已经出现牙周破坏，就可以明确提示肯定存在病因。对牙齿排列应仔细评估，从而确定：（1）是否牙周病的病因之一；（2）为了解决牙周问题是否必须要进行矫正。无论何种原因，如果患者需要大范围的修复治疗，这通常是矫正牙列不齐的实用方法。然而，这也要取决于牙列不齐的严重程度和可能带来的危害。

矫正前牙闭锁𬌗的方法

对前牙闭锁𬌗的矫正往往会过于简单。有些问题确实很容易解决。另一些却可能非常复杂。前牙闭锁𬌗患者可以分为两类：

1. 牙弓内有足够的间隙来排齐前牙；
2. 若不改变后牙牙弓形态，牙弓内没有足够间

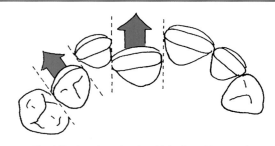

图42-1　前牙排列不齐，但牙弓前部有足够的间隙可以容纳排齐后的牙齿。这是最简单的排齐矫正。

隙来排齐前牙。

第一类容易解决，主要涉及牙齿唇舌向位置的排列（图42-1）。此类患者无须扩弓治疗，用活动矫治器少量移动牙齿就可以达到很好的效果。

当前牙排齐空间不足时，问题就会变得更复杂。因为牙齿太宽牙弓空间不足而不能正确排齐切缘位置的话，就不能简单的往前或往后移动排齐前牙。

总而言之，解决此类间隙问题至少有5种方法：

1. 近远中减径以获取空间；
2. 修改邻牙形态以增加间隙；
3. 牙齿减数以获取空间；
4. 改变牙弓形态以增宽间隙；
5. 改变前牙轴倾度。

由于上下牙弓间的关系问题，上述的治疗方案有可能还是会过于简单。分别在每个牙弓内排齐牙齿也许比较简单，但矫正后上下牙弓之间可能不协调。这就有可能需要缩小一个牙弓和扩大另一个牙弓。

正畸医生有非常好的方法来评估这些问题，任何患者如果不能用简单方法解决的话，就应该转诊给有能力的正畸医生。

应当清楚的是，制订任何治疗计划都必须有正确上𬌗架的研究模型。除非可预见治疗结果以及已经在研究模型上进行模拟矫正，否则就不要开始正畸治疗。

理念的应用

左上中切牙反𬌗，由于该牙的切1/3冠折，牙冠明显变短，因此不用暂时打开咬合就可以往前移动超过下切牙切端。

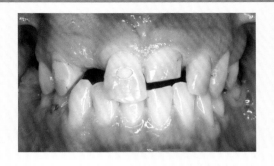

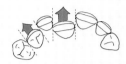

采用带有舌簧的简单活动矫治器推该牙向前，直到与其他上前牙排列整齐。

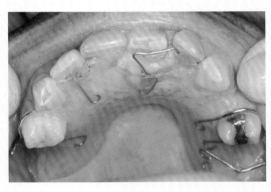

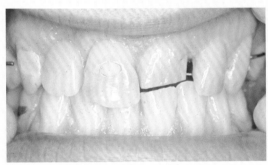

当该牙被推到正常位置，牙体预备拟制做临时修复体。

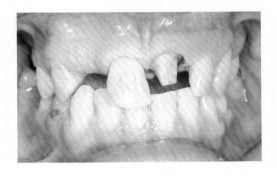

因前导得到改善，可以取模并在正中关系位上
𬌗架，制作个性化切导盘。

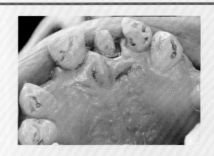

然后完成多颗牙的牙体预备。

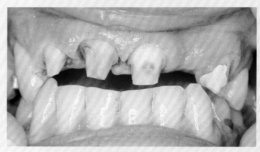

通过复制诊断蜡型制作临时修复体，并作为保
持器使用直到骨组织稳定。经过确认后就可以再复
制临时修复体以制作永久修复体。

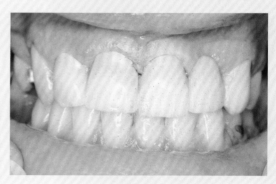

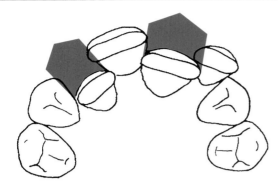

图42-2 前牙排列不齐，但没有足够的间隙来重新排列。

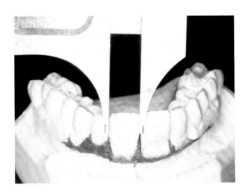

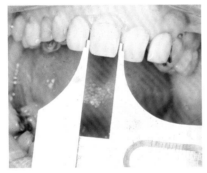

图42-3 首选治疗方法：改形。许多前牙拥挤的牙列有稳定的后牙，经调𬌗后可以达到完美的正中关系。如果牙弓前部没有足够空间重新将牙齿排列成正中咬合接触关系，通常可以通过前牙减径获得足够的间隙，而无须改变后牙咬合。在上𬌗架的模型上模拟各种具体细节，在将牙齿良好排列之前，将牙齿减径到预先计划的宽度。

减径排齐牙齿

既不改变牙列空间，也不改变牙齿宽度的话，牙齿就没有办法正确排齐（图42-2）。将拥挤的前牙从上了𬌗架的模型上单独分离并切下，再按照正确的位置进行排列并用蜡固定（图42-3）。由于牙弓长度容纳不下所有牙齿，最后一颗牙就无法排进去。剩余那颗牙的宽度减去刚才排列后多出的间隙。差值就是需要减径的总量，要将这些量分配到所有前牙上。根据每颗前牙分配到的数据，就可以知道为了排齐前牙而需要的减径量。

在不磨穿釉质层的情况下，前牙减径最多可获得6mm的总量。在减径操作开始之前，要研究每颗牙齿的X线片来判断釉质的厚度。通常中切牙和侧切牙的远中部分釉质最厚，尖牙的近远中也可以考虑减径。如有必要，第一前磨牙的近中也可以削减。

减径通常指"带状去釉"，需要使用薄的去釉砂片、磨光砂条或机用砂条等工具。切割面要用砂纸条或砂纸盘打磨抛光。

牙齿缩减到合适宽度后，有几种技术可以把它们移入到牙弓内预期的位置。

指压法

令人惊奇的是，一旦有足够间隙，患者每日在正确的位置用手指按压几次，有些牙齿就可以快速移动并排齐。

结扎圈和橡皮圈

弹性结扎材料或橡皮圈常可以用来排齐前牙。在一些病例中可以单独使用，但和弓丝一起保持牙弓形态更常用。弓丝有时可以嵌入到水门汀粘接的临时修复体内。

活动矫治器

最简单的方法就是使用活动矫治器。能给牙齿施加定向压力的方法几乎是可以无限想象的。指簧、橡皮圈、弹簧加压装置和牙弓加压杆都可以有效移动牙齿。

带环

施加于切牙牙冠不可控制的点状力量，可能会产生一种力矩，使牙齿沿牙根中部的轴心进行转动。使牙冠舌向移动的活动矫治器同时也会使牙根唇向移动。同理，牙冠唇向的移动同时也会伴随牙根的舌向移动。通常需要比活动矫治器更好控制前牙轴倾度的装置。托槽或带环可以同时控制冠根移动。有几种方法可使托槽产生转矩作用。对方丝进行转矩并嵌入托槽内就可以通过方丝回复形变而获得持续的扭力。双丝弓技术也可以产生转矩效果，或者将细丝弯制成弹簧并加载在托槽上。此外还有很多加力的方法，但都需要通过托槽来控制力量，达到最终的效果。弓丝可能同时产生直接的压力和转矩，因此可以非常精确控制牙齿的特殊移动。

几乎所有的牙齿移动都可能通过新型可摘矫治器来实现，当转矩控制很关键时，使用带环是最实用且快速的方法。

粘接的托槽

利用托槽控制正畸的优势可以弥补带环的缺陷。直接水门汀粘接的托槽，可以消除因带环厚度造成的牙齿之间的间隙，以及将带环所致的美观影响减到最小。

直接水门汀粘接托槽技术所带来潜移默化的改变是令人激动的

乙烯基树脂矫治器

对于少量的牙齿移动，可以佩戴一种软乙烯基树脂矫治器。在石膏模型上，把牙齿切下并重新排列，在模拟排牙的模型上制作这种树脂矫治器。有点像运动员的护齿，它可以对需要移动的牙齿产生轻微的力量，直到这些牙齿移动到预期的位置。矫正完成后，只要戴着矫治器就可以将牙齿维持在那个位置。

如果正畸后再进行调𬌗，使得牙齿在新的位置能更协调，牙齿稳定性增强，但仍需进行保持，直到骨组织和牙周韧带都能适应牙齿新的位置。

透明保持器

随着技术的发展，用乙烯基树脂材料来移动牙齿变得越来越流行。其过程包括在模型上切割和重排牙齿。这种装置由软性的乙烯醋酸乙烯（EVA）聚合体加入半刚性的聚碳酸酯材料制成。并用Biostar在模型上进行制作。这种软性装置可以同时少量移动4颗牙齿。每进行下一步的移动就需要在新的模型上重新制作新的矫治器，直到牙齿移动到预期的位置。利用在正中关系位上𬌗架的模型，就可以引导牙齿移动到理想的预期位置。

隐适美®

如果理解了𬌗协调的原理，隐适美®是一种有前途的商业产品。它通过采用一系列计算机生成的序列对牙齿进行移动，使上下牙弓的牙齿达到理想的排列。其中每一阶段都会采用一副透明柔软的牙托轻微改变牙齿位置。透明牙托引导牙齿一步步移动到预期的𬌗关系。每一副牙托完成治疗后，就会接着用下一副牙托使牙齿继续移动，最终达到预期效果。

Jeff Scott医生制订了一套隐适美®治疗流程来建立可接受的𬌗关系，流程如下。

过程	使用隐适美®建立可接受的𬌗关系

患者左上侧切牙和尖牙反𬌗，右上侧切牙和尖牙舌倾，影响美观。

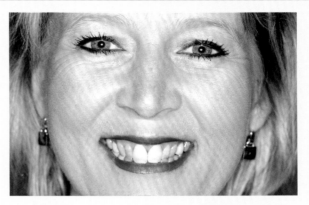

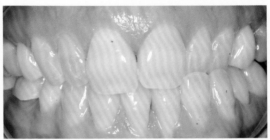

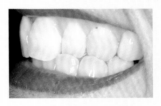

用双侧手法诱导并通过负荷试验检验正中关系。

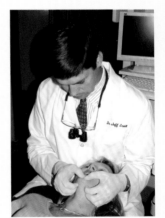

续表

过程	使用隐适美®建立可接受的殆关系

用耳弓定位正中关系位髁突铰链轴，将模型按正中关系位上殆架。

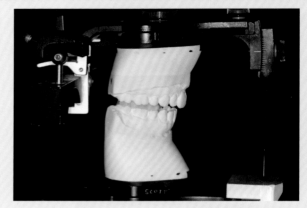

当上下颌牙齿发生最初咬合接触时，用硅橡胶记录正中关系位时的上下颌关系。

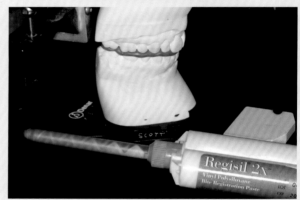

这个咬合记录用于计算机生成的上下颌关系，将来要根据此关系对牙齿进行排列。这可以弥补不上殆架模型与最大牙尖交错位相关的先天不足。

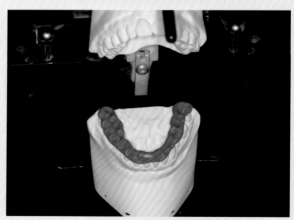

隐适美®的系列矫治装置。

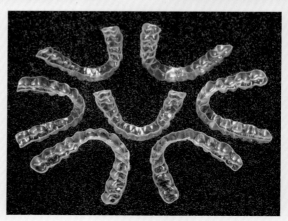

过程	使用隐适美®建立可接受的𬌗关系

计算机生成的治疗起始图像。

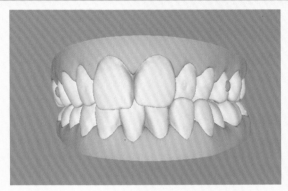

治疗目标图像。该患者的治疗目标还包括牙齿移动到位后采用瓷贴面修复以达到最好的美学和功能效果。

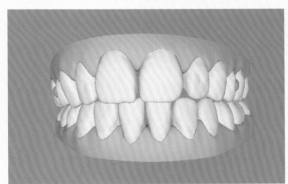

移动到预期位置的牙齿。治疗计划包含左右侧切牙和尖牙的瓷贴面修复以达到牙齿位置和形态的最终美学效果。

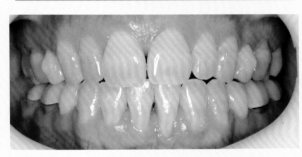

瓷贴面的牙体预备。

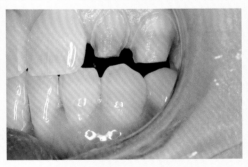

位于之前反𬌗的左上前牙上的瓷贴面。如果不做正畸治疗，这些牙齿的形态必然会被严重破坏。

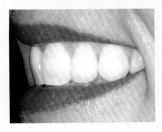

续表

| 过程 | 使用隐适美®建立可接受的𬌗关系 |

非常微创的最终治疗结果，中切牙只进行了漂白，避免进行其他修复治疗。正中关系位均匀的咬合接触，使牙齿有可能排列在正确的上下颌关系位置上。

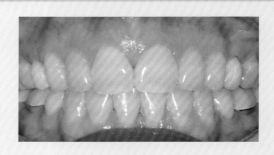

选择性拔除矫正前牙不齐

如果后牙有稳定的𬌗关系，选择性地拔除一颗下切牙是一种比较切实可行的解决下前牙拥挤额的方法。如果剩余3颗切牙的总体宽度正好等于牙弓可提供的空间，且每个牙保持稳定的正中接触，那拔牙矫正就不是禁忌证了。

事实上，通常不容易发现在4颗牙的空间只排了3颗牙。只要剩余的牙齿能行使正常的前牙功能，美学、功能和稳定也就不是问题了。

如果这3颗剩余牙齿宽度与牙弓内可用空间有细微差别，解决的办法就是通过邻面去釉减径，如果还需要更多空间，也可以选择冠修复或粘接修复。

选择性拔牙之后，如果需要大量调整下切牙位置，通常会使用带环或粘接托槽。托槽可以使牙根随着牙冠进行侧方移动，从而可以保持稳定的直立位置，而不是使其倾斜接触。如果牙周夹板修复内含有下切牙，牙根的轴向关系就不是很重要了，夹板可以保持下切牙的稳定性。

拔除所有下切牙

当下切牙拥挤时要根据具体情况决定是否拔除所有下切牙。拔牙后可以用固定桥尽可能成功的修复下前牙。如果因牙周病导致下切牙根周一定程度的骨丧失，除非牙齿长轴排列非常完美，否则很难应用全冠修复长期暴露的牙根表面。有时，保留这些牙齿不利于牙龈健康的维护，特别是当牙根相互之间距离过近，或者牙槽骨水平高低不一的情况。

拔除拥挤下前牙的适应证如下：

1. 如果不论下前牙保存与否都需要制作包括下前牙在内的大范围修复体，而且保留下前牙对余留牙齿没有任何好处。
2. 如果保留下前牙会对后期的维护带来弊端。
3. 如果保留下前牙不能提高治疗计划的性价比。

很多时候，对于可以用固定桥修复的患者而言，保留下前牙只会更费力费钱。对于有广泛牙周炎的患者，夹板固定的下前牙比较难清洁，这也是建议固定桥修复的常见原因。如果排齐下前牙利于清洁并对于其他牙齿有支持作用，那就应当保留。

拔除上前牙

因为美观原因，很少建议选择性拔除上前牙。但是每个病例必须单独评估。有时拔除双侧上颌侧切牙也是一种好的排齐方法，但是如果必须拔牙，通常更好的方案是拔除第一双尖牙以获得排齐6颗上前牙所需的空间。

如果后牙𬌗关系稳定，选择性拔牙与修复改形结合的办法对于重度拥挤的前牙可能更有优势。有时拔牙后可以用更窄的修复体修复。举个例子，可以用更窄的桥体替代特别宽的侧切牙。如果缩窄中切牙或片切尖牙近中面，就可以获得更多额外的间隙。

如果只进行正畸治疗的情况就不能应用这些措施。拔牙和修复结合的治疗方法几乎不能应用于年轻患者上。通过其他的修复手段或许会有利于保留年轻患者的拥挤牙齿。只有当利大于弊时才考虑采用拔牙的治疗方案。

修复与正畸联合治疗

如果通过正畸方法就能将牙齿排列整齐，那就应该避免任何改形的修复方法。然而，当修复的理由很充分时，修复改形与正畸相结合通常也是有很大优势的。

缩窄宽度或减短长度经常能有利于将拥挤牙齿排齐。当牙齿移动到位后，就可以重新修复至正常接触和𬌗关系。

后牙稳定情况下的前牙拥挤

　　如果后牙在正中关系上保持稳定接触，且不影响后牙殆关系就能排齐前牙，那就没理由去移动后牙。在殆架的诊断模型上分析并明确治疗计划：对切牙去釉减径，然后通过正畸使其在正中关系位达到稳定的接触。

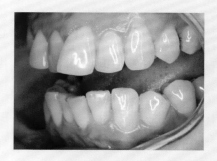

　　用一种装置可以抬高垂直距离，为了创造空间在不受下切牙干扰的情况下使上切牙排入预期的位置。抬高垂直距离可以为移动侧切牙创造空间，进而排列中切牙。

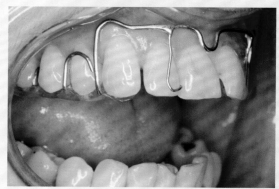

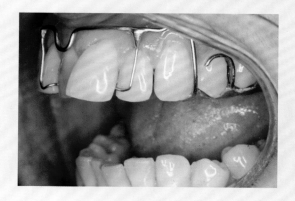

高位的唇侧矫治器可以很好地排齐前牙。"Putters"可以使侧切牙远中向移动，同时旋转中切牙进入排齐空间。

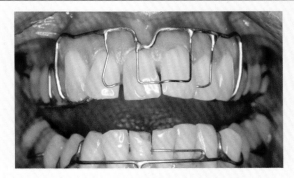

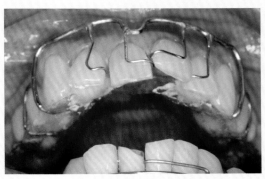

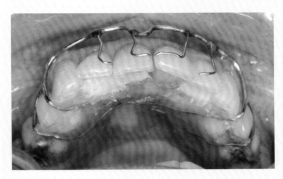

下切牙去釉为错位切牙移入创造空间。要注意当左上中切牙排齐过程中如何进行旋转。

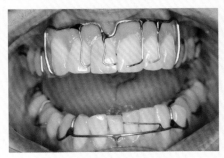

进行理想外形修复的牙齿。

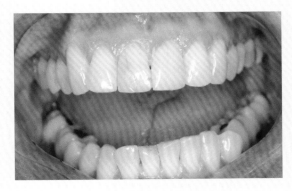

前牙拥挤伴随严重后牙殆干扰

当前牙重度拥挤伴随正中关系严重殆干扰时，为了解决前牙拥挤问题，最重要的是遵循解决问题的关键原则：

> 所有的咬合分析要从TMJ开始。

患者因为想做前牙美学修复前来就诊。她以前的牙医建议做上下各6个单位的前牙桥。此次就诊她希望能有第二种方案也可以获得最好的美学效果。之前的牙医从未将模型上殆架或检查过她的颞下颌关节状况。

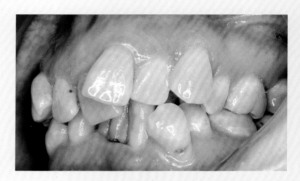

正中关系位牙齿发生最初接触时的上下颌关系。检查显示她的颞下颌关节完好，但她有严重的咬合肌肉疼痛，伴有每日头痛和后牙酸痛。

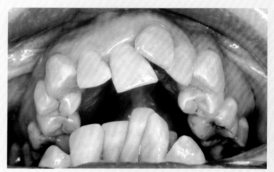

由于前牙区有较深的骨内重度牙周病变，几颗牙齿已经无法保留。根据推荐的"序列化治疗计划制订"的流程，对那些不能保留并将要拔除的牙齿标上记号"X"。

在模型上去掉这些牙后，就可以简化治疗计划的制订，但仍要做出消除后牙殆干扰的重要决定，从而使后牙不能干扰正中关系位时的前牙接触。若没有上了殆架的诊断模型，就不可能做出正确的治疗计划。

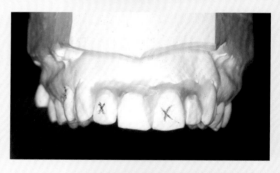

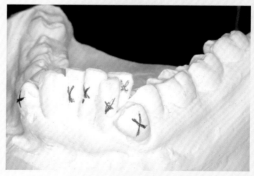

拔除不能保留的牙齿　（A）立刻放置活动矫治器（B）来替代丧失的牙齿并用指簧推牙齿到预期位置（C）。

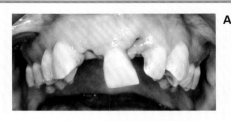

在以正中关系上𬌗架的模型上制订治疗计划，评估几种消除后牙干扰的方案，使正中关系位闭合时能达到前牙接触。

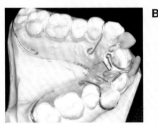

还需要获得前牙接触的垂直距离，以利于排齐前牙。

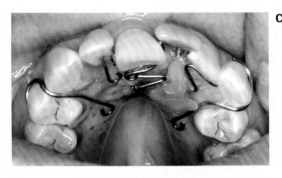

制作即刻临时修复体来代替缺失的牙齿。

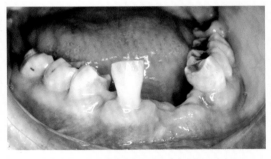

加上指簧来将尖牙移动到预期位置。

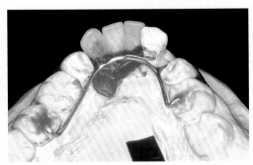

可以将正畸原理应用到蜡型中制作即刻临时义齿。

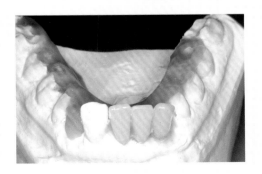

当牙齿移动到预期位置，保持2个月，在此期间，将后牙降至足够低的位置减小垂直距离使得上下前牙能发生接触。橡皮圈保持器是一种简单不妨碍美观的方法，与舌侧自凝塑料基托相对抗将牙齿保持在稳定的位置。

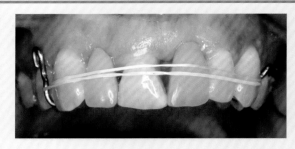

只要牙齿的稳定性达到可以牙体预备的程度，就可以对上下前牙进行牙体预备并临时修复。

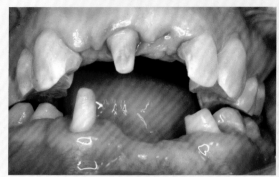

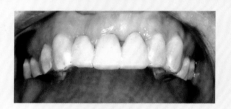

在临时修复体上作出最终切平面和前导的所有相关细节。

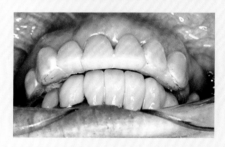

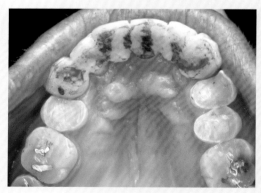

为确认后的临时修复体制取印模、灌注模型并上𬌗架制作个性化的前导，使其能复制到最终修复体上。

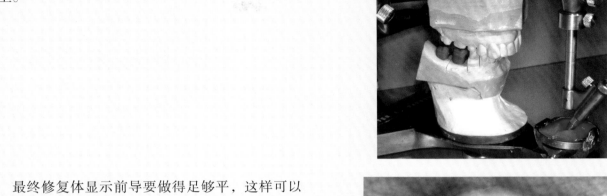

最终修复体显示前导要做得足够平，这样可以避免对磨牙的过度磨损。因为这些细节在临时修复体上已经奏效并为患者所接受，因此可以保证良好的结果。患者所有的咬合–肌肉不适和头痛都会消失。

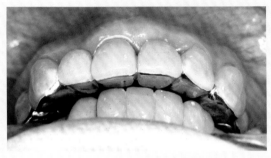

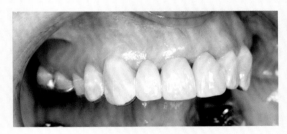

与正畸结合的修复改形有时也不一定能取得好的效果，特别是成人矫正。

对于更简单移动的牙齿，这种方法也有益处。临时自凝塑料修复体可以作为一种正畸装置来替代带环。临时修复体也可以作为支抗，引导牙齿移到更好的位置，最后在牙周组织重建时作为保持器保持牙齿位置。

前牙和后牙的关系

我经常遇到患者遭受拔除双尖牙的过度正畸治疗，但其实可以不拔牙，甚至不用带环和托槽，在很短的治疗时间内就可以获得更好的美学效果。这不能被曲解为对拔除前磨牙的谴责。通过选择性拔牙能够获得很好的牙弓关系（如前所述），但不一定适用于所有病例。

如果后牙𬌗关系稳定但前牙拥挤，这不能想当然地将其视为拔牙病例。如果去釉或修复改形可以为前牙排列提供间隙，形成适宜的前导关系，这种情况下即使不是Ⅰ类𬌗关系也不需要涉及后牙。

有两种技术导向的正畸治疗观念令上述观点难以接受，就是：（1）后牙牙尖必须咬在对应牙窝内；（2）深覆𬌗关系总是有害的。

没有一个概念是绝对的。后牙在很多不同的咬合关系时都能保持稳定，从经典的Ⅰ类尖窝交错到对刃，甚至反𬌗。稳定依赖于应力方向和正中咬合接触点分布，而不是依赖于特定的尖窝关系。Ⅰ类关系很理想，但它不是稳定所必需的条件。

至于前牙关系，如果有稳定的正中接触，牙齿斜面与功能协调的话，深覆𬌗绝对没有问题（参见三十六章）。有稳定的正中咬合接触和功能斜面，深覆𬌗与其他前牙关系一样稳定，这时的美学效果通常要远远好于不正确诊断拔牙病例所造成的凹面型。

许多前牙前突的患者会显得更英俊漂亮，他们的笑线会弥补唇线的不足。尽管有些选择拔牙的病例正畸完成后仍然可以达到这样的效果，但还是要基于面型来制订治疗计划，而不仅仅是因为某些尖窝关系或切缘关系的概念使前牙受到损害。

最好的是不涉及后牙就可以排齐前牙，或者扩弓改善𬌗关系的方法也很好。如果不拔牙就没法解决问题，那就只能拔牙，但只有在确定以下几点时才能采取拔牙：

1. 从面型、唇支持、笑线和整体美学上来说，拔牙比不拔好。
2. 不拔牙的话，𬌗关系不能保持长久稳定。
3. 必须改变后牙关系才能矫正前牙关系；简单扩弓效果不佳或可操作性不强。
4. 上述决定是基于逐牙确定应力方向和现有正中咬合接触的稳定性，或者通过修复改形或修复体取得正中咬合接触的稳定性。

或许值得强调的是，前牙不齐的矫正往往容易被轻视。一个备受推崇的好步骤就是，在做出最终决定之前可以在上𬌗架的诊断模型上尝试各种治疗方案。

生长发育问题和下前牙拥挤

滞后发生的下前牙拥挤会对已经完成的正畸排齐前牙造成严重影响，同样的现象也可能发生于牙齿天然排列良好的15~20岁的年轻患者。

有些权威的正畸人士认为，下前牙拥挤的原因是现代人不能通过磨损使前牙成为对刃关系，因此前牙可能会继续萌出而后牙不会。由于覆𬌗的加深，他们认为这种持续萌出会导致下前牙的拥挤。这种学说是基于对石器时代人类牙列的研究。一些正畸医生仍然尝试将牙列做成石器时代牙列严重磨损的对刃关系，甚至在年轻成年人身上也这么做。所幸的是，这种落伍的"正畸面容"观念已经成为过去，很多正畸医生正认识到适度切牙唇倾的美学效果更好，前牙无须通过切对切的关系而获得稳定。如果能提供满意的正中关系止点，即便深覆𬌗也可以达到稳定。

在生长发育迸发期，下颌生长发育比上颌更快会带来一些问题。下前牙很容易受压并在上前牙舌侧发生拥挤，上前牙会因唇部的压力而保持不动。

通过对头颅定位侧位片仔细分析生长方式，敏锐的正畸医生有时可以预测一些问题，但应该持续观察所有发育中儿童下前牙拥挤的早期表现，因为上颌停止发育后下颌继续生长的情况并不少见。

采用简单的舌杆或将舌杆焊接在双侧尖牙的带环上有时可以用于预防下前牙拥挤的问题。舌杆可以防止下切牙向内塌陷，使上前牙与下颌生长迸发期同步。对限制下颌生长迸发期也是有一定效果的，但如果无视其生理机制，在下颌生长速度超过上颌的时期内，其净效果是将下前牙保持在良好的排列位置。

注意事项：在戴入这个装置之前，必须确定中性区与前牙没有冲突。

对于特殊的下颌发育过度病例，除通过选磨进行最小量的调𬌗外不需要其他的处理。当下颌发育停止，就不再需要这个装置。如果有适当的正中咬合接触，前导与下颌功能运动范围协调一致，维持𬌗关系就绝对没有问题。

如果在生长发育期之后出现下前牙拥挤，通常是由引导下颌向前的后牙𬌗干扰引起，或不能获得满意的下前牙正中接触所致。如果没有稳定的正中止点，就可能容易出现过萌和随后的拥挤现象。

推荐阅读

Altemus LA: Mechanotherapy for minor orthodontic problems, *Dent Clin North Am* July:303-312, 1968.

Geiger A, Hirschfeld L: *Minor tooth movement in general practice,* ed 3, St Louis, 1974, Mosby.

Goldstein MC: Adult orthodontics and the general practitioner, *J Can Dent Assoc* 24:261, 1958.

Goldstein MC: Orthodontics in crown and bridge and periodontal therapy, *Dent Clin North Am* July:449-459, 1964.

Goldstein MC: Seminar at L.D. Pankey Institute, Miami, Florida, October 1973.

Graber TM, Vanarsdall RL, Vig KWL: *Orthodontics: Current principles and techniques,* ed 4, St Louis, 2005, Mosby.

Isaacson KG, Reed MT, Muir JD: *Removable orthodontic appliances.* Oxford, 2002, Butterworth Heinemann.

McCreary CF: Personal communication, St Petersburg, Florida, 1973.

Schlossberg A: The removable orthodontic appliance, *Dent Clin North Am* 1972 July:487-495.

Wank GS: The use of grassline ligature in periodontal therapy, *Dent Clin North Am* July:473-486, 1972.

Wellison BD, Warunck SP: *Practical guide to orthodontic appliances.* Great Lakes Orthodontics, Ltd, Buffalo, NY, 2004.*

*This practical guide to orthodontic appliances gives details on fabrication and usage of many different types of appliances, as well as other useful information regarding the use of brackets and invisible retainers.

严重上下颌牙弓不调的治疗

Solving Severe Arch Malrelationship Problems

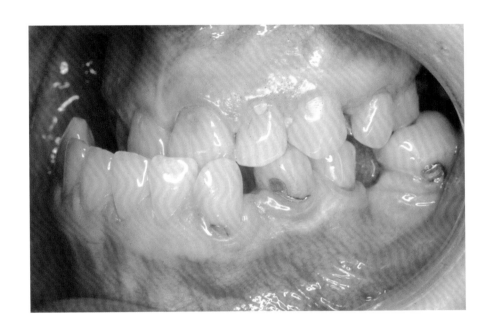

理念

即使是通过多学科联合治疗最复杂的咬合问题，程序化制订治疗计划的基本原则仍然是一致的。

要点

严重的上下颌牙弓不调

1. 确定上下颌牙弓不调是否不稳定。查看体征，如果不稳定，那么就将模型以正中关系位上𬌗架并进行评估，确定最佳治疗方案，建立正中关系止点。
2. 确定上下颌牙弓不调是否会给患者带来美学问题。如果是，在模型上做诊断蜡型，并以此为出发点，制作可以在口内精修的临时修复体。
3. 尽可能在前牙建立正中关系止点。以在正中关系位消除后牙对前牙接触的干扰为目的，确定最佳治疗方案。
4. 确定前牙关系可接受后，再进行最终的后牙修复。
5. 纠正错𬌗关系常常需要多学科联合治疗。评估5种方案，并选出最佳治疗方案。

治疗目标

1. 如果颌位关系不稳定，或者需要通过治疗来改善功能或美观，首要目标是建立稳定的咬合接触。评估每一种治疗方法的优劣，如改形、正畸、修复、外科手术等。确定最佳解决方案，并与患者的需求或愿望相一致。
2. 如果需要外科矫正，要明确哪个牙弓与整个系统最协调，并对关系不调的牙弓进行矫正。有些情况下，为了获得最佳的效果可能上下牙弓都需要矫正。

不管严重的上下颌牙弓不调看起来有多复杂，程序化制订治疗计划的流程都不会改变。如果一直坚持如下规则，有些看起来令人困惑的问题至少在治疗方法的选择上往往可以出奇地简化：

1. 保证口腔健康。如果需要进行复杂的治疗，维护牙周支持组织的健康尤为重要。在这一点上要做到"绝不妥协"。拔除那些无法保留的牙齿。
2. 保证颞下颌关节的稳定。不管错𬌗畸形的程度多严重，起始点仍然是测试关节的稳定性和承载性。除非了解颞下颌关节的状况和位置，否则对牙弓关系的矫正都只是主观猜测。
3. 遵循正确的顺序。问题的复杂性不会改变治疗计划的决策顺序。
4. 对稳定性的要求引导整个流程。必须按正确的顺序满足对稳定性的每个要求。如果有任何要求不能达到，通常需要评估系统稳定性的指征。在做出改变之前，要明确那些尚未达到的对稳定性的要求是否能得到代偿解决。

5. 评估所有5种治疗方法。这个规则适用于对稳定性的每个要求。在没有考虑治疗方案的利弊前不要贸然做出治疗的决定，可以通过比较后再选择最佳的治疗方案。

严重上下颌牙弓不调的分析

上下颌牙弓不调分为两大类：

1. 患者牙弓的基骨排列在可接受范围内，但牙齿的位置异常；
2. 患者牙弓的基骨排列异常。

尽管许多上下颌牙弓不调可以单纯通过正畸治疗进行矫正，但是一些严重的咬合问题如果没有其他专业的医生配合进行联合治疗还是不能成功解决。一些严重的错𬌗畸形问题常需要修复医生、颌面外科医生和正畸医生以团队的形式进行联合治疗。若有需要，必须要以团队形式进行治疗，如果有专科医生对最终的治疗目标缺乏理解，就可能会制约其他专科医生的治疗结果。甚至如果有团队成员不能将治疗朝着咬合关系最终协调的目标引导，整个团队合作也不可能获得最佳治疗效果。

为了实现理想目标引导型的治疗结果，协调治疗方向的专科医生应该是对完成治疗负最终责任的专科医生。

如果正畸医生负最终责任，正畸医生应该引导外科医生和修复医生为最终的正畸结果做准备。如果修复医生对最终的修复结果负责，修复医生就应该明确哪些治疗需要外科医生或正畸医生参与。很可怕的是，不考虑最终结果就先做了正畸或外科治疗，然后再试图制订一个可接受的修复方案。如果最终结束治疗的医生对最终的结果负责，这个医生要根据最终的治疗结果为患者统筹其他专科的准备工作，就可以避免出现这个问题。

正如其他的咬合问题一样，复杂上下颌牙弓不调的治疗目标不能简单地认为只要达到教科书中的安氏Ⅰ类关系就可以了，并不是因为对于某些患者或者甚至于大多数患者来说这不是一个有价值的目标，而是因为对某些患者而言它不是一个必要的或甚至于可接受的目标。我们有许多种治疗错𬌗畸形的方法，作为一个严谨的诊断医生在向患者推荐治疗方案前会对所有的方案进行评估。患者有权知情所有的治疗方案，因为有些关注点只有患者自己能够评价。只要不对达到最佳口腔健康这个目标进行妥协，就应该考虑最契合患者总体需求的治疗方法。

对严重上下颌牙弓不调的分析是为了制订能实现以下4项具体目标的治疗计划：

1. 最佳的口腔健康；
2. 咬合的稳定性；
3. 舒适的功能；
4. 患者可接受的美学效果。

因为可能只达到前3个目标而没有满足第四个目标，所以对于严重的上下颌牙弓不调应该进行分析以明确哪些部分的牙弓与颅底和面型的关系更为协调。随着外科技术的改进，可以可预测地完成基骨的重新排列，因此在确定最终的治疗计划前，外科方法至少可以作为一项可选方法进行评估。不管采用何种治疗方法，我们都不应该改变原本关系正常的部分来顺应错位的部分。因此我们要仔细分析，保持正确的部分，而仅仅改变需要改变的部分。在制订以上治疗方案时需要遵循一定的顺序。

在制订复杂的上下颌牙弓不调病例的治疗计划时，首先要和患者沟通，了解患者对于以下基本问题的主观感受：

1. 您有没有感觉不舒服？
2. 您对功能满意吗？
3. 您觉得自己外观怎么样？

有许多上下颌牙弓不调是不需要治疗的。如果没有不稳定的指征，无不适，患者对功能和外观也没有抱怨，就没有必要干预。有一个例子可以帮助说明这一点：一个72岁的外科医生，身体健康，因为严重的上下颌牙弓不调而被转诊。他的整个下颌牙弓完全位于上颌牙弓的颊侧，而且没有一颗牙可以保持接触。口内没有前导，只有在下颌侧方运动的平衡侧有咬合接触。对于上述的问题，他表示没有任何不适，也没有任何咀嚼问题。他有32颗坚固的牙齿，并且没有过度磨耗，其支持组织完全健康。当问及他的外观，他笑着说他从来没有关注过自己明显突出的下颌。事实上，他将其作为自己的显著特征之一，不愿意做任何改变。他不需要治疗，也不想要任何治疗。

上述患者有稳定的咬合。舌体和颊部替代了缺失的咬合接触，垂直向的功能模式消除了对前导或者侧方咬合脱离的需要。不存在任何不稳定的体征进一步支持了以上的诊断。

但是如果患者是32岁而不是72岁，我们还会得出同样的结论吗？

正确答案是"是"。诊断也是一样的，因为不管成年人的年纪有多大，只要体征稳定，而且有充分证据解释为什么如此稳定，那么就没有必要进行任何治疗。

诊断的关键性因素是全面的检查。只有经过仔细检查没有发现咬合不稳定的病因或影响，我们才能做出不治疗的决定。如果出现牙齿移位、松动或过度磨耗，不管患者感觉咬合有多舒服或者功能有多好，我们都应该明确病因并向患者加以解释。除非患者了解所有的实际情况，否则他们很难做出明智的决定。全面的检查正是让患者充分知情的唯一途径。

我们还没有很好意识到头影测量在牙科修复学中的价值，因此它没有被充分利用。在确定治疗计划时，应该评估和比较所有可用的治疗方法。患者应该知道所有的治疗方案，并且医生要对推荐的治疗方案做出合理的解释。当患者具有与上下颌牙弓不调明显相关的侧貌问题时，头影测量片在诊断的初期非常有帮助，因为通过分析片子可以帮助我们确定哪些部分是正常的，哪些部分需要改变。头影测量有助于明确治疗方案，因为都能根据正确的目标对每一种可能的治疗进行分析。

通过沟通了解患者的背景信息，经过一系列的分析形成切实可行的治疗方案。全面的检查分析要求如下内容：

1. 全面的口内检查，包括牙周检查；
2. 结合检查和病史，明确颞下颌关节状况，必要的时候做进一步的颞下颌关节检查；
3. 将诊断模型以正中关系位正确地上𬌗架；
4. 拍摄牙齿与颌骨的系列X线片，常规应包括全景片；
5. 如果存在面部侧貌问题，或者考虑改变基骨形态，都需要拍头颅侧位X线片；
6. 完善的病史。

一些特殊的问题需要特殊的测试或检查，并与治疗过这类患者的专科医生进行讨论。

基骨排列在可接受范围内时的治疗设计

对于严重上下颌牙弓不调的患者，极少能见到完美排列的基骨，但如果基骨的侧貌看起来可接受，并且通过与患者仔细沟通。如果患者认为这不是他所关注的美学问题，那么制订治疗计划时首先考虑矫正牙齿关系，而不改变现存的基骨关系。因为牙槽骨可以随着牙齿而移动，如果按照这一思路，正畸治疗也许是一种非常有效的方法。

如果不需要改变基骨，诊断程序就要以恢复牙齿的稳定咬合关系为目标。利用正确上𬌗架的诊断模型可以做出最好的决定。正确上𬌗架需要使用正确的正中关系咬合记录和面弓。

对上𬌗架模型的分析必须与咬合稳定的需求相关，关于这一点已经在第二十九章中描述。按照顺序分析对咬合稳定的每一项要求，首先要确保每颗牙齿都有稳定的咬合接触。如果我们将分析工作分为许多独立的治疗目标，将极大简化整个治疗计划。

首要目标应该是在前牙建立稳定的咬合接触。在这个阶段最常见的𬌗问题是后牙𬌗干扰阻止了前牙在正中关系位的咬合接触。如果是这样，应该将髁突锁定在正中关系位，确定最佳治疗方案以消除后牙𬌗干扰，这样髁突不用移位就能使下颌闭口至最大牙尖交错位。

对4种治疗方法按顺序进行分析，明确哪一种或哪几种方法能达成最佳目标。有以下方法可供选择：

1. 选磨／牙齿改形；
2. 正畸／牙齿位置重排；
3. 修复；
4. 外科手术。

第一种治疗方法的分析：选磨／牙齿改形

复制一个也要上𬌗架的模型，第一步是明确通过选磨可以矫正多少。在消除了所有的干扰后，模型可在正中关系位闭合至最大咬合接触，这个结果有时是非常惊人的。有些看起来非常严重的𬌗问题，在正确的垂直距离和正中关系位对其𬌗关系进行评估后发现根本就不严重。

经常出现通过后牙的选磨无法完全获得前牙咬合接触的情况。如果在这种情况下，应该明确通过保守的调𬌗是否足以改善咬合关系，尽量不要选用其他治疗方法来达到正中关系位的前牙接触。

我们有时会惊奇地发现𬌗干扰可导致下颌发生显著的偏移。有时围绕错位牙齿发生的运动偏移会导致严重的面部不对称。如果首先不在正确的垂直距离上对以正中关系位上𬌗架的假性上颌前凸患者模型进行研究，有可能会考虑不必要的外科治疗。在正确的垂直距离下判断真实的牙与牙关系的唯一有效方法就是对模型进行调𬌗，直至𬌗架能闭合至与最大咬合接触相同的垂直距离，而该闭合道必须要限制在正中关系内。

灌模时可以使用桩钉，这样模型的后牙部分就可以取下。这一方法允许在正中关系弧范围内快速分析前牙关系。当然取下后牙后就不能分析后牙之间的关系了。

在我的临床实践中，见到很多有明显严重上下颌牙弓不调但已安排了外科手术矫正时间的患者。但是当将带有开𬌗咬合记录的模型以正中关系位上𬌗架，并消除正中关系闭合道的𬌗干扰后，就能消除严重的下颌偏移。如果下颌不再因为𬌗干扰而被迫前伸，那么这些严重下颌前突患者面型就有可能会被接受。

在诊断上下颌牙弓不调时，除了正中位上𬌗架的诊断模型外没有其他好的替代物。在进一步明确治疗方案前，要在正中关系位将模型调𬌗至患者最大闭合接触时的垂直距离。第二副模型应该保存原始的咬合关系，这样在治疗的任何阶段我们都可以进行比较。

选择选磨要基于以下几个因素：

1. 牙齿需要改形的量；

2. 需要改形牙齿的条件；

3. 需要与其他治疗方法进行比较分析。

如果因为其他原因需要在待修复的牙齿上进行总体改形，为了更大的好处甚至可以进行更大量的改形。如果备选方案非常复杂，或因为某种原因而被禁止采用，或患者立场的原因，则改形甚至某些病例中的深度改形也可以成为备选的治疗方案。

如果仅需微量的改形就可以达到可接受的结果，通常就会选择调𬌗。

如果通过选磨不能解决问题，就会继续选择序列治疗中的第二步——正畸评估。

第二种治疗方法的分析：正畸

这一分析的目的在于明确用正畸方法可以将牙齿向可接受的咬合关系方向移动到什么程度。通过分析原始模型和调𬌗后的模型，正畸医生可以判断是否可以在现有的基骨范围内将牙齿移动到可接受的位置，或者是否可能不通过手术来解决错𬌗问题。头影测量分析是诊断过程中的重要部分。

通过将调𬌗后的模型和原始模型结合运用，我们可以比较评估改形和牙齿位置重新排列联合运用的优劣。

如果这个问题太过严重，以至于用正畸或正畸与选磨结合的方法都不能解决，那么就应该采用序列治疗中的第三步——修复评估。

第三种治疗方法的分析：修复

有多种修复方法来解决上下颌牙弓不调的问题。这些修复方法包括：

1. 修复性改形来提供稳定的咬合接触；

2. 固定/活动修复来替代缺失的咬合接触。

通过修复治疗可以无限制的改变后牙形态，但除非新的牙冠形态能够顺应应力方向和保持组织健康，否则可能会出现比修复前更大的问题。修复性改形应该将牙冠形态限制于正中关系位的应力方向范围内。不管对牙龈组织的过保护会带来什么益处，仍然要采用这种方式使支持组织的健康不受损害。在评估用修复方法解决牙弓关系问题时，牙齿形态的合理延伸通常取决于牙周组织方面的限制性因素。

如果通过修复性改形，或者通过修复，改形和正畸等相结合的方法都不能提供稳定的咬合接触，那么下一步的治疗方法就是考虑是否有必要通过牙周夹板来消除咬合接触。如果没有咬合接触的牙齿可以与有良好咬合止点的牙齿连成一个整体，则其在牙弓中的垂直位置就能保持稳定。当需要接受夹板治疗的牙齿也可用于缺失牙固定修复的基牙，或因其他原因需要进行修复治疗时，夹板有时也是一种合理的治疗方案。

但是鉴于牙周夹板的缺点，使得如果可以通过其他方法获得咬合接触，则夹板一定属于第二方案。

如果缺牙部分需要活动义齿修复的，固定活动联合修复往往是不错的选择。当牙齿本身不能提供稳定的止点时，牙齿和黏膜混合支持方式往往可以有效地代替活动义齿上的咬合接触。对于有些需要大的复杂治疗方案的牙弓，可以采用折中的方法，选用制作良好的𬌗垫提供稳定的咬合接触。我有很多这样的患者，由于支付不起昂贵的外科或修复治疗的费用，用了很多年的𬌗垫（图43-1~图43-4）。

第四种治疗方法的分析：外科手术

如果上下颌牙弓不调问题不能通过改形、正畸和修复的联合治疗而得到满意解决，在𬌗架的诊断

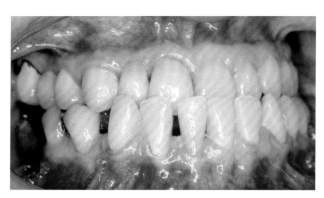

图43-1　严重上下颌牙弓不调患者的最大牙尖交错位。患者对以前诊断为颞下颌关节紊乱病的不适感已经不堪忍受，空口紧咬即可引起严重不适。

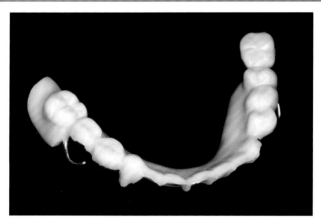

图43-3　在铸造金属基底上覆自凝树脂形成的𬌗垫可以实现正中关系位最大咬合接触。

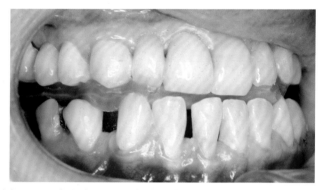

图43-2　当髁突处于正中关系位时的上下颌关系。负荷试验、多普勒听诊技术以及其他试验都表明关节完好，并非疼痛的来源。在这种颌位状态下，患者可以在最大肌肉收缩时紧咬而无不适感。所有升颌肌群均有触诊不适，翼内肌严重压痛。由于在最大牙尖交错位时发生颞下颌关节严重错位，因此被诊断为"咬合-肌肉疼痛病"。通过对治疗计划的分析表明手术治疗是最佳选择，然而患者的健康状况和财政预算不支持这种治疗。

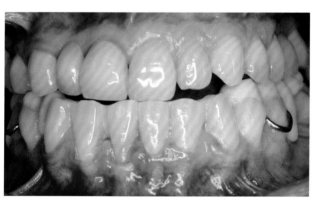

图43-4　戴用𬌗垫后，患者感觉非常舒适，甚至在紧咬牙时也无任何不适感。患者欣然接受这种折中的治疗方案，每天24h戴用𬌗垫。

模型上就能非常明显地看到这种情况。当单纯移动牙齿，甚至结合牙齿改形，都不能获得可接受的𬌗关系，则我们应该考虑用外科方法在不改变基骨的前提下实现牙-牙槽骨复合体的重新排列。

如果基骨关系和面型都不是问题，我们常常可以在不改变基骨的前提下局部移动牙列来纠正错𬌗关系。有很多方法可以运用，其中区段截骨方法有很大的优势。随着外科技术的提升，这种方法变得更加有效。在本章的末尾会举例阐述区段截骨的基本手术类型，并展示针对每种上下颌牙弓不调相对应的基本手术方法。

外科方法的选择取决于一系列的诊断分析，以首先明确最佳方法或联合治疗的方案，目的是在所有牙上建立稳定的接触。在此基础上，我们才可以进行前导的矫正。

流程　　　　专科医生联合分析和治疗

在下列的上下颌牙弓不调的病例中，修复医生是协调整个治疗的负责人，因为他要为广泛的修复治疗结果负最终的责任。在其他病例中，也可能是由外科医生或正畸医生决定治疗目标。不管是谁领导整个团队，在治疗前，我们必须对最终结果建立非常清晰的模型。

除非能清晰地预测最终结果并列出整个治疗的所有步骤提纲，否则就不要开始进行不可逆性治疗（紧急情况除外）。

严重的上下颌牙弓不调可由于上下颌骨的多发性骨折造成，在本病例中基骨情况可以接受，但牙–牙槽骨复合体排列是紊乱的。

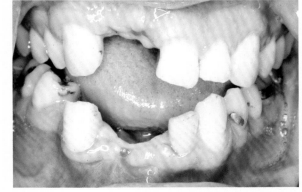

以正中关系位上殆架的诊断模型显示前牙开殆和Ⅲ类前牙关系。治疗目标是明确如何最好的达到正中关系位的前牙接触。尽管错殆畸形严重，依然不能改变治疗方法的选择顺序。

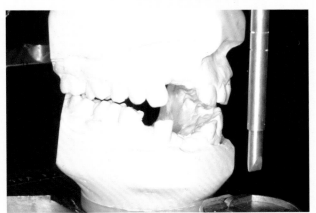

第一种治疗方法： 改形。在模型上分析通过改形所能达到的矫正程度。后牙关系可以获得改善。因为多发性骨折线的缘故，如果不考虑改形的需求，建议在所有后牙采用高嵌体修复，因此首先应该通过大致的改形来改善上下颌关系。即使这样做无法完全实现前牙接触的目标，但也会对其有所帮助。

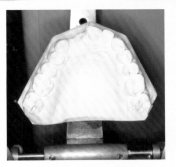

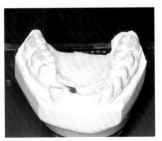

续表

流程	专科医生联合分析和治疗

第二种治疗方法： 正畸。在模型上移动牙齿，使之达到前牙接触。对重排的牙齿制作诊断蜡型，以验证牙齿移动后可能会得到什么结果。正畸医生的会诊意见是实际操作中很难通过正畸移动如此大的范围。

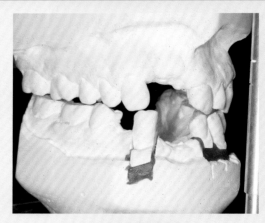

第三种治疗方法： 修复。如果牙齿可以移动到更好的位置，与上前牙保持更好的排列关系，通过初步的蜡型分析来评估修复体之间建立咬合接触的可能性。因为正畸治疗无法移动那么远的距离，所以要考虑下一步的治疗方案。

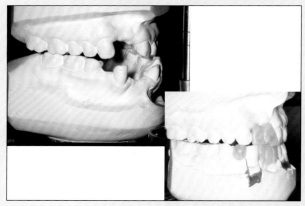

第四种治疗方法： 外科手术。通过块状移除尖牙和第二前磨牙之间的牙槽突，前牙区的牙-牙槽骨复合体就可以往后移动，并与上前牙保持协调。当该区段在模型上被移动到可接受的位置后，制作导板以指导外科医生将牙-牙槽骨复合体移动到预先设定的位置。

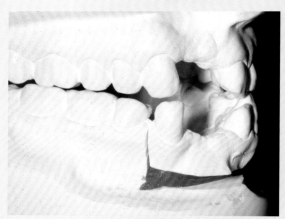

外科术后的患者。在手术前，通过后牙改形使前牙区段能够在术后足够靠近。然后，制取新的模型并以正中关系位上𬌗架。

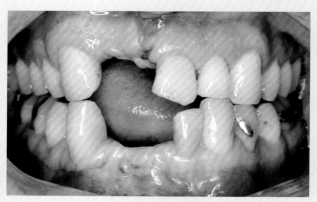

流程	专科医生联合分析和治疗

下颌前牙区通过手术重新定位后，制作新的诊断蜡型。通过该诊断蜡型制作临时牙模板，牙体预备后用该模板制作临时修复体。

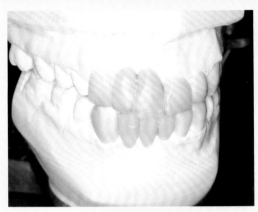

因为没有保留对前牙进行精确改形和排列的参数，对上下颌前牙都进行了牙体预备（A），戴上临时修复体（B）。因此前牙的诊断蜡型仅仅是最好的猜想，必须在口内建立最终的牙齿形态和切平面。

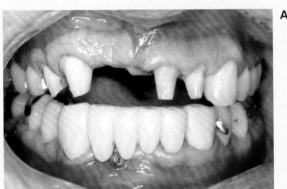

A

经过对口内的临时修复体进行精修后，由于狭窄的中性区和垂直向唇闭合道的原因，要对原始诊断蜡型上的牙齿形态进行重塑。这就要求大量调磨临时修复体的唇面，使其与正确的功能性模板相匹配，并形成新的唇外展隙。

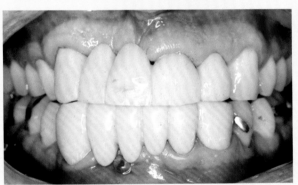

B

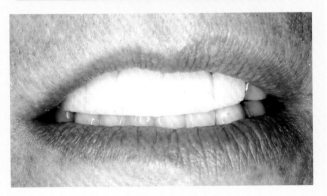

流程	专科医生联合分析和治疗

在口内重新塑形的临时修复体表现出了前牙正确的倾斜度、切缘位置和口内利用功能性模板制作的唇面形态。

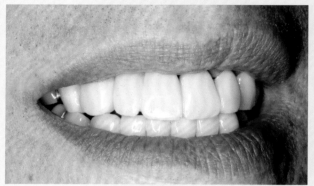

最终修复体将复制临时修复体的形态，具体方法已在第十六章阐述。记住，只有消除对正中关系的所有后牙殆干扰，才能确定前导的功能形态。

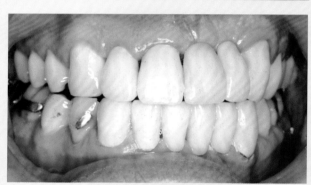

前导最终确定后，才能修复下颌后牙（A）。注意窝沟的引导斜面要确保下颌窝沟的斜度比侧方前导平缓，这样才能保证后牙在非正中运动时脱离咬合接触(B)。具体步骤请回顾第二十一章。

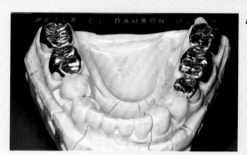

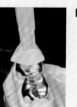
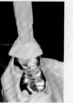

最后在殆架上完成上颌后牙的修复体。确保精确的关键在于正中关系位上殆架要准确，且殆架上的髁导斜度要调得比患者实际情况更平缓。如果在殆架上后牙保持正中关系接触，非正中运动时都能脱离咬合，那么最终在口内的修复体自然也能达到这个效果。

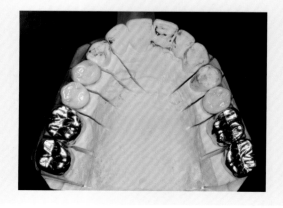

续表

流程	专科医生联合分析和治疗

比较完成的修复体（A）和原始的错𬌗畸形（B）。程序化制订治疗计划的流程以按部就班的形式最终保证了预期效果的实现。

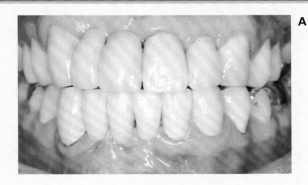

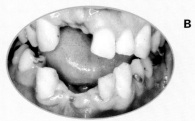

基骨排列不良时的治疗设计

本文的目的不是概述正颌外科的所有治疗细节。然而，还是有一些与构建可接受咬合关系相关的治疗计划制订基本原则。有些基本的外科目标必须与实现良好咬合关系的这些目标相关联。通过比较一些方法和目标，我们可以为多学科专科医生的沟通制订了一个参考框架。

分析的起点

分析任何严重上下颌牙弓不调的起点是必须确定当双侧髁突处于正中关系位时的牙弓关系。如果有盘突复合体健康、位置或排列等方面的任何问题，应该在尝试正颌外科治疗前将其恢复到可接受范围内。除非盘突复合体健康且位置排列正常，否则使用任何一种外科方法重排牙列都将导致牙列与正确关节位置之间的错位。基于这个原因，我们必须要将诊断模型以正确的正中关系位上𬌗架。

头影测量分析应该配合诊断模型和临床检查联合应用，以确定需要改变的具体部分。第四十四章的综述将有助于解释头影测量分析用于指导方案制订的一些方法。

全科医生与修复医生和正畸医生都应该熟悉以下解决严重错𬌗畸形的基本方法。多数情况下，外科矫正可能比长期、大范围的正畸或修复治疗创伤更小、容忍度更好且治疗结果可能更佳。修复学的理念就是牙齿位置决定形态。即使需要进行大范围的修复治疗，我们也应该首先矫正牙弓的不调，这样往往可以极大地改善治疗结果。

以下的外科方法举例说明了如何矫正一些最常见的错𬌗畸形（图43-5～图43-11）。

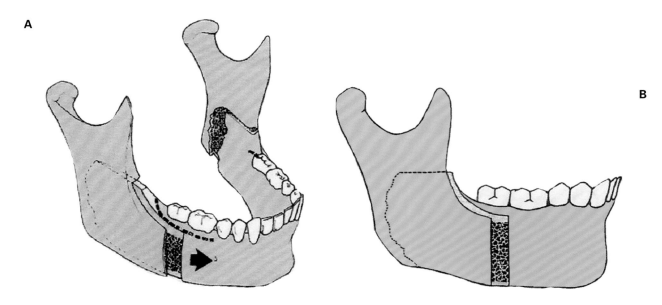

图43-5　下颌升支矢状劈开截骨术前徙下颌骨。该手术使下颌骨稳定向前移动（B），术后位置稳定，很少或不复发，因为整个颊肌的下半部分随骨块一起向前移动，因此可以消除因肌肉牵拉所致的异常后退。为了避开颊肌的起始处，要注意切口位置的设计。A图中的深色点状虚线指示肌肉的起始点。

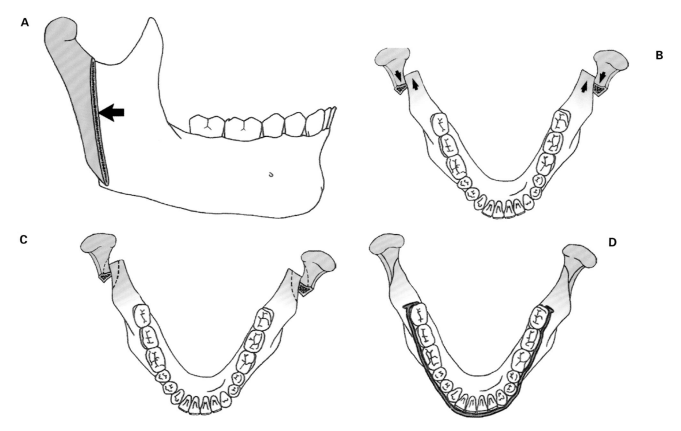

图43-6　针对下颌后缩的下颌升支垂直截骨术。A.垂直向切透下颌升支可以使前牙部分向后移动。通过削薄重叠部分的骨组织（B），从而形成骨块间更好的接合（C）。注意颊肌（D）并未因为整体后缩而受到影响。

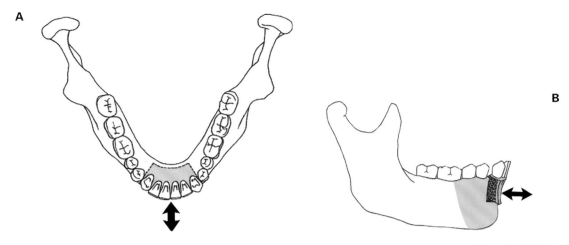

图43-7　针对前牙区段位置重排的下颌前部根尖下截骨术。这一术式用于在不改变基骨的前提下重排前牙区的牙-牙槽骨复合体。它可用于改变前牙区的倾斜度或平整殆平面。A. 正常的切开方式。B. 重排的潜能。如果切口可以降低，那么到下颌骨下缘的高度也会相应降低。

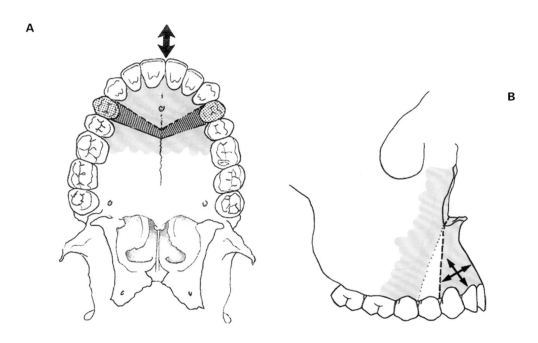

图43-8　针对前牙区段位置重排的上颌骨前份截骨术。通过前牙区段的上颌骨截骨，水平向移动上颌前牙-牙槽骨复合体，以改变前牙区的整体倾斜度，或改变这部分的垂直向位置。A. 可以结合部分区段的去除。B. 显示可改变倾斜度。

图**43-9**　上颌骨整体截骨术前徙上颌骨。将上颌骨在牙根上方截骨，使整个牙列向前移动，以矫正骨性上颌后缩。

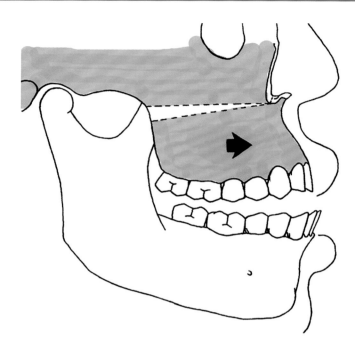

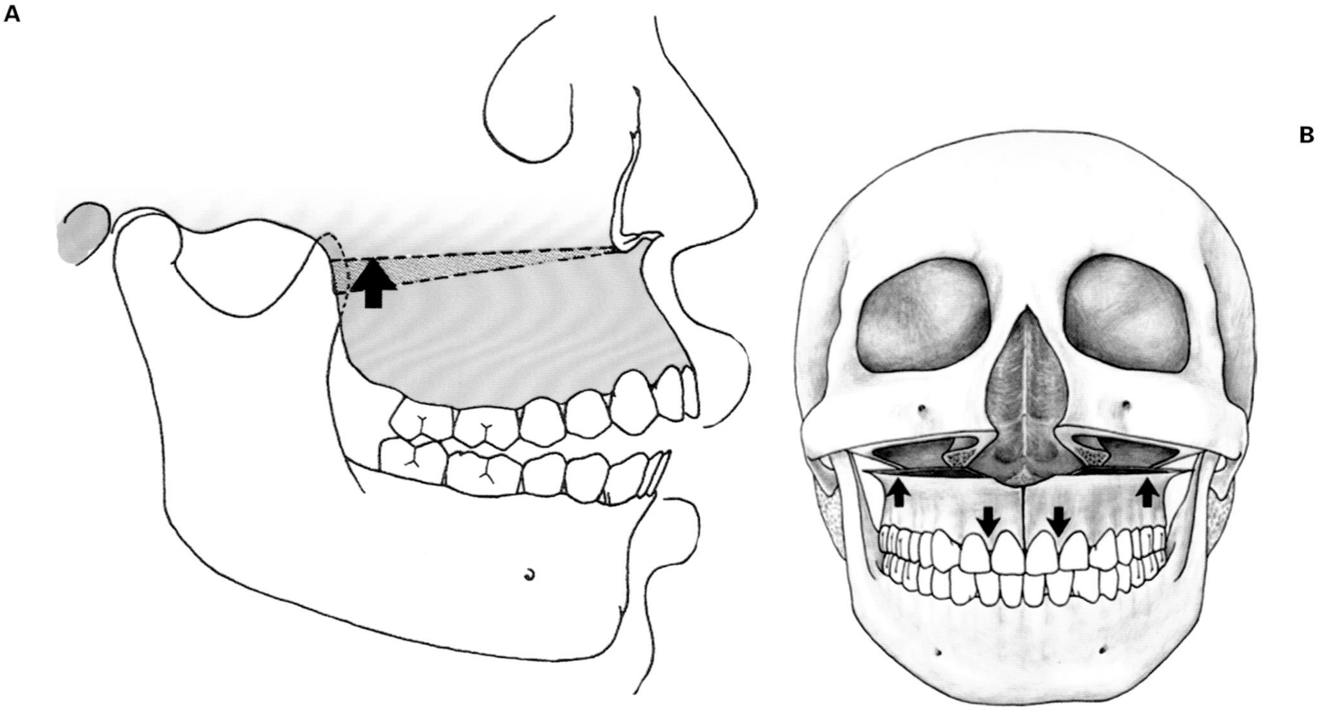

A

B

图**43-10**　上颌骨整体截骨术用于关闭上颌前牙开𬌗。A. 通过移除上颌后牙区的部分骨块，可以升高后牙区的牙-牙槽骨复合体以关闭前牙开𬌗间隙。这种升高骨折块的术式不会影响升颌肌群的收缩长度，因此结果非常稳定，很少或没有复发。B. 上颌骨整体截骨术可允许对上颌进行多种方向的重新排列。

A
B

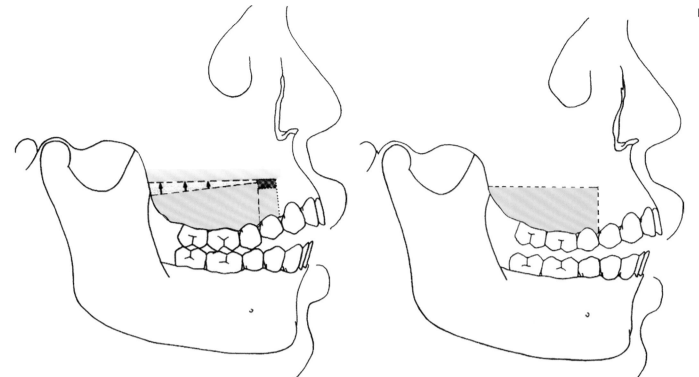

图43-11　伴随骨切除的分段截骨术可以使后牙区殆平面变平。A～B.通过移除部分骨块，不移动前牙区段就可以升高上颌的牙-牙槽骨复合体。除了改变垂直距离外，这种术式在必要时还可能结合拔除第一前磨牙，以完成水平向的重排。手术不会干扰升颌肌群的收缩长度，因此可以保持良好的稳定性。

非手术方法来稳定基骨错位关系

尽管外科技术日新月异，但是很大一部分错殆畸形的治疗仍然可以依靠非外科手段完成。通过提供稳定的咬合接触防止牙齿过长，就可以简单地稳定一些牙弓大小不一致的病例。

下牙弓完全舌向错位的治疗

当所有下颌牙齿完全位于上颌牙齿的舌侧时，这几乎可以确定就是基骨的不匹配。由于没有咬合止点，因此不能通过正畸方法来矫正。上下牙弓平行萌出（图43-12）。如果舌体和颊部代替了缺失的咬合止点，这种关系或许也可以保持稳定。如果出现继续萌出的问题，我们可以通过在上颌牙的舌面提供咬合接触以及降低下颌牙牙尖高度的方法来矫正（图43-12B，C）。

如果下牙弓能进行扩弓，即使很少量，只要能产生新的止点，就可以建立稳定的咬合关系。因为这些患者属于垂直向的功能模式，并且由于内外侧的肌肉运动范围加宽而产生强大的水平向中性区，因此无须关注前导或平衡侧的殆干扰。对于某些患者我们只要简单地对牙齿表面改形就可以建立止点，但是往往更常见的是通过修复治疗提供咬合接触（图43-13）。该治疗方法有助于解决许多不同形式的错殆问题，包括单侧牙弓不一致。

下牙弓明显宽于上牙弓的治疗

如果下颌牙齿完全位于上颌牙弓的颊侧，除了咬合接触的位置与后者正好相反，非手术治疗的方法与下牙弓完全舌侧错位的治疗方法相同（图43-14）。由于陡峭的锁殆会导致垂直向的下颌功能运动范围，因此依然不用关注侧方运动的情况。

锁殆的治疗要以发生锁殆的原因为基础。如果上下颌牙弓不调是由于先天性牙弓大小不调造成的，一般来说只要我们提供正中咬合接触就可以解决稳定的问题。但是如果牙弓大小不调是源于外伤、不良修复或正颌外科等原因，这种锁𬌗关系与先天形成锁𬌗的功能模式不同，可能会产生应力。如果出现任何不稳定的体征或咀嚼功能不良导致不适或破坏，就不应再继续保守治疗。

如果咬合看起来是稳定的，患者也没有被美观或功能的不足所困扰，一般不予处理。我看到有些患者的上下颌关系如上所述，但他们很多年都保持稳定而健康的牙列，没有加速破坏的迹象。

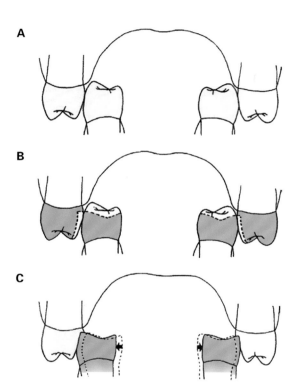

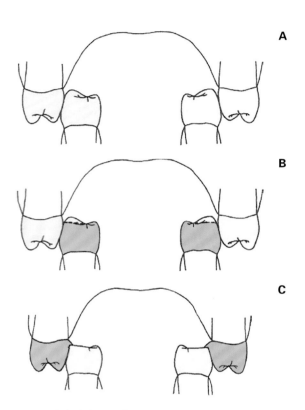

图43-12　A. 当下牙弓完全舌向错位于上牙弓，由于没有对𬌗牙，下颌牙的过长是一个潜在问题。如果舌体不能替代缺失的咬合接触，就必须提供正中咬合接触。这涉及降低下颌过长牙齿高度和并对上牙舌面改形来提供咬合接触。B. 改形后，对下牙弓进行扩弓至形成正中关系位的咬合接触，这是维持咬合的前提条件。在一些病例中可能需要用到𬌗垫，可以在上牙斜面上完成非正中功能运动。C. 如果舌向错位的下颌牙齿已经过长并咬到上颌组织，除了上颌牙的正中止点可能刚好齐龈或靠近龈缘外，可以采用同样的调整方法。有必要建立浅的凹槽以提供稳定的正中咬合接触。这类错𬌗畸形的工作侧非正中运动轨迹极其陡峭，由于功能运动几乎都是垂直向的，因此不会出现什么问题。

图43-13　A. 因为对应于双倍牙齿厚度的强大水平向中性区的缘故，咬合稳定问题通常会受限于垂直向萌出的控制。B. 降低接触牙尖的高度，往往只需提供一个靠近龈缘线的修复体正中咬合止点（C）。功能运动仅限于垂直向运动，因此无须关注非正中运动轨迹。

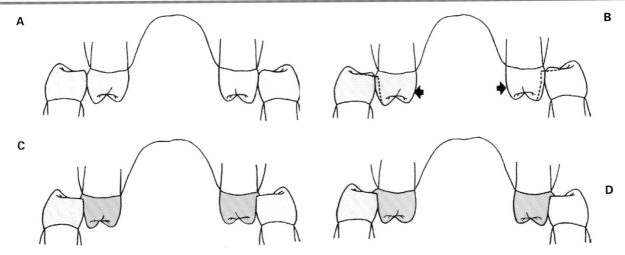

图43-14　A. 下颌牙完全颊侧错位于上颌牙，主要解决的问题就是防止上下牙弓的牙齿过长。B. 当降低下牙舌尖，在上牙颊面改形建立止点后，就可以提供稳定的正中咬合止点。C. 上牙弓通过扩弓建立咬合止点。D. 备选方法是在靠近龈缘的位置提供修复体咬合止点。

X线头影测量技术在咬合分析中的应用

Using Cephalometrics for Occlusal Analysis

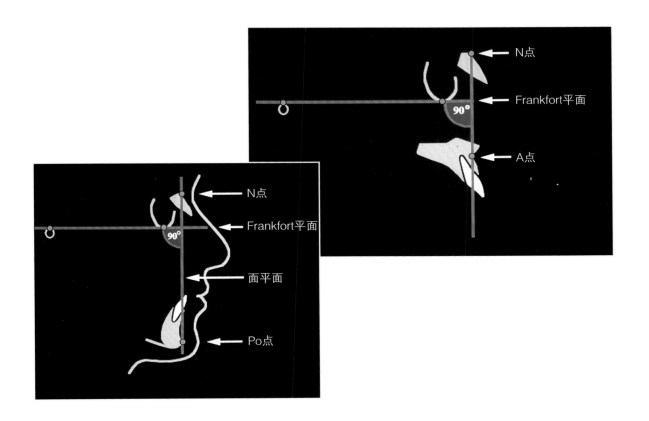

理念
正畸治疗的基本目标是使正确的咬合关系与正确的颌骨关系相协调。

头影测量技术的局限性

　　头影测量技术的主要着眼点在于预测儿童的生长发育，所以忽视了其在辅助制订成人咬合问题治疗计划中的作用。此外，对生长发育分析的复杂性也让试图应用这一技术的全科或修复牙医望而生畏。但是，这项技术在成人咬合问题的分析中确实很有价值。由于成人不存在生长发育分析的问题，因而可以大大简化技术应用的复杂程度。

　　完全根据头影测量中的"正常值"来判断最终治疗计划是不够的。一定要结合中性区因素和患者已有的功能运动方式来进行分析。针对那些投影测量不一定符合"平均值"患者的治疗目标是达到解剖和功能的协调，但是这些"平均值"结合其他相关信息可以提醒检查者，哪些区段颌关系正常以及哪些区段颌关系不正常。如果某个牙-牙槽骨区段从头影测量分析、侧貌分析和功能关系均显示正常，那就不应该为了适应错𬌗部分而加以改变。制订治疗计划的基本原则之一是"保留正确的，改变错误的"。

　　头影测量分析有助于做出那样的决策。

头影测量技术的基本要素

　　要理解头影测量分析必须学习构成这一系统的两个基本要素：

　　1. 标志点；

　　2. 平面。

　　标志点包括骨性标记点、软组织标记点以及两个平面的交叉点，头影测量描绘的第一件事就是确定标志点。

　　平面由通过两个点的直线进行确定。

标志点

骨骼标志点

　　以下11个骨骼标志点（在侧位片上）是初学者进行咬合分析时必须掌握的（图44-1）。

　　1. P点（耳点）是指外耳道上缘的最凸点。

　　2. O点（眶点）是指眶下缘的最低点，是确定

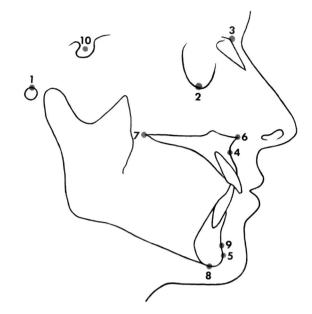

图44-1　侧位片上的骨性标志点。

Frankfort平面的前标志点。

　　3. Na点（鼻根点）是指鼻额缝的最前点，也是确定面平面的上标志点。

　　4. A点（上齿槽座点）是指前鼻嵴到上齿槽缘点之间上颌骨表面的最凹点。是A-Po平面的上标志点，也代表基骨和牙槽突的连接处。

　　5. Po点（颏前点）是指下颌骨正中联合部的最前点，是面平面和A-Po平面的下标志点。

　　6. ANS点（前鼻嵴点）是指鼻嵴的前缘。

　　7. PNS点（后鼻嵴点）是指鼻嵴的后缘。

　　8. M点（颏下点）是指下颌骨正中联合部的下缘。

　　9. PM点（颏上点）是指颏部外形由凹转为凸的转折点。

　　10. S点（蝶鞍点）是指蝶鞍的中心点。

　　11. Xi点（下颌中心点）是指下颌升支的几何中心点（图44-2）。

软组织标志点（图44-3）

　　1. Pn点（鼻前点）是指鼻的最前点。

　　2. Po'点（软组织颏前点）是指颏部软组织的最前点。

平面（与侧位头影测量分析相关）

为了总体评估骨骼、咬合及侧貌之间的关系，

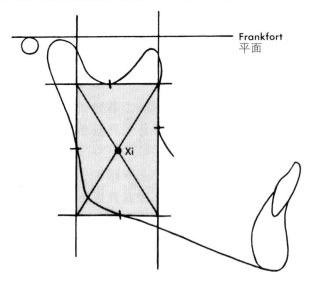

图44-2　Xi点。通过下颌支4条边的切点分别平行和垂直于FH平面画线形成一个长方形。Xi点是这个长方形的中心交叉点，代表下颌支的几何中心。

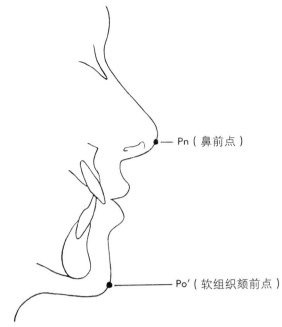

图44-3　软组织标志点。

图44-4　水平面。

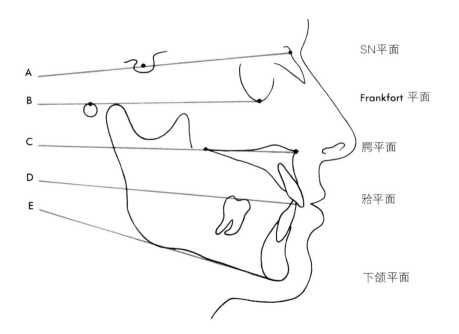

通过观察侧位头影测量分析中的两组各5个平面可以获取大量非常有用的信息：

1. 水平向平面（图44-4）
   a. 前颅底平面（SN平面）
   b. 眶耳平面（Frankfort平面，FH）
   c. 腭平面（ANS到PNS）
   d. 𬌗平面（OP）
   e. 下颌平面（MP）
2. 垂直向平面
   a. NA平面（Na与A连线）
   b. 面平面（Na与Po连线）
   c. A-Po平面
   d. 审美平面（Pn与Po连线）
   e. McNamara线（过Na点的垂直线）

如何应用这些平面分析咬合问题

从侧位片上看，头影测量平面有助于确定5项基本关系，这些关系是诊断和制订治疗计划的关键。

1. 上颌骨相对颅底的前后向关系；
2. 下颌骨相对颅底的前后向关系；
3. 上颌牙齿相对上颌骨的关系；
4. 下颌牙齿相对下颌骨的关系；
5. 上下颌骨相对颅底的垂直向关系及其两者间的相互关系。

如前所述，头影测量分析绝不是决定治疗的唯一指标，而是与其他两项参数一起构成三联诊断法：

1. 头影测量分析；
2. 上𬭬架的诊断模型；
3. 临床检查和评估。

如果三者的分析结果一致，这样的诊断是可靠的。如果其中有一项与其他两项不相吻合，就应该谨慎考虑。盲目地依赖头影测量正常值有可能会破坏漂亮的侧貌，但如果能在全面临床检查中对每位患者进行咬合稳定性评估，并结合头影测量分析应该就可以避免以上错误。不管与头影测量正常值之间的关系，如果牙齿没有异常动度、过度磨耗或移位等现象，表明牙列是稳定的。当头影测量不正常但咬合稳定时，在考虑任何改变前要确定达到咬合稳定的原因。某些无法阻断的个人不良习惯或强的中性区关系可能可以使咬合保持稳定。同理，有些

独特的侧貌尽管不"正常"，但是既漂亮又稳定。

骨组织的头影测量正常值因年龄、性别、种族而有差异，以下的评估对于男性白种成人是最有效的。

上颌骨水平向位置的评估

上颌长度是指上颌骨相对于颅底的前后向关系。以NA平面相对Frankfort平面（FH）的夹角来判断（图44-5）。这项指标可以确定Ⅱ类或Ⅲ类关系是否归因于上颌骨。

正常值：90°，表明上颌骨处于正常关系。

上述夹角大于90°，提示为上颌前突，角度越大表明上颌前突越严重。

上颌后缩是指上述夹角小于90°，提示上颌发育不足。角度越小，发育不足越严重。

下颌水平向位置的评估

下颌长度是指下颌骨相对于颅底的前后向关系，以N-Po线相对Frankfort平面（FH）的夹角来判断（图44-6）。这项指标表明Ⅱ类或Ⅲ类关系是否归因于下颌骨。

正常值：90°，表明下颌骨处于正常的关系。

上述角度大于90°提示下颌前突，角度越大，下颌前突越严重。

上述角度小于90°提示下颌后缩。角度越小，下颌发育不足越严重。严重的不足会产生"Andy Gump"型缺陷。

图44-5　上颌长度分析是指"正常"的上颌骨相对于颅底的前后向关系。角度大于90°提示上颌前突，小于90°提示上颌发育不足。这一指标可以揭示Ⅱ类或Ⅲ类关系是否是由上颌骨的因素引起的。

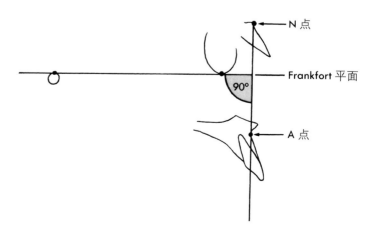

评估上颌相对下颌的矢状向关系

一个正常的直面型患者，A点将落在面平面上，表明上下颌关系是协调的。这种关系是最容易处理的，也能与漂亮的侧貌相一致。

A点和面平面的关系决定了侧貌的突度。如果A点位于面平面前方，患者一般表现为凸面型（图

44-7）。

如果A点位于面平面后方，患者一般表现为凹面型（图44-8）。

突度分析将下颌与上颌发生关联。A点在前提示是凸颌关系，A点在后提示是缩颌关系。然而，突度分析并不能判断出哪个颌骨有问题，所以需要和上下颌长度分析结合起来判断到底是哪里需要改变。

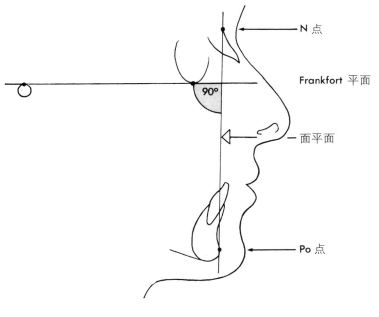

图44-6　下颌长度分析是指"正常"下颌相对于颅底的前后向关系。角度大于90°提示下颌前突，小于90°提示下颌后缩，但是角度的轻度减小是可以接受的。

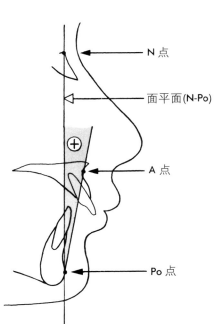

图44-7　突度分析。A点位于面平面前方表明为凸面型。但分析本身不能显示哪个颌骨有问题，因为凸面型可能是上颌前突引起，也可能是下颌后缩引起。

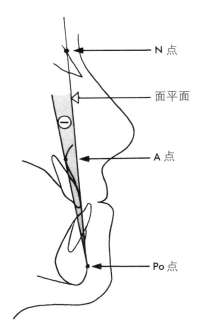

图44-8　突度分析中若A点位于面平面后则提示凹面型。这个患者的Ⅱ类错𬌗是由下颌前突引起的，不过这一结论不是仅仅由这项分析决定的。这项分析揭示上下颌的相对关系，但并不能揭示上下颌分别相对于颅底的关系，进而判断到底是哪个颌骨有问题。

McNamara线是最快捷的标志线，可以同时判断双颌的状况。

McNamara线能评估上下颌相对前后向的关系以及上下颌相对颅底的关系。McNamara线也被称为"鼻根点垂线"，它是通过Na点作Frankfort平面的垂线而得到（图44-9）。

实际的垂直向面平面能简单、快速地判断水平面的不调，可以更清楚地定义问题，如可以定义为下颌骨前突或上颌骨后缩，而不是简单的诊断为Ⅲ类错𬌗（图44-10）。这一平面也能判断双颌前突或双颌后缩的情况。

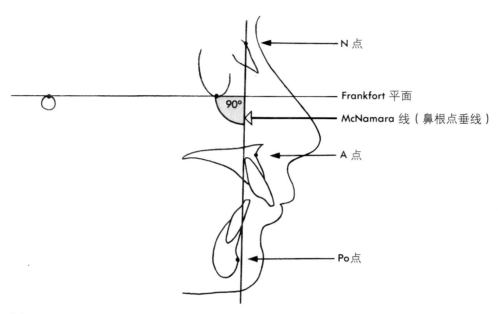

图44-9　McNamara线（鼻根点垂线）是通过N点作FH平面的垂线。上下颌能通过"实际"的面平面来评估，因此可以在同一种分析方法中能同时评估上下颌相对于颅底的关系。如上图所示，A点位于鼻根点垂线前方，因此Ⅱ类关系是因为上颌前突引起的，而下颌稍位于该线后方并处在正常范围内。

图44-10　头影测量分析有助于为临床病例制订修复治疗计划：这个患者辗转四位牙医，希望能在上颌无牙区域进行修复治疗与下切牙相对应，但均以失败告终。这就是改变正确部分去适应错误部分的典型案例。由分析可见，上颌的前后向关系是正常的（A点在McNamara线上），而下颌严重前突（Po点在McNamara线前很远）。如果不结合手术治疗缩短下颌长度，就很难获得满意的结果。

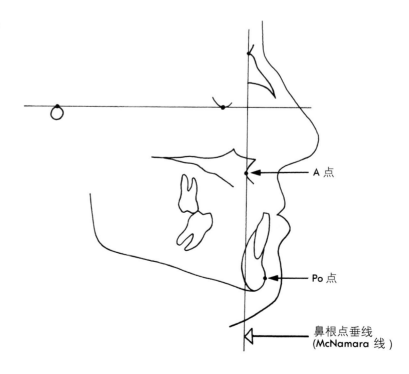

上下颌相对鼻根点垂线的关系通常用线距（mm）表示，而非用角度。因此，上颌位置相对"实际"垂直平面是用毫米来表示的。对于正常的漂亮侧貌，A点应落在McNamara线上或稍前方。

下颌相对颅底的关系也是用线距测量与鼻根点垂线的距离，因此不受任何上颌标志点的影响，且真实代表了下颌颏部相对颅底的位置。在混合牙列期的儿童，Po点在鼻根点垂线后6~8mm，下颌平均每年增长约0.5mm，直到最终达到位于McNamara 线后2~4mm的正常状态。

牙齿相对基骨的关系

使用A点的优势之一是代表了骨骼关系，不受牙齿是否存在的影响。因此，也能用于分析义齿上人工牙的位置关系。

A-Po平面是与义齿基托相关的参考平面（图44-11），也可以作为上下颌骨基线，用于简单评估上下颌牙齿相对上下颌骨的关系。进而，A-Po平面还可以与面平面相关。

上切牙的突度是通过切缘点到A-Po线的垂直线距来计算的，正常值为3.5mm，标准差为2.3mm。通过测量与A-Po线的夹角可以得到上切牙的轴倾度，正常值为28°，标准差为4°。

下切牙的突度正常值距A-Po线的垂直线距为+1mm，标准差为2.3mm。

下切牙的轴倾度正常值为22°，标准差为4°。

上下中切牙长轴夹角（图44-12）的正常值为130°，临床标准差为6°。低于此正常值提示前突，高于此正常值则有深覆𬌗倾向。

牙齿相对基骨的关系更多地依赖于中性区相关因素，而不是基于平均值的随意定位。牙列中可能没有其他部分会如此依赖于与肌肉之间的协调关系。任何牙齿与唇舌及口周肌肉力量方向排列不齐的情况都会导致咬合不稳定。此外，没有必要使前牙一定位于某个角度或范围内。只要前牙和颌骨功能相协调，且能稳定地接触以避免牙齿过长，无论切牙间夹角大小，这种关系都是稳定的。

只要咬合止点位置稳定，很多深覆𬌗甚至切牙舌倾导致切牙间夹角大于180°的患者也能很好地保持稳定关系（图44-13）。

上唇过短患者的前牙舌倾并不少见。因为在吞咽时下唇必须延伸接触上唇以完成唇闭合，下唇会对上切牙唇面施加过度的力量而导致上切牙切缘舌倾。对于唇肌非常紧张的患者，或许有必要在上牙增加更多的咬合止点以避免牙齿过长。然而，只要有稳定的正中止点，即使前牙舌倾也能维持垂直向和水平向的稳定。如果牙齿与天然较窄的中性区发生关联后，就不会干扰唇闭合道，在唇与切缘之间保持了很好的发音关系。即使切牙的轴倾度不在正常值范围内，但美观和功能却可能更佳。

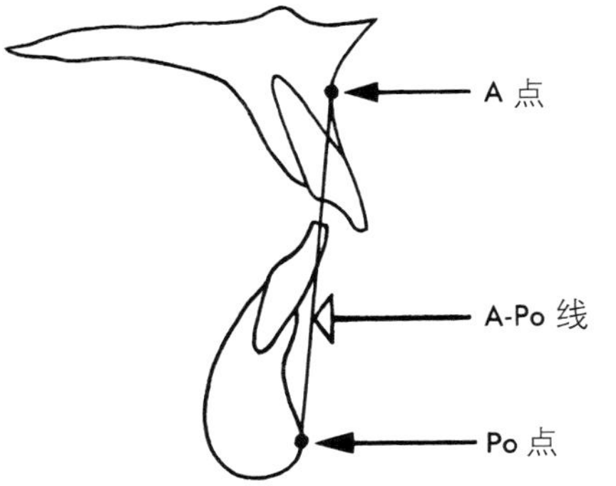

图44-11 A-Po线是义齿基托的参考平面，与颅底无关。不过，如果能结合面平面和McNamara线一起分析，就能将上下颌关系结合到整体面部侧貌分析中去，可以评估前牙轴倾度或突度。

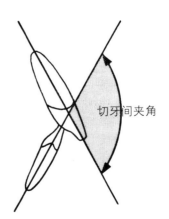

图44-12 上下切牙间角度是上下切牙长轴间的相互关系，正常值为130°，但数值并不重要，即使在"正常"的牙列中这个角度还是有很大变异的，因此更应该从功能关系方面建立上下切牙间角。

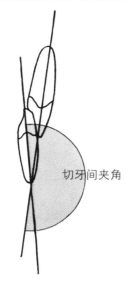

切牙间夹角

图44-13 只要咬合止点稳定，而且和中性区因素及下颌功能运动相协调，即便前牙舌倾导致切牙间夹角大于180°的情况也能很好地保持稳定关系。如果在这种情况下计划改变切牙轴倾度，必须要小心维持上切牙切缘的位置以和唇闭合道相协调，并保持紧密的唇闭合关系。

头影测量的正常值和这些重要因素并不是必然相关的，所以在对前牙轴倾度进行诊断和治疗计划时，临床检查非常重要。优秀的正畸医生似乎正逐步达成共识，头影测量正常值可作为前牙平均轴倾度的快速参考指标，但临床检查评估才是更可靠的手段。

垂直向骨骼关系的评估

下颌平面角是评估和判断前牙区开𬌗是否为骨性的有效指标，而且这是一个非常重要的决策性指标。因为骨性开𬌗和不良习惯导致的开𬌗，其矫治难度和方法都有非常大的差异。

下颌平面角是下颌平面和Frankfort平面的夹角（图44-14）。

正常值：25°。

前牙骨性开𬌗：下颌平面角过大提示开𬌗是下颌原因引起的骨性错𬌗。

深覆𬌗：下颌平面角过小提示深覆𬌗是下颌原因导致的骨性错𬌗。

下面高：另一个代表上下颌骨离散度的指标。Ricketts研究认为这一指标不随年龄变化，较为恒定。下面高的测量值是由ANS到Xi连线和Xi到PM连线所构成的夹角（图44-15）。

正常值为47°，临床标准差为4°。

角度越大代表骨性开𬌗的可能性越大，角度越小越倾向于深覆𬌗。

评估𬌗平面

功能性𬌗平面是和磨牙及前磨牙𬌗面相关的平面（图44-16）。

头影测量分析𬌗平面的目的是确定其前牙区和后牙区的正确垂直向位置。从美学角度而言，理想的𬌗平面在后牙区应该接近下颌体中心（Xi点），在前牙区应略低于唇裂下缘。而下切牙切缘在正常情况下应稍稍位于功能性𬌗平面上方。

上颌垂直向发育过度

如果𬌗平面位于唇裂下过多，提示上颌垂直向发育过度。这会导致典型的"露龈笑"。这类患者的咬合看起来可能是正常的，但当唇处于休息位时，整个上前牙唇面和部分牙龈组织暴露在外面，由于牙龈组织长期暴露在空气中，可能会影响牙周健康。当患者努力想把牙遮盖时就往往会表现为唇肌紧张。

在解决上颌垂直向发育过度的问题时，考虑整个𬌗平面很重要以及维持正确前导的重要性。这类问题往往需要通过手术解决。

上颌垂直向发育不足

前牙区高𬌗平面可能提示上切牙暴露不足而下切牙暴露过多，在微笑时呈现不美观的"斗牛犬"面型。而随着年龄增长以及组织弹性丧失，上唇的位置会更低，因此老年患者在微笑时呈现上牙暴露不足的"苍老面容"。

尽管在头影测量分析时比较关注前牙区𬌗平面与唇线的关系，但应该记住，唇长度变化和正常发音功能可能具有更关键的决定意义。可以在临床中确定上牙切缘与下唇笑线的关系，通过观察唇闭合道以及在发"f"和"v"音时唇的位置，我们能精确决定切缘的位置。对于无牙颌患者，可以在蜡堤上标记这些位置，然后可以指导人工牙的排列。据我的经验，切缘位置的细微变化就可能对美观和功能造成截然不同的效果，因此要在临床上仔细观察和

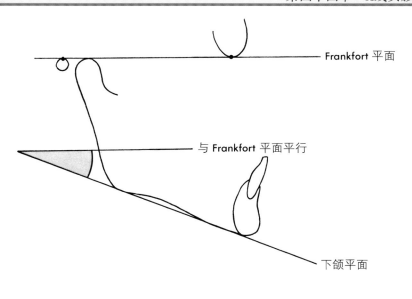

图44-14　下颌平面角。

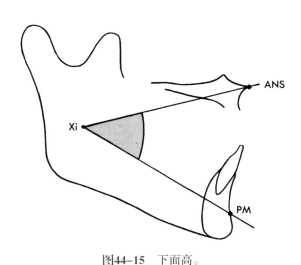

图44-15　下面高。

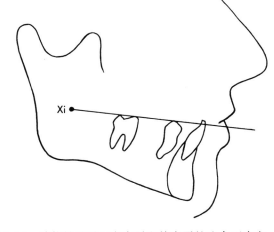

图44-16　功能性殆平面由磨牙和前磨牙的咬合面决定，它并没有平分切牙，后端接近Xi点，前端稍位于唇裂下。

测试来决定准确的参数。头影测量是一个有用的参考，但有时基于功能关系临床分析的结果和头影测量的结果是相悖的，至少对于前牙会发生类似情况。

后牙区殆平面应接近Xi点。当后牙区殆平面过高后尤其会产生问题，因为它会干扰前伸运动时后牙的咬合分离。在上了殆架的诊断模型上能有效地决定后牙殆平面的位置，因此要从咬合分析的角度确定是否有必要进行头影测量。上殆架模型的优势在于后牙咬合可以与髁道及前导的后牙咬合分离效应相关联，这两项决定性因素会确定任何殆平面的可接受度。

在二十章中提及的Broadrick Flag和简易咬合平面分析仪（SOPA），可以有效地在上了殆架的诊断模型上将殆平面后段和Xi点相关联起来。然而，除非将髁突作为确定殆平面的后牙参考点，才能达到上述的结果。然而这两项技术的应用不适合于非修复治疗病例，因此，如果头影测量中的殆平面分析能与临床评估相结合，对于殆平面的头影测量分析对于正畸和外科分析还是很有意义的。

磨牙后垫上缘也是确定殆平面后段水平的有效临床标志点，尤其是在后牙游离端缺失的情况下。

评估软组织侧貌

审美平面是由软组织鼻尖点（Pn点）和软组织颏前点（Po点）相连而成，可用以评估鼻唇颏三者之

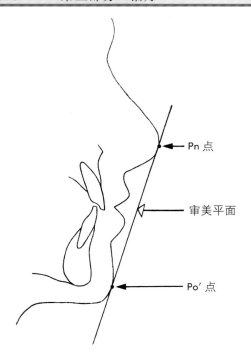

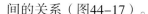

图44-17　审美平面。没有适用于所有患者的标准唇部位置，不过普遍可接受的值是位于审美平面后方2mm，但会受种族差异以及鼻颏突度的影响。在临床上，我们可以将直尺搁在鼻和颏上进行评估。

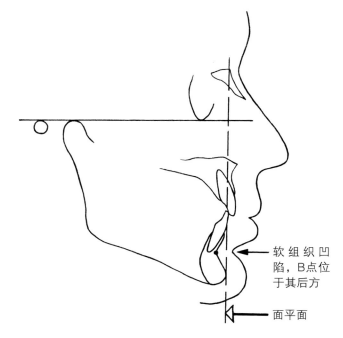

图44-18　下颌骨的B点相对应上颌骨的A点。B点是骨性颏部到下切牙齿槽缘点间的最凹点。如果它离面平面过远，提示过于强壮的颊肌导致在牙根水平的齿槽突部分生长受限。下巴凹陷是这类患者的经典面型，而颏部的前后向骨骼生长可能是正常的。

间的关系（图44-17）。

最理想的面型，下唇应该紧贴审美平面。在无牙颌患者中，因为牙槽嵴吸收导致了唇部的塌陷。如果义齿人工牙位置能支持上下唇更接近审美平面，将可改善患者面容。

针对审美平面，需要关注以下三点：

鼻子大小或颏部突度

鼻或颏过突都可能造成上下唇及前牙显得后缩。所以，评估牙齿相对鼻根点垂线的关系可以从另一个角度确定侧貌问题是否由正常的牙齿相对异常审美平面造成的，反之亦然。

上切牙倾斜度

上切牙前突会使下唇有外翻的趋势而导致侧貌不佳。将这样的上切牙回收以改变中性区不但能改善美观，而且能更有效地闭合口唇，还能将直立的切牙稳定在这个位置上。

口周肌肉的力量和位置

下颏凹陷并前突是一种很有个性特点的面型，提示强壮的颊肌下束覆盖在颏肌上。通常因为非常强的中性区而与比较直立甚至舌倾的切牙相关。颊肌上束可能也会受到限制，导致上颌牙-牙槽突复合体相对于正常颏鼻部的后缩。肌肉的约束力主要会被传导到牙根部及牙槽突，而舌的作用主要体现在斜推牙冠部向前。当牙槽突的生长受到紧张的肌肉限制时，基骨可能会继续生长。对下颏凹陷患者的头影测量分析表明，B点可能会大大落后于面平面的后方（图44-18）。

关于头影测量分析应用的思考

头影测量最大的优势是能提供下颌相对颅底前后向关系的准确信息。面平面和Frankfort平面的夹角以及McNamara线都是决定性的指标，每种指标都能在判断Ⅱ类和Ⅲ类错𬌗畸形中下颌是否存在问题时提供有用信息。

而以上数据的准确性完全依赖于在拍摄侧位片时髁突是否位于正中关系位。如果在最大牙尖交错位时完成侧位片拍摄将会犯一个非常明显的错误，因为下颌可能会从正中关系位向前滑动几毫米。这将彻底影响Po点和面平面的关系及与FH平面形成角度的准确性。虽然存在如此明显的错误，但在实际操作中却往往熟视无睹，从而会导致误诊。我在临床中看到了很多计划进行大量咬合矫正但实际上没必要的病例，甚至会给只需通过微量调殆就能解决问题的患者设计手术治疗，这些错误的治疗计划可能都是因为参考不准确的侧位片造成的。

有两个简单的步骤可以消除下颌定位偏移后头影测量分析的误差：

1. 应用在正中关系位上殆架的诊断模型作为咬合诊断的必备条件。

2. 在拍摄X线片的过程中使用正中关系位的咬合记录将下颌保持在髁突完全就位的位置。从这一位置开始，只要髁突轴保持在髁突中心附近，下颌就可以沿闭口弧进行闭合。

Slavicek[1] 提出了在头影测量描记时校正下颌位置的方法，以便在正中关系位时下颌能正确与颅底位置相对。通过转移了正中关系上殆架模型的信息来进行校正，保证闭口时下颌位置的准确性。

Williamson[2] 不断强调髁突位置对于头影测量分析准确度的重要性及使用上殆架的诊断模型作为正畸治疗计划制订的重要组成部分。其他还有许多正畸医生都赞同这一观点，并将上殆架的诊断模型作为正畸诊断的必要组成部分。

虽然一个聪颖的诊断师和牙科大师不用借助殆架或头影测量分析也能进行绝大部分咬合治疗，这就像建筑大师可以没有蓝图也能建造房子一样。问题是"为什么要那样做呢"？基于准确信息的计划能避免试错治疗和防止犯错，头影测量分析能改善一些奇怪的现象。然而，上殆架的诊断模型和临床检查在合理的咬合诊断中也都是不可或缺的。

对于头影测量分析过度依赖的第二点主要原因是与前牙的倾斜度相关的。因为前牙关系成功与否很大程度依赖于与肌肉和口周软组织的关系，随意地把切牙放在一个所谓"正常值"的位置是不可靠的。正畸后不稳定的问题绝大部分是因为没有把前牙精确地放在中性区，而这种情况是头影测量分析所无法决定的。此外，即使面型"正常"，行使功能时唇运动的变化范围也很大。所以，仅仅在头颅侧位片上对正中关系位进行静态分析是不足以作为唯一参考指标的。

正如我们不可能通过上了殆架的诊断模型从三维方向来精确确定前牙关系一样，仅从二维头影测量片来确定颌关系也是不可能的。然而，两者结合可以提供很有用的信息，但是最终要达到前牙轴倾度、前导以及功能关系三者的"完美协调"，只有通过对功能运动过程中牙齿与软组织之间动态关系的临床观察才能实现。

参考文献

[1] Slavicek R, Mack H: Model analysis with articulator related grid in an occlusal registration instrument (ORI). *Inf Orthrod Kieferorthops* 14(1):77-81, 1982.
[2] Williamson EH, Caves SA, Edenfield RJ, et al: Cephalometric analysis: comparisons between maximum intercuspation and centric relation. *Am J Orthod* 74(6):672-677, 1978.

推荐阅读

Bishara SE: *Textbook of orthodontics.* Philadelphia, Saunders, 2001.
Chaconas SJ, Gonidis D: A cephalometric technique for prosthodontic diagnosis and treatment planning, *J Prosthet Dent* 56(5):567-574, 1986.
Di Pietro GJ, Moergeli JR: Significance of the Frankfort mandibular plane angle to prosthodontics, *J Prosthet Dent* 36:624, 1976.
Graber TM, Vanarsdall RL Jr, Vig WL: *Orthodontics: Current principles and techniques,* ed 4, St. Louis, 2005, Mosby.
Ricketts RM: Role of cephalometrics in prosthetic diagnosis, *J Prosthet Dent* 6:488, 1956.
Skafidas TM: *Cephalometric analysis manual,* Atlanta, Georgia, 1987, Department of Orthodontics, Emory University School of Dentistry.
Wallen T, Bloomquist D: The clinical examination: Is it more important than cephalometric analysis in surgical orthodontics? *Int J Adult Orthodont Orthognath Surg* 1(3):179-191, 1986.

咬合治疗患者的随访维护

Postoperative Care of Occlusal Therapy Patients

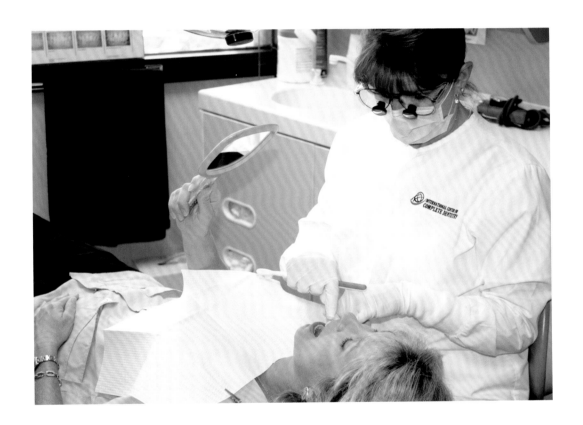

理念
整体牙科学的目标是维持整个咀嚼系统长期健康。

术后维护的好例子

Daulton Keith医生是南卡罗莱纳州查尔斯顿的一名牙周医生，他拥有一套非常有效的诊疗流程，即使患者曾经接受过复杂的牙周治疗，也能够保持牙齿终生健康。Keith医生的术后维护并非始于治疗结束，而是在每位患者首次就诊、接受口腔检查前，在医患沟通时就已经开始了。

在首次就诊时，Keith医生会描绘出为保证长期健康和稳定疗效而必须达到的治疗目标。首先，他会向患者解释在治疗中和治疗后可以预见到的情况。然后Keith医生会以实例进一步解释如果他陈述的任何一项治疗目标未能达到可能导致的不良结果。

1. 不吸烟。Keith医生指出吸烟会影响牙周组织毛细血管血液循环，如果患者不能戒烟，将难以获得牙周支持组织长期健康。同时，他还会指出吸烟对全身健康的危害性。
2. 不吃硬糖。吮吸硬糖的习惯可对牙齿造成灾难性的破坏，特别是在釉牙骨质界形成龋坏，并进一步造成一系列问题。
3. 每周不超过2罐苏打饮料。碳酸饮料对牙齿的酸蚀作用已经在诸多研究中得到确证，特别是其对咬合面的破坏。

然后，患者将会了解到如果想要获得牙齿的长期健康，医生所要完成的事项。

1. 可清洁性。每个牙面都必须保证可进行清洁，清洁范围应深达牙龈附着处。
2. 清洁度。患者必须学会并有动力保持所有牙面清洁。
3. 咬合稳定性。完美的咬合关系是对于牙齿及其支持组织分散殆力的必要条件。
4. 颞下颌关节（TMJ）稳定性。只有颞下颌关节稳定，才有可能实现口内咬合稳定。

只有口腔足够健康才利于维持以及患者要对自己健康负责，术后维护应该是整体治疗计划的一部分，而不只是事后的补救举措。治疗开始后还要不断对患者进行口腔卫生宣教并提高其依从性。这种高成功率流程后面的理念适用于包括咬合治疗患者在内的所有患者。此处还有一个非常重要的理念：

不能将咬合治疗与其他为维持口腔长期健康的

理念

整体牙科学的医生必须要将最佳的口腔健康作为治疗的目标，这意味着需要维持整个咀嚼系统所有结构的健康。

治疗孤立开来。但在一些不同情况下，确实需要特殊考虑。

咬合治疗的随访

当完成咬合问题的治疗阶段后，为保证最佳的长期预后，需要为患者制订术后随访计划。

咬合治疗完成后的随访计划应该与咀嚼系统的众多组成部分相关联，有7项主要的影响因素：

1. 颞下颌关节的结缔组织状况；
2. 是否存在良好的关节盘；
3. 牙齿支持组织的状况；
4. 对咬合稳定要求的完成度；
5. 是否存在某些不良习惯或夜磨牙；
6. 接受完整细致口腔卫生维护的能力和意愿；
7. 饮食习惯或系统性健康问题。

以上任一项因素的异常均提示患者可能需要接受特殊的术后咨询。如果颞下颌关节的结缔组织损伤已经削弱了韧带，或既往曾通过手术治疗纠正这类问题，在术后随访过程中有必要配合理疗，或进软食数月。Randy Wilson编写的《I-Can't-Chew Cookbook》一书对于此类康复期的患者非常有帮助[1]。由于结缔组织愈合缓慢，因此必须教育患者为了避免损伤要有所为且有所不为。

如果关节盘缺失或不可复性移位，要告知患者保持完美咬合关系的重要性。纠正任何潜在的后牙殆干扰在这个过程中尤为重要，因为这些干扰可能会激发肌肉过度兴奋。此外，还很重要的是提醒患者如果关节盘发生移位，髁突高度可能会渐进性丧失。因此，每次复诊时必须检查咬合关系，判断最远中的磨牙是否存在早接触，常见于无关节盘的髁突表面退行性关节疾病。

患者如果存在牙周支持组织受损，医生应该给予术后维护的特殊指导，且复诊频率可能需要更高。在每次复诊时应该监测其牙齿松动度，并进行记录以便于与后续的复诊情况进行比较。此外，还需要在合理的时间间隔下进行龈沟深度记录。

如果在实现咬合稳定所需要的5项要求中任何一项都没有完全达到，则牙列可能会出现问题。应该密切监测不稳定咬合的诸多指征，并及时告诫患者应该采取必要措施，防止产生不可逆的破坏。在患者的病历记录中应该标明对于问题解释以及治疗建议的时间。如果患者不接受这些建议，则应该告知患者可以在家中采取一些特殊措施，至少可以延缓可能的损伤。

不良习惯可能具有破坏性或影响错𬌗畸形的稳定性。应该记录所有不良习惯，并监测其所产生的任何变化。如果磨牙症产生的不良影响是进展性的，则有必要采取措施进行干预以降低损害。每次复诊时，应该告知患者这些不良习惯造成的影响状况。

不同患者对接受正确的家庭口腔卫生保健事项有不同的反应。对口腔卫生状况差的患者要以一种有益的方式对其不断进行鼓励。严厉的教育和批评收效甚微，应尽量避免。然而，每次复诊时都要记录每位患者的口腔卫生状况，并告知如果不做好家庭口腔卫生维护工作的不良后果。

对于那些不能或不愿接受口腔卫生指导的患者，医生应该鼓励其增加复诊次数。如果口腔问题是因为饮食不健康或不平衡，则每次复诊时都应该询问饮食状况。

如果患者存在特殊情况，则复诊治疗也要特殊对待。要在复诊时尽量帮助患者解决特殊问题，以利于防止或至少减少不良反应。

所幸的是，我的大多数患者在接受全面治疗后，均能保持长期稳定健康的咀嚼系统。即便患者已经非常有效地达到对咬合稳定的所有要求，医生仍然需要对其制订个性化的术后维护计划，在所有的指导方法中我更喜欢"挑刺"的方法，即要求患者对完成后的咬合治疗修复的任何不协调之处进行自查。

在我的诊所，多年来一直作为标准流程鼓励患者自查口腔咬合问题。这项制度会推动牙医去追求最佳咬合结果，从而最终使患者达到完全满意。

告知患者要严格评估他们口内的咬合关系，甚至达到"吹毛求疵"的程度。这种做法与在一些治疗结束后医生常用的说辞恰恰相反："就是这样，从现在开始你要学会去适应它。"一些牙科患者因此而精神紧张，因为他们相信今后除了适应这些不

舒适的牙科治疗结果外别无他法。患者真的会感谢医生能给予机会指出任何不适之处。此外，据我的经验，当给予患者这种权利时，也极少会有人滥用。患者往往会公正对待那些能够对患者最大利益做出明确承诺的牙医。因此，让患者了解他们拥有对期望舒适的权利通常都可以驱散所有对已完成治疗的紧张和恐惧。医生可以并且应该系统性评估任何问题，并尝试去解决它们。这种方法看似不实际，但只要医生有足够的能力解决这些问题，就可以给医患双方带来意想不到的好处。

为了获得长期稳定性，患者应该学会如何自我评估咬合问题。对新产生的咬合干扰进行早期纠正常常是一种简单快捷的解决方法。此外，应该告知患者，若有以下提示咬合不协调的指征，要及时告知医生：

1. 咀嚼时牙齿任何不适感；
2. 任何提示存在单颗或多颗牙齿的咬合高点或早接触点，且会对有高点牙齿的对𬌗牙造成损伤；
3. 牙齿异常松动现象；
4. 颞下颌关节区域不适感；
5. 任何的功能受限。

以上任何一种体征或症状均表明当下咬合关系会造成咬合力过大。要纠正每个问题，以防破坏加重。

还应该观察磨牙症的体征是否与𬌗干扰相关。如果无法停止磨牙习惯，最重要的是维持咬合协调或采取措施减少损害。

由于没有任何一种修复技术可以保证100%的永久性咬合稳定，因此维持长期咬合稳定的合理方法是纠正已发生或可能的咬合不协调。要教会患者就像报告牙龈出血或牙齿敏感一样地向医生报告咬合问题。

除非明确指导患者要去关注什么或鼓励患者挑剔他们的咬合关系，否则患者会常常倾向于认为咬合不调造成的不适感是正常的"磨合"过程。遗憾的是，往往当受干扰牙齿为了适应干扰斜面而变的足够松动时，患者才会做出对不良咬合关系的自我判断。

如果不是因为外伤、脓肿或严重牙槽骨吸收等原因，牙齿异常松动通常是𬌗力过大的表现。牙周组织受损首先表现为牙齿异常松动，如果纠正够早，牙齿异常松动应该可以完全恢复。因此，如果没有对每颗牙齿进行松动度检查，就不能完成术后随访。应该训练牙科卫生士像彻底检查龋齿一样检

查牙齿松动度。所有的术后复诊都应该包括松动度检查。如果发现任何牙齿异常松动，应该及时检查并纠正造成牙齿异常松动的原因。

咬合保护装置的治疗后使用

我认为术后使用粭垫属于过度治疗范畴。如果患者已经获得了良好的咬合关系，完全可以不需要戴用粭垫，即便是晚上也不需要。一旦消除对正中关系位的粭干扰，且前导不对下颌功能运动范围造成干扰，即使是有夜磨牙或紧咬牙习惯的患者，绝大部分也会停止对粭面的损害。

任何后牙磨耗均提示存在粭干扰，影响下颌关节在正中关系位的完全就位，或会对下颌非正中运动产生干扰。磨耗的情况应该首先采用调粭方式，而不是直接采用粭垫治疗。如果不存在牙齿的粭干扰，就不可能产生任何磨耗。如果后牙能够有效地脱离咬合接触，即使磨牙症患者也不会造成后牙磨耗。

然而，如果对下颌功能运动范围有干扰，前牙也会出现磨耗。这种情况下，术后检查必须关注前导表面是否有磨耗，若有则后续可能会出现后牙粭干扰。

咬合保护装置的夜间使用

如果为了改善美学效果而必须限制下颌功能运动范围，就必须使用夜间粭垫，也适用于前导较平的长期磨牙患者。如果将水平向的副功能模式改为更垂直（限制性）的运动轨迹，通常会导致前牙磨耗或震颤。夜间粭垫可用于减少前牙磨耗并稳定咬合。

仔细检查磨耗方式可以清楚地区分是否存在需要纠正的后牙粭干扰，或是否仅存在前牙磨耗而无后牙粭干扰，应该使用夜间粭垫对前牙磨耗进行保护。

如果颞下颌关节结构紊乱或其他疾病使其不可能达到完美咬合，建议使用保护性粭垫。只要明白任何时候都要尽可能达到完美的咬合关系，当需要进行妥协治疗的口内牙齿磨耗迹象明显，就有足够充分理由使用粭垫。术后保持警惕性仍然很重要。

术后牙周维护

尽管许多证据表明，咬合创伤可以造成多种牙周组织损伤，但是咬合问题并非唯一病因。除非科学研究可以得出单一病因的证据，否则咬合治疗只能作为治疗计划的一部分，咬合评估也只能作为术后预评估的一部分。

尽管某些临床证据提示咬合创伤可能是病因，但是在联合治疗过程中应该同时纠正其他可能病因，以获得最佳修复效果。

打个比方，如术后形成的龈裂。尽管有临床证据表明龈裂与咬合创伤有关，但同时也可能因为刷牙方法不正确、外形欠佳的修复体或正畸术后颊肌-口轮匝肌的压力。需要与咬合因素一起评估每个病因，当发现是致病因素的话就应该及时纠正。

对每位接受治疗的患者都要注意不满意或不正确的口腔卫生习惯。作为咬合治疗师，评估、教育和术后表扬患者的口腔卫生与咬合检查一样重要。我见过最可悲的一件事情就是，某个已经完成咬合治疗的患者从头至尾从未接受过如何保养修复体的指导。

每次术后复诊都应该包括对牙周组织的详细检查评估。应该及时纠正牙周问题，或将患者转诊至称职的牙周专科医生处进行处理。

健康的口腔：牙医的目标

现代牙科治疗的最主要目标就是获得最佳的可持续的口腔健康。任何对口腔组织有影响的因素均应该被及时排查并纠正。如果不仔细，我们就会辜负了患者的信任。对于那些忠实于这一理念的牙医而言，一定不会选择性地解决问题，而是全面检查、全面纠正可能加速结果恶化的所有因素。

任何坚信患者有权拥有口腔健康的牙医都不应该忽视粭力的作用，但是同时也不应该视野狭窄。分析和纠正咬合问题应该纳入患者的整体治疗计划中，为每位需治疗的患者提供和维持最健康的口腔。当下称职的牙医必须都是咀嚼系统治疗师，而这是任何其他医学专业所不能胜任的。现代牙科治疗标准应该体现这种义务。

参考文献

[1] Wilson JR: *The I-can't-chew cookbook*. Alameda, California, 2003, Hunter House.

咬合修复的前沿技术

The Technological Future for Occlusal Restoration
Lee Culp, CDT

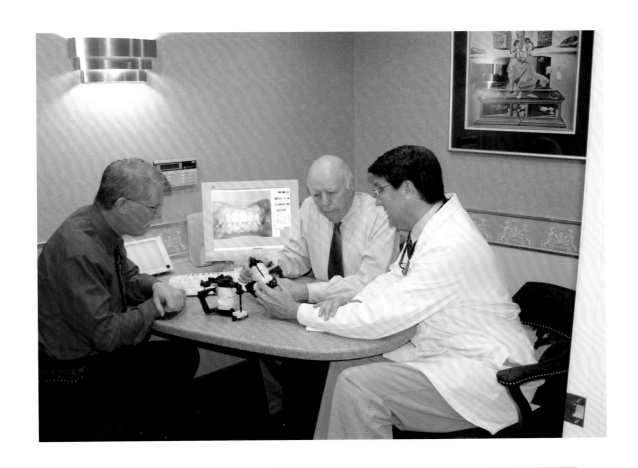

理念
不做接受新理念的第一人，也不要做坚守旧理念的最后一人。

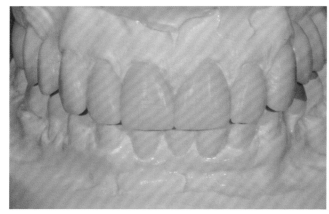

图46-1　诊断蜡型。

技工室里的数字化咬合

在修复牙科领域，技师的主要作用是将牙科医生确定的所有功能和美学参数完全复制到修复体上。医技关系如同是建筑师与建设者之间的关系。纵观整个修复过程，从初诊咨询、治疗计划制订、临时修复体制作、最终戴牙，医技之间要求对临床的现状、愿景、现实状况以及期望值进行反复沟通商量。功能组成部分、咬合参数、发音和美学信息（色彩与形状）等仅仅是技师为了完成兼顾功能和美学的成功修复体所需的一些关键信息。

咬合信息的沟通

长久以来，从临床向技工室传递咬合和功能信息在某种程度上有一定的限制。医生通常只提供对颌模型、印模，有时也提供咬合记录以及比色信息，除此以外缺乏与技师直接交流对病例的功能要求。由于指导信息有限，技师往往直接灌模型上𬌗架，通常在铰链轴𬌗架上进行，根据他们对该病例的理解和临床经验，通过充填缺牙间隙，模拟现有牙列的方法进行修复。这种修复结果符合技师的预想，有可能达到，但也有可能超出医生和患者的预期。在这种超出预期的情况下，医生需要花大量的

椅旁时间，调整咬合，重塑修复体外形。结果可能会导致最终修复体的解剖和咬合形态消失，有时对最终修复体的美学和功能造成损害。

当然也有医生和技师希望能获得可预测性更强的结果，通过参加一些鼓励医技团队合作方法以及寻求修复性和功能性要求组合的继续教育课程来解决沟通问题。在整体牙科学中引入了这种医技团队的配合理念，整体牙科学追求的是最佳口腔健康，解剖和功能协调以及咬合稳定[1]，而非单纯地修复牙体或牙齿。为此，医技组合成为"诊断小组"，即在开始治疗之前，医生和技师共同参与对整个临床问题因果关系的思考和认识。

明确诊断后，确定治疗目标的第一步是使用诊断蜡型来设计病例。诊断蜡型制作基于患者和"诊断小组"对功能和美学的愿望而设计的，当然也包括对任何临床局限性的充分理解。确认后的诊断蜡型成为该病例的第一个三维蓝图及治疗过程的图纸（图46-1）。一旦开始治疗，医技之间的信息交流方法还包括解剖型𬌗架、面弓记录和转移、硬质咬合记录，以及能够提供更多细节的文字描述和数码照片（图46-2）。我们还可以根据最初的诊断蜡型来制作临时性丙烯酸树脂修复体，并作为最终修复体的原型在患者口内试戴，基于口内实际情况确定最终的功能、发音和美学相关数据。在完成最终临时修复体的设计后，对其取印模，通过导板记录、转移确认已调整好的牙齿位置和形态，以便最终修复体能准确复制经过功能验证后的过渡性修复体。整体牙科学的理念和医技小组的方法不仅可以提供可预期的、功能性的和成功的修复体，而且可以有

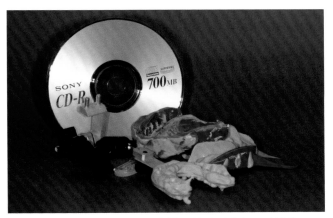

图46-2 医技沟通工具：印模、数码照片和面弓转移。

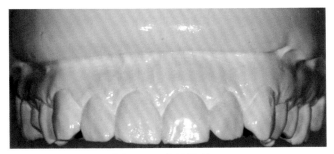

图46-3 术前模型。

效地避免医生花费大量椅旁时间用于口内功能和发音调整和提升美学效果（图46-3～图46-6）。

遗憾的是，时至今日，即便医技沟通工具日益先进、医技对功能需求的认识逐步提高和患者对美学要求的不断提升，对于大多数病例的设计、制作和戴牙等操作基本上还是依靠医技之间部分或不恰当的信息交流，最终导致涉及医技患三方都无法达到理想结果。

除了医技沟通工具和医技关系的改善，快速发展的新材料和制作技术也促使技师更统一有效的使用美学材料复制诊断蜡型。压铸陶瓷（IPS Empress®，1987）的问世使得"失蜡技术"开始兴起，实现了从诊断蜡型到最终全瓷修复体的直接转变（图46-7，图46-8）。

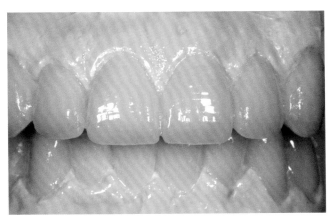

图46-4 诊断蜡型。

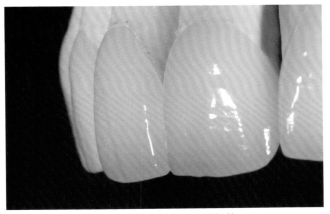

图46-5 模型上的最终修复体。

计算机辅助设计和制作

椅旁CEREC 1系统（Sirona，1987）首次将计算机辅助设计和制作系统（CAD/CAM）引入牙科领域。这个概念的基本原理是通过电子手段捕获预备体外形，然后使用电脑软件解读信息，生成数字预备体。通过虚拟的修复体设计并由术者确定参数，并以此为指导完成瓷块研磨，所有过程可在一次诊疗中完成。

随后，西诺德公司进行了软硬件的升级，CEREC 2和CEREC 3问世，这两款产品主要集中在改进用户友好度、加工精确度和材料研磨的选择上。

2004年，随着CEREC 3D及附带软件升级和数据

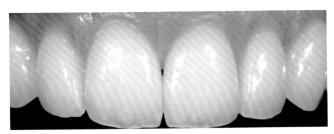

图46-6 口内的最终修复体。

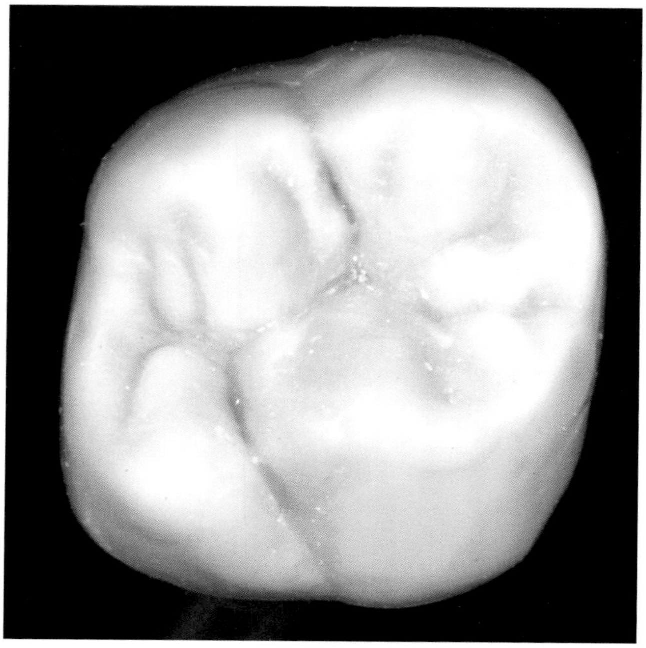

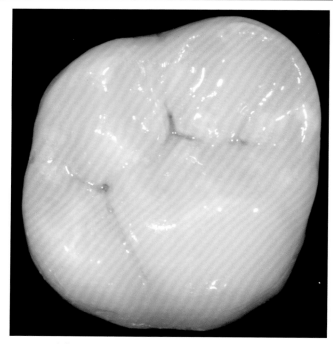

图46-7　Empress®修复体的诊断蜡型。

图46-8　最终完成的Empress®全瓷修复体。

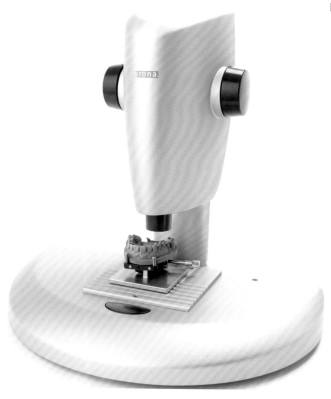

图46-9　A&B，西诺德 inLab CAD/CAM系统（图片来自Sirona Dental Systems, LLC, Charlotte, North Carolina）。

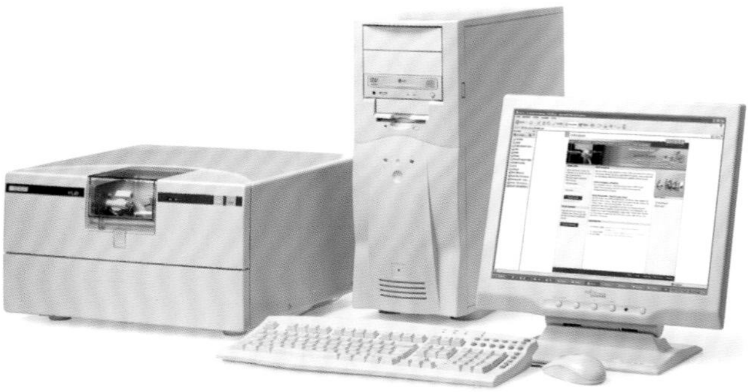

库系统的问世（图46-9），成为首个能展现精确上下颌咬合关系的数字化虚拟模型。该系统可从根本上采集复杂𬌗型和参数信息进行压缩处理，用直观的方式加以展现，使得即便只有基本牙科解剖和𬌗学知识的人也能够在统一的功能基础上制作修复体（图46-10）。对于技工室而言，这项技术实现了许多传统医疗和劳动密集型加工流程的自动化，如雕蜡型、包埋、烧结、压铸等流程。在临床上应用

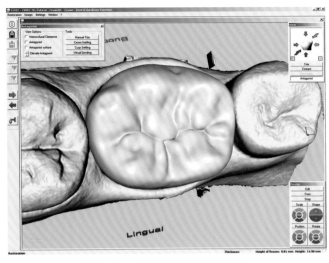

图46-10　计算机设计的虚拟冠。

CEREC 3D系统可在一次就诊中完成修复体信息获取和修复体制作，但本章的讨论将围绕CEREC 3D在技工室的应用展开。

如同传统技工室制作修复的流程，这个工作流程起始步骤是一样的；医生要根据正常要求进行牙体预备，取印模并将所有关键的沟通信息传递给技工室。

一旦技工室收到这些资料后，会进行灌模型，将石膏模型上殆架，并修整代型。给上了殆架的模型取咬合记录，以供后续的步骤使用。

随后进入计算机辅助的扫描和制作阶段。

流程	计算机辅助的修复体扫描和制作

第一步：创建文件。 在软件系统内为每个病例创建文件。操作者输入患者姓名、病历号、医生姓名、日期、牙位和修复体类型，如全冠、贴面、嵌体/高嵌体、内冠或支架。每位医生都可以设定全球通用适合所有病例的附加参数，或基于具体病例设定特殊参数。这些参数包括邻面接触区松紧度、咬合接触程度以及决定修复体与代型或预备体之间的间隙大小。一旦输入所有这些信息，计算机将开始从牙齿数据库中获取满足以上要求的牙齿形态。

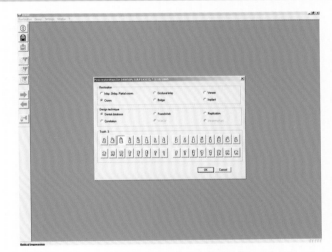

第二步：扫描。 使用CEREC 3D光学扫描系统，扫描修整代型后的工作模，并将数字化信息传输到计算机的虚拟技工室。

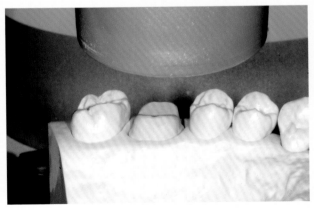

流程	计算机辅助的修复体扫描和制作

扫描仪下方的工作模型应保持相同位置，将从上殆架模型上获取的咬合记录放在工作模上。进行再次扫描，计算机将通过图像阴型复制对颌牙的虚拟咬合情况。

现在计算机已收集到与工作模相关的所有信息，包括预备体和咬合参数。这些信息的完全捕获大约需要1min。

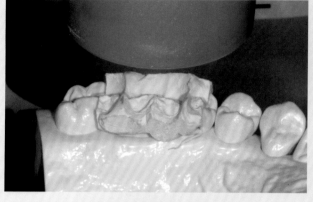

第三步：生成虚拟模型。我们可以从显示屏上看到生成的3D虚拟模型，可以旋转，从各个角度进行分析。

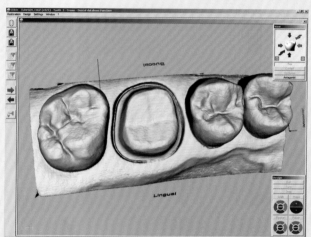

第四步：设计。修复体设计的第一步是虚拟分割模型，分离代型。根据对殆牙、邻牙、接触区和最终预备体龈缘的信息确定最终修复体的参数和边缘。

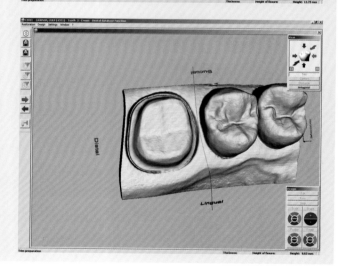

续表

| 流程 | 计算机辅助的修复体扫描和制作 |

通过计算机辅助，将拟定的接触区位置标记在邻牙上，并勾勒出预备体边缘。

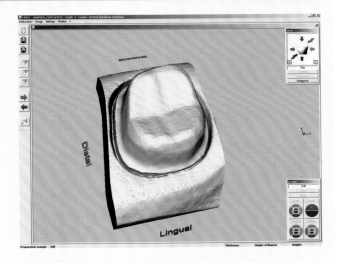

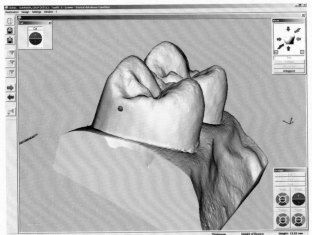

第五步：选择数据库。计算机将跳出一份数据清单，以供操作者根据周围牙列的检查情况选择拟设计牙齿的相对年龄。以下选择可供参考：a）20 – 青年；b）40 – 中年；和c）60 – 磨耗牙列。

通过确定信息和参数，计算机将自动生成虚拟修复体，并将修复体放在牙列中的预备体上。

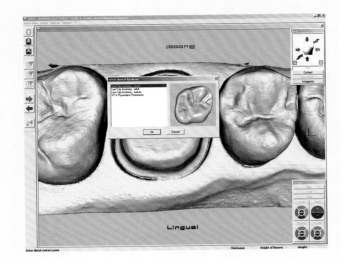

流程	计算机辅助的修复体扫描和制作

第六步：虚拟就位。计算机将根据所有输入信息将修复体放置在最合适的位置。操作者还可以根据其临床经验和对所掌握的牙齿外形和功能方面的知识手动调整修复体的位置和外形。

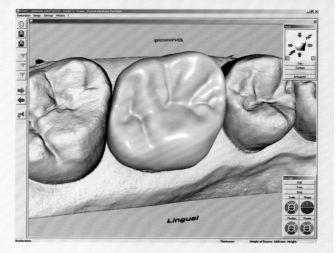

通过简单的鼠标点击后，冠修复体的位置和旋转可以随心所欲地进行调整，软件的"牙尖放置"功能将依据拟设定的新修复体位置和旋转角度等信息，自动调整每个牙尖顶、三角嵴、修复体外形、接触点和边缘嵴的位置等。刚完成的修复体往往呈现"重度咬合"的状态。

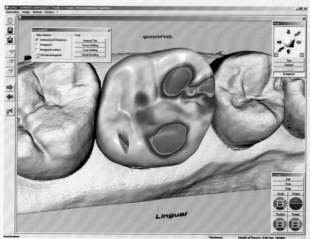

在选择自动咬合调整并采纳所有参数后，虚拟修复体会即刻做出反应，调整到新的位置。

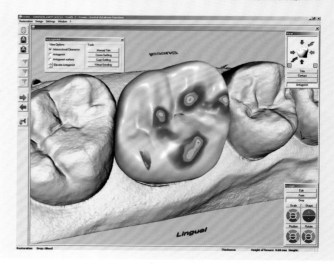

流程	计算机辅助的修复体扫描和制作

第七步：咬合确认。软件有一项自动功能是在适宜的三角嵴上形成预期的尖窝咬合。

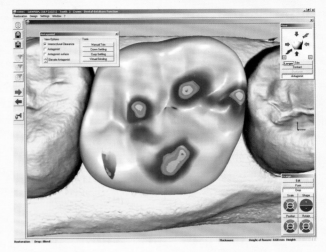

通过使用虚拟调𬌗工具，可以很容易地形成Dawson型"杵臼"式的尖窝咬合关系，使得对颌牙尖对应较为宽平的支持区。屏幕上会马上显示出以图案和颜色形式展示的每个接触点的位置及轻重程度，操作者可以根据个人喜好和临床参数很容易进行虚拟调整。

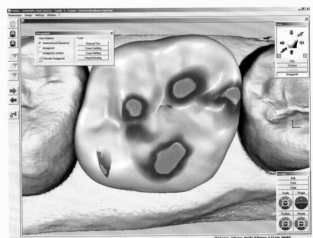

第八步：个性化解剖设计。通过一系列虚拟雕刻和上蜡工具可以进行个性化设计和艺术性创作。这些功能可以制作𬌗面解剖、外形和咬合参数、模拟真实技工室的方法技术和设备。每一步操作都可以在屏幕上即时显示，因此操作者可以看到每一步改变产生的效果。

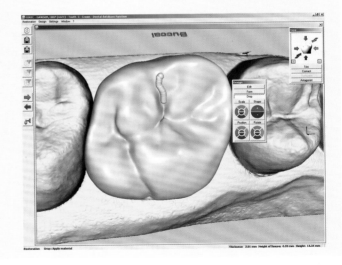

续表

流程	计算机辅助的修复体扫描和制作

第九步：研磨。一旦最终虚拟修复体完成设计（上图），将根据颜色和大小预先选定的瓷块插入插槽中并固定（中图）。按下屏幕上的按钮，大约15min后依照设计精确切削的修复体就制作完成了（下图）。

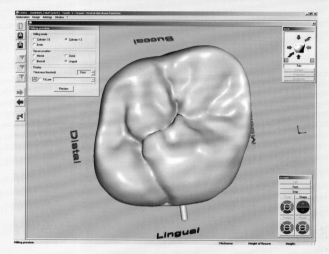

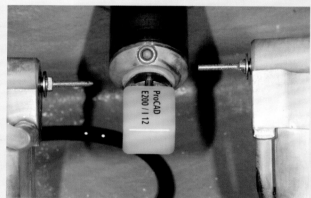

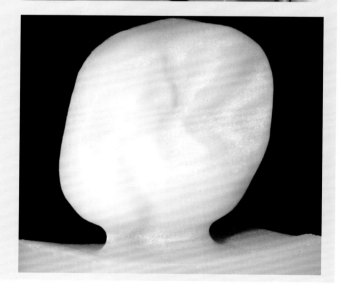

续表

流程	计算机辅助的修复体扫描和制作

第十步：修整和抛光。研磨后的修复体可以根据所选瓷块通过传统的染色和上釉方法进一步进行个性化调整。

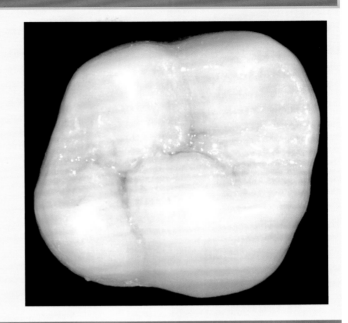

综上所述，CEREC 3D技工系统取代了许多技工室相关环节，可以提供更稳定高效的修复体制作整体流程。对于临床医生而言，诊断、治疗计划、牙体预备和咬合记录步骤仍然与传统技术一样。

Cynovad系统

Cynovad公司研发的Neo™ CAD/CAM 系统是一种与计算机辅助设计和制作略微不同的技术（图46-11）。这一技术主要关注个性化蜡型的设计和制作，并将其引进传统制作流程中。通过使用类似于喷墨打印机的技术，向石膏上三维喷涂蜡。这项技术的主要优势在于不仅可以应用于单牙或小单位固定桥，还可通过真正全面的系统进行全口修复体设计。Cynovad公司的Neo™ CAD/CAM系统可将扫描获得的模型放置在虚拟的全可调𬌗架上（图46-12）。通过这个系统，操作者可以输入所有重要解剖结构的变量信息（角度、位移、横𬌗曲线、纵𬌗曲线），在修复体设计过程中可以运动虚拟上𬌗架的模型。这一功能使我们可以通过任何角度观察分析虚拟模型的功能运动，并全面观察和记录修复体运动的功能。与CEREC系统在虚拟的正中关系位制作

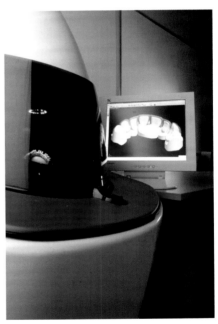

图46-11　Cynovad公司研发的Neo™CAD/CAM系统（图片来自Cynovad, Quebec, Canada, http://www.cynovad.com）。

修复体不同，作为NeoDesign软件的特征之一，Cynovad虚拟𬌗架可以模拟所有功能运动轨迹，包括前伸和侧方运动。

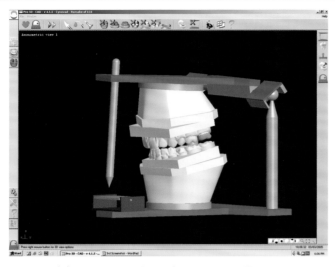

图46-12　置于虚拟𬌗架上的扫描后模型。

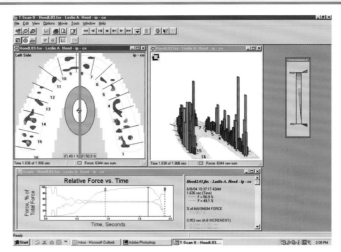

图46-14　计算机分析咬合接触点后输出的电子数据（图片来自Tekscan, Boston, Massachusetts.）。

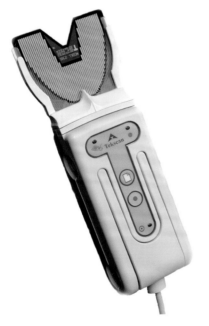

图46-13　T-Scan® Ⅱ咬合分析系统（图片来自 Tekscan, Boston, Massachusetts）。

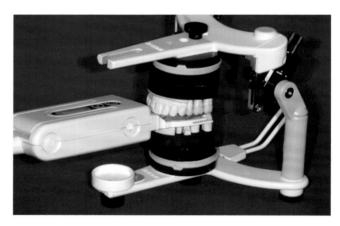

图46-15　在技工室应用Tekscan确定咬合（图片来自 Tekscan, Boston, Massachusetts.）。

计算机辅助的咬合确认技术

临床和技工专业已经引入了很多用于诊断、义齿制作和整体戴牙的系统，但是确定咬合关系最常用的方法仍然是使用咬合纸让患者进行"哒、哒、哒"的咬合动作。尽管采用咬合纸进行功能检验的方法发挥了重要的作用且能即刻获得信息反馈，但在计算机系统的辅助下有助于更客观地评估并确认咬合过程。

T-Scan® Ⅱ（Tekscan, Boston, Massachusetts）系统是一种电子咬合测量装置，可以快速测量每个牙齿咬合强度，并在计算机屏幕上以图形方式展现出来（图46-13，图46-14）。由于T-Scan Ⅱ可以测量单个牙齿的咬合强度，并与时间关联，因此可以分析下颌或模型的非正中运动情况。在技工室中，T-Scan Ⅱ可用于验证咬合纸和目测法，保证咬合接触点的均匀分布，并能发现前伸和侧方运动中的后牙𬌗干扰（图46-15）。临床上，T-Scan Ⅱ的使用方法与咬合纸基本相同，但是却能够更精确定量地显示相关数据，为临床医生提供将修复体整合到功能状态的关键信息。

总结

在牙科技工室成功引进这种新的计算机辅助技术，在保留熟练牙科技师个性化的创造性和艺术性同时，将继续提供更有效的医技沟通和修复体制作的方法。新技术的应用将提高医技之间更为紧密的合作关系。

本书中提到的理念、技术和流程都是修复牙科学的基本原则。牙科学中的新技术只有在完全理解基本的整体牙科学的前提下才可能成功。尽管新技术和计算机化可以提高流程的效率、减少劳动密集型的工作、质量更统一，但依然不能取代专业教育、临床经验或技工的判断力。

参考文献

[1] Dawson PE: *Evaluation, diagnosis, and treatment of occlusal problems,* ed 2, St Louis, 1989, Mosby.

咬合治疗成功的标准
Criteria for Success of Occlusal Treatment

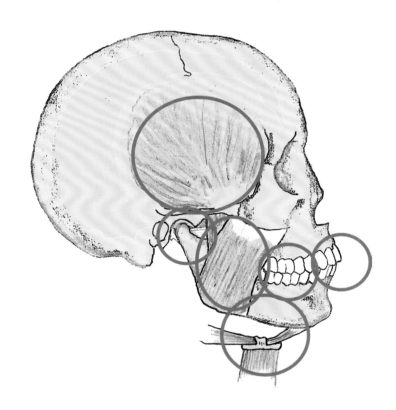

理念
目标不明确，治疗成功与否就无从评价。

客观评价成功

所有的咬合治疗都应该有其特定的目标。我们常常会听到所谓的"成功"，但是极少听到如何对治疗成功进行客观评价。有评估咬合治疗结果的特定标准才能评价真正的成功。除此之外，只有根据特定的目标才能开始制订治疗计划。治疗成功的标准对于成功进行整体牙科学治疗是不可缺少的要素，因为它们：

1. 确定了预期的治疗结果；
2. 是对治疗成功、部分成功或失败的客观评价；
3. 可以指导治疗过程的正确进行；
4. 可以作为判断治疗是否完成的准则；
5. 可以作为评估不同临床治疗方法的指导。

下面提到的咬合治疗成功的标准已经在临床实践中经受住了时间的考验。所有临床结果都应该在这些标准的基础上进行评估，这些标准也是诊断的基础。同时，对新患者或复诊患者要采用相同的标准进行评估。如果有任何一项标准没有达到，就表明有需要进一步诊断的问题。

让我们看看每条成功标准。必须理解为什么这些是评估的标准，并且学会如何对每项标准进行检验。

除了咬合治疗的成功，我们也必须时刻关注牙周组织的健康。毫无疑问，如果没有非常健康的支持组织，即便是最完善的咬合治疗终究也会失败。

要点

对治疗成功的检验

是否成功完成治疗可以通过以下7条标准来确定：

1. 负荷试验阴性。这表示当颞下颌关节受到重力负荷时，双侧关节都没有任何紧张或压痛的体征。

2. 紧咬试验阴性。这表示当患者在肌肉最大收缩状态下（空咬）进行紧咬牙时双侧关节或任何牙齿都没有不适感。

3. 非正中咬合滑动试验。没有后牙殆干扰。这个试验是用来确定在所有下颌非正中运动时仅有前导发生接触。在下颌离开正中关系位的瞬间所有后牙都必须脱离咬合接触。

4. 震颤试验阴性。这个试验是为了确定下颌在做重力叩齿或研磨运动过程中任何前牙都没有震颤的迹象。

5. 稳定性测试正常。这个测试是为了确定在颞下颌关节、任何牙齿或整个咬合关系都没有不稳定的迹象。

6. 舒适度测试。患者的牙齿、嘴唇、面部、咀嚼肌以及发音都应该是完全舒适的。

7. 美学检验。医患双方都应该对微笑的外观以及其与功能的协调性感到完全满意。

要在上述这些标准中完全获得100%的成功始终是不太现实的。某些患者口内的问题已经发展到太严重以至于不能将其完全纠正过来。当这种情况发生时，应该合理的选择折中的治疗结果。

标准1：负荷试验阴性

长期的治疗成功要求达到这项标准。这是获得成功必须达到的第一个标准，因为这是达到其他标准的基础。

如果颞下颌关节无法舒适地承受重力负荷，表明髁突受到了翼外肌的制动（这是一个无法接受的颞下颌关节位，会导致肌肉不协调以及诱发咀嚼肌过度兴奋）或存在可能造成颞下颌关节不稳定的关节囊内紊乱病。

如果治疗的结果无法使颞下颌关节承受升颌肌群最大负荷时感到完全舒适，就不能认为治疗完全成功。

负荷试验的阴性结果表示颞下颌关节可以成功地进入正中关系位或适应性正中状态，这是治疗成功的必需起点。

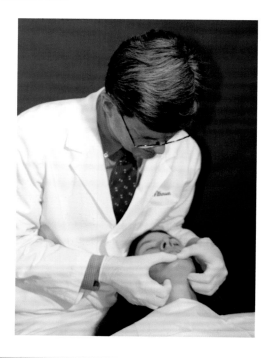

如果颞下颌关节不稳定或不舒适，就不能认为咬合治疗成功。

标准2：紧咬试验阴性

在确定牙合干扰是否是造成口面部疼痛因素众多方法中最简单有效的一个方法就是让患者闭口，并将所有牙齿用力咬在一起（空口紧咬）。询问患者，"当您紧咬牙时，有没有感到任何牙齿或颞下颌关节的不适？"如果是拥有完善咬合的患者，不论他/她咬得有多重，任何牙或任一侧关节都不会因此而引起任何不适。牙齿不适是一个明确的指征，说明至少有一颗牙存在早接触或偏斜接触。如果紧咬试验同时也引起咀嚼肌的不适，就可以认为存在咬合—肌肉紊乱，因此不能将之判定为咬合治疗成功的结果。

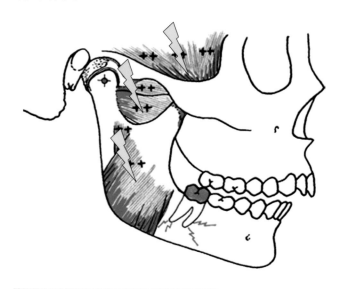

如果咬合治疗是完全成功的，最大紧咬牙的压力是不会造成关节或任何牙齿不适的。

标准3：非正中咬合滑动试验：无后牙牙合干扰

这是另一个简单的试验，但是对于确定是否存在后牙牙合干扰非常可靠。如果患者在任何或所有非正中运动过程中进行磨牙运动时，发生任一后牙的咬合接触，都表明没有使后牙脱离接触，这样的结果也不能称之为成功。

后牙牙合干扰会使肌肉过度兴奋，而正常情况下是后牙脱离咬合接触能使除颞肌前部分以外的所有升颌肌群松弛。

这个试验对于咬合的长期稳定很重要，因为只有当后牙对下颌非正中运动造成干扰才会出现过度的磨耗。

在正中关系位时如前牙不发生接触时，必须对这项试验进行改良。在这种情况下，工作侧后牙可能有必要形成组牙功能牙合，用力进行非正中咬合动

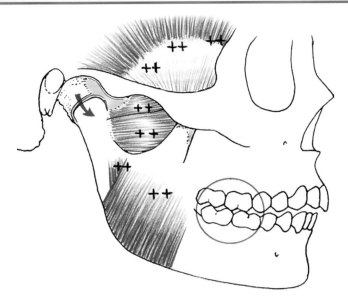

作应该不会使任何后牙出现不适。

> 如果后牙对前牙引导造成干扰，会导致肌肉运动不协调和肌肉过度兴奋，且牙齿可能导致磨耗。这也不能认为是成功的咬合治疗。

标准4：震颤试验阴性

用指甲的边缘轻轻地接触每个上前牙的唇面。让患者先轻后重地在牙尖交错𬌗叩齿，然后向每个方向磨牙，若前牙出现任何移动都提示该牙存在干扰。干扰原因可以是受限的下颌功能运动范围，或无法提供必需的"长正中"。然而，最常见的原因是倾斜的后牙牙尖斜面迫使下颌前移直到与上前牙发生重接触为止，这是一种无法接受的咬合结果。

在前导的整个范围内都有协调的咬合接触对于牙列的长期稳定性非常重要，因为当前导受到干扰时会影响神经肌肉的协调性，并导致前牙过度负荷。结果往往是过度磨耗、动度异常或前牙移动。

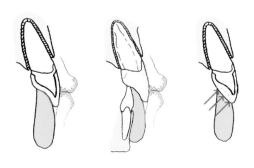

> 完善的咬合即使在紧咬牙或磨牙的情况下也不会出现任何前牙的震颤。

标准5：稳定性试验正常

时常被遗漏或忽略的是稳定性测试。这里的稳定性指的是颞下颌关节与牙列的稳定。如果关节与牙齿都是稳定的，至少3个月内都没有必要对咬合进行再次调整（图47-1）。

由于咬合调整后牙齿本身的回弹和/或颞下颌关节结构的重建，使得通常需要一段时间才能达到咬合稳定。在结构性颞下颌关节退行性变的情况下，由于关节损伤太严重，可能对稳定性测试不能完全满意。对此必须考虑折中的治疗结果。治疗目标就变成"可控的稳定性"。髁突与关节结节的骨关节病引起骨质磨损导致骨–骨接触的关节面就是一个经典范例。虽然无法使咬合关系达到完全稳定，但如果能满足完善咬合所需的所有其他要求，那么牙列的稳定性就是"可控的"。

牙列不稳定的指征：

1. 牙齿异常磨耗；
2. 牙齿动度过大；
3. 牙齿发生移位。

如果在治疗后出现上述这些现象之一，那么就必须认为治疗结果并不理想。当对颞下颌关节的稳定性存在怀疑时，应采用可逆性的全牙列𬌗垫来测试关节稳定性。直到𬌗垫上的咬合关系能保持至少3个月或以上的稳定，才能认为治疗是成功的。最终的治疗应在未佩戴𬌗垫的情况下也能获得相同结果。

要注意长期稳定性并不总是取决于教科书上的安氏Ⅰ类咬合关系。有些"生理性错𬌗"也可以是稳定的，尽管这些"生理性错𬌗"看起来不是最理想的咬合，但仍能通过所有与稳定性相关的测试。除非有美学上的考虑，否则不需要对其进行治疗。

> 应该定期对任何咬合关系进行稳定性测试。

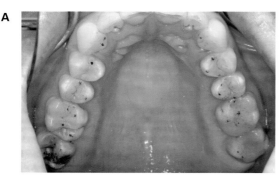

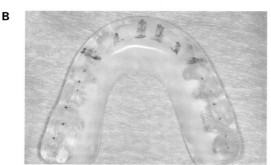

图47-1　A.一个完善的符合成功所需全部标准的咬合是非常稳定的，在多年后也仅需要对其进行微调。B.如果前牙无接触，那么夜间佩戴粭垫会很有效地为未达到的标准起到代偿作用。正确制作的粭垫也应该是非常稳定的。

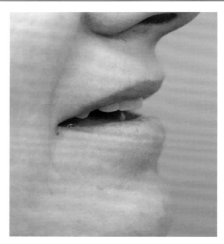

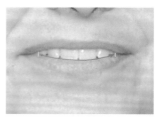

图47-2　舒适度测试应该包括能舒服自在、不受干扰地发音，图上标示的是切缘的正确位置及其与中性区的协调关系。

> 有了理想的咬合才能拥有协调舒适、平和的神经肌肉关系。

标准6：舒适度检验

患者的牙齿、嘴唇和面部都应该感到完全舒适。在说话时也应该感到自在，不会导致面部和咀嚼肌疲劳。

理想的咬合状态可形成协调的神经肌肉系统（图47-2），这是所有咬合治疗的目标。咀嚼系统也是发音的器官之一，该系统的不协调会从不同方面对说话造成影响。如果调粭会导致发音发生变化或是在说话时肌肉感觉疲劳，就应该再次仔细检查咬合，包括前牙的位置及形态。

很重要的是，医生应该督促患者对舒适问题的关注。我会常规地要求每位患者吹毛求疵式地对待面部、嘴唇和牙齿的总体舒适性，并要告诉我在发音时是否有任何不适。我会告知患者如果对修复的牙齿感觉有任何不自然，都提示可能需要对其进行进一步调整。有一个实用的方法，就是在临时修复体上进行任意的调改和精修，直到临时修复体能通过所有上述的测试，才进行最终修复。

标准7：美学检验

患者应该会对微笑相感到高兴。研究指出功能的协调取决于解剖结构的协调。当达到了功能协调后，这个治疗结果就会形成最自然、最美丽的笑容。这就是为什么我们设计和教授"前牙功能导板"这个理念的原因。这个导板决定了前牙的外轮廓，并能客观确定每一个美学决定。

要意识到患者并不懂是什么让笑容变的自然美丽。一般来说，只要外形上有改善他们就会接受，即使与最理想的结果相去甚远。因此，牙医生们应该在对所有牙根据美学标准进行严格评估后才能对其修复结果进行改善。这应该包括根据前牙功能解剖导板所确定的外形与所有牙形态的关系（见第十六章）。另外也很重要的是意识到有些患者会特别偏好某种与自然美观不一致的形态。这就是为什么有必要在进行最终修复前要求患者确认临时修复体的外观。在临时修复体阶段，如果与功能要求有冲突，临床医生就可以进行相应的解决，以免对最终修复体造成影响。

> 最自然漂亮的美观来自于解剖形态与功能的协调一致。

目标：功能性美学

如果能达到所有的上述成功标准，那么就能得到一个兼具功能、舒适、稳定与美观的结果。从图47-3～图47-7所展示的是由Dawson高级齿科研究中心教员完成的兼具功能与美观的病例。每一个这样的病例都能满足上述治疗成功所需的所有标准，还包括来自患者长期满意的全面反馈。只要愿意投入心思理解所有的理念、发展技术并且不走捷径，任何牙医都能达到这些结果：整体牙科学真实范例。

总结

牙医从未像今天这样有这么多先进的工具和理念去服务患者，给他们带来最高品质和可预测的治疗。想要达到大师级牙科医生的极致水平，必须真正通晓整个咀嚼系统，成为掌握所有相关知识的口颌系统专业内科医生。如果牙医对咬合的作用不能彻底理解，以及不是基于总体咀嚼系统协调进行咬合治疗，就永远不可能成为大师。

规则清楚，目标明确。只要在治疗设计时总能以终为始，在明确治疗目标指引下有计划分步实施治疗步骤，就能很好地达成最终目标。

任何愿意致力于学习上述规则并为了每一项成功标准而学习必需技能的牙医，都将拥有非凡的职业生涯以及非常幸福的生活。

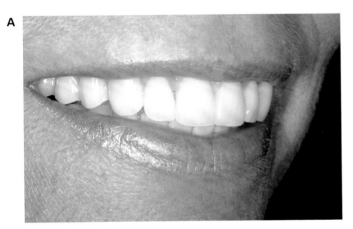

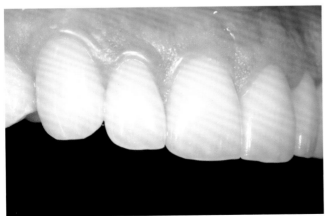

图47-3　A. 由Michael Sesemann医生所完成的全口咬合重建。请注意牙齿与唇部自如运动之间的关系。B. 前牙的外形轮廓与倾斜度符合功能导板，这可以非常精确的达到功能协调。

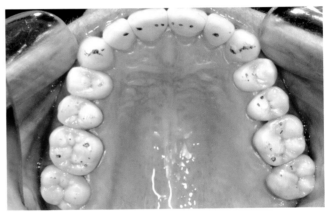

图47-4　通过完善正中关系位时的咬合关系，并且精准地确定正确的前导，就能使咬合强度均一，且所有牙都能同时接触，同时还能在下颌进行非正中运动时使后牙立刻脱离接触，因此患者不可能发生后牙过度磨耗。完全的舒适就是最终结果。

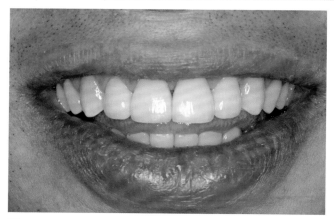

图47-5　由Dewitt Wilkerson医生所完成的一例保守的咬合重建，包括在修复之前对有需要的牙齿进行调殆以建立稳定的咬合接触。由于这些前牙与狭窄的中性区及唇闭合道都非常协调，因此它们非常稳定，且能获得最自然的笑容。

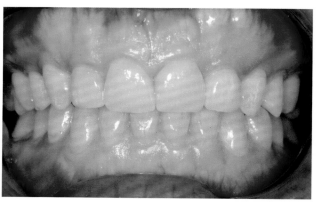

图47-6　由Glenn DuPont医生所完成的一例全口咬合重建，他将原本一口感觉不舒服、不美观的牙列转变为舒适、稳定且具有功能性微笑咬合的牙列。在这样美观的微笑中，能满足所有上述获得成功的标准。

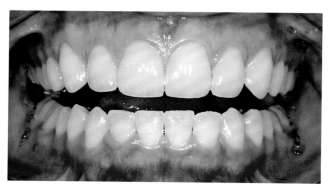

图47-7　由John Cranham医生利用贴面和全冠修复体所完成的优秀修复病例。因为遵守了所有原则，使得牙齿能保持在正确的中性区内，并且拥有完善的前导以及在正中关系位时所有牙齿均匀接触，这样自然微笑的牙列同时也可以很好地行使功能且非常稳定。

后记
Postscript

这是一本顺势而为的译著，近年来国内口腔医学事业的蓬勃发展，特别是美学修复和口腔种植技术的兴起，越来越多的有识之士不仅将目光停留于美学效果，更多的是关注到修复体的功能。口腔修复体作为一种人体器官的替代物必定是以功能为导向的，咬合功能的恢复是衡量修复体质量和从业人员专业素养的重要评估指标。

Peter E. Dawson医生在𬌗学界享有盛名，穷其毕生专注于咬合研究和教学相关的事业。作为一名修复医生，早年曾在学术机构任职，而后创办了以自己名字命名的咬合教育机构，这本译著也是这位作者的学术总结。虽然翻译的这本启用了新的书名《Functional occlusion from TMJ to smile design》（2006年），但其体系和内容与曾有两次出版的《Evaluation，diagnosis and treatment of occlusal problem》（1974年，1989年）有相当的关联。更有意思的是其3本学术著作也是𬌗学理念变迁的一个侧影。如其第一本著作中，有明显的机械"𬌗学"烙印，著作的封面刻意写上"𬌗学"派著名人物L. D. Pankey的序言。而在这本翻译的专著中则对"𬌗学"的内容有较多更加客观的评述，其本人并不认同做复杂的髁突运动轨迹描记对治疗有很大指导意义，也并不认同髁导对前导的决定作用等。但是本书第一章提出的"整体牙科学理念"，是其一贯的学术理念，在3本专著中都有重点描述，在临床咬合问题处理中有十分重要的价值，提示医生在判断咬合问题时要有全局意识，避免盲目处置。此外，这是一本实用性非常强的著作，作者以其毕生的经历提炼了许多化繁为简的实用临床手段，对𬌗学的临床问题分类叙述，对临床实践非常有益。

在𬌗学的发展中，咬合与颞下颌关节、咀嚼肌的功能密切关联。早期的学说更加强调只要把髁突放置在所谓"正确的位置"，测定出髁突运动特征，据此推导出前导，然后依据种种机械原理，制作出对个体适合的咬合形态，并认为这种咬合形态也能确保口颌系统的健康。这种近乎"先验"的学说的出现超过了半个世纪，但是传播者自身以及这些学说的实践者并没有提供有说服力的文献证据支持。更有意思的是，没有接受这些"先验"学说指导而进行治疗的个体也没有出现持久、严重的颞下颌关节紊乱病和口颌系统功能障碍而严重影响生活质量。由此可以反证这些大多基于合理推断的"学说"并不是咬合处理的金规则。特别是随着对颞下颌关节紊乱病研究的深入，越来越多的研究证实咬合因素并不是颞下颌关节紊乱病的唯一、决定性的发病因素。期望通过构建一理想咬合形态来确保包括颞下颌关节在内的口颌系统完全健康的想法并不现实，而是要立足于患者现有的颞下颌关节状况（包括颞下颌关节可能已经发生的结构改变和功能适应等非完全正常情形），进行适合性修复，避免在修复治疗过程中及治疗后出现口颌系统严重的结构和功能紊乱。在这本译著中，作者也有类似表述，如"使患者付出适应代价最小的修复就是好的修复"等，这也是本书中𬌗功能性的主要含义。𬌗的功能主要是维持个体颞下颌关节、咀嚼肌等稳定的前提下能便利地开展咀嚼和发音等口腔功能，而绝不仅是符合某些形态规则的所谓理想𬌗。因此，对颞下颌关节相关知识的深入理解和对个体口颌系统功能特征的把握是处理好临床咬合问题的关键。

梳理𬌗学的许多知识和概念产生的年代就会发现当时对颞下颌关节的了解与当下相比有很大的差别，作者本人也是这些相关知识的亲历者，其在本书中有关颞下颌关节紊乱病的知识与当下国内外学术界被普遍认可的内容也有一定区别，在了解当代颞下颌关节理论和临床的前提下再阅读本书会有更好的体验和更多的收获。

翻译殆学著作是一件相当有难度的事情，其中涉及的名词概念、理论描述、操作流程等十分庞杂，如有纰漏，在所难免，还望读者谅解。在此，我们非常感谢杭州艾维齿科参与翻译的诸位医生所做出的巨大贡献，作为民营口腔的医生依然践行着行业专业水平的推动，值得尊敬和学习。

张 豪 陈 俊

2015.7